알기 쉬운

인체해부학

HUMAN ANATOMY

알기 쉬운 **인체해부학**

HUMAN ANATOMY

2018년 11월 10일 1판 1쇄 인쇄
2018년 11월 20일 1판 1쇄 발행
2020년 3월 16일 1판 2쇄 발행

지은이 | 한종만 외
펴낸이 | 김진환
펴낸곳 | 학지사메디컬
04031 서울특별시 마포구 양화로 15길 20 마인드월드빌딩
대표전화_ 02-330-5188 팩스_ 02-326-0338
등 록 | 2010년 2월 8일 제313-2010-36호
메 일 | hakjisamd@hakjisamd.co.kr
홈페이지 | http://www.hakjisamd.co.kr

ISBN 978-89-6069-738-6 93510

가 격 | 46,000원

특허 출원번호 10-2018-0087985

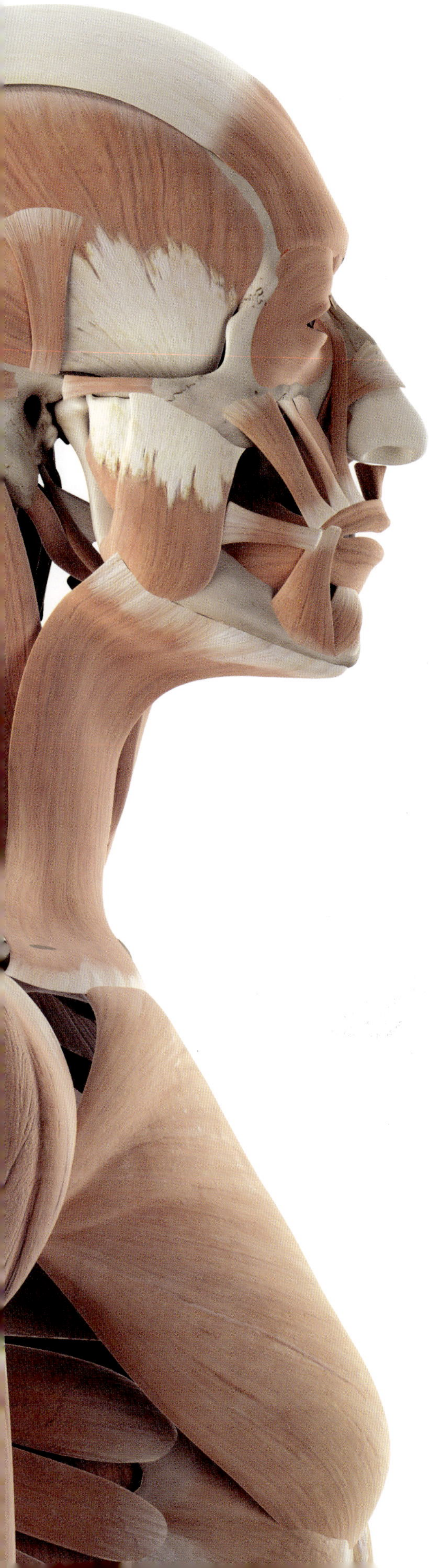

알기 쉬운

인체해부학

한종만 외 공저

HUMAN ANATOMY

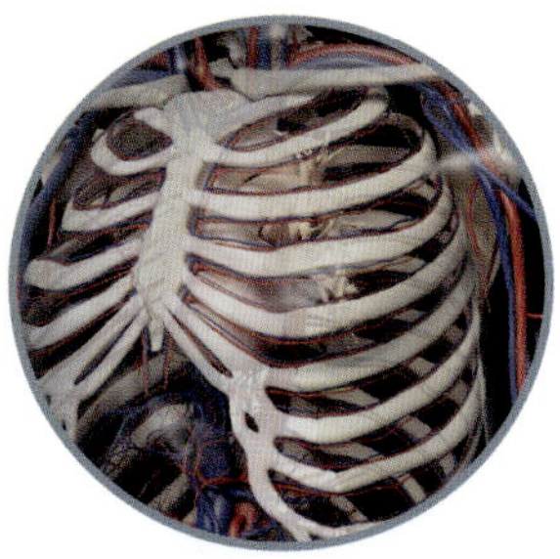
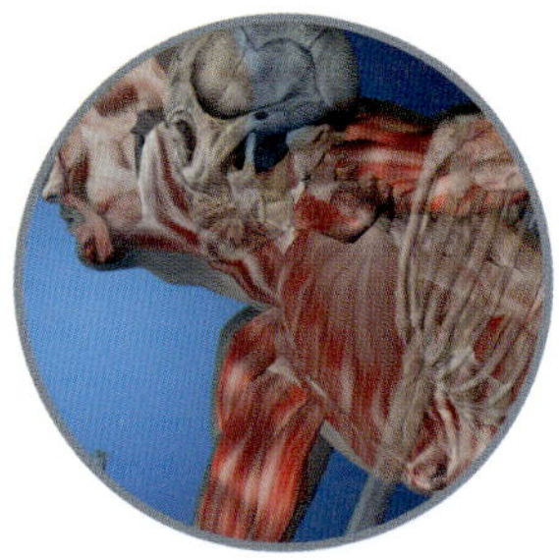
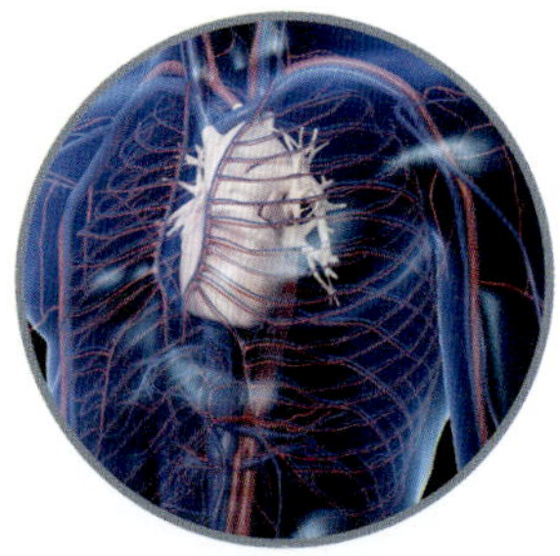
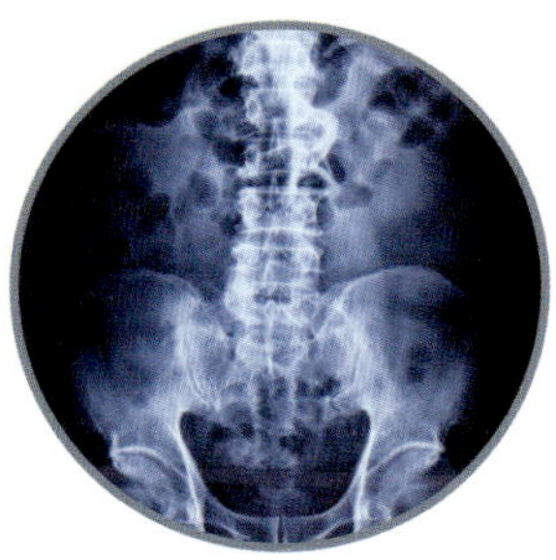
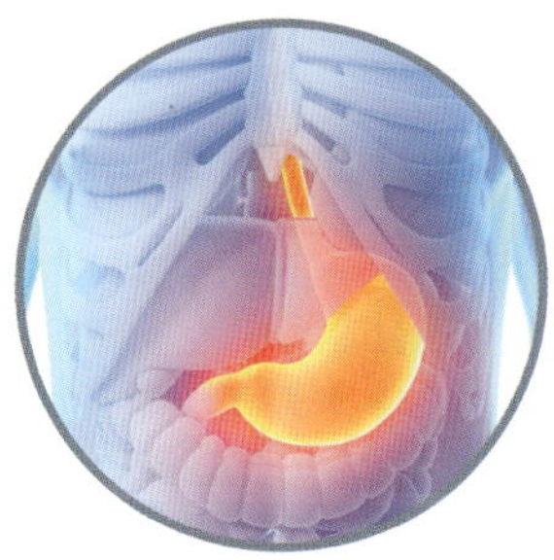
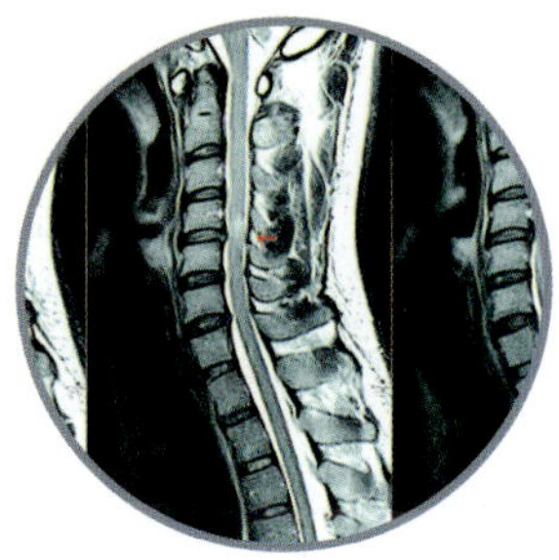

학지사메디컬
HAKJISA MEDICAL

저자 소개

대표저자

한종만 대구보건대학교

편집위원

김영숙 고신대학교

박용경 경일대학교

박효진 경남정보대학교

손유림 문경대학교

오지현 대전대학교

이법이 건국대학교

이윤미 인제대학교

전미순 백석대학교

조익현 경희대학교

집필진

김금순 문경대학교

김미진 신한대학교

김승미 진주보건대학교

김여진 원광보건대학교

김원종 김천대학교

김중경 김천대학교

김혜원 서정대학교

박수진 대구보건대학교

박억숭 해운대 부민병원

박주영 군장대학교

방미란 경동대학교

손진희 호산대학교

손혜경 고신대학교

송미숙 경북과학대학교

엄민용 대원대학교

유미옥 세경대학교

이경은 동명대학교

이상복 경동대학교

이승아 전남과학대학교

이영미 선린대학교

이은숙 동의대학교

이준화 안동과학대학교

이현주 수원과학대학교

정하윤 부산여자대학교

조인희 포항대학교

최나연 경북과학대학교

최영아 경북보건대학교

최청숙 강릉영동대학교

추현심 한림성심대학교

하윤주 호남대학교

황지원 경동대학교

저자 서문

간호계열이나 보건계열 학생들이 전공분야에 들어섰을 때 처음으로 접하는 기초학문이 인체해부학이다. 인체해부학은 사람의 복잡한 형태나 구조를 아는 학문이므로 해부학을 처음으로 대하는 학생에게는 쉬운 학문이 아니다. 그러나 기초학문인 해부학을 숙지하지 않는다면 응용학문에 대한 이해력이 떨어져 전공분야에 흥미를 잃을 수도 있으므로 해부학의 중요성이 매우 크다고 할 수 있다.

수많은 해부학 저서들 중에서 알기 쉬운 인체해부학의 남다른 특징은 다음과 같다.

1. 학습목표를 안으로 끌어들여 하나의 학습목표를 문제해결식으로 서술하되(One page–One point 방식) 스토리를 이어서 서술하여 전체 흐름을 파악할 수 있게 하였다.
2. 제목에 해당하는 그림을 해당 페이지에서 바로 볼 수 있어 이해력을 극대화하였다.
3. "교육용 3D 동작구현"을 특허출원하여 학습자 스스로 흐르는 방향을 파악함으로써 자기주도 실습 학습을 할 수 있도록 하였다. 교육용 3D 동작구현의 사용방법은 필름을 그림에 대고 아주 천천히 위에서 아래로 내리면 움직이는 것처럼 주행이 된다.
4. 해당 장(章)과 연관되는 내용을 단락마다 삽입하여 본문에서 다루지 못한 내용이나 연관내용을 다루었다.
5. 해당 장(章)과 연관되는 관련 질환과 중재를 소개함으로써 응용학문에 대한 연관성을 높였다.
6. 자기주도학습을 심화하기 위해 자기진단을 할 수 있도록 하고, 주요용어를 한 번 더 점검하도록 하였으며 중요 내용은 테스트를 할 수 있도록 페이지를 할애하였다.
7. 해부학 교재 최초로 해부학 동영상을 삽입하여 전체 흐름을 파악하고 연관시킴으로써 기억력을 향상시켰다.

이상에서 본 바와 같이 알기 쉬운 인체해부학을 집필하는 데는 수많은 시간과 노력과 비용이 결부되어 학생들의 입장에서 그나마 쉽게 접근할 수 있도록 집필자와 관계자들이 최선의 노력을 다하였으나 아직도 부족한 점이 많다고 생각된다.

이 책이 나오기까지 끝까지 애써주신 학지사메디컬 김진환 사장님과 권승하, 안호연 부장님, 그림을 손수 그려주신 일러스트레이터 관계자께도 감사드리며, 함께 집필에 동참해주신 대학교수님들께 머리 숙여 감사드린다.

2018년
저자 대표

차례

차례

차례

CHAPTER 1

INTRODUCTION

서론

학습목표

- 해부학을 정의하고, 해부학의 역사를 이해한다.
- 인체해부학의 분야를 설명할 수 있다.
- 인체의 구성요소에 대해 알 수 있다.
- 인체의 계통과 구성 요소에 대해 알 수 있다.
- 해부학적 자세의 의미와 면에 대해 알 수 있다.
- 몸의 위치와 방향에 대해 알 수 있다.
- 인체를 부위별로 구분할 수 있다.
- 인체를 구분할 수 있다.
- 두부와 안면부를 구분할 수 있다.
- 경부를 구분할 수 있다.
- 흉부를 구분할 수 있다.
- 복부를 구분할 수 있다.
- 배부위를 구분할 수 있다.
- 회음부를 구분할 수 있다.
- 상지를 구분할 수 있다.
- 하지를 구분할 수 있다.
- 체강을 구분하고 해당 장기를 알 수 있다.
- 인체 발생과 성장을 이해할 수 있다.
- 태아의 발달단계를 이해할 수 있다.
- 수정을 설명할 수 있다.
- 생식세포의 성숙 과정을 설명할 수 있다.
- 착상에 대해 설명할 수 있다.
- 배아기와 배아에 대해 알 수 있다.
- 태아기의 발달과 성장에 대해 설명할 수 있다.
- 태아의 호흡과 순환에 대해 알 수 있다.
- 사람의 성장과 발달에 대해 알 수 있다.

CHAPTER

1.1 해부학의 개요

학습목표 ■ 해부학을 정의하고, 해부학의 역사를 이해한다.

해부학의 개념과 역사

인체해부학(human anatomy)은 인체를 구성하는 각 부위의 기관이나 조직의 위치, 구조, 형태 그리고 그들 상호간의 위치 등을 알아보기 위하여 자르고 분해하며, 몸 전체의 구성과 각 부분들의 관련성을 연구하는 학문이며 형태학(morphology)이라고도 한다.

해부학의 어원은 'cutting up'의 의미이며, '분해하다(ana)'와 '절단하다(tome)'가 합쳐져 anatome이 되고, 'Anatome'이라는 그리스어, 'dissecare'라는 라틴어로 사용되었다.

고대. 해부학은 이집트에서 미라를 만들던 기술자들이 미라를 만드는 과정 중 내부 장기를 끄집어내는 과정에서 해부학적 지식이 필요했던 것에서 출발했을 수 있다. 의학의 아버지로 불리는 히포크라테스(B.C. 460~377)가 해부학이라는 용어를 처음으로 사용하였으나, 플라톤의 제자이며 알렉산더 대왕의 스승으로 알려져 있는 그리스 철학자 아리스토텔레스(B.C. 384~322)가 세계 최초로 동물을 해부하여 해부학과 생물학 연구의 기초를 세웠다. 아리스토텔레스가 영혼이 떠난 육체를 껍질 정도로 보았기 때문에 이후 헤로필로스(Herophilos, B.C. 335~280)와 에라시스트라투스(Erasistratus, B.C. 304~250)는 시신을 해부의 대상으로 삼을 수 있었다.

중세. 중세는 해부학의 암흑기라 할 수 있다. 기독교의 교리가 죽은 몸이 부활한다고 믿었기 때문에 시신에 칼을 대어 훼손하는 것은 상상 밖의 일이었다.

근대. 볼로냐의 몬디노(Mondino de Luzzi, 1270~1326)는 인체를 직접 해부하고 연구한 결과를 정리하여 1316년 최초의 해부학 지침서인 『Anathomia mundini(몬디노 해부학)』을 펴냈다(그림 1-1). 1543년, 베살리우스는 자신의 연구를 『De humani corporis fabrica(인체의 구조에 관하여)』라는 책으로 출판하여 근대해부학의 아버지라 불리게 되었다. 이후 말피기(Malpighi, 1628~1694)는 현미경해부학의 창시자라 불리게 되었고, 파두아의 해부학 교수 모르가그니(Giovanni Battista Morgagni, 1682~1771)는 『De sedibus et causismorborum per anatomenindagatis(해부학으로 풀어 본 질병의 위치와 원인)』을 발표하여 오늘날 병리학의 아버지로 추앙받았으며, 이후 해부학은 급속히 발전하게 되었다.

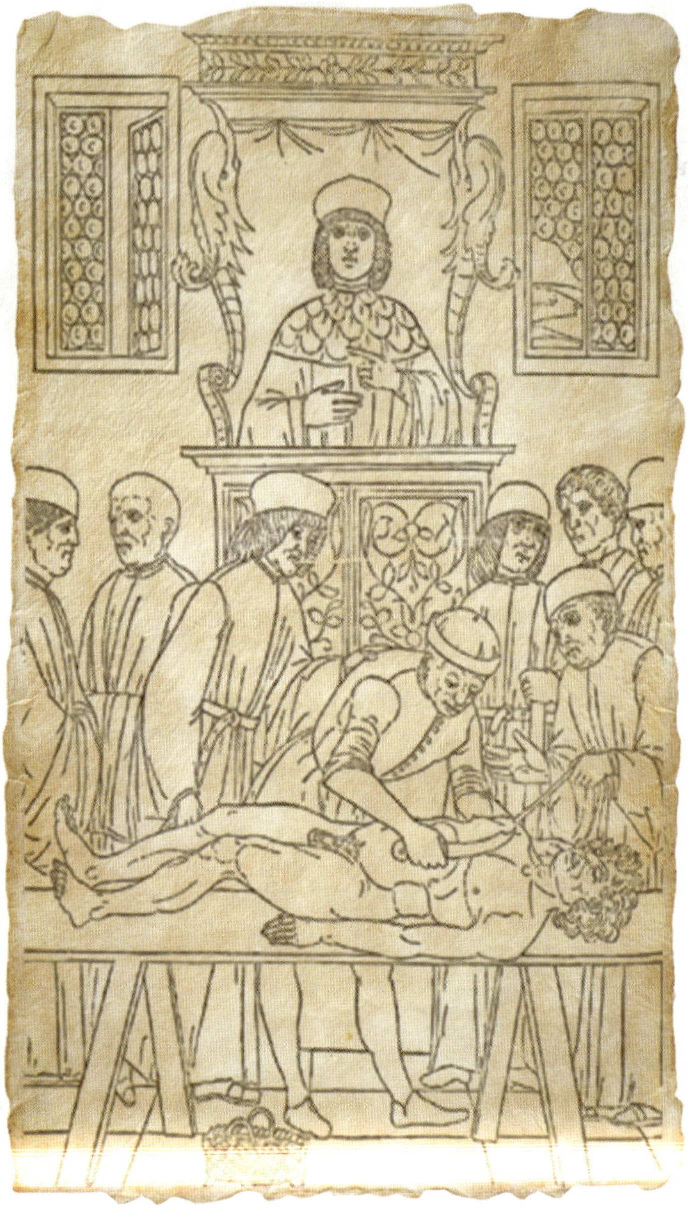

그림 1-1 1522년 경, 몬디노가 강의하고 조수가 해부를 하는 장면을 그린 것이다. 학생들은 해부에 참가할 수 없었다.
출처: 케탐(Johannes de Katham)의 『Fasciculus Medicinae(의학 소책자)』.

1.1 해부학의 개요

학습 목표 ■ 인체해부학의 분야를 설명할 수 있다.

해부학의 세부 분야

해부학은 다양하게 세분화된 체계를 가지고 있는 과학적인 분야이다. 해부학은 목적에 따라 계통해부학, 병리해부학, 법의해부학으로 나누어지며, 적용되는 대상의 시기, 크기, 방법 등에 따라 육안해부학(맨눈해부학, gross anatomy), 현미경해부학(microscopic anatomy), 신경해부학(neuroanatomy), 발생해부학(developmental anatomy), 표면해부학(surface anatomy), 병리해부학(pathological anatomy), 방사선해부학(radiogical anatomy) 그리고 기능적 해부학(functional anatomy) 등으로 나누어진다.

육안해부학에는 계통해부학(systemic anatomy), 국소해부학(regional anatomy), 임상해부학(clinical anatomy) 등이 있다.

계통해부학은 인체 내에서 비슷한 종류의 기능을 수행하는 기관들의 모임인 기관계를 기능상 분류하는 것으로 골학, 관절학, 심장학, 피부학 같은 방식으로 표현하는 것이며, 국소해부학(regional anatomy)은 인체 특정 부위의 모든 구조들, 즉 혈관, 신경, 근육 등을 함께 다룬다. 계통해부학에 국소해부학의 임상적인 관점과 판단을 더욱 보강한 것을 임상해부학(clinical anatomy)이라고 한다. 육안해부학에서 다루는 대상의 크기 범위는 m~cm 단위이다.

현미경해부학은 미세해부학 또는 조직학(histology)이라고도 하며, 매우 작아서 현미경으로만 볼 수 있는 mm~nm 크기의 대상을 다루며 현미경을 이용하여 관찰한다. 세포, 세포구성물, 조직 및 인체장기(위, 담낭 등)의 현미경적 구조를 연구하는 학문이다.

신경해부학은 생명체의 화학적 자극과 물리적 자극에 반응하며 이러한 감각, 운동, 분비기능을 하는 세포무리인 신경계통의 구조와 기능을 연결하는 신경에 대한 인체구조를 분해하고 연구하는 학문이다. 발생해부학은 완전한 개체가 형성되는 과정 중의 대상을 공부하는 해부학 분야로 발생학(embryology)을 기본으로 한다.

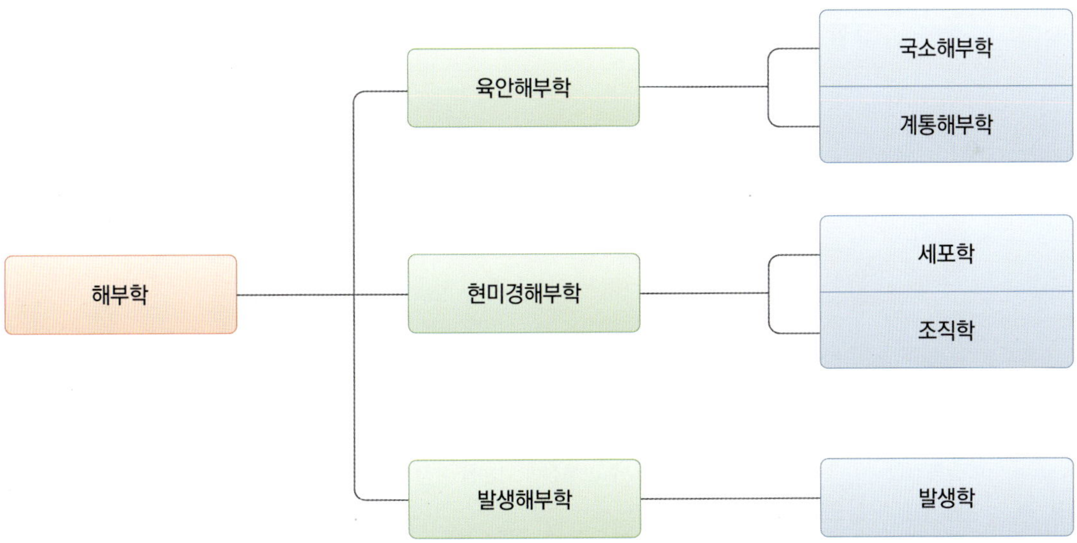

그림 1-2 해부학의 분류

CHAPTER

1.2 인체의 구성

학습목표 ■ 인체의 구성요소에 대해 알 수 있다.

인체의 구성

몸의 구조적 · 기능적 최소 단위는 세포이며 세포 다음 단계는 조직으로, 기본단위인 세포가 모여 근육과 같은 조직을 형성하게 된다. 이러한 조직이 모여서 위나 장과 같은 기관(organ)을 형성하며, 서로 관련된 기관이 모여 소화계통(digestive system)과 같은 기관계통(organic system)을 형성한다. 사람의 몸은 여러 단계의 복잡한 구조로 이루어져 있다. 인체의 구조는 원자(atom) → 분자(molecule) → 세포(cell) → 조직(tissue) → 기관(organ) → 계통(system) → 유기체(organism)로 구분되며, 각 구조는 아주 작은 단위의 구조들이 모여서 큰 구조 즉, 사람이라는 생명체가 된다.

세포 cell. 모든 생명체의 기본단위로, 생명체는 수많은 세포로 구성되어 있다. 세포는 기능에 따라 다양한 크기와 형태를 가지고 있다.

조직 tissue. 특정기능을 수행하는 비슷한 세포들이 모여 있는 집합체이다. 세포분화과정을 통해 특징적인 구조적 모양과 제한된 종류의 기능을 수행하도록 발전되며, 인체는 단지 200여 가지의 세포 유형만이 존재한다. 이 세포의 유형들은 비교적 제한된 수의 기능을 수행하는 특수화된 세포와 세포생산물을 생산하기 위해 결합하여 조직을 형성한다. 인체는 상피조직(epithelial tissue), 결합조직(connective tissue), 신경조직(nervous tissue), 근육조직(muscular tissue)으로 되어 있고, 이를 우리 몸을 이루는 4대 기본 조직이라고 한다.

기관 organ. 특정한 인체 기능을 수행하는 둘 또는 그 이상의 조직으로 이루어져 있다. 장기는 두 가지 이상의 조직이 서로 합쳐진 것으로 특별한 기능을 수행한다. 간, 신장, 폐와 같이 속이 조직으로 차 있는 실질기관(parenchymatous organ)과 속이 비어 있는 중공기관(속빈장기, hollow organ)으로 구분된다.

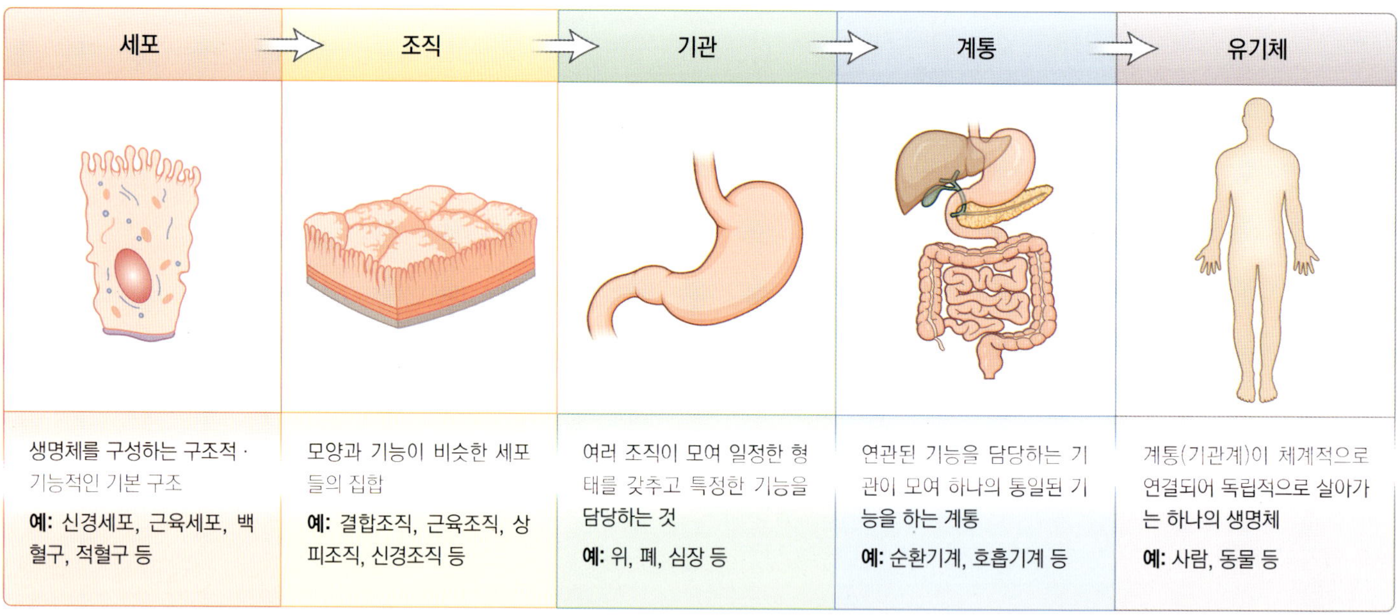

그림 1-3 인체의 구성 단계

1.2 인체의 구성

학습 목표
- 인체의 계통과 구성 요소에 대해 알 수 있다.

계통(system)은 복잡한 인체 내부기능을 수행하기 위한 여러 기관들의 집단으로 생물체가 살아가는데 중요한 기능을 수행하는 기능적 단위이다.

순환계통. 순환계통(circulatory system)은 심혈관계통과 림프계통으로 구성되며, 혈액과 체액을 운반한다. 심장(heart), 혈관(blood vessel), 혈액(blood), 림프(lymph), 림프관(lymphatic vessel), 림프절(lymph node), 비장(지라, spleen), 흉선(가슴샘, thymus), 편도(tonsil) 등으로 구성된다.

소화계통. 소화계통(digestive system)은 음식물을 소화하고 흡수하는 기능이 있으며, 입(mouth), 인두(pharynx), 식도(esophagus), 위(stomach), 장(intestine), 간(liver), 췌장(이자, pancreas), 담낭(쓸개, gallbladder) 등을 포함하고 있다.

호흡계통. 호흡계통(respiratory system)은 혈액에 산소를 공급하고 이산화탄소를 배출하는 기능이 있으며, 코(nose), 인두(pharynx), 후두(larynx), 기관(trachea), 기관지(bronchus), 폐(lung) 등으로 구성된다.

내분비계통. 내분비계통(endocrine system)은 자체도관 없이 혈관을 타고 유기물인 호르몬을 운반하여 표적세포(target cell)에 작용한다. 뇌하수체(hypophysis), 송과체(솔방울샘, pineal gland), 갑상선(thyroid), 부갑상선(parathyroid), 부신(adrenal gland), 췌장(pancreas), 난소(ovary), 고환(testis) 등으로 구성된다.

피부계통. 피부계통(integumentary system)은 몸의 외피로서 몸을 보호하고 감각을 받아들이는 감각기관으로 피부와 부속기인 털(hair), 손 · 발톱(nail), 한선(땀샘, sweat gland) 및 피하조직(hypodermis)으로 구성된다.

골격계통. 골격계통(skeletal system)은 몸의 기본적인 형태를 만들고 지지와 운동에 관여하고, 장기 등을 보호하는 기능이 있으며 뼈(bone), 연골(cartilage), 관절(joint) 등이 있다.

관절계통. 관절계통(articular system)은 두 개 이상의 뼈를 연결하여 운동이 일어나는 부위로, 관절(joint)과 관련된 부속물인 인대(ligament), 건(힘줄, tendon), 활액낭(윤활주머니, synovial bursa) 등으로 구성된다.

근육계통. 근육계통(muscular system)은 골격근(뼈대근육, skeletal muscle), 심근(심장근육, cardiac muscle), 평활근(민무늬근육, smooth muscle) 등으로 구성되며 자세를 유지하고 체온을 조절하며, 수축과 이완에 의해 움직임을 가능하게 한다.

신경계통. 신경계통(nervous system)은 감각과 운동을 전달하여 각 기관의 기능을 통제하고 조절하는 중추적 역할을 하며, 말초신경계(peripheral nervous system)와 뇌(brain)와 척수(spinal cord)로 구성된 중추신경계(central nervous system)로 나눌 수 있다.

감각계통. 감각계통(sensory system)은 각종 감각을 감수하는 기관으로 피부(skin), 눈(eye), 코(nose), 혀(tongue) 등으로 구성된다.

비뇨계통. 비뇨계통(urinary system)은 혈액을 여과하여 소변을 만드는 기관으로 신장(kidney), 요관(ureter), 방광(urinary bladder), 요도(urethra)로 구성된다.

생식계통. 생식계통(reproductive system)은 정자와 난자의 생산과 배출에 관여하여 수정란을 생산하고 잉태 및 성장에 관여한다. 여성의 난소(ovary), 자궁(uterus), 질(vagina) 등과 남성의 고환(testis), 부고환(epididymis), 정관(ductus deferens), 정낭(seminal vesicle), 전립선(prostate gland), 음경(penis) 등으로 구성된다.

1.3 해부학적 자세와 면

학습목표
- 해부학적 자세의 의미와 면에 대해 알 수 있다.

해부학적 자세

해부학의 표현에 대한 기준이 되는 자세를 해부학적 자세(anatomical position)라고 한다. 인체의 모든 뼈들이 뒤틀리거나 꼬이지 않는 정렬된 자세이며, 해부학적 자세 중 서 있는 자세의 기준은 얼굴과 시선이 정면을 향한 채 두 발은 전·후로 일직선이 되게 모으고 똑바로 서서 팔은 몸의 옆선을 따라 자연스럽게 내리고, 손바닥이 앞으로 향한 자세이다. 이 상태로 얼굴을 위로 하고 누우면 바로 누운자세(supine position), 얼굴을 아래로 하고 누우면 엎드린 자세(prone position)가 된다.

인체의 절단면

몸의 영역과 구조를 구분하는 단면은 신체 내부 구조를 이해할 수 있으며 표현할 수 있는 지표가 된다. 서 있는 자세에서 여러 방향으로 절단면을 상상해볼 수 있다. 신체의 단면에는 전두면 또는 관상면, 시상면과 정중시상면, 횡단면 또는 수평면이 있다. 몸을 전·후로 나누어 그 가운데 절단면을 생각해볼 수 있는데, 몸의 전·후로 지나며 수직으로 절단하여 좌·우로 나누어 생기는 면을 시상면(sagittal plane)이라고 한다. 사람의 몸에 화살을 쏘는 경우에 화살은 인체의 앞에서 뒤를 통해 몸을 좌우로 가르게 된다. 많은 시상면 중에 몸의 정중앙을 지나는 것을 정중면(median plane)이라고 한다. 정중면에 의해 몸은 좌우대칭으로 나눌 수 있다. 지표면과 평행하게 몸을 절단하는 것을 횡단면(transverse plane) 또는 수평면(horizontal plane)이라고 한다. 이마와 뒤통수의 가운데에서 몸통의 앞, 뒷면 사이 중간을 수직으로 지나는 절단면을 전두면(frontal plane) 또는 관상면(coronal plane)이라고 한다.

몸속 장기의 내부를 관찰하기 위해 절단하는데, 장기의 세로면을 따라 자르면 종단면(세로단면, longitudinal section)이라고 하고, 세로축에 직각으로 자르는 단면을 횡단면(가로단면, transverse section, cross section)이라고 한다. 세로축에서 약간 벗어나 비스듬한 횡선을 그어 절단하게 되면 사면(빗면, oblique section)이라고 한다.

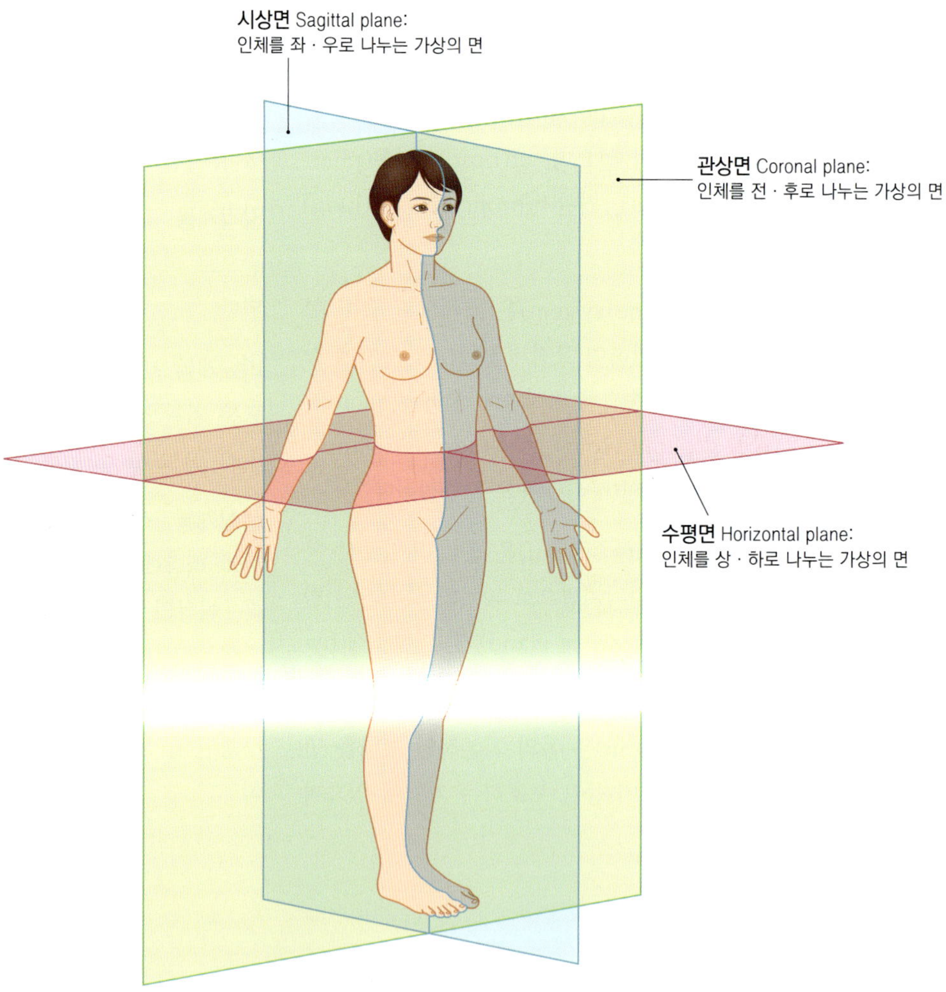

그림 1-4 해부학적 자세와 면

CHAPTER

1.4 해부학적 용어

학습목표
- 몸의 위치와 방향에 대해 알 수 있다.

몸의 위치와 방향에 대한 용어

전 · 후anterior · posterior. 몸이 앞을 향하고 있는 자세에서 배나 가슴이 있는 몸의 앞부분을 전면이라고 하며, 복측면(배쪽면, ventral surface)이라고도 한다. 등과 엉덩이가 있는 몸의 뒷부분을 후면이라고 하며, 배측면(등쪽면, dorsal surface)이라고 한다.

상 · 하superior · inferior. 서 있는 자세에서 머리에 가까운 쪽을 상(위쪽), 먼쪽을 하(아래쪽)라고 한다.

W 몸통에 가까이 위치한다는 의미로 근위부(몸쪽)라고 하고, 몸통에서 멀리 떨어져 위치한다는 의미는 원위부(먼쪽)라고 한다.

내 · 외medial · lateral. 몸통 정중선에 가까운 쪽을 내측(안쪽)이라고 하고, 정중선에서 멀어지는 것을 외측(가쪽)이라고 한다.

천 · 심superficial · profundus. 피부의 표면에 가까이 있는 구조를 천부(얕은), 피부표면에서 몸속 구조로 깊어질수록 심부(깊은)라고 한다. 예를 들면, 피부의 표피부분이 진피와 피하지방층보다 얕은 곳에 위치한다.

벽 · 내장parietal · visceral. 몸 공간을 둘러싼 벽에 가까운 쪽을 벽쪽이라고 하고, 내장에 가까운 쪽을 내장쪽이라고 한다.

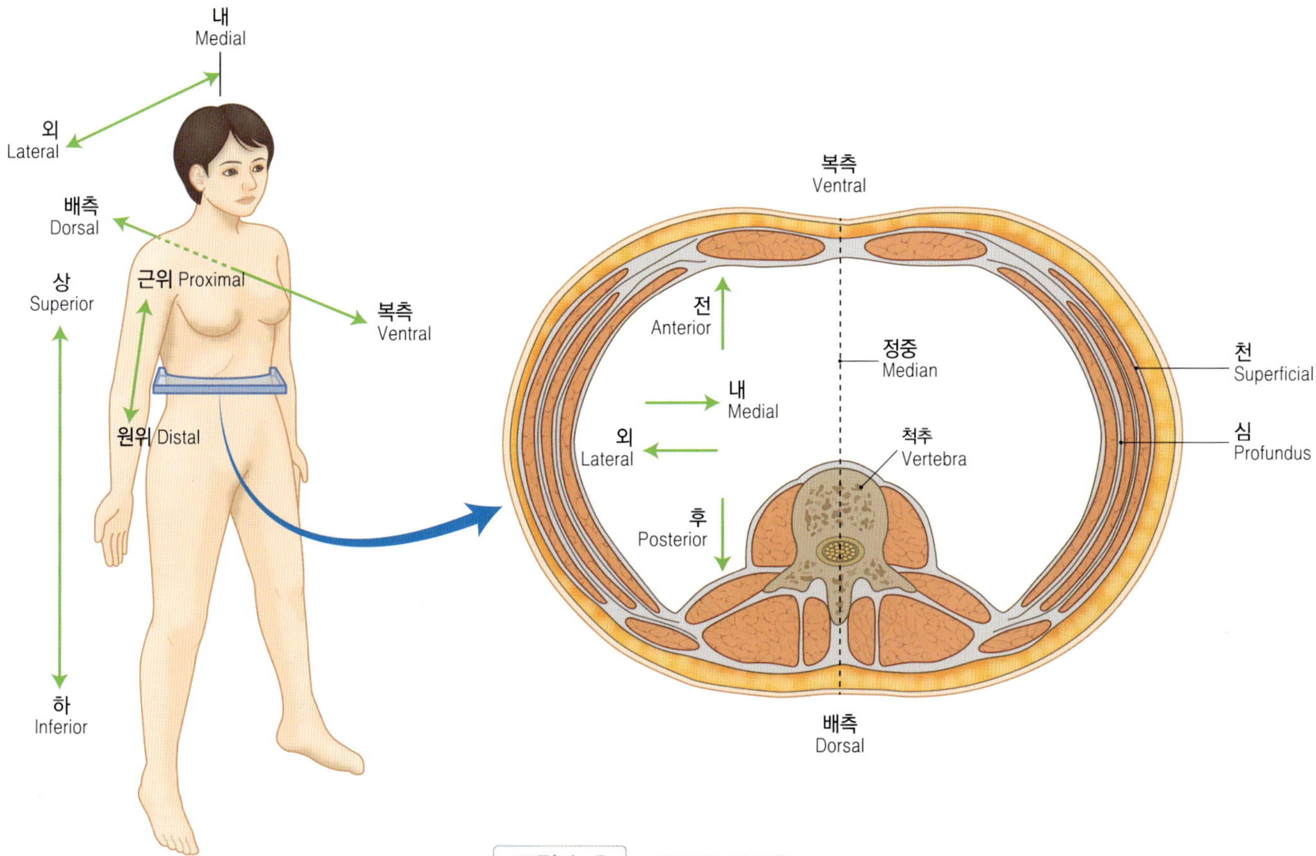

그림 1-5 몸의 위치와 방향

인체의 구분

학습목표 ■ 인체를 부위별로 구분할 수 있다.

인체의 부위별 구분

사람의 겉모양을 나누면 두부(머리, head), 경부(목, neck), 체간(몸통, trunk), 사지(팔다리, limb)로 나눌 수 있다.

두부는 두개(머리, skull)와 안면(얼굴, face)으로 나누며, 두개의 앞쪽 부위를 전두부(frontal region), 뒤쪽 부위를 후두부(occipital region), 측면을 측두부(temporal region)라고 한다. 머리와 체간을 나누는 것은 경부(neck)로 경부 뒤쪽을 항부(목덜미, nuchal)라고 한다. 체간은 흉부(가슴, thorax), 복부(배, abdomen), 골반부(pelvic) 3부분으로 나누며, 횡격막(가로막, diaphragm)을 기준으로 흉부와 복부를 나눈다. 흉부는 흉골(복장뼈, sternum)에 의해 좌 · 우로 나누어지고, 복부는 배꼽을 중심으로 한 임상적 구분(4구역)과 해부학적 구분(9구역)이 있다.

사지를 구분하면 팔 부위는 상완(위팔, arm), 전완(아래팔, forearm), 수근(손목, carpal), 수부(손, hand)로 나누어진다. 손에서 손바닥은 수장부(손바닥쪽, palmar), 손등이 있는 쪽을 수배부(dorsum)라고 한다.

다리부위는 대퇴(넓적다리, thigh), 슬부(knee), 하퇴(종아리, leg), 족근(tarsal), 족부(foot)로 나눈다.

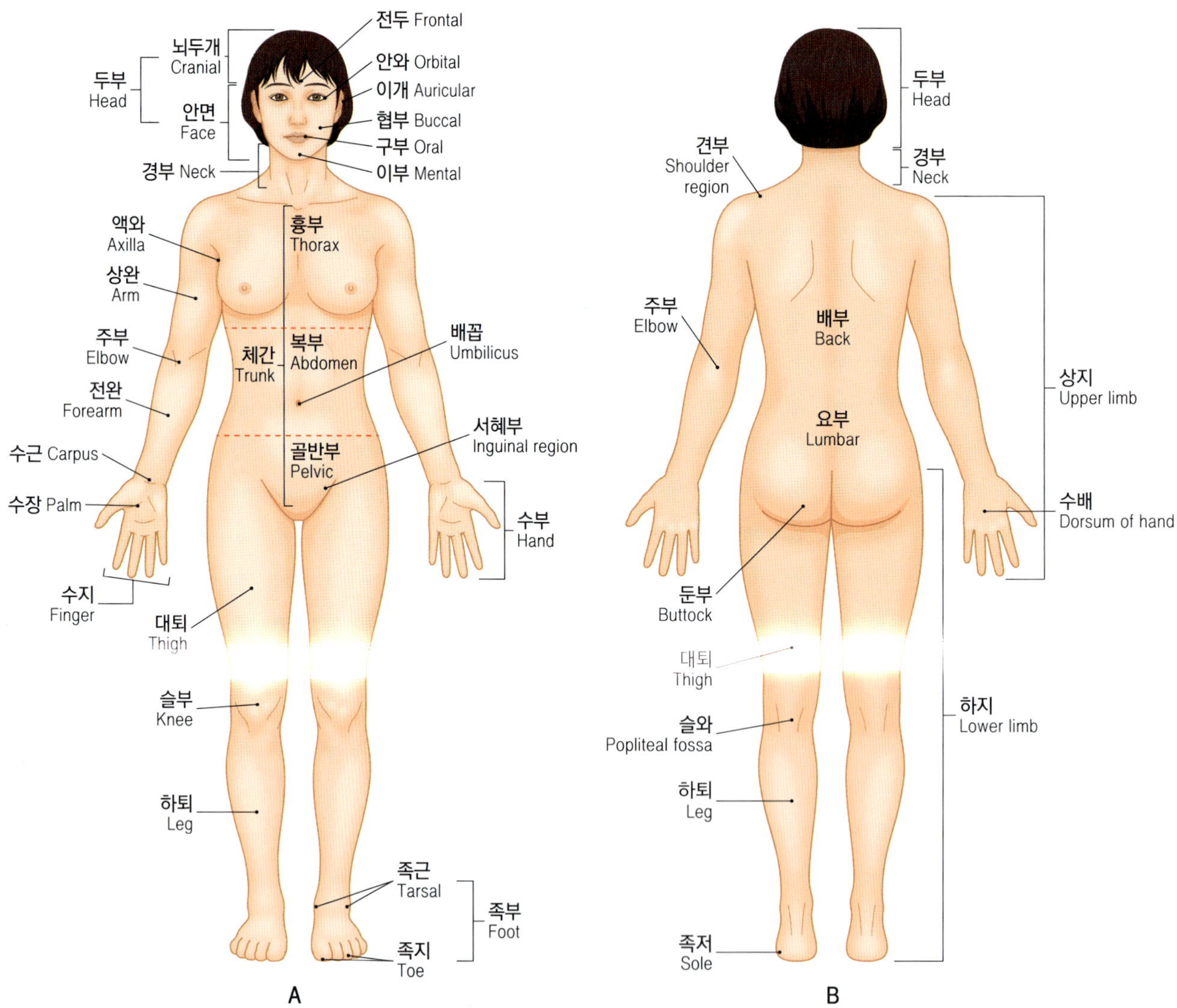

그림 1-6 인체의 구분. A: 전면, B: 후면

1.5 인체의 구분

학습목표
- 인체를 구분할 수 있다.
- 두부와 안면부를 구분할 수 있다.

인체의 구분

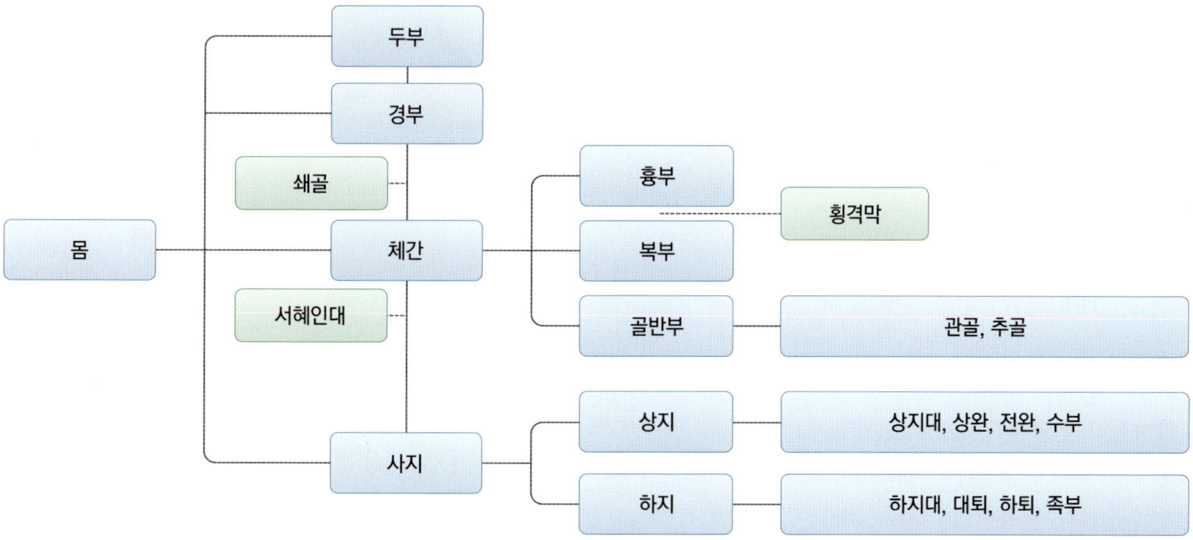

그림 1-7 인체의 구분

두부와 안면 구분

두부는 표면상 눈썹 위 덮개부위를 말한다. 즉 비근–눈썹–외이공을 연결하는 가상선의 위쪽을 뇌두개(cranial)라고 하고, 아래부위를 안면(face)이라고 한다.

두부

두부(regional of head)는 머리부를 덮은 뼈에 따라 전두부(이마부위, frontal region), 두정부(마루부위, parietal region), 측두부(관자부위, temporal region), 후두부(뒤통수부위, occipital region)로 나눌 수 있다(그림 1-8).

안면

안면부(regional of face)는 안와부(눈확부위, orbital region), 비부(코부위, nasal region), 관골부(광대부위, zygomatic region), 이개부(귓바퀴부위, auricular region), 협부(볼부위, buccal region), 구부(입부위, oral region), 이부(턱끝부위, mental region)로 나눈다(그림 1-8).

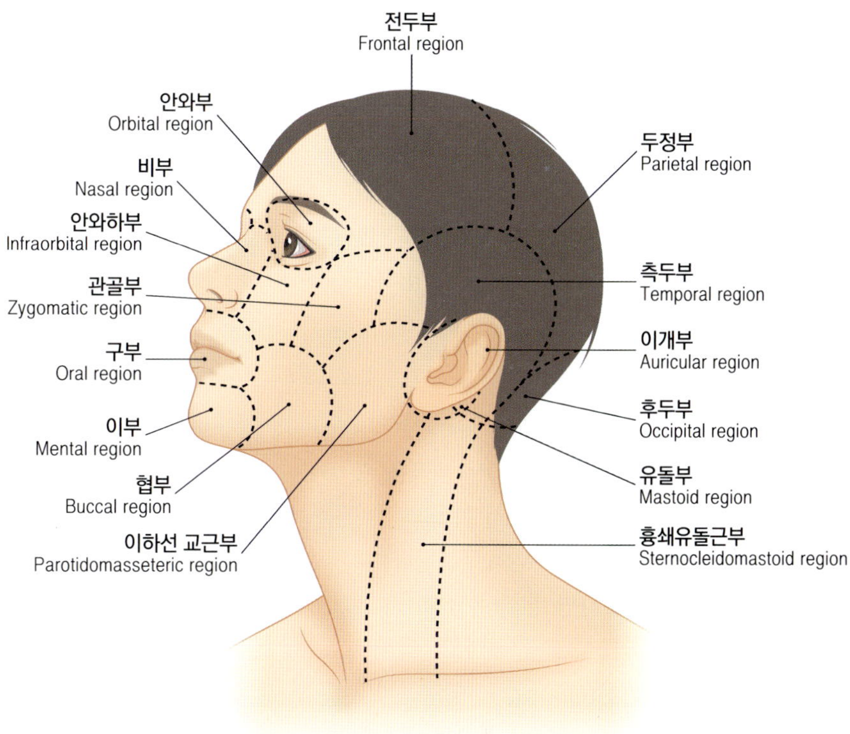

그림 1-8 두부와 안면

1.5 인체의 구분

학습 목표
- 경부를 구분할 수 있다.
- 흉부를 구분할 수 있다.

경부의 구분

경부(목부위, cervical region)는 두부와 체간을 잇는 구조로 하부의 쇄골(빗장뼈, clavicle)을 경계로 체간과 구분한다.

경부를 자체적으로 구분하면 정중시상면-턱끝선-흉쇄유돌근을 경계로 한 전경부위와 흉쇄유돌근-승모근-쇄골을 경계로 한 후경부위, 흉쇄유돌근 주위의 외측부위로 구분할 수 있다.

전경부(앞목부위, anterior cervicle region)에는 악하삼각(턱밑삼각, submendibular triangle), 이하삼각(턱끝밑삼각, submental triangle), 근삼각(근육삼각, muscular triangle), 경동맥삼각(목동맥삼각, carotid triangle) 등 4개의 삼각(triangle)과 설골부(목뿔뼈부위, hyoid region), 후두부위(laryngeal region), 갑상선부위(갑상샘부위, thyroid region) 등으로 나눌 수 있다.

후경부(뒤목부위, posterior cervicle region)에는 후두삼각(뒤통수삼각, occipital triangle), 쇄골상삼각(빗장위삼각, supraclavicular triangle) 등 2개의 삼각과 쇄골상와(빗장위오목, supraclavicular fossa) 등이 있다(그림 1-9).

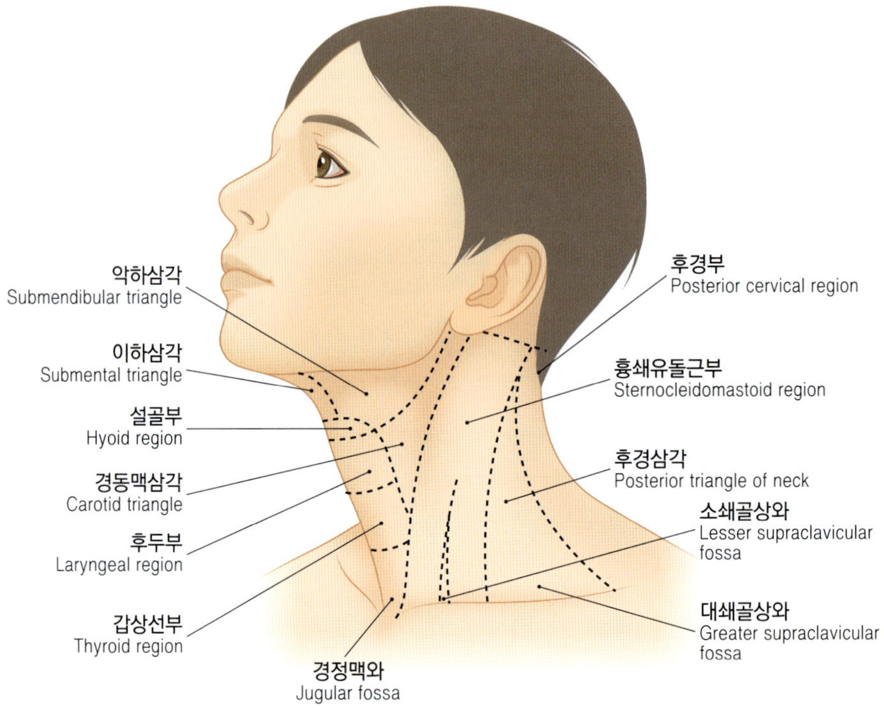

그림 1-9 경부

흉부의 구분

흉부(가슴부위, pectoral region)는 쇄골을 경계로 경부와 구분하고 아래쪽에서 늑골궁(갈비활, costal arch)을 경계로 복부와 구분된다. 흉부를 자체적으로 구분하면 흉골(복장뼈, sternum)을 중심으로 좌·우를 구분하고, 액와부(겨드랑부위, axillary region), 늑하부(갈비밑부위, hypochondriac region) 등으로 구분할 수 있다(그림 1-10).

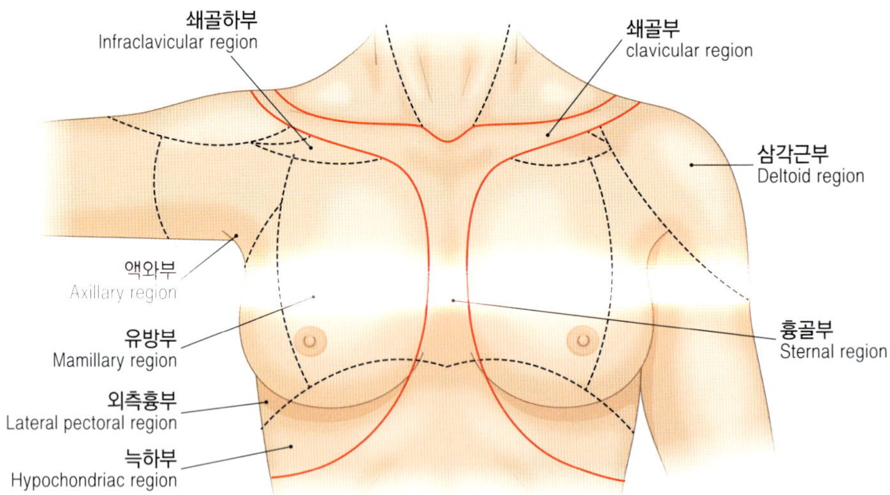

그림 1-10 흉부

1.5 인체의 구분

학습 목표
- 복부를 구분할 수 있다.

복부의 구분

4분역

복부(배부위, abdominal region)는 복부의 통증부위를 파악하기 위해 배꼽(umbilical)을 중심으로 한, 4개의 구역으로 나누는 임상적 구분(clinical division)이 있다. 배꼽을 중심으로 몸의 중심 수직선과 가로 수평선을 그어 생기는 4개의 구역이다.

우상사분면. 우상사분면(오른쪽위사분역, right upper quadrant (RUQ)은 우상부 1/4분획, 간(우엽), 담낭(쓸개), 췌장(이자)의 일부, 소장(작은창자)과 대장(큰창자)의 일부가 우상사분면에 포함되어 있다.

좌상사분면. 좌상사분면(왼쪽위사분역, left upper quadrant (LUQ)은 좌상부 1/4분획, 간(좌엽), 위, 비장(지라), 췌장의 일부, 소장과 대장의 일부가 좌상사분면에 포함되어 있다.

우하사분면. 우하사분면(오른쪽 아래사분역, right lower quadrant (RLQ)은 우하부 1/4분획 소장과 대장의 일부분, 좌측 난소와 난관(right ovary and uterine tube), 충수(막창자꼬리, appendix), 우측 요관(right ureter)이 위치하고 있다.

좌하사분면. 좌하사분면(왼쪽아래 사분역, left lower quadrant (LLQ)은 좌하부 1/4분획 소장과 대장의 일부분, 좌측 난소와 난관, 좌측 요관이 자리잡고 있다.

9분역

배 속에 있는 장기의 위치를 쉽게 파악하기 위해 2개의 횡선(가로선)과 2개의 종선(세로선)에 의해 9개의 부위로 나누는 해부학적 구분(anatomical division)이 있다.

늑골하부. 늑골하부(갈비밑부위, hypochondriac region)는 우측과 좌측 유방부에서 늑골궁(갈비뼈활, costal arch) 사이에 있다.

명치부. 명치부(epigastric region)는 흉골(복장뼈, sternum)의 검상돌기(칼돌기, xiphoid process)와 우측과 좌측의 늑골궁 사이에 있다.

측복부. 측복부(옆구리부, lateral abdominal region)는 배꼽의 양측에 있다.

배꼽. 배꼽부(umbilical region)는 배꼽의 주변부에 있다.

서혜부. 서혜부(샅굴부위, inguinal region)는 치골부 양측이다.

치골부. 치골부(두덩부위, pubic region)는 배꼽 아래에서 치골결합까지의 부위이다.

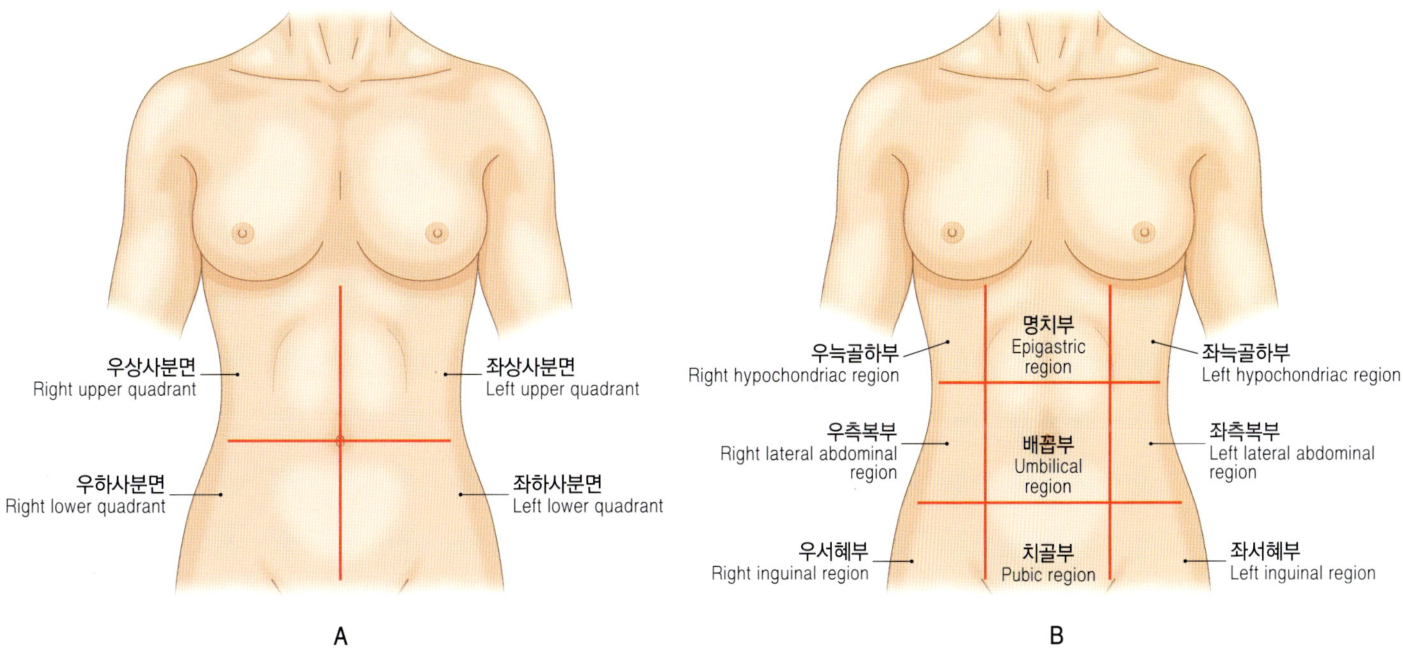

그림 1-11 복부. A: 4분역, B: 9분역

1.5 인체의 구분

학습목표
- 배부를 구분할 수 있다.
- 회음부를 구분할 수 있다.

배부의 구분

배부(등부위, back region)는 위쪽으로 항부(목덜미, nuchal)를 경계로 목과 구분하고, 아래쪽으로 장골능(엉덩뼈능선, iliac crest)을 경계로 한 등쪽면을 가리킨다. 등 부위를 자체적으로 구분하면 가운데 기둥모양으로 머리를 떠받치고 있는 척주(vertebral column)를 중심으로 오른쪽과 왼쪽으로 나누고 견갑부(어깨뼈부위, scapular region)와 요부(허리부위, lumbar region) 등으로 나눌 수 있다(그림 1-12).

회음부의 구분

회음(샅, perineum)은 좁은 의미로 바깥음부와 항문부위 사이이며, 넓은 의미로는 골반하구(아래골반문, pelvic outlet)를 나타낸다. 골반하구는 좌골을 하부에서 관찰할 수 있는 구조로 전방은 치골결합(두덩결합, symphysis pubis), 외측은 양측의 좌골결절(궁둥뼈결절, ischial tuberosity), 후방은 미골(꼬리뼈, coccyx)을 경계로 한 가상의 선을 말하며, 양측의 좌골결절을 잇는 가상선을 중심으로 앞쪽의 요생식부(비뇨생식부위, urogenital region)와 후방의 항문부(anal region)로 나눈다(그림 1-13).

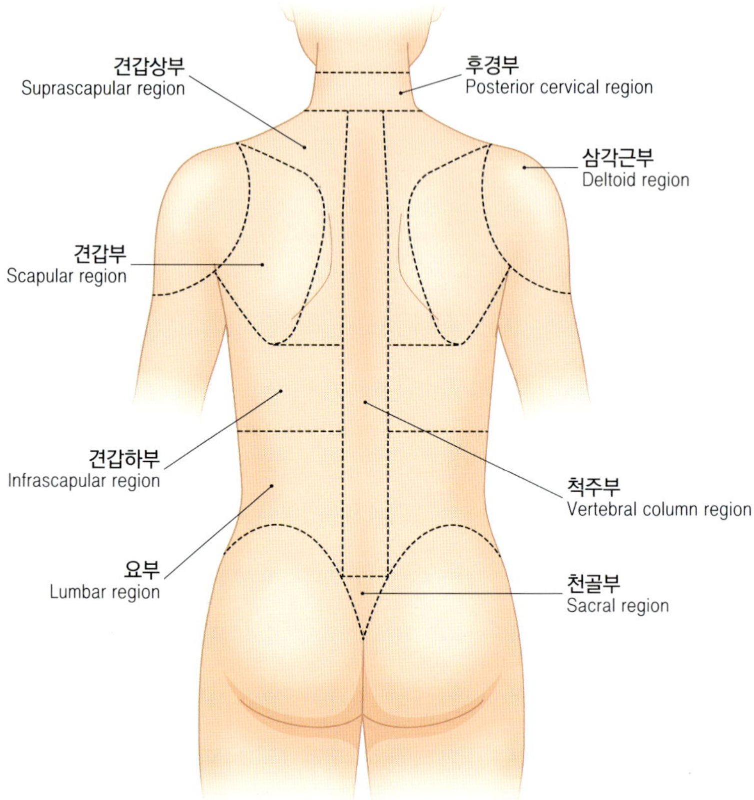

그림 1-12 배부

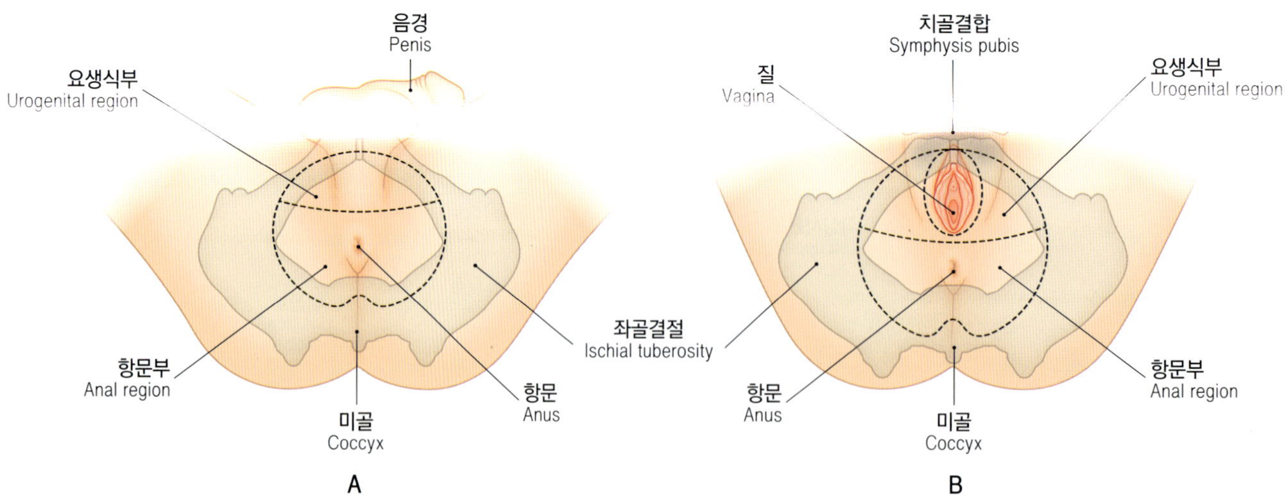

그림 1-13 회음부. A: 남성, B: 여성

1.5 인체의 구분

학습목표	■ 상지를 구분할 수 있다.	■ 하지를 구분할 수 있다.

상지의 구분

상지부(upper limb region)는 몸통과 이어진 상지대(팔이음뼈, shoulder girdle), 상완(위팔, arm), 전완(아래팔, forearm), 수부(손, hand) 등으로 나눈다. 상지대에 해당하는 뼈는 쇄골(빗장뼈, clavicle)과 견갑골(scapular)이며, 상완과 전완은 주부(팔꿈치부위, cubital region)로 나누며, 전완과 수부는 수근부(손목부위, carpal region)로 나눈다. 수부는 수장(손바닥, palm)과 수배(손등, dorsum of hand)로 나누며, 수지는 무지(엄지, thumb finger), 인지(집게, index finger), 중지(가운데, middle finger), 약지(반지, ring finger), 소지(새끼, little finger)로 나눌 수 있다(그림 1-14).

하지의 구분

하지부(lower limb region)는 몸통과 이어진 하지대(다리이음뼈, pelvic girdle), 대퇴부(넙다리부, thigh region), 하퇴부(종아리부, leg region), 족부(foot) 등으로 나눈다. 하지대에 해당하는 뼈는 장골(엉덩뼈, ilium), 치골(두덩뼈, pubis), 좌골(궁둥뼈, ischium)이 합쳐진 관골(볼기뼈, hip bone)이며, 대퇴부와 하퇴부는 전방으로는 슬부(무릎부위, knee region), 후방으로는 슬와(오금, popliteal fossa)로 나누며, 하퇴부와 발은 족근부(tarsal region)로 나눈다. 족부는 족저(발바닥, sole)와 족배(발등, dorsum of foot)로 나누며, 족지는 무지(great toe), 둘째, 셋째, 넷째 족지 및 다섯째 족지(little toe)로 나눌 수 있다(그림 1-15).

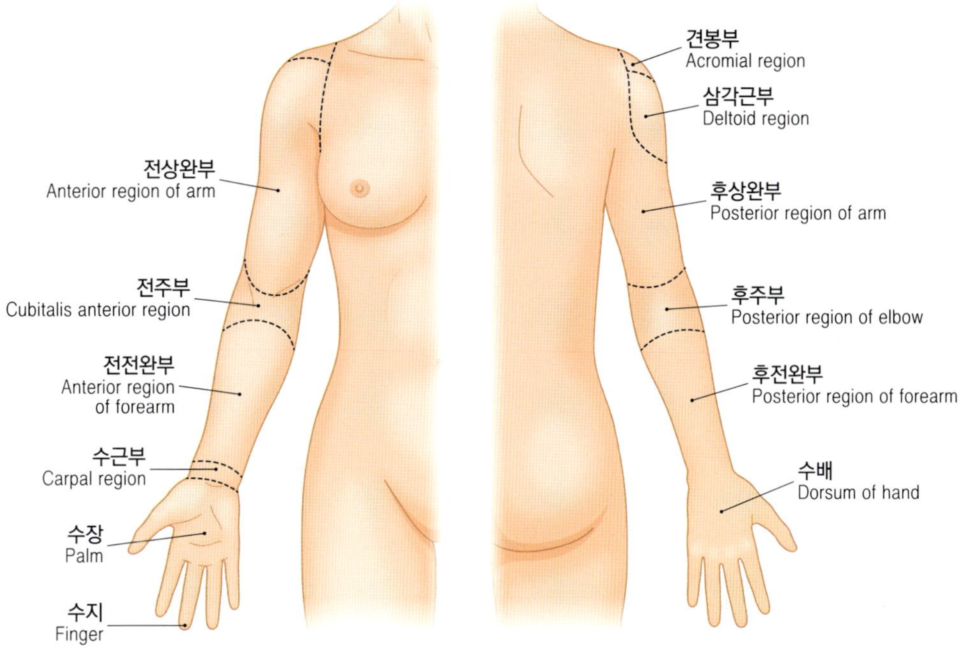

그림 1-14 상지

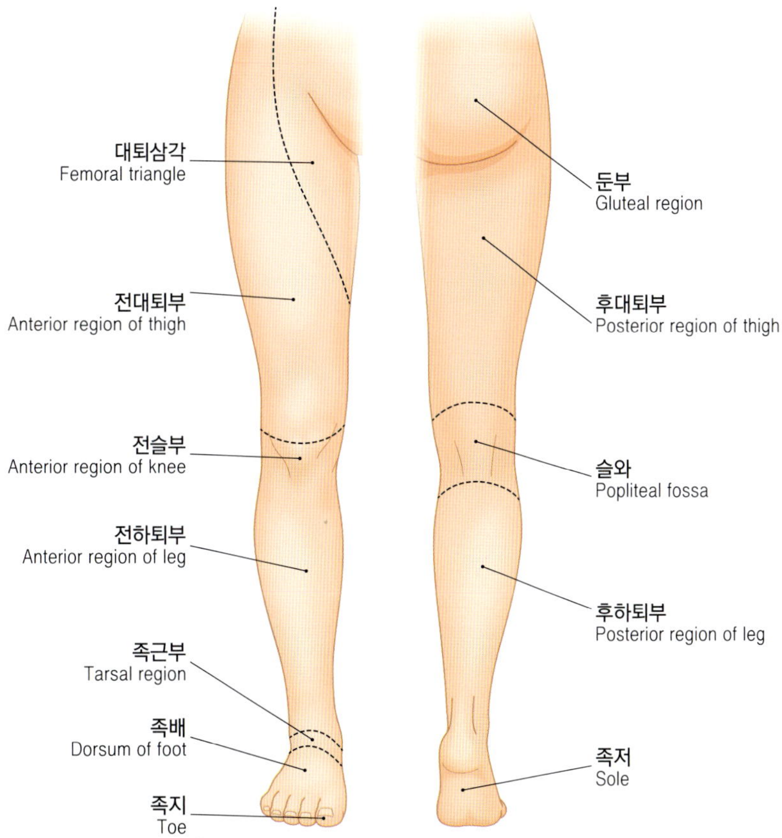

그림 1-15 하지

1.5 인체의 구분

학습목표 ■ 체강을 구분하고 해당 장기를 알 수 있다.

체강의 구분

인체에 존재하는 공간 즉 체강(몸안, body cavity)은 내부장기(internal viscera)를 포함하고 있는 인체의 빈 공간으로 크게 배측체강(등쪽 몸안, dorsal cavity)과 복측체강(배쪽 몸안, ventral cavity)으로 나뉜다. 체강은 다시 작은 여러 개의 공간으로 나누어 볼 수 있다(그림 1-16).

횡격막(가로막, diaphragm)은 대표적인 호흡근으로 흉강과 복강을 나누는 기준이 된다.

배측체강

배측체강(dorsal cavity)은 두개강(머리안, cranial cavity)과 척수강(척수안, spinal cavity)으로 나눌 수 있다. 두개강은 뇌(brain)가 들어있는 두개골 속 공간이며, 척수강은 척수(spinal cord)가 들어있는 척주(vertebral column)의 안쪽 공간이다.

복측체강

복측체강(ventral cavity)은 흉강(가슴안, thoracic cavity), 복강(배안, abdominal cavity), 골반강(골반안, pelvic cavity)으로 나눌 수 있다.

흉강은 심장, 대동맥, 폐, 식도, 기관, 기관지가 들어있는 공간이다. 복강은 위(stomach), 대장(large intestine), 소장(small intestines), 췌장(pancreas), 담낭(gallbladder), 간(liver) 등 여러 개의 소화기관과 비장(spleen), 신장(kidney), 요도(urethra)와 요관(ureter) 등이 존재한다.

양쪽의 흉강을 나누는 종격(가슴세로칸, mediastinum)은 앞으로는 흉골(복장뼈, sternum), 뒤로는 흉추(등뼈, thoracic vertebrae), 아래로는 횡격막을 구분 짓는 공간으로 폐를 제외한 장기들이 존재한다.

골반강에는 생식기관과 비뇨기관(신장과 요도 제외), 대장의 일부, 직장이 존재한다. 골반강과 복강을 합쳐서 복부골반강(abdominopelvic cavity)이라고 부르기도 한다.

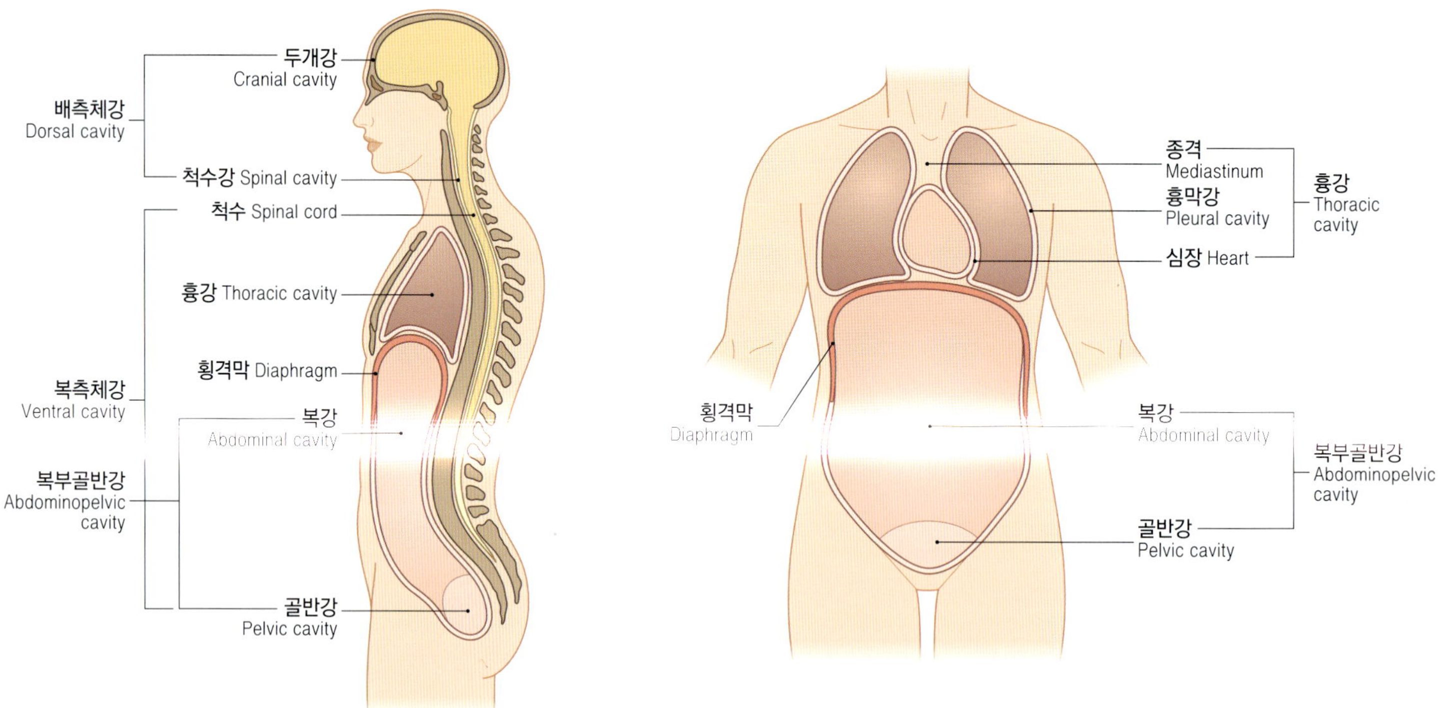

그림 1-16 체강

CHAPTER

1.6 인체 발생과 성장의 개요

학습목표 ■ 인체 발생과 성장을 이해할 수 있다. ■ 태아의 발달단계를 이해할 수 있다.

인체 발생과 성장의 이해

인간은 무생물과는 다른 복잡한 생명현상을 유지하기 위하여 성장과 생식활동을 한다. 이러한 성장과 생식활동은 고등동물의 종족보존을 위한 본능적인 활동이다. 인체는 정자와 난자가 만나 수정이 이루어지는 순간부터 출생에 이르기까지 어머니의 자궁에서 보내는 280일은 인간의 생애 중 가장 빠른 성장과 발달이 이루어진다.

수많은 정자가 여성의 질에 사정된 후, 일반적인 경우 단 1개만 난자의 표면을 뚫고 들어가 수정이 이루어진 후 태내에서 성장한다. 이때의 수정에 의해서 생물학적 유전정보가 전승되면서 유전자의 설계도를 토대로 다른 개체의 세포생명활동을 시작한다. 생체는 생명현상을 유지하기 위하여 유전정보의 발현에 의한 효소 등 여러 가지 기능에 따른 단백질의 합성이 필요하다.

태내 수정란은 세포분열을 통해 생체성장이 이루어지는데, 이러한 시기는 매우 중요한 시기라고 할 수 있다. 부모에게 받은 유전정보는 DNA 염기서열에 의해 결정된 유전정보가 세포 신호에 의해 발현되어 RNA에 전사되고, 다시 단백질에 변환 · 적용되어 특이한 기능을 갖는 또 다른 단백질이 생성된다. 이러한 내용의 세포분열은 세포분열 주기를 이루면서 세포합성과 다수 복제시스템에 의해 2중 나선 DNA가 나누어져 세포복제가 재개시된다. 이러한 세포분열과정이 반복적으로 거듭되면서 태내 수정란 즉 세포단위에서 조직, 장기, 계통의 고차원으로 조직화된 성장이 이루어진다.

태아의 발달단계

태아의 발달은 배아전기, 배아기, 태아기의 세 발달단계로 나누어진다. 배아전기는 수정이 된 순간부터 10~14일을 말한다.

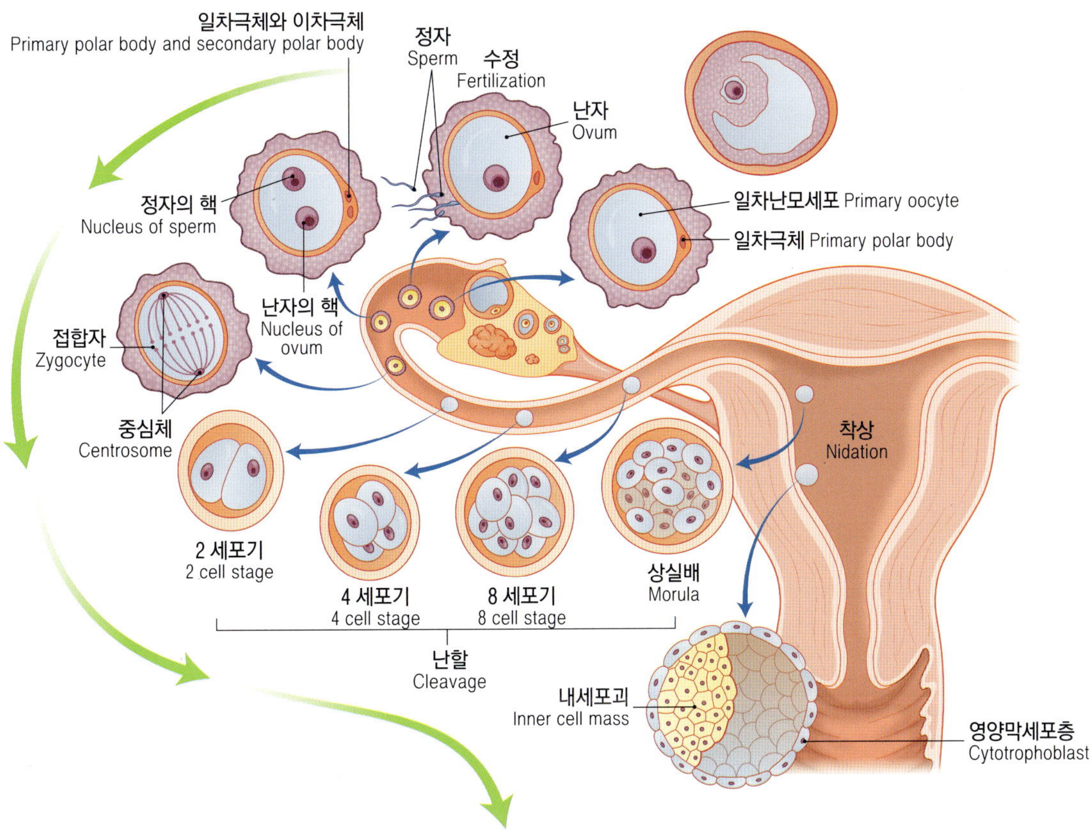

그림 1-17 수정과 착상

1.7 배아전기의 개요

학습 목표
- 수정을 설명할 수 있다.
- 생식세포의 성숙 과정을 설명할 수 있다.

수정

수정(fertilization)은 정자세포와 난모세포의 세포질을 관통하면서 수정이 시작된다. 23개의 염색체를 지닌 난세포는 정자로부터 23개의 염색체와 결합하여 접합자(zygocyte)를 형성하면서 수정란이 된다. 정자 중에는 23개의 염색체 중 하나가 Y염색체를 가질 수도 있고, X염색체를 가질 수도 있는데 이 중 Y염색체를 가진 정자와 수정되면 아들이 되고, X염색체를 가진 정자와 수정되면 딸을 가지게 된다. 이 22쌍의 보통염색체와 1쌍의 성염색체는 엄청나게 많은 유전자 정보들이 들어있어 부모의 특성이 태아에게 전달된다. 나팔관 외측 1/3 부분인 팽대부(ampullary region)는 정자와 난모세포가 만나서 융합하는 곳이다(그림 1-18).

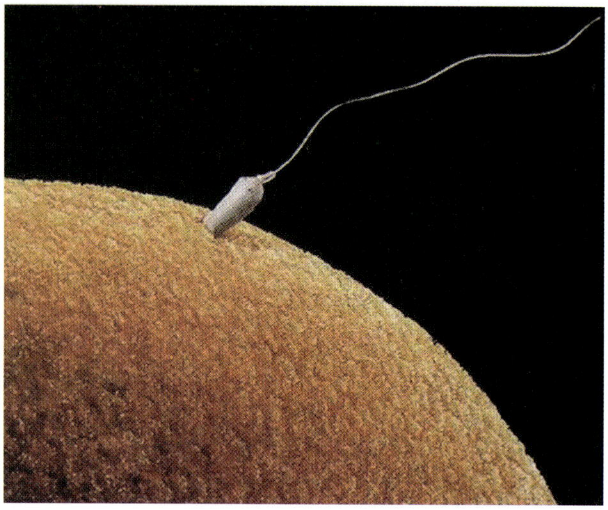

그림 1-18 수정

난할

수정란이 된 접합자(zygocyte)는 수정란의 이분분열이라고 하는 난할(cleavage)세포로 분열하면서 난관을 따라 자궁으로 이동하게 된다. 난할은 접합체 내부에서 아주 작은 세포덩어리인 할구(blastomere)로 형성되기 때문에 크기는 증가하지 않고, DNA합성과 함께 16~50세포체로 분할되면서 약 7~10일 내 자궁에 도달한다. 접합자는 계속 분열하여 오디 모양의 상실배(오디배, morula)가 된다. 상실배는 보통 수정 후 3일이 되는 시기의 16세포기 분할부터이며, 투명대(zona pellucida)에 둘러싸여 있다. 분열을 계속하게 되면 포배강(주머니배, blastocoele)이 형성된다. 거의 성숙해 분할배가 58개가 된 상실배의 내세포괴(속세포덩이, inner cell mass) 주변에 공간이 형성되고 액체로 가득차게 되는 포낭(주머니배, blastocyst)으로 성숙한다. 포낭의 외층벽인 영양막(trophoblast)과 내강에는 배아모체(embryoblast)를 형성하게 된다. 영양막은 배아에 영양을 공급하고 있다가 태반(placenta)이 되고, 내측세포괴는 배아(embryo)가 된다.

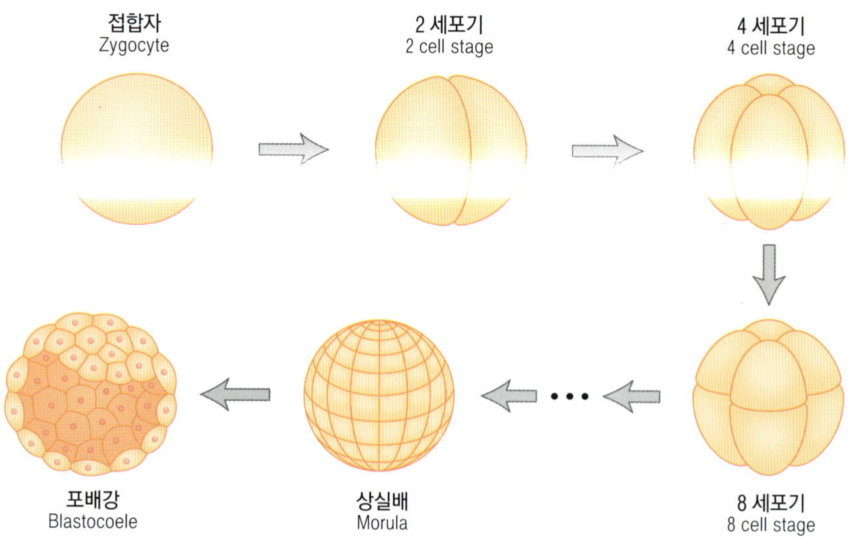

그림 1-19 접합자의 이분분열 과정

1.7 배아전기의 개요

학습 목표 ■ 착상에 대해 설명할 수 있다.

성숙한 접합자(zygocyte)가 자궁에 도달할 무렵인 7일째에 접합자를 보호하고 있던 외벽의 투명대가 사라지면서 영양막층이 나타난다. 영양막층에서 단백분해효소(proteolytic enzyme)와 세포분해효소(cytolytic enzyme)를 분비하여 모세혈관벽을 침투한 후 모체혈관과 융합하여 작은 함몰부위를 형성하여 수정 후, 7일이 될 즈음 자궁바닥 후벽에 착상을 시작하여 완전히 자궁내막에 매몰되어 착상이 끝나는 데까지 약 7일이 더 걸린다. 충분히 성숙한 접합자는 자궁벽 표피층의 기질혈관층을 뚫고 들어가 공간을 만들어 배포가 자궁에 잘 심어지도록 한다.

착상

자궁에 침투되면 영양막을 덮는 손가락모양의 융모돌기를 가진 융모막융모(chorionic villi)가 자궁내막의 원시태반으로 시작되어 점차 발달하면서 모체와 태아를 연결한다. 이렇게 융모막 융모가 자궁내막으로 파고들어 자리를 만들고, 그 안에 접합체가 자리를 잡으면 이것을 착상(nidation)이라고 한다. 이때 융모돌기가 자궁내막에 파고들면서 약간의 출혈이 발생하는 것을 착상출혈(implantation bleeding)이라고 하고, 간혹 아주 소량의 질출혈의 증상으로 나타나기도 한다.

융모막융모는 사람융모성성선자극호르몬(human chorionic gonadotropin, HCG)을 생산하여 황체를 유지시키며, 황체는 임신유지에 필요한 프로게스테론과 에스트로겐을 계속 분비하게 하여 배란과 월경이 일어나는 것을 막고, 착상에 적합한 환경을 만드는 역할을 한다.

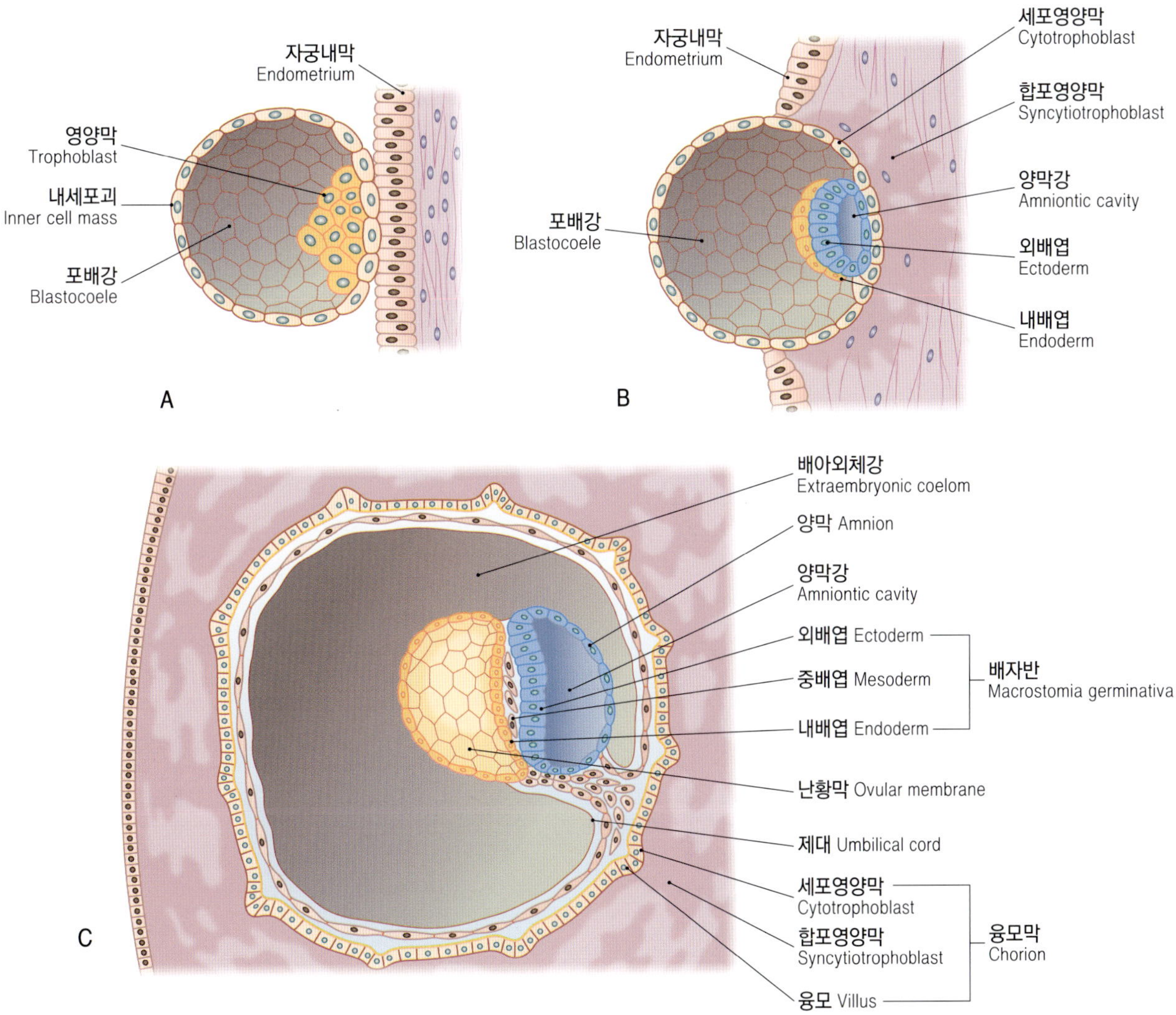

그림 1-20 착상과 배자반. A: 수정 후 6일, B: 수정 후 7일, C: 수정 후 14일

CHAPTER

1.8 배아기의 분류와 특징

학습목표
- 배아기와 배아에 대해 알 수 있다.

배아기(embryonic period)는 배아(수정) 후 제3주 초부터 8주까지의 기간으로 다음 월경주기의 시작 시기와 일치하며 이 시기에 임신반응검사(pregnancy test for hCG)에 양성반응을 나타낸다. 배아가 자궁내막에 침식되어 착상한 직후에 융모막과 양막이 형성되어 배아를 둘러싸게 된다. 배아는 외배엽, 중배엽, 내배엽의 세 겹의 층으로 다시 분화된다.

외배엽. 외배엽(ectoderm)은 신체의 표면적 부분인 표피, 손·발톱, 머리카락, 치아 등과 신경계, 감각계로 발달하며, 초기에는 신경계가 매우 빠르게 진행되는데, 외배엽은 신경관으로 되었다가 이후에 척수로 발달한다.

중배엽. 중배엽(mesoderm)은 진피, 근육, 골격, 순환계, 배설기관으로 발달하고 특수결합조직인 혈액, 림프, 뼈, 연골 등으로 발달한다. 중배엽은 발생 3주째 발달하여 3층의 배아원판이 완성된다.

내배엽. 내배엽(endoderm)은 소화선상피, 췌장, 폐, 갑상선 등 소화와 호흡세포로 분화한다.

처음에 거의 직경 1cm 정도의 융모막낭(chorionic sac)이 되며, 배란 후 제4주 말이 되면 융모막낭의 직경이 2~3cm, 배아의 길이는 4~5mm 정도가 된다. 이 기간 동안 빠르게 기관의 분화가 시작되어 중요한 신체기관과 신경계가 만들어지는 결정적인 시기로 불린다. 이 시기 태내환경의 영향에 민감한 시기로 여성은 임신을 자각하기 시작하고 두통, 구토, 피로감 등의 증상을 겪으며 태아의 존재에 대해 적응해 가는 시기이다.

융모막(chorion)은 영양막으로부터 발달하며 융모돌기가 있고 태반의 태아면을 덮게 된다. 내부 세포막인 양막(amnion)은 배포의 내부세포로부터 발달한다. 양막은 태아의 집이 되는데 나중에 양수로 가득찬다. 배아가 성장함에 따라 양막은 태아와 양수에 비례해서 커지고, 결국 태아를 싸고 있는 융모막과 접촉하게 된다. 양막과 영양막층이 융모막 사이에 발생하는 내강이 양막강(양막공간, amniotic cavity)이다. 양막의 안쪽에 양수가 있으며 양수주머니인 태포(fatal sac)가 되어 배아를 양수 속에 떠있도록 하여 배아를 보호한다.

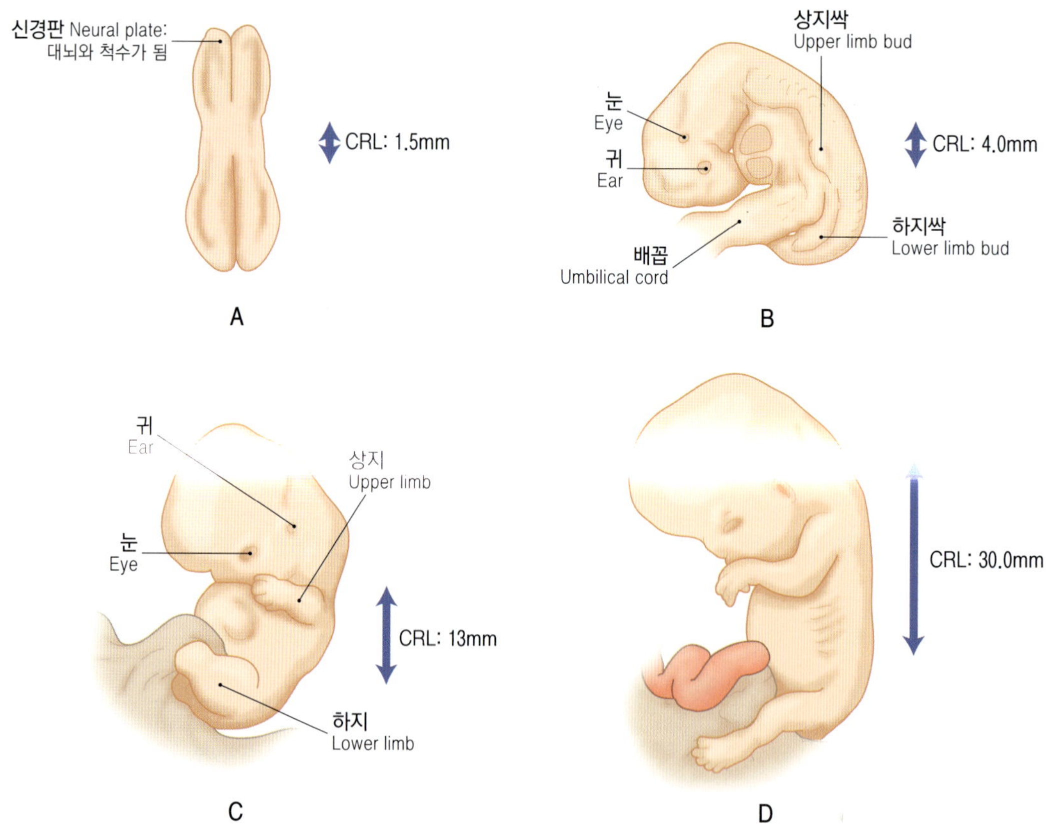

그림 1-21 수정 후 3~8주까지의 배아기 변화. A: 3주, B: 4주, C: 6주, D: 8주(CRL: Crown rump length, 두부-둔부)

CHAPTER

1.9 태아기의 발달과 성장

학습 목표
- 태아기의 발달과 성장에 대해 설명할 수 있다.

태아기

태내기 중 태아기(fetal period)는 임신 9주 초기부터 출산 전까지로 태내기 중 가장 긴 기간이다. 평균 임신기간은 마지막 월경 시작 첫날을 기준으로 하여 280일 정도이다.

9~12주의 태아

외부생식기와 비뇨생식기관이 형성된다. 뇌세포 대부분이 완성되며 키는 약 4~6cm, 몸무게는 약 10~20g 정도로 자란다. 20개의 유치가 자리를 잡고 소화기관의 기능을 시작한다. 머리가 거의 태아의 절반 정도를 차지하는데, 얼굴과 목이 형성되어 얼굴 윤곽이 확실해진다. 적혈구가 간에서 생성되며, 소변이 생성되어 배설된다. 12주부터 임신을 확실하게 알게 되는 시기로 태아의 성별을 알 수 있다. 또한 사지가 길고 가늘어지면서 손 · 발가락이 생긴다.

13~16주의 태아

온몸에 가느다란 솜털이 자라나기 시작하며 피부는 투명해지며 뼈는 단단해진다. 이 시기에는 활발한 움직임이 있으며 감정의 변화(기분이 좋고 나쁘며, 불안과 노여움 등)가 생기는 시기이다. 손톱과 발톱이 형성된다. 손에 지문이 생기고 손가락을 쭉쭉 빠는 빨기반사를 시작하며 몸무게가 4배로 증가한다. 모체가 아기의 첫 태동을 느끼는 시기이다.

17~20주의 태아

태아 심음을 청진기로 들을 수 있으며 신장이 발달하여 소변을 양수 속으로 배출한다. 태아의 키는 약 15~20cm, 태아의 몸무게는 약 300g이 된다. 머리가 몸 전체의 1/3이 된다. 간뇌가 발달하며 모체의 감정을 동일하게 느끼게 된다. 망막이 발달해 빛의 자극에도 반응한다.

21~24주의 태아

눈썹과 속눈썹이 생긴다. 쥐기반사 및 놀람반사를 한다. 뼈대가 갖추어져 X선으로 태아의 뼈성장을 확인할 수 있다. 양수를 마시기도 하고 뱉어내기 시작하며 폐에서 폐포낭(alveolar sac)이 형성되고 계면활성제를 생산하기 시작한다.

25~28주의 태아

태아의 키는 30cm 정도로 눈꺼풀을 움직여 눈을 깜빡인다. 신경계의 기능이 좀 더 발달하며 비장에서 하던 조혈기능을 골수에서 한다. 태아는 두정위자세를 취한다.

29~32주의 태아

체지방의 양이 증가, 중추신경계의 기능이 발달한다. 횡격막으로 호흡연습을 하며 호흡을 규칙적으로 한다. 태아는 철과 칼슘, 인을 저장한다.

33~38주의 태아

키는 약 45~48cm가 되고, 몸무게는 약 2.3~2.6kg이 된다. 피하지방이 늘어나면서 몸 전체가 통통해지고 감각체계가 완성된다. 태아의 고환은 음낭 안에 있다.

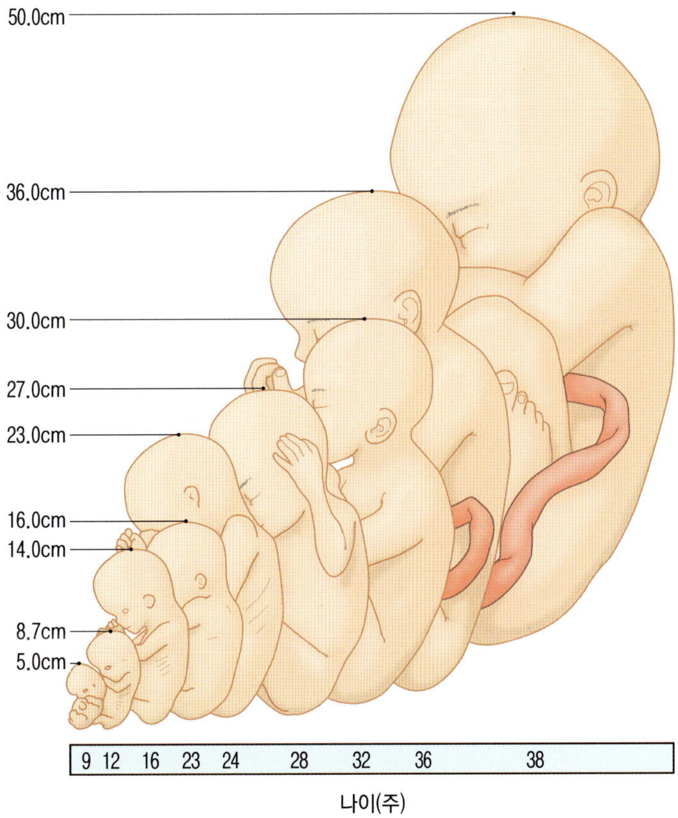

그림 1-22 태아기 변화(임신 9주~출생)

CHAPTER

1.10 태아의 호흡과 순환

학습목표
- 태아의 호흡과 순환에 대해 알 수 있다.

폐의 초기 팽창은 순환계통에서 중요한 변화를 일으킨다. 폐의 팽창은 폐로 들어오는 혈액에 대한 저항을 줄여주어 폐동맥을 통한 우심실로부터 오는 혈액의 흐름이 증가된다. 결과적으로 우심방에서 우심실을 지나 폐동맥으로 가는 혈액량이 증가하고 우심방에서 난원공을 통해 좌심방으로 가는 혈액량이 줄어든다. 폐를 지나는 혈액에 대한 저항이 줄어들고 폐정맥을 통해 폐로부터 좌심방으로 돌아가는 혈액량이 증가하여 좌심방의 압력이 우심방보다 커지게 된다. 이러한 압력 차이는 심방간막쪽으로 혈액을 밀고 난원공으로 조직판이 생기게 되어 이 구멍이 닫히게 된다. 이러한 과정은 심장을 왼쪽과 오른쪽의 펌프 두 개로 완전히 분리시킨다.

출생 전에 동맥관은 혈액을 폐동맥에서 대동맥으로 보내 혈액이 태아의 폐를 우회하게 한다. 태어나자마자 이 동맥은 바로 닫혀 혈액은 폐를 거치게 된다. 태아는 제동맥(배꼽동맥, umbilical artery)을 통해 영양과 산소공급을 하는 태반으로 혈액을 보내고 태반에서 산소와 영양이 풍부한 제정맥(배꼽정맥, umbilical vein)을 통해 태아에게 영양과 산소공급을 한다. 제정맥은 간을 지날 때 정맥관을 통해 하대정맥(아래대정맥, inferior vena cava)으로 간다. 제정맥은 퇴화되어 간원인대(round ligament of liver)가 된다.

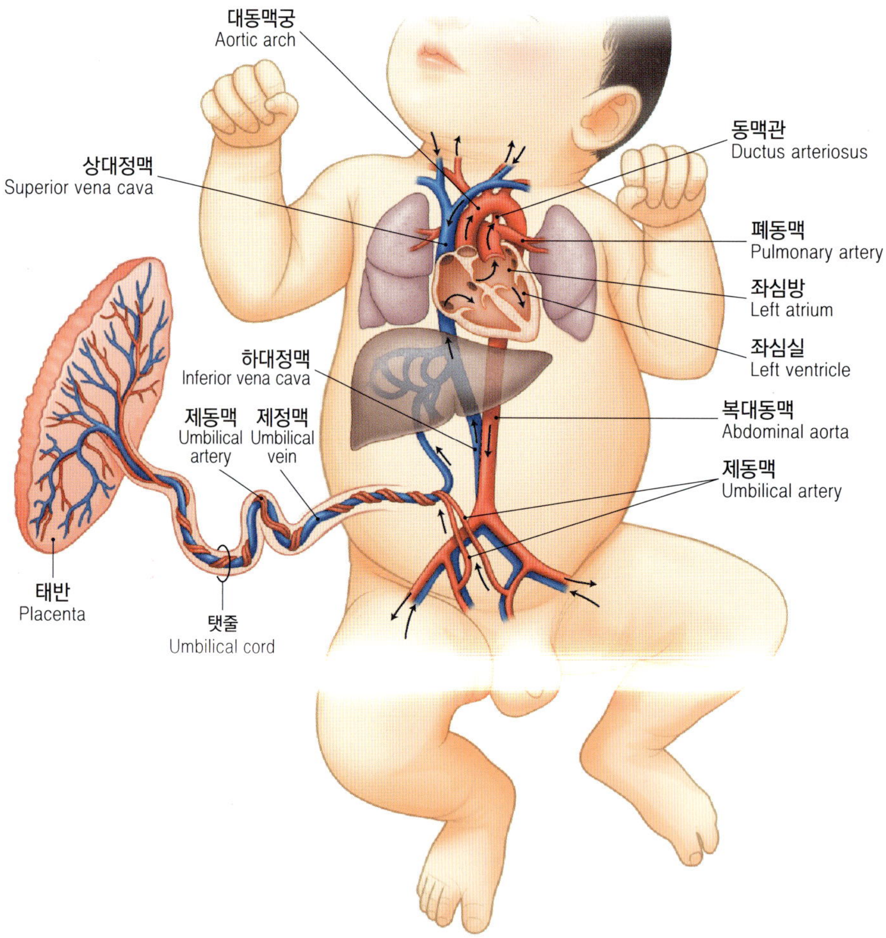

그림 1-23 태아순환

태아순환

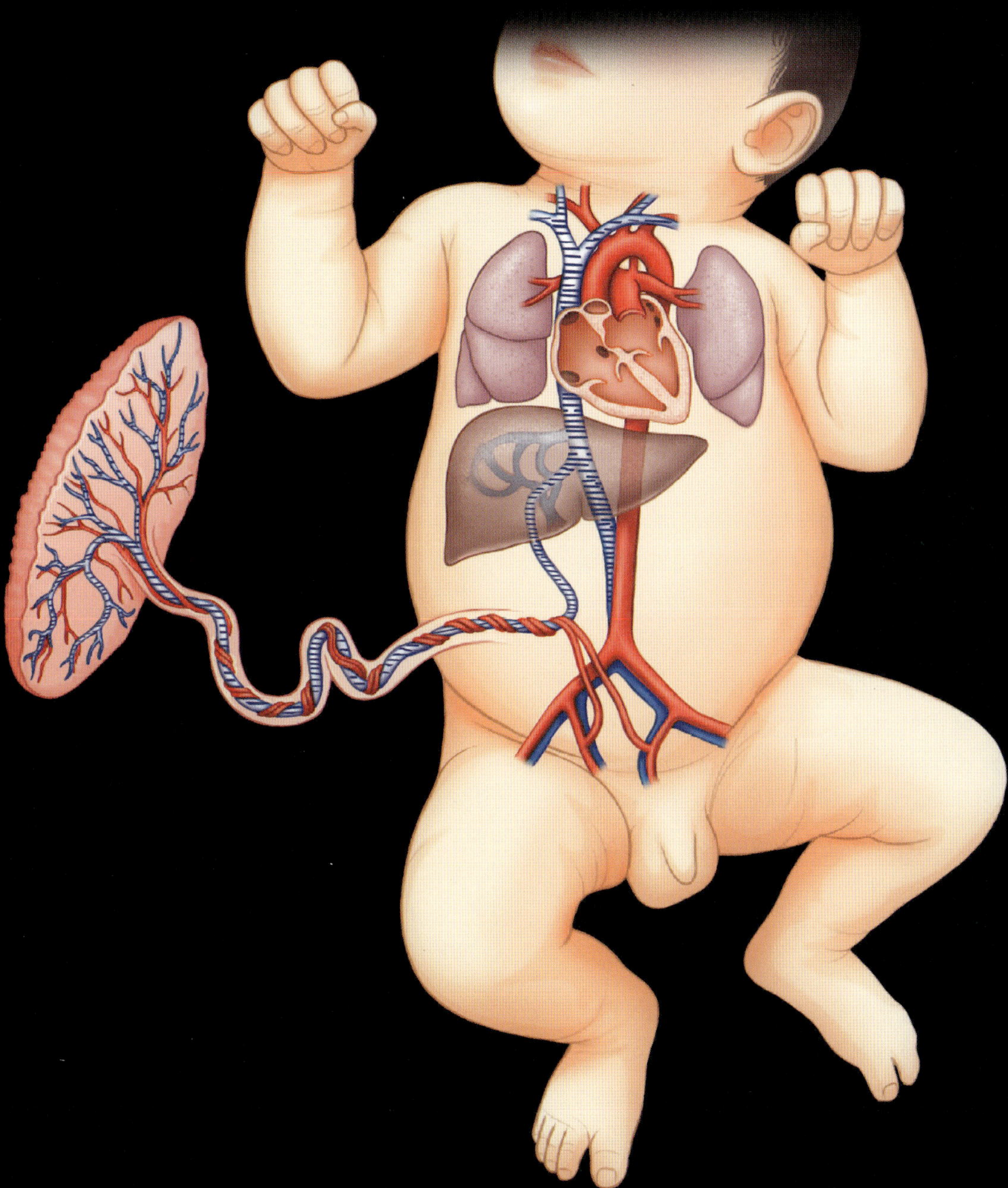

CHAPTER 1.11

성장과 발달

학습 목표 ■ 사람의 성장과 발달에 대해 알 수 있다.

성장과 발달

성장(growth)이란 형태의 양적인 변화를 말한다. 즉 세포수와 크기가 증가하는 것이며, 발달(development)은 형태의 질적인 변화를 말한다.

성장과 발달의 과정은 출생 전 배아기(embryonic period, 임신 2개월까지)와 태아기(fetal period, 임신 3개월~출생 전)로 나누며, 출생 후 신생아기(neonatal period, 생후 4주까지), 유아기(infancy, 4주~1년), 소아기(childhood, 1년~사춘기), 사춘기(puberty, 남성 15 ± 2세, 여성 13 ± 2세), 청년기(adolescence, 사춘기~성숙기), 성인기(adulthood, 20세 이후), 노년기(senility, 60세 이후)로 나눌 수 있다.

이런 변화의 시기를 거치면서 기억량, 사고력의 구조화 과정 및 분화(differentiation)와 통합(integration)의 과정을 통해 적응성(adaptability)을 높인다.

성장 양상과 성장속도

일반적으로 출생 전에 급격히 증가한 성장속도는 출생 후 신생아 때 몸무게 3.3kg, 50cm 키가 4~5세 때까지는 성장속도가 감속하고, 13~15세의 청소년기 급성장 시기에는 급격한 증가를 보이고 일정한 성장속도를 청소년기에 유지하다가 20세 전 후로 정점을 이룬 뒤 성장의 질과 양적인 면에서 퇴화가 일어난다(그림 1-24).

이런 성장양상은 남, 여 간의 차이가 있다. 11세 이후에는 여아의 키가 약간 더 크다가 여아의 급성장기가 끝나고 14세가 되면 남아에게 급성장이 시작되어 남아가 더 크게 된다. 몸무게의 변화는 출생 시는 여아의 몸무게가 적다가 9~10세부터 조금씩 더 무거워지기 시작하여 14.5세까지 지속된다.

이후 남아의 몸무게는 여아와 큰 차이를 보이며, 골격과 근육, 및 내부기관들도 키의 성장속도와 비슷한 성장곡선을 보인다. 생식기는 사춘기 이전에는 완만한 성장을 하다가 사춘기에 이르러 급성장을 한다. 뇌의 발달은 출생 시 성인 뇌 무게의 25% 정도이며, 5세 때 90%가 된다. 신경세포는 출생시 시냅스(연접, synapse)의 증식이 일어나 6세 때 시냅스 과다가 일어나고, 이후 시냅스의 조정이 일어난다.

일반형. 출생 후 2세, 사춘기에 성장하며, 근육, 뼈대, 내장기관이 속한다.

신경형. 영유아기 때 급성장 하며, 6세에 성인의 90%, 12~14세에 멈추며 뇌, 척수, 감각기관이 속한다.

생식형. 사춘기 이후 급속한 성장을 보이며 모든 생식기관이 속한다.

림프형. 출생 후 급성장하고 11~12세에 정점에 이르다가 20세경에 100% 성장한다.

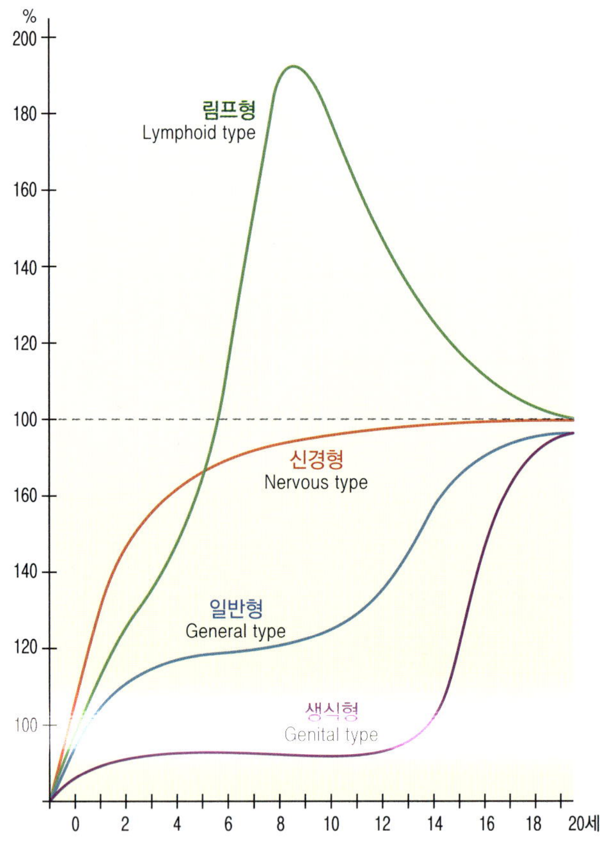

그림 1-24 신체기관별 발달곡선(Scammon)

연관내용

ASSOCIATED CONTENT

대사. 생체 내에 존재하는 분자구조와 각각의 성분이 서로 유기적인 관계를 가지고 각종 물질이 생체 내에서 대사(metabolism)한다. 원자, 분자, 전자, 유전자, 세포, 장기(organ), 계(system)의 차원의 에너지 대사는 생화학적 생체 현상이다.

세포주기

하나의 세포가 형성되어 분열할 때까지의 변화이다. 세포주기(cell cycle)는 두 가지 주된 시기로 나눌 수 있다. 세포가 성장하고 대사활동을 수행하는 시기인 사이기와 두 세포로 나누어지는 세포분열기 또는 유사분열기이다. 세포주기의 단계에서는 G_0, G_1, S, G_2, M기가 있으며 세포주기는 세포내 핵에 의해서 결정된다. G_0기는 휴지기 또는 정지기는 세포주기에서 활동적이지 못한 세포상태를 나타낸다. 더 이상 분열하지 않는 뇌세포나 휴지기에 있다가 생물학적 요구가 있을 때 세포주기로 다시 유입되도록 자극받을 수 있는 간세포(hepatocyte) 등이 있다.

G_1기(gap1) 동안 세포들은 대사가 활발하게 이루어지고 단백질이 빠르게 생성되며 활발하게 성장한다. G_1가 끝나갈 때쯤 다음 세포주기인 S기를 준비하기 위하여 중심소체에서 단백질 합성을 하여 세포분열을 준비하여 복제된다.

S기(synthetic phase, 합성기)는 DNA가 복제되는 시기이다. 정상세포의 복제는 유전물질의 질서있는 합성에 의해 이루어진다. 재합성기 동안에 일어나는 DNA분자의 구조적 손상이나 특이한 변화로 세포를 죽게 할 수도 있는 시기이다. 이 시기에 세포는 가장 손상받기 쉬우며, 세포주기 특이성 화학요법제(chemotherapeutic agent)가 세포독성을 일으킬 수 있는 시기이다.

G_2기는 S기에 이어 일어나는 짧은 주기로 활동이 감소되므로 다른 기간과 구분된다. 이 기간 동안 세포분열에 필요한 효소합성이 일어난다. G_1, S, G_2기의 세 단계 동안 세포복제를 마무리하고 분열할 준비를 한다.

M기(mitotic phase, 유사분열기)는 G_1, S, G_2기의 시기가 지난 후 실제로 세포분열이 일어나는 시기이다. 세포분열은 핵분열인 유사분열(mitosis)과 세포 전체가 두 세포로 분열하는 세포질분열(cytokinesis)이 일어난다. 모세포는 복제된 염색체를 가진 두 개의 딸세포로 나뉘어진다. 이렇게 유사분열 후에 두 개의 세포가 생성되고 이 두 개의 세포는 새로이 세포주기로 진입하기 위해 G_1기로 들어가거나 G_0기의 휴식상태로 들어간다.

M, S, G_2기의 기간은 일정한 편이나 G_1기의 기간은 매우 다양한데 이는 세포주기 전체 길이에 따라 결정된다. 새로 재생되는 세포나 암세포는 G_1기의 길이가 감소되므로 세포주기가 빨라진다.

신체 내에서 일시적으로 팽창되는 조직의 정상세포는 조직이 정상 성인의 크기에 도달했을 때 증식을 멈추게 되며, 세포손상이 죽음과 같은 생물학적 요구가 있을 때 세포주기로 다시 들어가 세포분열을 하는 능력이 있다. 간, 신장, 내분비선은 손상받은 세포를 재생하거나 복원하기 위해 대부분 세포증식활동을 한다. 건강한 세포들은 일정한 기간 수명을 가지고 일정 기간이 지나면 사멸하고 새로운 세포가 생성된다. 혈액세포, 위장점막의 상피세포, 배아세포가 대표적이다.

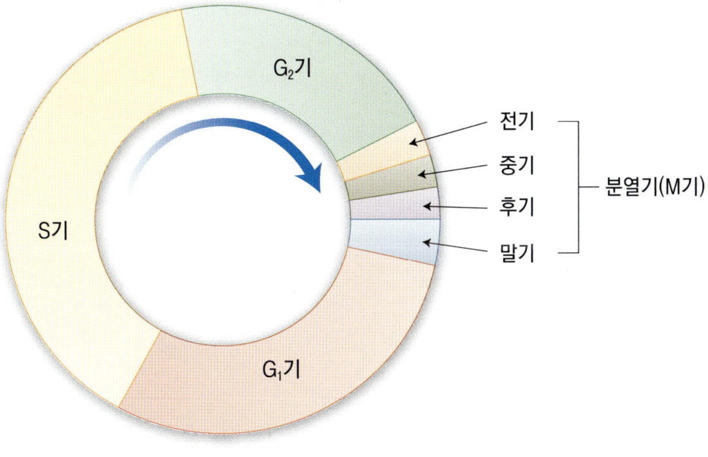

그림 1-25 세포주기

꼭 알아두기

TO KNOW ON TO

- 유기체를 이루는 인체의 구성단위 알아두기
- 각 계통의 종류와 구성요소 알아두기
- 해부학적 자세와 절단면 알아두기
- 해부학적 용어(위치와 방향용어) 알아두기
- 인체를 부위별로 구분하기
- 체강을 구분하기
- 태아의 발달단계(수정~착상) 알아두기
- 배자반을 형성하는 외배엽, 중배엽, 내배엽에서 발생하는 기관 알아두기
- 태아의 순환과정 알아두기

요약정리

SUMMING-UP

- 근대 해부학의 아버지는 벨기에의 해부학자인 안드레아스 베살리우스(Andreas Vesalius)이다.
- 해부학은 육안해부학인 국소해부학과 계통해부학, 현미경해부학인 세포학과 조직학, 발생해부학인 태생학으로 나뉜다.
- 유기체를 이루는 인체의 구성단위는 원자로부터 분자 → 세포 → 조직 → 기관 → 계통이며, 기관은 간, 신장, 폐와 같이 속이 조직으로 차 있는 실질기관(parenchymatous organ)과 속이 빈 중공기관(hollow organ)으로 구분된다.
- 해부학적 자세(anatomical position)에서 인체의 절단면을 나누며, 절단면은 시상면, 전두면, 수평면, 사면 등이 있다.
- 인체는 부위별로 두부(head), 경부(neck), 상지부(upper limb), 하지부(lower limb), 체간(trunk)으로 나눌 수 있으며, 두부는 뇌두개(cranial)와 안면(facial), 상지부는 견부(shoulder), 상완(arm), 전완(forearm), 수부(hand), 하지부는 대퇴(thigh), 하퇴(leg), 족부(foot)로 나누며, 체간은 흉부(thorax), 복부(abdomen), 골반부(pelvic)로 나눌 수 있다.
- 체강은 몸 속의 빈 공간으로 두개강과 척수강의 배측체강(dorsal cavity)과 흉강, 복강, 골반강의 복측체강(ventral cavity)으로 나눌 수 있다.
- 태아의 발달단계는 배아전기, 배아기, 태아기로 나누며, 태아기는 수정 후 10~14일, 배아기는 수정 후 3주 초~8주, 태아기는 임신 9주 초~출산 전까지이다.
- 배란된 난자와 정자가 난관팽대부에서 수정(fertilization)된 후 난할(2세포기 → 4세포기 → 8세포기 → 상실배)이 이루어진 다음 포배(blastocyst) 상태로 착상(nidation)이 자궁저후벽에서 이루어지고 태아의 영양막으로 구성된 내세포괴(inner cell mass)가 된다. 이어 배반(배아원반, embryonic disc)을 이루어 태아를 형성하고 외배엽(ectoderm), 중배엽(mesoderm), 내배엽(endoderm)으로 분화되어 각각의 조직과 기관을 형성한다.

태아의 혈액은 혼합혈(mixed blood)이며, 순수동맥혈은 제정맥(umbilical vein)이다.

관련 질환과 중재

RELATED DISEASE & INTERVENTION

배아기 및 태아기에 나타나는 주요 질환

상염색체 열성 유전질환

상염색체 우성 유전질환은 질환자의 부모는 결함유전자를 가지고 있는 이종접합 보인자(heterozygous carrier, 유전질환의 증상은 없으나 결함 유전자를 가지고 있음)이며, 자손의 25%에서 결함유전자 동형접합자가 나타난다. 증상이 나타나지 않는 아이일 경우 50%에서 보인자라고 추정한다.

상염색체 열성 유전을 하는 질환은 낭포성섬유증(cystic fibrosis, 외분비선의 기능장애에 의한 유전질환), 페닐케톤뇨증(phenylketonuria, 페닐알라닌 아미노산을 다른 아미노산으로 바꿔주는 간의 효소결핍에 의한 질환), 겸상적혈구빈혈(sickle-cell anemia, 정상 헤모글로빈이 아닌 부적합한 헤모글로빈을 가진 적혈구의 유전질환)이 있다.

X염색체 질환

X염색체상의 유전자 이상과 연관되어 있다. 남성의 경우 한 개의 X염색체를 가지고 있으므로 X염색체상의 모든 유전자가 발현된다. Y염색체에는 X염색체 이상을 보완할 유전자가 존재하지 않는다. 여성에게는 X염색체가 두 개이므로 어떤 대립유전자에 대해서도 동형접합자와 이형접합자가 존재하므로 상염색체 유전질환과 동일한 양상으로 나타나게 되고 X염색체 모두 결함이 있는 경우에만 X염색체 이상 유전질환으로 나타나게 된다. 그러나 남성은 한 개의 X염색체만 이상이 있더라도 두 개의 X염색체 이상인 여성의 경우와 비슷하게 유전질환이 나타나게 된다. 알려진 질환으로는 X염색체 우성 유전질환에는 저인산혈증성(비타민 D 내성) 구루병(hypophosphatemic rickets)으로 뼈의 연화와 약화가 있는 질환이 있다. X염색체 열성 유전 양상을 보이는 질환으로는 혈우병(hemophilia)으로 혈액응고요소의 결함이 있는 유전질환, 색맹(color blindnesss), 뒤시엔느 근위축증(Duchenne muscular dystrophy)으로 근육약화와 소모가 있는 진행성 질환 등이 있다.

염색체 이상

염색체 이상은 임신의 시작 이전 과정인 세포분열 과정 또는 정자와 난자가 수정이 이루어질 때, 46개의 염색체를 구성하게 되는데, 이때 너무 많거나 혹은 적은 염색체가 이탈함으로써 초래된다. 염색체의 이상은 작은 조각의 결실, 중복, 전좌, 역위 또는 염색체가 다른 염색체와 일부 바뀌면서 염색체 이상으로 불리는 모자이시즘이 나타날 때 발생한다.

다운증후군. 21번 염색체 3개를 가지고 있는 다운증후군(Down syndrom)이 있다. 이 질환은 작고 아래쪽에 위치하는 귀, 과유연성, 근력저하, 손바닥의 깊은 가로주름, 편평한 얼굴 윤곽, 홍채에 희고 초승달 모양의 작은 흰점, 벌어진 입과 돌출된 혀, 넓적하고 짧은 손가락 등의 특징을 보인다.

고양이울음증후군. 고양이울음증후군(Cri Du Chat syndrome)은 염색체 5번의 결손에 의해 발생한다. 후두의 결함에 의해 고양이의 울음소리와 같은 높은 음의 울음소리를 낸다. 그 외에 소두증, 정신지체, 저체중, 느린 성장, 근력저하, 성장실패, 좁은 턱, 처진 눈, 아래쪽에 위치하는 귀 등의 신체특징을 보인다. 후두의 결함으로 인해 흡인성 폐렴, 선천성 심장결손, 호흡곤란 등의 증상으로 90%의 환아가 출생 후 1년 이내에 사망한다고 한다.

터너증후군. 터너증후군(Turner's syndrome)은 X염색체가 1개 혹은 2개 모두 없는 것으로 대표적인 성염색체 이상 질환이다. 낮은 뒷머리선, 목주름, 단신, 골격이상, 유두 사이가 먼 가슴, 부은 발, 2차 성징의 미발달, 불임 등이 임상적 증상으로 나타난다. 이 증후군은 특별한 의료적 처치가 없으며 주로 2차 성징 시기에 성장호르몬으로 치료를 시도한다.

클라인펠터증후군. 클라인펠터증후군(Klinefelter's syndrome)은 남성에게만 나타나는 성염색체 이상 증후군이다. 클라인펠터증후군은 1개의 X염색체를 더 가지고 있으며(XXY), 이 하나의 X염색체가 고환의 비정상적인 발달을 일으켜 정자생성 및 남성호르몬의 생성을 감소시킨다. 이 증후군은 가벼운 정신지체, 작은 고환, 불임, 긴팔과 다리, 여성형 유방, 얼굴과 몸의 체모 부족, 성욕 없음 등의 임상적 증상이 나타난다. 특별한 의학적 처치가 없으며 테스토스테론 호르몬 치료를 통해 증상의 경감 또는 호전을 기대하고 있다.

학습목표에 대한 자기진단

SELF-DIAGNOSIS OF THE LEARNING OBJECTIVE

번호	학습목표	자기성취도(점)				
		90%(5)	70%(4)	50%(3)	30%(2)	10%(1)
1	인체의 구성 단위에 대해 알 수 있다.					
2	해부학적 자세와 절단면에 대해 설명할 수 있다.					
3	인체를 부위별로 크게 구분할 수 있다.					
4	체강을 구분하고 수용되는 장기를 설명할 수 있다.					
5	성장발달의 태아기 전체 발달단계에 대해 알 수 있다.					
6	성장발달의 배아기 발단단계에 대해 알 수 있다.					
7	배아기의 특징과 구조에 대해 알 수 있다.					
8	태아기의 시기별 장기발생에 대해 알 수 있다.					
9	태아순환에 대해서 알 수 있다.					
계						
단원 합계		점				

주요용어 점검

CHECKING OF MEDICAL TERMS

육안해부학 gross anatomy

발생학 embryology

세포 cell

조직 tissue

기관 organ

계통 system

유기체 organism

해부학적 자세 anatomical position

시상면 sagittal plane

수평면 horizontal plane

관상면 coronal plane

전 · 후 anterior · posterior

상 · 하 superior · inferior

근위 · 원위 proximal · distal

내 · 외 medial · lateral

천 · 심 superficial · profundus

테스트

TEST

■ 인체의 구분에 대해 빈칸에 알맞은 명칭을 쓰시오.

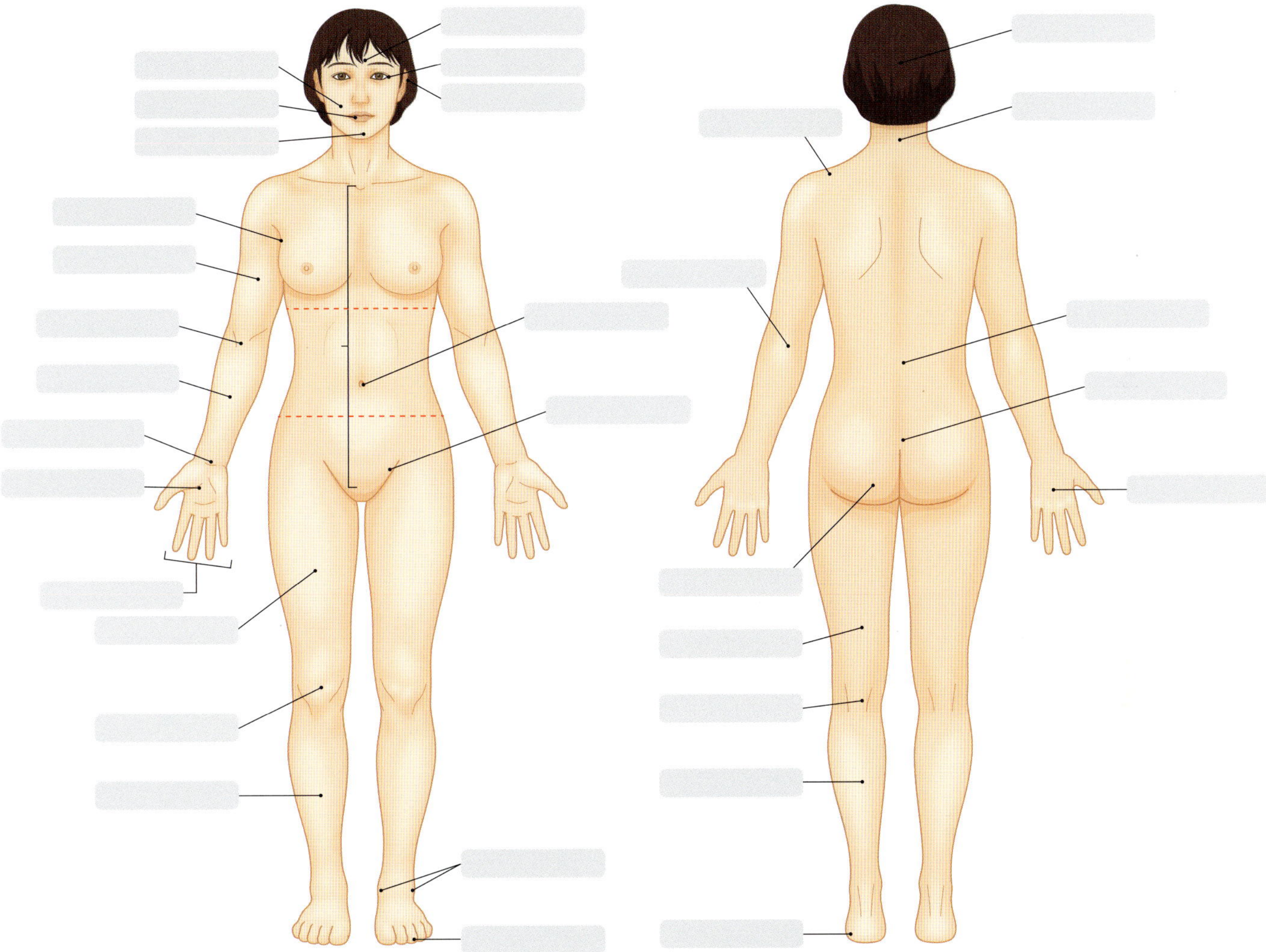

CELL & TISSUE

세포와 조직

학습목표

- 세포를 구성하는 3가지 요소를 알 수 있다.
- 세포 기능의 다양성을 이해한다.
- 세포막의 구성을 알 수 있다.
- 세포질의 특성과 세포소기관의 종류를 알 수 있다.
- 미토콘드리아의 구조와 기능을 알 수 있다.
- 중심소체와 과산화소체의 구조와 기능을 알 수 있다.
- 골지체와 용해소체의 구조와 기능을 알 수 있다.
- 리보솜과 소포체의 구조와 기능을 알 수 있다.
- 세포골격의 구조와 기능을 알 수 있다.
- 핵의 구조와 기능을 알 수 있다.
- 섬모, 미세융모 및 편모의 구조와 기능을 알 수 있다.
- 세포의 결합에 관여하는 구조와 종류에 대해 알 수 있다.
- 세포의 생식과 유전에 대하여 이해한다.
- 기본적인 단백질 합성과정에 대해 알 수 있다.
- 세포분열의 단계를 이해한다.
- 유사분열의 과정을 이해한다.
- 감수분열에 대해 이해한다.
- 상피조직을 분류할 수 있다.
- 선상피에 대해 설명할 수 있다.
- 피복상피에 대해 알 수 있다.
- 결합조직의 구조에 대해 알 수 있다.
- 결합조직의 종류를 구분하고, 고유결합조직의 종류와 기능을 알 수 있다.
- 특수결합조직의 종류와 분포를 알 수 있다.
- 근육조직을 구분하고 특징과 기능을 알 수 있다.

CHAPTER 2.1

세포의 개요, 크기, 모양 및 구성요소

학습목표 ■ 세포를 구성하는 3가지 요소를 알 수 있다.

세포와 조직의 역사

1665년, 영국의 로버트 후크(Robert Hooke, 1635~1703)는 렌즈가 한 개인 현미경(microscope)으로 코르크(cork)를 관찰하여 코르크가 벌집(honeycomb)과 같은 구조로 구성되어 있다는 사실을 관찰하였는데, 이것이 마치 수도원에서 수도승들이 수도하는 작은 방(cell)의 모양과 유사하여, 이를 본떠서 세포(cell)라는 말을 처음으로 사용하였다.

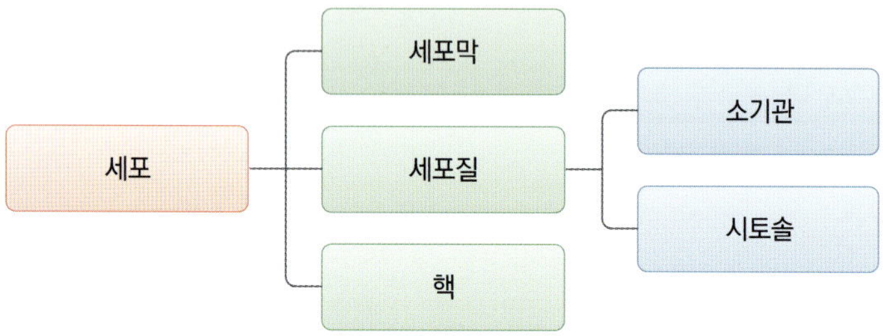

그림 2-1 세포의 구성

세포

크기와 모양

사람의 세포 크기는 종류에 따라서 매우 다양하다. 적혈구(erythrocyte, red blood cell)의 직경은 약 7.5μm이지만, 난자(ovum)의 직경은 약 150μm나 된다. 사람의 세포 모양은 매우 다양하여 방추형, 입방형, 불규칙형 등이 있다.

세포의 구성요소

세포는 얇은 막인 세포막(형질막, cell membrane)으로 둘러싸여 있고, 그 안에는 둥근 모양의 핵(nucleus)과 고유한 내용물인 세포질(cytoplasm)이 있다. 세포막은 세포질과 세포 사이의 공간을 채우는 간질액(사이질액, interstitial fluid)과의 경계를 이룬다. 간질액은 조직액(tissue fluid)이라고도 부르는데, 생리식염수(physiological saline)와 유사한 성분이다. 핵은 유전부호(genetic code)를 담고 있으며 핵막(nuclear membrane)으로 둘러싸여 있다. 세포질에는 여러 종류의 세포구조가 들어있는데, 이것을 세포소기관(cell organelle)이라고 한다(그림 2-1, 2-2).

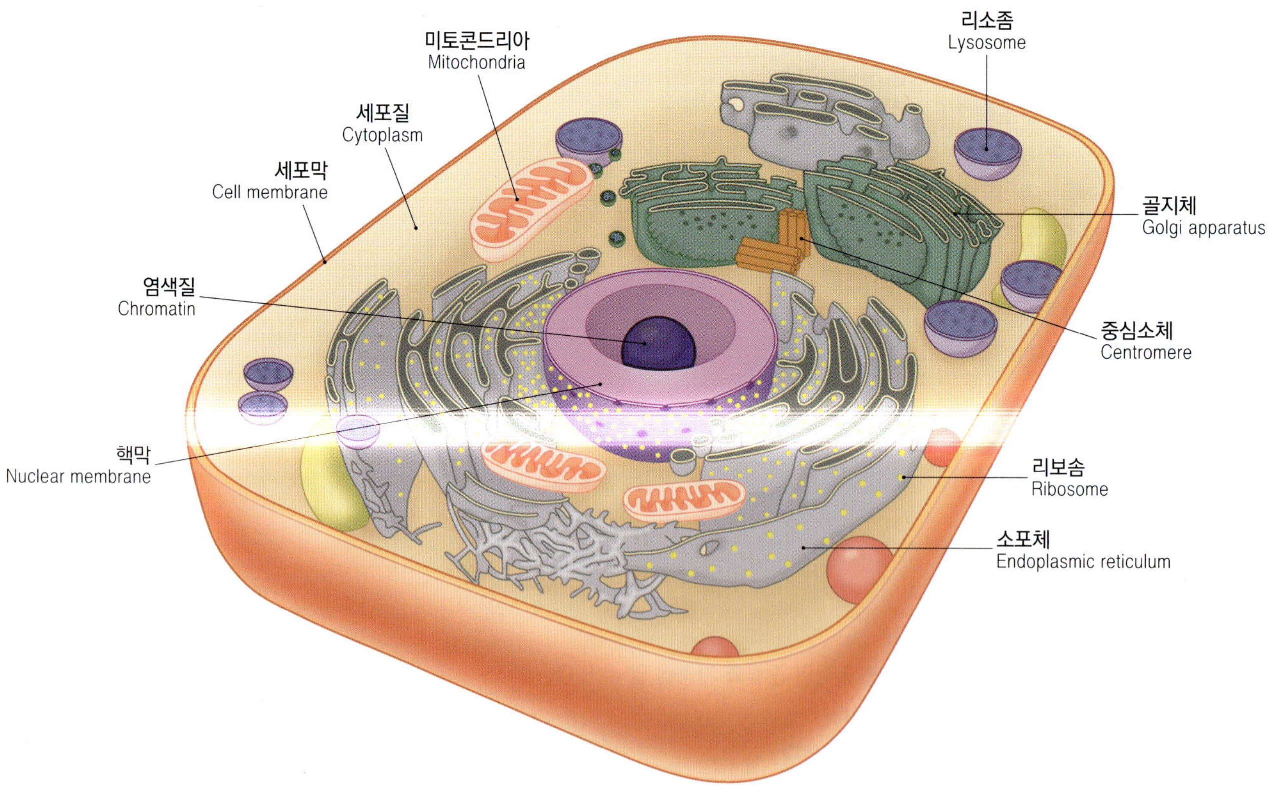

그림 2-2 세포

2.2 세포의 구조와 기능의 다양성

학습목표
- 세포 기능의 다양성을 이해한다.

세포의 구조와 기능의 다양성

몸은 수 억 개의 세포로 구성되는데, 세포는 크기나 모양 및 기능에 따라서 약 200가지 이상으로 나뉜다. 모든 세포는 특정한 기능을 수행하는데 어떤 세포는 개체의 생존에 관여하고, 어떤 세포는 개체가 생존할 수 있도록 돕는다. 좋은 예로는, 원반모양의 적혈구세포(red blood cell), 타원형 또는 원형의 지방세포(fat cell), 방추형의 섬유세포(fibrocyte), 입방형의 정세관(semineferous tubule) 세포, 돌기(process)를 가진 신경세포(neuron) 등이 있다. 세포의 크기는 매우 다양하여, 작은 세포는 1~2μm 정도 되고, 신경세포는 1m 이상 되는 것도 있다. 세포의 크기, 모양 및 소기관의 발달정도는 세포의 기능과 밀접한 관계가 있다. 심근세포(cardiac muscle cell)는 미토콘드리아가 발달되어 있어서 심장근육이 지속적이고 규칙적으로 운동하도록 에너지를 제공하고, 피부를 덮는 각질중층편평상피(keratinized stratified squamous epithelium)는 피부를 외부 물질의 침입으로부터 보호하고, 신경세포는 돌기가 많이 발달되어서 전기신호를 전달하는 기능을 한다. 세포의 기능은 다음과 같다.

구조를 연결하는 세포

섬유모세포(fibroblast)는 결합조직의 하나로 가늘고 긴 방추모양의 세포인데, 활면소포체(sER)와 골지장치가 발달되어 있어서 섬유를 형성하는 단백질을 합성하거나 분비한다. 적혈구(red blood cell, erythrocyte)는 양면이 오목한 원반(concave disc) 모양인데, 이러한 구조는 표면적을 넓혀서 산소를 많이 가지게 하고, 유선형이 되어 혈류를 자유롭게 흐르게 하여, 혈액에 있는 산소를 원활하게 수송한다.

뼈와 장기의 운동을 담당하는 세포

골격근(skeletal muscle)과 평활근(smooth muscle)을 구성하는 세포는 길쭉하며(elongated), 신축성이 있는 세사(filaments)로 채워져 있기 때문에 수축과 이완이 자유로워서 뼈와 내부 장기의 운동을 담당한다.

영양분을 저장하는 세포

지방세포(fat cell, adipocyte)는 지방조직을 구성하는 주요 세포이며, 타원형으로서 세포질은 지방방울(lipid droplet)로 채워져 있고, 핵은 한 쪽으로 치우쳐져 있다. 지방세포는 백색과 갈색으로 구분된다. 백색지방(white fat) 세포는 전신에 골고루 분포하고, 갈색지방(brown fatcell) 세포는 견갑골(어깨뼈, scapula) 사이, 경부, 흉강과 복강의 큰 혈관 주위에 분포한다. 복강의 지방은 피하(피부밑, subcutaneous) 지방에 비하여 쉽게 분해된다.

면역을 담당하는 세포

대식세포(큰포식세포, macrophage)가 위족(헛발, pseudopodia)을 이용하여 염증 부위까지 이동하여 감염성 미생물을 잡아먹으면, 세포질에 풍부한 용해소체(lysosome)는 포식된 미생물을 소화한다.

전기적인 신호를 전달하고 저장하는 세포

신경세포(nerve cell)는 신경계를 구성하는 주된 세포로서, 많은 돌기(processes)를 가지고 있는데, 다수의 짧은 돌기인 수상돌기(가지돌기, dendritic process)를 통하여 인접한 신경세포로부터 정보를 받고, 한 개의 긴 돌기인 축삭(axon)을 통하여 다른 신경세포로 전달한다. 이러한 돌기는 세포막의 확장된 부분으로 싸여 있으며, 조면소포체가 풍부하다. 사람의 대뇌피질에는 약 1,000억 개의 신경세포가 있다.

생식을 담당하는 세포

여성의 난자(oocyte in female)는 몸에서 가장 큰 세포로서 정자와 수정되어 새로운 개체로 발생한다. 수정란이 배아(embryo)가 되기 위해 분열할 때, 딸세포(daughter cell)가 생긴다. 난자가 배란된 지 24시간 안에 수정되지 않으면 퇴화하고, 수정되면 세포분열이 일어난다. 남성의 정자(sperm in male)는 머리, 몸통 및 꼬리(편모)를 가지며, 난자와 수정하기 위하여 편모를 사용하여 난자를 향해서 이동한다.

2.3 세포막과 세포질

학습목표 ■ 세포막의 구성을 알 수 있다. ■ 세포질의 특성과 세포소기관의 종류를 알 수 있다.

세포막

세포막의 구성

세포막(형질막, cell membrane) 또는 단위막(unit membrane)은 세포질(cytoplasm)을 둘러싸는 막으로 세포의 바깥경계를 이루며, 두께는 약 7.5~10nm이다. 세포막은 기본적으로 두 층의 인지질(phospholipid), 콜레스테롤(cholesterol) 및 단백질(protein)로 구성된다. 인지질은 인산염(phosphate)을 포함하는 지방 분자이다. 인지질(phospholipid) 분자는 인산기(phosphate group)를 가진 친수단(hydrophilic end)과 지방산으로 된 소수단(hydrophobic end)을 가지며, 인지질 분자가 나란히 배열하여 지질이중층을 형성할 때 친수단은 막의 표면에, 소수단은 막의 안에 위치한다. 콜레스테롤은 인지질 분자를 안정시켜 세포막이 손상되는 것을 방지한다. 단백질 분자는 인지질 구조 전체에 걸쳐서 분포하며 이온통로, 수용체, 효소, 운반체 등의 기능을 한다(그림 2-3).

세포막의 기능

세포막은 특정 물질을 통과시키거나 차단하며, 세포끼리의 교통수단으로 기능하는데, 이때는 막의 바깥면에 있는 특정 단백질로 이루어진 수용체(receptor)에 특정 물질(일부 호르몬, 화학물질 등)이 결합하여 일어난다. 개체 간 장기이식(organ transplantation)을 하기 전에 실시하는 조직형검사(tissue typing)에 이용된다.

세포질

세포질(cytoplasm)은 세포막에 의해 둘러싸여 있는 세포 성분으로, 원형질에서 핵을 제외한 나머지 액성물질과 세포소기관(cell organelle)이다. 세포질은 약한 산성(pH 6.8)이며, 생리식염수(염화나트륨 0.9%)와 거의 같은 삼투압을 유지한다. 광학현미경(light microscope)으로는 세포소기관을 관찰하기가 어려웠으나, 전자현미경(electron microscope)이 발달하면서 세포소기관의 구조가 밝혀지게 되었다. 세포소기관은 미토콘드리아(사립체, mitochondria), 내형질세망(세포질그물, endoplasmic reticulum), 골지체(Golgi apparatus), 리보솜(리보소체, ribosome), 중심소체(centriole), 용해소체(리소좀, lysosome), 섬모(cilia), 편모(flagella) 등이 있다.

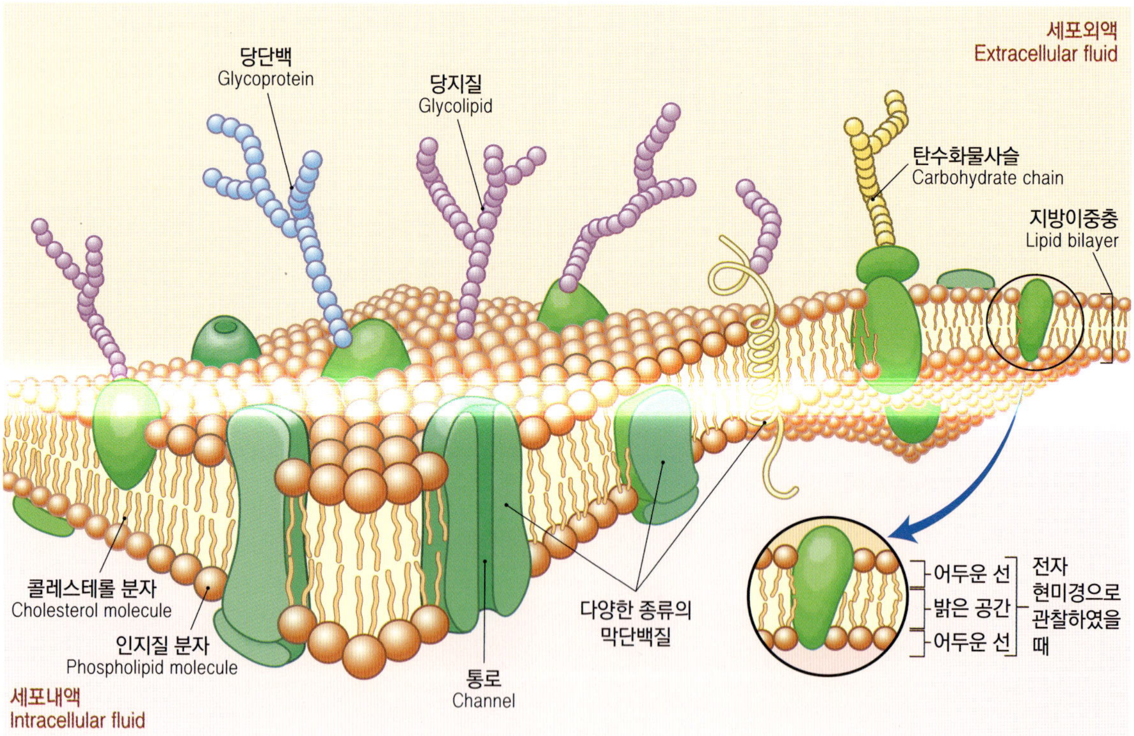

그림 2-3 세포막의 유동 모자이크 모델

2.4 세포소기관

학습목표 ■ 미토콘드리아의 구조와 기능을 알 수 있다.

미토콘드리아

미토콘드리아(사립체, mitochondria)는 세포의 종류에 따라서 모양과 크기가 다양하나 0.2~3.0μm 정도이며, 대사가 활발한 세포일수록 많다. 미토콘드리아는 주머니 모양의 구조로 내막(속막, inner membrane)과 외막(바깥막, outer membrane)으로 싸여 있다(그림 2-4). 내막은 안쪽으로 주름져서 능선(cristae)을 형성하고, 그 안쪽(속막과 수액)은 기질(matrix)로 채워져 있다. 기질(바탕질, matrix)에는 tRNA, DNA, 게놈의 복사본과 수백 가지의 효소(enzyme)가 있다. 효소는 특정한 화학반응을 촉진하는 물질로서 지방산과 피루브산의 산화와 TCA회로에 관여한다.

능선의 TCA회로(구연산회로 크렙스회로)와 기질의 전자전달계에 의한 산화적 인산화(oxidative phosphorylation)에 의해 36ATP가 생성된다. 전자전달계와 화학적 삼투를 통해 ATP(아데노신삼인산)가 생성되는 과정은 산화환원반응에 의해 이루어지기 때문에 산화환원반응(oxidoreduction reaction)이라고 한다.

미토콘드리아의 기본적인 기능은 유기물질을 세포가 사용하는 에너지 형태인 아데노신삼인산(adenosine triphosphate, ATP)으로 전환하는 것이다. 이 과정을 산소호흡(aerobic respiration) 또는 세포호흡(cellular respiration)이라 한다. 미토콘드리아의 어떤 기능은 특정 세포에서만 수행된다. 예를 들면, 간세포(hepatocyte)에서는 단백질 대사의 부산물인 암모니아를 해독하는 효소를 가지고 있다. 이러한 효소를 조절하는 유전자가 변이되면, 다양한 미토콘드리아 질병을 일으킬 수 있다.

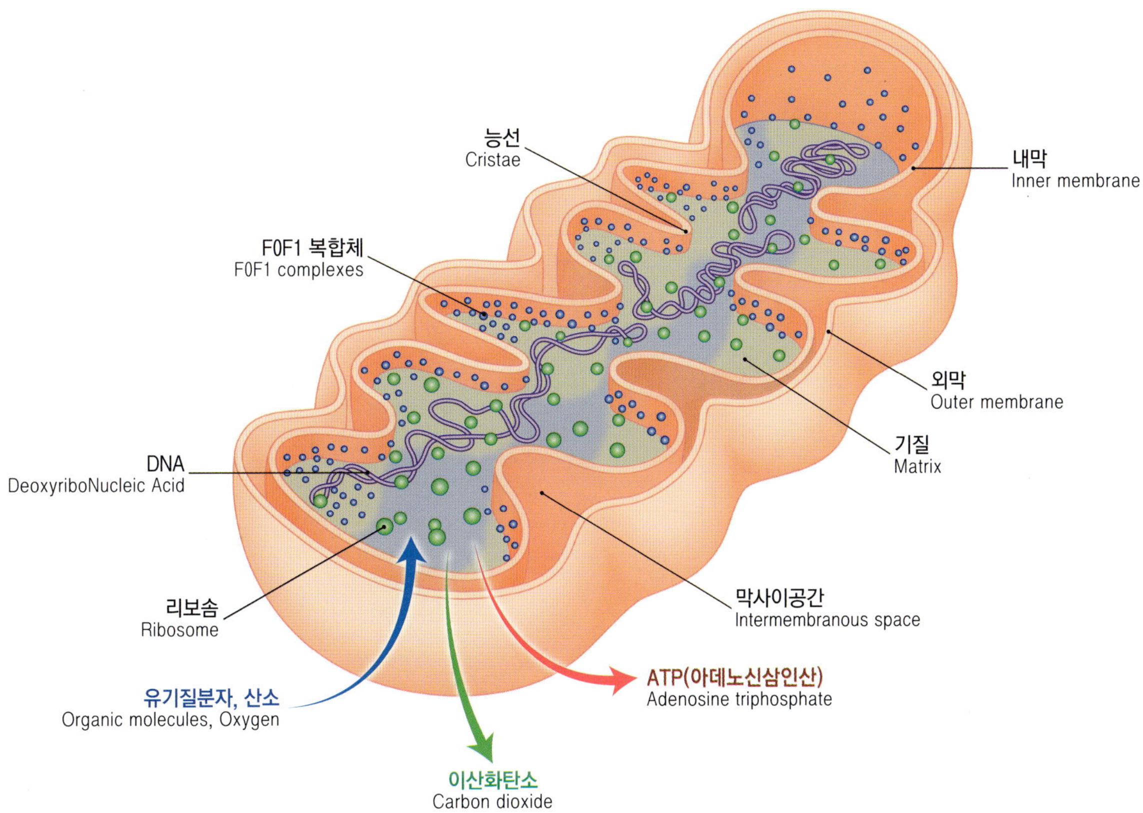

그림 2-4 미토콘드리아

2.4 세포소기관

학습목표 ■ 중심소체와 과산화소체의 구조와 기능을 알 수 있다.

중심소체

중심소체(centromere)는 핵 가까이에 쌍으로 위치한다. 중심체는 막대기 모양으로 서로 직각으로 배열하는데, 속은 핀기어 모양이다. 중심소체는 미세소관을 조립하는데 미세소관(microtubule) 3개가 삼관체(triplet)를 형성하고, 9개의 삼관체가 서로 직각으로 배열하여 원통을 형성한다(그림 2-5A). 중심소체에는 2개의 삼관체가 있으며, 중심소체는 세포분열(cell division) 기간 동안에 유사분열방추(mitotic spindle)를 형성하여 염색체를 끌어당기는 역할을 한다.

과산화소체

과산화소체(퍼옥시좀, peroxisome) 또는 미세소체(microbody)는 막으로 된 주머니(membranous sac)로서 용해소체보다 약간 크며(0.4~1.3μm), 강력한 산화효소(oxidase)를 포함한다(그림 2-5B).

산화효소는 산소분자를 사용하여 독성이 있거나 유해한 물질을 해독하나, 가장 중요한 기능은 자유라디칼(free radicals)을 제거하는 것이다. 자유라디칼은 짝을 이루고 있지 않은 홀전자(unpaired electron)를 가진 원자/분자를 말한다. 자유라디칼은 정상적인 세포대사 과정에서 생기는 일종의 부산물이지만, 세포 내에 축적되면, 핵산과 단백질의 구조를 변화시켜서 세포에 손상을 입힐 수 있다. 자유라디칼은 과산화소체에 의하여 과산화수소(hydrogen peroxide, H_2O_2)로 전환되고, 과잉생산된 과산화수소는 과산화수소분해효소(catalase)에 의하여 물로 전환된다.

과산화소체는 작은 용해소체와 유사하지만, 골지기관이 아니라 소포체에서 생성된다. 과산화소체는 독소를 제거하는 기능이 뛰어난 간과 신장의 세포에 많이 있다.

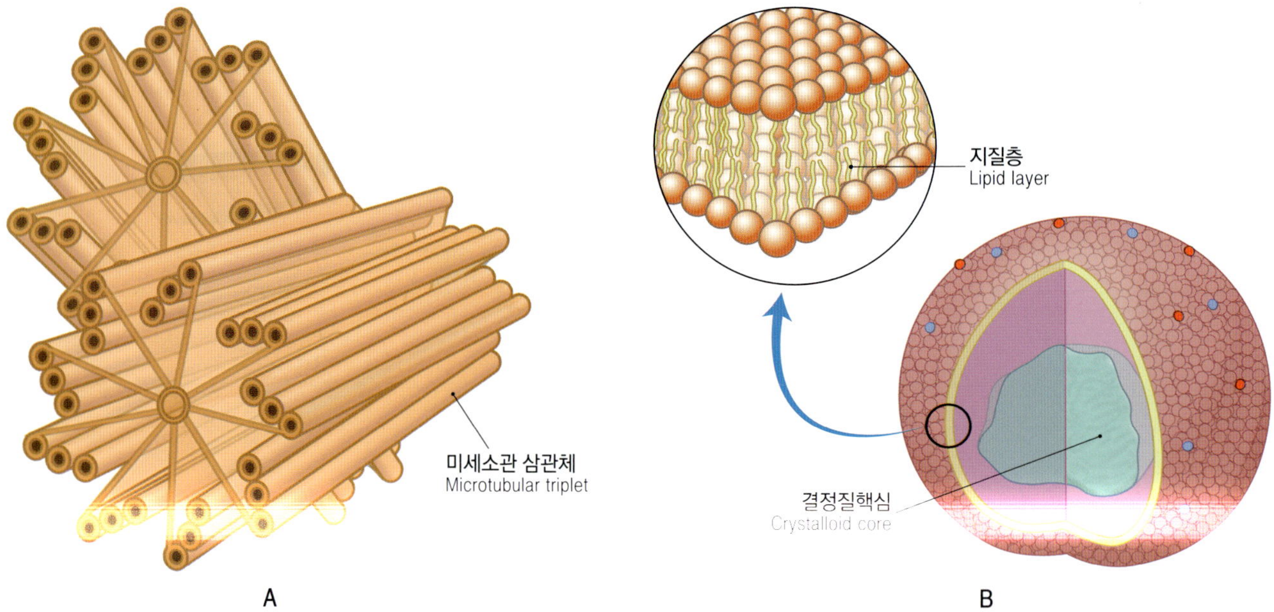

그림 2-5 세포소기관. A: 중심소체, B: 과산화소체

2.4 세포소기관

학습 목표
- 골지체와 용해소체의 구조와 기능을 알 수 있다.

골지체

골지체(골지장치, Golgi's apparatus)는 납작한 수조(cisterna)가 여러 층으로 쌓인 구조로써, 핵 주위에 많이 분포한다(그림 2-6A).

활면소포체(매끈세포질그물, smooth endoplasmic reticulum)에서 떨어져 나온 소포(잔물집, vesicle)가 골지체로 이동하여 새로 합성된 단백질과 화합물을 운반한다. 소포가 골지체와 합쳐지면, 소포의 내용물이 골지기관의 내용물과 섞이게 되고, 골지기관은 소포의 내용물을 화학적으로 처리하고, 처리된 물질은 소포의 형태로 골지기관에서 떨어져 나와 세포막 쪽으로 이동한다. 소포가 세포막과 결합하여 내용물을 세포 밖으로 배출한다. 이러한 작용 때문에, 골지체는 세포의 '화학처리센터(chemical processing center)와 포장센터(packaging center)'로 불린다.

용해소체

용해소체(리소좀, lysosome)는 한 층의 막으로 둘러싸인 구조로서(그림 2-6B), 크기는 다양하다(0.05~0.5μm). 대식세포(큰포식세포, macrophage)에 매우 풍부하며, 소화효소를 가지고 있어서, 기능을 다한 세포로 유입된 외부물질(미생물)을 소화하여 파괴하기 때문에 세포의 소화낭(digestive bags)이라고 불린다. 용해소체의 효소는 리보솜에서 생성되고, 골지체에 의해서 수송된다. 용해소체는 산성 가수분해효소(acid hydrolase) 등 40종의 효소를 가지고 있다.

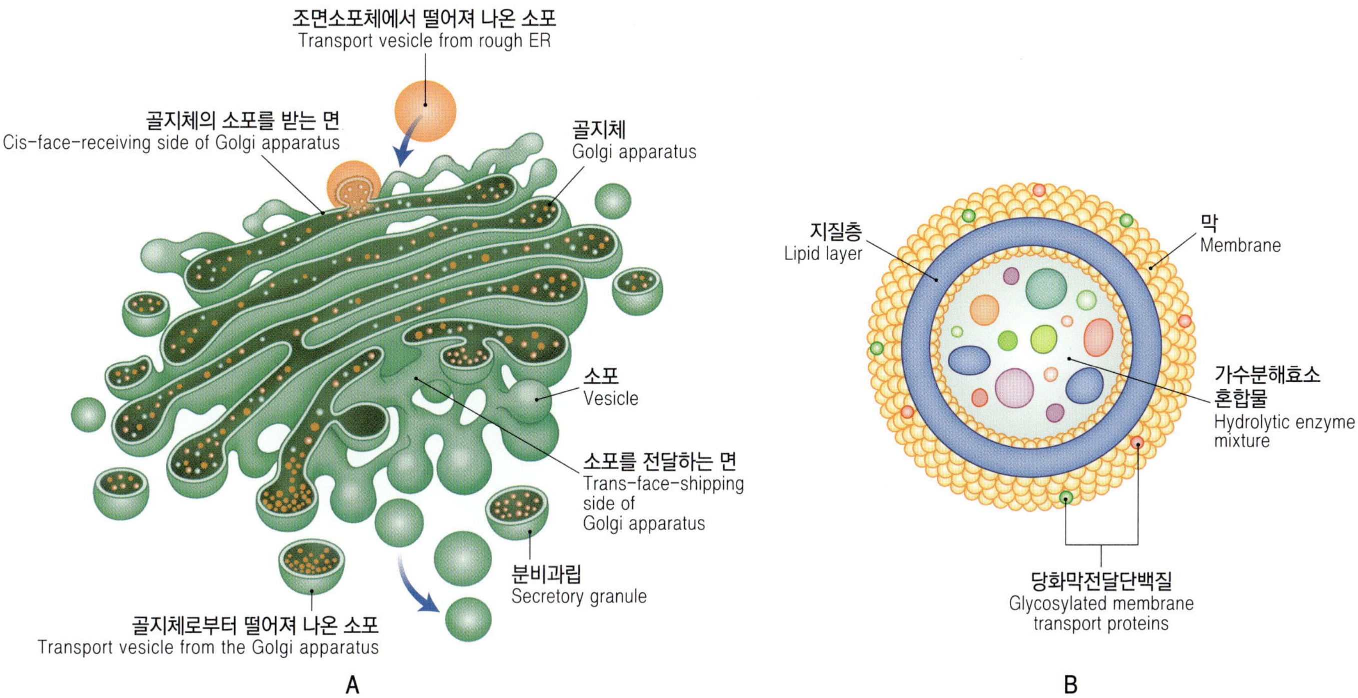

그림 2-6 세포소기관. A: 골지체, B: 용해소체

2.4 세포소기관

학습목표 ■ 리보솜과 소포체의 구조와 기능을 알 수 있다.

리보솜

리보솜(ribosome)은 가장 작은 세포소기관으로 직경은 약 20nm 정도이며 세포질 전체에 퍼져 있다(그림 2-7). 리보솜은 인에서 만들어지고 막이 없으며 리보솜 RNA(ribosomal RNA, rRNA)와 단백질을 주성분으로 하는 대단위체와 소단위체로 구성된다. 리보솜은 세포질에 흩어져 있거나 소포체(endoplasmic reticulum)의 표면에 부착되어 있으며, 미토콘드리아와 엽록체의 내부에도 있다. 리보솜은 핵에서 오는 유전정보(mRNA)에 따라 단백질을 합성한다. 이런 이유로 인하여, 리보솜은 '단백질 공장(protein factory)'이라는 별명을 가진다.

소포체

소포체(세포질그물, endoplasmic reticulum)는 단일막으로 이루어진 주머니 또는 관 모양의 구조물이 앞뒤방향으로 서로 구불구불하게 연결된 세포소기관인데, 핵에서부터 세포막에 이르기까지 세포질 전체에 걸쳐 분포한다(그림 2-7). 소포체의 표면적은 세포 내부 전체 부피의 약 15%를 차지한다. 소포체는 단백질을 포함한 세포질 내의 물질을 세포질의 다른 곳으로 운반하거나 미세 구조물을 고정시킨다.

소포체는 조면소포체(거친세포질그물, rough endoplasmic reticulum, rER)와 활면소포체(매끈세포질그물, smooth endoplasmic reticulum, sER)로 나뉜다. 조면소포체는 소포체의 바깥면에 리보솜이 많이 부착되어 있어 거칠게 보이며, 분비기능이 활발한 췌장 세포 등에 많다. 리보솜이 단백질을 합성하면, 합성된 단백질은 소포체 안으로 들어가서 이동할 수 있는 형태로 변형되어 세포 내 다른 곳으로 이동하거나, 골지체를 경유하여 세포 밖으로 분비된다. 활면소포체는 바깥면에 리보솜이 없으며, 소장의 상피세포 등에 많다.

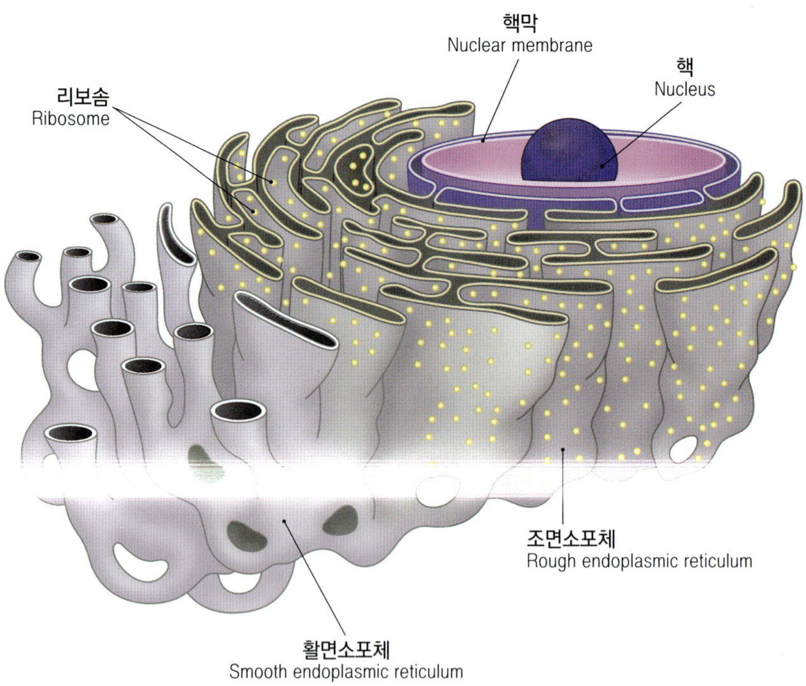

그림 2-7 리보솜과 소포체

2.4 세포소기관

학습목표 ■ 세포골격의 구조와 기능을 알 수 있다.

세포골격

세포골격(cytoskeleton)은 세포의 모양을 유지하고 다른 세포소기관을 지지할 뿐 아니라, 세포 내의 물질 전달과 다양한 종류의 세포운동을 돕는 구조이다. 세포골격은 미소관(microtubule), 중간세사(intermediate filaments) 및 미세사(미세섬유, microfilament)로 구성되는데, 미소관이 가장 크고, 미세섬유가 가장 작다(그림 2-8).

미소관

직경 23nm의 속빈기관 모양으로 튜불린(tubulin) 단백질로 구성되며, 튜불린 분자를 추가하거나 제거하여 세포의 모양과 세포소기관의 분포를 결정한다. 또한 세포 내 물질이동은 미소관을 따라 이동하는데, 특수화된 운동단백질은 미소관을 따라 걷듯이 운반된다(그림 2-8).

중간세사

중간세사의 직경은 미소관과 미세섬유의 중간 정도(10nm)라고 해서 붙여진 이름이며, 로프모양을 하고 있으며 세포기질내의 골격을 형성하고 기계적 압력에 대해 세포 모양을 유지시킨다.

미세섬유

직경이 가장 작은 7nm로 액틴(actin) 단백질로 구성된 긴 막대기 모양으로 세포운동과 세포모양 변화에 관여하며, 세포를 고정시키는 역할을 하기도 한다.

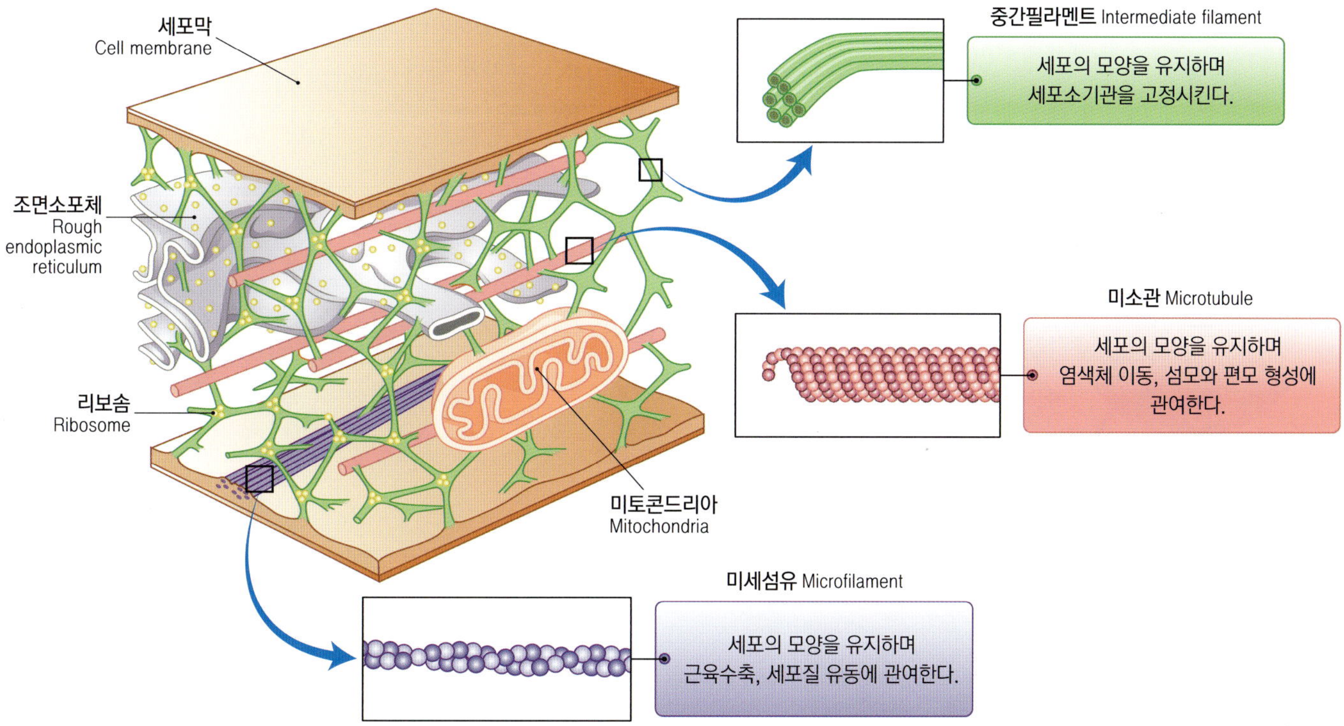

그림 2-8 세포골격

2.5 핵

학습 목표 ■ 핵의 구조와 기능을 알 수 있다.

핵

광학현미경으로 보면, 핵(nucleus)은 세포 중앙에서 단순한 작은 구형이나 타원형의 구조로 보이지만, 세포에 있어서 사령부(control center)의 역할을 하며, 유전물질(또는 DNA)을 가진다. 단백질을 합성하는 정보를 가진 DNA는 세포생식(cell reproduction)에 필수이다. 핵은 핵막(nuclear membrane), 핵소체(nucleolus) 및 염색질(chromatin)이라는 세 가지 중요한 영역으로 구분된다(그림 2-9A).

핵막

핵막은 이중막(nuclear envelope, nuclear membrane)으로 둘러싸여 있는데, 이중막 사이의 공간은 "해자(moat)"처럼 액체로 채워져 있거나 비어 있다(그림 2-9A). 핵막에는 핵공(핵구멍, nuclear pore)이 있어서 몇 가지 물질만 선택적으로 통과할 수 있다. 핵막은 젤리와 같은 액체인 핵질(nucleoplasm, karyoplasm)을 둘러싸고 있고, 핵소체와 염색질은 핵질에 떠 있다.

핵소체

핵은 한 개 또는 그 이상의 핵소체(nucleolus)를 가지는데, 이것은 핵질의 밀도가 높은 부분을 가리킨다(그림 2-9A). 핵소체는 단백질 합성에 있어 매우 중요한데, 그 이유는 세포가 리보솜을 형성하기 위하여 필요한 리보솜의 단위(ribosomal unit)를 합성하기 때문이다.

염색질과 염색체

세포가 분열하지 않을 때, 핵 속에 DNA(데옥시리보핵산, deoxyribonucleic acid)로 불리는 유전물질(genetic material)이 단백질과 결합하여 이루어진 실모양의 느슨한 구조물을 염색질(chromatin)이라고 한다. 염색질은 핵 안에 흩어져 있다(그림 2-9A).

DNA는 몸을 구성하는 단백질(구조단백질, structural protein)과 몸의 기능에 관여하는 단백질(기능단백질, functional protein)을 합성할 수 있는 암호를 가지고 있어서, 몸의 모든 특징을 결정한다. 핵이 2개의 딸세포(daughter cell)를 만들 때, DNA 분자가 단단히 꼬여 짧은 막대모양으로 나타나는데, 이를 염색체(chromosome)라 한다. 염색체는 스프링을 펼쳐놓은 것처럼 생겼고, 이완될 때 더 짧고 굵어진다. 몸을 구성하는 모든 세포의 핵에는 총 46종의 DNA 분자가 들어 있고, 사립체에는 47번째의 DNA 분자가 있다(그림 2-9B).

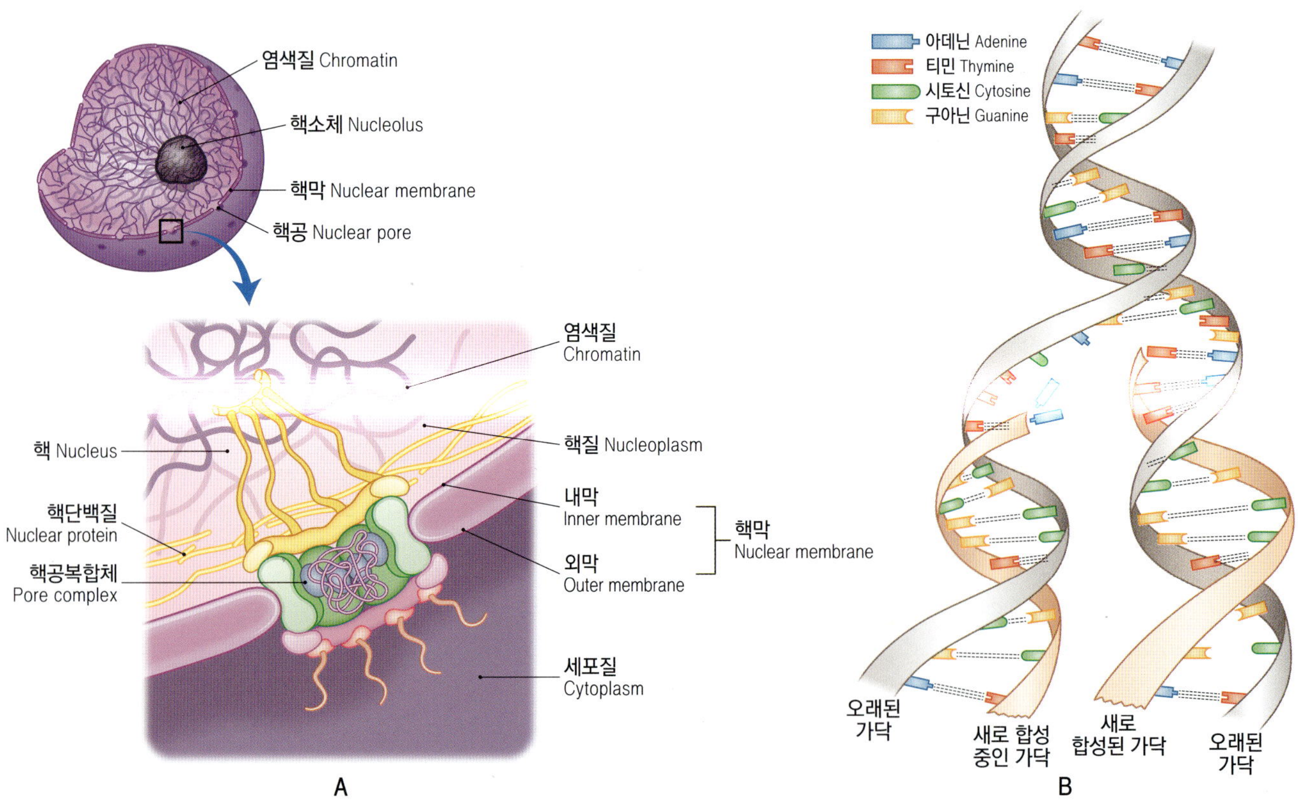

그림 2-9 핵. A: 핵막, B: DNA의 모식도

2.6 세포의 표면을 확장하는 구조

학습 목표
- 섬모, 미세융모 및 편모의 구조와 기능을 알 수 있다.

세포의 표면을 확장하는 구조

어떤 세포는 세포의 표면적을 확장(cell extensions)하기 위한 구조를 가진다(그림 2-10).

섬모

어떤 세포는 자유면(free surface)이나 노출면(exposed surface)에 털처럼 삐어 나온 아주 섬세한 구조, 즉 섬모(cilia)를 가진다. 한 개의 세포는 수백 개의 섬모를 가지며, 무리지어 한 방향으로 움직이면, 마치 파도가 치는 것과 같은 운동이 일어난다. 이러한 특징으로 인해 기도(respiratory tract)를 덮는 세포 표면의 점액(mucus)을 바깥쪽으로 밀어냄으로써 이물질을 배출하는데, 운동성이 없는 섬모는 감각기능(sensory function)을 가지고 있으며 코, 눈 및 귀의 감각세포에 분포한다.

미세융모

미세융모(microvilli)는 세포의 자유 표면의 형질막이 손가락 모양으로 돌출된 구조로서, 세포의 표면적을 증가시켜 흡수력을 증가시킨다. 소장(작은창자, small intestine)의 안쪽과 정세관(seminiferous tubule)을 덮는 상피세포는 미세융모를 가지고 있어서 영양소나 전해질의 흡수력이 뛰어나다. 미세융모의 중심(core)은 근세사(가는근육미세섬유, actin filament)로 이루어지며, 근세사는 세포골격으로 연속된다.

편모

편모(flagellum)도 세포 표면에서 돌출된 구조(projections)이다. 편모는 각 세포에 한 개씩만 있으며, 섬모보다 훨씬 더 크다. 사람에서는 정자(sperm)의 '꼬리(tail)'가 편모이다. 정자가 여성의 생식기관으로 들어가면, 정자는 편모의 추진운동에 의해서 난자(ovum)를 향해 이동한다. 섬모는 세포 표면을 따라서 다른 물질을 이동시키는 반면, 편모는 세포 자신이 이동한다.

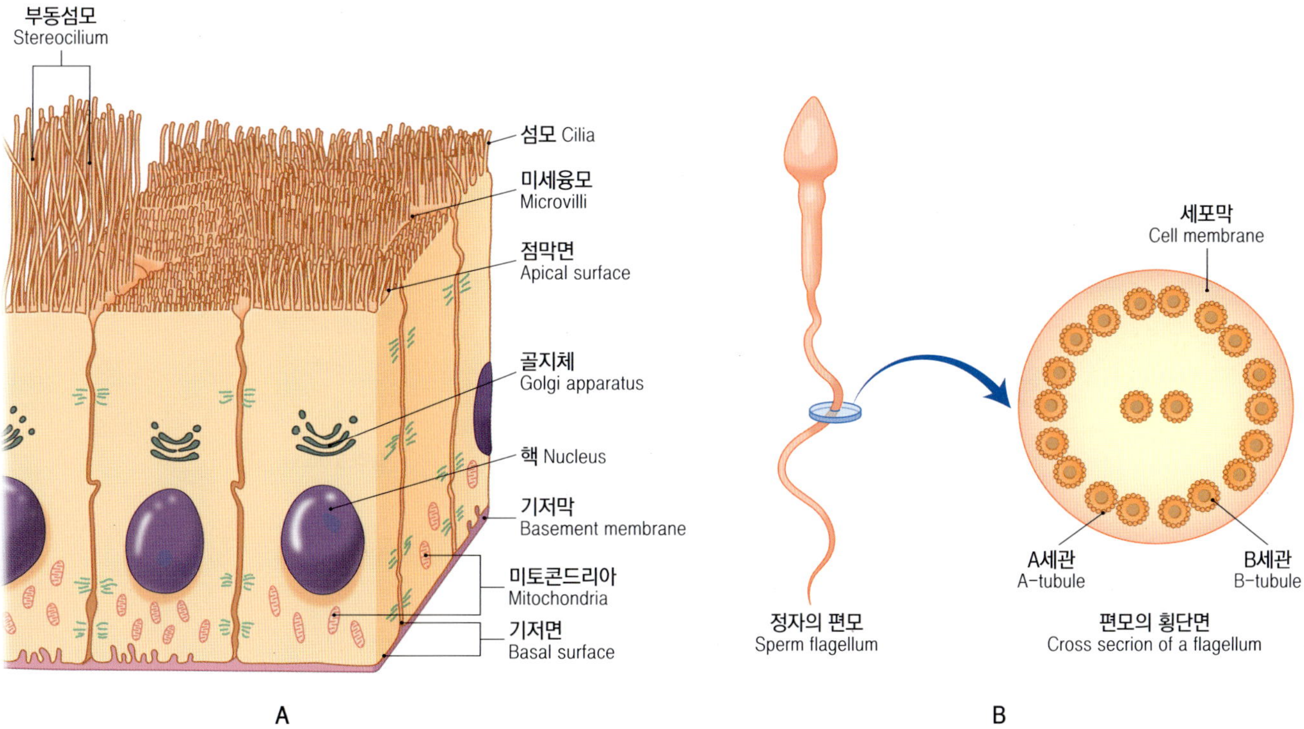

그림 2-10 세포 표면. A: 섬모와 미세융모, B: 편모

세포의 결합

학습 목표 ■ 세포의 결합에 관여하는 구조와 종류에 대해 알 수 있다.

세포의 결합

적혈구, 림프구, 정자와 같은 세포는 자유롭게 이동할 수 있으나, 대부분의 상피세포는 서로가 단단하게 결합하여 치밀한 복합체를 형성하고 있어서 이동할 수 없다. 일반적으로, 상피세포는 다음과 같은 방법으로 결합한다.

- 당질층(glycocalyx)은 상피세포의 표면을 덮는 당단백질(glycoprotein)인데, 인접한 다른 세포와의 사이에서 접착제(adhesive, cellular glue)로 작용한다.
- 상피세포의 막은 인접한 세포의 막과 서로 꺅지 끼듯이 결합한다. 상피세포의 막은 특수한 구조인 연접(틈새, junction)을 가지며, 연접의 구조에 따라서 기능이 다르다.

세포의 접합

세포접합(cell junction)은 인접한 세포사이에 있는 구조인데, 종류는 기능에 따라 구분된다. 연접은 세포 사이의 틈으로 물질(분자)이 새는 것을 막거나, 강한 기계적 결합을 형성하거나, 화학적 교통통로로서 기능한다. 세포접합에는 폐쇄막, 간극결합, 접착연접 등이 있으며, 이들은 서로 다른 기능을 수행한다(그림 2-11). 참고로, 식물세포에서는 이러한 연접이 없는 대신에 플라스모데스마타(plasmodesmata)라 불리는 미세한 간극결합(gap junction)이 있다. 세포간 접합은 다음과 같이 몇 가지로 구분하여 학습한다.

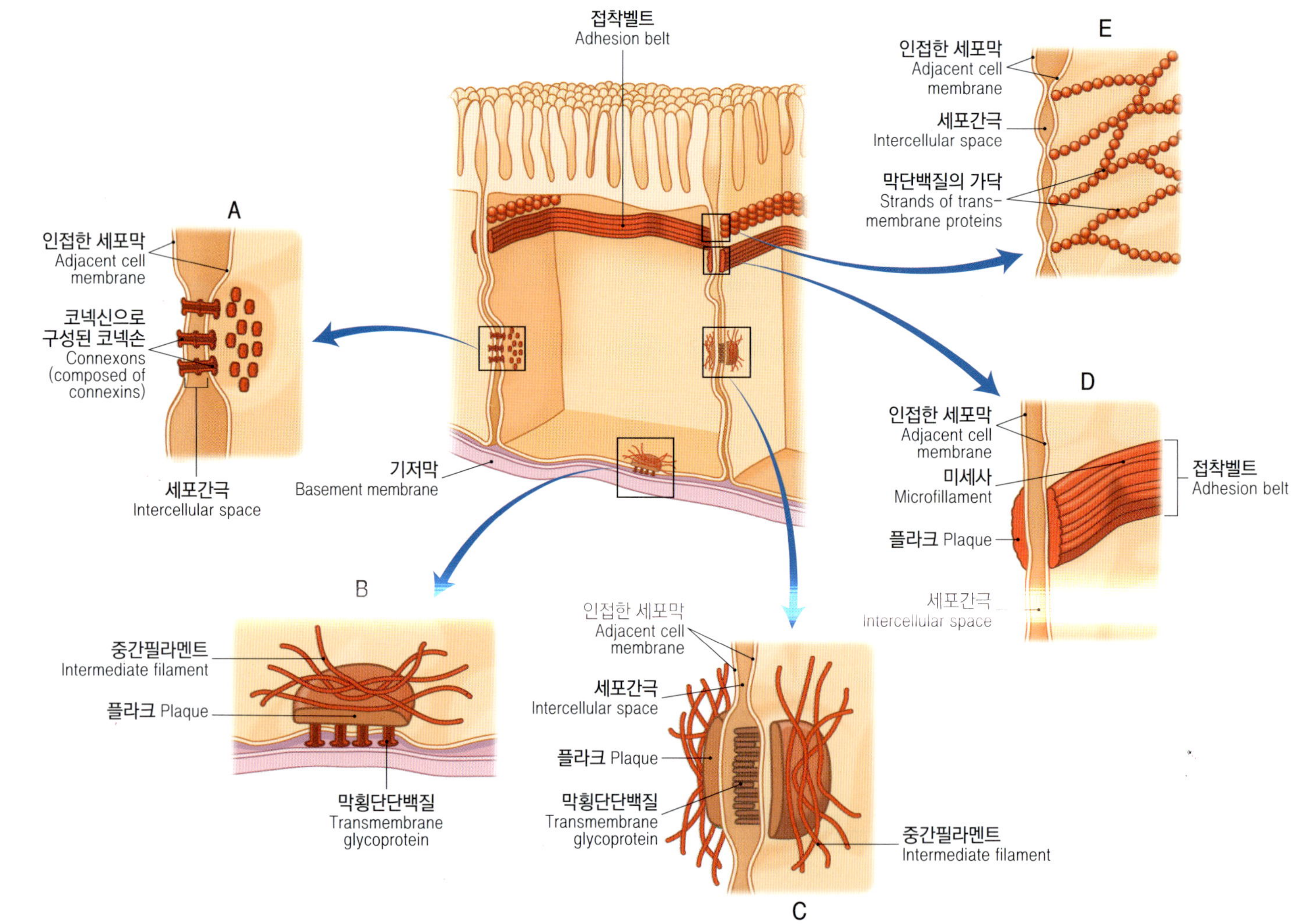

그림 2-11 세포의 접합. A: 간극결합, B: 데스모솜, C: 헤미데스모솜, D: 접착연접, E: 폐쇄막

2.7 세포의 결합

학습 목표 ■ 세포의 결합에 관여하는 구조와 종류에 대해 알 수 있다.

폐쇄막. 폐쇄막(치밀이음, 밀착결합, tight junction)은 세포막에 존재하여, 인접한 상피세포끼리 단단하게 결합시키는 특수한 구조이다. 막단백질(membrane protein)의 일종인 오클루딘(occludine)과 클라우딘(claudin)에 의해 지퍼(zipper)처럼 서로 단단하게 결합하기 때문에 물질이 세포 바깥공간으로 새지 않는다. 예를 들면, 소화관 상피 세포의 경우에는 안쪽면과 기저면이 완전하게 분리되어 소화효소가 혈류로 새지 않도록 막는다.

간극결합. 간극결합(틈새이음, gap junction)은 심장과 배아세포(embryonic cell) 사이에서 주로 관찰되며, 교통(communication)에 관여한다. 간극결합(gap juction)에서 이웃한 세포는 단백질로 구성된 비어 있는 관에 의해 연결된다. 그 관을 코넥손(connexons)이라고 하는데, 육량체(hexamer)로 구성되어 있으며, 이웃한 세포막과 접촉하는 면의 전체에 걸쳐서 분포한다. 영양분이나 이온과 같은 화학분자는 물로 채워진 코넥손을 직접 통과할 수 있다.

접착연접. 접착연접(adhesive junction)은 데스모솜과 헤미데스모솜과 함께 물리적인 부착을 통하여 세포조직을 결합한다. 접착연접은 한 세포의 세포막의 카드헤린(cadherin) 분자와 인접한 세포의 카드헤린 분자가 직접 결합하여 형성되고, 결합된 카드헤린 분자에 세포질의 액틴필라멘트(actin filament)가 연결되어 인접하는 상피세포들의 치밀이음의 바로 아래에 접착벨트(adhesion belt)를 형성한다.

데스모솜. 데스모솜(부착반점, desmosome)은 인접한 상피세포가 접촉한 면을 리벳(rivet)처럼 강하게 연결시키는 접착연접(adhesive junction)이다. 데스모솜은 구조적으로는 단추모양이며 인접한 형질막이 두꺼워진 것인데 미세한 단백질세사(protein filament)에 의해서 연결된다. 단백질세사는 세포의 안쪽 면에 있는 플라크(plaque)로부터 세포의 반대쪽 면에 있는 플라크까지 연속되어 강력한 가이와이어(guy wires, 받침줄)의 내부구조를 형성한다. 데스모솜은 세포 사이 접촉면을 완전히 막지 않으므로 세포 사이물질이 이동할 수 있다. 데스모솜은 심장근육세포와 피부세포에 발달되어 기계적 자극에 견디도록 한다.

헤미데스모솜. 헤미데스모솜(반부착반점, hemidesmosome)은 상피조직(세포)을 바로 아래의 기저층 조직에 부착시키는 연접이다. 헤미데스모솜은 인테그린(integrin) 단백질에 의해 매개된다. 인테그린 단백질은 안쪽의 케라틴 필라멘트(keratin filament)에 결합하면서 세포 바깥 기저층의 라미닌(laminin)과 동시에 결합함으로써 세포를 기저층과 부착시킨다.

세포접합의 종류와 기능은 표 2-1에 요약되었다.

표 2-1 세포접합의 종류와 기능

연접	기능
폐쇄막	이웃하는 세포를 단단하게 결합시켜서 세포 사이로 물질(분자)이 통과하는 것을 방지
간극결합	이온과 같은 작은 수용성 분자가 세포 사이로 통과하도록 통로 형성
접착연접	한 세포의 미세다발과 이웃한 세포의 유사다발을 연결
데스모솜	한 세포의 중간필라멘트와 이웃 세포의 중간필라멘트를 연결
헤미데스모솜	세포의 중간필라멘트를 기저층에 연결

세포의 생식

학습목표 ▪ 세포의 생식과 유전에 대하여 이해한다.

핵산의 구조와 유전 및 단백질 합성

세포의 생식은 유사분열(mitosis)을 통해 2개의 세포로 분열하고, 동일한 유전소질(hereditary trait)을 전달한다. 유전소질의 전달에는 핵산(nucleic acid) 즉, 핵 안의 데옥시리보핵산(deoxyribonucleic acid, DNA)과 세포질의 리보핵산(ribonucleic acid, RNA)이 중요한 기능을 한다.

DNA와 유전 정보

염색체(chromosome)는 DNA가 특별한 방법으로 접히고 뭉쳐져 있는 구조로서 유전(heredity)을 담당한다. DNA가 가지고 있는 '유전정보(genetic information)'에 의하여 혈액형(blood type), 머리카락의 형태, 피부색과 같은 유전형질이 다음 세대로 전달되고 발현된다. DNA는 부드러운 물질로 된 좁고 긴 사다리와 같은 구조(이중나선, double helix)로, 중심축을 따라 꼬여 있다. 각 DNA는 소단위, 즉 당(sugar), 염기(base) 및 인산염(phosphate)으로 구성된다(표 2-2). 염기는 질소(nitrogen)를 가지고 있어서 높은 pH를 나타내는 화학물질을 말하는데, 아데닌(adenine), 시토신(cytosine), 구아닌(guanine) 및 티민(thymine)이 있다. 유전자(gene)는 염색체 안에 있는 특정한 염기쌍의 마디(segment)이다. 모든 염색체에 나타나는 염기쌍의 유형은 같지만, 염기쌍의 순서 즉, 염기서열(sequence)은 다르다. 이러한 특징은 유전자의 기능과 유전성을 결정한다.

한 개의 유전자는 한 종류의 기능성 단백질 분자(효소, 호르몬 또는 세포의 구성성분)의 합성을 유도한다. 사람의 몸은 60~100조 개의 세포로 구성되고, 1개의 세포는 46개의 염색체(2개의 게놈; genome)로 구성되고, 1개의 염색체는 수 천 개의 유전자로 구성되고, 1개의 유전자는 약 6,000쌍의 염기로 구성된다. 3개의 염기가 하나의 아미노산을 구성하고, 아미노산 수 만 개가 모여 단백질을 합성하고, 단백질이 모여서 각 개인의 형태나 성질을 나타낸다. 이처럼, 사람의 몸을 구성하고 있는 각각의 세포는 굉장히 많은 유전정보를 가지고 있으므로, 완전히 일치하는 유전정보를 가진 사람은 없다.

RNA와 단백질 합성

핵 안에 DNA가 있고, DNA 속의 유전부호가 단백질합성(protein synthesis)을 지시하면, 세포질에 있는 리보솜과 소포체에서 단백질이 합성된다. 이때, 리보핵산(ribonucleic acid, RNA)이 핵으로부터 세포질로 유전정보를 전달한다. 핵 안에 있는 유전정보를 세포질로 전달하려면 전사(transcription)와 유전부호 해독(translation)의 과정이 선행되어야 한다. DNA와 RNA는 각각 당 1종류, 염기 4종류 및 인산염으로 구성된다. 그러나 RNA는 이중나선(double helix)이 아니라 단일가닥(single strand)이며, 당과 염기성분이 DNA와 다르다. 염기성분의 하나인 티민 대신에 우라실(uracil)이 있다.

표 2-2 DNA와 RNA의 구성

<table>
<tr><th colspan="2">구성</th><th>DNA</th><th>RNA</th></tr>
<tr><td colspan="2">인산</td><td>H_3PO_4</td><td>H_3PO_4</td></tr>
<tr><td colspan="2">5탄당</td><td>디옥시리보스(deoxyribose)</td><td>리보스(ribose)</td></tr>
<tr><td rowspan="4">염기</td><td rowspan="2">퓨린기
(purine)</td><td>아데닌(adenine)</td><td>아데닌(adenine)</td></tr>
<tr><td>구아닌(guanine)</td><td>구아닌(guanine)</td></tr>
<tr><td rowspan="2">피리미딘기
(primidine)</td><td>시토신(cytosine)</td><td>시토신(cytosine)</td></tr>
<tr><td>티민(thymine)</td><td>우라실(uracil)</td></tr>
<tr><td colspan="2">형태</td><td>이중 나선</td><td>단일 가닥</td></tr>
</table>

2.8 세포의 생식

학습목표 ▪ 기본적인 단백질 합성과정에 대해 알 수 있다.

DNA의 유전정보가 단백질을 만드는 과정

다양한 기관을 구성하는 단백질은 20가지의 아미노산(amino acid)의 다양한 구조적 결합으로 이루어진 것이다. 핵속에 있는 DNA의 유전정보는 어떻게 단백질을 만들어 내는가?

세포의 핵 속에 RNA가 DNA로부터 유전자 암호를 받아들여 리보솜과 결합하게 된다. 이때 암호를 복제하여 나온 RNA를 전령RNA(massenger RNA, mRNA)라고 하며, DNA 원형으로부터 mRNA를 만드는 과정을 전사(transcription)라고 한다. 다시 말해 전사는 RNA의 중합효소(polymerase)가 DNA의 가닥을 풀어서 단일나선을 만든 다음, RNA합성을 시작한다. 합성된 RNA는 가공을 거쳐 mRNA를 형성하고, 세포질로 이동하여 리보솜과 소포체에서 단백질을 합성하기 위한 번역(translation)과정에서 사용된다.

전달RNA(trasfer RNA, tRNA)는 mRNA의 암호에 맞는 아미노산을 찾아 리보솜에서 3개의 염기가 한 조에 대응하는 한 개의 아미노산을 펩티드결합으로 연결시켜주는 역할을 한다. mRNA가 리보솜에 이동되어 아미노산이 연결되어 단백질 사슬이 만들어진다(그림 2-12).

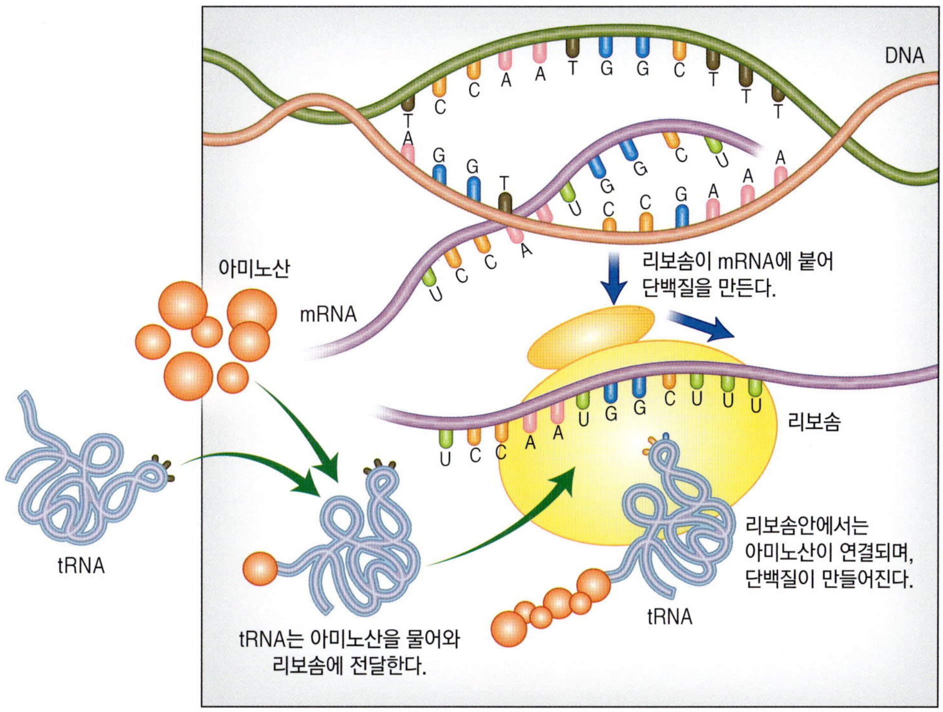

그림 2-12 단백질 합성

CHAPTER

2.9 세포분열

학습목표 ■ 세포분열의 단계를 이해한다. ■ 유사분열의 과정을 이해한다.

세포분열

세포분열(cell division)은 한 개의 세포가 두 개로 갈라지면서 세포의 개수가 불어나는 현상으로 무사분열(amitosis)과 유사분열(mitosis)이 있다. 무사분열은 직접분열이라고도 하며 하등동물에서 관찰된다. 유사분열은 체세포가 분열되는 방식으로 분열 과정 중 섬유성 구조물이 나타나 간접분열이라고도 한다. 유사분열의 특수한 형태인 감수분열(reduction division)이 있다. 먼저 유사분열 또는 핵의 분열이 일어나고, 유사분열이 거의 끝나갈 때 세포질분열(cytokinesis)이 일어난다.

유사분열

세포주기(cell cycle)는 세포가 모세포로부터 분열된 순간부터 체세포 분열을 통하여 생성된 딸세포(daughter cell)에 유전물질을 물려줄 때까지의 세포의 일생을 말한다. 세포주기에는 간기(사이기, interphase)와 분열기(mitotic period)가 있다. 간기는 세포가 성장하고 대사 작용을 수행하며, 세포분열을 준비하는 시기이다. 분열기는 세포의 핵과 세포질 등이 둘로 나뉘어 자신을 재생산(DNA 복제)하는 시기이다.

전기. 전기(prophase)는 유사분열의 첫 단계인데, 이 시기에는 핵 속의 염색질(chromatin)이 꼬여서 짧아지면서 막대 모양의 구조가 되는데 이것이 염색체(chromosome)이다. 염색체는 두 가닥의 염색분체(chromatid)를 형성하고, 구슬모양의 구조인 중심절(centromere)에 의해서 서로 붙어 있다. 세포질에서는 중심소체(centromere) 사이에 방추섬유(방추사, spindle fiber)의 그물이 형성되면서 두 중심소체가 서로 멀어진다. 유사분열의 후반부에, 양쪽 극의 중심소체에서 나온 각각의 방추섬유는 분리된 염색분체를 자신이 속해 있는 중심체의 방향으로 끌고 간다.

중기. 중기(metaphase)가 시작될 때는 핵막(nuclear membrane)과 핵소체(nucleolus)는 이미 소실되었다. 중기는 매우 짧은데 염색체가 중심소체 사이에 있는 방추의 중간지점에 일렬로 나열하여 중기판(metaphase plate)을 형성한다. 중심소체는 이미 세포의 반대쪽 끝으로 이동했고 각 염색분체에는 방추섬유가 부착되어 있다.

후기. 이른 후기(anaphase)에는 중심절이 쪼개지면서 염색체는 염색분체로 분리된다. 이들은 방추섬유를 따라 중심소체 쪽으로 끌려가면서 세포중심에서 멀어진다. 늦은 후기에는 분할구(cleavage sulcus)가 나타나서 세포를 두 개의 딸세포로 나누기 시작한다.

말기. 말기(종기, telophase)에는 두 개의 핵이 만들어지고, 염색체는 흩어져서 모양이 불분명해지며, 염색질 주위에 핵막이 형성되고, 분할고랑은 세포를 두 개의 세포(딸세포)로 나뉜다.

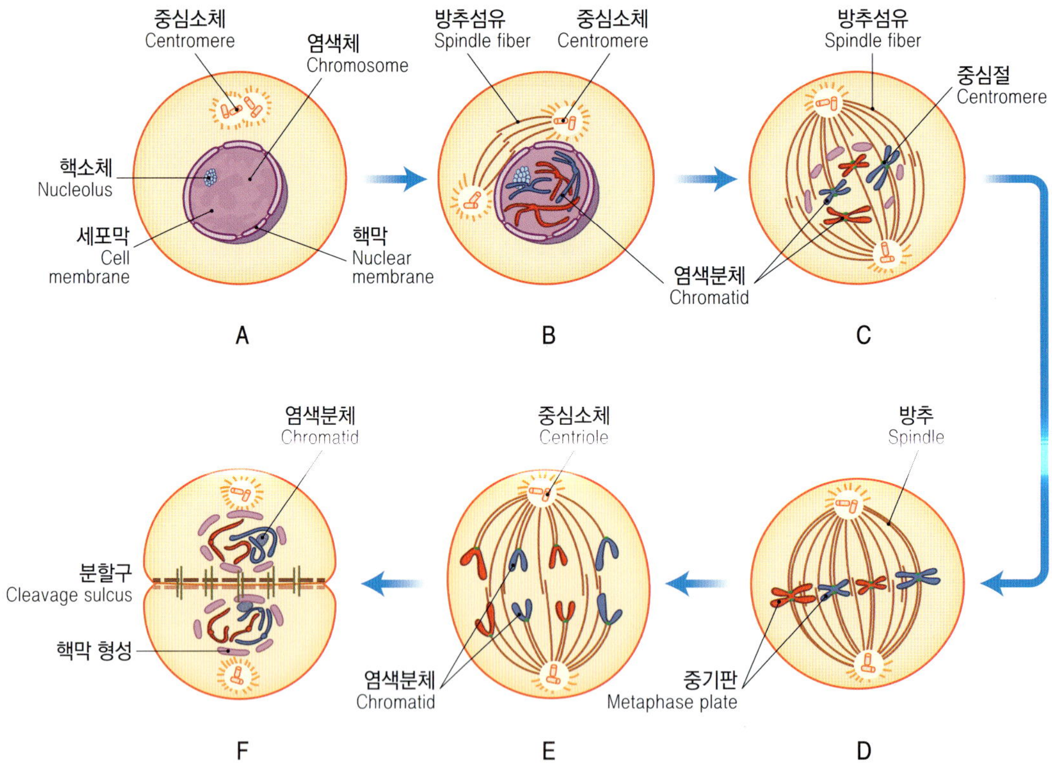

그림 2-13 세포분열. A: 간기, B: 이른 전기, C: 늦은 전기, D: 중기, E: 후기, F: 후기와 세포질분열

2.9 세포분열

학습 목표 ■ 감수분열에 대해 이해한다.

감수분열

유사분열의 특수한 형태인 감수분열(reduction division)은 생식세포를 형성할 때 일어나는 세포분열로 정자와 난자의 성숙과정에서 관찰된다. 세포분열로 한 번의 DNA 복제 후, 연속 2회의 분열을 통해 염색체수가 2배체(2*n*)에서 반수체(*n*)로 반감된 4개의 딸세포가 생성된다. 감수분열은 제1감수분열과 제2감수분열로 나눌 수 있다.

제1감수분열은 상동염색체가 분열하여 염색체수가 2배체(2*n*) 상태에서 반수체(*n*) 상태로 줄어들므로(2*n*→*n*) 이형분열(heterotypical division)이라고 한다. 제2감수분열은 염색분체가 분리되므로 염색체 수에는 변화가 없어(*n*→*n*) 동형분열(homotypical division)이라고 한다. 정자와 난자의 형성 과정에서 일어나는 감수분열은 그림 2-14를 참조한다.

모든 동물세포는 유사분열을 통해 자신과 동일한 세포를 생산한다. 유사분열에 필요한 시간은 세포의 종류에 따라서 다르지만, 대체적으로 약 2시간 정도 걸린다. 성장기에는 유사한 세포로 구성된 세포덩어리가 유사분열을 통하여 특정 조직(tissue)으로 분화(differentiation)한다. 성인기에는 기능이 떨어지거나, 손상된 세포가 유사분열을 통하여 새로운 세포로 대체된다.

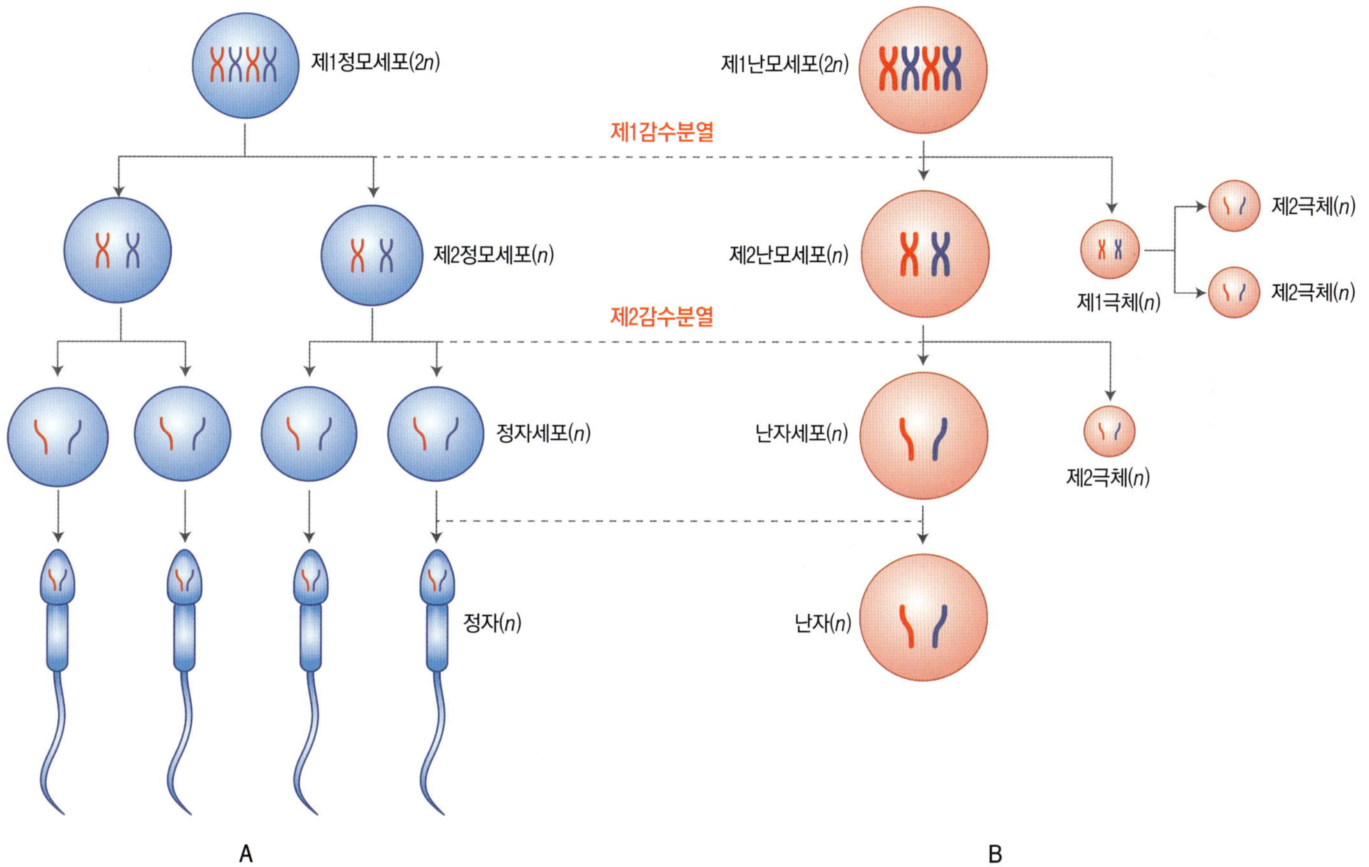

그림 2-14 **감수분열. A:** 정자의 형성과정, **B:** 난자의 형성과정

세포막을 통한 물질이동

세포막은 반투과성이고, 선택적인 투과성을 가지므로, 특정물질(물, 영양분, 가스, 노폐물 등)이 세포막을 통해 양 방향으로 끊임없이 이동한다. 물질이동은 수동운반과정(passive transport process)과 능동운반과정(active transport process)에 의하여 일어난다. 수동운반과정에서 물질이 높은 농도에서 낮은 농도로 이동하는 데는 세포의 에너지가 필요하지 않으나, 능동운반과정에서 물질이동이 낮은 농도에서 높은 농도로 일어나려면 세포의 에너지가 필요하다. 능동운반과정에서 세포는 ATP(아데노신삼인산, adenosine triphosphate)로부터 에너지를 얻는다. ATP는 영양물질에서 나오는 에너지를 사용하여 사립체에서 생성된다.

수동운반과정

세포막을 통한 물질의 수동운반과정은 확산(diffusion)과 여과(filtration)로 나뉜다. 수동운반과정은 물질의 '농도경사(concentration gradient)'에 따라 일어난다. 즉, 막을 사이에 두고 양쪽에 있는 물질의 농도가 서로 같아질 때까지 농도가 높은 쪽에서 낮은 쪽으로 물질이 이동한다.

확산. 확산(diffusion)은 어떤 물질(입자)이 공간 전체에 균일하게 퍼지는 과정인데, 특별한 에너지를 필요로 하지 않는다. 예를 들어, 물이 든 컵의 바닥에 각설탕 하나를 놓고, 몇 분 후에 컵의 윗부분의 물에서 단맛을 느낄 수가 있다. 그 이유는 각설탕 주위에서 높은 농도의 설탕분자가 컵의 윗부분의 물, 즉 설탕분자의 농도가 낮은 곳으로 확산되었기 때문이다. 확산의 특수한 예로는 삼투(osmosis)와 투석(dialysis)이 있다(그림 2-15A).

- 삼투와 투석: 삼투와 투석은 형질막을 사이에 두고 일어난다. 형질막은 영양물질과 같은 특정한 물질은 통과시키고, 다른 물질은 통과시키지 않으므로, 선택적 투과막(selective permeable membrane)이라고 한다. 삼투는 일부 용질(solute, 물에 녹아있는 물질)이 막을 통과하지 못할 때, 선택적 투과막을 통해 물이 확산되는 현상이다. 물은 보통 용매(solvent, 어떤 물질을 녹이는 물질)로 사용되므로 삼투는 농도가 낮은 곳에서 높은 곳으로의 용매의 이동을 말한다. 그러나 투석은 선택적 투과막을 통해 용질(solute)이 확산된다(그림 2-15B).

여과. 여과(filtration)는 어떤 막에 가해지는 정수압(hydrostatic pressure)의 경사(차이)에 의하여 물과 용질이 이동하는 현상이다. 정수압은 액체가 어떤 표면에 대하여 작용하는 힘이나 무게를 의미한다. 어떤 막을 사이에 둔 두 액체의 정수압이 서로 다를 때, 높은 정수압을 지닌 용액이 낮은 정수압을 지닌 용액으로 이동한다. 신장(콩팥, kidney)에서 소변(urine)을 형성하는 기전은 여과의 좋은 예이다.

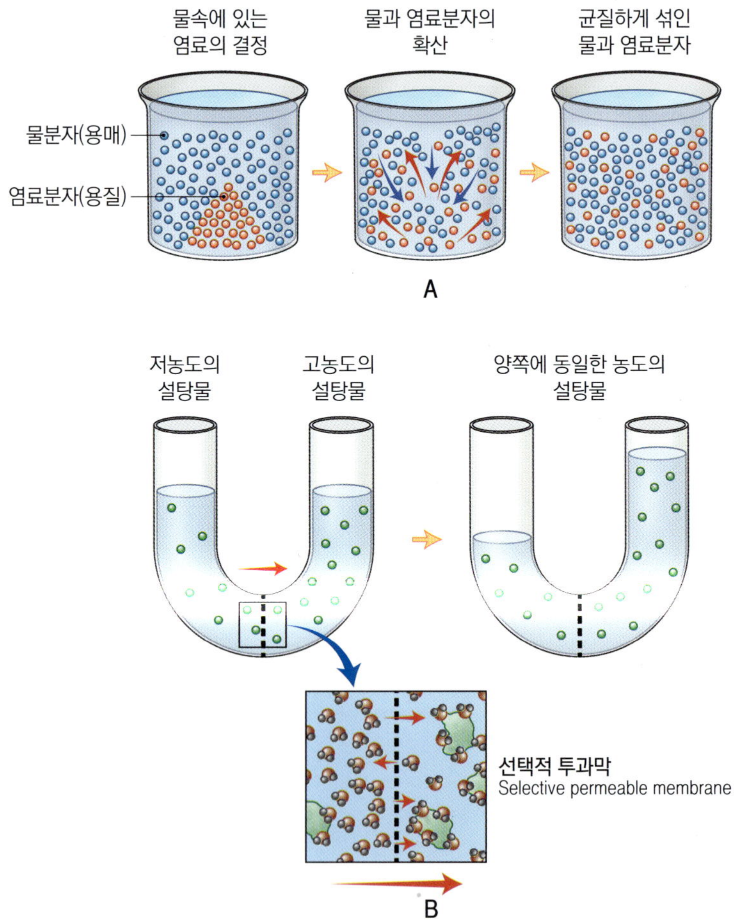

그림 2-15 물질 이동. A: 확산, B: 삼투

연관내용

ASSOCIATED CONTENT

능동운반과정

세포막을 통한 물질의 능동운반과정은 세포막을 통해 농도 경사의 역방향으로(uphill) 일어나는 물질이동이다. 여기서 역방향이란 낮은 농도에서 높은 농도 쪽으로 물질이 이동한다는 의미이다. 능동운반과정은 에너지(ATP)를 필요로 한다.

이온펌프. 이온펌프(ion pump)에 의한 능동운반은 운반체(carrier)라 불리는 막단백질(membrane protein)을 통해서 일어난다. 이온펌프는 ATP에서 얻은 에너지를 이용하여 세포막을 사이에 두고 농도경사에 거꾸로 이온을 운반한다. 이러한 과정은 마치 펌프가 지하수를 지상으로 끌어올리는 것과 유사하여 '펌프(pump)'라고 불린다.

이온펌프는 각각의 이온에 선택적이다. 예를 들면, 나트륨펌프(sodium pump), 칼슘펌프(calcium pump) 및 칼륨펌프(potassium pump)는 각각 나트륨이온, 칼슘이온 및 칼륨이온만을 이동시킨다. 어떤 형태의 이온펌프는 다른 형태의 이온펌프와 복합체를 이루어 2가지 이상의 이온을 각각의 방향으로 이동시키기도 한다. 예를 들면, 나트륨-칼륨펌프(sodium-potassium pump)는 나트륨이온과 칼륨이온의 농도 경사에 거꾸로, 나트륨이온을 세포 밖으로 이동시키는 동시에 칼륨이온을 세포 안으로 이동시킨다. 그 결과, 세포 밖에는 나트륨농도가 높아지고, 세포 안에는 칼륨농도가 높아진다. 신경자극(nerve impulse)이 전도되는 동안에 나트륨은 세포 안으로 빠르게 유입되는데, 이때, 나트륨-칼륨펌프가 나트륨을 제거한다. 어떤 이온펌프는 아미노산(amino acid)과 포도당(glucose)과 같은 비이온성 물질(non-ionic materials)을 운반하는 운반체와 복합체를 형성하기도 한다(그림 2-16).

포식작용. 포식작용(phagocytosis)은 '먹다(eating by cells)'라는 의미의 그리스어(phagein)에서 유래하였다. 세포막은 병원체 주위에 주머니를 형성하고, ATP에서 얻은 에너지를 사용하여, 병원체를 세포 안으로 끌어들인다. 일단, 병원체가 세포질 안으로 들어오면, 병원체는 용해소체와 융합하여 용해된다(그림 2-17).

포음작용. 포음작용(음세포작용, pinocytosis)에서 액체방울이 형질막에 붙거나 흡착된 뒤 형질막이 세포질 안으로 함입되어 주머니를 만든다. 소포는 세포 안에서 세포질과 섞여서 소화되거나, 세포질과 섞이지 않고, 함입된 쪽의 반대쪽으로 이동하여 음세포작용의 역작용으로 배출되기도 한다(그림 2-17). 'pino-'란 '마시다(cell drinking)'라는 의미의 그리스어이다.

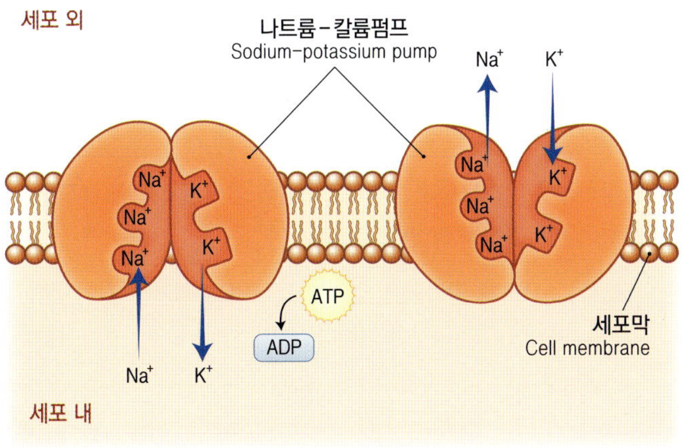

그림 2-16 이온펌프

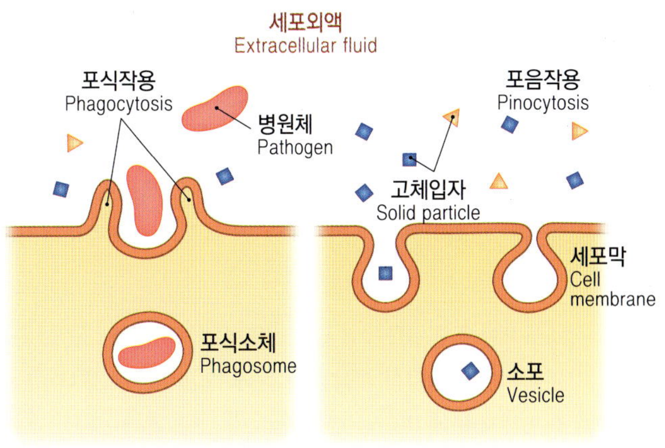

그림 2-17 포식작용과 포음작용

꼭 알아두기
TO KNOW ON TO

- 세포를 구성하는 3가지 요소의 구성과 특징에 대해 알아두기
- 세포소기관의 종류와 각각의 특징에 대해 알아두기
- 세포의 결합에 관여하는 구조와 기능에 대해 알아두기
- 세포의 생식과 유전에 대해 알아두기
- 세포분열의 단계에 대해 알아두기
- 유사분열과 감수분열의 과정에 대해 알아두기
- 세포막을 통한 물질이동에 대해 알아두기

요약정리
SUMMING-UP

- 세포는 세포막, 세포질 및 핵으로 구성된다.
- 세포막은 인지질, 콜레스테롤 및 단백질로 구성되며, 인지질은 인산기를 가진 친수단과 지방산으로 된 소수단의 지방 이중층 구조이다.
- 세포질은 세포막에 의해 둘러싸여 있는 성분으로 원형질(protoplasm)에서 핵을 제외한 나머지 부분으로 수용성 물질과 세포소기관이 있다.
- 세포소기관에는 사립체, 소포체, 골지체, 리보솜, 중심소체, 용해소체, 섬모, 편모 등이 있다.
- 사립체는 유기물을 ATP로 전환하는 세포호흡에 관여하고 내막은 능선(cristae)을 형성하고 기질(matrix)로 채워져 있다.
- 리보솜은 단백질을 합성하므로 단백질 공장, 골지체는 소포의 내용물을 화학적으로 처리하여 포장센터라고 불린다.
- 용해소체(리소좀)는 소화효소를 가지고 세포로 유입된 외부 물질을 소화하여 파괴하기 때문에 세포의 소화주머니라고 불린다.
- 소포체는 조면소포체와 활면소포체로 나뉘는데, 조면소포체는 분비기능이 활발한 췌장 세포 등에 많고, 활면소포체는 소장의 상피세포 등에 많다.
- 핵은 핵막, 핵소체 및 염색질로 구성되며, 핵막은 핵공을 통하여 선택적인 투과성을 가진다.
- DNA는 이중나선 모양으로 당, 염기 및 인산염으로 구성되며 염기에는 아데닌, 시토신, 구아닌 및 티민이 있다.
- RNA는 단일나선 모양이며, 염기로 DNA의 티민 대신에 우라실이 있다.
- 핵이 2개의 딸세포를 만들 때, DNA 분자가 꼬여 짧은 막대모양의 구조가 되는데, 이것이 염색체이다.
- 세포골격은 미소관, 중간세사 및 미세사로 구성되어 있다.
- 운동성이 있는 섬모는 기도를 덮는 상피세포 표면의 점액을 바깥쪽으로 밀어냄으로써 이물질을 배출한다. 운동성이 없는 섬모는 감각기능을 가지고 있으며, 코, 눈 및 귀의 감각세포에 분포한다.
- 접착연접은 데스모솜과 헤미데스모솜과 함께 물리적인 부착을 통하여 세포조직을 결합한다.
- 세포주기는 크게 간기와 분열기로 나뉘며 분열기는 전기, 중기, 후기 및 말기의 과정을 거친다.
- 감수분열은 정자와 난자의 성숙과정에서 관찰된다.

관련 질환과 중재
RELATED DISEASE & INTERVENTION

비정상적인 세포의 성장

대부분의 세포는 세포 내외의 환경이 변하면 세포의 특성(세포의 크기, 생식주기 등)이 변하여 환경에 순응(적응, adaptation)함으로써 효율적으로 기능한다. 세포는 조절신호, 영양과 대사물질의 양, 기능 등의 변화에 의하여 크기가 변할 수 있다. 세포의 크기가 증가하는 것을 비대(비후, hypertrophy)라고 하고, 감소되는 것을 위축(atrophy)이라고 한다.

보디빌더(bodybuilder)가 강한 근육운동을 반복하면, 근육세포의 크기가 증가하여 근육의 양이 증가하는데, 이것은 비대의 좋은 예이다. 다리뼈가 부러져서(골절, fracture) 몇 개월 동안 석고붕대로 고정하고 다리를 사용하지 않으면 근육세포의 크기가 감소하여 근육의 양이 감소하는데, 이것은 위축의 좋은 예이다. 근육조직에 공급되는 산소나 영양물질의 양이 감소하여도 근육위축이 일어날 수 있다.

세포는 내부 환경 변화에 의하여 생식 속도가 빨라져서 세포의 수가 증가하기도 한다. 세포의 크기가 아니라 세포의 수가 증가하여 조직이나 기관의 크기를 증가하는 현상을 증식(과다형성, hyperplasia)이라고 한다. 좋은 예는, 임신부의 유방(젖, breast)의 유선(젖샘, mammary gland)이다. 유선세포는 유선자극호르몬(젖샘자극호르몬, 프로락틴, prolactin)에 반응하여 빠르게 증식한다. 그러나 유사분열을 조절하는 능력에 문제가 생기면, 과다형성이 지속적으로 일어나서 종양(종창, tumor)을 형성할 수 있다. 종양을 신생물(neoplasm)이라고도 한다.

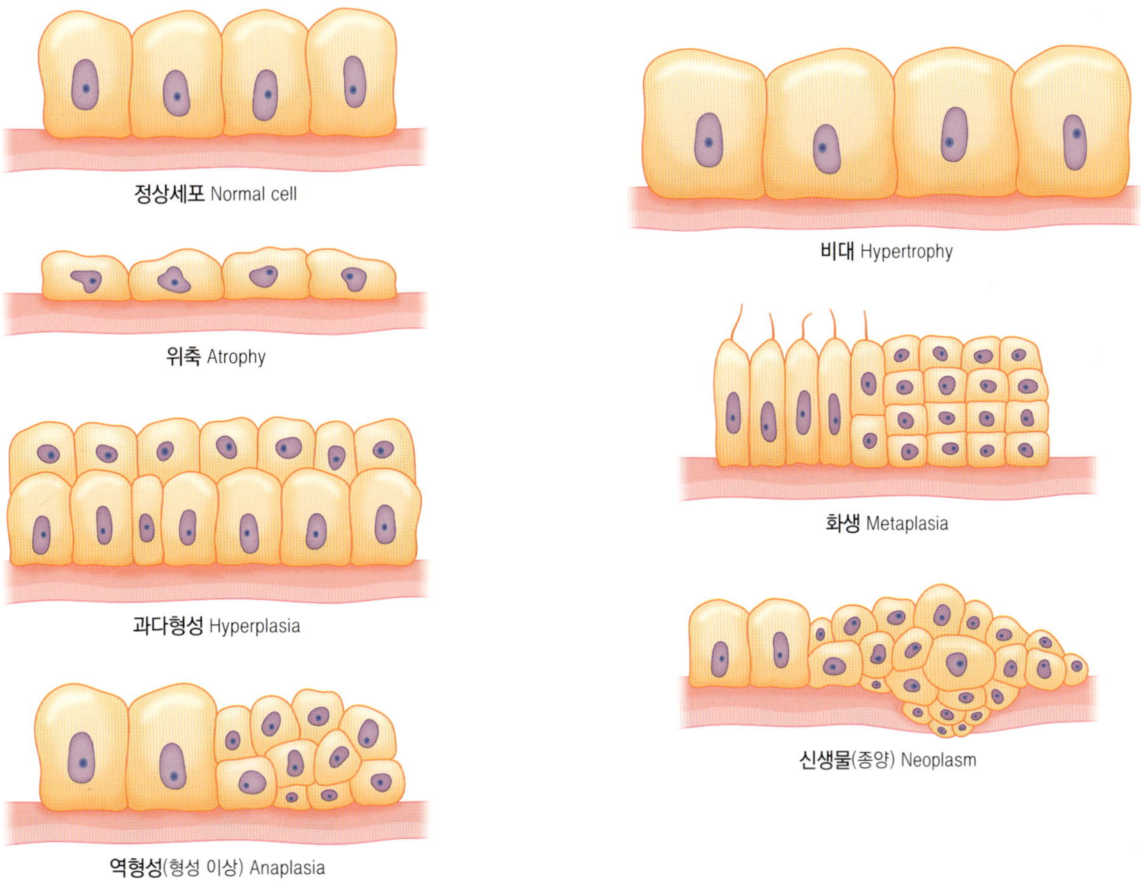

그림 2-18 비정상적인 세포의 성장

학습목표에 대한 자기진단
SELF-DIAGNOSIS OF THE LEARNING OBJECTIVE

번호	학습목표	자기성취도(점)				
		90%(5)	70%(4)	50%(3)	30%(2)	10%(1)
1	세포의 구성요소에 대해 알 수 있다.					
2	세포막의 특징과 세포소기관의 종류에 대해 알 수 있다.					
3	미토콘드리아, 리보솜, 골지체, 용해소체, 소포체의 특징에 대해 알 수 있다.					
4	핵의 구조와 염색질에 대해 알 수 있다.					
5	세포의 결합에 관여하는 구조에 대해 알 수 있다.					
6	DNA와 RNA의 특징과 차이점에 대해 알 수 있다.					
7	세포분열의 단계에 대해 알 수 있다.					
계						
단원 합계		점				

주요용어 점검
CHECKING OF MEDICAL TERMS

세포질 cytoplasm

세포막 cell membrane

미토콘드리아 mitochondria

아데노신삼인산 adenosine triphosphate, ATP

골지체 Golgi apparatus

리보솜 ribosome

용해소체 lysosome

소포체 endoplasmic reticulum

핵막 nuclear membrane

염색질 chromatin

미세융모 microvilli

편모 flagellum

대식세포 macrophage

폐쇄막 tight junctions

데스모솜 desmosome

헤미데스모솜 hemidesmosome

디옥시리보핵산 deoxyribonucleic acid, DNA

리보핵산 ribonucleic acid, RNA

유사분열 mitosis

감수분열 reduction division

테스트

TEST

■ 다음은 세포의 구성요소에 대한 그림이다. 빈 칸에 알맞은 명칭을 쓰시오.

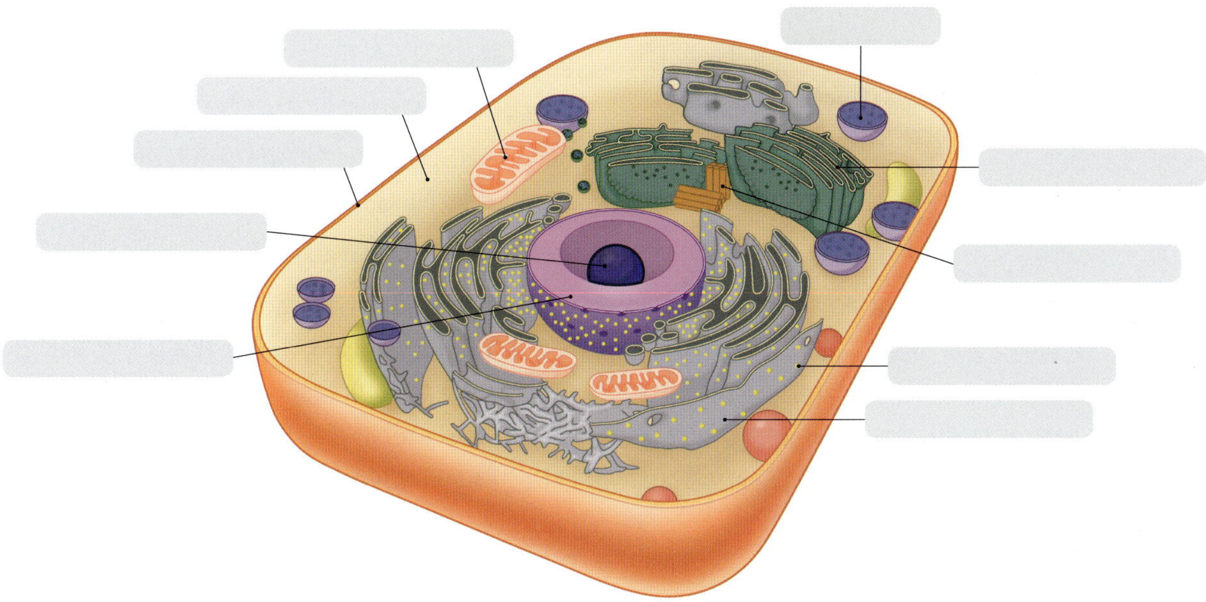

■ 다음은 세포분열에 대한 그림이다. 세포주기에 대해 쓰시오.

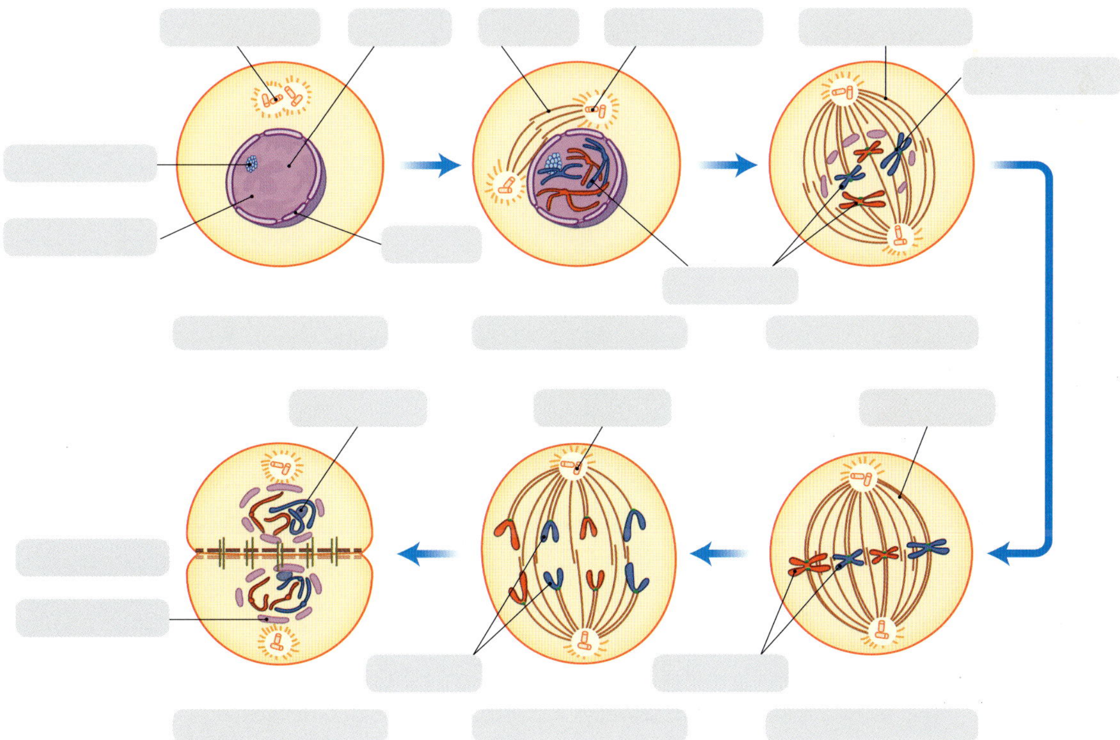

상피조직

학습목표 ■ 상피조직을 분류할 수 있다. ■ 선상피에 대해 설명할 수 있다.

조직의 분류

조직(tissue)이란, 같은 형태의 세포들이 특수한 목적을 위하여 모인 집단을 말하며, 몸을 구성하고 있는 모든 계통의 장기는 4가지 기본조직인 상피조직(epithelial tissue), 결합조직(connective tissue), 근육조직(muscular tissue), 신경조직(nervous tissue)으로 나뉜다.

상피조직

상피조직(epithelial tissue)은 몸의 외측표면(바깥면, outer surface)과 내부구조의 내측표면(안쪽면, inner surface)을 덮는다. 상피세포 사이 물질(intercellular materlials)이 거의 없으므로 표면에서 보면, 모자이크와 같은 판 모양으로 관찰되며, 혈관도 거의 발달되어 있지 않다. 상피조직은 기능에 따라 선상피와 피복상피로 구분할 수 있다.

선상피

선상피(샘상피, glandular epithelium)는 자체도관을 가지고 있는 외분비선(외분비샘, exocrine gland)과 발생과정 중 분비관이 소실되어 분비부만 있는 내분비선(내분비샘, endocrine gland)으로 나눌 수 있다. 내분비선은 자체 분비관없이 호르몬이 혈관을 타고 혈류를 따라 표적세포(target cell)로 이동한다. 내분비선은 내분비계통에서 다루어질 것이며, 이 장에서는 외분비선에 대해 다루기로 한다.

외분비선의 분류

- 세포수에 따라 한 개의 세포로 이루어진 단세포선(홑세포샘, unicellular gland)과 여러개의 세포로 이루어진 다세포선(뭇세포샘, multicellular gland)이 있다.
- 분비양상에 따라 세포손상이 없이 분비되는 타액선(침샘, salivary gland), 췌장선과 같은 선분비형(merocrine type), 유선(젖샘, mammary gland)과 같이 세포질 일부가 떨어져 나가면서 분비되는 부분분비형(apocrine type), 피지선(기름샘, glandulae sebaceae)과 같이 세포질 전체가 떨어져 나가면서 분비되는 완전분비형(holocrine type)이 있다.
- 분비성질에 따라서 이하선(귀밑샘, parotid gland), 누선(눈물샘, lacrimal gland)과 같은 장액선(장액샘, serous gland), 배상세포(술잔세포, goblet cell)와 같이 점액질이 풍부한 점액선(점액샘, mucous gland), 설하선(혀밑샘, sublingual gland), 악하선(턱밑샘, submandibular gland)과 같이 장액과 점액이 혼합된 혼합선(혼합샘, mixed gland)이 있다(그림 2-19).

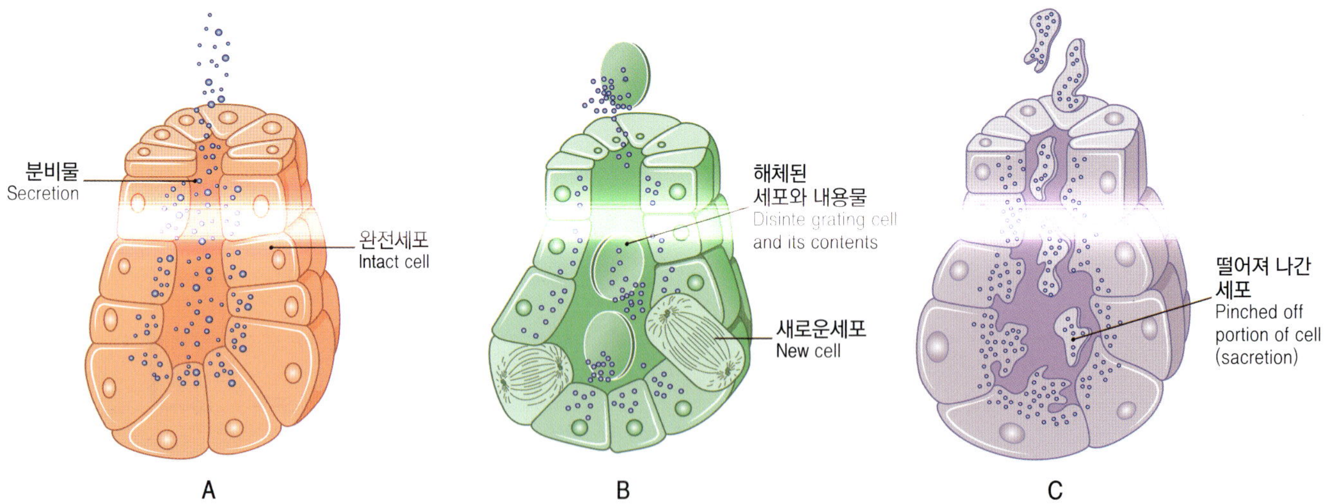

그림 2-19 분비양상에 따른 선조직. A: 선분비형, B: 부분분비형, C: 완전분비형

2.10 상피조직

학습목표 ■ 피복상피에 대해 설명할 수 있다.

피복상피

세포가 모여서 자유면(free surface)을 덮는 조직을 피복상피(덮개상피, covering epithelium)라고 한다.

피복상피(덮개상피, covering epithelium)는 바깥층 세포의 모양에 따라서 4가지, 즉 편평세포(squamous cell, 비늘 모양의 납작한 세포), 입방세포(cuboidal cells, 높이와 폭이 비슷한 정육면체 모양의 세포), 원주세포(columnar cell, 높이가 폭보다 큰 원주모양의 세포) 및 이행세포(transitional cell, 세포가 수축 · 이완하는 특징을 가진 세포)로 구분된다. 또한 상피세포는 세포의 층의 수에 따라서 단층상피(simple epithelium, 동일한 세포가 한 층으로 배열)와 중층상피(stratified epithelium, 동일하거나 다른 세포가 여러 층으로 배열)로 구분된다. 결과적으로 바깥층 세포의 모양과 세포의 층의 수에 따라서 구분된다(표 2-3).

단층편평상피(simple squamous epithelium)는 얇고 불규칙한 한 층의 세포로 구성되며(그림 2-20A), 세포 사이로 물질이동(transport)이 용이하다. 흉막(가슴막, pleula), 복막(peritoneum), 심막(심장막, pericardium), 신장(콩팥, kidney)의 사구체낭(토리주머니, glomerular capsule), 폐(허파, lung)의 폐포(허파꽈리, alveolar) 등에서 볼 수 있다.

단층입방상피(simple cuboidal epithelium)는 입방형의 한 층의 세포로 구성되며(그림 2-20B) 분비기능(secretion)을 가진다. 단층입방상피는 각종 분비선(glands)이나 분비관(secretory duct)에서 관찰된다. 선(gland)은 분비관을 통해 분비물을 배출하는 외분비선(exocrine gland)과 혈액으로 직접 분비물을 배출하는 내분비선(내분비샘, endocrine gland)으로 구분된다. 또한 단층입방상피는 신장에서 소변을 생성하는 세관(tubule)을 구성한다.

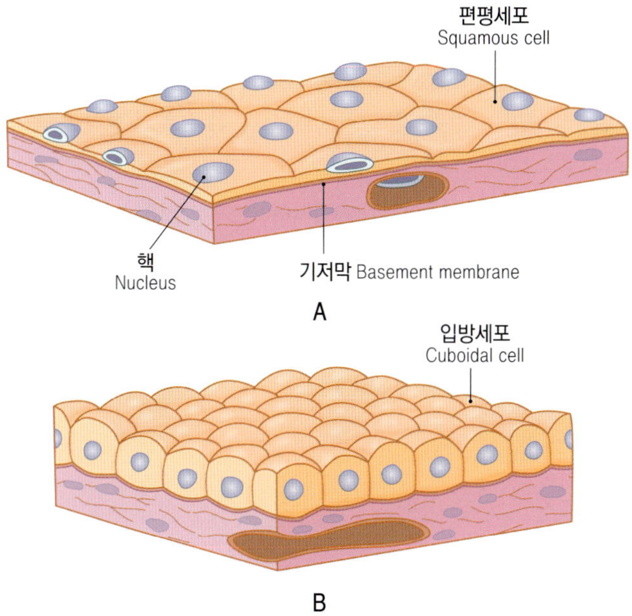

그림 2-20 상피조직. A: 단층편평상피, B: 단층입방상피

표 2-3 상피조직의 분류

세포의 층수	세포모양(표면층)	소재	종류
단층	편평상피	흉막, 복막, 심막, 폐포, 관절낭 등	단층편평상피
	입방상피	외분비선과 내분비선의 일부	단층입방상피
	원주상피	위장관점막 등	단층원주상피
중층	편평상피	구강, 피부, 식도, 후두, 성대, 질 등	중층편평상피
	입방상피	한선, 난포상피, 정세관상피 등	중층입방상피
	원주상피	남성요도의 해면체, 항문점막 등	중층원주상피
	이행상피	신우, 방광, 요관, 요도 등	중층이행상피
위중층	원주상피	이관, 기도점막	위중층원주상피

2.10 상피조직

학습목표 ■ 피복상피에 대해 알 수 있다.

단층원주상피(simple columnar epithelium)는 원주형(높이가 넓이보다 큰)의 한 층의 세포로 구성되며, 핵이 세포의 바닥쪽으로 치우쳐 있다(그림 2-21A). 단층원주상피는 위장관(gastrointestinal tract)의 점막에 분포하며 흡수작용(absorption action)을 한다.

위중층상피(pseudostratified epithelium)는 두 층처럼 보이지만, 실제로는 한 층이기 때문에 '거짓(pseudo)중층'이라고 불린다(그림 2-21B). 상피세포에서 돌출된 섬모(cilia)는 같은 방향으로 물결치듯이 움직이기 때문에 상피의 안쪽에 있는 점액이 밖으로 운반된다. 즉, 폐 속으로 먼지와 같은 이물질이 들어오는 것을 방지한다. 위중층상피는 기관(기도, trachea)과 같은 호흡관의 안쪽면을 덮는다.

이행상피(transitional epithelium)는 중층이행상피(stratified transitional epithelium)라고도 하는데, 압력(pressure)에 잘 버틸 수 있는 장기에 분포한다. 방광(bladder)의 벽이 좋은 예이다. 방광이 비어 있을 때, 방광상피의 층 수는 감소하고 세포의 모양은 납작한 모양으로 변한다(그림 2-21C).

중층입방상피(stratified cuboidal epithelium)는 여러 층의 상피로 구성되어 있으며(그림 2-21D), 표면의 세포가 입방세포인 상피로서 일부 외분비선의 분비관 특히, 한선(sweat gland)의 분비관, 난소(ovary)의 난포상피(follicular epithelium), 고환(testis)의 정세관상피(seminiferous epithelium) 및 내이(속귀, inner ear)의 혈관조(혈관줄무늬, stria vascularis)의 상피에서 관찰된다.

중층원주상피(stratified columnar epithelium) 역시 여러 층의 상피로 구성되어 있으며(그림 2-21E), 표층의 세포가 원주세포인 상피로서 일부 외분비선의 분비관과 요도(urethra)에서 관찰된다.

중층편평상피(stratified squamous epithelium)의 표면은 편평상피이고, 여러 층으로 구성되어(그림 2-21F) 보호기능(protection)을 수행한다. 즉, 대부분의 세균(bacteria)이나 바이러스(virus)는 피부(skin)와 점막(mucous membrane) 표면을 덮고 있는 중층편평상피를 통과할 수 없다. 구강, 피부, 식도, 성대, 후두, 질 등에서 관찰된다.

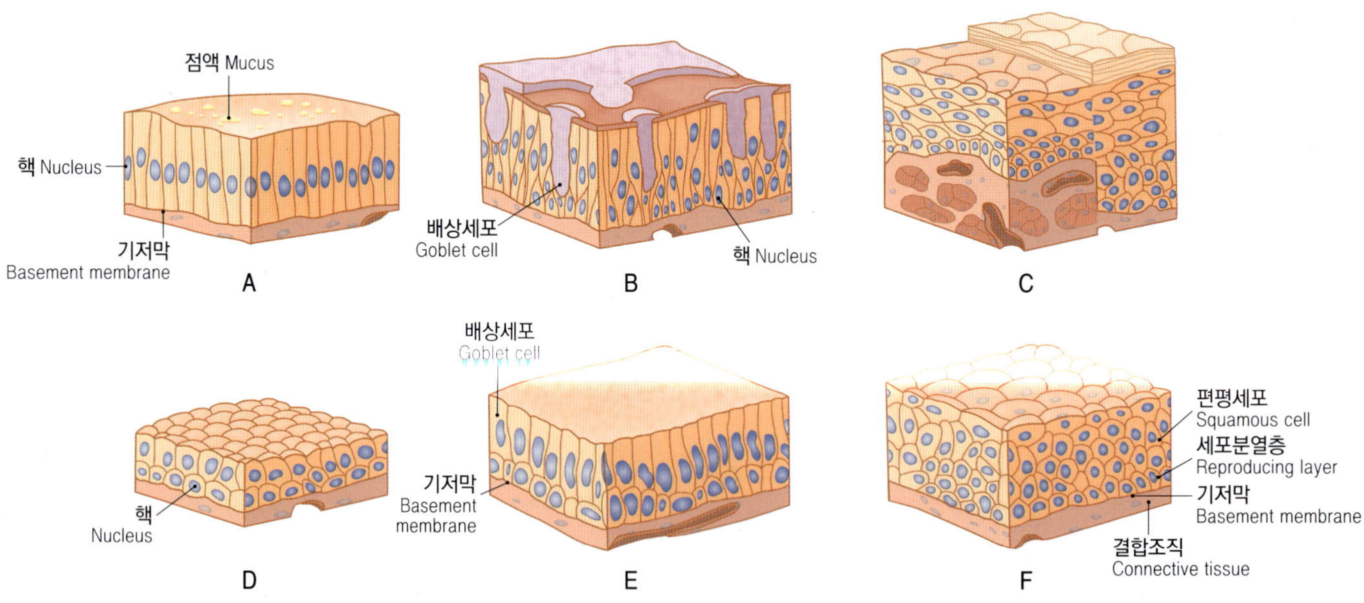

그림 2-21 상피조직. A: 단층원주상피, B: 위중층상피, C: 이행상피, D: 중층입방상피, E: 중층원주상피, F: 중층편평상피

결합조직

학습 목표

- 결합조직의 구성에 대해 알 수 있다.

결합조직

결합조직(connective tissue)은 4대 조직 중 가장 풍부한 조직으로 결합조직 세포와 세포사이물질인 겔 형태의 기질(matrix), 결합조직섬유로 구성되어 있다(그림 2-22).

세포

결합조직의 구성세포는 중간엽(mesenchyme)에서 유래된 것으로 고정세포(fixed cell)와 자유세포(free cell)로 구분 할 수 있다.

섬유모세포. 섬유모세포(fibroblast)는 결합조직을 이루는 가장 기본적인 세포로, 성긴결합조직에서 가장 많이 분포하며, 무정형물질(amorphous substance)을 분비하고, 섬유물질을 생산하여 반흔조직(scar)을 형성한다.

비만세포. 비만세포(mast cell)는 세포질에 분비과립으로 가득 차 있는 타원형에 가까운 세포이다. 혈관투과성을 증가시키는 히스타민(histamine), 항응고 기능을 지닌 헤파린(heparin), 혈관수축 및 신경전달 물질인 세로토닌(serotonin) 등을 분비한다.

형질세포. 형질세포(plasma cell)는 체액성면역과 관련한 B 림프구(B–lymphocyte)에서 유래한 것으로 항체(antibody)를 생산한다.

대식세포. 대식세포(큰포식세포, macrophage)는 단핵구에서 유래한 것으로 조직구(histocyte)라고도 하며, 포식작용에 의한 신체방어체계의 역할을 한다.

지방세포. 지방세포(fat cell)는 세포질에 지방방울을 함유하며, 체온유지와 에너지 저장에 관여한다.

기질

기질(바탕질, matrix)은 결합조직세포와 섬유 사이의 겔 형태의 물질로 조직액과 무정형물질, 섬유성물질 등으로 구성되어 있다. 조직액은 세포외액 성분 중 15%를 차지하고 투과성 장애로 인해 부종(edema)이 일어난다. 무정형물질은 점성이 높아 미생물의 침입을 막고, 충격흡수에도 관여한다.

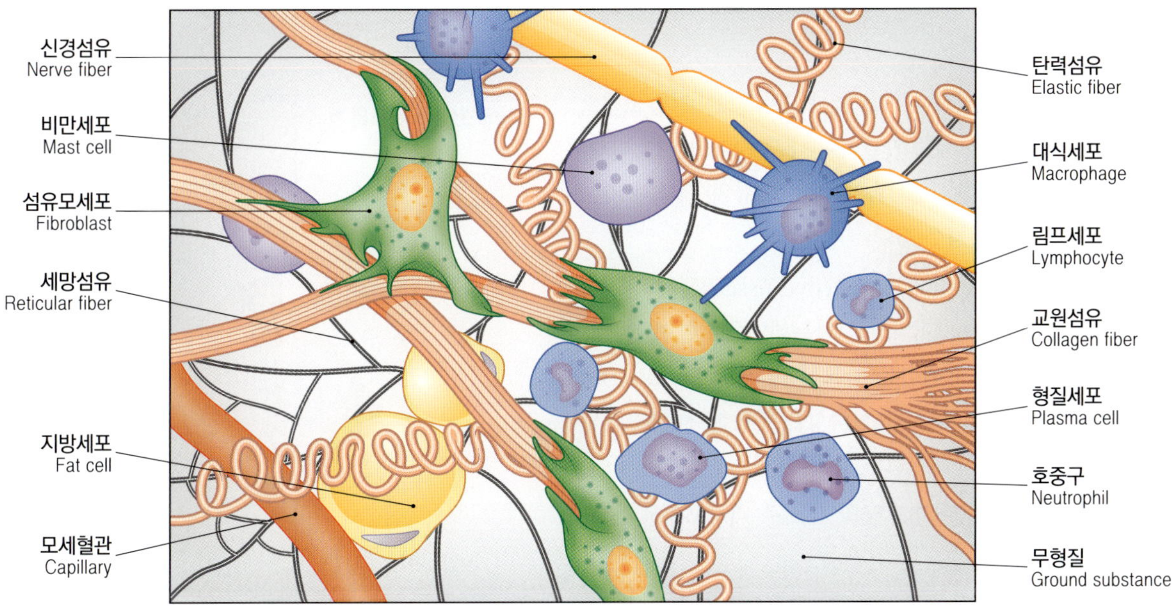

그림 2-22 결합조직

2.11 결합조직

학습목표 ■ 결합조직을 분류하고, 고유결합조직의 종류와 기능을 알 수 있다.

결합조직의 분류

결합조직(connective tissue)은 몸에서 가장 풍부한 조직으로 다양한 형태를 가지며, 전신에 걸쳐서 넓게 분포한다. 상피조직과 비교하였을 때, 결합조직은 세포의 종류, 분포 및 세포사이물질인 기질(바탕질, matrix)의 양과 종류가 다르다. 기질에는 세포의 수가 적고 섬유(fiber)가 풍부하며, 기질과 섬유의 종류와 특징에 따라서 여러 종류의 결합조직으로 나뉜다. 예를 들면, 뼈의 기질은 단단하나, 연골(cartilage)의 기질은 상대적으로 무르고, 건(힘줄, tendon)과 인대(ligament)의 기질은 질기고 유연하다. 혈액의 기질은 액체이다.

몸을 구성하는 결합조직은 고유결합조직(proper connective tissue)과 특수결합조직(special connective tissue)으로 나뉜다. 고유결합조직은 다시 소성결합조직(성긴결합조직, loose connective tissue), 치밀결합조직(dense connective tissue), 섬유결합조직(fibrous connective tissue), 세망조직(그물조직, reticular tissue), 탄력조직(elastic tissue), 지방조직(adipose tissue)으로 나뉘고, 특수결합조직은 림프(lymph), 뼈(bone), 연골(cartilage), 혈관(blood vessel)으로 나뉜다.

고유결합조직

소성결합조직(성긴/느슨결합조직). 가장 넓게 분포하는 결합조직으로, 여러 기관의 틈을 채우고, 서로 연결하여 내부 장기를 보호한다. 성긴결합조직은 겔(gel) 형태의 기질 속에 여러 종류의 세포와 가는 섬유로 된 그물로 구성된다(그림 2-23A).

치밀결합조직. 치밀결합조직(dense connective tissue)은 섬유결합조직(fibrous connective tissue)이라고도 하는데, 주로 한 방향으로 평행하게 달리는 흰색의 질긴 교원섬유(아교섬유, collagen fiber)로 구성되어 질기고 유연성은 뛰어나지만 신축성은 부족하다. 대표적인 예는 건, 인대, 진피, 골막 등이 있다(그림 2-23B).

세망조직. 미세한 그물로 구성된 별모양의 세포로 비장, 흉선, 림프절, 골수 등에서 관찰된다.

탄력조직. 탄력섬유(elastic fiber)로 주로 구성되며, 동맥벽과 척추의 황인대 등에서 관찰된다.

지방조직. 대부분이 지방세포로 이루어진 느슨한 결합 조직의 하나이다. 지방 조직은 지방세포 뿐 아니라, 섬유아세포(fibroblast), 혈관내피세포(endothelial cell) 및 다양한 면역 세포를 포함한 기질세포(matrix cell)를 포함한다(그림 2-23C).

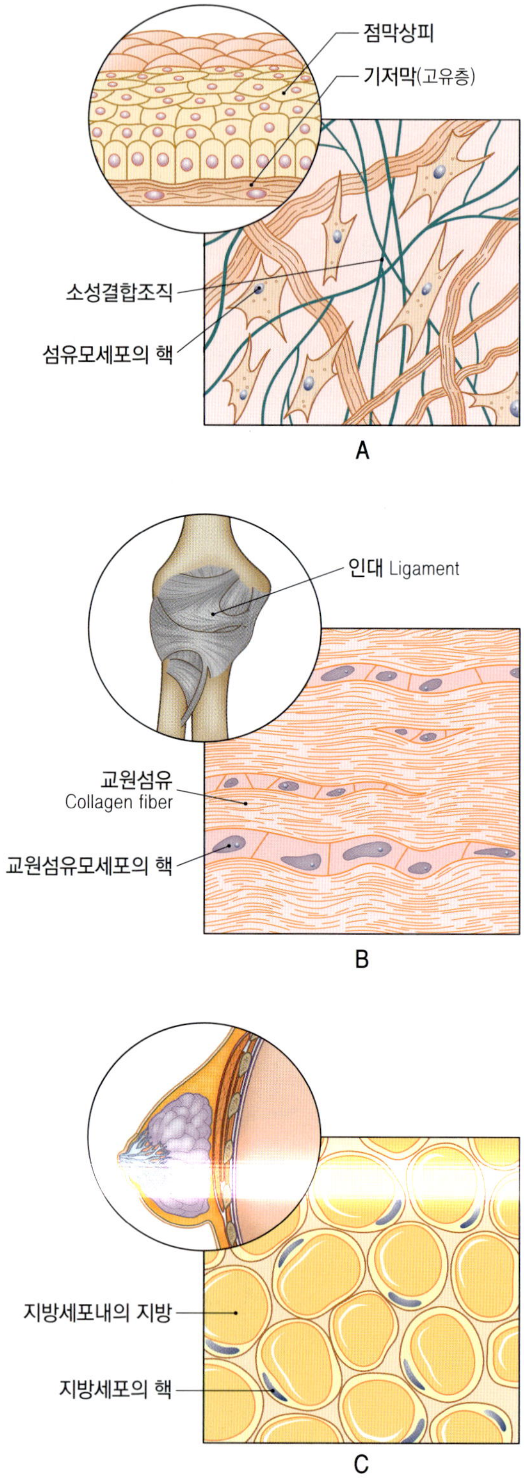

그림 2-23 고유결합조직. A: 소성결합조직, B: 치밀결합조직, C: 지방조직

2.11 결합조직

학습 목표 ■ 특수결합조직의 종류와 분포를 알 수 있다.

특수결합조직

뼈. 가장 특수화된 결합조직으로 치밀골(compact bone)과 해면골(spongy bone)로 나누어지고, 기질은 석회화(calcification)되어 있어서 매우 단단하다(그림 2-24A).

연골. 뼈보다 무른 구조로 겔이나 플라스틱 정도의 경도를 가진다. 현미경으로 보면, 기질 내에 분포하는 작고 수많은 연골소강(cartilage lacuna) 속에 세포성분인 연골세포(chondrocyte)가 위치한다(그림 2-24B, C). 뼈와는 다르게 연골은 혈관, 림프 및 신경의 분포가 없어 연골막으로부터 확산된 영양분을 이용한다. 연골은 유리연골(hyaline cartilage), 섬유연골(fibrous cartilage), 탄력연골(elastic cartilage)로 나뉜다.

유리연골은 가장 많이 분포된 연골로 비중격(nasal septum), 후두(larynx) 및 기관연골(tracheal cartilage), 관절연골(articular cartilage), 늑연골(갈비연골, costal cartilage) 등에서 관찰된다.

섬유연골은 기질에 많은 아교섬유가 포함되어 매우 질긴 연골이며, 추간원판(intervertebral disc), 치골결합(pubic symphysis), 관절원판(articular disc) 등에서 관찰된다.

탄력연골은 탄력성이 뛰어나며 이개(귀바퀴, auricle), 이관(귀관, auditory tube), 후두개(후두덮개, epiglottis) 등에서 관찰된다.

혈액. 혈구세포와 세포 조각(고형성분) 및 액체 기질로 구성된 가장 특이한 결합조직이다. 기질은 혈장(plasma)으로, 고형성분은 적혈구(red blood cell), 백혈구(white blood cell) 및 혈소판(platelet)으로 구성된다.

림프. 혈액과 마찬가지로 혈구와 림프구 사이에 혈장과 림프구(lymphocyte)가 다량 존재하며 중간엽 조직에서 형성된다.

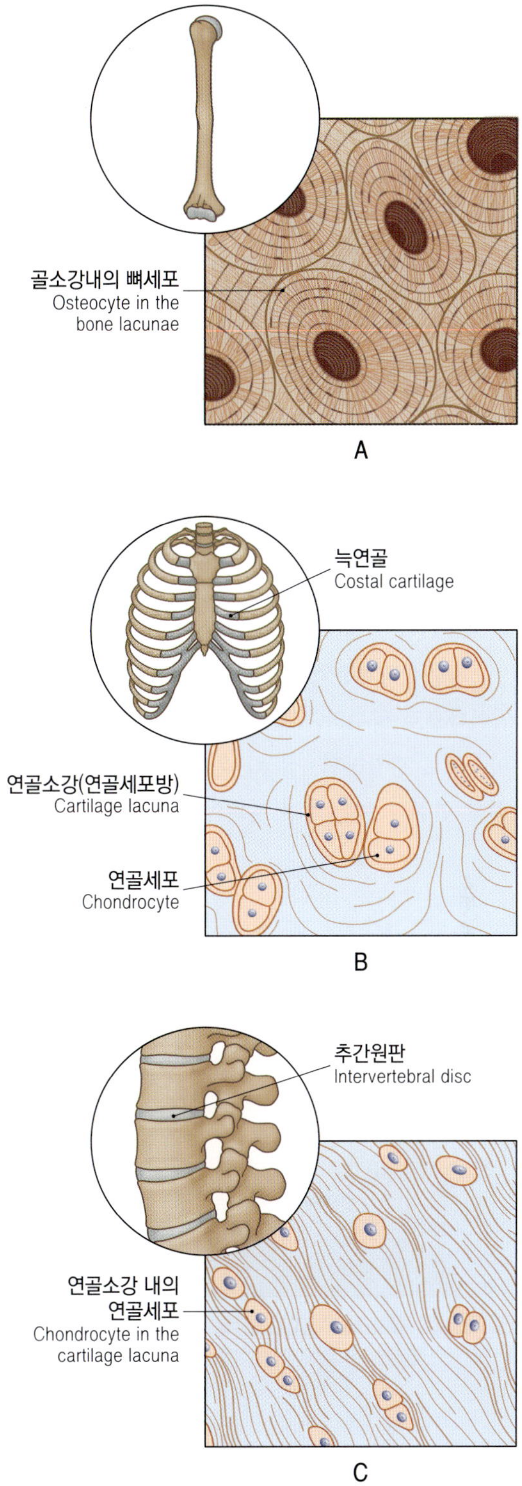

그림 2-24 특수결합조직. A: 뼈, B: 유리연골, C: 섬유연골

근육조직

학습목표
- 근육조직을 구분하고 특징과 기능을 알 수 있다.

근육조직

근육조직(muscular tissue)은 몸의 운동(movement)을 담당하며, 다른 조직보다 강한 수축력(contractility)을 가진다. 근육조직에는 골격근(뼈대근육, skeletal muscle), 심장근(cardiac muscle) 및 평활근(민무늬근, smooth muscle)이 있다.

골격근육조직

골격근은 뼈에 붙어 있는 근육으로 자기 마음대로 조절할 수 있으므로 수의근(맘대로근, voluntary muscle)이다. 현미경으로 관찰하면, 근육섬유에 밝고 어두운 횡문(가로무늬, cross striation)이 많이 있으므로 횡문근(가로무늬근, striated muscle)이라고도 한다. 근육세포는 실처럼 긴 모양이므로 흔히 근육섬유라고 하고, 하나의 근육섬유에 많은 핵이 있다(그림 2-25 A).

심장근육조직

심장근은 심장(heart)의 벽을 형성하는데, 이 근육은 골격근처럼 가로무늬근이며, 자율신경계통의 조절에 의하여 자기 의지와 무관하게 수축이 일어나므로 불수의근(제대로근, involuntary muscle)이다. 광학현미경으로 관찰하면, 심장근육세포(섬유)는 가지를 내어 서로 맞물려서 연결되는데, 연결 부위에는 횡문보다 진하고 두꺼운 구조인 개재원반(사이원반, intercalated disc)이 있다. 즉, 이 구조가 심근세포(심장근육세포, cardiac muscle cell) 사이의 경계가 된다(그림 2-25 B).

평활근육조직

평활근(또는 민무늬근)은 주로 혈관중간막(tunica media), 소화기관벽의 근육층 및 관 모양의 중공기관(속빈기관, hollow organ)의 벽을 형성하므로 내장근육(visceral muscle)이라고도 하며, 심장근육처럼 자율신경계통의 지배를 받아 오랜 시간 동안 부분적인 수축을 할 수 있는 불수의근이다. 현미경으로 관찰하면, 섬유가 길고 좁은 방추모양으로 관찰되나, 골격근육섬유나 심장근육섬유보다는 짧다. 각 섬유에는 한 개의 핵이 있고, 횡문(가로무늬)은 없다(그림 2-25 C).

신경조직

신경계는 체내외의 각종 변화를 중추에 전달하고 중추로부터의 자극을 몸의 각 부분으로 전달하는 계통으로, 이것을 구성하는 조직이 신경조직(nervous tissue)이다. 신경조직은 신경세포(nerve cell)와 신경교세포(신경아교세포, neuroglia cell)로 구성된다.

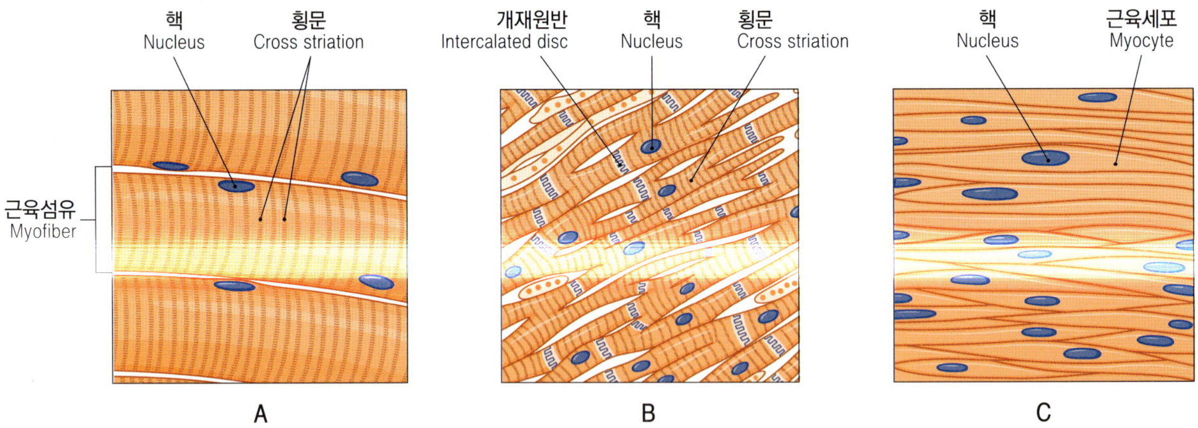

그림 2-25 근육조직. A: 골격근, B: 심장근, C: 평활근

꼭 알아두기
TO KNOW ON TO

- 조직의 개요에 대해 알아두기
- 상피조직의 종류, 특징과 기능에 대해 알아두기
- 결합조직의 종류와 특징에 대해 알아두기
- 근육조직의 분류와 특징에 대해 알아두기
- 신경조직의 분류와 특징에 대해 알아두기

요약정리
SUMMING-UP

- 조직이란 같은 형태의 세포들이 특수한 목적으로 모인 집단이다. 주요 조직은 상피, 결합, 근육, 신경조직이다.
- 상피세포의 종류는 바깥층 세포의 모양에 따라 편평상피, 입방상피, 원주상피, 이행상피로 나뉘며, 세포의 층에 따라 단층과 중층으로 나뉜다.
- 단층편평상피는 한 층의 납작한 세포로 구성되며, 세포사이로 물질이동이 용이하다.
- 단층입방상피는 한 층의 입방형 세포로 구성되며, 분비기능을 가진다.
- 단층원주상피는 한 층의 원주형 세포로 구성되며, 흡수기능을 가진다.
- 중층편평상피의 표면은 편평상피이고, 여러 층으로 구성되며, 보호기능을 수행한다.
- 위중층상피는 기관과 같은 호흡관의 안쪽면을 덮는다.
- 이행상피는 압력에 잘 버틸 수 있는 장기(예: 방광)에 분포한다.
- 결합조직은 고유결합조직과 특수결합조직으로 나뉘며, 고유결합조직은 다시 성긴결합조직, 치밀결합조직, 섬유결합조직, 세망조직, 탄력조직, 지방조직, 림프, 뼈, 연골로 나뉜다.
- 세망조직은 그물모양의 세포이며, 비장, 흉선, 림프절, 골수 등에서 관찰된다.
- 탄력조직은 탄력섬유로 구성되며, 동맥벽과 황인대 등에서 관찰된다.
- 지방조직은 지방세포, 섬유아세포, 혈관내피세포 및 다양한 면역 세포를 포함한 기질세포를 포함한다.
- 뼈는 치밀골과 해면골로 나뉘고, 기질은 석회화되어 있어서 매우 단단하다.
- 연골은 유리연골, 섬유연골, 탄력연골 등으로 나뉘며, 혈관, 림프 및 신경의 분포가 없어 연골막으로부터 확산된 영양분을 이용한다.
- 근육조직에는 골격근, 심장근 및 평활근이 있다.
- 골격근은 수의근과 횡문근, 심장근은 불수의근과 횡문근이고, 평활근은 불수의근과 평활근이다.
- 신경조직은 신경세포와 신경교세포로 구성된다.

관련 질환과 중재

RELATED DISEASE & INTERVENTION

조직의 손상과 회복

조직이 물리적 · 화학적인 손상을 입게되면, 손상된 조직은 자가 치유 능력에 의하여 회복되지만, 해당 조직의 특성에 따라서 회복 속도는 매우 다양하다. 손상된 조직이 회복되는 과정은 재생(regeneration)과 반흔화(흉터형성, cicatrization)로 잘 알려져 있다. 재생은 손상되거나 죽은 세포가 대식세포(macrophage)에 의하여 포식(phagocytosis)되고, 그 세포의 공간과 기능을 새로 생성된 세포가 대체하는 과정을 말한다.

상피조직과 결합조직은 재생능력이 뛰어나다. 예를 들면, 날카로운 것에 의하여 피부를 덮고 있는 상피(epithelium)가 손상되면, 손상부위의 상피세포는 빠르게 분열하여 손상부위를 메운다. 결합조직이 손상되면, 손상부위의 섬유아세포(fibroblast)가 활성화되고, 활성화된 섬유아세포는 교원섬유(아교섬유, collagen fiber)를 생성하여 손상된 부위에 치밀섬유결합조직(dense fibrous connective tissue)을 형성한다. 치밀섬유결합조직의 크기가 작은 경우, 즉 손상 부위의 크기가 작은 경우에는 일정한 시간이 지난 후에 치밀섬유결합조직은 정상조직으로 대체된다. 그러나 치밀섬유결합조직의 크기가 큰 경우, 즉 손상 부위의 크기가 큰 경우에는 치밀섬유결합조직이 정상조직으로 대체되지 않고 흉터로 남는다. 특히, 원인은 아직 확실히 알려지지 않았지만, 손상 부위(진피)의 섬유모세포에서 필요 이상의 아교섬유가 분비되어 비정상적으로 두꺼운 흉터가 형성된 것을 흉터종(켈로이드, keloid)이라고 한다.

신경조직의 재생 능력은 매우 제한적이다. 말초신경의 재생은 부분적으로 이루어지지만, 속도는 매우 늦다. 그러나 중추신경계(뇌와 척수)의 재생은 거의 되지 않아서 한번 손상되면, 영구적인 손상을 초래할 수 있다. 최근 연구에 의하면, 중추신경계에서 재생이 일어나지 않는 이유가 신경아교세포에 의한 신경아교증(gliosis)이라는 것이 규명되었고, 신경성장인자(nerve growth factor)가 발견되어서, 미래에는 중추신경계의 손상을 치유할 수 있는 가능성이 제시되고 있다.

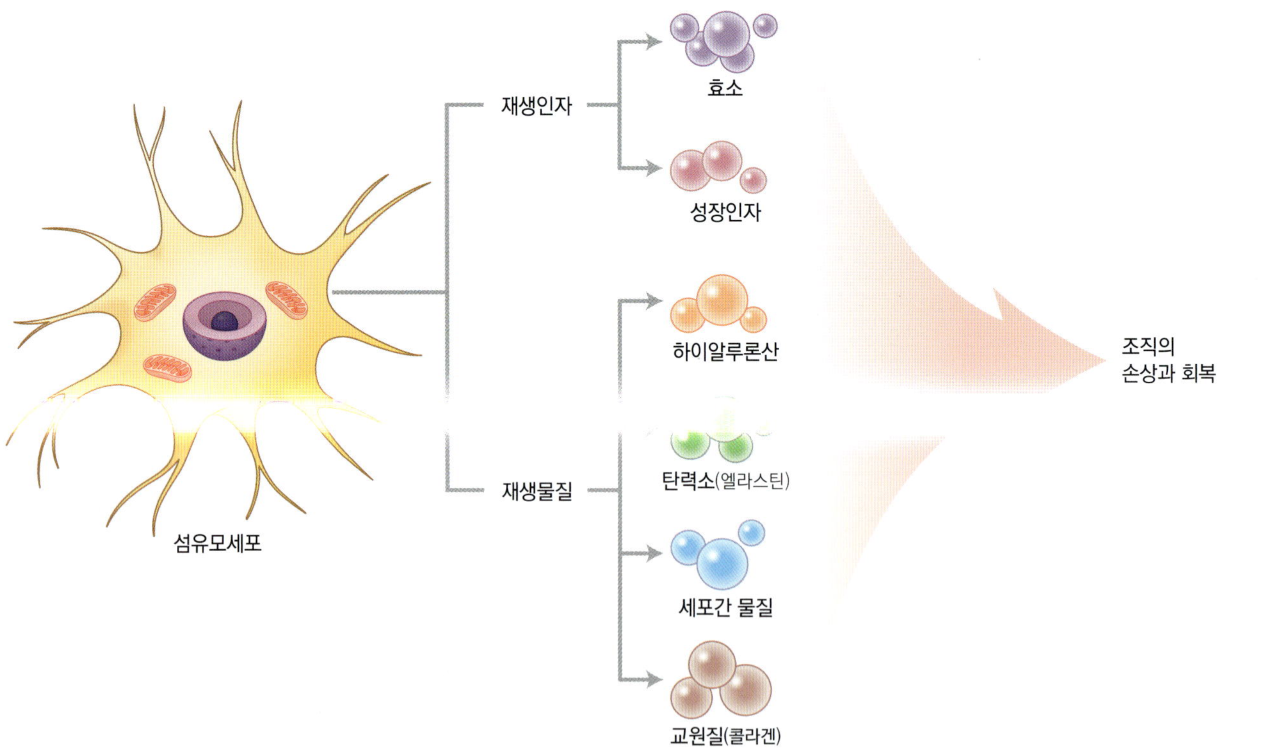

그림 2-26 조직 재생

학습목표에 대한 자기진단

SELF-DIAGNOSIS OF THE LEARNING OBJECTIVE

번호	학습목표	자기성취도(점)				
		90%(5)	70%(4)	50%(3)	30%(2)	10%(1)
1	상피조직의 분류에 대해 알 수 있다.					
2	결합조직을 분류하고 특징에 대해 알 수 있다.					
3	근육조직을 분류하고 특징에 대해 알 수 있다.					
4	신경조직을 분류하고 특징에 대해 알 수 있다.					
계						
단원 합계		점				

주요용어 점검

CHECKING OF MEDICAL TERMS

상피조직 epithelial tissue

결합조직 connective tissue

근육조직 muscular tissue

신경조직 nervous tissue

단층입방상피 simple cuboidal epithelium

원주상피 columnar epithelium

중층편평상피 stratified squamous epithelium

이행상피 transitional epithelium

지방조직 adipose tissue

림프 lymph

뼈 bone

연골 cartilage

기관연골 tracheal cartilage

유리연골 hyaline cartilage

관절연골 articular cartilage

늑연골 costal cartilage

횡문근 striated muscle

불수의근 involuntary muscle

테스트

TEST

■ 다음은 상피조직에 대한 그림이다. 그림에 해당하는 상피조직의 명칭을 쓰시오.

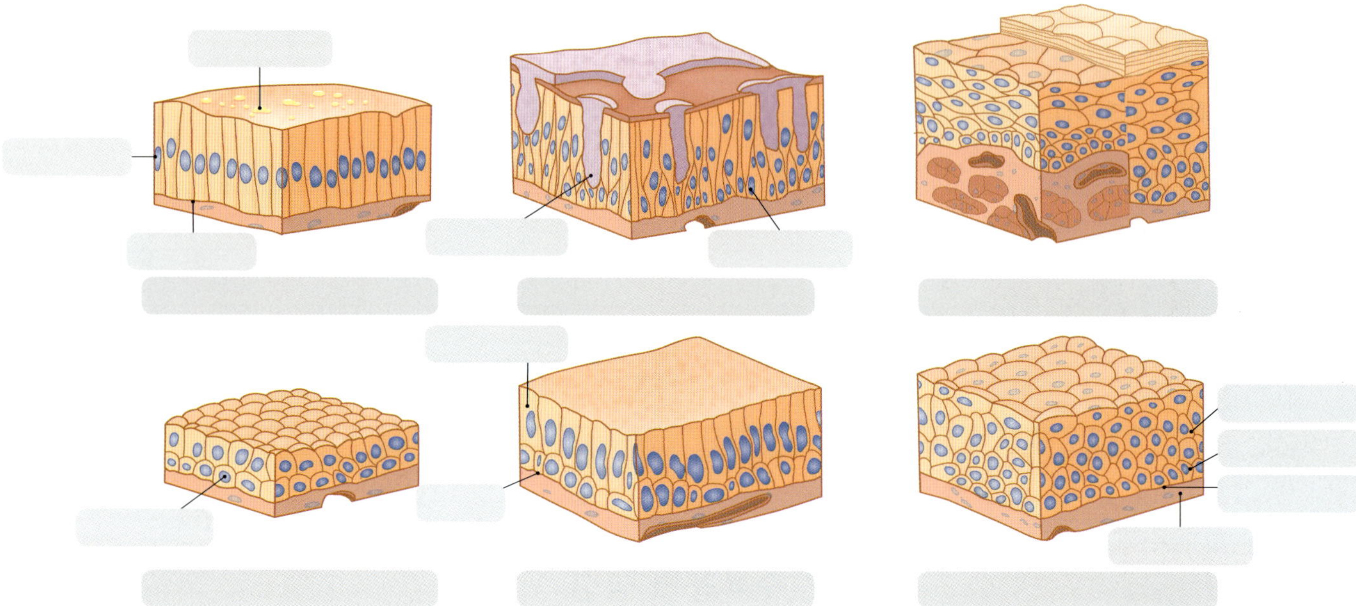

■ 다음은 근육조직에 대한 그림이다. 각 근육조직의 명칭을 쓰시오.

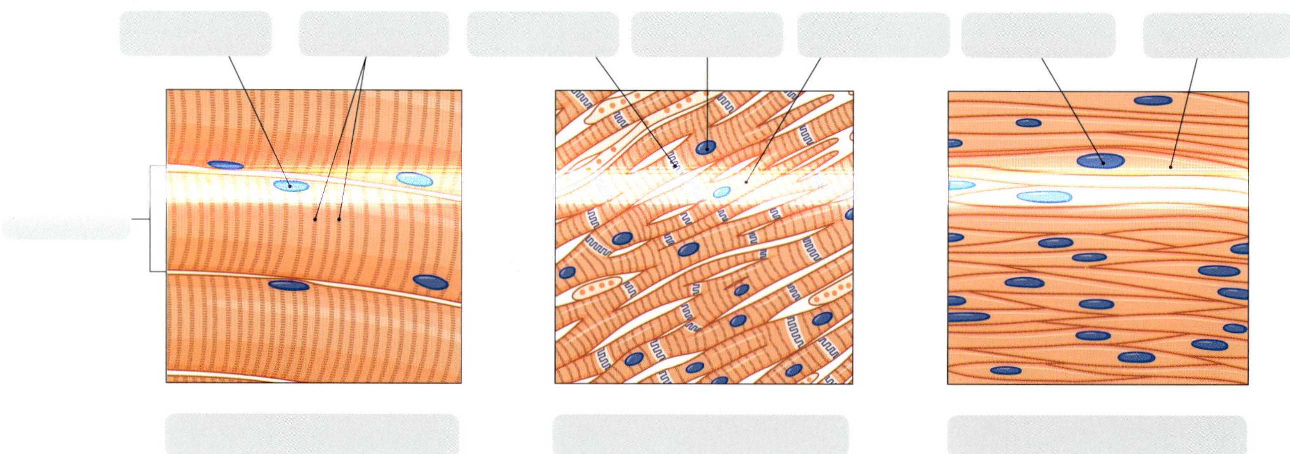

CHAPTER 3

BLOOD & CARDIOVASCULAR SYSTEM

혈액과 심혈관계통

학습목표

- 혈액의 성분을 나열하고 설명할 수 있다.
- 혈액의 기능을 설명할 수 있다.
- 혈장의 성분을 나열하고 그 기능을 설명할 수 있다.
- 적혈구의 구조적 특징과 기능을 설명할 수 있다.
- 적혈구의 생활주기를 설명할 수 있다.
- 혈액형과 수혈에 대해 알 수 있다.
- 백혈구의 구성과 기능을 설명할 수 있다.
- 백혈구의 생할주기에 대해서 설명할 수 있다.
- 혈소판의 구조와 특징을 설명할 수 있다.
- 세포성 면역과 체액성 면역을 구분할 수 있다.
- 심장의 기능, 위치와 형태를 설명할 수 있다.
- 심장벽의 구조와 기능을 설명할 수 있다.
- 심막의 구조와 심막액의 기능을 설명할 수 있다.
- 심장 내부 방들의 위치와 명칭과 기능을 설명할 수 있다.
- 심장판막의 명칭과 기능을 설명할 수 있다.
- 심장전도계의 순서와 기능을 설명할 수 있다.
- 심장을 통과하는 혈류 경로와 구조물을 설명할 수 있다.
- 혈관벽의 구조를 설명할 수 있다.
- 혈관의 종류와 특징을 설명할 수 있다.
- 동맥과 정맥의 종류와 구조를 설명할 수 있다.
- 체순환과 폐순환을 구별하여 설명할 수 있다.
- 심장의 순환에 대하여 설명할 수 있다.
- 심장의 정맥순환에 대하여 설명할 수 있다.
- 인체의 주요 동맥에 대해 설명할 수 있다.
- 대동맥을 세부분으로 나누고 각각의 분지에 대해 알 수 있다.
- 외경동맥과 내경동맥의 분포와 분지에 대해 알 수 있다.
- 대뇌동맥륜에 대해 알 수 있다.
- 흉대동맥의 분지에 대해 알 수 있다.
- 복대동맥의 분지에 대해 알 수 있다.
- 상지, 골반, 하지 부위의 주요 동맥 명칭과 분지를 설명할 수 있다.
- 인체의 주요 정맥에 대해 설명할 수 있다.
- 두부와 경부의 주요 정맥 명칭과 흐름을 설명할 수 있다.
- 경막정맥동의 종류와 흐름에 대해 알 수 있다.
- 복부와 골반부위의 주요 정맥 명칭과 흐름을 설명할 수 있다.
- 기정맥계통의 개념과 흐름을 설명할 수 있다.
- 간문맥계통의 개념과 흐름을 설명할 수 있다.
- 상지 및 하지 부위의 주요 정맥 명칭과 흐름을 설명할 수 있다.
- 정맥 순환에 대해 설명할 수 있다.
- 태아순환의 특징과 흐름을 설명할 수 있다.

CHAPTER

3.1 혈액의 개요

학습 목표
- 혈액의 성분을 나열하고 설명할 수 있다.

우리 몸의 생명의 근원인 혈액은 신체가 필요로 하는 산소, 영양분, 호르몬 등을 운반하거나 세포의 신진대사에 의해 발생하는 이산화탄소와 노폐물을 회수하는 역할을 담당하고 있는 재생 가능한 역동적인 결합조직이다. 혈액의 구성요소로는 세포 성분인 혈구와 액체 형태의 혈장성분으로 구성되어 있다. 이 장에서는 혈액의 구성과 기능, 생활주기 등에 대해 다룰 것이다.

혈액의 성분

혈액은 액체성 결합조직으로, 물보다 점성이 4배 정도 높다. 혈액량은 체중의 약 8% 정도로 성인 남성의 경우 5~6L, 여성인 경우 4~5L 정도 된다.

혈액을 원심분리기(centrifuge)를 이용하여 분리하면 밀도가 높은 유형성분(formed element)인 혈액세포(blood cell)는 아래로 가라앉고, 밀도가 낮은 혈장(plasma) 성분은 위로 상승한다(그림 3-1).

혈액의 유형성분은 적혈구(erythrocyte, red blood cell), 백혈구(leukocyte, white bolood cell)와 혈소판(thrombocyte, platelet)으로 구분되며 전체 혈액의 40~45%를 차지한다(그림 3-2). 유형성분의 대부분은 골수(bone marrow)에서 생성되어 새로운 세포로 대치될 때까지 며칠 또는 몇 달 동안만 혈류 내에 생존하며 수명주기가 다한 경우 분해된다. 원심분리에 의해 분리된 혈액의 3가지 구성을 살펴보면 혈액의 가장 아래층에 있는 적혈구는 핵과 소기관이 없으며 전체 혈액 중 거의 45%를 차지하고, 유형성분 중 99%를 차지한다. 혈액 중 적혈구가 차지하는 용적 비율을 적혈구용적율(헤마토크릿, hematocrit)이라 하며, 임상에서 사용되는 중요한 지표 중의 하나이다. 연한 회색의 연층(buffy layer)은 중간층으로 백혈구와 혈소판으로 구성되어 있으며 전체 혈액의 1% 이하를 차지한다. 세포의 일부가 떨어져 나와 만들어진 혈장(plasma)은 가장 위층의 볏짚색 액체로 전체 혈액의 약 55%를 차지하며, 혈청(serum)과 피브리노겐(fibrinogen)으로 나눌 수 있다.

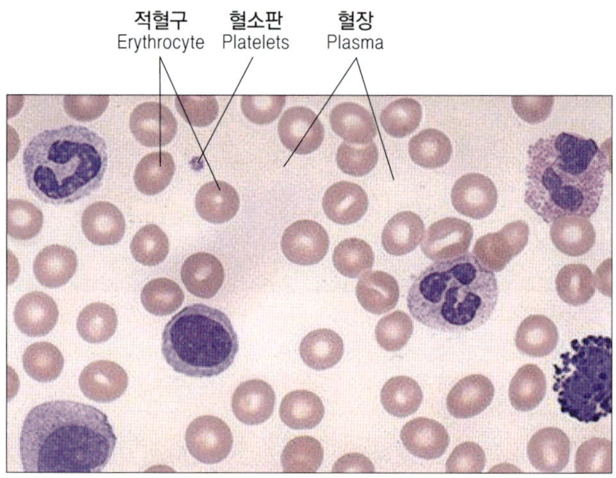

그림 3-2 유형성분(혈구세포)

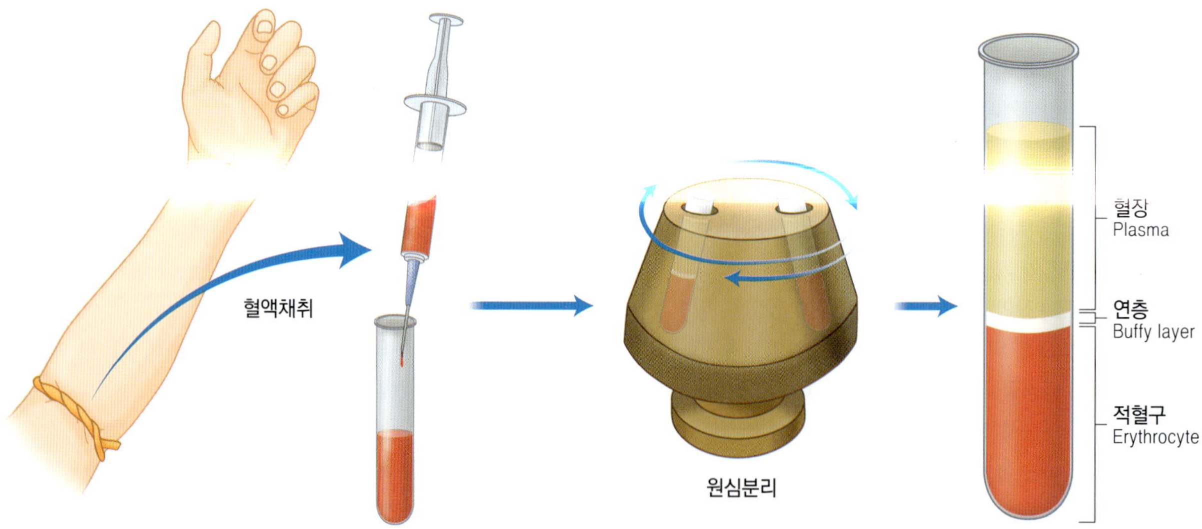

그림 3-1 혈액 성분의 분리

3.1 혈액의 개요

학습목표
- 혈액의 기능을 설명할 수 있다.

혈액의 기능

혈액은 인체의 항상성(homeostasis)을 유지하며 신체 내에서 운반, 방어기전, 전해질 및 수분조절, 혈액 응고 등 다양한 기능을 수행한다.

운반

영양소, 호흡가스, 호르몬, 노폐물 등을 몸 전체로 운반(transportation)한다.

영양소 운반. 소화관에서 흡수된 영양소들을 신체 각 부위로 운반하여 세포가 기능을 유지하도록 한다.

호흡가스 운반. 폐포(허파꽈리)에서 받은 산소를 모든 각 조직에 공급하고, 세포에서 생성된 이산화탄소(CO_2)를 허파로 운반하여 몸 밖으로 방출한다.

호르몬 운반. 신체의 각 내분비기관에서 분비된 호르몬을 혈장에 녹여 각 표적기관(target organ)으로 운반하여 호르몬의 기능이 발현되도록 한다.

노폐물 운반. 신체의 조직에서 형성된 대사노폐물(metabolic waste product)을 신장 등으로 운반하여 몸에서 제거한다.

방어

백혈구는 병원체나 독소, 항원(antigen)에 대해 방어(protection) 작용을 하는 여러 종류의 면역물질을 함유하여 신체를 보호한다. 또한 출혈 발생 시 혈장단백질과 혈소판은 혈액응고 과정을 통해 몸에서 혈액 손실을 최소화한다.

조절

체온조절. 신체의 체온을 일정하게 조절(regulation)하여 유지하는 역할을 한다. 체온이 상승하는 경우 피부의 혈관을 확장하여 열을 발산하고 반대로 체온이 저하되는 경우 피부 혈관을 수축시킴으로써 거의 일정하게 온도를 유지하도록 작용한다.

전해질 및 수분조절. 혈장과 조직액 사이의 수분 교환을 통해 신체의 적절한 수분균형과 수분 분포를 일정하게 유지하고 있다. 이러한 균형을 유지하기 위해서 혈관 내 단백질과 염류는 혈장에서 체액이 지나치게 빠져나가는 것을 방어하는 역할을 한다.

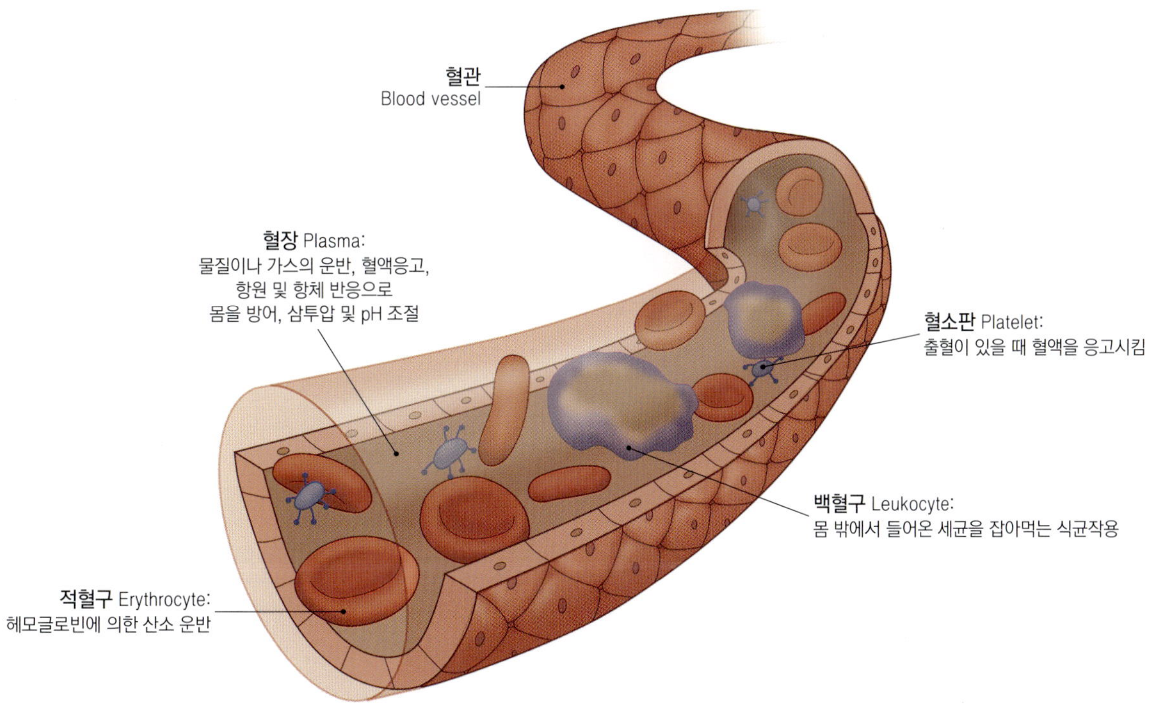

그림 3-3 혈액의 기능

CHAPTER

3.2 혈장

학습 목표

- 혈장의 성분을 나열하고 그 기능을 설명할 수 있다.

혈장의 성분

혈장(plasma)은 볏짚 색깔의 액체로 단백질인 피브리노겐(fibrenogen)과 혈청(serum) 성분인 알부민, 글로불린으로 나눌 수 있으며 그 밖에 물, 단백질, 이온, 영양소, 노폐물, 조절물질 등이 복잡하게 섞여 있다.

물은 혈장에서 가장 많은 성분으로서, 전체 혈장 부피의 91% 정도를 차지한다. 물 다음으로 혈장에 많은 양을 차지하는 단백질은 혈장 용적의 7%를 차지하며, 혈액응고와 방어기전 역할을 담당하고 있다. 혈장의 성분은 표 3-1을 참조한다.

표 3-1 혈장의 성분

구성	성분
혈장단백질	알부민, 글로불린, 피브리노겐
무기염	Na^+, K^+, Ca^{2+}, Mg^{2+}, Cl^-, HCO_3^-, HPO_4^{2-}, SO_4^{2-}
유기영양분	포도당, 지방, 인지질, 아미노산 등
질소화합물	요소, 암모니아, 요산
기타	수분, 호르몬, 효소, 용해된 기체, 비타민, 그 외 대사산물

혈장의 성분과 기능

알부민

알부민(albumin)은 전체 혈장단백질의 약 58%로 가장 많다. 혈액 내 삼투압을 조절하는 물질 중 하나이며, 혈액으로부터 조직으로의 수분 이동을 조절한다. 혈액의 삼투압 농도가 높으면 혈관으로 수분이 흡수되어 혈액량이 증가하여 혈압이 상승한다. 반대로 삼투압 농도가 낮으면 수분이 세포간질에 정체되어 부종(edema)이 발생한다. 또한 운반단백질(carrier protein)로 혈액 내에서 호르몬, 담즙색소, 금속이온 등을 수송하는 역할을 한다.

글로불린

글로불린(globulin)은 전체 혈장단백질의 38% 정도를 차지하며, 감마글로불린(γ-globulin)은 면역항체로서 세균이나 독소로부터 인체를 방어하는 단백질이다. 알파글로불린(α-globulin)과 베타글로불린(β-globulin)은 교질삼투압(콜로이드삼투압, oncotic pressure)을 유지시키는 기능과 비타민, 호르몬 등을 운반하는 작용을 한다.

섬유소원

피브리노겐(섬유소원, fibrinogen)은 피브린(섬유소, fibrin)의 전구물질(precursor)로 전체 혈장단백질의 약 4%를 차지하며, 혈장 속에 있는 응고단백질이다. 이 단백질은 혈액응고에 관여하는데, 혈관벽에 상처가 나면 피브리노겐은 매우 길고, 물에 녹지 않는 피브린이 되어 피를 응고하여 혈병(핏덩이, blood clot)을 형성한다.

전해질

나트륨 이온(ion)은 혈장 양이온의 90%를 이루는 중요한 요소로 혈장의 삼투압 농도 조절에 중요한 역할을 담당한다.

기타

요소(urea)와 같은 질소폐기물(nitrogenous waste)은 신장을 통해 배설된다. 소화기관으로부터 흡수한 포도당, 지방, 인지질, 아미노산 등을 운반한다.

3.3 적혈구

학습목표 ■ 적혈구의 구조적 특징과 기능을 설명할 수 있다.

적혈구의 구조적 특징과 기능

적혈구(erythrocyte)는 전체 유형성분의 99%를 차지하므로 유형성분 중 가장 많고 생명유지에 가장 중요한 성분이다. 혈액에서 적혈구가 차지하는 유형성분의 용적 백분율을 적혈구용적율(헤마토크릿, hematocrit)이라 하며 적혈구가 운반할 수 있는 산소의 양을 결정한다. 심한 적혈구 결핍, 즉 대량 출혈의 경우 적혈구의 감소로 인해 적혈구용적율 수치는 감소되며, 이로 인해 산소운반 부족으로 사망할 수 있다. 정상적인 적혈구용적율 수치는 개인의 성별과 나이에 따라 약간 다를 수 있지만, 성인 남성은 42~56% 사이인 반면, 성인 여성은 38~46% 사이에 있다. 적혈구는 직경이 약 7.5μm, 두께는 약 2.5μm이며, 핵이 없고 위 · 아래가 오목한 원반 모양으로 동일한 용적의 구형세포보다 산소가 빠르게 확산되어 들어오고 나갈 수 있어 가스를 운반하기에 적절하다(그림 3-4, 3-5). 적혈구의 가장 중요한 기능은 폐에서 조직으로 풍부한 산소와 세포의 대사산물인 이산화탄소를 운반하는 기능이다. 적혈구의 구조적 특징으로 인해 산소와 혈색소 사이의 결합은 쉽게 붙고 떨어질 수 있다. 따라서 적혈구가 폐를 지날 때는 폐에 풍부한 산소가 혈색소에 붙고, 조직 사이의 혈관을 지날 때는 산소가 혈색소에서 떨어져 조직으로 나갈 수 있다.

적혈구의 성분은 혈색소(헤모글로빈, hemoglobin)가 대부분이다. 혈색소는 철이 함유된 헴(heme)과 4개의 단백질사슬 글로빈(globin)으로 구성되어 있다. 글로빈은 2개의 알파사슬(α-chain)과 베타사슬(β-chain) 2개로 구성되어 있다. 글로빈사슬에는 헴(heme)이라는 비단백질 성분이 있으며, 그 중심에 철 이온(Fe^{2+})이 들어 있다. 산소는 혈색소 내의 철에 결합하기 때문이며 혈색소 1개당 4개의 산소 분자를 운반하고 이산화탄소는 혈색소의 글로빈에 의해 운반된다. 여성의 정상적인 혈색소 농도는 12~16g/dL이며, 남성은 13~18g/dL이다(그림 3-6).

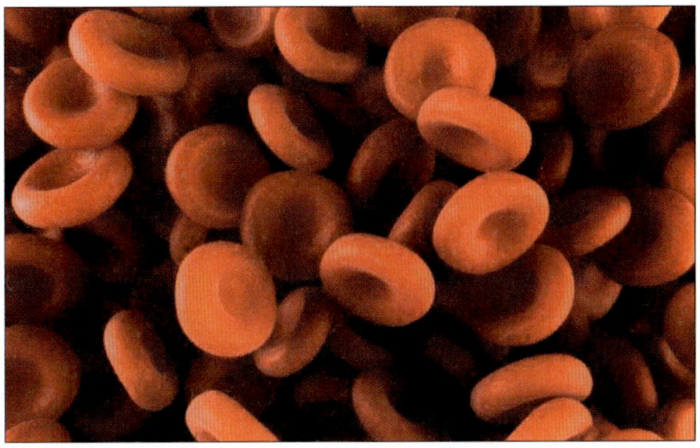

그림 3-5 적혈구(전자현미경)

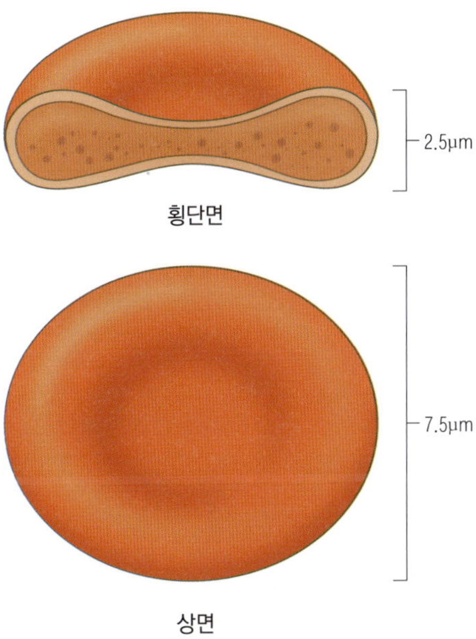

그림 3-4 적혈구의 구조

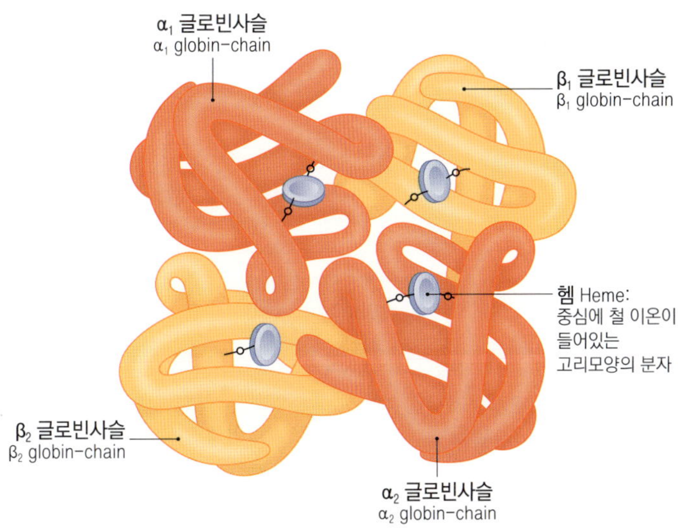

그림 3-6 혈색소의 구조

3.3 적혈구

학습목표 ■ 적혈구의 생활주기를 설명할 수 있다.

적혈구의 생활주기

적혈구(erythrocyte)가 만들어지는 과정을 적혈구형성(erythropoiesis)이라 한다. 혈액 내 산소농도가 저하된 경우, 간이나 신장에 있는 적혈구형성인자(erythropoietin, EPO)가 골수를 자극하여 적혈구 생성을 촉진한다. 적혈구는 적골수(적색골수, red bone marrow)에서 매초 100~250만 개의 적혈구가 생성된다. 적혈구를 포함한 혈액의 유형성분은 조혈모세포(hemopoietic stem cell)에서부터 분화하여 4가지 발달 단계를 거쳐 망상적혈구(그물적혈구, reticulocyte)로 분화하여 혈액으로 들어가서 산소운반 업무를 수행하게 된다(그림 3-7).

적혈구의 평균 수명은 110~120일이며, 적혈구의 무덤인 간(liver)과 비장(지라, spleen)에서 파괴되는데, 적혈구가 파괴되는 현상을 용혈(hemolysis)이라 한다. 파괴된 혈색소(hemoglobin)는 헴과 글로불린(globulin)으로 분해되고 글로불린은 아미노산으로 분해되어 적혈구 생성과정에 재사용된다. 헴(heme)은 빌리루빈(bilirubin)과 철로 분해되며 철은 골수에서 재사용되고, 빌리루빈은 담즙(쓸개즙)을 통해 대변으로 배설되거나 신장을 거쳐 소변으로 배설된다(그림 3-8). 담즙의 과다생성이나 간세포가 담즙색소를 제대로 제거하지 못할 경우, 빌리루빈의 역류 또는 담관의 폐쇄 등으로 혈중 빌리루빈 수치가 높아져 황달(jaundice)이 발생하여 눈의 공막이나 피부가 노란색을 띈다.

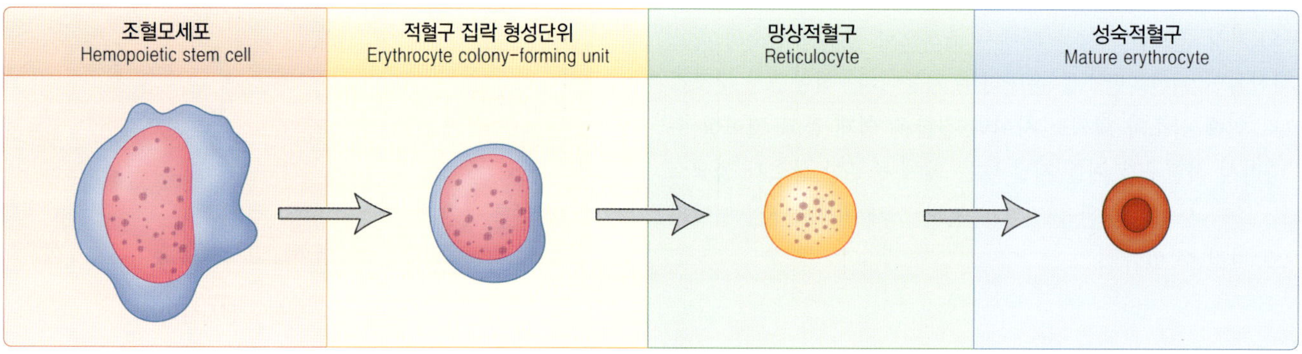

그림 3-7 적혈구 형성

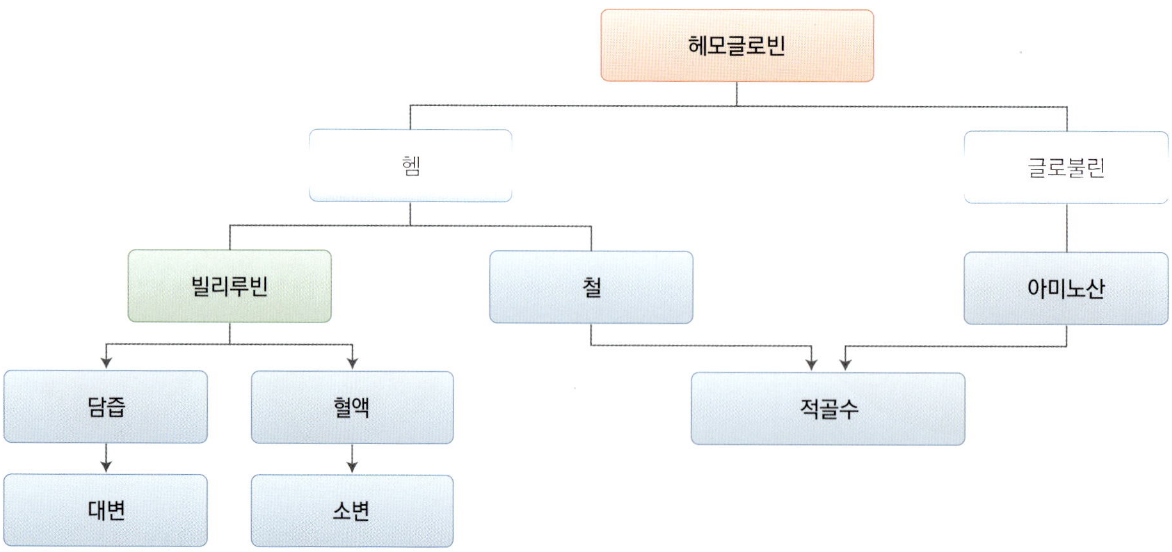

그림 3-8 혈색소의 파괴와 재생 과정

CHAPTER 3.4

혈액형

학습목표 ▪ 혈액형과 수혈에 대해 알 수 있다.

ABO 혈액형

적혈구의 표면에는 여러 표면항원(surface antigen)이 존재한다. 대표적인 항원은 ABO혈액형으로 적혈구 표면에 A항원과 B항원의 존재에 따라 혈액형이 결정된다.

A형 혈액형은 적혈구 표면에 A항원이 존재하고, 혈장에는 항–B항체(anti–B antibody)가 존재한다. 반대로 B형 혈액형은 적혈구 표면에 B항원이 있고, 혈장에는 항–A항체(anti–A antibody)를 함유하고 있다. AB혈액형은 적혈구 표면에 A, B항원이 모두 있는 경우이며, 혈장에는 항–A항체와 항–B항체 모두 존재하지 않는다. 마지막으로 O형 혈액형은 적혈구 표면에 A, B항원 모두가 없으며, 혈장에는 항–A항체와 항–B항체 모두 존재하는 경우를 의미한다(표 3–2, 그림 3–9). 즉, 개인의 혈장에는 적혈구 표면에 있는 항원과 결합하는 항체는 존재하지 않는다.

수혈

A형 혈액형인 사람이 B형 혈액을 수혈받으면 A형 환자의 항–B항체가 B형 적혈구를 공격하게 되어 응집반응(agglutination reaction)을 유발한다. 응집된 혈구는 작은 혈관을 막고 파괴되어 용혈(hemolysis)현상이 일어나다. 용혈된 적혈구에서 유출된 물질은 추가적으로 장기 손상을 유발할 수 있다. 따라서 수혈 시 혈액 적합성 검사(transfusion compatibility testing)를 통해 응집반응을 예방하여야 하며, 수혈하는 동안에도 공여자(donor)의 적혈구가 수여자의 혈장 내에 있는 항체와 응집하지 않도록 관찰하여야 한다.

Rh항원은 적혈구 표면에 있는 또 다른 항원 중의 하나이다. Rh항원이 있는 사람은 Rh 양성자(Rh^+)라 하고, 없는 경우에는 Rh 음성자(Rh^-)라고 한다.

표 3–2 ABO 혈액형

혈액형	응집원	응집소
O	없음	anti–A, anti–B
A	A	anti–B
B	B	anti–A
AB	A, B	없음

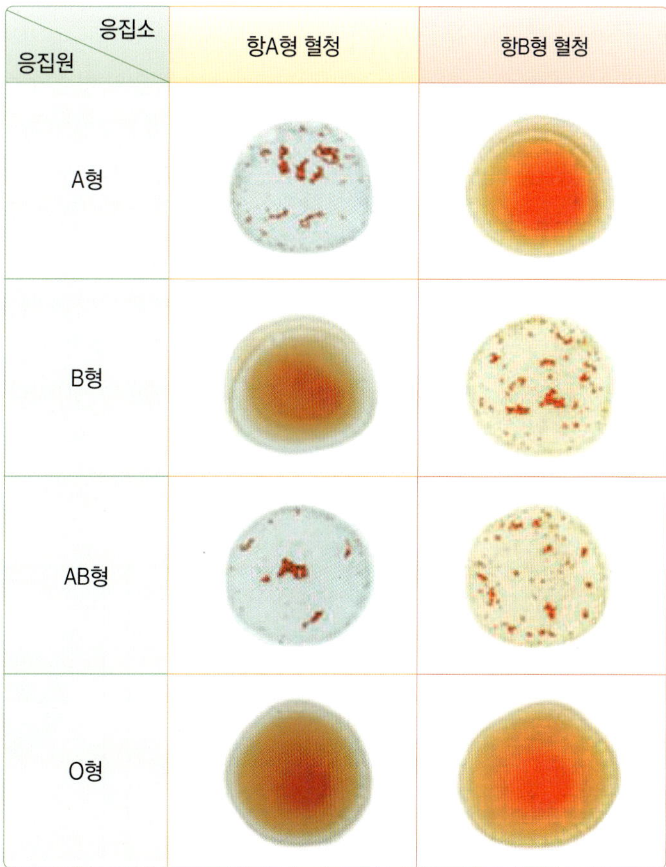

그림 3–9 혈액형 판정

CHAPTER 3.5

백혈구와 혈소판

학습목표
- 백혈구의 구성과 기능을 설명할 수 있다.

백혈구의 구성

백혈구(leukocyte)는 전체 유형성분 중 0.01%를 차지하고, $1mm^3$ 당 5,000~10,000개 정도로 적혈구보다 약간 큰 불규칙한 구형 모양이다. 적혈구와 다르게 뚜렷한 핵을 가지고 있고 아메바 운동을 통하여 혈관 밖으로 나와 용해소체를 통해 외부에서 침입한 병원체, 이물질을 분해하거나 항체를 생성하여 질병으로부터 방어하는 역할을 한다. 백혈구는 세포질 내의 과립 유무에 따라 과립백혈구(granular leukocyte)와 무과립백혈구(agranular leukocyte)로 나뉜다(그림 3-10). 과립백혈구는 호중구(neutrophil), 호산구(eosinophil), 호염기구(basophil)로 나누고, 무과립백혈구는 림프구(lymphocyte)와 단핵구(monocyte)로 나눈다.

백혈구의 종류 및 기능

과립백혈구

호중구(neutrophil)는 전체 백혈구 중 60%로 가장 많다. 3~5개의 엽(lobe)의 핵을 가지고 있으며 Wright 염색법에 의해 옅은 자주색으로 염색된다. 체내에 세균이 침입하면 세균이 만들어내는 물질에 의해 호중구가 빠르게 감염부위로 이동하여 염증반응을 일으켜 인체의 1차 방어선을 조성한다. 심한 감염으로 인해 호중구의 유출이 증가한 경우 감염 부위에 죽은 혈구, 세균 및 조직세포가 모여 농(고름, pus)을 형성한다.

호산구(eosinophil)는 전체 백혈구의 1~4%이며 2엽의 핵을 가지고 있으며 Wright 염색법에 의해 붉은색으로 염색되어 다른 백혈구와 구별이 용이하다. 기생충 감염과 알레르기 반응 시 증가한다.

호염기구(basophil)는 전체 백혈구의 0.5~1%로 가장 적다. 2엽의 핵을 가지고 있으며 Wright 염색법에 의해 짙은 자주색으로 염색된다. 과립 안에는 히스타민(histamine)과 헤파린(heparin) 등 항염작용이나 알레르기 반응 동안에 유리되는 물질들이 들어있다. 히스타민이 과립에서 유리되면 혈관을 확장시켜 혈관의 투과성이 증가되어 감염부위로 혈액의 흐름이 증가하여 백혈구가 빠르게 이동할 수 있게 한다. 헤파린은 혈액응고를 막는 항응고제(anticoagulant) 역할을 수행한다.

무과립백혈구

림프구(lymphocyte)는 전체 백혈구의 20~45%이다. 핵은 둥근 모양이며 매우 커서 세포의 대부분을 차지한다. 크기는 5μm 정도의 소형부터 17μm 정도의 대형으로 분류된다. 림프구는 면역계에서 가장 중요한 세포로 그 기능에 따라 T림프구(T-lymphocyte, T cell)와 B림프구(B-lymphocyte, B cell)로 구분한다. 림프구에는 크게 3종류가 있다. T림프구는 외부에서 들어온 세포나 바이러스에 감염된 세포를 직접 공격하며, B림프구는 자극을 받아 분화하여 항체(antibody)를 만들어낸다. 자연살해세포(natural killer cell, NK cell)는 비정상적이거나 감염된 세포들을 공격한다.

단핵구(monocyte)는 전체 백혈구의 약 2~8%를 차지하며 백혈구 중에서 크기가 가장 크며 적혈구의 3배 정도이다. 단핵구의 핵의 형태는 크고 둥근 말발굽형태 혹은 C자 모양이다. 단핵구는 감염된 조직으로 이동하여 대식세포(큰포식세포, macrophages)가 되어 박테리아, 죽은 조직, 미립자, 미생물 등을 포식(phagocytosis)하는 청소부의 역할을 한다. 단핵구의 수는 바이러스 감염이나 염증 시 증가한다.

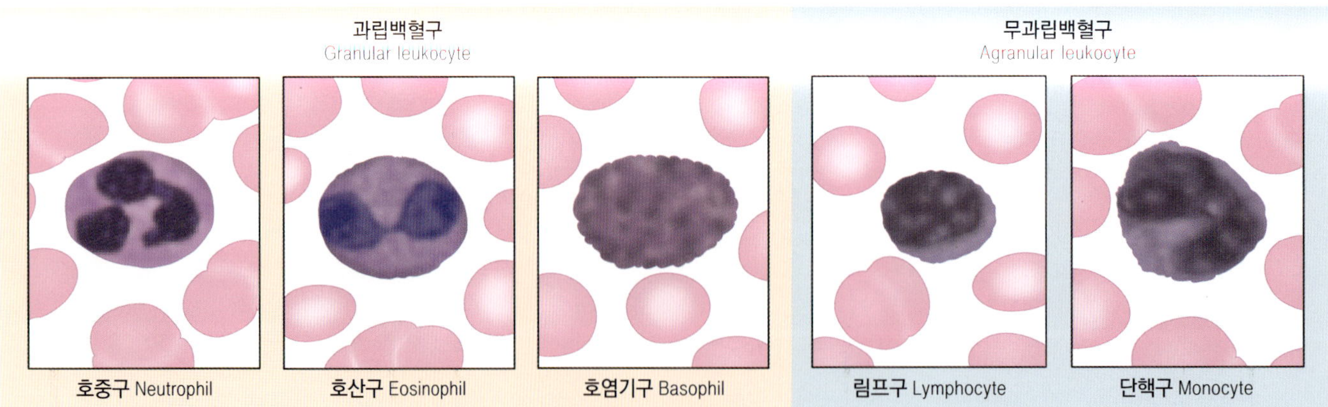

그림 3-10 백혈구의 종류

3.5 백혈구와 혈소판

학습 목표 ■ 백혈구의 생활주기에 대해서 설명할 수 있다. ■ 혈소판의 구조와 특징을 설명할 수 있다.

백혈구의 생활 주기

백혈구(leukocyte)의 형성은 적골수에서 조혈모세포(hemopoietic stem cell)로부터 시작된다. 조혈모세포에서 골수형성계통을 따라 골수모세포(myeloblast), 단핵구모세포(monoblast)와 림프구모세포(lymphoblast)로 분화되고, 골수모세포에서 호중구, 호산구, 호염기구가 분화되어 성숙과정을 거친다. 골수모세포와는 달리 단핵모세포에서 단핵구가 분화되고, 림프구모세포에서 B림프구와 T림프구로 분화하여 성숙한다. 일부는 자연살해세포(natural killer cell, NK cell)로 분화한다. 백혈구 중에서 과립백혈구(호중구, 호산구, 호염기구)와 단핵구는 골수에서 생성되어 골수 내에 저장되었다가 필요 시 혈액으로 유입된다. 그러나 림프구는 골수에서 생성된 후 T림프구는 흉선(가슴샘, thymus)으로 이동하고, B림프구는 림프절이나 림프조직으로 이동한다(그림 3-11).

혈소판의 구조와 특징

혈소판(thrombocyte)은 전체 유형성분의 1% 이내를 차지하며, 유형성분 중 가장 작은 크기로 적혈구의 1/4 이하이다. 모양은 핵이 없고 불규칙적이며 적골수의 거대핵세포(megakaryocyte)로부터 세포질 일부가 떨어져 나온 세포 조각으로 염색 시 보라색의 작은 먼지처럼 보인다(그림 3-12). 정상 성인에서 혈소판 수치는 혈액 $1mm^3$ 당 약 150,000~400,000개 정도이다. 혈소판의 수명은 8~10일 정도 혈류를 따라 흐르다 파괴되고 내용물은 재활용되며, 지혈(hemostasis)에 관여한다(연관내용 참조).

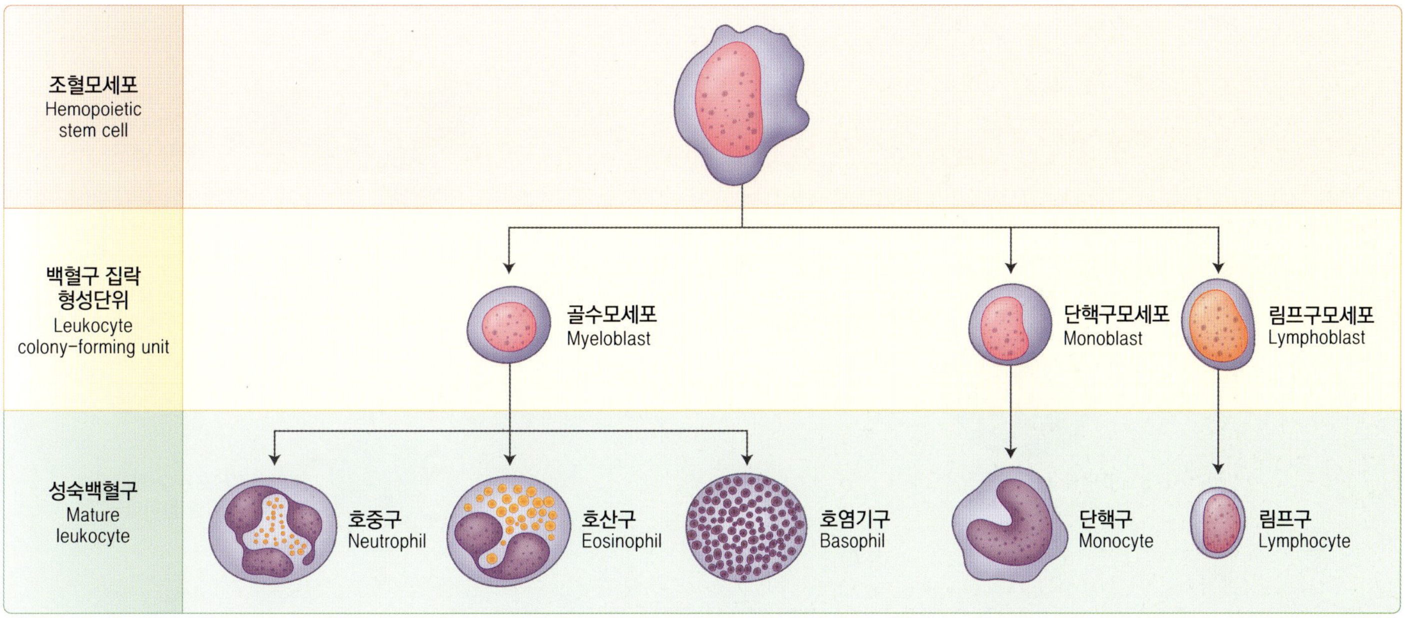

그림 3-11 백혈구의 형성

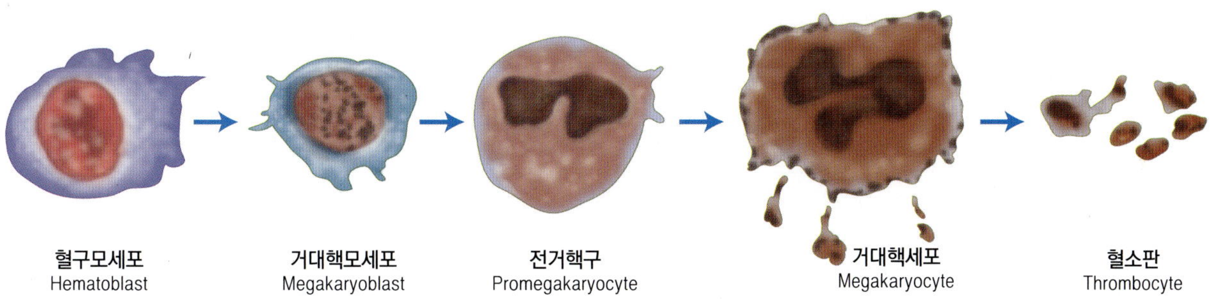

그림 3-12 혈소판의 형성

신체의 면역체계

학습 목표 ■ 세포성 면역과 체액성 면역을 구분할 수 있다.

모든 비특수 방어작용이 신체에 대한 이물질의 침입이 있을 경우 있어 자신의 구성 물질인지 아닌지를 인지(recognition)하는데, 이 인지된 물질을 항원(antigen)이라 하고, 이러한 항원의 자극에 의해 생성되어 항원과 특이적으로 반응하는 물질을 항체(antibody)라고 한다.

골수에서 생성된 과립백혈구와 단핵구는 골수에 저장되어 있다가 혈액으로 이동하여 이물질을 탐식하는 등 방어기전에 관여하며, 림프구(lymphocyte)는 골수에서 생성되는 T림프구(T lymphocyte)와 B림프구(B lymphocyte)로 나눈다. T림프구는 흉선(가슴샘, thymus)으로 이동하여 세포성 면역에 관여하고, B림프구는 림프절과 림프조직으로 이동하여 체액성 면역에 관여한다. 흉선은 약 15세 전 · 후에 퇴화된다. 세포성 면역과 체액성 면역은 그림 3-13과 표 3-3에 나타나 있다.

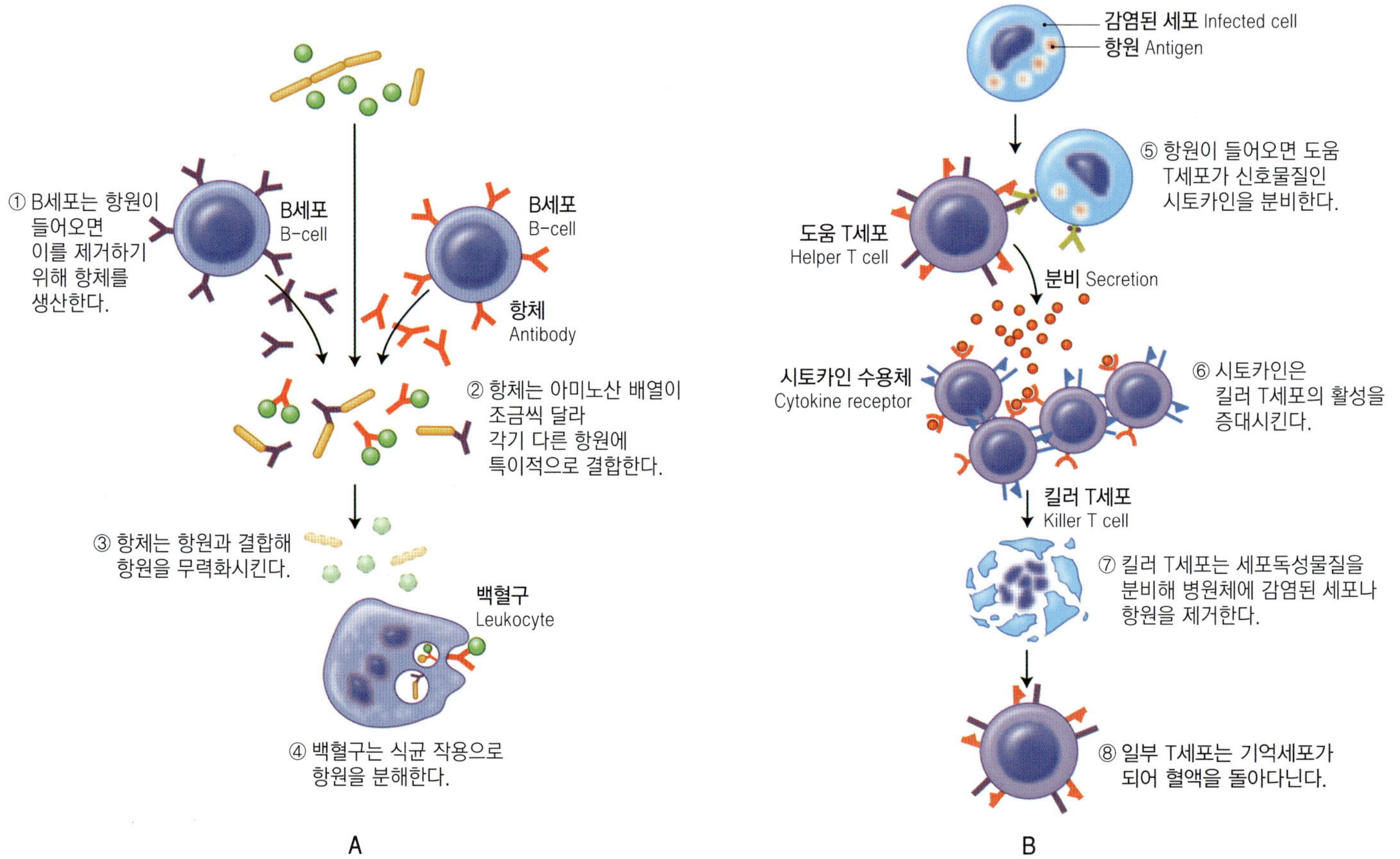

그림 3-13 면역 과정. A: 체액성 면역, B: 세포성 면역

표 3-3 세포성 면역과 체액성 면역의 특징

구분	세포성 면역(감작세포를 만드는 형태)	체액성 면역(항체를 만드는 형태) = 항체매개 면역반응
관련 림프구	T림프구, 대식세포	B림프구
분화	Cytotoxic/Memory/Helper/Suppressor T-cell	Plasma cell(항체를 만드는 B세포), 기억 B세포
반응	지연	즉각
예	결핵, 진균감염, 이식거부반응, 암세포 파괴 등	과민성 쇼크, 아토피성 질환, 수혈, 박테리아 감염증 등
작용기전	1. Cytotoxic T세포가 항원에 접촉하여 세포 직접 파괴 2. 독소를 분비하여 항원을 파괴	1차반응: B세포에서 분화된 형질세포가 항체 생성 2차반응: 같은 항원이 재침입 시 기억 B세포가 형질세포로 분화하여 다량의 항체 생성

연관내용

ASSOCIATED CONTENT

태아적모구증

Rh항원은 적혈구 표면에 있는 항원 중의 하나이다. Rh항원이 있는 사람은 Rh 양성자(Rh^+)라 하고, 없는 경우에는 Rh 음성자(Rh^-)라고 한다. Rh^-인 어머니와 Rh^+인 아버지 사이에서 태어난 태아가 Rh^+일 경우 문제가 된다. 첫 임신 기간 중에 태아의 적혈구가 모체의 혈관에 들어가 모체 내에서는 태아의 Rh^+ 인자에 항체가 생성된다. 이때 모체의 적혈구에는 Rh^+인자가 없기 때문에 모체 자신은 문제가 되지 않는다. 이후 Rh^-인 어머니가 다시 임신을 하여 태아가 Rh^+인 경우, 엄마의 항체가 태반을 통하여 태아의 혈액 내로 들어오면 태아의 적혈구와 응집반응이 일어나 심각한 질병이나 사망을 초래할 수 있다. 이것을 태아적모구증(erythroblastosis fetalis)이라고 하는데, 태아는 심각한 빈혈 상태로 태어나게 된다(그림 3-14).

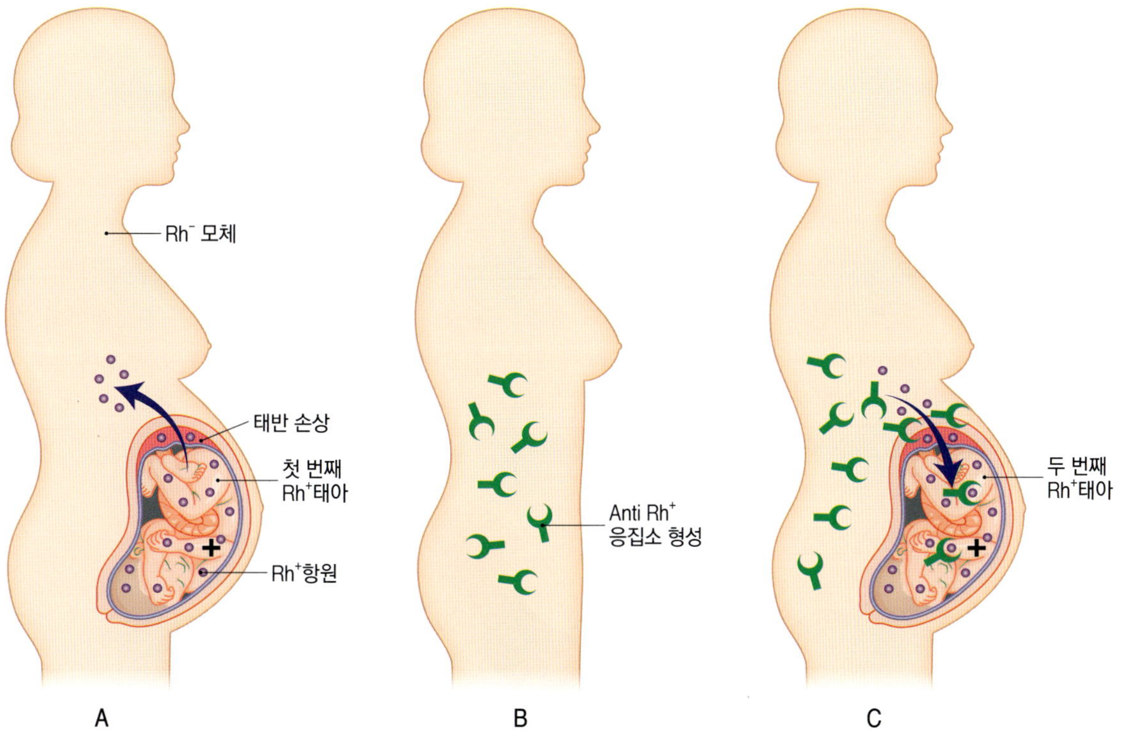

그림 3-14 임신과 Rh 부적합. A: 첫 번째 임신, B: 분만 후, C: 두 번째 임신

연관내용

ASSOCIATED CONTENT

지혈

지혈(hemostasis)은 혈관 손상 시 출혈을 멈추게 하는 과정으로 혈관연축(vasospasm), 혈소판 플러그 형성(platelet plug formation), 혈액응고(coagulation)의 3단계 과정을 거쳐 진행된다(그림 3-15).

혈관연축. 혈관손상 시 혈관연축은 손상부위를 좁게하고, 혈소판은 혈관수축물질(vasoconstrictor)인 세로토닌(serotonin)을 분비한다.

혈소판 플러그 형성. 혈소판의 끈적거림(sticking)으로 혈관의 작은 손상부위를 막아준다. 혈관손상 시 교원섬유(아교섬유, collagen fiber)가 혈액으로 유출되고, 혈소판이 아교질에 부착되어 혈소판 플러그(platelet plug)를 형성하여 지혈작용에 관계한다.

혈액응고. 지혈의 마지막 단계로 가장 오래 지속된다. 간과 혈소판에서 만들어진 다수의 응고인자(clotting factor)가 관여하며, 다단계의 화학적 반응이 일어난다. 결과적으로 응고과정은 녹아 있는 피브리노겐(fibrinogen)이 고형섬유(solid fiber)인 피브린(fibrin)으로 변하면서 일어난다. 피브린은 혈구, 혈소판과 부착되면서 고형성분인 혈병(핏덩이, blood clot)을 형성하며, 혈병은 혈관벽에 부착된다. 이러한 응고과정은 내인성 경로와 외인성 경로를 거친다. 내인성 경로(intrinsic pathway)는 혈소판이 손상된 혈관에 들러붙은 후, 제12인자(factor XII)로 불리는 전응고물질(procoagulation)을 분비하면서 시작되어 여러 단계를 거쳐 제8인자(factor VIII)를 활성화시키므로 외인성 단계보다 느리게 진행된다. 외인성 경로(extrinsic pathway)는 손상된 부위의 조직에서 제3인자(factor III)가 분비되고, 제3인자와 제10인자(factor X)는 전응고물질을 활성화시키므로 응고과정이 완성되는 공통경로(common pathway)의 시작이 된다. 제10인자가 활성화되면 프로트롬빈활성인자(prothrombin activator)를 활성화시키고 프로트롬빈활성인자는 간에서 생성된 프로트롬빈(prothrombin)을 트롬빈(thrombin)으로 변화시킨다. 트롬빈은 간에서 생성된 피브리노겐을 피브린으로 만든다. 피브린(fibrin)은 혈소판과 혈액세포를 연결하는 끈적거리는 망으로 혈관을 막는 혈병을 형성한다. 3가지 경로의 몇몇 단계에서 보조인자(cofactor)로 칼슘이 필요하다. 다단계 연쇄반응 중 응고인자의 결핍은 전체 응고연쇄반응을 중단시킬 수 있다. 대부분의 응고인자는 간에서 생성되며, 이때 비타민 K가 필요하다(그림 3-15).

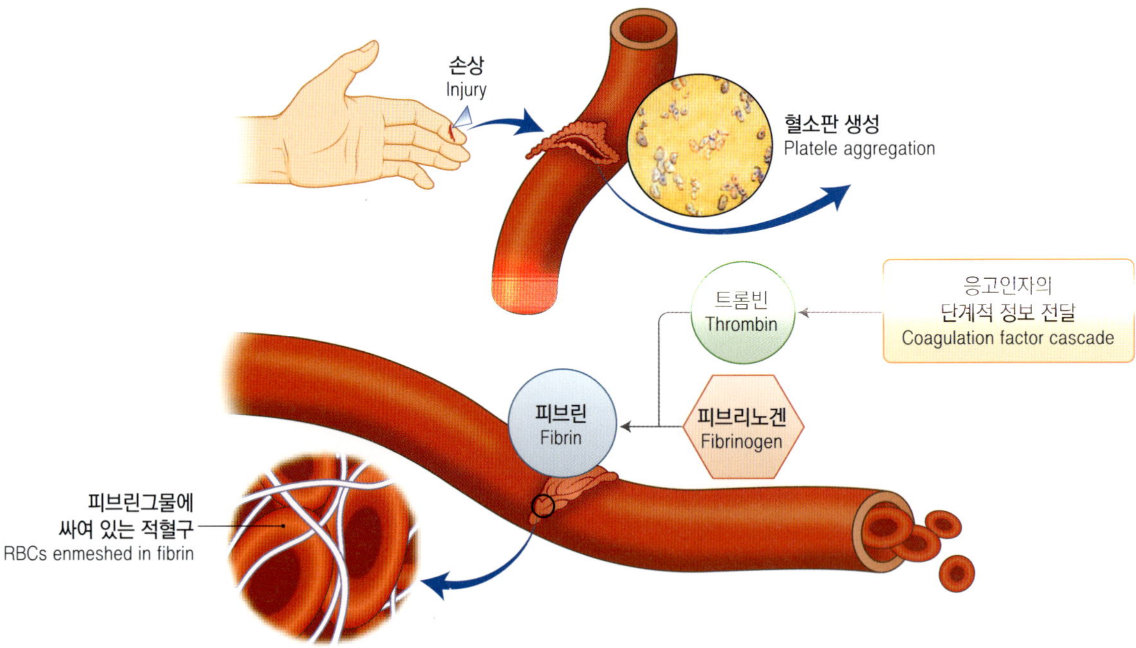

그림 3-15 혈액의 응고기전

꼭 알아두기

TO KNOW ON TO

- 혈액의 운반, 방어기전, 전해질 및 수분조절, 혈액응고 기능에 대해 알아두기
- 혈액의 유형성분과 기능 알아두기
- 적혈구의 구조적 특징, 기능, 생활주기, 혈액형에 대해 알아두기
- 백혈구의 구조적 특징, 기능, 생활주기에 대해 알아두기
- 지혈과정에 대해 알아두기

요약정리

SUMMING-UP

- 혈액(blood)은 유형성분(formed element)이라 불리는 혈구세포와 혈장(plasma)으로 구성되어 있다.
- 혈액 중 적혈구가 차지하는 용적 비율을 적혈구용적율(hematocrit)이라 하며 평균적으로 45% 정도를 차지한다.
- 혈액은 인체의 항상성을 유지하며 신체 내에서 운반, 방어기전, 전해질 및 수분조절, 혈액응고 등 다양한 기능을 수행한다.
- 혈장(plasma)에 많은 양을 차지하는 단백질은 혈장 용적의 7%를 차지하며 혈액응고, 방어기전 역할을 담당하고 있다 .
- 알부민(albumin)은 전체 혈장단백질의 약 58%로 가장 많으며 혈액 내 삼투압을 조절한다.
- 감마글로불린(γ-globulin)은 면역항체로서 세균이나 독소로부터 인체를 방어하는 단백질이다.
- 피브리노겐(fibrinogen)은 혈장 속에 있는 응고인자로 혈관에 상처가 나면 혈액응고에 관여한다.
- 적혈구(erythrocyte)의 성분은 대부분 혈색소이며, 혈색소는 철이 함유된 헴(heme)과 4개의 단백질사슬 글로빈(globin)으로 구성되어 있다.
- 산소는 헤모글로빈 내의 철에 결합하기 때문이며 혈색소 1개당 4개의 산소 분자를 운반하고 이산화탄소는 혈색소의 글로빈에 의해 운반된다.
- 적혈구는 조혈모세포에서 분화하여 4가지 발달 단계를 거쳐 망상적혈구(그물적혈구, reticulocyte) 형태로 혈액으로 운반된다.
- 적혈구의 표면에는 여러 항원이 존재하며 대표적인 항원은 ABO 혈액형으로 적혈구 표면에 A항원과 B항원의 존재에 따라 혈액형이 결정된다.
- A형 혈액형인 사람이 B형 혈액을 수혈받으면 A형 환자의 항-B 항체가 B형 적혈구를 공격하게 되어 응집반응(agglutination reaction)을 유발한다.
- Rh항원은 적혈구 표면에 있는 항원으로 Rh항원이 있는 사람은 Rh 양성자(Rh^+)라 하고, 없는 경우에는 Rh 음성자(Rh^-)라고 한다.
- 호중구(neutrophil)는 전체 백혈구 중 60%로 가장 많으며 인체의 1차 방어선을 조성한다.
- 호산구(eosinophil)는 기생충 감염과 알레르기 반응 시 증가한다.
- 호염기구(basophil)는 히스타민(histamine)과 헤파린(heparin)을 함유하고 있어 항염작용, 알레르기 반응, 혈액응고를 막는 역할을 수행한다.
- 림프구(lymphocyte)는 기능에 따라 T림프구와 B림프구로 구분한다.
- 단핵구(monocyte)는 말발굽형태로 박테리아, 죽은 조직, 미립자, 미생물 등을 포식(phagocytosis)하여 청소역할을 한다.
- 백혈구(leukocyte)는 적골수에서 조혈모세포(hemopoietic stem cell)로부터 시작된다.
- 백혈구는 조혈모세포에서 분화되어 호중구, 호산구, 호염기구로 성숙과정을 거친다.
- 지혈(hemostasis)은 혈관연축, 혈소판플러그 형성, 혈액응고 등의 3단계 과정을 거쳐 진행된다.
- 혈액응고(blood coagulation)는 간과 혈소판에서 만들어진 다수의 응고인자(clotting factor)가 관여한다.

관련 질환과 중재

RELATED DISEASE & INTERVENTION

혈액에 나타나는 주요 질환

빈혈

빈혈(anemia)은 적혈구의 비율이 정상보다 낮거나 혈색소의 부족으로 인해 산소 운반 능력이 감소한 상태를 의미한다. 부족한 산소 공급으로 인해 이를 보상하기 위해 심장은 정상보다 더 빨리 뛴다. 대표적인 빈혈의 증상은 창백(pale), 피로(fatigue), 두근거림(flutter), 숨가쁨(shortness of breath) 등이 나타난다. 빈혈의 종류로는 재생불량성 빈혈(aplastic anemia), 선천성 용혈빈혈(congenital hemolytic anemia), 적혈모구빈혈(erythroblastic anemia), 가족성소구성빈혈(familial microcytic anemia), 출혈성 빈혈(hemorrhagic anemia), 대적혈구빈혈(macrocytic anemia), 악성빈혈(pernicious anemia) 등이 있다. 빈혈에 대한 치료는 먼저 빈혈의 원인을 규명하고 원인에 따라 치료방법을 선택하여야 한다. 대표적으로 철분결핍성 빈혈인 경우는 그 원인을 치료함과 동시에 철분제를 복용하여야 한다.

백혈병

백혈병(leukemia)은 골수와 혈액에서 비정상적으로 종양세포(백혈병 세포)가 급증하는 질환이다. 백혈병은 경과 기간에 따라 급성백혈병과 만성백혈병으로 구분된다. 급성백혈병은 백혈병세포의 종류에 따라 급성골수성 백혈병과 급성림프성 백혈병으로 나눈다. 급증한 백혈병 세포로 인해 골수에서 정상적인 혈액세포가 생성되지 못한다. 이로 인해 적혈구와 혈소판 생성이 감소하여 빈혈과 출혈이 유발될 수 있다. 백혈병의 치료는 항암화학요법, 방사선요법, 조혈모세포이식 등이 있다.

혈우병

혈우병(hemophilia)은 X연관 열성 유전인자의 돌연변이로 인해 일어나는 출혈장애이다. 여성은 이 유전자가 있어도 X염색체가 2개이므로 2개 중 하나가 정상인 경우 증상이 나타나지 않을 수 있으나, 남성은 X염색체가 하나이므로 이 유전자가 있는 경우 출혈장애를 겪게 된다. 증상으로는 평생 관절출혈, 근육출혈, 피하혈종 등의 출혈 증상이 반복적으로 나타난다. 혈우병의 종류는 A형 혈우병(hemophilia A, 응고인자 VII 결핍)과 B형 혈우병(hemophilia B, 응고인자 IX 결핍), C형 혈우병(hemophilia C, 응고인자 XI 결핍) 세 가지 종류가 존재한다. 치료로는 출혈 시 조기 지혈이 중요하며 과격한 운동 등으로 출혈이 예상되는 경우는 예방적 대체요법 등을 실시한다.

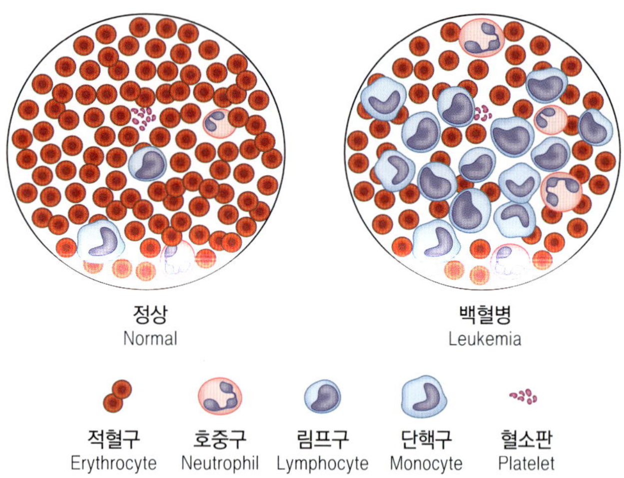

그림 3-16 백혈병 환자의 혈액

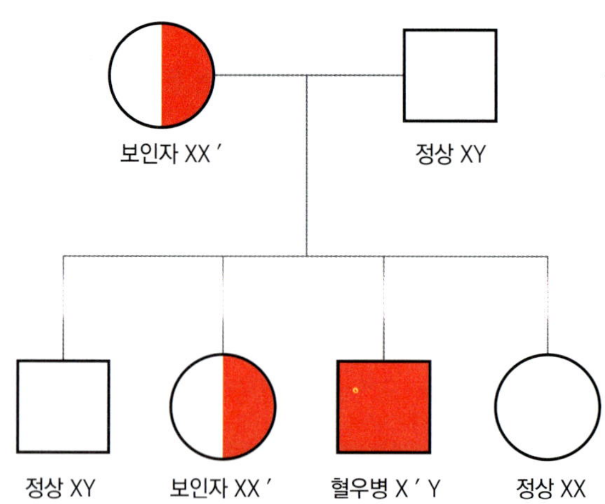

그림 3-17 혈우병 가계도. X′는 돌연변이 인자

학습목표에 대한 자기진단

SELF-DIAGNOSIS OF THE LEARNING OBJECTIVE

번호	학습목표	자기성취도(점)				
		90%(5)	70%(4)	50%(3)	30%(2)	10%(1)
1	혈액의 전체 구성성분에 대해 알 수 있다.					
2	혈액의 기능에 대해 알 수 있다.					
3	적혈구의 구조적 특성과 기능에 대해 알 수 있다.					
4	혈액형과 수혈에 대해 알 수 있다.					
5	백혈구의 구조적 특성과 기능에 대해 알 수 있다.					
6	혈소판의 구조와 특성에 대해 알 수 있다.					
7	지혈과정에 대해 알 수 있다.					
계						
단원 합계		점				

주요용어 점검

CHECKING OF MEDICAL TERMS

림프구 lymphocyte

적혈구 erythrocyte

호중구 neutrophil

적혈구형성 erythropoiesis

백혈구 leukocyte

단핵구 monocyte

혈장 plasma

응집 agglutination

혈액형 blood type

호산구 eosinophil

호염기구 basophil

과립백혈구 granular leukocyte

무과립백혈구 agranular leukocyte

유형성분 formed element

적혈구용적율 hematocrit

항체 antibody

응고인자 clotting factor

표적기관 target organ

거대핵세포 megakaryocyte

용혈 hemolysis

대식세포 macrophages

망상적혈구 reticulocyte

비장 spleen

조혈모세포 hemopoietic stem cell

수혈적합성 transfusion compatibility

피브린 fibrin

피브리노겐 fibrinogen

태아적아구증 erythroblastosis fetalis

운반단백질 carrier protein

항원 antigen

혈소판 thrombocyte

표면항원 surface antigen

테스트

TEST

■ 다음은 백혈구의 종류이다. 백혈구의 명칭을 기입하시오.

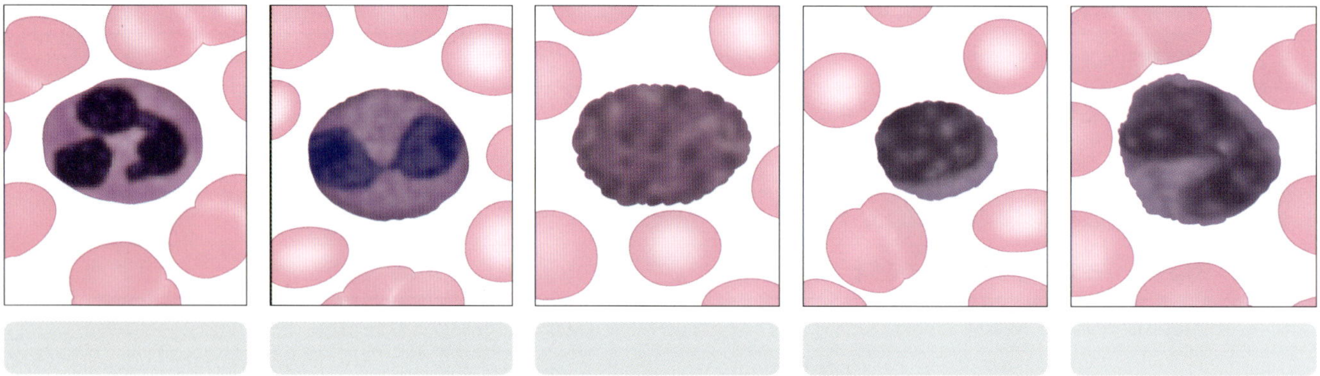

■ 다음은 적혈구 파괴과정을 나타낸 도식이다. A, B, C, D에 해당하는 명칭을 쓰시오.

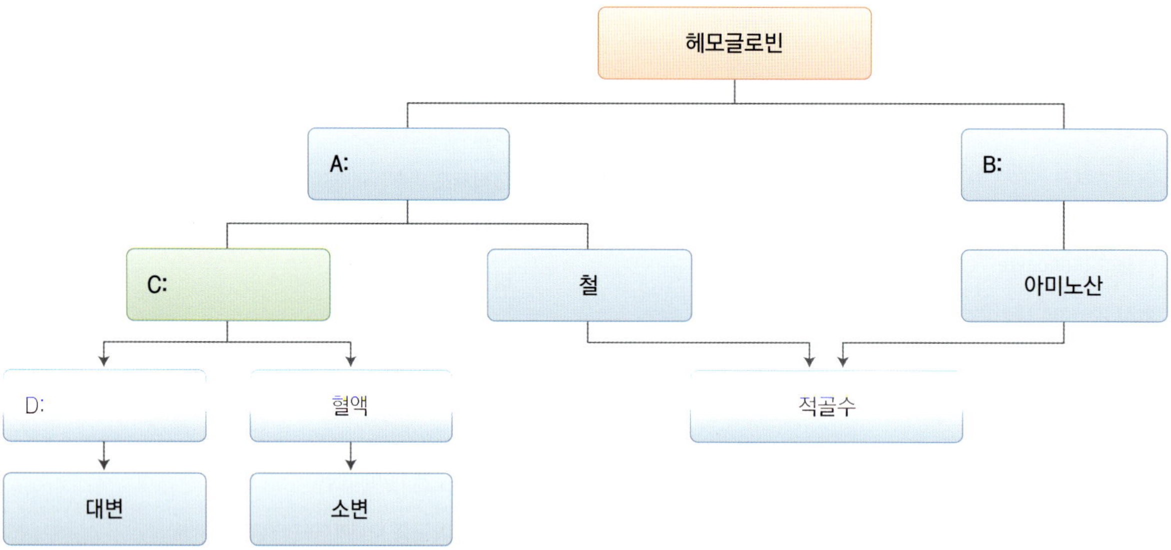

3.7 심장의 기능과 형태

학습목표 ■ 심장의 기능, 위치와 형태를 설명할 수 있다.

심장의 기능

발생 3주내에 기능이 시작되는 심장(heart)은 일생을 두고 약 30억 번 정도 쉼 없이 수축을 하여 혈액을 순환시켜 온몸으로 흐르게 하는 역할을 하며, 이를 통해 혈액에 있는 산소와 영양분을 온몸에 공급해 준다. 또한 대사작용의 결과로 생긴 몸속의 이산화탄소와 노폐물 등을 심장과 폐로 이동시켜 산소와 영양분을 재공급한다. 이처럼 심장은 혈액이 한 방향으로 온몸을 순환할 수 있도록 하는 강력한 펌프작용으로 인해 살아가는 원동력이 된다.

심장의 위치와 형태

심장의 위치

심장은 뭉툭한 원뿔 모양을 하고 있고, 크기는 자신의 주먹만 하며 속이 비어있는 장기이다. 종격(가슴세로칸, mediastinum) 안에 있으며, 구체적으로 왼쪽과 오른쪽 폐(허파, lung) 사이, 횡격막(가로막, diaphragm) 윗쪽, 식도(esophagus) 앞, 흉골(복장뼈, sternum) 및 늑골(갈비뼈, rib) 뒤에 위치하고 왼쪽으로 약간 치우쳐 있으며 상 · 하로 셋째에서 여섯째 늑연골(costal cartilage) 사이에 있다(그림 3-18).

심장의 형태

심장의 윗부분인 넓은 부분을 심저(심장바닥, base of heart)라 하고, 아랫부분인 좁은 부분을 심첨(심장꼭대기, apex of heart)이라고 한다. 심첨은 왼쪽 중앙 쇄골선과 5~6번째 늑골 사이가 만나는 부위에 위치한다. 심장의 오른쪽 부분, 특히 우심실이 대부분 전면에서 보인다.

심장 표면에서 심방(atrium)과 심실(ventricle)은 관상구(방실사이고랑, coronary sulcus)에 의해 분리되고, 좌심실과 우심실은 심실간구(심실사이고랑, interventricular sulcus)에 의해 분리된다.

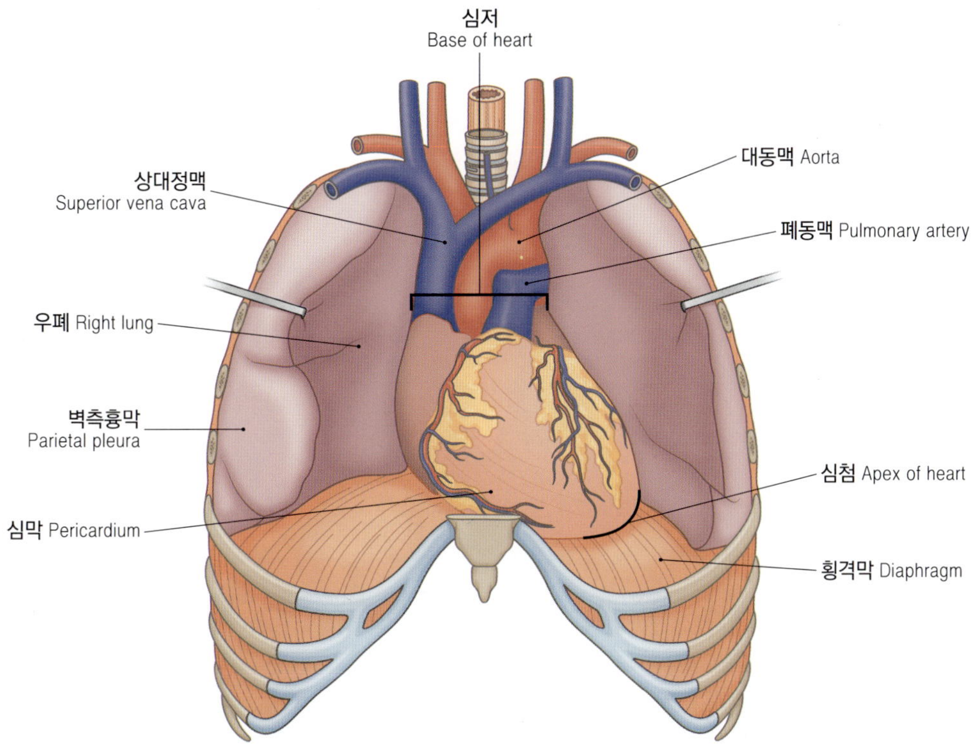

그림 3-18 종격 안의 심장 위치

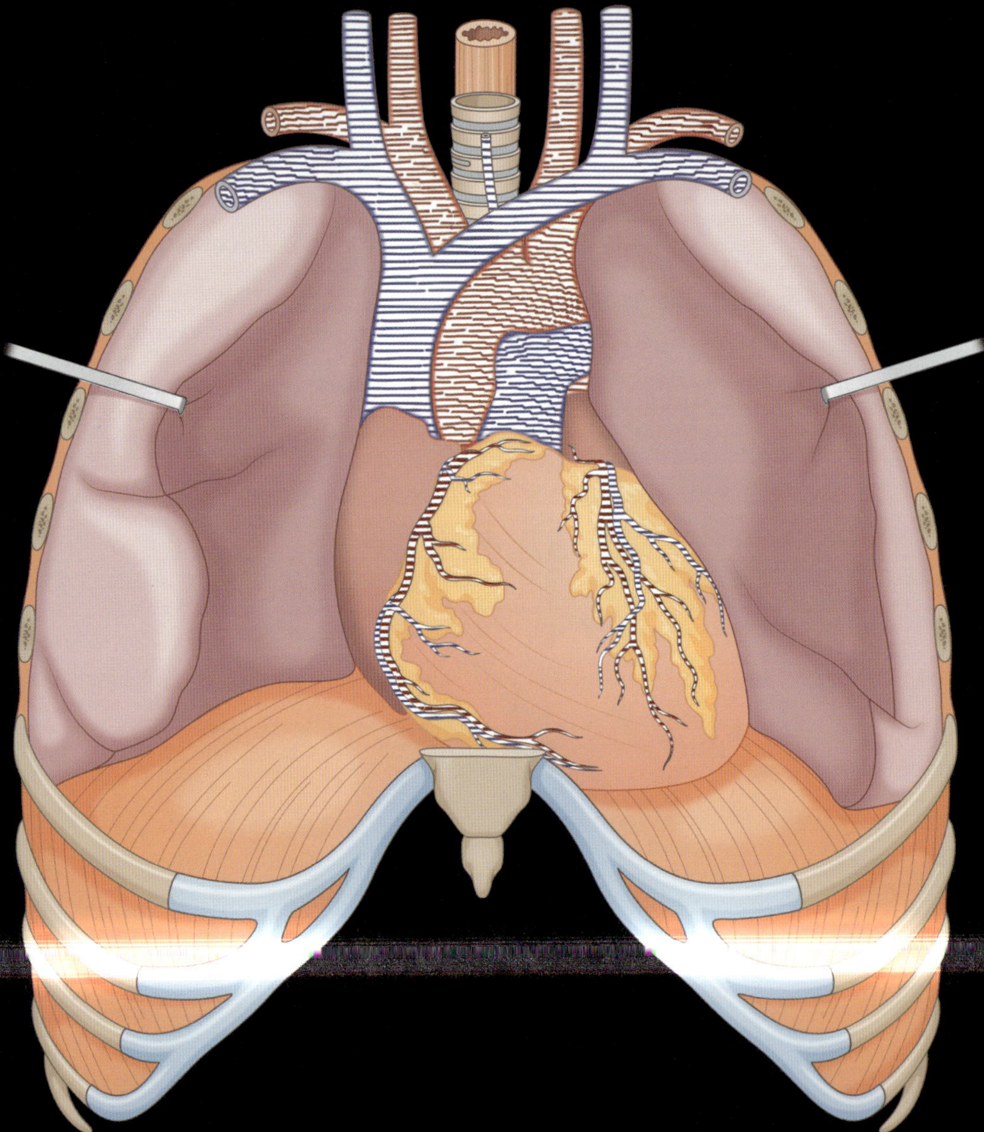

심장의 구조

학습목표
- 심장벽의 구조와 기능을 설명할 수 있다.
- 심막의 구조와 심막액의 기능을 설명할 수 있다.

심장벽

심장벽은 내막, 근육층, 외막이라는 3개의 층으로 구성되어 있다.

심내막. 심내막(심장속막, endocardium)은 심장벽의 가장 안쪽의 부드러운 표면으로 내피(endothelium)로 구성되어 있다. 혈액이 심장 속에서 잘 이동할 수 있도록 한다.

심근층. 심근층(심장근육층, myocardium)은 심내막과 심외막 사이에 위치하는 두꺼운 중간층이다. 심장근육으로 이루어져 있어 심장의 주 기능인 펌프작용을 담당한다. 심장근육섬유는 불수의근이지만 골격근처럼 수축작용을 할 수 있다. 좌심실은 고리 또는 나선형으로 배열된 두꺼운 층으로 전신의 저항을 이기고 온 몸으로 혈액을 보내야 하기 때문에 근육층은 매우 두껍다.

심외막. 심외막(심장바깥막, epicardium)은 심장벽의 바깥층을 이루는 장막으로, 심장을 바깥에서 감싸고 있는 심막 중 가장 안에 있는 것으로 장측심막(내장쪽심장막, visceral pericardium)에 해당된다.

심막

심장은 2층의 심막(심장막, pericardium)으로 둘러싸여 있다. 가장 바깥은 튼튼한 섬유성심막(섬유심장막, fibrous pericardium)으로, 그 안은 장막성심막(장막심장막, serous pericardium)으로 둘러싸여 있다. 이 중 장막성심막은 두 층이 연결되어 있는데, 바깥쪽은 벽쪽심장막(parietal pericardium)이라 하고, 안쪽은 장측심막(visceral pericardium)이라 한다. 장측심장막은 심장벽 중 가장 바깥인 심장외막에 해당한다. 두 장막성심막 사이에는 작은 공간이 있고, 이 곳을 심막강(심장막안, pericardial cavity)이라 부른다. 심막강 속에는 심막액(심장막액, pericardial fluid)이라는 윤활액이 있어 심장이 마찰하지 않고 운동할 수 있도록 도와준다(그림 3-19).

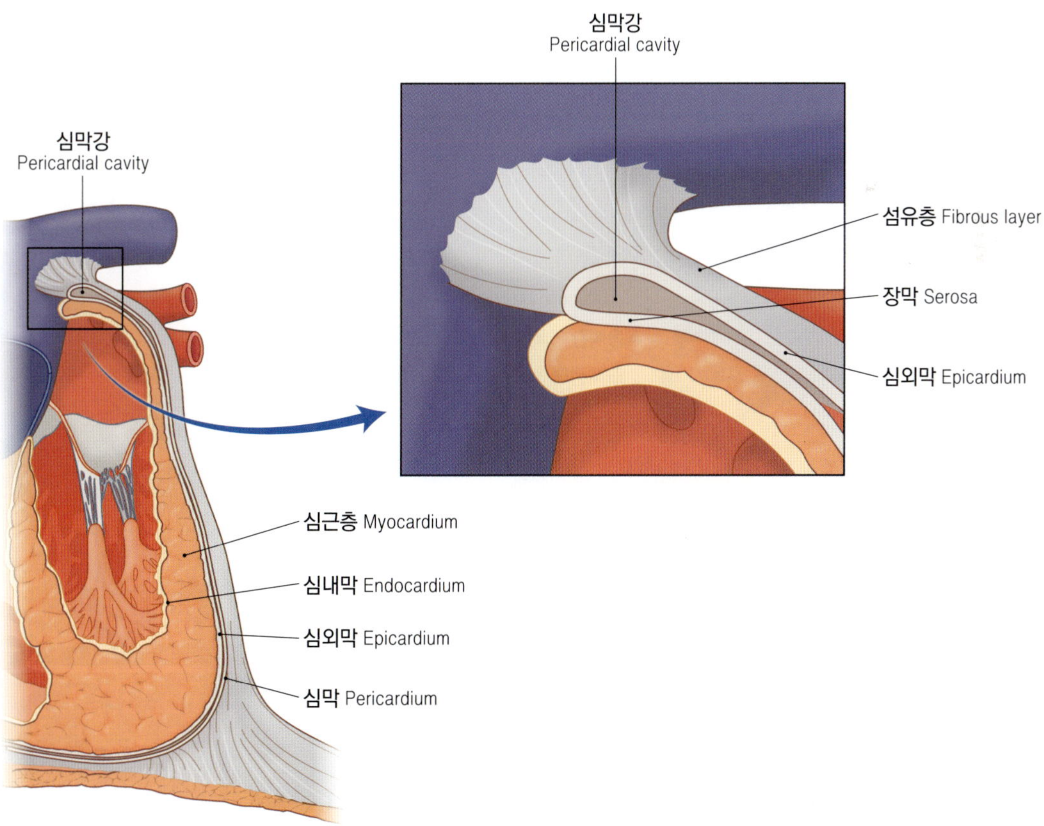

그림 3-19 심장벽과 심막

3.8 심장의 구조

학습 목표 ■ 심장 내부 방들의 위치와 명칭과 기능을 설명할 수 있다.

심장의 방

심장 내부는 모두 4개의 방으로 구성되어 있다. 윗부분에 좌심방(왼심방, left atrium)과 우심방(오른심방, right atrium)이라는 2개의 심방이 있고, 아랫부분에 좌심실(왼심실, left ventricle)과 우심실(오른심실, right ventricle)이라는 2개의 심실이 있다.

좌심방과 우심방

좌심방과 우심방은 심방중격(심방사이막, interatrial septum)에 의해 구역이 나누어진다. 두 개의 심방은 들어오는 혈액을 받아들이는 장소로, 혈액이 심실로 이동하기 전에 모여 있는 저장고 역할을 한다. 폐에서 가스교환이 이루어진 후 산소가 풍부한 동맥혈이 2개의 좌폐정맥(왼허파정맥, left pulmonary vein)과 2개의 우폐정맥(오른허파정맥, right pulmonary vein)을 통하여 좌심방으로 운반된다. 온몸을 순환한 후 이산화탄소와 노폐물이 많은 정맥혈이 상대정맥(위대정맥, superior vena cava), 하대정맥(아래대정맥, inferior vena cava), 관상정맥동(심장정맥굴, coronary sinus)을 통하여 우심방으로 운반된다.

좌심실과 우심실

좌심실과 우심실은 심실중격(심실사이막, interventricular septum)에 의해 구역이 나누어진다. 두 개의 심실은 심방으로부터 들어온 혈액이 방출되어 순환하도록 펌프 역할을 한다. 좌심실은 강하게 수축하여, 좌심방으로부터 들어온 혈액을 대동맥(aorta)을 통하여 전신으로 운반한다. 우심실은 수축하여 우심방으로부터 들어온 혈액을 폐동맥(허파동맥, pulmonary artery)을 통하여 폐로 운반한다(그림 3-20).

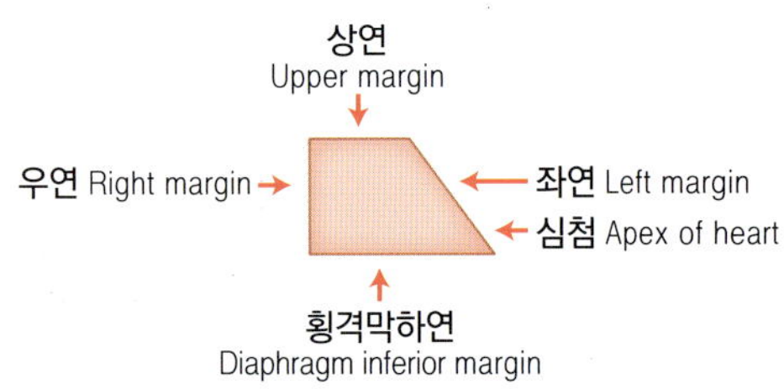

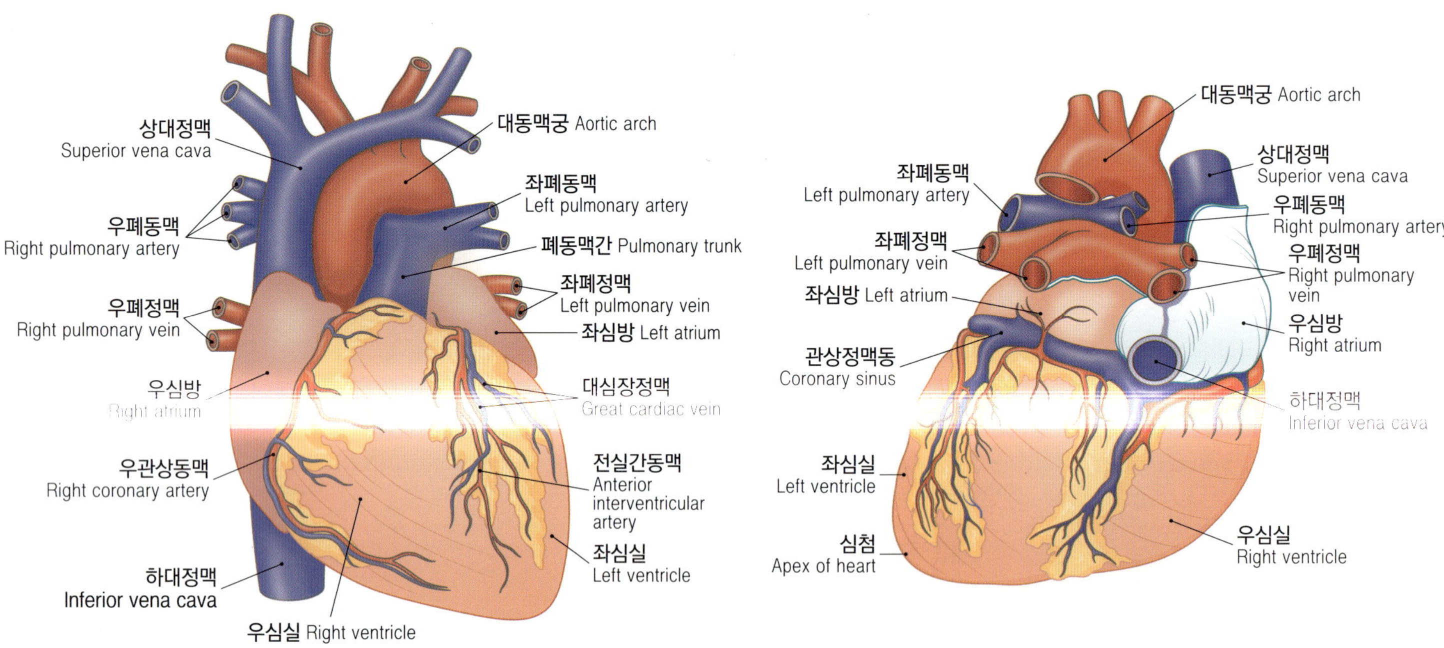

A B

그림 3-20 심장의 표면. A: 전면, B: 후밑면

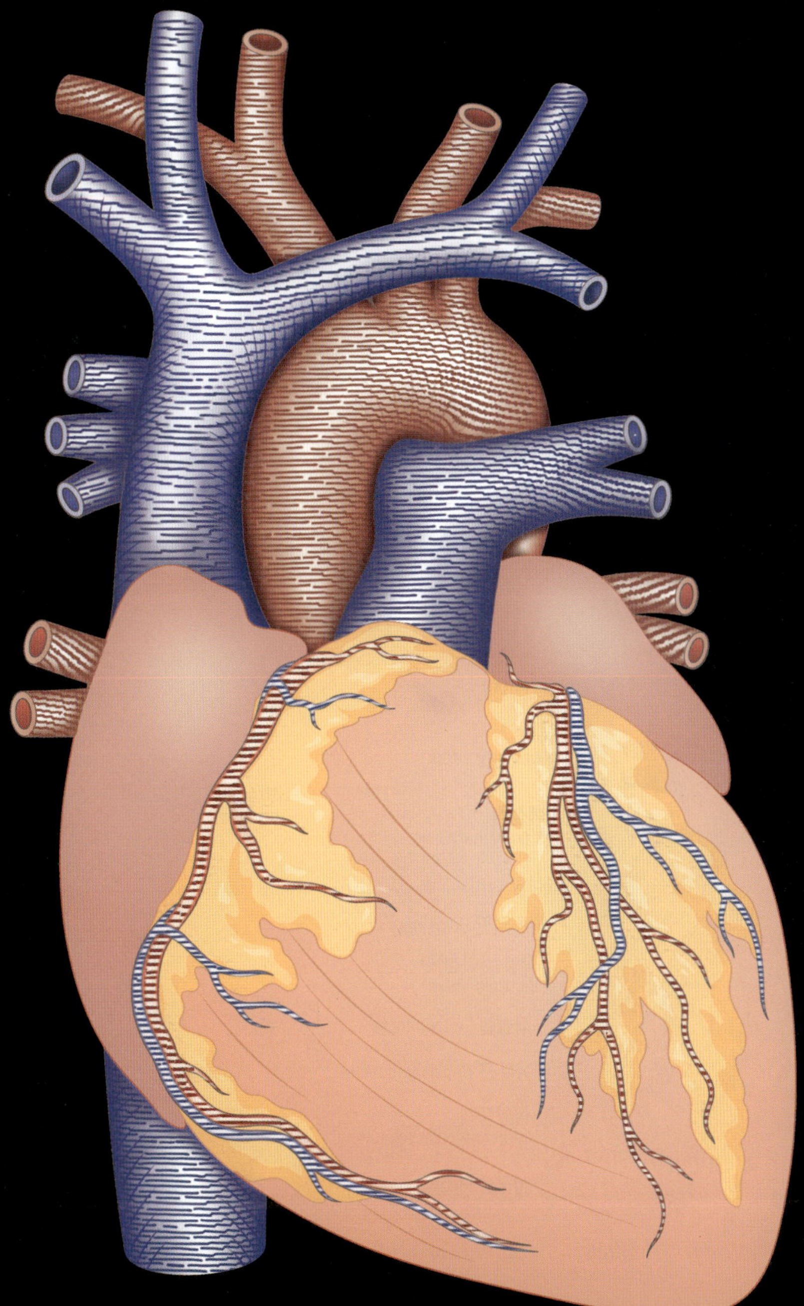

3.8 심장의 구조

학습 목표 ■ 심장판막의 명칭과 기능을 설명할 수 있다.

심장의 판막

심장에는 4개의 판막(valve)이 있다. 판막의 역할은 혈액이 역류하지 않도록 하여 한쪽 방향으로 혈액이 잘 흐르게 한다.

방실판

각 심방과 심실 사이에는 구멍이 있고 이곳에 방실판(atrioventricular valve)이 위치해 있다. 좌심방과 좌심실 사이에는 좌방실판(left atrioventricular valve)이 있는데, 2개의 삼각형 모양의 첨판으로 되어 있어 이첨판(bicuspid valve) 또는 승모판(mitral valve)이라고 한다. 우심방과 우심실 사이에는 우방실판(right atrioventricular valve)이 있고, 3개의 삼각형 모양의 첨판으로 되어 있어 삼첨판(tricuspid valve)이라고 한다.

방실판의 첨판은 건삭(힘줄끈, tendinous cords)이라는 질긴 섬유와 연결되고 그 끝은 유두근(꼭지근, papillary muscle)이라는 근육돌기와 결합된다. 첨판들이 서로 만나면 방실의 구멍이 닫히게 되고, 건삭과 유두근은 심실 수축 시 방실판이 심방 쪽으로 튀어나가거나 뒤집어지는 것을 방지하여 심실의 혈액이 심방으로 역류되는 것을 막아준다.

반월판

좌심실과 대동맥 사이에는 대동맥판(대동맥판막, aortic valve)이 있고, 우심실과 폐동맥 사이에는 폐동맥판(허파동맥판막, pulmonary valve)이 있다. 이들은 심실에서 동맥 방향으로 혈액이 흐르도록 조정하고, 반달모양으로 된 3개의 판막으로 구성되어 있어 반월판(반달판막, semilunar valve)이라고 한다. 반월판은 주머니 모양을 닮았고, 불룩한 면이 심실 방향으로 되어 있다. 심실 수축 시 혈류의 압력으로 반월판이 열리게 되고, 심실 이완 시 반월판이 닫혀 혈액이 심실로 역류되는 것을 막아준다(그림 3-21, 그림 3-22).

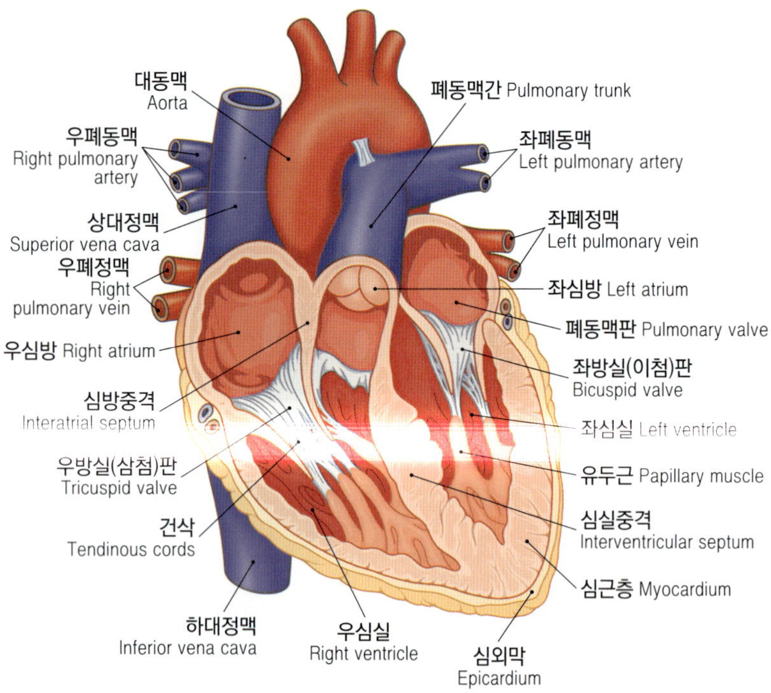

그림 3-21 심장의 내부 구조

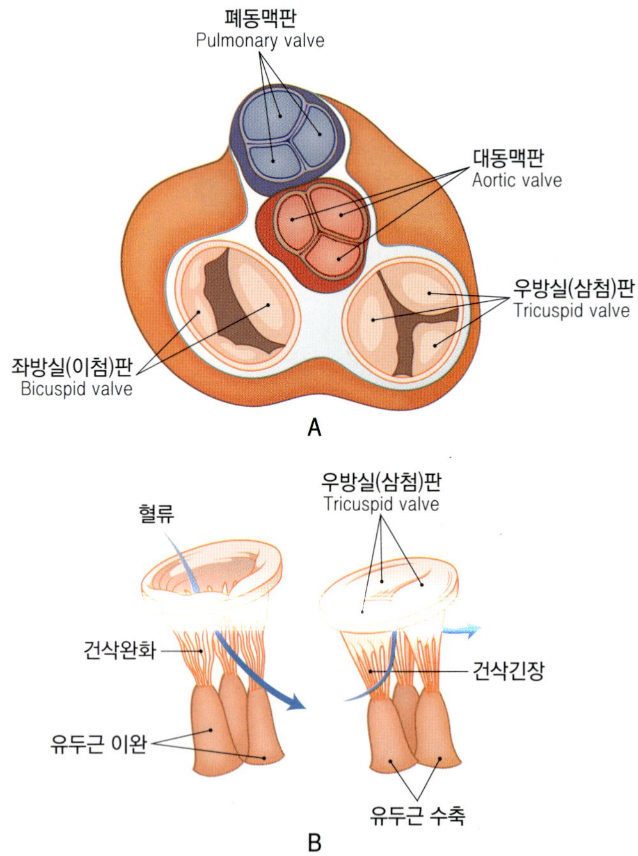

그림 3-22 판막. A: 판막의 종류, B: 판막의 개폐(삼첨판)

3.9 심장전도계

학습목표 ■ 심장전도계의 순서와 기능을 설명할 수 있다.

심장전도계

심장은 신경자극 없이 자체적으로 심방과 심실을 수축시킬 수 있는 박동조율기와 그 자극을 전달할 수 있는 전도로를 가지고 있다. 심장벽의 특수한 근육세포에 의한 흥분은 다음 순서에 따라 전달된다(그림 3-23).

동방결절. 동방결절(굴심방결절, sinoatrial node; SA node)은 심장의 수축을 시작하고 심장박동수를 결정하는 곳으로, 심장박동조율기(cardiac pacemaker) 역할을 한다. 우심방의 상 · 후 벽쪽인 상대정맥 개구부에 위치해 있고, 이곳에서 시작한 흥분은 좌 · 우심방을 수축시킨다.

방실결절. 방실결절(atrioventricular node; AV node)은 심막 사이의 심정맥동 구멍 앞에 위치해 있고, 동방결절에서 온 흥분을 이어 받는다.

방실속. 방실속(방실다발, atrioventricular bundle; 히스다발, His bundle)은 방실결절에서 온 흥분이 지나가는 길이다. 심실간막에서 우방실속(오른방실다발, right bundle)과 좌방실속(왼방실다발, left bundle)으로 나뉘어져 심첨 쪽으로 흥분이 내려간다.

푸르키니에섬유. 푸르키니에섬유(심장전도근육섬유, Purkinje fiber)는 방실속이 가늘어져서 심실근육 전체에 분포하게 된다. 심첨 부근에서 심실근육을 따라 상부로 올라가며 흥분을 빠르게 전달한다.

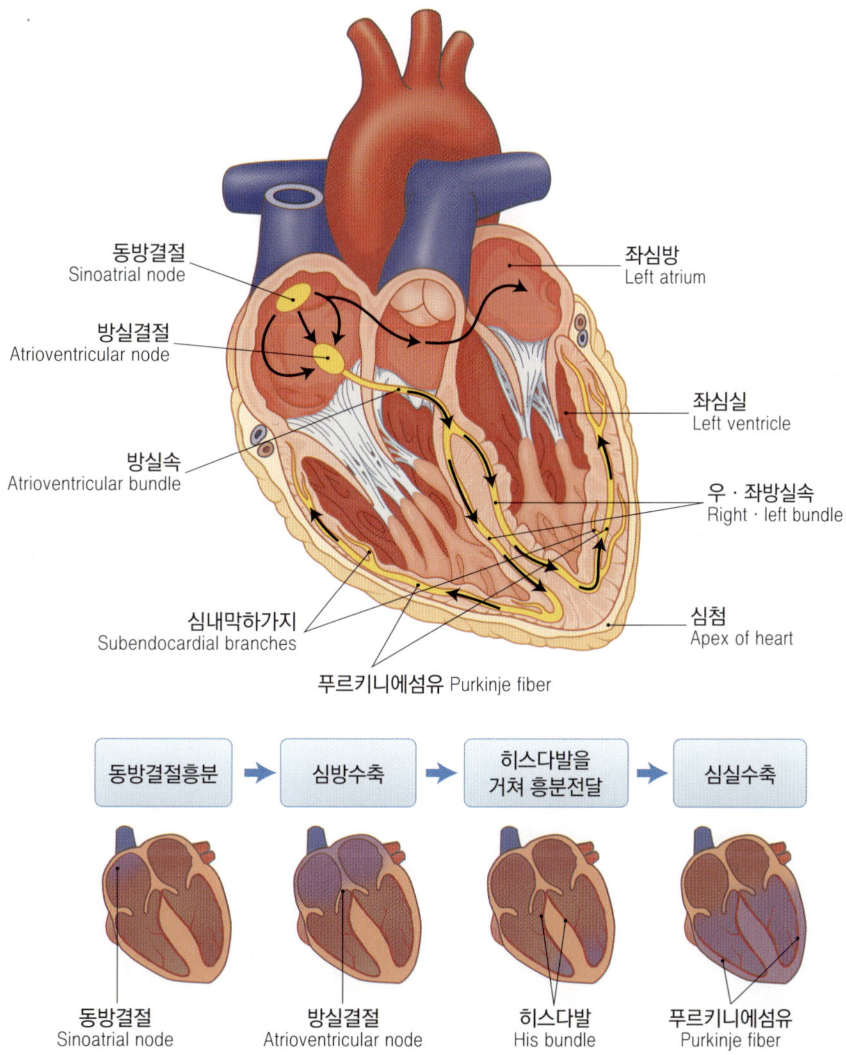

그림 3-23 심장전도계

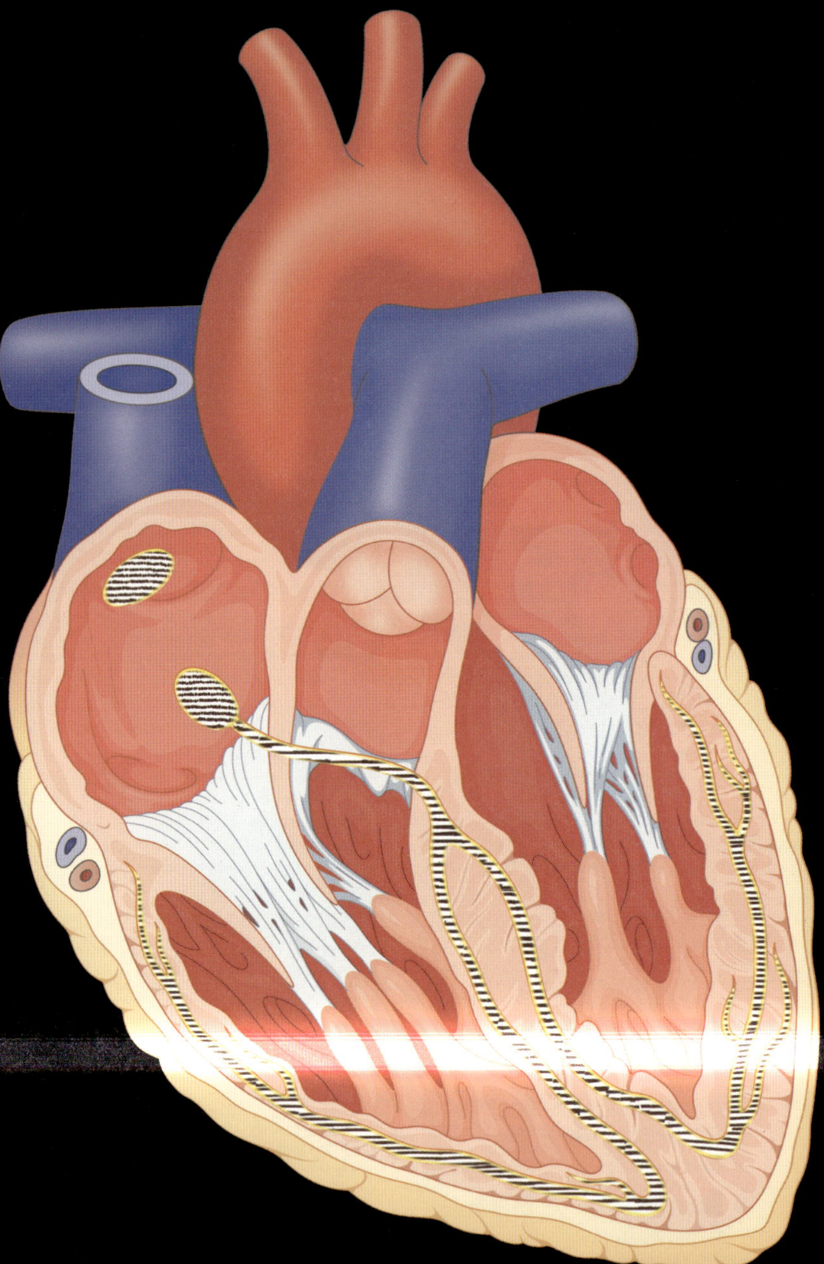

CHAPTER

3.10 심장을 통과하는 혈류

학습 목표 ■ 심장을 통과하는 혈류 경로와 구조물을 설명할 수 있다.

심장을 통과하는 혈류

체순환 후 이산화탄소 함유량이 많은 정맥혈(venous blood)은 상대정맥과 하대정맥을 통하여 우심방으로 들어온다. 이 정맥혈은 우심방 수축에 의하여 우방실판(삼첨판)을 통과한 후 우심실로 흐른다. 우심실에 혈액이 충만해져 압력이 올라가고, 우심방 수축에 이어 우심실 수축이 일어나면 닫혀있던 폐동맥판이 열려 혈액이 폐동맥으로 흘러간다(그림 3-24).

우폐동맥과 좌폐동맥으로 나뉘어 폐에 도착한 정맥혈은 산소와 이산화탄소 교환을 통하여 산소 함유량이 많은 동맥혈(arterial blood)로 바뀐다. 이 동맥혈은 2개씩의 우폐정맥과 좌폐정맥을 통하여 좌심방으로 들어오고, 좌심방 수축에 의하여 좌방실판(이첨판, 승모판)을 통과한 후 좌심실로 흐른다. 좌심실에 혈액이 충만해져 압력이 올라가고, 좌심방 수축에 이어 좌심실 수축이 일어나면 닫혀있던 대동맥판이 열려 혈액이 대동맥으로 흘러간다. 대동맥을 통하여 전신으로 혈액이 공급된다.

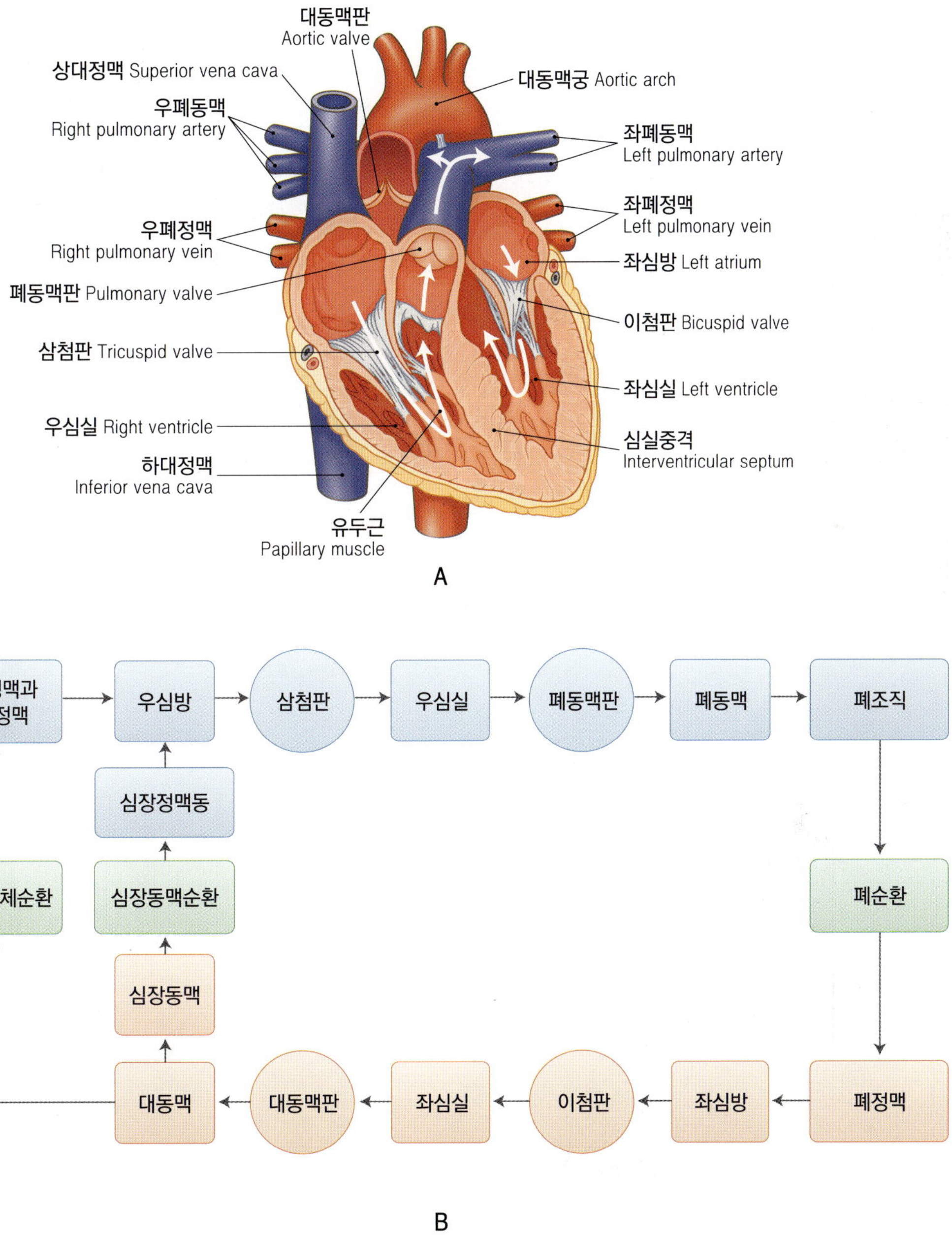

그림 3-24 심장혈류. A: 심장혈류의 흐름, B: 심장혈류 흐름도

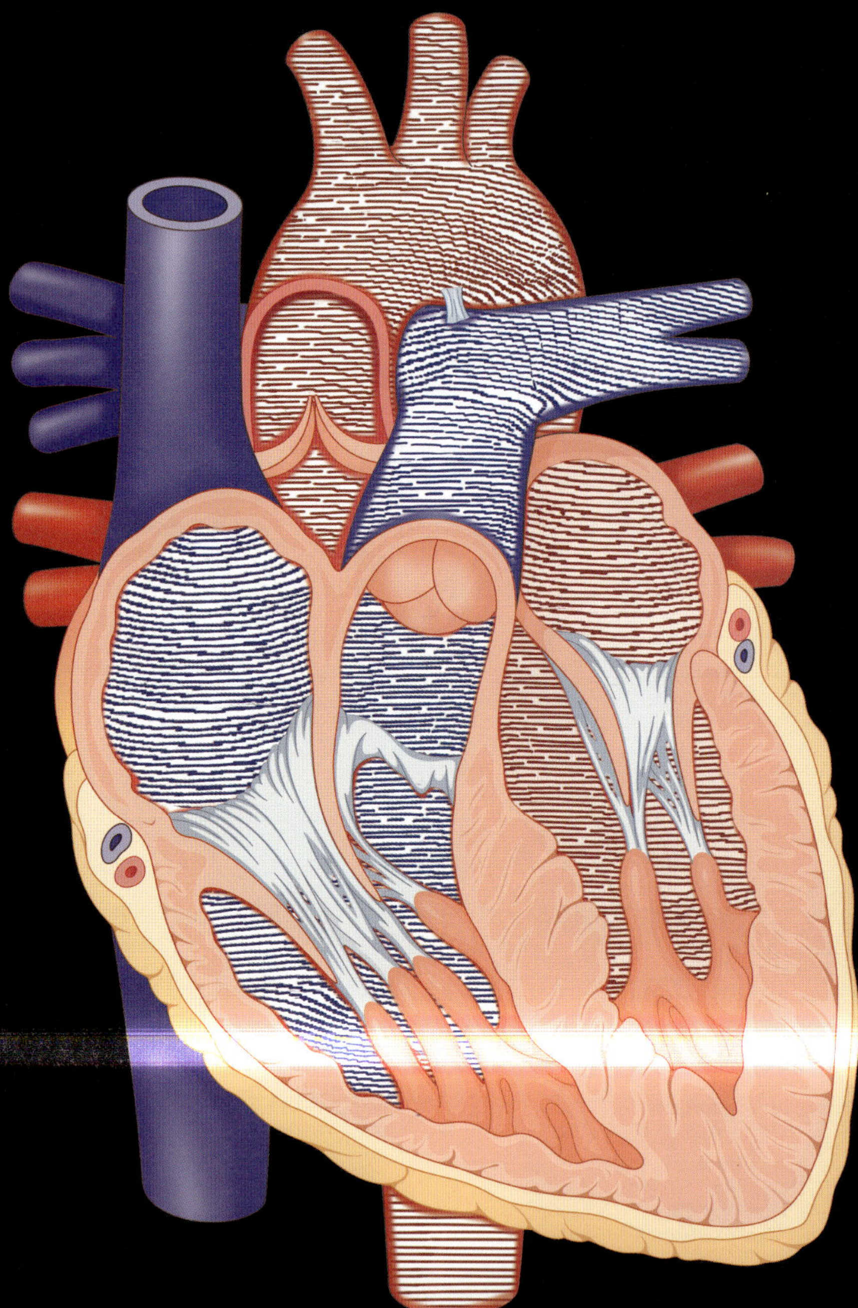

연관내용

ASSOCIATED CONTENT

심전도

심장에 흐르는 활동전위는 전류를 생산하여 몸 표면에서 전기 자극을 감지할 수 있다. 전극을 피부에 붙이고 기록장치를 연결하면 심장에서의 미세한 전류가 기록기에 보내져 만들어지는데, 이러한 심근 활동전류의 변화를 기록한 것을 심전도(electrocardiogram, ECG)라고 한다(그림 3-25).

정상 심전도는 P파(P wave), QRS 복합(QRS complex), T파(T wave)라는 3가지 파형을 나타낸다. P파는 동방결절(굴심방결절, SA node)로부터 나온 흥분파가 심방에 퍼져나가며 그려지는 것으로, 심방의 탈분극(depolarization)을 나타낸다. QRS 복합(QRS complex)은 Q파, R파, S파가 조합된 형태이고, 방실결절 → 방실속 → 심장전도근육섬유를 따라 심실근육에 차례로 전달되는 과정에서 그려지는 것으로, 심실의 탈분극을 나타낸다. 심장에서 심실이 근육량이 많고, 많은 전류를 발생시키기 때문에 R파는 P파보다 더 큰 파형을 나타낸다. T파는 심실의 재분극으로 그려지는 것으로, 심실의 이완이 일어난다. 심방의 재분극은 QRS 복합이 발생하는 동안 발생하기 때문에 심전도에서 관찰되지 않는다.

심전도의 각 파형은 시간, 전압 높이 등이 정해져 있어, 파형의 변형 및 편향은 전도 이상, 부정맥, 심근경색증 등 심장의 건강상태에 대한 중요한 지표가 된다.

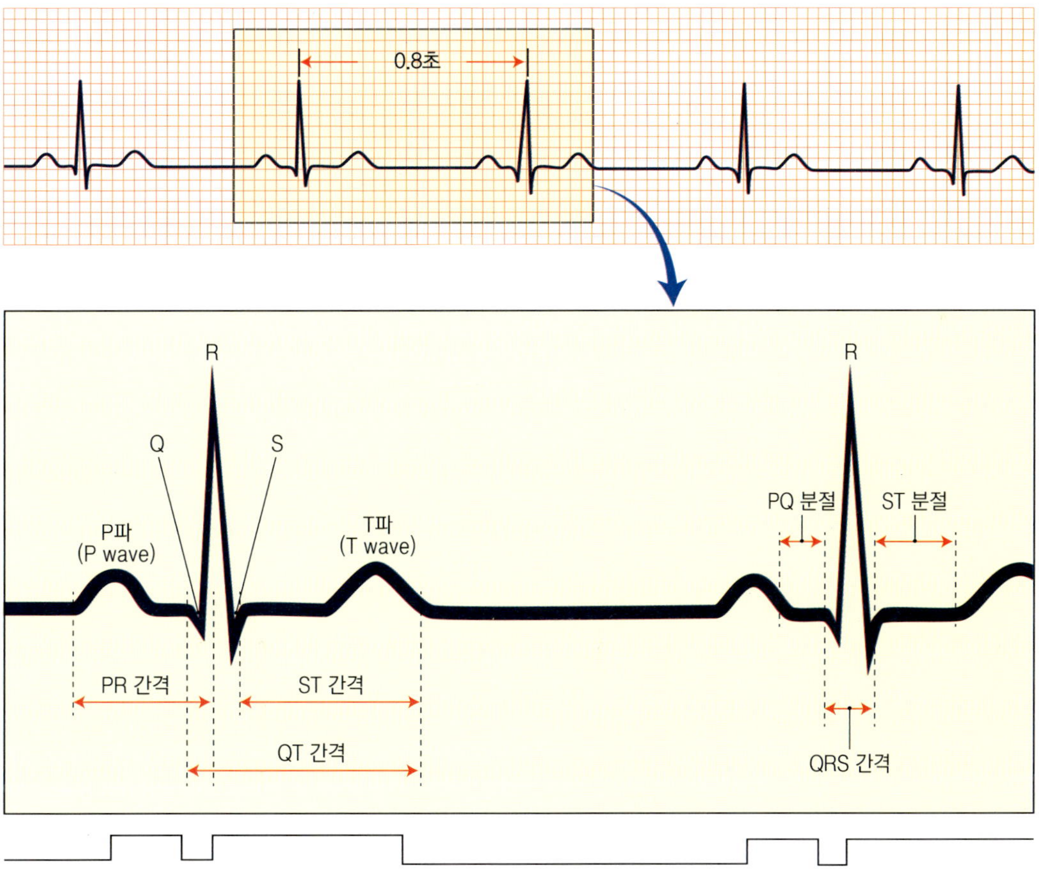

그림 3-25 정상 심전도

꼭 알아두기

TO KNOW ON TO

- 심장의 위치와 형태 알아두기
- 심장 내부 방들의 위치와 이름, 기능 알아두기
- 심장 판막들의 위치와 이름, 기능 알아두기
- 심장벽과 심장막의 구조와 기능 알아두기
- 심장전도계의 순서와 기능 알아두기
- 심장을 통과하는 혈류 경로와 구조물 알아두기

요약정리

SUMMING-UP

- 심장의 위치는 양쪽 폐 사이, 횡격막 윗쪽, 셋째~여섯째 늑연골 사이에 있다.
- 심장은 좌심방, 좌심실, 우심방, 우심실이라는 2개의 방과 2개의 실로 구성되어 있다.
- 심장은 혈액이 역류하지 않고 한쪽 방향으로 잘 흐를 수 있도록 이첨판, 삼첨판, 대동맥판, 폐동맥판이라는 4개의 판막을 가지고 있다.
- 심장벽은 심내막, 심근층, 심외막이라는 3개의 층으로 구성되어 있다.
- 심장막은 섬유성심막과 장막성심막으로 되어 있고, 이 중 장막심막은 벽측심막과 장측심막으로 되어 있다.
- 두 장막성심막 사이 공간인 심막강에는 심막액이라는 활액이 있어 심장이 마찰하지 않고 운동할 수 있도록 도와준다.
- 심장은 동방결절이라는 박동조율기와 그 자극을 전달하는 방실결절, 방실속, 심장전도근육섬유라는 전도로를 가지고 있다.
- 정상 심전도(EKG)는 크게 P파 QRS파, T파 세 가지 피형이 있다.
- 체순환 후 대정맥을 통하여 우심방으로 들어온 정맥혈은 우심방, 삼첨판, 우심실, 폐동맥판을 지나 폐동맥으로 흘러가 산소와 이산화탄소 교환을 통하여 동맥혈로 바뀐다.
- 폐정맥을 통하여 좌심방으로 들어온 동맥혈은 좌심방, 이첨판, 좌심실, 대동맥판을 지나 대동맥을 통하여 전신으로 혈액이 공급된다.

관련 질환과 중재

RELATED DISEASE & INTERVENTION

협심증

협심증(angina pectoris)은 가장 흔한 관상동맥 질환 중 하나로, 심장에 혈액을 공급해 주는 관상동맥이 좁아져 심장 근육에 혈액공급이 충분하지 않음으로 인하여 발생한다. 증상은 갑작스러운 흉통이 가장 흔하고 가슴이 답답해지고, 식은 땀, 심계항진 등이 동반될 수 있다. 협심증은 어느 정도의 관상동맥 순환이 유지되기 때문에 운동과 같은 산소 요구량이 증가되는 상황에서 증상이 나타나고, 안정 시에는 증상이 사라진다는 특징을 가진다. 흉통은 대개 5분 이내에 사라지고, 니트로글리세린을 혀 밑에 투여할 경우 통증이 사라지는 경우가 많다. 심근경색증으로 질환이 진행될 수 있기 때문에 즉시 병원을 방문하여 정확한 진단 검사가 중요하다(그림 3-26).

심근경색증

심장에 혈액을 공급해 주는 관상동맥이 완전히 폐쇄되어 심장 근육이 손상되어 괴사하는 것을 심근경색증(myocardial infarction)이라 한다. 왼쪽 팔로 방사되는 흉통, 가슴 답답함, 호흡곤란, 오심, 어지러움 등의 증상을 보인다. 증상이 협심증과 유사하지만 갑작스럽고 심한 흉통이 더 오래 지속되고, 니트로글리세린을 투약하여도 완화되지 않는다는 특징이 있다. 부정맥이 동반되기도 하는 등 치료 시간을 지연할 경우 생명이 위험할 수도 있다. 통증 완화를 위하여 진통제를 투여하고, 산소 공급이 필요하며 심장으로 가는 혈류를 복원시키기 위한 심장동맥우회술이나 심장동맥성형술 등의 중재가 이루어져야 한다.

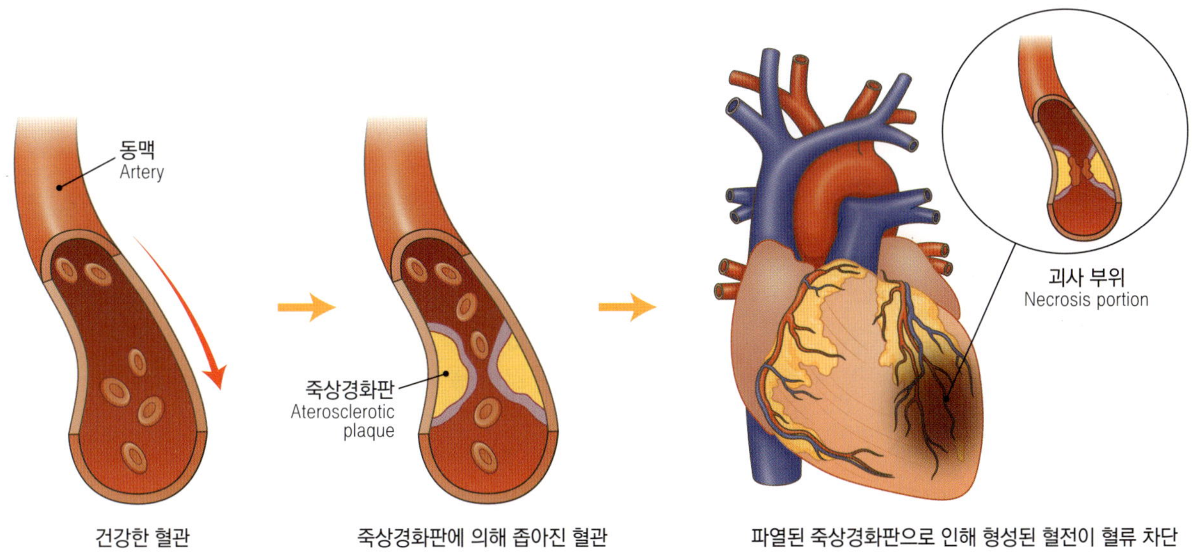

그림 3-26 협심증

학습목표에 대한 자기진단
SELF-DIAGNOSIS OF THE LEARNING OBJECTIVE

번호	학습목표	자기성취도(점)				
		90%(5)	70%(4)	50%(3)	30%(2)	10%(1)
1	심장의 기능을 설명할 수 있다.					
2	심장의 위치와 형태를 설명할 수 있다.					
3	심장 내부 방들의 위치와 명칭, 기능을 설명할 수 있다.					
4	심장판막의 위치와 명칭, 기능을 설명할 수 있다.					
5	심장벽의 구조와 기능을 설명할 수 있다.					
6	심막의 구조와 심막액의 기능을 설명할 수 있다.					
7	심장전도계의 순서와 기능을 설명할 수 있다.					
8	심장을 통과하는 혈류 경로와 구조물을 설명할 수 있다.					
계						
단원 합계		점				

주요용어 점검
CHECKING OF MEDICAL TERMS

순환계통 circulatory system
심장 heart
심방 atrium
심실 ventricle
승모판 mitral valve
이첨판 bicuspid valve
삼첨판 tricuspid valve
대동맥판 aortic valve
방실판 atrioventricular valve
심내막 endocardium
심근층 myocardium
심외막 epicardium
심막 pericardium
심막액 pericardial fluid
동방결절 sinoatrial node(SA node)
방실결절 atrioventricular node(AV node)
방실속 atrioventricular bundle(His bundle)
푸르키니에섬유 Purkinje fiber

테스트

TEST

■ 다음은 심장과 심장벽의 구조를 나타낸 것이다. 알맞은 명칭을 쓰시오.

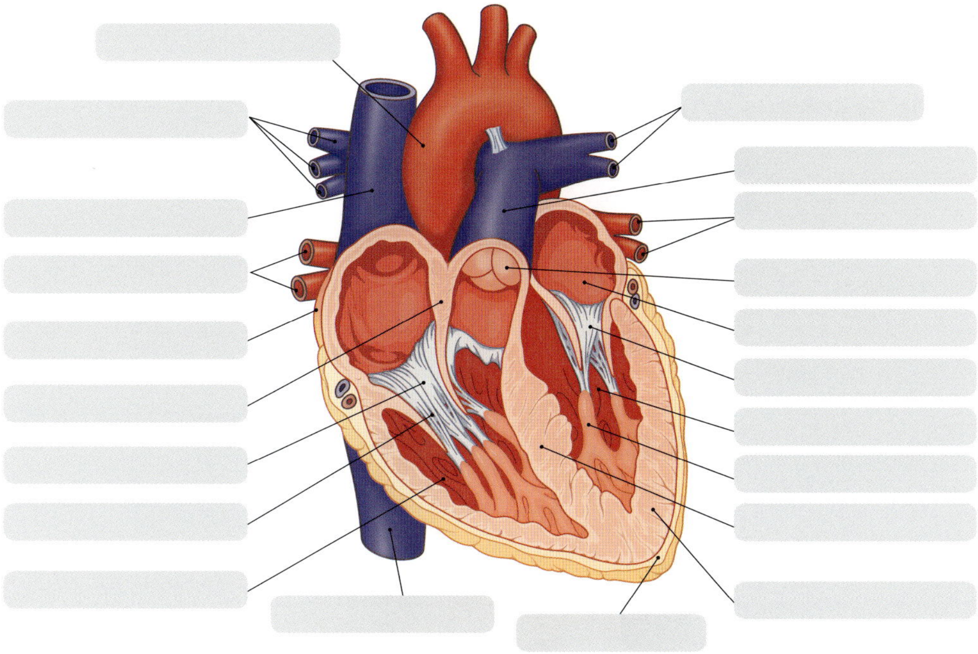

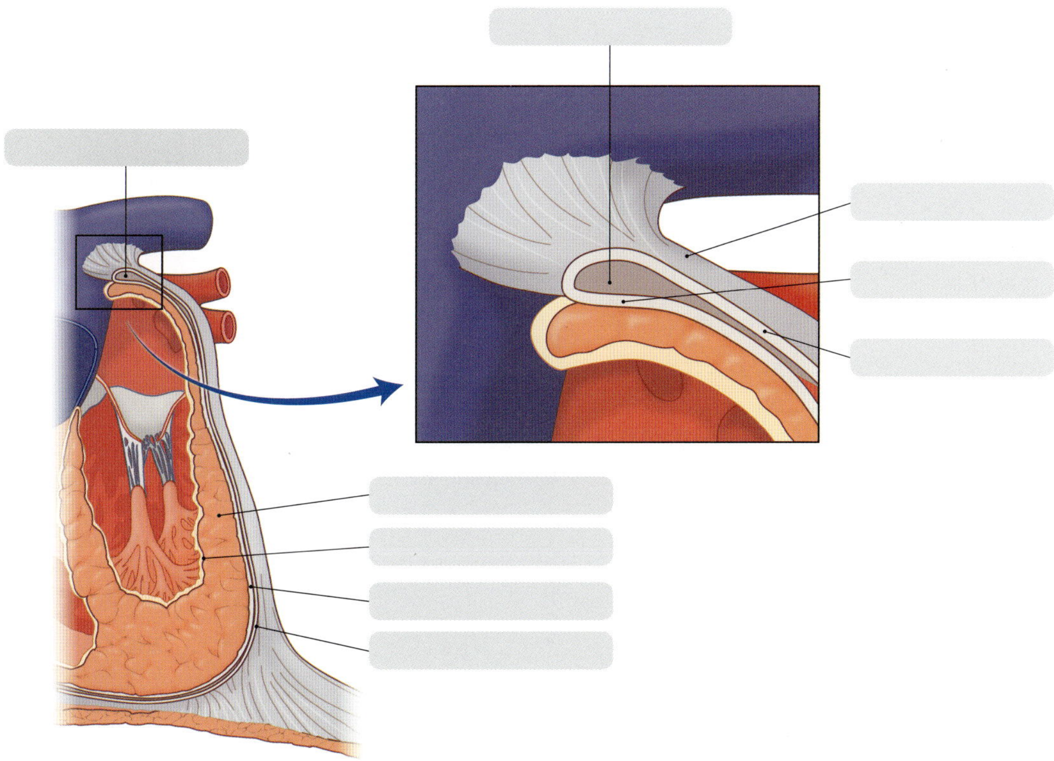

테스트
TEST

■ 다음은 심장을 통과하는 혈류이다. 알맞은 명칭을 쓰시오.

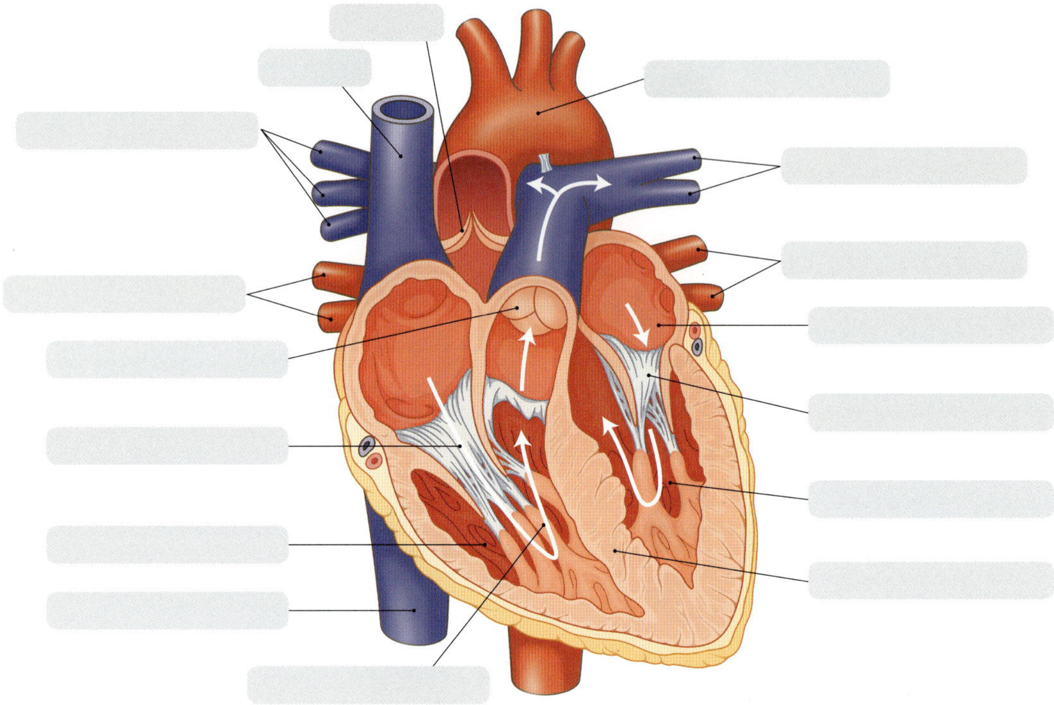

A

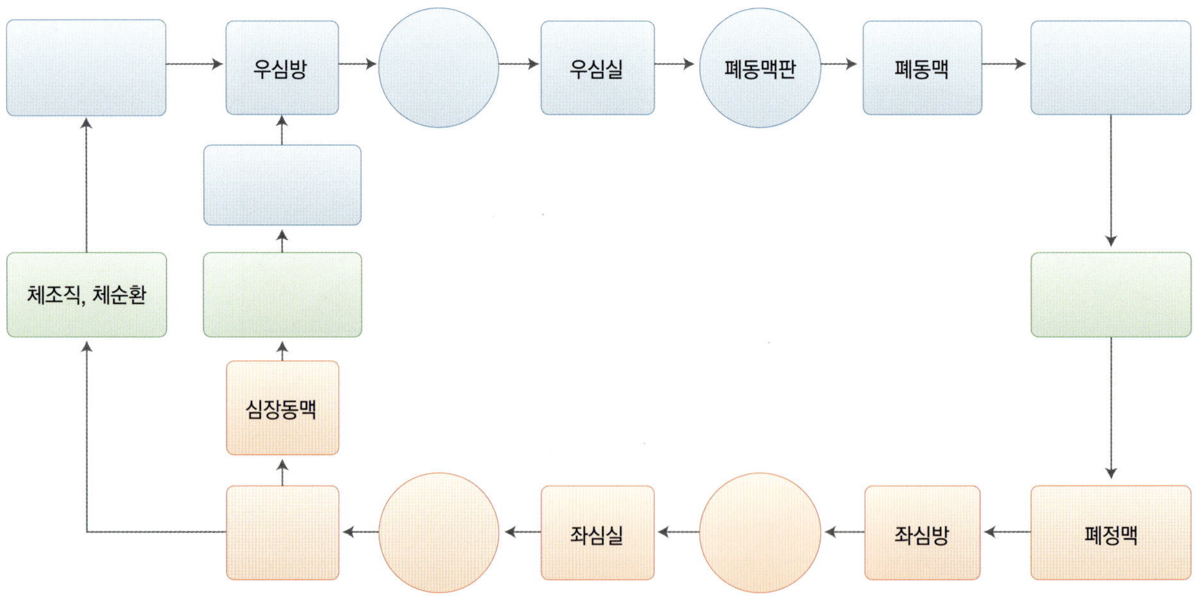

B

혈관

학습목표
- 혈관벽의 구조를 설명할 수 있다.
- 혈관의 종류와 특징을 설명할 수 있다.

혈관벽

혈관의 벽은 내막(속막, tunica intima), 중막(중간막, tunica media), 외막(바깥막, tunica externa)이라는 3개의 층으로 구성되어 있다(그림 3-27).

내막. 혈관의 가장 안쪽 막으로 혈액에 노출되어 있고 내피세포(endothelium cell)와 결합조직인 기저판(basal lamina)으로 이루어져 있다. 내피는 혈류 중 물질들이 나가고 들어오는 선택적 투과장벽 역할을 하고, 혈구들이 혈관벽에 붙는 것을 막아준다.

중막. 혈관의 중간층으로 평활근(민무늬근육, smooth muscle), 탄력조직, 아교질(콜라겐, collagen)을 포함하고 있다. 중막은 혈관의 수축과 확장을 통하여 혈관의 지름이 변화되도록 하고, 혈압에 의한 혈관 파열을 막아준다.

외막. 혈관의 가장 바깥층으로 성긴 결합조직으로 이루어져 있다. 외막은 주변의 조직들과 섞이고 다른 혈관에 통로 역할을 한다.

혈관의 종류

동맥. 동맥(artery)은 심장에서 나가 말초 방향으로 흐르는 혈액을 운반하는 혈관이다. 심장박동에 의하여 뿜어져 나온 강한 혈압을 견뎌내기 위하여 동맥은 혈관벽이 두껍고, 탄력섬유의 발달이 현저하여 탄력성이 매우 좋으며, 중막의 근육조직이 발달하였다.

모세혈관. 모세혈관(capillary)은 동맥과 정맥을 연결하는 혈관이다. 혈관벽이 한 층의 내피로 구성되어 있어 매우 얇아 혈액과 조직들 사이의 물질교환이 이루어진다.

정맥. 정맥(vein)은 말초에서 심장 방향으로 흐르는 혈액을 운반하는 혈관이다. 정맥은 혈압이 낮은 혈액을 운반하기 때문에 동맥에 비하여 혈관벽이 얇고, 탄력섬유 및 근육조직의 양도 적다. 이에 정맥은 혈액 용량에 따라 쉽게 팽창할 수 있고 내강이 넓으며, 혈액의 역류를 방지하기 위한 판막이 있다.

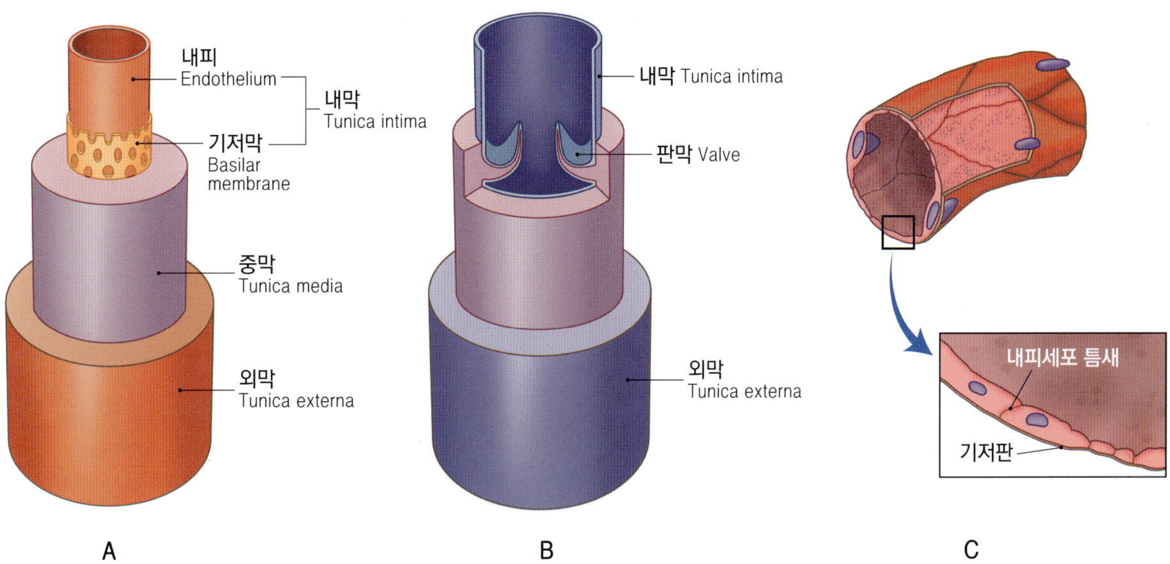

그림 3-27 혈관벽의 구조. A: 동맥, B: 정맥, C: 모세혈관

3.11 혈관

학습목표 ■ 동맥과 정맥의 종류와 구조를 설명할 수 있다.

동맥의 종류

탄력동맥. 탄력동맥(elastic artery)은 크고 중간막에 탄력섬유가 많아 탄력성이 풍부한 특징의 동맥이며, 중간 크기의 동맥에게 전도하므로 일명 전도성동맥(conducting artery)이라고 하며 대동맥, 완두동맥, 쇄골하동맥 등이 여기에 속한다. 심장수축에 의한 혈압 변화에 따라 혈관이완 시 탄력반동이 있어 급격한 혈압하강을 예방한다.

근육동맥. 근육동맥(muscular artery)은 중간막 대부분이 평활근(민무늬근육, smooth muscle)으로 되어 있는 동맥으로 대부분의 동맥이 여기에 속한다. 평활근의 수축과 이완에 의한 혈관수축과 이완이 일어나며 혈류를 조절하고 세동맥으로 분배하는 역할을 하므로 분배동맥(distributing artery)이라고도 한다.

세동맥. 세동맥(arteriole)은 크기가 가장 작은 동맥으로, 근육동맥의 혈액을 모세혈관과 연결하여 이동시키고 각종 자극에 민감하게 반영하여 강한 수축성을 나타냄으로 저항혈관(resistance vessel)이라고 한다. 중간막에 평활근이 1~2층 밖에 되지 않고, 지름은 0.3mm 이하로 작고 벽의 두께도 얇다. 모세혈관으로 가는 혈액의 혈류를 조절한다.

정맥의 종류

세정맥. 세정맥(venule)은 모세혈관과 바로 연결되는 정맥으로, 혈액과 조직들 사이의 물질교환이 이루어진 후 모세혈관이 흘러들어오는 곳이다.

중간정맥. 중간정맥(medium vein)은 세정맥보다 평활근이 많으나, 근육동맥에 비하면 매우 적은데, 대부분의 정맥이 이에 속한다. 많은 중간정맥들은 중력에 반하여, 혈액을 심장 방향으로 흐르도록 하기 위하여 정맥판(venous valve)을 가지고 있는데, 특히 다리부위의 정맥에 많다. 정맥은 골격근 사이를 지나가면서, 골격근의 수축과 이완에 따라 혈액이 심장 방향으로 흐르는 것이 가능하다.

대정맥. 대정맥(large vein)은 지름이 1cm 이상인 정맥으로 판막이 없다. 대정맥(vena cava), 폐정맥(pulmonary vein), 신장정맥(renal vein) 등이 여기에 속한다(그림 3-28).

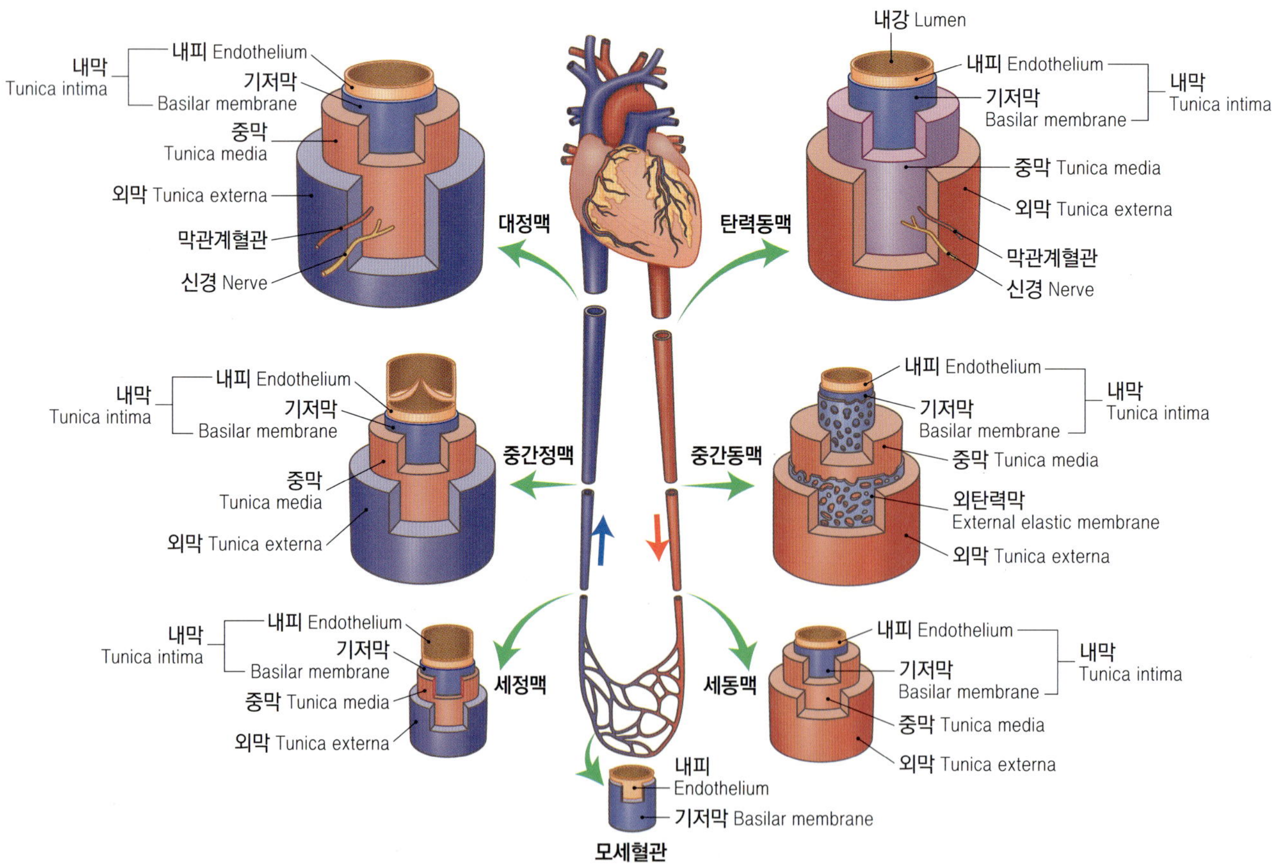

그림 3-28 혈관의 종류 및 구조

동맥과 정맥의 흐름

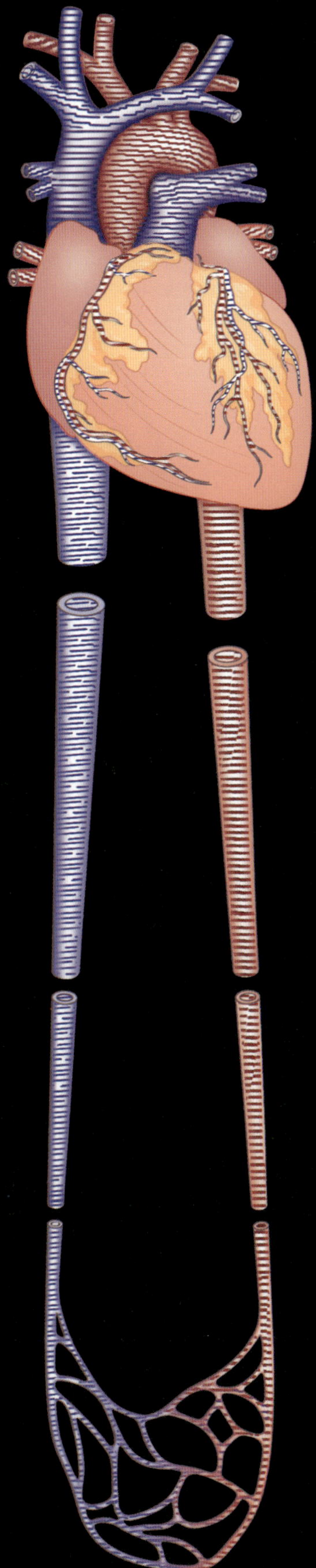

CHAPTER

3.12 혈액순환

학습 목표 ▪ 체순환과 폐순환을 구별하여 설명할 수 있다.

혈액순환

심혈관계(심장혈관계통, cardiovascular system)란 신체의 혈액순환을 담당하는 기관, 즉 심장과 혈관을 통칭하여 이르는 말이다. 혈액순환은 크게 체순환과 폐순환으로 구분된다(그림 3-29).

체순환

체순환(온몸순환, systemic circulation)은 좌심실에서 펌프 작용으로 뿜어져 나온 혈액이 신체의 모든 부분에 공급된 후 우심방으로 돌아오는 경로이다. 체순환으로 산소 함량이 많은 동맥혈이 신체의 모든 부분에 공급되고, 조직에서 만들어진 이산화탄소 함량이 많은 정맥혈이 우심방으로 운반된다. 대순환이라고도 하며, 경로는 좌심실 → 대동맥 → 근육동맥 → 세동맥 → 모세혈관 → 세정맥 → 중간정맥 → 대정맥 → 우심방이다. 머리, 가슴, 팔 등 상반신을 순환한 혈액은 상대정맥(위대정맥, superior vena cava)을 통해 우심방으로 되돌아오고 배, 골반, 다리 등 하반신을 순환한 혈액은 하대정맥(아래대정맥, inferior vena cava)을 통해 우심방으로 되돌아온다.

폐순환

폐순환(허파순환, pulmonary circulation)은 온몸을 순환한 후 우심방으로 돌아온, 산소 함량이 적은 정맥혈을 폐로 보내어 동맥혈로 교환한 후 산소가 풍부한 혈액을 좌심방으로 보내는 경로이다. 소순환이라고도 하며, 경로는 우심실 → 폐동맥 → 폐 → 폐정맥 → 좌심방이다. 혈관 이름과 달리 심장에서 나가는 폐동맥에는 정맥혈이, 심장으로 들어오는 폐정맥에는 동맥혈이 들어 있다.

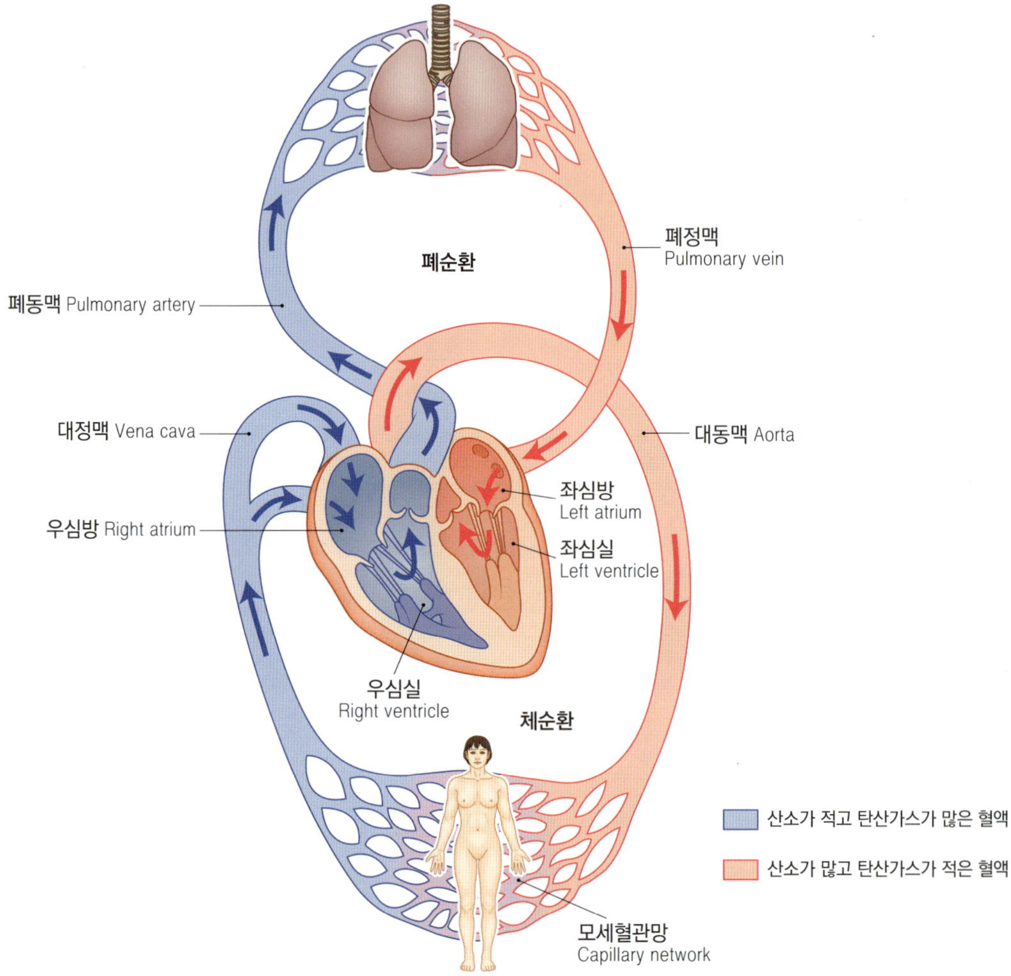

A

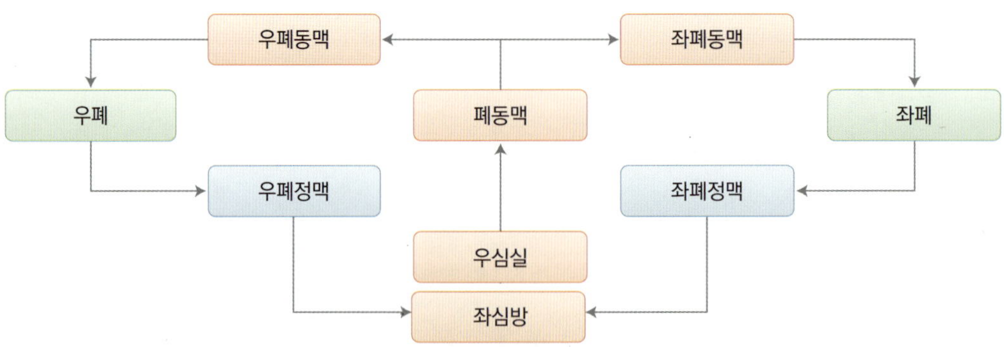

B

그림 3-29 체순환과 폐순환. A: 체순환, B: 폐순환의 흐름도

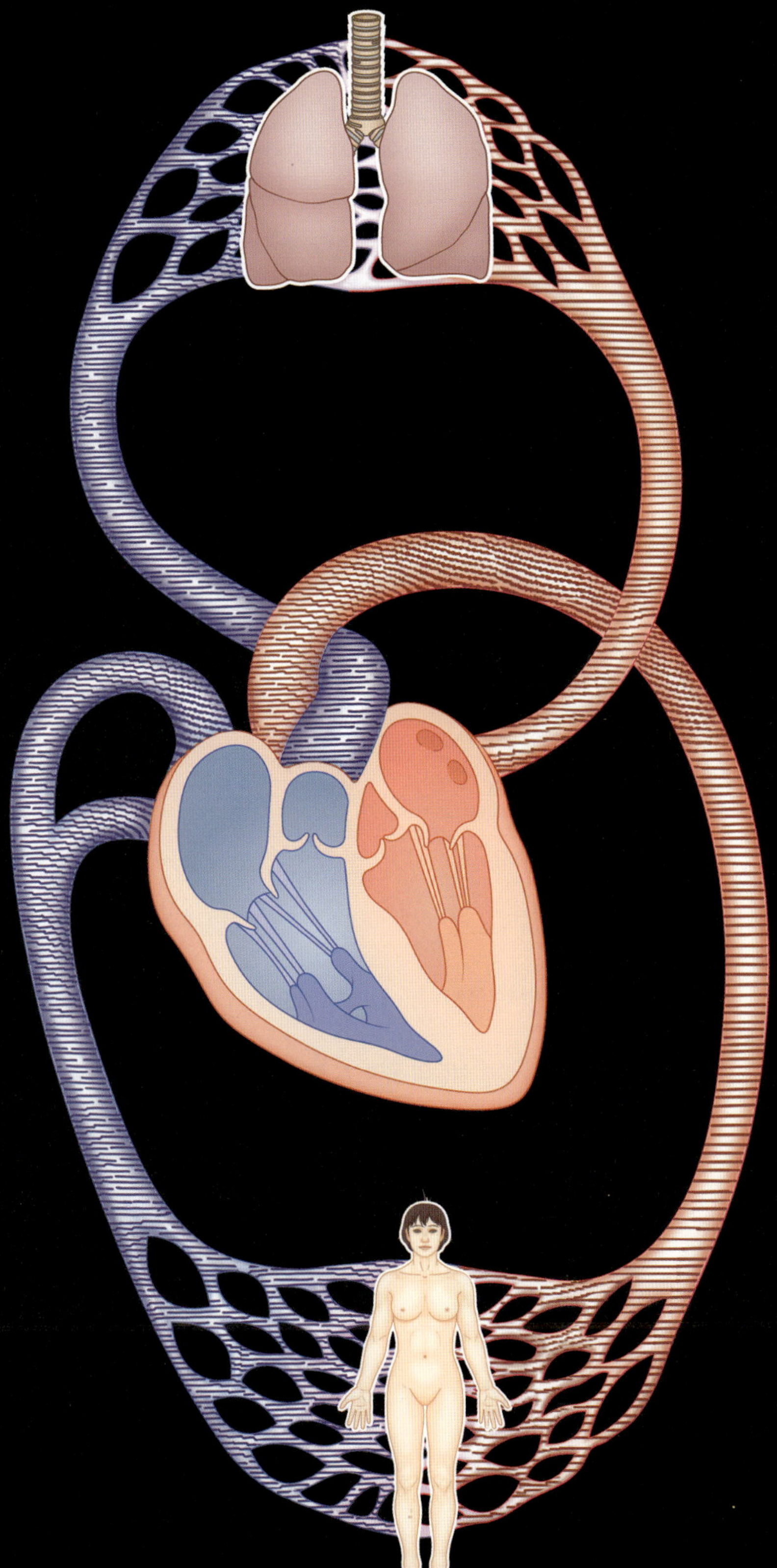

3.12 혈액순환

학습 목표
- 심장의 순환에 대하여 설명할 수 있다.

심장순환

심장은 온 몸의 혈액순환을 위하여 끊임없이 수축과 이완을 반복한다. 이와 같이 많은 운동이 요구되는 심장은 자체적으로도 많은 산소와 영양 공급이 필요하다. 심장벽에 혈액공급을 위한 순환을 관상순환(심장순환, coronary circulation)이라 한다(그림 3-30).

심장의 동맥

좌관상동맥(왼심장동맥, left coronary artery)과 우관상동맥(오른심장동맥, right coronary artery)은 대동맥 시작 부위인 대동맥판막 바로 상 내측의 대동맥동(대동맥굴, aortic sinus)에서 시작된다.

좌관상동맥. 왼쪽 대동맥동에서 시작하여 좌심방 아래로 흐르다 2개의 가지로 나눠진다. 전실간지(앞심실사이가지, anterior interventricular branch)는 전실간구(앞심실사이고랑, anterior interventricular sulcus)를 지나 심첨으로 흐르면서 양쪽 심실에 혈액을 공급한다. 회선지(휘돌이가지, circumflex branch)는 좌실간구(왼심실사이고랑, left interventricular sulcus)를 지나 왼쪽 심연을 휘감아 심장 후면과 연결되어 좌심방과 좌심실에 혈액을 공급한다.

우관상동맥. 오른쪽 대동맥동에서 시작하여 우심실간구(오른심실사이고랑, right interventricular sulcus)를 따라 흐르다가 2개의 가지로 나눠진다. 우연지(오른모서리가지, right marginal branch)는 우심실 외측벽을 따라 흐르며 우심실에 혈액을 공급한다. 후실간지(뒤심실사이가지, posterior interventricular branch)는 후실간구를 따라 아래로 흐르면서 양쪽 심실 후벽에 혈액을 공급한다.

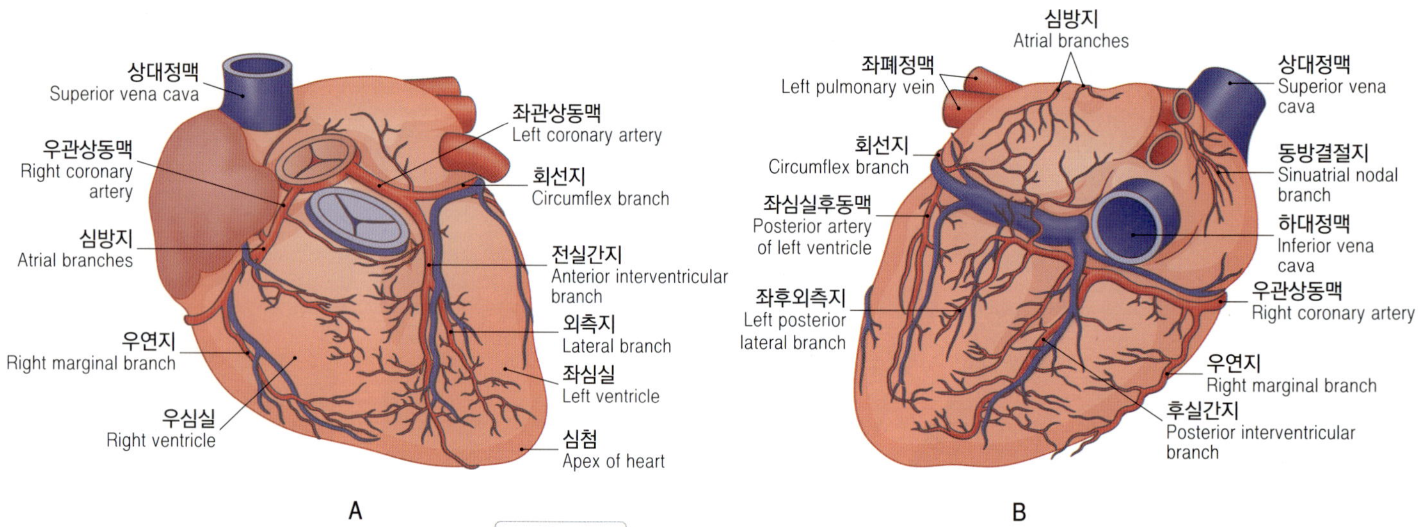

그림 3-30 심장의 동맥. A: 전면, B: 후면

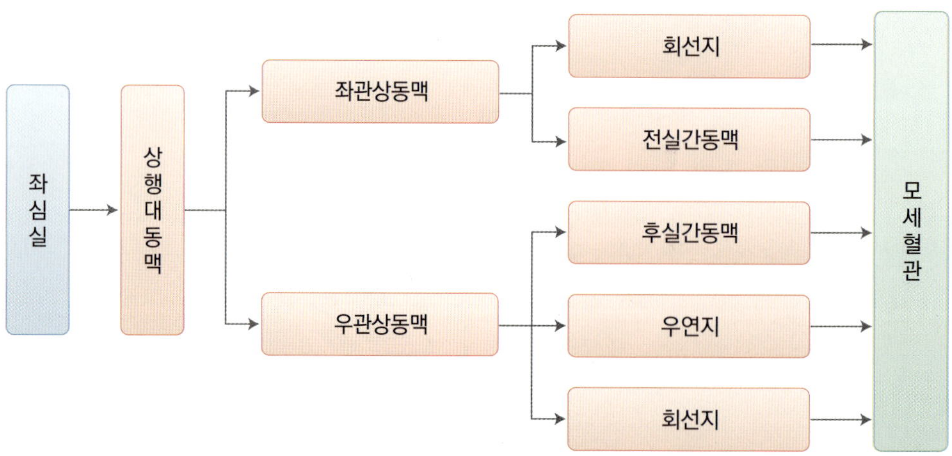

그림 3-31 관상동맥 순환흐름도

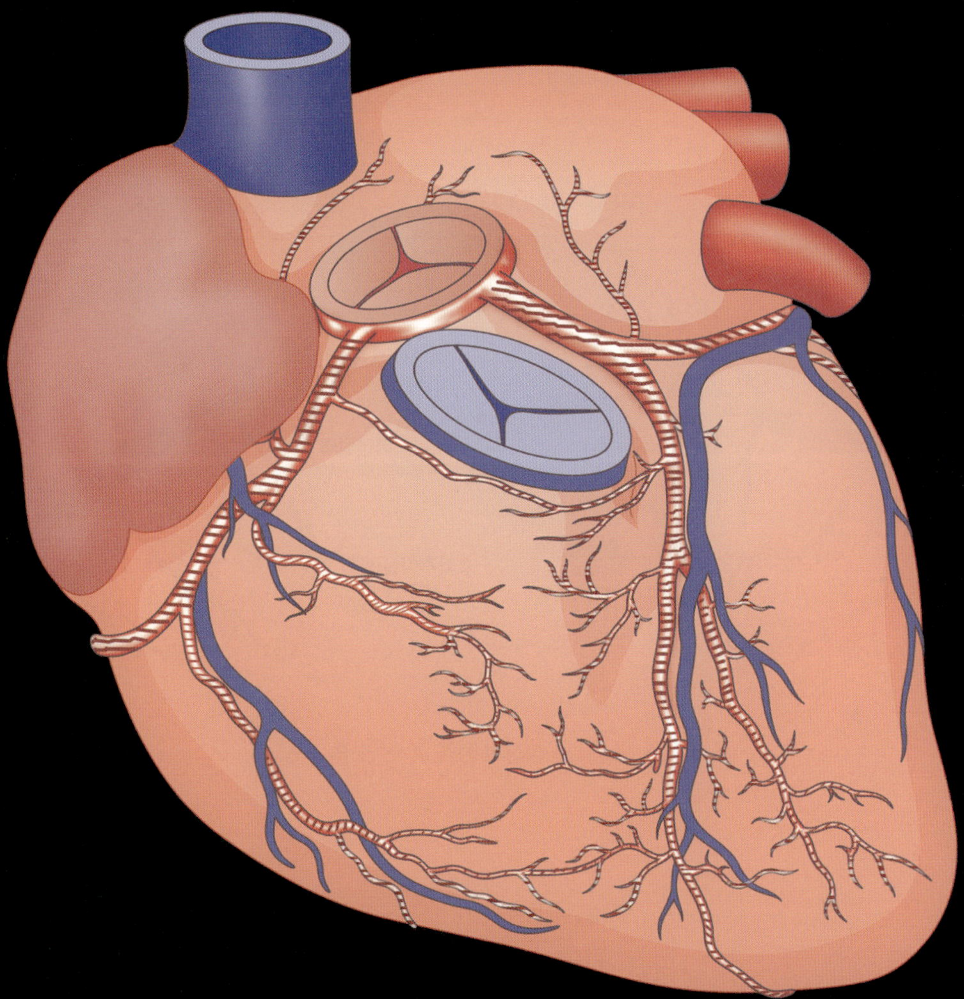

3.12 혈액순환

학습목표 ■ 심장의 정맥순환에 대하여 설명할 수 있다.

심장의 정맥

심장동맥을 통하여 심장에 혈액과 영양 공급을 마친 혈액이 모세혈관을 거친 후 심장정맥(coronary vein)으로 이어져 우심방으로 들어오게 된다. 심장정맥은 심장동맥과 거의 평행한 경로를 거친다.

관상정맥동(심장정맥굴, coronary sinus)은 심장정맥의 대부분이 모아져서 우심방으로 들어가는 곳으로, 심장 후면의 심실간구(심실사이고랑, interventricular sulcus)에 위치하는 큰 정맥이다. 관상정맥동에 모여지는 정맥은 전실간동맥을 따라 되돌아오는 대심장정맥(큰심장정맥, great cardiac vein), 후실간동맥을 따라 되돌아오는 중심장정맥(중간심장정맥, middle cardiac vein), 관상구를 따라 우측으로 돌아가는 소심장정맥(작은심장정맥, small cardiac vein) 등이 있다. 관상정맥동은 우심방으로 들어가고, 전심장정맥은 우심이(우심방귀, right auricle)를 통해 직접 심방으로 들어가며, 3~4개의 구멍을 통해 우심방에 직접 개구하는 데베시우스정맥(최소심장정맥) 등이 있다(그림 3-32).

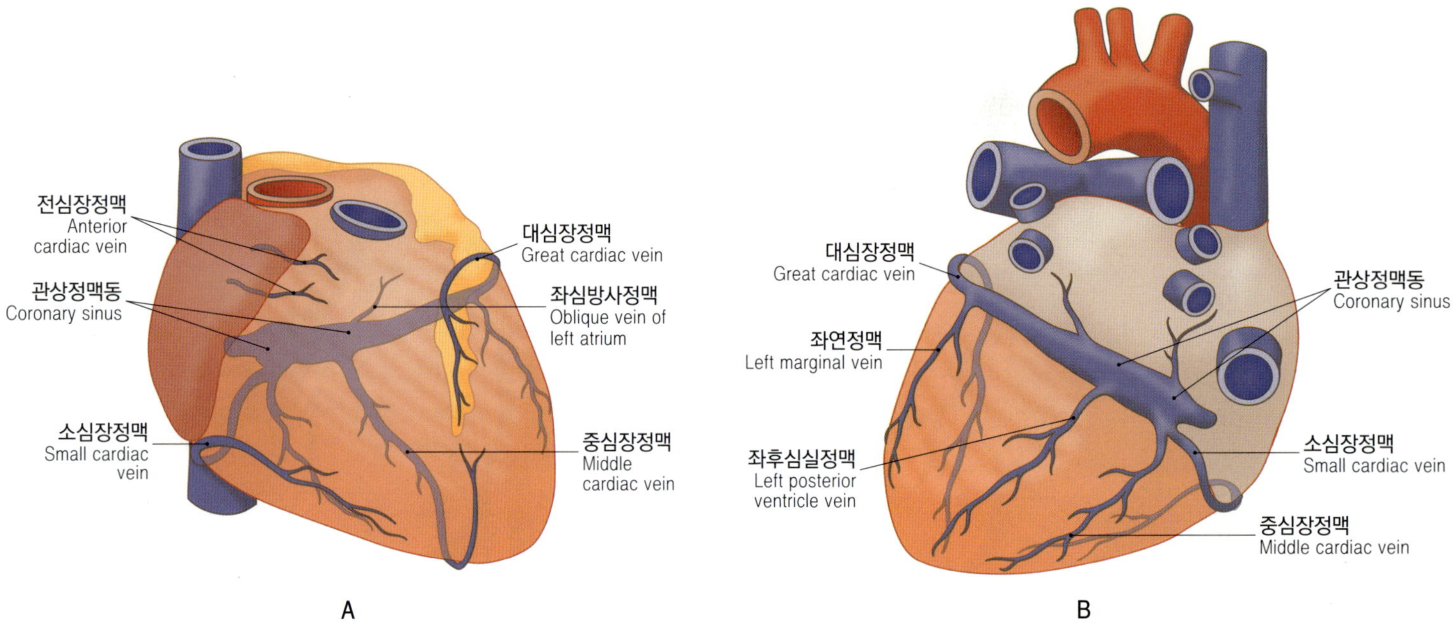

그림 3-32 심장의 정맥. A: 전면, B: 후밑면

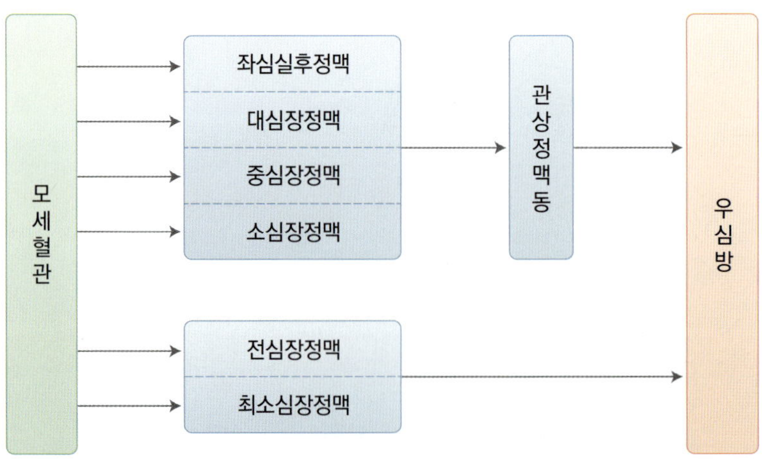

그림 3-33 관상정맥 순환흐름도

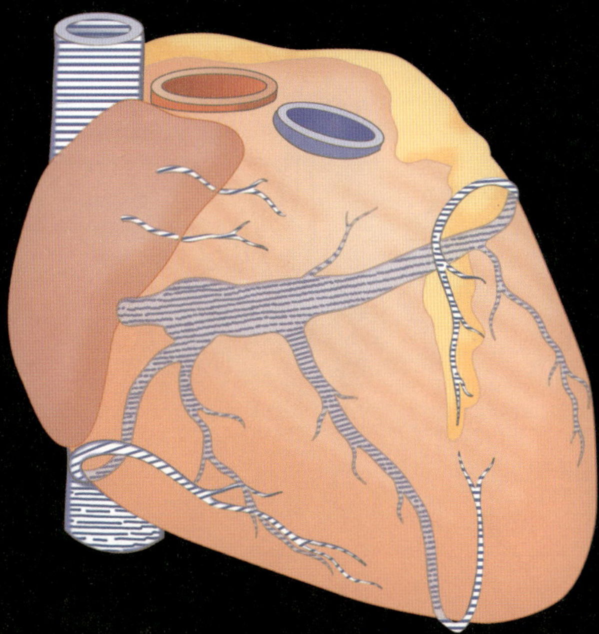

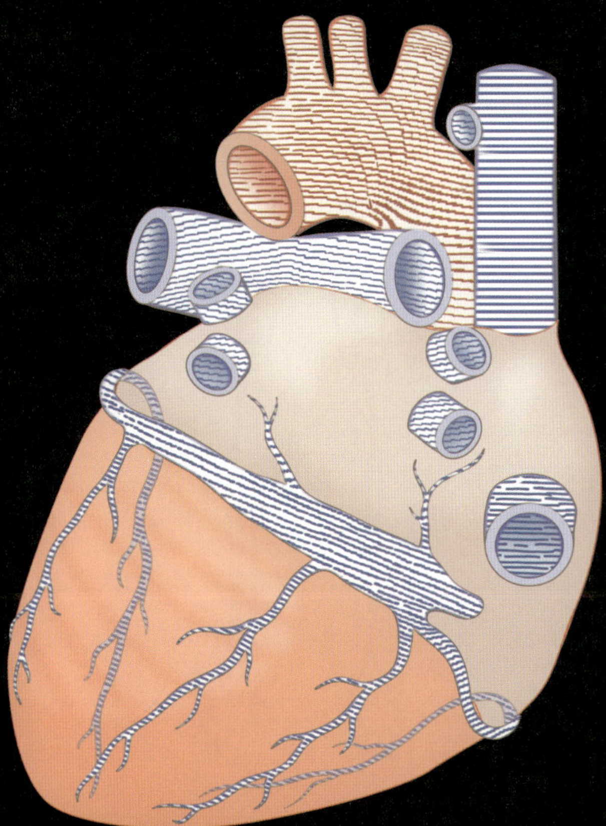

동맥계통

학습목표 ■ 인체의 주요 동맥에 대해 설명할 수 있다.

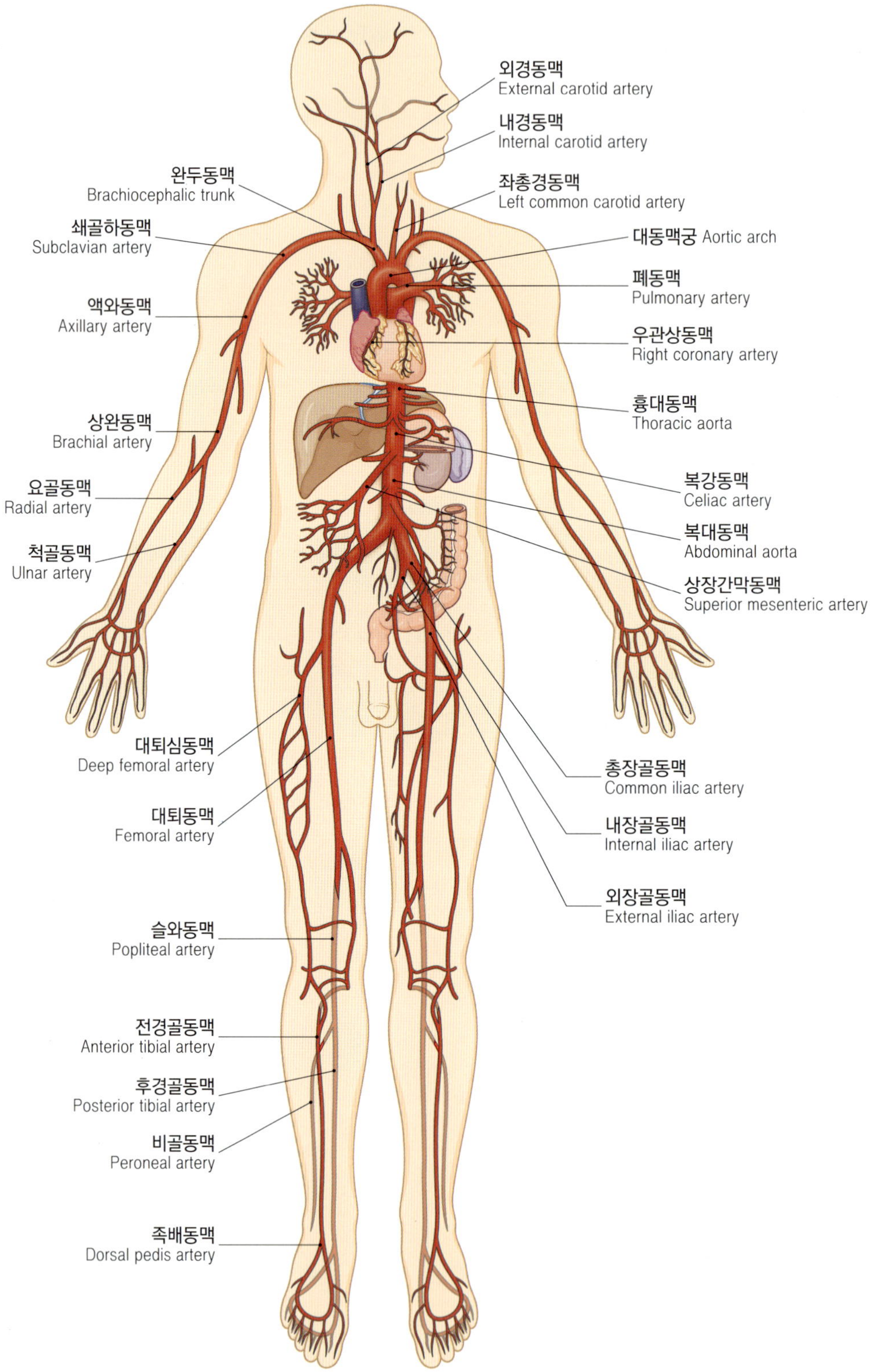

그림 3-34 주요 동맥

주요 동맥흐름

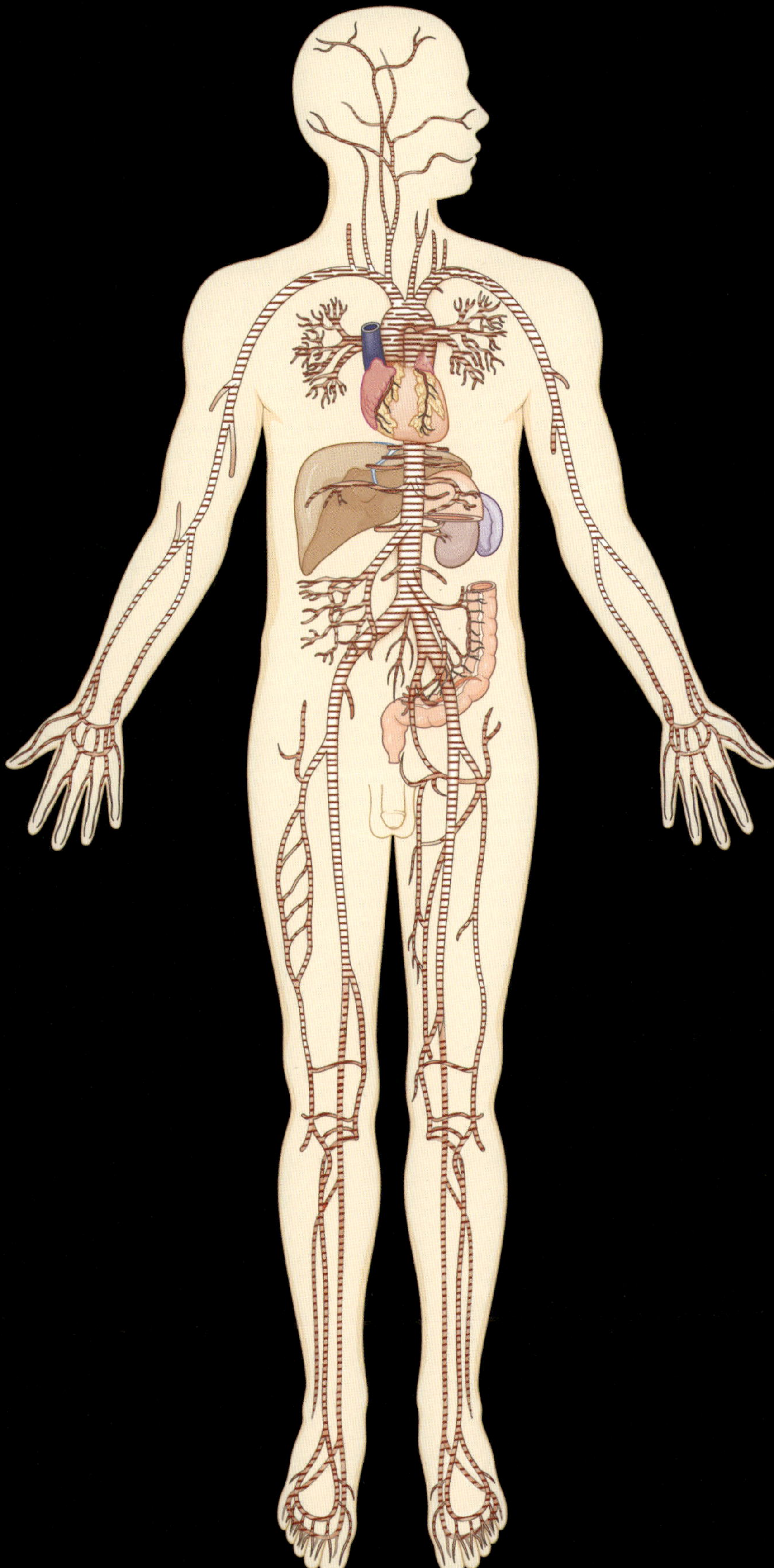

3.13 동맥계통

학습목표 ■ 대동맥을 세부분으로 나누고 각각의 분지에 대해 알 수 있다.

대동맥

대동맥(aorta)은 인체에서 크고 주요한 동맥으로 세 부분으로 나뉜다. 상행대동맥(오름대동맥, ascending aorta)은 좌심실에 위쪽으로 올라가는 짧은 부분이고, 대동맥궁(대동맥활, aortic arch)은 상행대동맥에 이어 활 모양으로 휘어지는 부분이다. 하행대동맥(내림대동맥, descending aorta)은 대동맥궁을 지나 아래 방향으로 주행하는 대동맥의 가장 긴 부분이며 흉추 12번 높이의 대동맥열공(aortic hiatus)을 기준으로 흉대동맥과 복대동맥으로 나뉜다.

대동맥에서는 동맥 가지들이 분지된다(그림 3-35).

상행대동맥. 좌심실에서 일어나 대동맥궁으로 이어지는 길이 약 5cm의 혈관이며, 좌 · 우 관상동맥이 분지된다.

대동맥궁. 상행대동맥과 하행대동맥을 이어주는 활 모양으로 굽은 대동맥을 말하며, 둘째 늑연골에서 뒤쪽 깊숙한 곳으로 굽혀 넷째 흉추 높이에 이른다. 대동맥궁의 분지는 좌 · 우가 다르다. 대동맥궁의 우측 첫 번째 분지는 완두동맥(팔머리동맥, brachiocephalic trunk)이며, 좌측 첫 번째 분지는 좌총경동맥(왼온목동맥, left common carotid artery)과 좌쇄골하동맥(왼빗장밑동맥, left subclavian artery)이다. 완두동맥은 짧게 주행하다가 바로 오른쪽 머리와 팔로 혈액을 공급하는 우총경동맥(오른온목동맥, right common carotid artery)과 우쇄골하동맥(오른빗장밑동맥, right subclavian artery)으로 분지한다.

하행대동맥. 횡격막(가로막, diaphragm)을 기준으로 위쪽은 흉대동맥(가슴대동맥, thoracic aorta), 아래쪽은 복대동맥(배대동맥, abdominal aorta)으로 나누어진다.

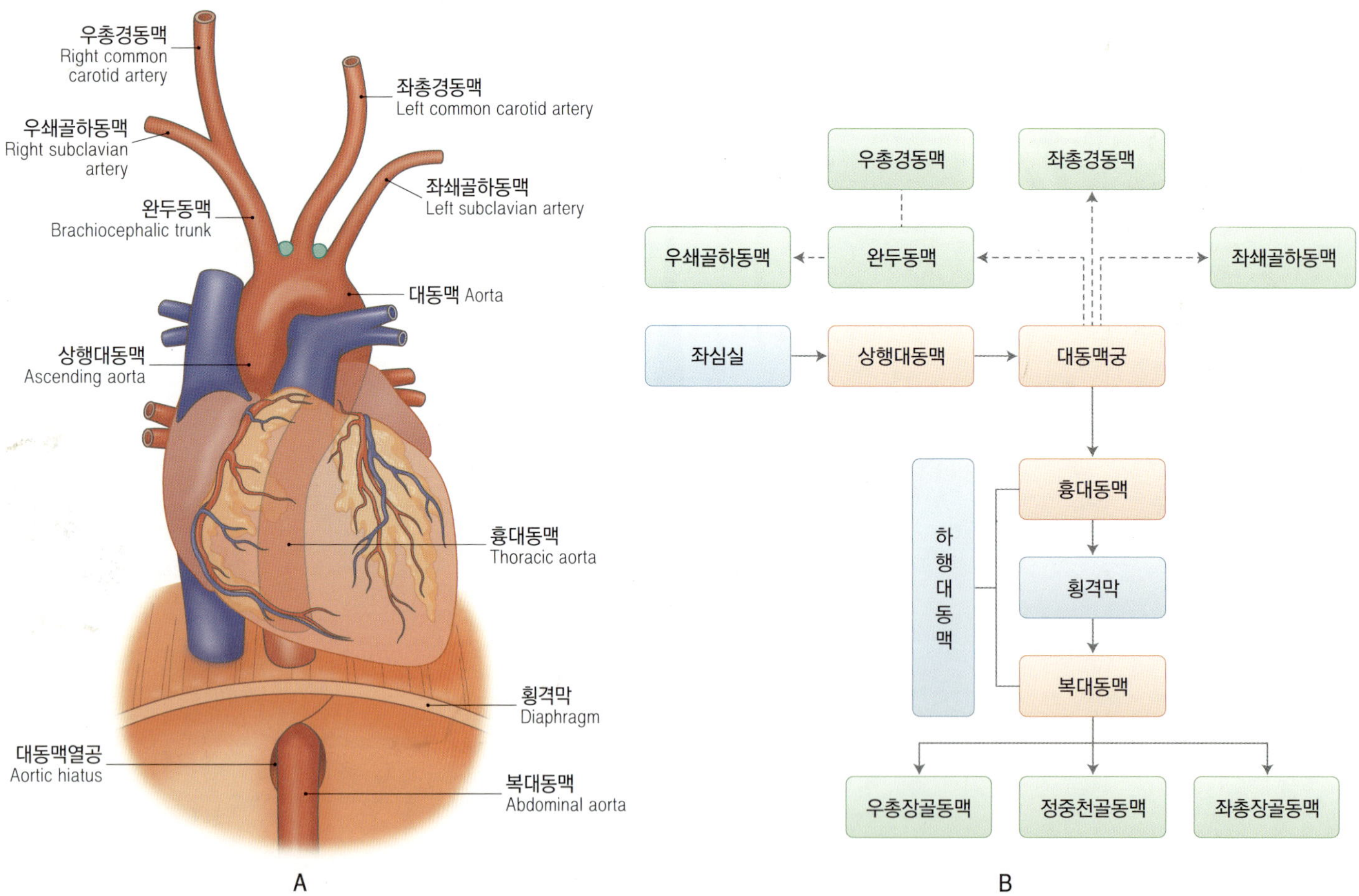

그림 3-35 대동맥. A: 대동맥분지, B: 흐름도

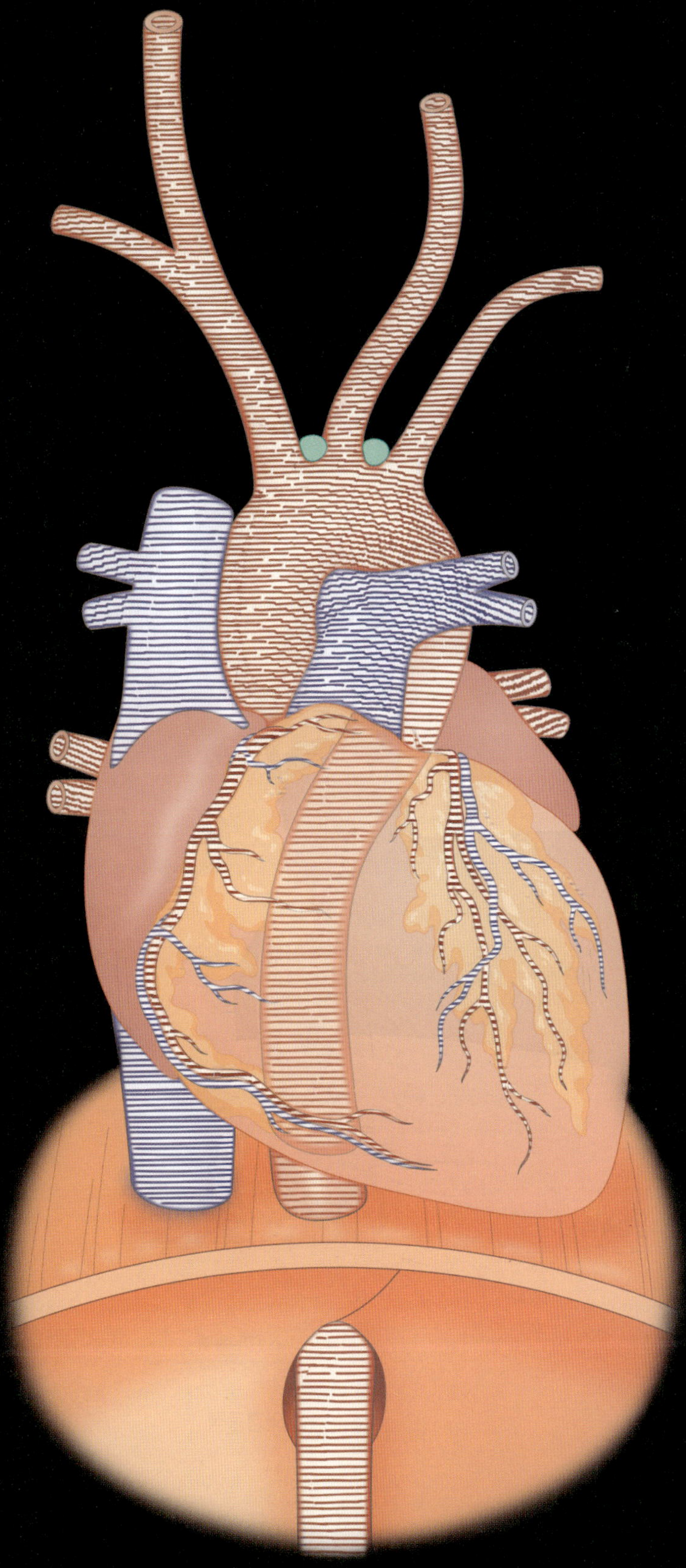

3.13 동맥계통

학습 목표
- 외경동맥과 내경동맥의 분포와 분지에 대해 알 수 있다.

외경동맥

총경동맥(온목동맥, common carotid artery)은 목과 턱으로 올라가다 외경동맥(바깥목동맥, external carotid artery)과 내경동맥(속목동맥, internal carotid artery)으로 분지한다. 외경동맥은 눈을 제외한 얼굴과 머리 대부분에 혈액을 공급하는 상갑상선동맥(위갑상샘동맥, superior thyroid artery), 설동맥(혀동맥, lingual artery), 안면동맥(얼굴동맥, facial artery), 상행인두동맥(오름인두동맥, ascending pharyngeal artery), 후두동맥(뒤통수동맥, occipital artery), 후이개동맥(뒤귓바퀴동맥, posterior auricular artery), 천측두동맥(얕은관자동맥, superficial temporal artery), 상악동맥(위턱동맥, maxillary artery)으로 분지된다(그림 3-36).

내경동맥

내경동맥은 분지되지 않고 경동맥관(목동맥관, carotid canal)을 지나 두개강으로 들어가 주로 뇌, 안구, 이마 부위에 혈액을 공급한다. 내경동맥의 분지는 안구와 누선에 분포하는 안동맥(ophthalmic artery), 가장 큰 분지인 중대뇌동맥(middle cerebral artery)이며 전대뇌동맥(anterior cerebral artery), 후교통동맥(posterior communicating artery)으로 분지된다.

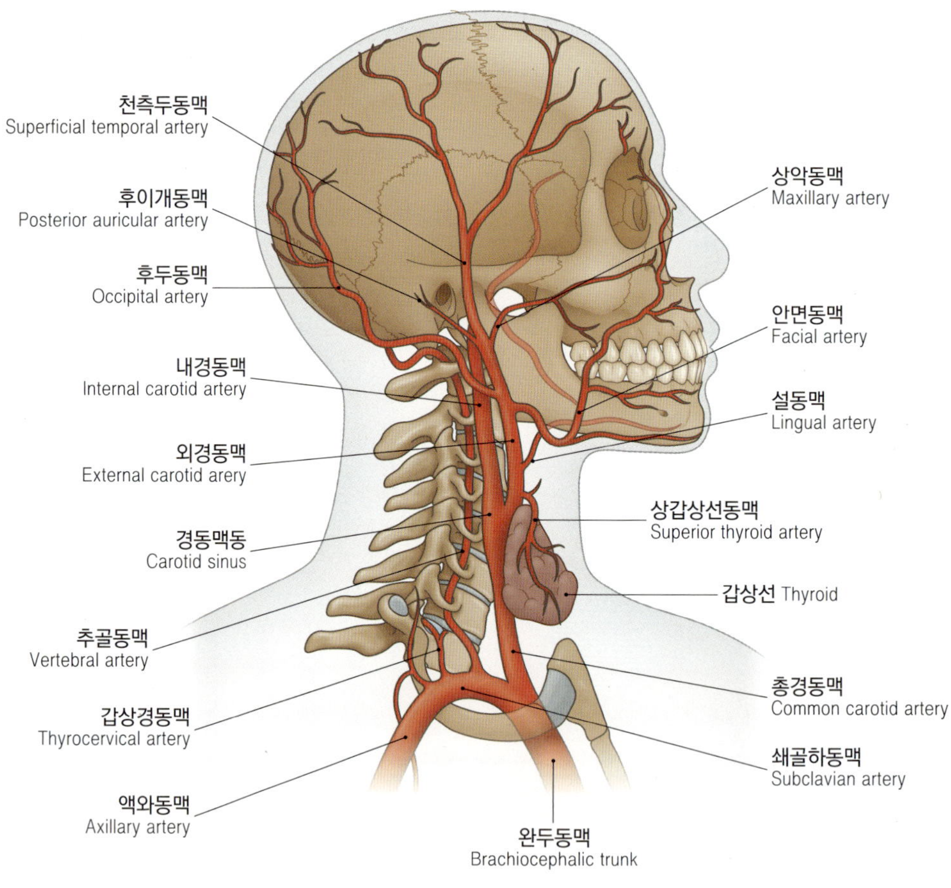

그림 3-36 외경동맥

외경동맥의 흐름

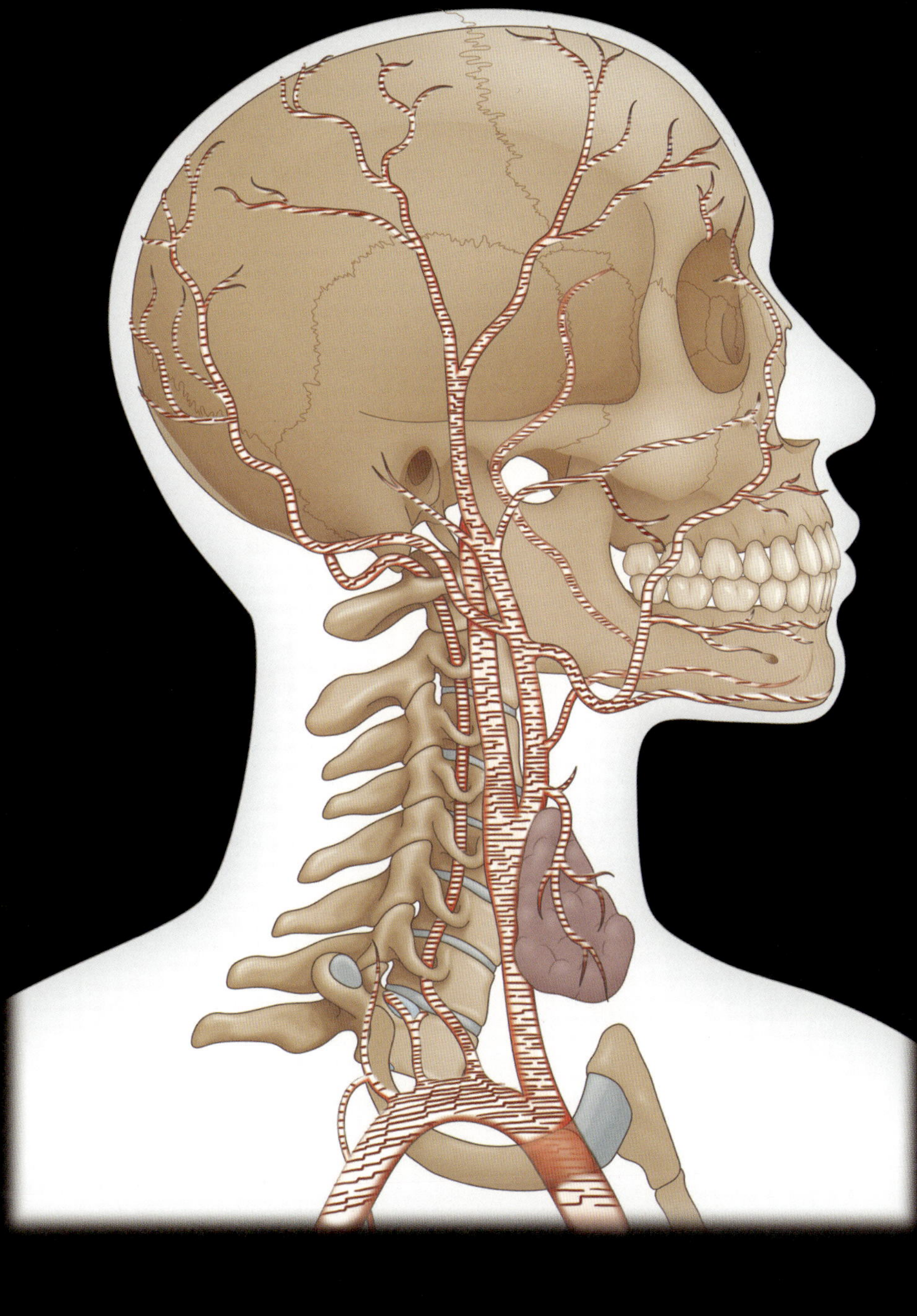

3.13 동맥계통

학습 목표
- 대뇌동맥륜에 대해 알 수 있다.

대뇌동맥륜

뇌의 혈액공급은 뇌바닥의 뇌하수체를 둘러싼 혈관고리에 의해서 이루어진다. 뇌 안으로 들어온 내경동맥과 추골동맥의 가지들이 뇌 바닥에서 서로 연결되어 대뇌동맥륜(대뇌동맥고리/윌리스고리, cerebral arterial circle, Circle of Willis)을 이룬다. 내경동맥은 머리뼈 바닥에서 전대뇌동맥(앞대뇌동맥, anterior cerebral artery)과 중대뇌동맥(middle cerebral artery)으로 분지되고, 분지된 전대뇌동맥은 전교통동맥(앞교통동맥, anterior communicating artery)과 연결된다. 쇄골하동맥(빗장밑동맥, subclavian artery)에서 분지한 대공(큰구멍, greater foramen)을 지나 두개강으로 들어간다. 좌·우추골동맥이 두개강 안에서 합쳐져 뇌저동맥(뇌바닥동맥, basilar artery)이 되어 뇌간을 따라 흐르다 대뇌의 뒷부분에 혈액을 공급하는 좌우의 후대뇌동맥(뒤대뇌동맥, posterior cerebral artery)으로 분지되고, 내경동맥의 분지인 후교통동맥(posterior communicating artery)과 연결된다. 이 혈관고리에 의해 어떤 한 곳이 막히더라도 다른 동맥들을 통하여 뇌에 혈액 공급이 될 수 있도록 측부순환(곁순환, collateral circulation)이 이루어진다(그림 3-37).

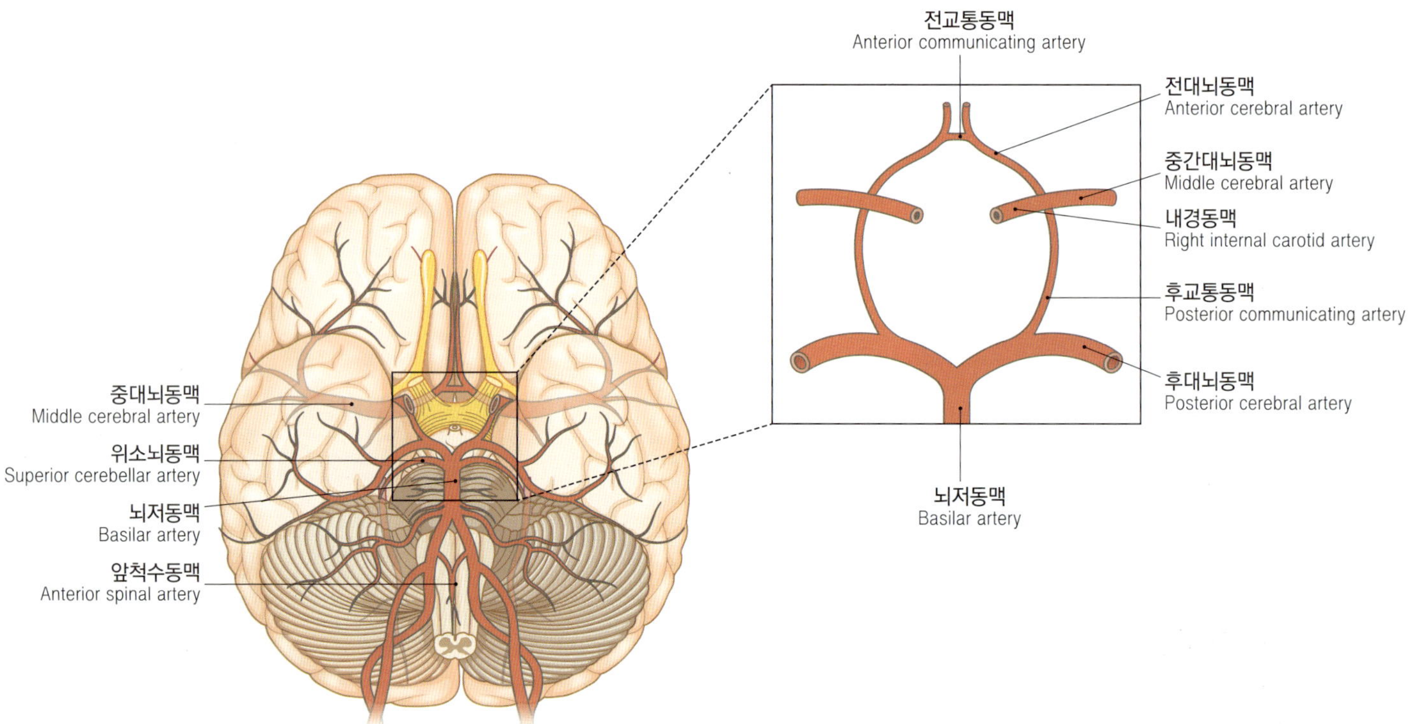

그림 3-37 대뇌동맥륜

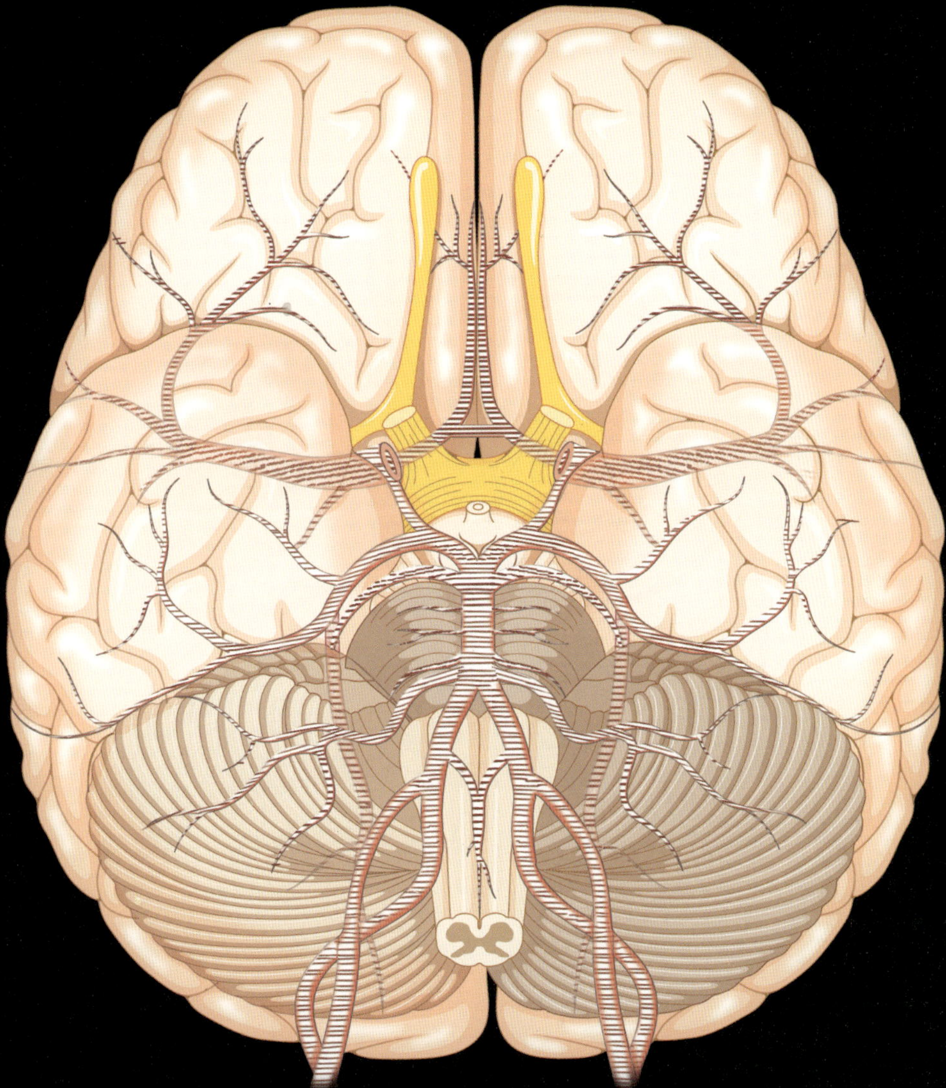

학습목표 ■ 흉대동맥의 분지에 대해 알 수 있다.

흉대동맥의 가지

흉대동맥(가슴대동맥, thoracic aorta)은 넷째 흉추 높이에서 횡격막의 대동맥열공에 이르는 큰 혈관으로, 흉강의 장기에 분포하는 장측지(내장가지, visceral branch)와 흉벽에 분포하는 벽측지(벽쪽가지, parietal branch)로 나눈다.

장측지. 흉대동맥은 흉강(가슴안, thoracic cavity) 장기에 혈액을 공급하는 심막동맥(심장막동맥, pericardial artery), 기관지동맥(bronchial artery), 식도동맥(esophageal artery) 등의 가지를 낸다.

벽측지. 늑간근과 등쪽근육 등에 혈액을 공급하는 후늑간동맥(뒤갈비사이동맥, posterior intercostal artery)과 횡격막에 혈액을 공급하는 상횡격동맥(위가로막동맥, superior phrenic artery) 가지를 낸다(그림 3-38).

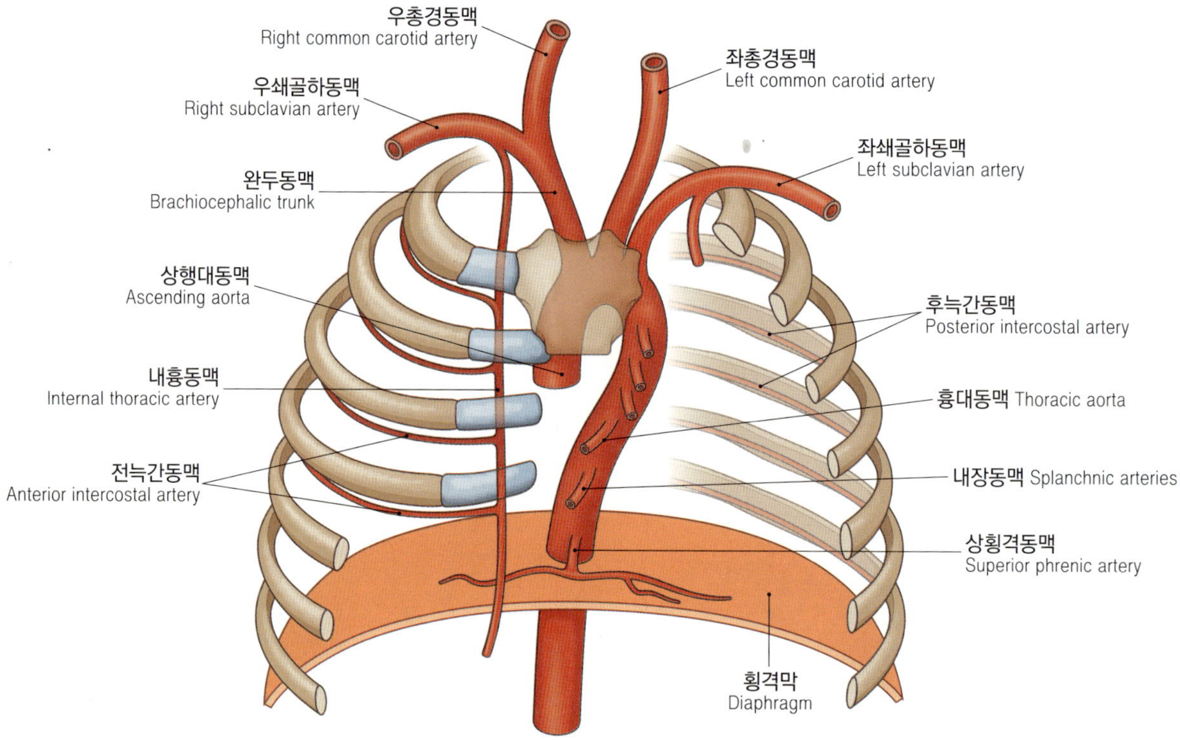

그림 3-38 흉대동맥의 가지

3.13 동맥계통

학습 목표
- 복대동맥의 분지에 대해 알 수 있다.

복대동맥의 가지

복대동맥(배대동맥, abdominal aorta)의 가지 중 내장쪽으로 위, 췌장, 비장, 간, 십이지장에 혈액을 공급하는 복강동맥(celiac artery)은 가장 큰 복대동맥의 첫 번째 분지로 좌위동맥(left gastric artery), 비동맥(지라동맥, splenic artery), 총간동맥(온간동맥, common hepatic artery)으로 나뉜다. 좌위동맥은 위의 소만과 식도 아래에 분포하고 비동맥은 복강동맥 중 가장 큰 혈관으로 췌장과 위의 대만(큰굽이)에 분포한다. 총간동맥은 위십이지장동맥(gastroduodenal artery), 우위동맥(right gastric artery), 고유간동맥(proper heapatic artery)으로 나뉜다. 복대동맥은 소장과 대장에 혈액을 공급하는 상장간막동맥(위창자간막동맥, superior mesenteric artery)과 하장간막동맥(아래창자간막동맥, inferior mesenteric artery) 가지를 내며, 신동맥(콩팥동맥, renal artery), 부신동맥(suprarenal artery), 고환동맥(testicular artery), 난소동맥(ovarian artery) 등은 쌍을 이루어 가지를 낸다. 벽쪽으로 횡격막에 혈액을 공급하는 하횡격동맥(아래가로막동맥, inferior phrenic artery)은 요추와 등근육에 혈액을 공급하는 요동맥(허리동맥, lumbar artery), 천골과 미골에 혈액을 공급하는 정중천골동맥(정중엉치동맥, median sacral artery) 가지를 낸다(그림 3-39).

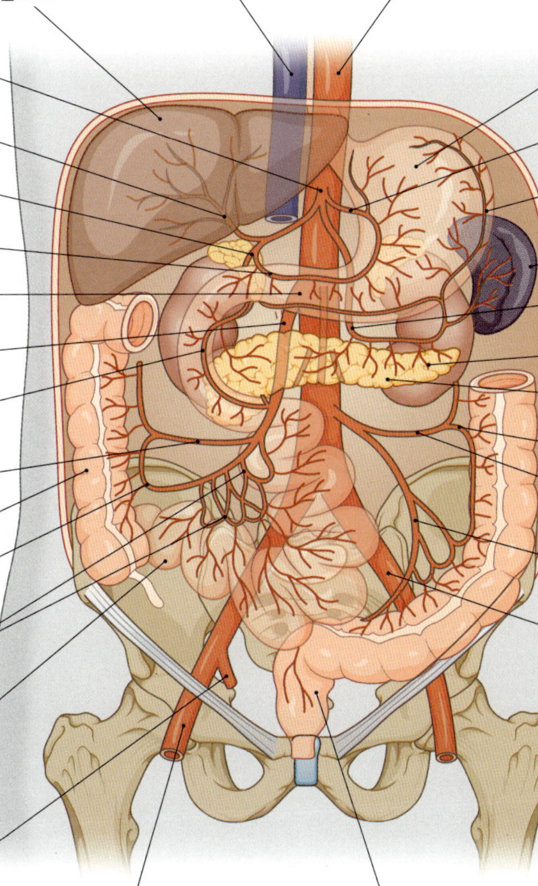

그림 3-39 복대동맥의 가지

복대동맥의 가지

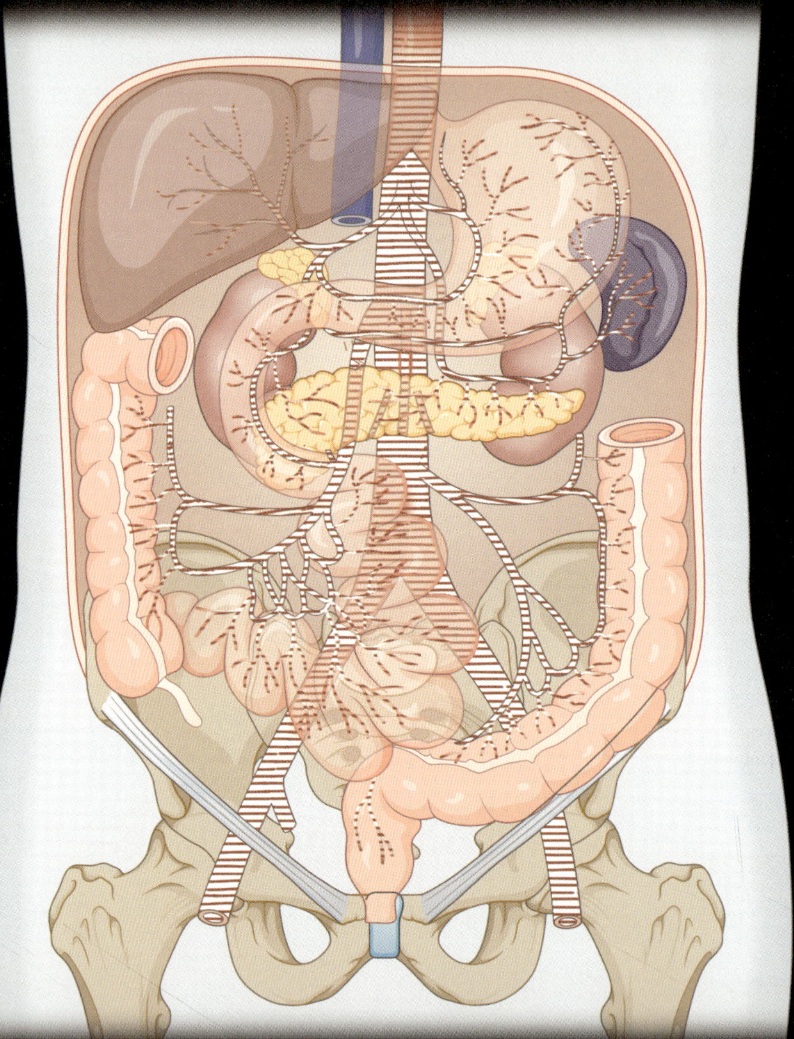

3.13 동맥계통

학습 목표
- 상지, 골반, 하지 부위의 주요 동맥 명칭과 분지를 설명할 수 있다.

상지 부위의 동맥

상지 부위 동맥은 분지하지 않더라도 혈액이 지나가는 신체 부위에 따라 이름이 바뀐다. 쇄골하동맥(빗장밑동맥, subclavian artery)은 액와 부위에서 액와동맥(겨드랑동맥, axillary artery)이 되고, 액와동맥이 상완 부위에 연속하며 상완동맥(위팔동맥, brachial artery)이 된다. 상완동맥은 주맥와(팔오금, cubital fossa) 부위에서 요골동맥(노동맥, radial artery)과 척골동맥(자동맥, ulnar artery)으로 분지되어 손쪽을 향해 흐르다 손바닥에서 동맥궁(손바닥동맥활, palmar arch)을 형성한다(그림 3-40).

골반 부위의 동맥

복대동맥은 제4번 요추 높이에서 총장골동맥(온엉덩동맥, common iliac artery)으로 좌우 분지된다. 총장골동맥은 다리로 내려가는 외장골동맥(바깥엉덩동맥, external iliac artery)과 골반 내 혈액을 공급하는 내장골동맥(속엉덩동맥, internal iliac artery)으로 다시 분지된 후 더 작은 혈관가지들로 나누어진다.

하지 부위의 동맥

하지 부위 동맥은 상지부위 동맥처럼 분지하지 않더라도 혈액이 지나가는 신체 부위에 따라 이름이 바뀐다. 외장골동맥은 대퇴부위에서 대퇴동맥(넙다리동맥, femoral artery)이 되고, 무릎 부위에서 슬와동맥(오금동맥, popliteal artery)이 된다. 슬와동맥은 전경골동맥(앞정강동맥, anterior tibial artery)과 후경골동맥(뒤정강동맥, posterior tibial artery)으로 나누어지고, 전경골동맥은 족배동맥(발등동맥, dorsal pedis artery)으로, 후경골동맥은 비골동맥(종아리동맥, peroneal artery)으로 연속된다(그림 3-41).

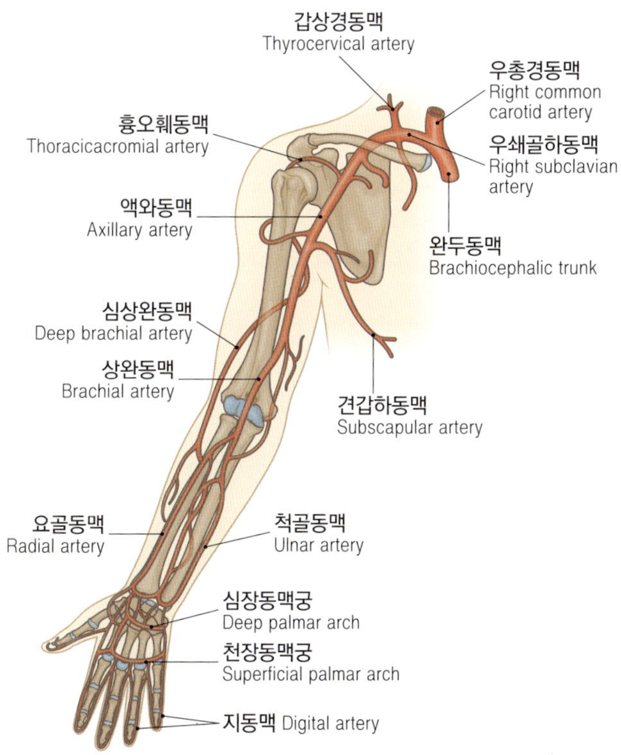

그림 3-40 상지 부위의 동맥

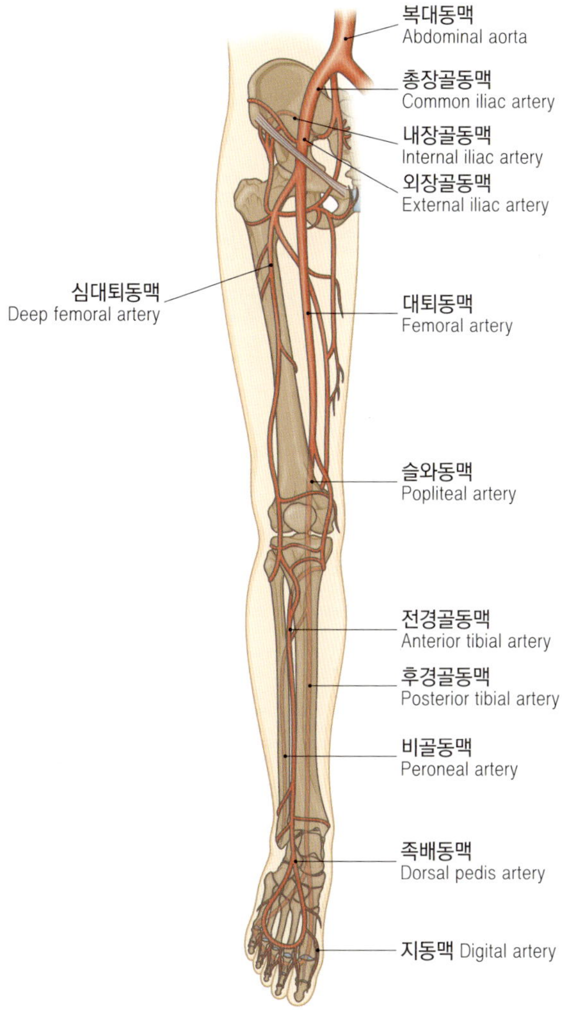

그림 3-41 하지 부위의 동맥

CHAPTER

3.14 정맥계통

학습 목표 ■ 인체의 주요 정맥에 대해 설명할 수 있다.

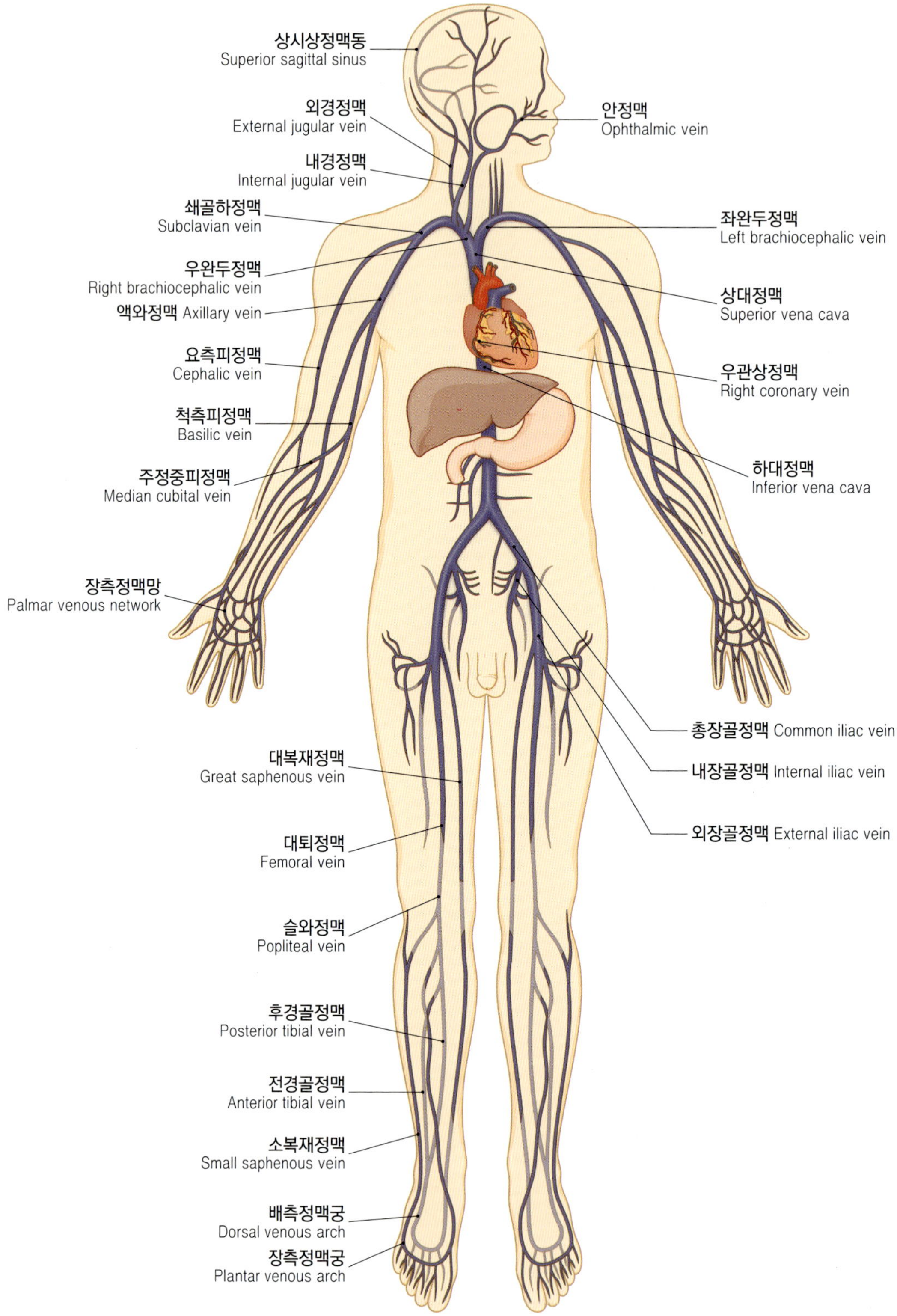

그림 3-42 주요 정맥

주요 정맥의 흐름

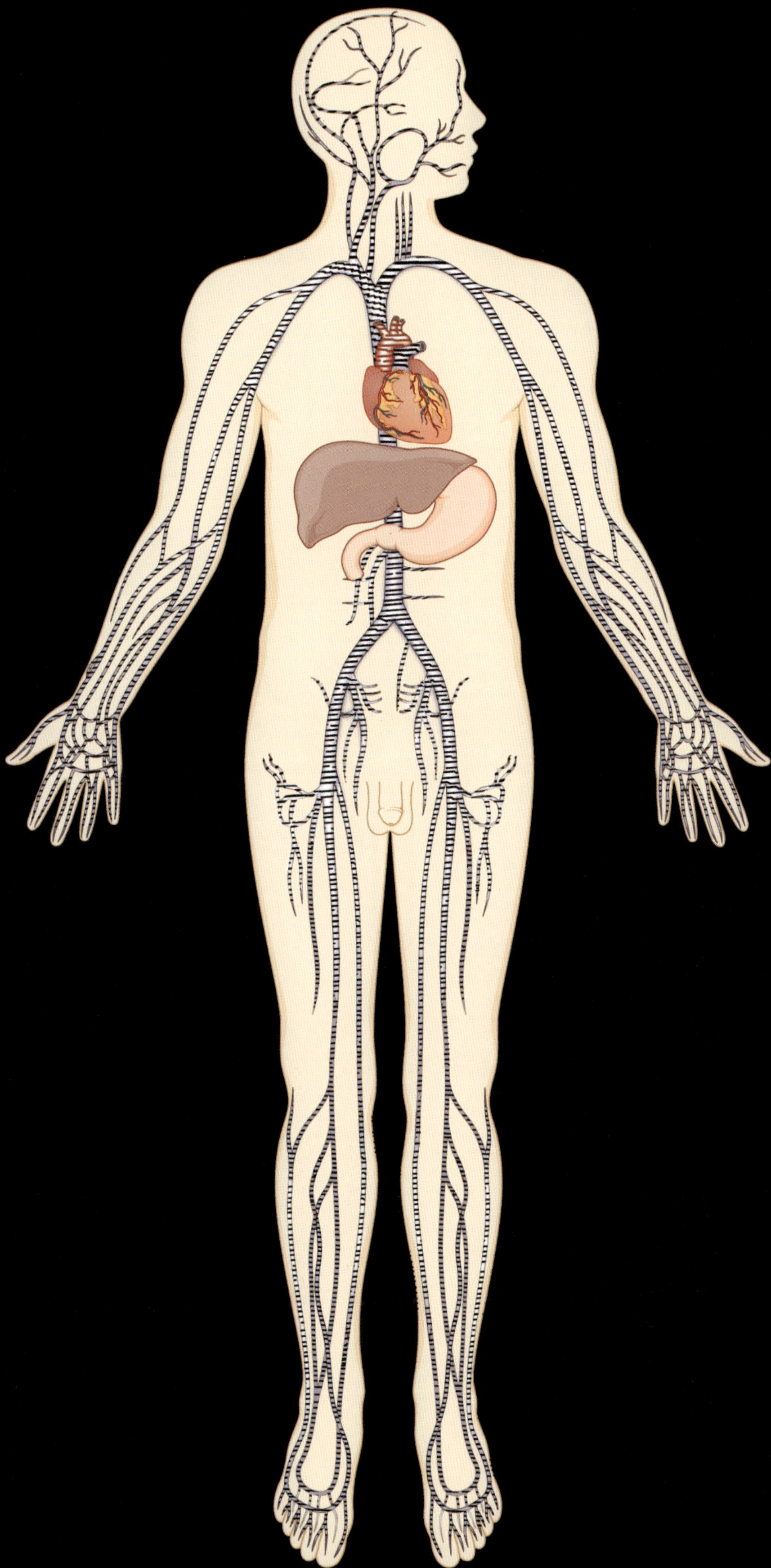

3.14 정맥계통

학습 목표 ■ 두부와 경부의 주요 정맥 명칭과 흐름을 설명할 수 있다.

정맥계통

온몸을 순환한 후 산소 함유량이 적은 정맥혈은 상대정맥과 하대정맥을 통하여 우심방으로 되돌아온다. 정맥 대부분은 심정맥(깊은정맥, deep vein)으로 동맥과 가까이 위치하여 신체의 깊은 부위를 흐르고 동맥과 같은 명칭을 가진다. 그 외 정맥은 천정맥(얕은정맥, superficial vein)으로 동맥과 관계없이 피부 밑에 위치하여 몸 표면의 혈액을 가져오고 쉽게 관찰되며 거의 명칭이 없다.

두부와 경부의 정맥

두피, 얼굴, 목의 얕은 부위의 혈액은 외경정맥(바깥목정맥, external jugular vein)으로 들어와 쇄골하정맥(빗장밑정맥, subclavian vein)으로 유입된다. 뇌와 두부 및 경부의 깊은 부위의 혈액은 외경정맥보다 큰 내경정맥(속목정맥, internal jugular vein)으로 들어와 쇄골하정맥과 합쳐져 완두정맥(팔머리정맥, brachiocephalic vein)이 되고, 완두정맥은 상대정맥으로 이어진다(그림 3-43).

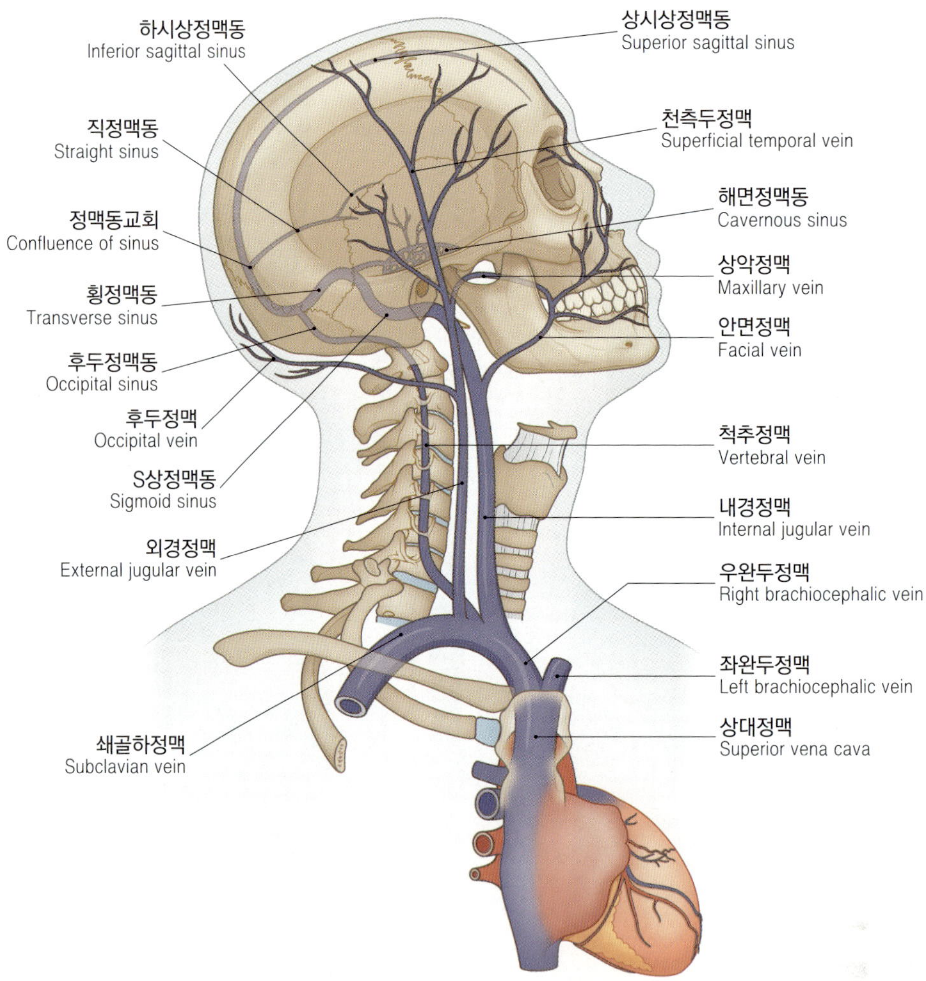

그림 3-43 두부와 경부의 정맥

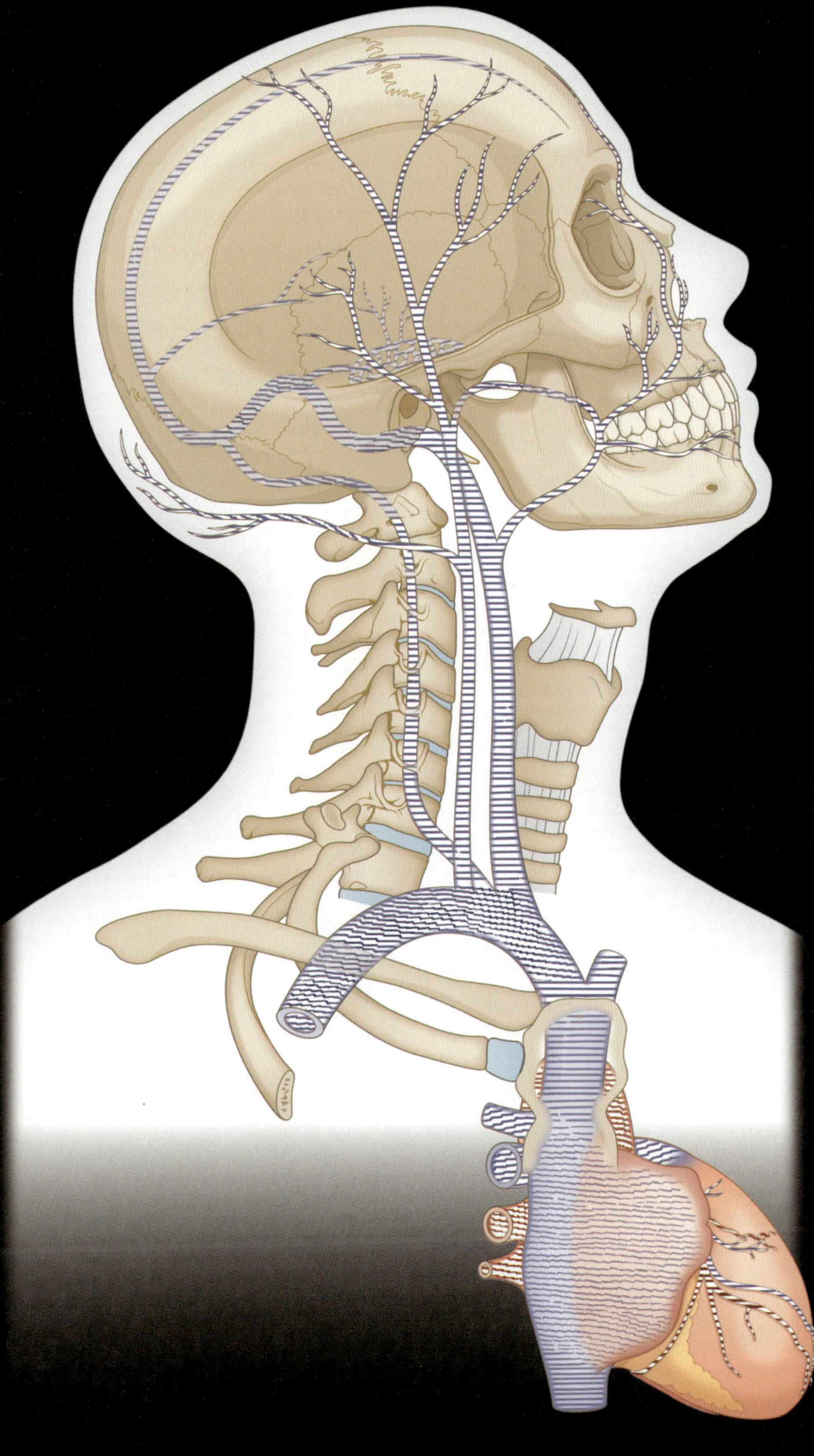

3.14 정맥계통

학습목표 ■ 경막정맥동의 종류와 흐름에 대해 알 수 있다.

경막정맥동

경막정맥동(sinus of dura mater)은 경막의 두 층 사이에 위치하는 정맥계의 총칭이며, 뇌의 정맥혈을 모아 경막정맥동으로 들어가 경막정맥공을 거쳐 내경정맥(internal carotid artery)으로 보낸다.

상시상정맥동. 상시상정맥동(superior sagittal sinus)은 대뇌겸 상면에 형성되어 정맥동교회로 유입되고, 두개강 내,외를 연결하는 도출정맥(emissary vein)과 판간정맥(diploic vein)에 연결되어 있으며, 뇌척수액을 흡수하여 두개강 압력을 조절한다.

하시상정맥동. 하시상정맥동(inferior sagittal sinus)은 대뇌겸 하면에 형성되어 직정맥동으로 유입된다.

직정맥동. 직정맥동(straight sinus)은 소뇌겸 소뇌텐트 접합부에 연결되어 있으며 정맥동교회로 합류된다.

정맥동교회. 정맥동교회(confluence sinus)은 상시상정맥동, 직정맥동, 후두정맥동이 합류되는 지점이다.

해면정맥동. 해면정맥동(cavernous sinus)은 접형골 뇌하수체와에 형성되어 스펀지 모양같은 정맥동으로 뇌신경 제III, IV, V, VI번과 내경정맥이 통과하여 안정맥(opthal mic vein)과 안면정맥(fascial vein)과 연결되어 있기 때문에 감염이 뇌막으로 전파될 소지가 높은 곳이다.

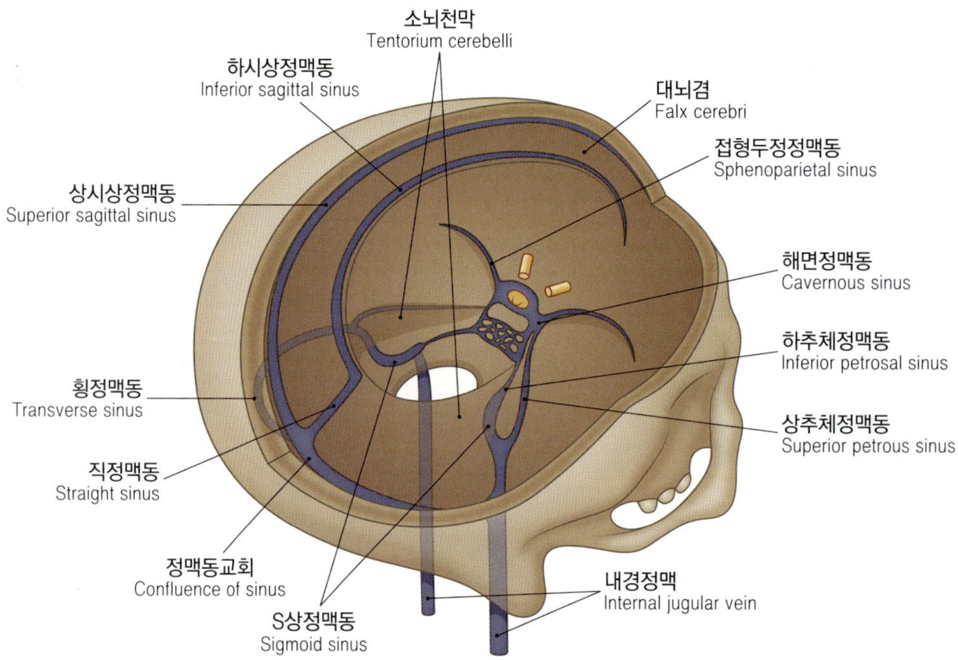

그림 3-44 경막정맥동(일부)

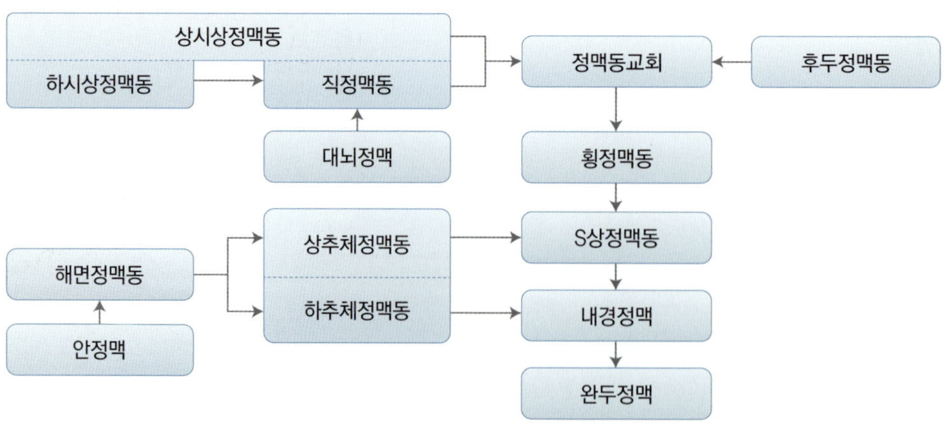

그림 3-45 경막정맥동의 흐름도

경막정맥동(일부)의 흐름

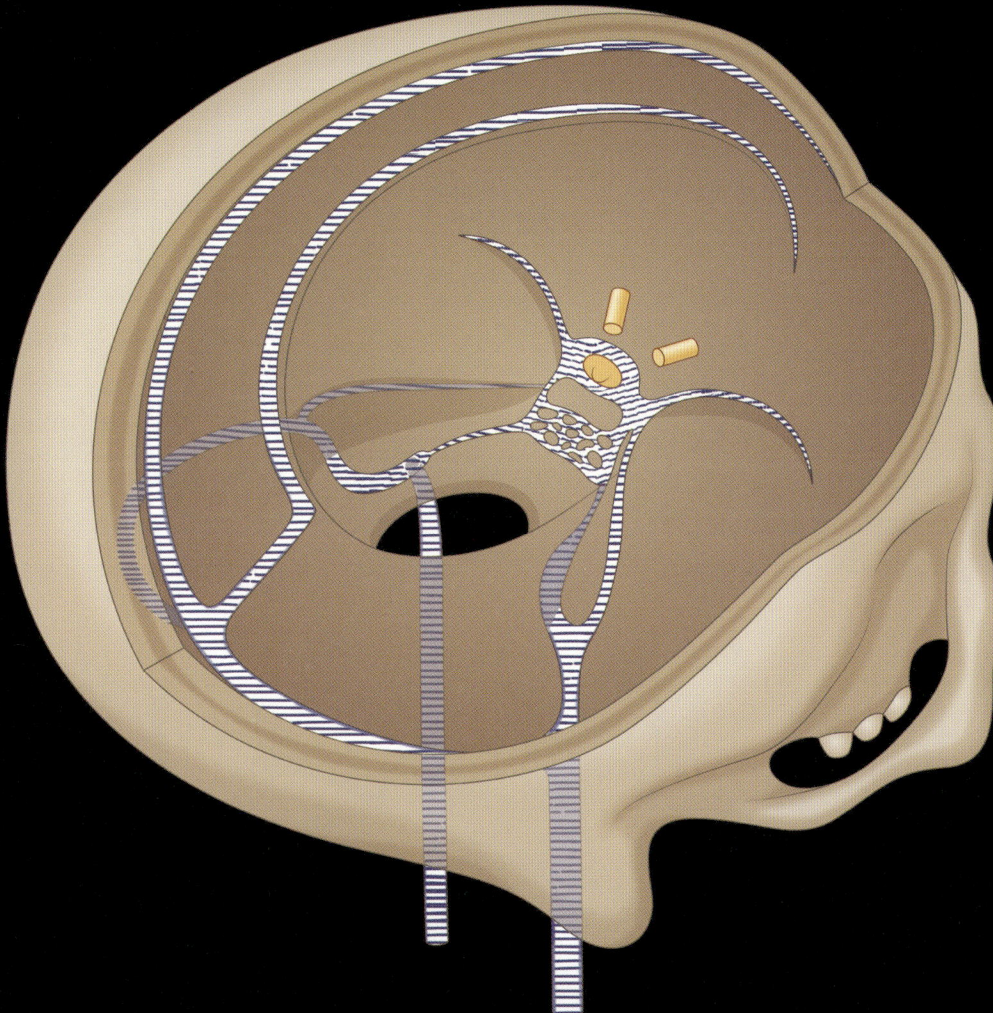

3.14 정맥계통

학습 목표
- 복부와 골반부위의 주요 정맥 명칭과 흐름을 설명할 수 있다.
- 기정맥계통의 개념과 흐름을 설명할 수 있다.

복부와 골반 부위의 정맥

간, 부신, 신장, 난소 또는 고환, 후복벽의 정맥혈은 간정맥(hepatic vein), 부신정맥(adrenal vein), 신정맥(콩팥정맥, renal vein), 생식선정맥(생식샘정맥, gonadal vein), 요정맥(허리정맥, lumbar vein)을 거쳐 직접 하대정맥으로 들어간다. 골반 부위의 정맥은 하지로부터의 정맥혈이 모인 외장골정맥(바깥엉덩정맥, external iliac vein)과 골반 내 장기의 정맥혈이 모인 내장골정맥(속엉덩정맥, internal iliac vein)이 있고, 외장골정맥과 내장골정맥이 합쳐져 총장골정맥(온엉덩정맥, common iliac vein)을 형성하고 좌 · 우 총장골정맥이 합쳐져 하대정맥으로 흐른다(그림 3-46).

기정맥계통

기정맥계통(홀정맥계통, azygos system)은 복부의 측부순환(곁순환, collateral circulation)로 상대정맥과 하대정맥을 연결한다. 오른쪽에 있는 것을 기정맥(홀정맥, azygos vein)이라 하고 왼쪽의 것은 여덟 번째 흉추 이상에서 기정맥으로 유입되는 혈관을 부반기정맥(accessary hemiazygous vein)이라 하며, 여덟 번째 흉추 이하에서 기정맥으로 유입되는 혈관을 반기정맥(반홀정맥, hemiazygous vein)이라고 한다(그림 3-47). 기정맥은 횡격막의 대동맥열공(aortic hiatus)을 지나 흉강에 들어가 상대정맥으로 유입된다.

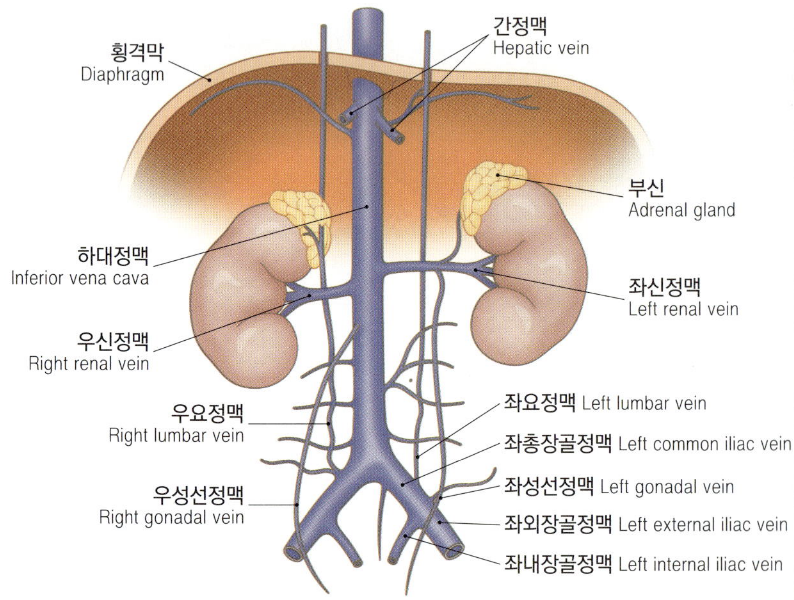

그림 3-46 복부와 골반부위의 정맥

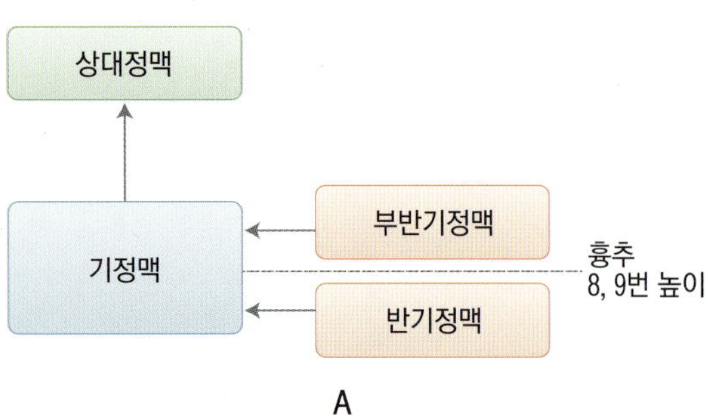

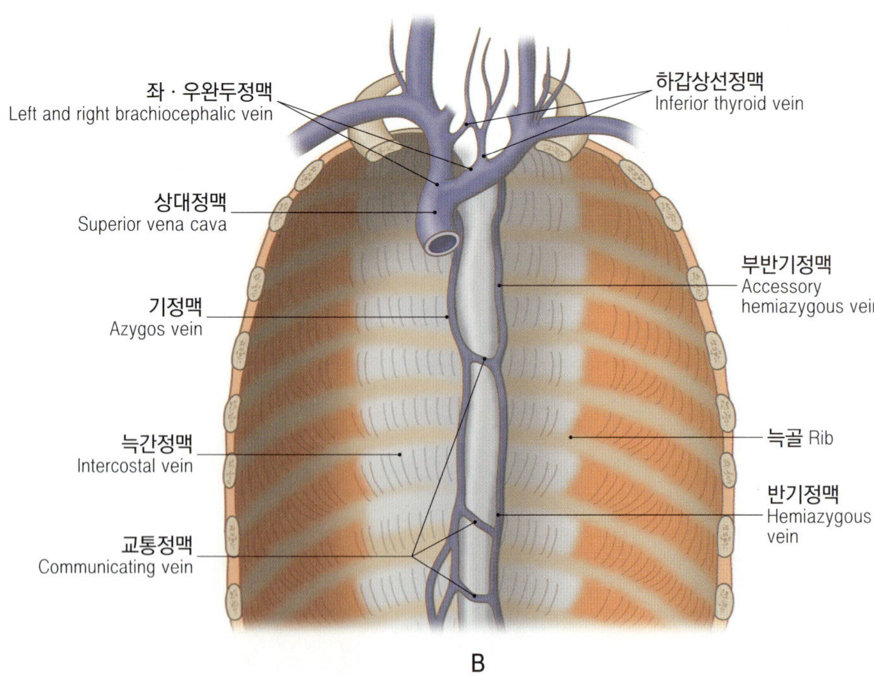

그림 3-47 기정맥계통. A: 흐름도, B: 기정맥계

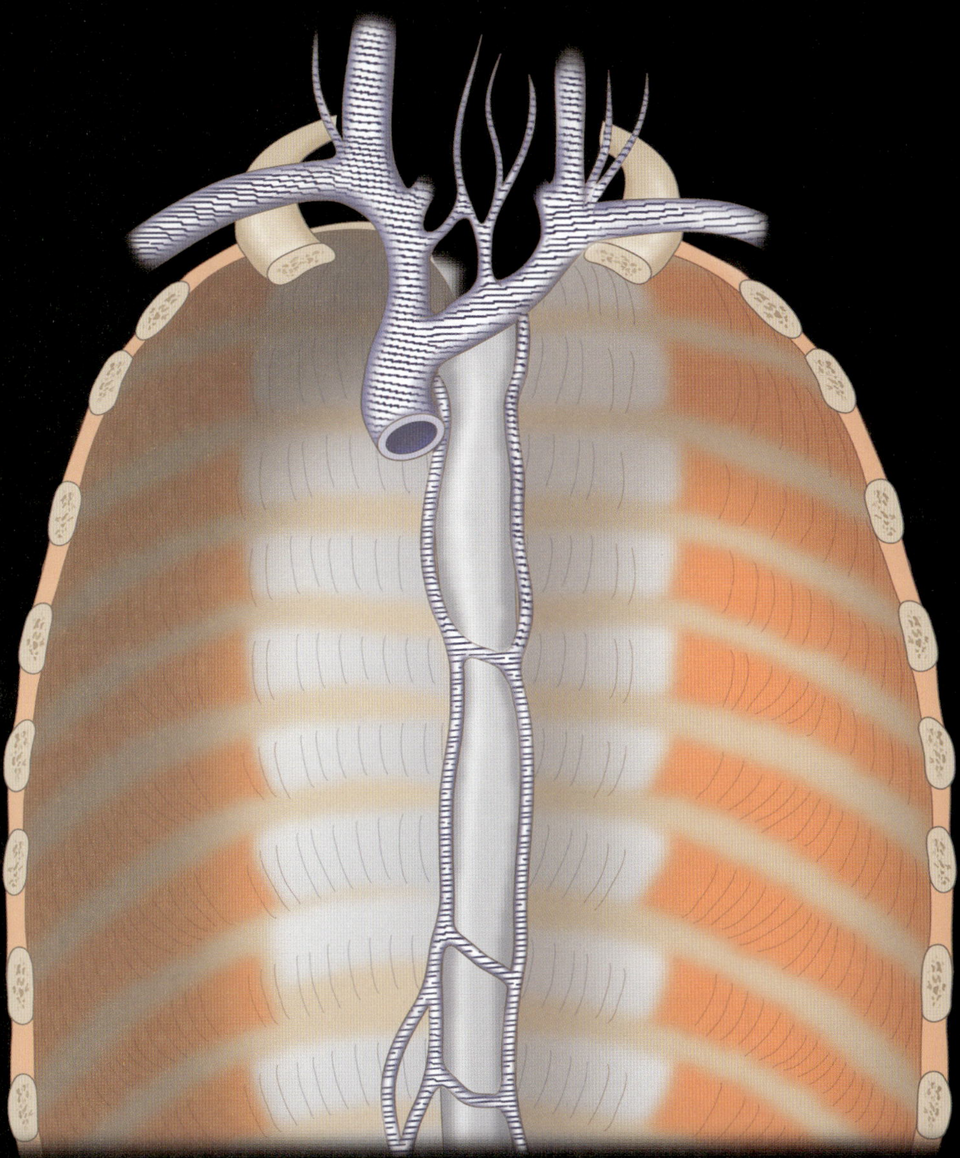

3.14 정맥계통

학습 목표 ■ 간문맥계통의 개념과 흐름을 설명할 수 있다.

간문맥계통

복부에 있는 특수정맥으로, 복강내 소화기관인 위, 췌장, 비장, 담낭, 소장, 대장의 정맥혈은 간문맥(hepatic portal vein)이라는 곳을 통해 간을 거친 후 간정맥이 되어 하대정맥으로 유입되는 경로를 따른다. 소화기관의 모세혈관을 거친 정맥들이 바로 심장으로 들어가지 않고 간에 있는 모세혈관으로 다시 들어가, 모세혈관 그물을 두 번 거치게 되어 간문맥계(hepatic portal system)라 한다. 상장간막정맥(위창자간막정맥, superior mesenteric vein), 하장간막정맥(아래장간막정맥, inferior mesenteric vein), 비정맥(지라정맥, splenic vein), 위정맥(gastric vein)이 간문맥을 통하여 간으로 이동되어 흡수한 물질들이 저장되거나 해독작용 등의 처리과정을 거치게 된다(그림 3-48).

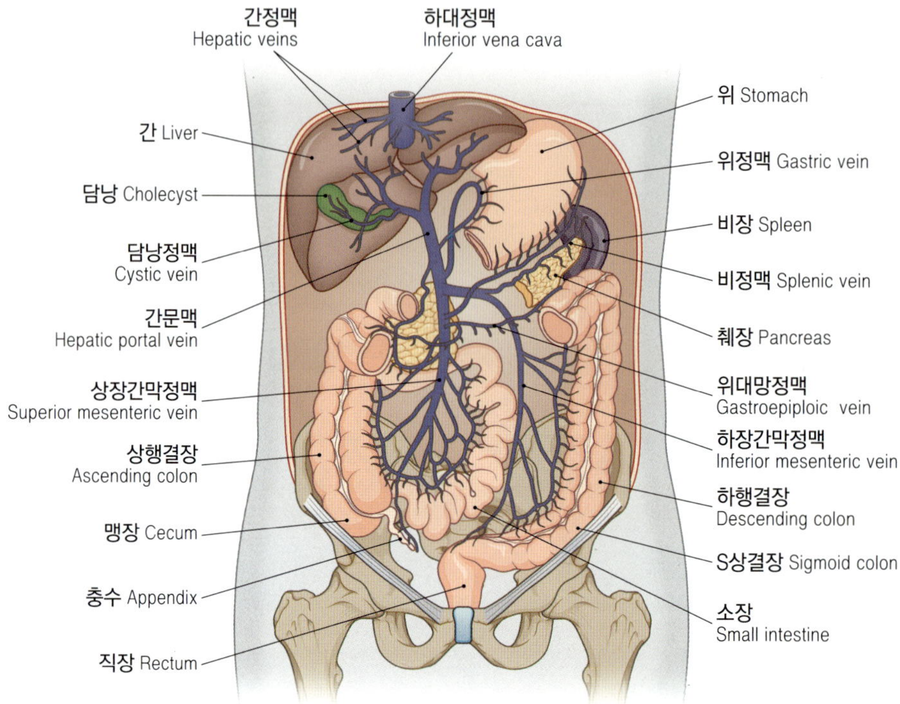

그림 3-48 간문맥계통

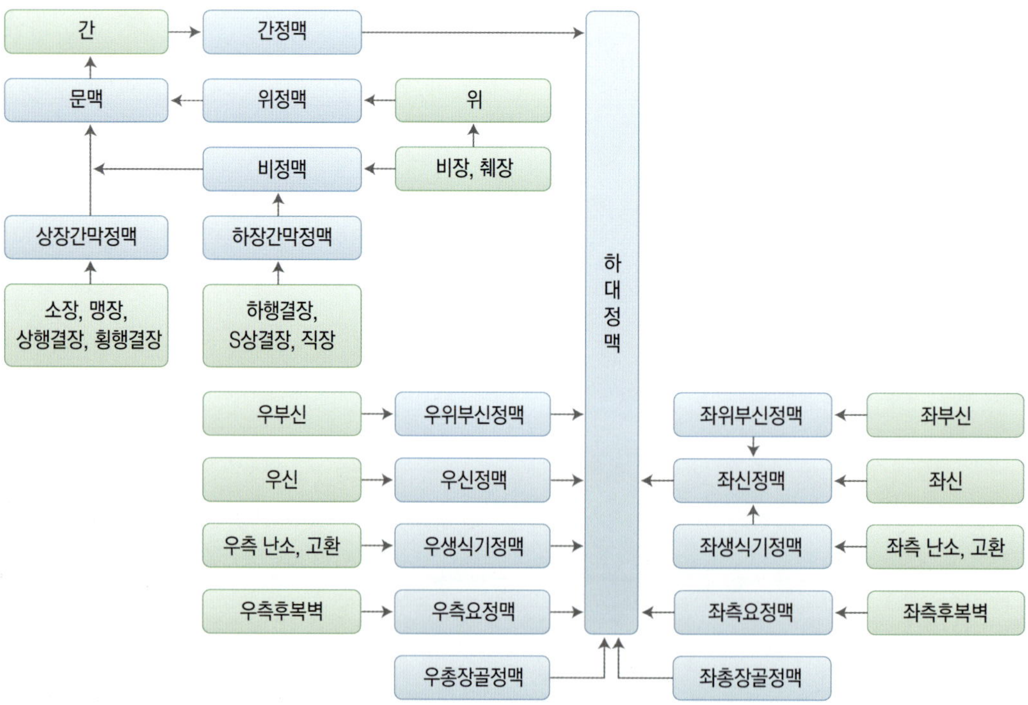

그림 3-49 복부의 주요 정맥 혈액 흐름도

간문맥계통의 흐름

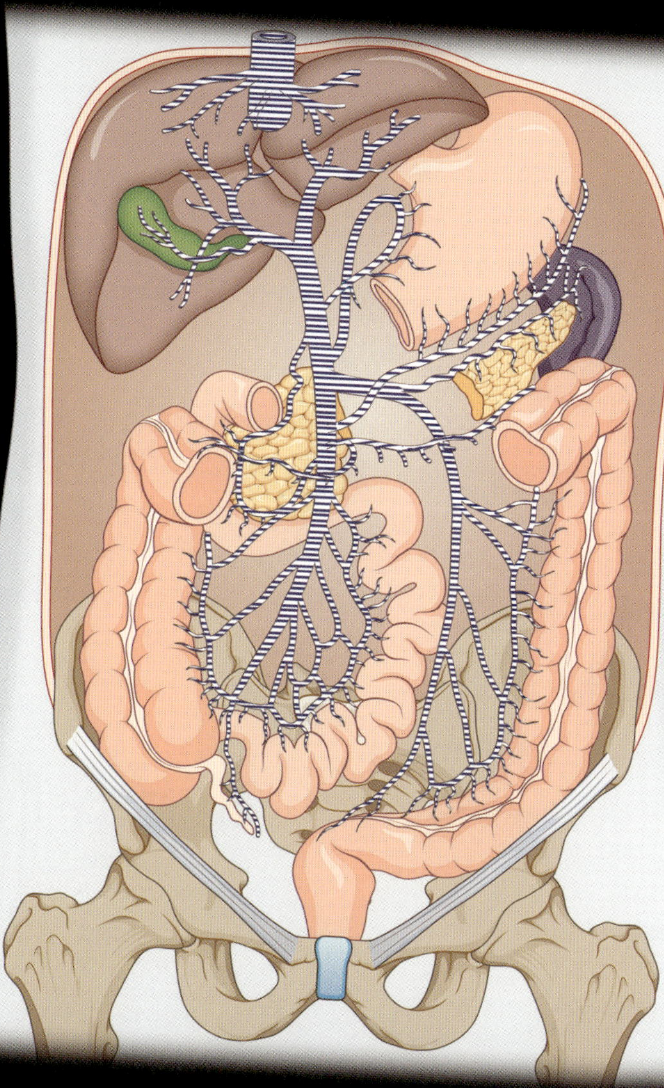

3.14 정맥계통

학습목표 ■ 상지 및 하지 부위의 주요 정맥 명칭과 흐름을 설명할 수 있다.

상지 부위의 정맥

상지 부위의 심정맥은 손에서 혈액을 받은 요골정맥(노정맥, radial vein)과 척골정맥(자정맥, ulnar vein)이 있고 팔꿈치 부위에서 합쳐져 상완정맥(brachial vein)을 형성하고 액와정맥(겨드랑정맥, axillary vein)으로 이어진다. 피정맥은 요측피정맥(노쪽피부정맥, cephalic vein)과 척측피정맥(자쪽피부정맥, basilic vein), 주정중피정맥(팔오금중간정맥, median cubital vein)이 있고 모두 액와정맥으로 들어오게 된다(그림 3-50).

하지 부위의 정맥

하지 부위의 심정맥은 발에서 혈액을 받은 전경골정맥(앞정강정맥, anterior tibial vein)과 후경골정맥(뒤정강정맥, posterior tibial vein)이 있고 슬와 부위에서 합쳐져 슬와정맥(오금정맥, popliteal vein)을 형성하고 대퇴정맥(넙다리정맥, femoral vein)으로 이어진 후 외장골정맥(바깥엉덩정맥, external iliac vein)이 되어 복강 안으로 들어가 내장골정맥(속엉덩정맥, internal iliac vein)과 합쳐진다. 피정맥은 대복재정맥(큰두렁정맥, great saphenous vein)과 소복재정맥(작은두렁정맥, small saphenous vein)이 있다. 대복재정맥은 몸에서 가장 긴 정맥으로, 발등과 발목 안쪽에서 시작하여 하퇴와 대퇴부 안쪽 부위를 따라 흐르다 슬와정맥과 합쳐지지 않고 바로 대퇴정맥과 합쳐진다. 소복재정맥은 발등과 발목 외측에서 시작하여 슬와정맥과 합쳐진 후 대퇴정맥으로 이어진다(그림 3-51).

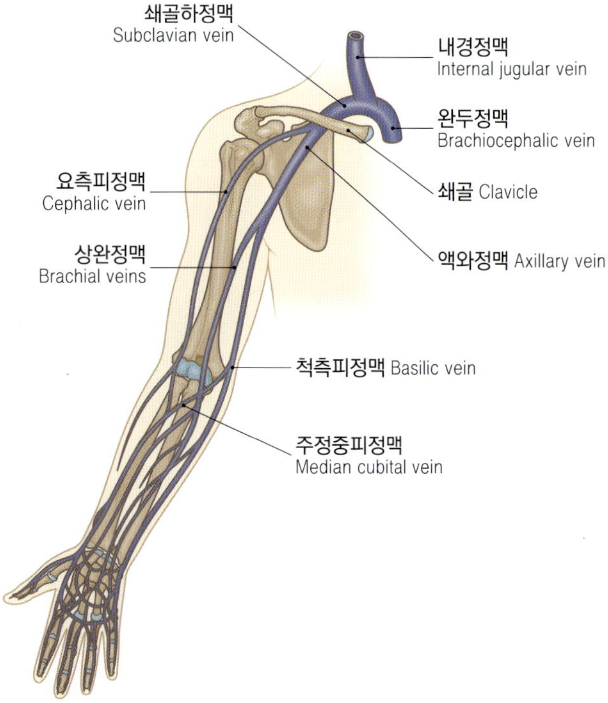

그림 3-50 상지 부위의 정맥

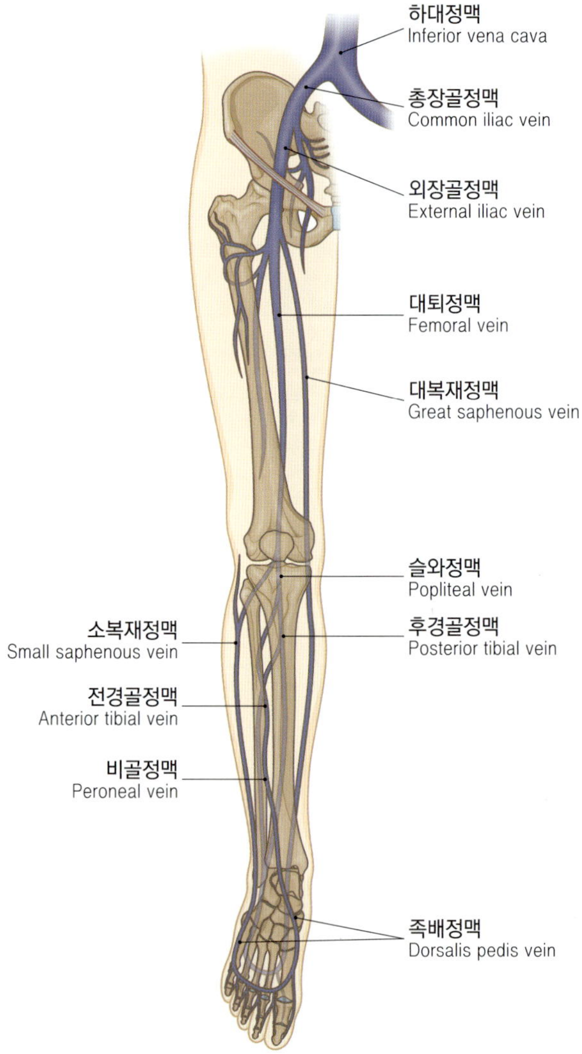

그림 3-51 하지 부위의 정맥

3.14 정맥계통

학습목표
- 정맥 순환에 대해 설명할 수 있다.

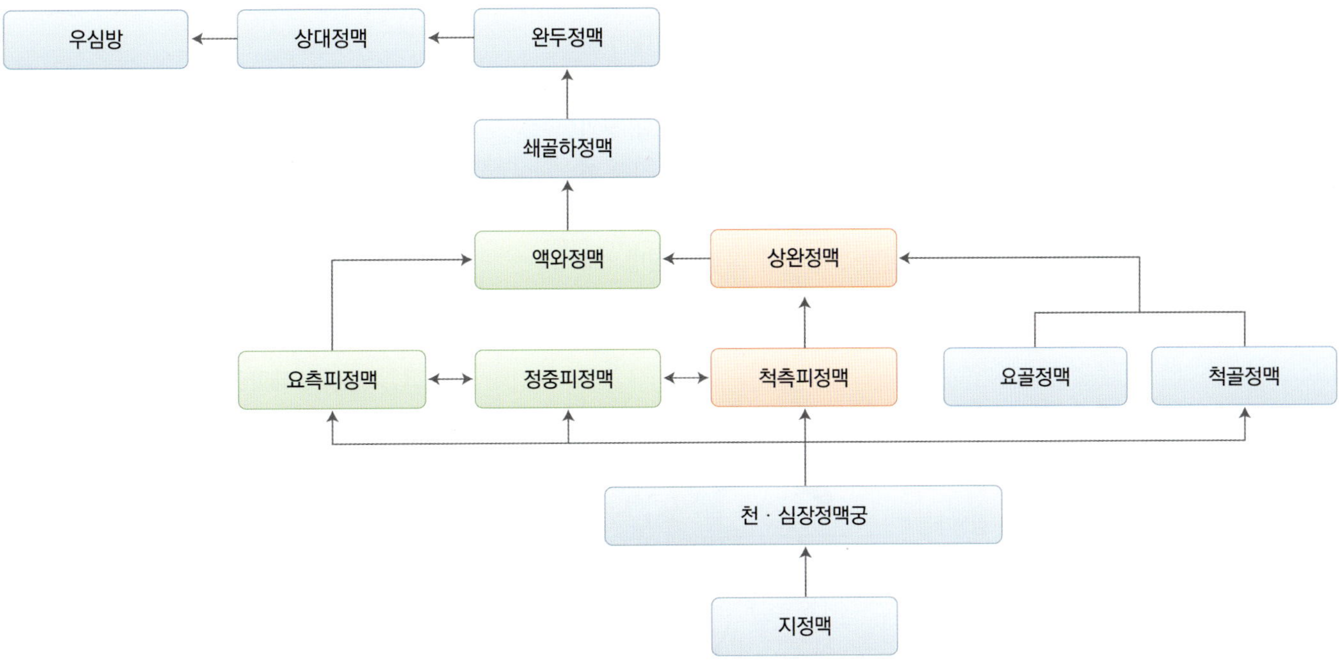

A

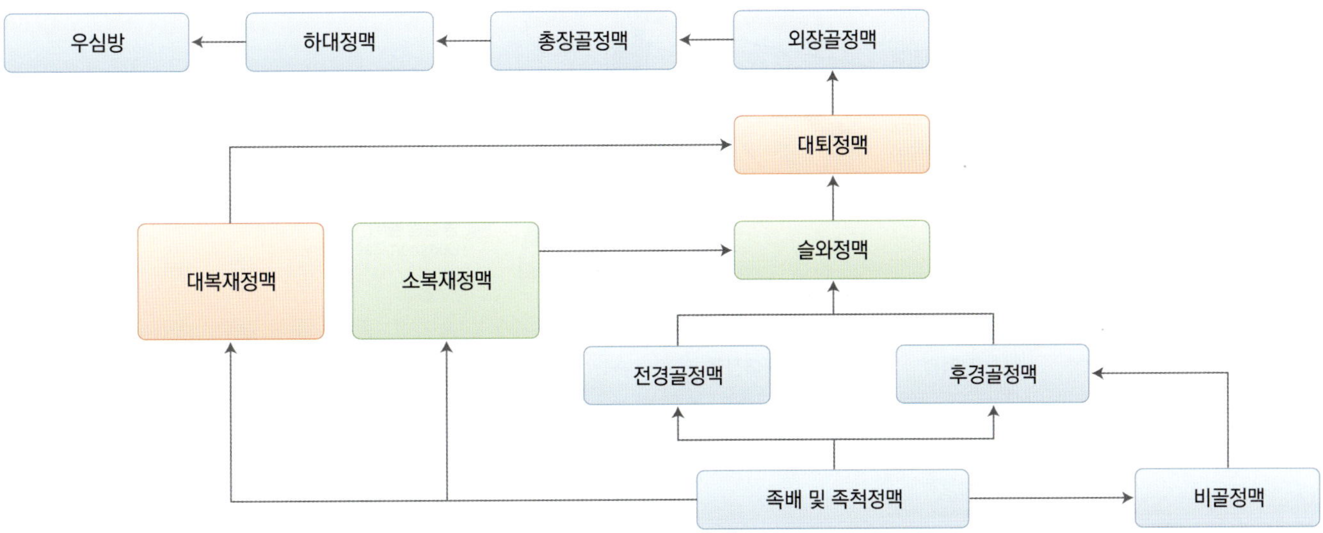

B

그림 3-52 정맥 순환. A: 상지의 정맥순환, B: 하지의 정맥순환흐름도

태아순환

학습 목표 ■ 태아순환의 특징과 흐름을 설명할 수 있다.

태아순환

태아의 영양분과 산소공급은 모체의 태반(placenta)에서 이루어진다. 태아 순환(fetal circulation)의 가장 큰 특징은 태아의 모든 혈액은 혼합혈이고, 유일한 동맥혈은 제정맥(배꼽정맥, umbilical vein)이다. 태아는 폐와 소화 장기의 직접적인 활동이 없으므로 정맥관과 동맥관 같은 관(duct)을 뚫어 직접 연결시킨 뒤에 태아순환에 필요한 구조물들은 출생 후 퇴화되어 흔적을 남긴다. 특히 난원공이 폐쇄되지 않으면 정맥혈인 우심방의 혈액이 직접 좌심방으로 들어가 온몸으로 순환하게 되므로 산소공급이 모자라 청색증(cyanosis)을 일으킨다.

태아순환구조		출생 후 변화
난원공	→	난원와
동맥관	→	동맥관인대
정맥관	→	정맥관인대
제동맥	→	제동맥인대
제정맥	→	간원인대

그림 3-53 태아순환구조과 출생 후 변화

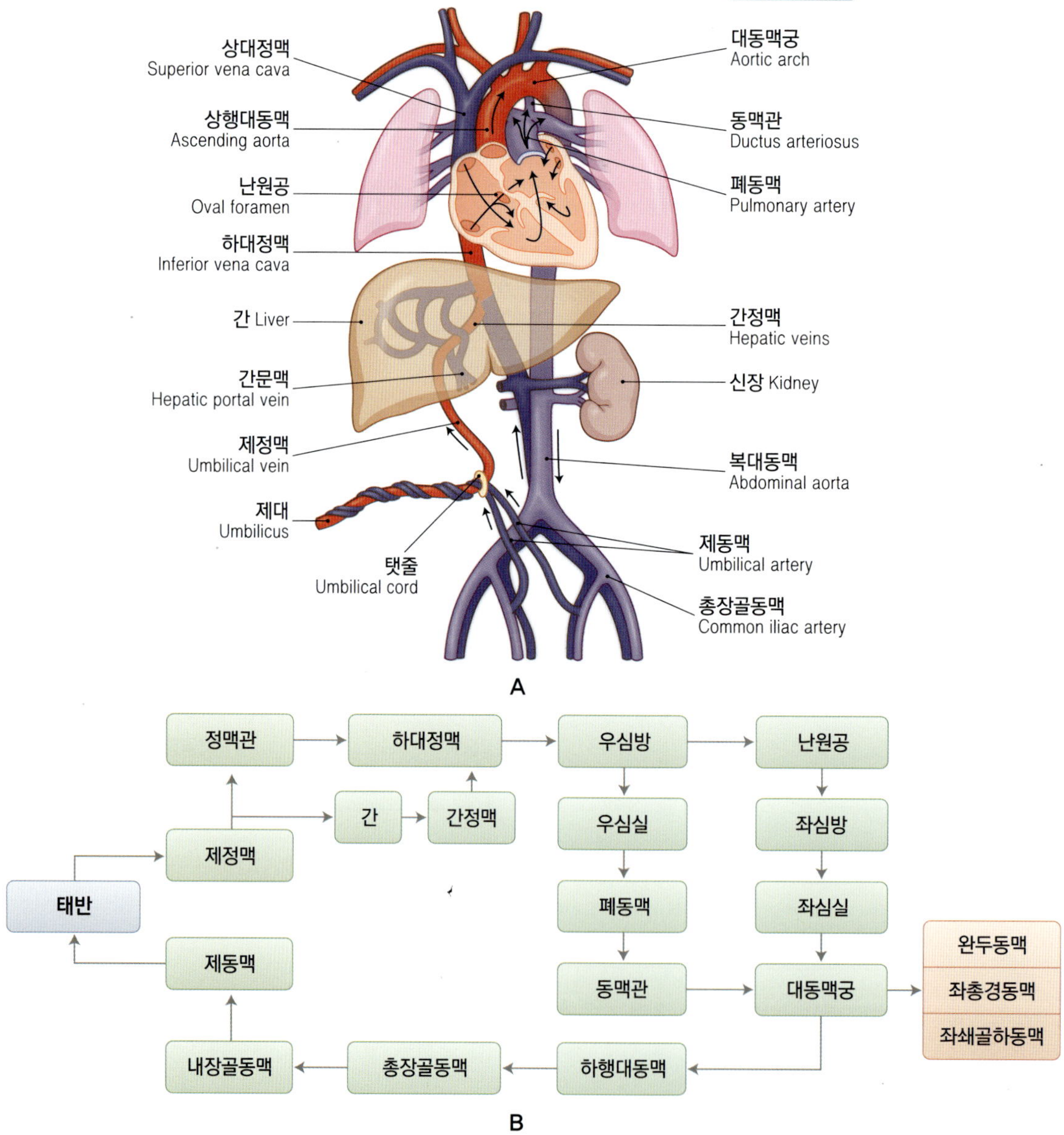

그림 3-54 태아순환. A: 태아 혈액순환, B: 태아순환의 혈액 흐름도

연관내용
ASSOCIATED CONTENT

림프계통

세포 사이에 존재하는 간질액(사이질액, interstitial fluid)은 모세혈관을 통하여 순환한다. 이때 모세혈관으로 완전히 흡수되지 않은 간질액을 혈액순환계로 일방통행하도록 운반하는 역할을 하는 것이 림프계통(lymphatic system)이다. 림프계통은 림프(lymph)가 모세림프관, 림프관, 림프절, 림프조직을 지나 정맥으로 흘러 들어가는 일련의 계통이다(그림 3-55).

모세림프관(lymphatic capillary)은 한쪽 끝이 막혀있는 맹관이고, 모세혈관보다 구멍이 많고 큰 얇은 단층편평상피로 되어 있어 간질액의 유입이 쉽다. 이 모세림프관 속을 흐르는 액체를 림프(lymph)라 한다. 모세림프관이 합쳐져서 림프관(lymphatic duct)이 되고 판막이 있어 림프가 역류되는 것을 방지해 준다. 림프관은 흘러가며 림프절(lymph node)을 거쳐야만 하는데, 림프절은 림프구의 집합인 림프소절이 모여 있는 곳이다. 림프관은 여러 림프절을 거치며 점차 굵어져 림프관줄기(lymphatic trunk)가 되고, 이는 우림프관(right lymphatic duct)과 흉관(가슴림프관, thoracic duct)이 되어 양쪽 쇄골하정맥(subclavian vein)으로 들어간다.

림프절에는 대식세포(큰포식세포, macrophage)가 있어 림프액을 여과하며 미생물과 이물질을 파괴하는 역할을 하고, 림프속의 미생물과 이물질에 의해 림프구 생산이 자극되어 림프구를 생산하는 역할을 한다. 이처럼 림프계통은 미생물과 이물질로부터의 방어작용과 간질액을 회수하여 혈관 안으로 되돌려 줌으로써 체액 균형을 유지시켜 주는 중요한 기능을 한다(그림 3-56).

림프기관(lymphoid organ)은 림프구와 대식세포 등으로 구성된 조직으로 림프절, 편도(tonsil), 비장(지라, spleen), 흉선(가슴샘, thymus) 등이 있다.

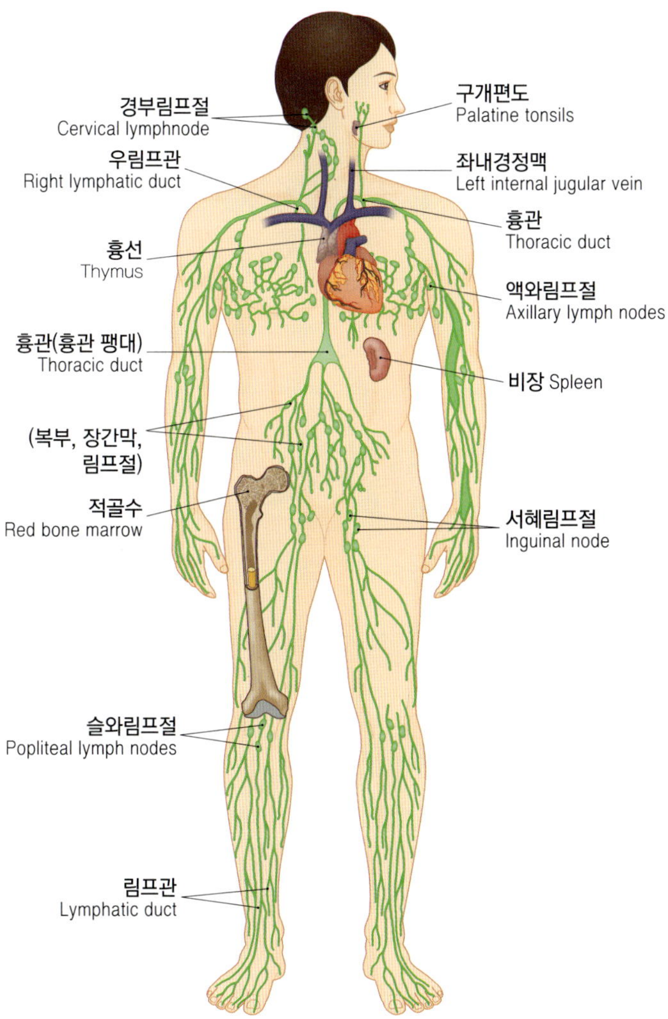

그림 3-55 림프계통

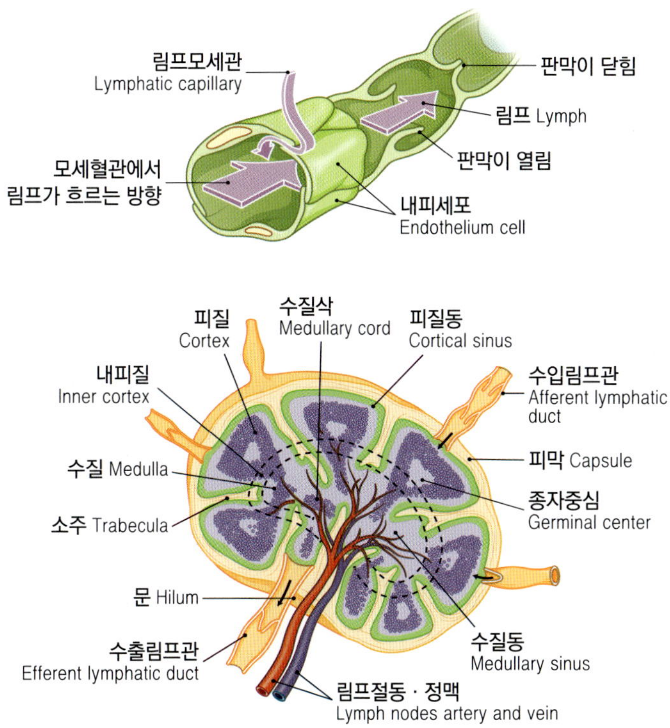

그림 3-56 림프관과 림프절

연관내용

ASSOCIATED CONTENT

압력수용기

압력수용기(baroreceptor)는 대동맥궁과 경동맥동에 있고, 압력수용기 반사는 혈관 내의 압력변화를 감지하여 혈압을 정상 범위로 유지하려는 조절 기전이다. 동맥내 혈압이 증가하면 동맥벽이 늘어나 압력수용기가 자극되고 활동전위가 감각신경섬유를 통해 혈관운동중추와 심장혈관중추인 연수(숨뇌)로 전해져 혈압 감소를 위한 반응이 유발된다. 심장에 부교감신경활동을 자극하여 심박동수와 심장 수축력을 감소시키고, 혈관을 확장시키고 말초저항을 감소시켜 혈압이 낮아지게 한다. 반대로, 동맥 내 혈압이 감소하면 압력수용기의 활동전위가 감소되어 혈압 증가를 위한 반응이 유발된다. 심장에 교감신경활동을 자극하여 심박동수와 심장수축력을 증가시키고, 혈관을 수축시키고 말초저항을 높여 혈압이 올라가도록 한다. 압력수용기 반사는 혈압변화 시 단시간에 혈압을 정상으로 되돌려주는 반응이다.

화학수용기

화학수용기(chemoreceptor)는 대동맥소체와 경동맥소체에 있고, 화학수용기 반사는 혈액 속의 산소 농도, 이산화탄소 농도, pH 수치 변화를 감지하여 혈압을 정상범위로 유지하려는 조절 기전이다. 혈액 내의 산소 농도와 pH가 감소하거나, 이산화탄소 농도가 증가하면 화학수용기가 자극되어 활동전위가 혈관운동중추와 심장혈관중추인 연수로 전해져 심장의 교감신경을 자극하여 심박동수와 심장 수축력을 증가시켜 혈압을 높이고, 조직으로의 혈액 공급을 향상시킨다. 이에 따라 폐로 가는 혈류 또한 증가되어 호흡이 활성화되고 혈액의 산소 농도가 높아지고 이산화탄소 농도는 낮아진다. 이러한 화학수용기 반사는 호흡 기능에 심한 장애가 있거나 혈압이 많이 떨어져 혈액의 산소 농도가 매우 낮거나 이산화탄소 농도가 매우 높을 때에만 강력한 영향을 미친다(그림 3-57).

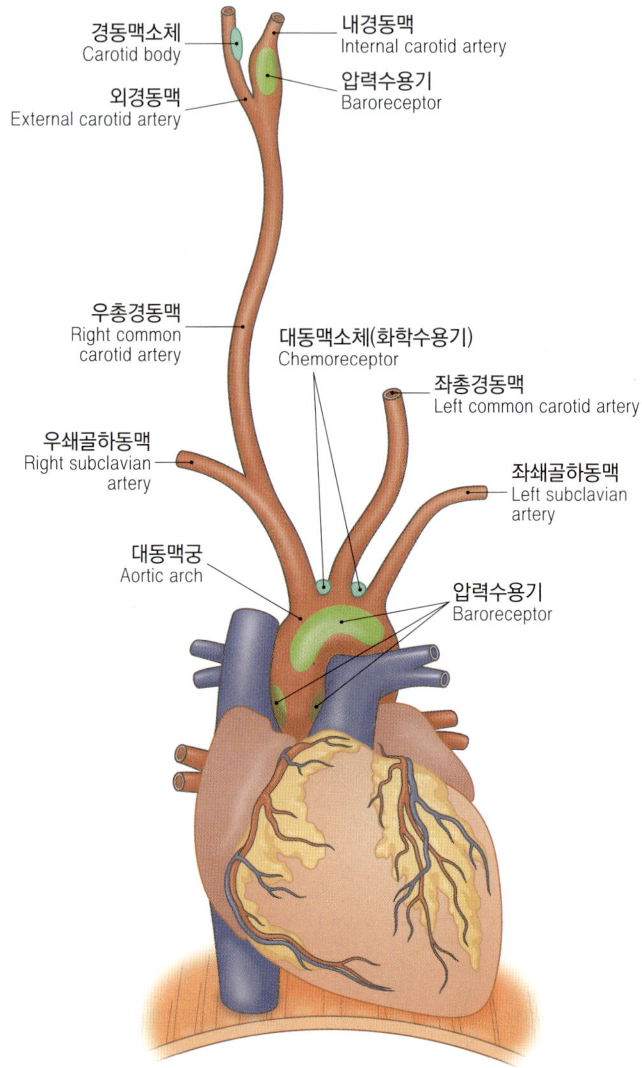

그림 3-57 압력수용기와 화학수용기

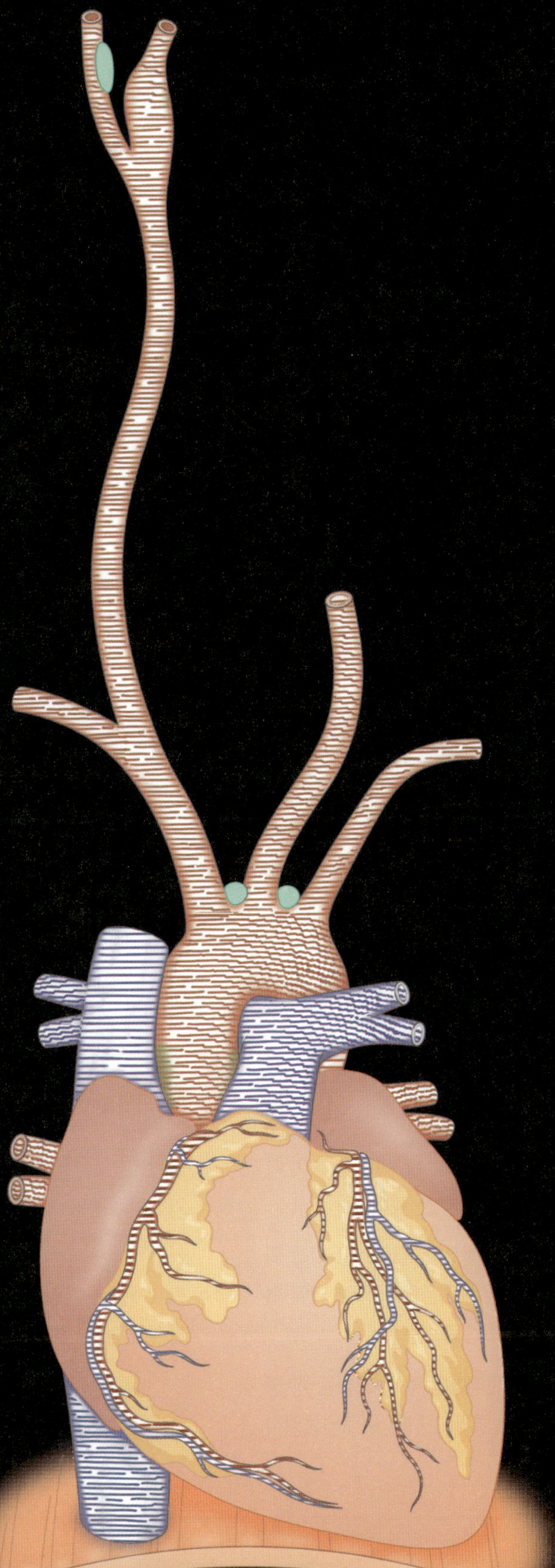

꼭 알아두기

TO KNOW ON TO

- 혈관벽의 구조 알아두기
- 동맥, 모세혈관, 정맥의 종류와 구조, 기능 알아두기
- 체순환과 폐순환을 구별하여 알아두기
- 심장의 혈관과 순환 알아두기
- 대동맥에서 분지하는 동맥 명칭과 분지 알아두기
- 대뇌동맥륜의 명칭과 기능 알아두기
- 주요 동맥과 정맥의 위치와 명칭 알아두기
- 간문맥계통의 개념과 기능 알아두기

요약정리

SUMMING-UP

- 혈관의 종류는 크게 동맥, 정맥, 모세혈관이 있다.
- 동맥의 벽은 내막, 중막, 외막이라는 3개의 층으로 구성되어 있다.
- 동맥은 탄력동맥 · 근육동맥 · 세동맥으로, 정맥은 세정맥 · 중간정맥 · 대정맥으로 분류할 수 있다.
- 심혈관계(심장혈관계통)란 신체의 혈액순환을 담당하는 기관, 즉 심장과 혈관을 통칭하여 이르는 말이다.
- 혈액순환은 크게 체순환(온몸순환)과 폐순환(허파순환)으로 구분된다.
- 체순환은 좌심실에서 펌프작용하여 뿜어져 나온 혈액이 신체의 모든 부분에 공급된 후 우심방으로 돌아오는 경로이다.
- 폐순환은 온몸을 순환한 후 우심방으로 돌아온 정맥혈을 폐로 보내어 동맥혈로 교환한 후 좌심방으로 보내는 경로이다.
- 관상순환(심장동맥순환, coronary circulation)이란 심장이 자기 자신을 위해서 심장벽에 혈액을 공급하는 것이다.
- 뇌의 혈액공급은 대뇌동맥륜(대뇌동맥고리, 윌리스고리)에 의해서 어떤 한 곳이 막히더라도 다른 동맥들을 통하여 뇌에 혈액 공급이 될 수 있도록 측부순환이 이루어진다.
- 대뇌동맥륜은 내경동맥의 분지인 전대뇌동맥, 전교통동맥, 중대뇌동맥, 후교통동맥과 쇄골하동맥의 분지인 후대뇌동맥이 형성한다.
- 간문맥계통은 복부에 있는 특수정맥으로, 복강내 소화기관인 위, 췌장, 비장, 담낭, 소장, 대장의 정맥혈은 간문맥을 통해 간으로 들어가 흡수한 물질들이 저장되거나 해독작용 등의 처리 과정을 거친 후 하대정맥으로 유입되는 경로이다.
- 복강동맥은 복대동맥의 가장 큰 분지이며, 총간동맥, 좌위동맥, 비동맥이 분지한다.
- 상지는 쇄골하동맥이, 하지는 외장골동맥의 분지이다.
- 요측피정맥은 상완정맥을 거치지 않고 액와정맥으로 바로 유입된다.
- 대복재정맥은 슬와정맥을 거치지 않고 대퇴정맥으로 바로 유입된다.
- 경막정맥동은 경막의 두 층 사이에 존재하는 정맥계의 총칭이며, 뇌의 정맥혈을 모아 내경정맥으로 보낸다.
- 상시상정맥동은 뇌척수액 흡수에 관여한다.
- 기정맥계통은 복부의 측부순환로로 상대정맥과 하대정맥을 연결한다.
- 림프계통은 간질액을 모아 모세혈관으로 순환하는 제 2의 순환계로 림프, 림프관, 림프절로 구성된다.

관련 질환과 중재

RELATED DISEASE & INTERVENTION

죽상경화증

죽상경화증(동맥경화증, atherosclerosis)이란 혈관 내막에 콜레스테롤 등이 쌓여 혈관 내벽이 두꺼워지면서 혈관이 좁아지는 질환이다. 즉 혈관내벽의 침착물로 인해 혈액의 흐름이 방해된다. 이로 인해 신체에 혈액 공급이 부족하게 되고, 특히 중요한 심장이나 뇌 등에 혈액 공급이 부족하게 되면 심근경색증이나 뇌졸중 등과 같은 심각한 응급 질환을 일으키게 된다. 말초로 가는 혈관들에 영향을 미칠 경우 말초혈관질환을 초래하고 영구적인 세포 손상으로 괴사가 진행되게 된다. 그러므로 죽상경화증을 예방하기 위하여 혈중 콜레스테롤 양을 조절하여야 하고 고혈압, 당뇨병 등의 위험요인들을 조기에 발견하여 관리하고, 규칙적인 운동 및 식이조절 등이 병행되어야 한다.

정맥류

정맥류(varicose veins)는 정맥에 있는 판막의 기능 장애로 혈액이 역류되고 계속적으로 정맥압이 상승하게 되어 표재성 정맥들이 비정상적으로 부풀어 오르고 꼬불하게 구부러져 있는 모습이 육안으로 보인다. 외관상의 문제도 있지만 정맥기능 부전으로 다리 통증, 무거움, 작열감, 피로감 등의 증상들이 나타날 수 있다. 심각한 증상이 없다면 압박스타킹 착용, 장시간 서 있는 생활 변경 등의 보존적인 치료로 증상 호전을 경험할 수 있다. 미용적인 목적이나 심각한 정맥 부전 증상들이 동반된다면 경화요법, 정맥제거술, 정맥폐쇄술 등의 적극적인 치료가 필요하다.

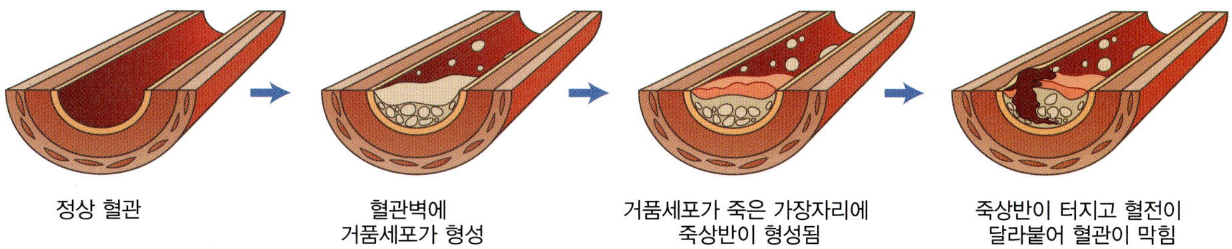

그림 3-58 죽상경화증의 진행

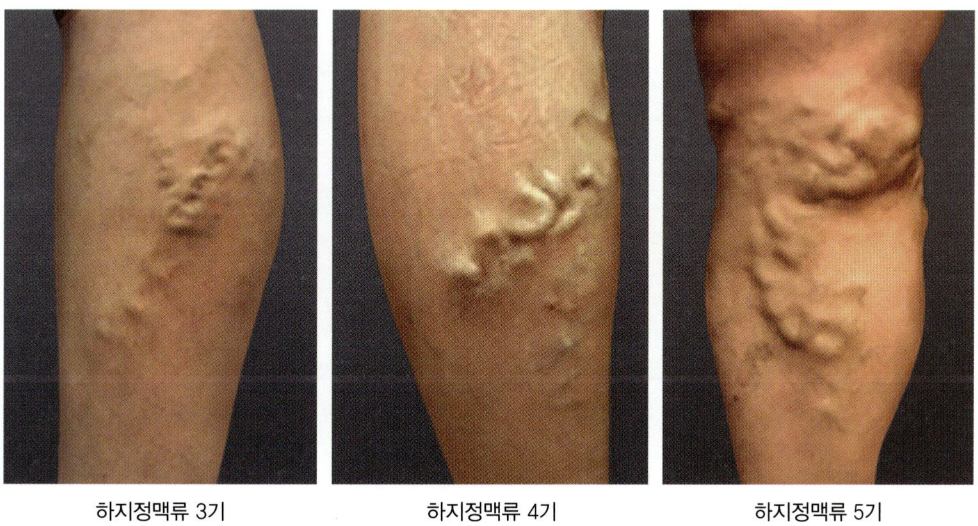

그림 3-59 하지정맥류의 진행

학습목표에 대한 자기진단

SELF-DIAGNOSIS OF THE LEARNING OBJECTIVE

번호	학습목표	자기성취도(점)				
		90%(5)	70%(4)	50%(3)	30%(2)	10%(1)
1	혈관벽의 구조를 설명할 수 있다.					
2	동맥, 모세혈관, 정맥의 구조와 기능을 설명할 수 있다.					
3	동맥과 정맥의 종류와 구조를 설명할 수 있다.					
4	체순환과 폐순환을 구별하여 설명할 수 있다.					
5	심장의 혈관과 순환에 대하여 설명할 수 있다.					
6	대동맥에서 분지하는 동맥 명칭과 분지를 설명할 수 있다.					
7	두부와 경부의 주요 동맥 명칭과 분지를 설명할 수 있다.					
8	뇌의 동맥 명칭을 설명할 수 있다.					
9	대뇌동맥륜의 기능을 설명할 수 있다.					
10	흉대동맥의 가지 명칭과 분지를 설명할 수 있다.					
11	복대동맥의 가지 명칭과 분지를 설명할 수 있다.					
12	상지 부위의 주요 동맥 명칭과 분지를 설명할 수 있다.					
13	골반 부위의 주요 동맥 명칭과 분지를 설명할 수 있다.					
14	하지 부위의 주요 동맥 명칭과 분지를 설명할 수 있다.					
15	두부와 경부의 주요 정맥 명칭과 흐름을 설명할 수 있다.					
16	상지의 주요 정맥 명칭과 흐름을 설명할 수 있다.					
17	배와 골반 부위의 주요 정맥 명칭과 흐름을 설명할 수 있다.					
18	하지 부위의 주요 정맥 명칭과 흐름을 설명할 수 있다.					
19	간문맥계통의 개념과 흐름을 설명할 수 있다.					
계						
단원 합계		점				

주요용어 점검

CHECKING OF MEDICAL TERMS

혈관 blood vessel
대동맥 aorta
동맥 artery
세동맥 arteriole
정맥 vein
세정맥 venule
모세혈관 capillary
상대정맥 superior vena cava
하대정맥 inferior vena cava
간문맥 hepatic portal vein
대뇌동맥륜(윌리스고리) cerebral arterial circle(Circle of Willis)
폐순환 pulmonary circulation
체순환 systemic circulation
기정맥계 azygos system

테스트

TEST

- 다음은 주요 동맥에 대한 그림입니다. 빈 칸을 채우시오.

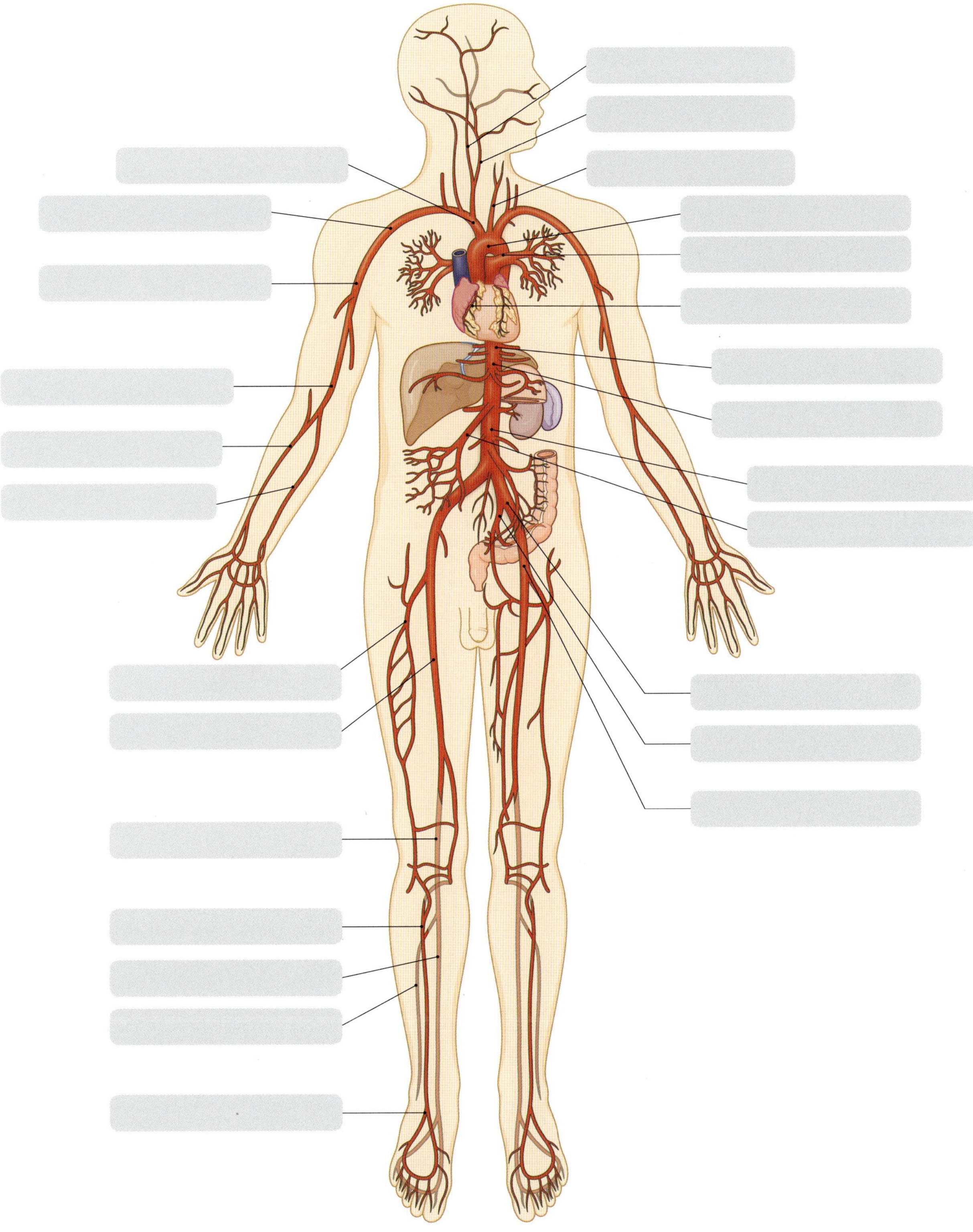

테스트

TEST

■ 다음은 주요 정맥에 대한 그림입니다. 빈 칸을 채우시오.

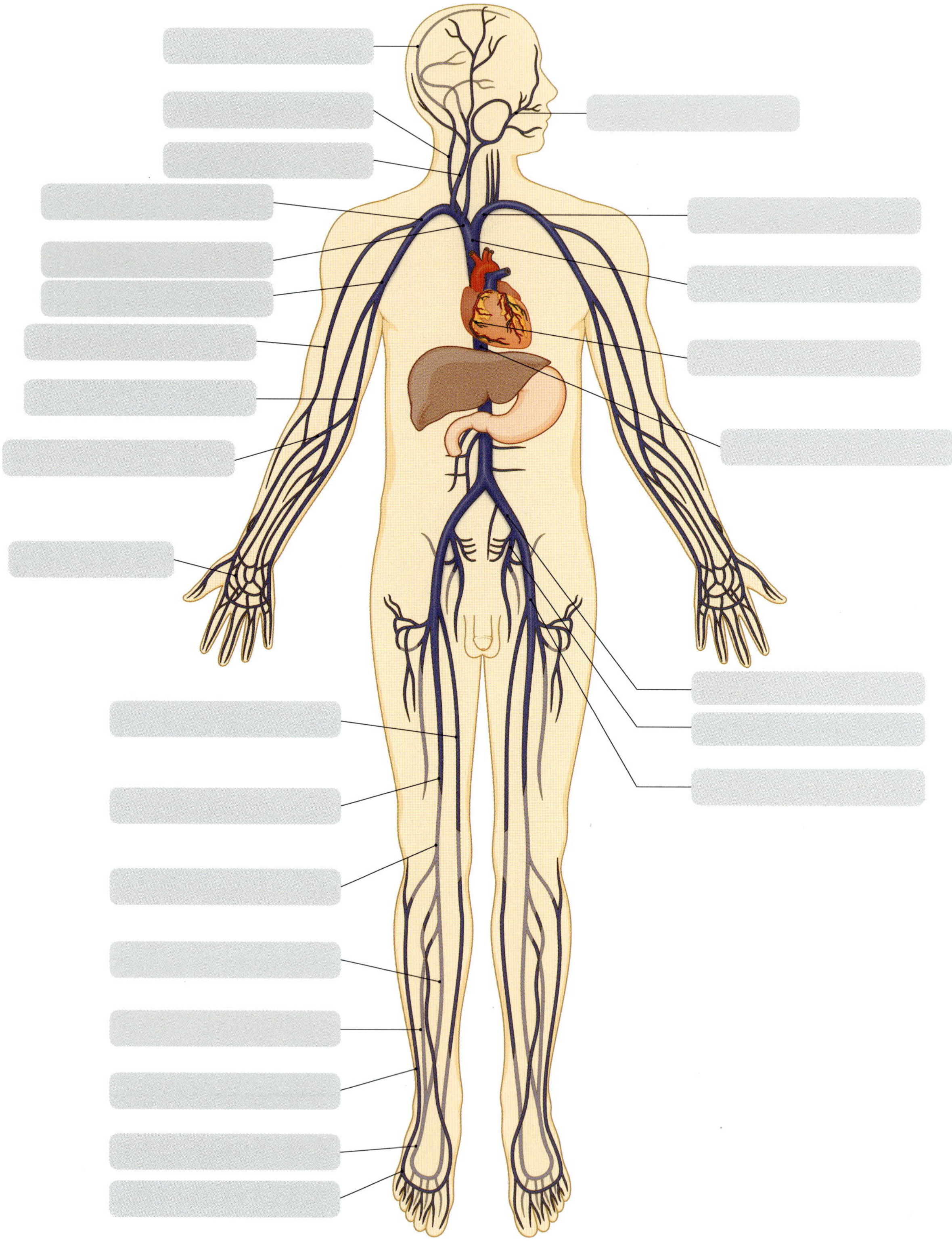

CHAPTER 4

RESPIRATORY SYSTEM

호흡계통

학습목표

- 호흡계통의 구조와 기능에 대해 알 수 있다.
- 코의 외부구조를 설명할 수 있다.
- 비강에 대해 설명할 수 있다.
- 부비동의 구조와 교통관계를 알 수 있다.
- 인두의 구성과 교통에 대해 알 수 있다.
- 후두의 위치와 후두연골의 종류와 기능을 알 수 있다.
- 성대의 구조와 발성에 대해 알 수 있다.
- 기관과 기관지의 구조를 설명할 수 있다.
- 기관지 나무의 구조적 하위분류에 대해 설명할 수 있다.
- 폐의 구조를 설명할 수 있다.
- 폐구역에 대해 알 수 있다.
- 폐포의 호흡막 구조를 설명할 수 있다.
- 흉막의 구조와 기능을 설명할 수 있다.
- 폐의 혈관에 대해 알 수 있다.

CHAPTER

4.1 호흡계통의 개요

학습 목표 ■ 호흡계통의 구조와 기능에 대해 알 수 있다.

호흡계통(respiratory system)은 코, 비강(코안, nasal cavity), 부비동(코곁굴, paranasal sinus), 기도 및 음식물의 통로인 인두, 발성에 관여하는 후두, 기관, 기관지, 세기관지, 폐포낭(허파꽈리주머니, alveolar sac)으로 이루어져 있다(그림 4-1). 또한 구조적으로는 코, 비강, 인두는 상부호흡기도를 이루고 후두, 기관, 기관지, 세관지, 폐포관, 폐포는 하부호흡기도를 이루며, 전도부와 호흡부로 나누어진다. 전도부(conducting division)는 공기가 흐르는 통로 역할을 하며, 비강에서 종말세기관지(terminal bronchiole)까지를 말한다. 호흡부(respiratory region)는 폐에서 가스교환이 실제로 이루어지는 부분으로 호흡세기관지, 폐포관(허파꽈리관, alveolar duct), 폐포낭, 폐포(허파꽈리, alveolus)로 이루어진다.

호흡(respiration)은 외호흡과 내호흡으로 나누는데, 외호흡(external respiration)은 외부의 공기와 폐포 내 공기를 교환하는 과정인 환기(ventilation), 즉, 가스분압차에 의한 폐포와 혈관 사이에서 가스교환이 되는 과정이며, 내호흡(internal respiration)은 전신의 모세혈관과 각 조직의 세포 사이에서 이루어지는 호흡을 말한다. 외호흡에서는 외부의 공기를 대기압과 흉강내압 및 폐포내압의 차이에 의해 폐포 내로 흡입시켜 산소를 혈액으로 전달하는 흡식(들숨, inspiration)과 조직에서 혈액으로 운반된 이산화탄소를 공기 중으로 내보내는 호식(날숨, expiration)이 있다.

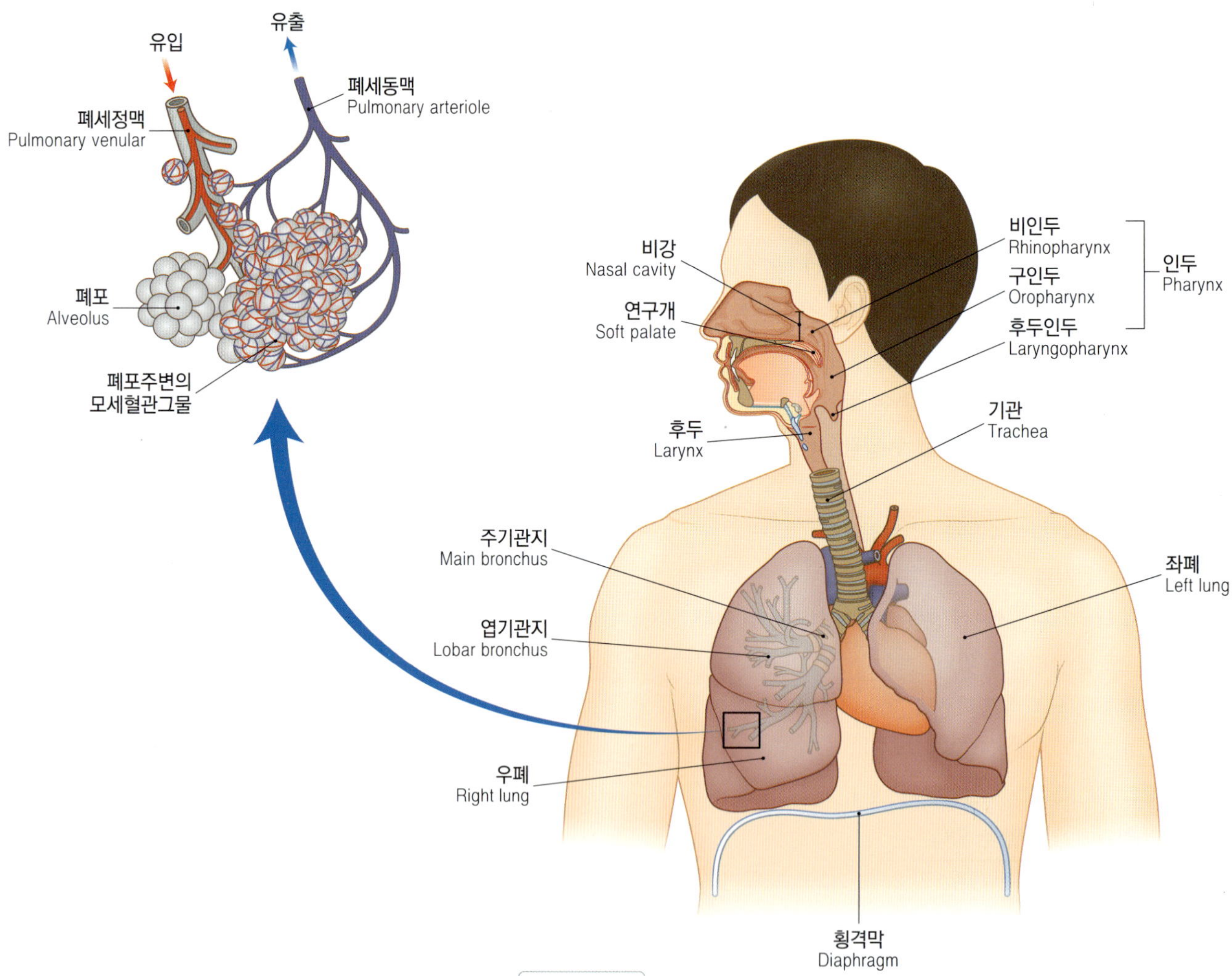

그림 4-1 호흡계통

4.2 코와 상기도의 구조

학습목표
- 코의 외부구조를 설명할 수 있다.
- 비강에 대해 설명할 수 있다.

코(nose)는 호흡을 위한 공기의 통로일 뿐만 아니라, 냄새를 맡고 목소리를 증폭시킬 수 있는 공명 장소로 작용한다. 코는 외비(바깥코, external nose)와 비강(코안, nasal cavity)으로 나뉜다.

외비

외비(바깥코, external nose)는 뼈와 연골로 이루어져 있다. 상부는 안쪽으로 한 쌍의 비골과 외측으로 상악골(위턱뼈, maxilla)로 이루어져 있으며, 하부는 외측연골(가쪽연골, lateral cartilage)과 소비익연골(작은콧방울연골, minor alar cartilages)로 이루어져 있다. 코의 하단을 비익(콧방울, ala nasi)이라고 하며, 소비익연골과 치밀결합조직으로 이루어져 있다(그림 4-2).

비강

비강(코안, nasal cavity)은 비중격(코사이막, nasal septum)에 의해 좌우로 나누어져 있는데 이 부위를 비와(코오목, nasal fovea)라고 한다. 서골(보습뼈, vomer)은 비중격의 하부를 형성하고, 사골(벌집뼈, ethmoid bone)의 수직판은 상부를 형성하며, 비중격연골(코사이막연골, nasal septal cartilage)은 전부를 형성한다.

외비공에서 비강으로 들어오는 입구 부위의 비전정(코안뜰, nasal vestibule)은 이물질을 걸러내기 위해 비모(vibrissae)가 많이 분포해 있다. 비전정의 뒤쪽 비강은 더 넓어져 세 겹의 주름을 형성하는데, 이것을 상비갑개(위코선반, superior nasal concha), 중비갑개(중간코선반, middle nasal concha), 하비갑개[아래코선반, inferior nasal concha(turbinates)]라고 하며 비중격을 향해 옆으로 튀어나와 있다(그림 4-3). 각 비갑개 아래쪽 도(길, meatus)는 공기가 지나가는 좁은 통로이다. 비갑개에 의해 형성된 협소한 공간과 소용돌이는 공기가 점막과 접촉하여 대부분의 이물질을 점액에 붙게 만들며, 공기를 가온, 가습시킨다. 냄새는 비와의 천장과 비중격의 인접 부위와 상비갑개를 덮고 있는 후각상피(olfactory epithelium)의 감각세포가 담당한다. 비전정을 제외한 비강의 나머지 부분은 호흡상피(respiratory epithelium)로 싸여 있다. 호흡상피의 섬모는 움직일 수 있으며, 배상세포(술잔세포, goblet cell)에서 분비한 점액을 인두 쪽으로 이동시킨다. 또한 비점막은 상피조직 아래에 있는 결합조직층인 고유판(lamina propria)에 점액선을 가지고 있어 배상세포에서 생산되는 점액을 보충하는 역할을 한다. 각종 이물질은 점액에 붙어 소화관을 따라 이동되며, 림프구와 형질세포가 풍부해서 방어작용에 관여한다. 하비갑개에는 발기조직[erectile tissue(swell body)]이라고 불리는 광범위한 정맥총(정맥얼기, venous plexus)이 분포되어 있다.

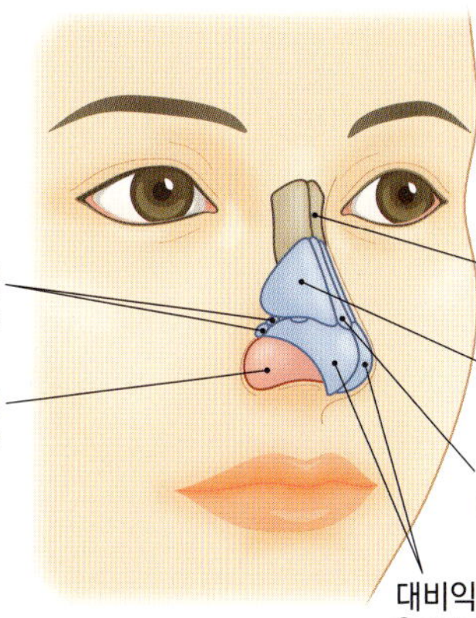

그림 4-2 외비

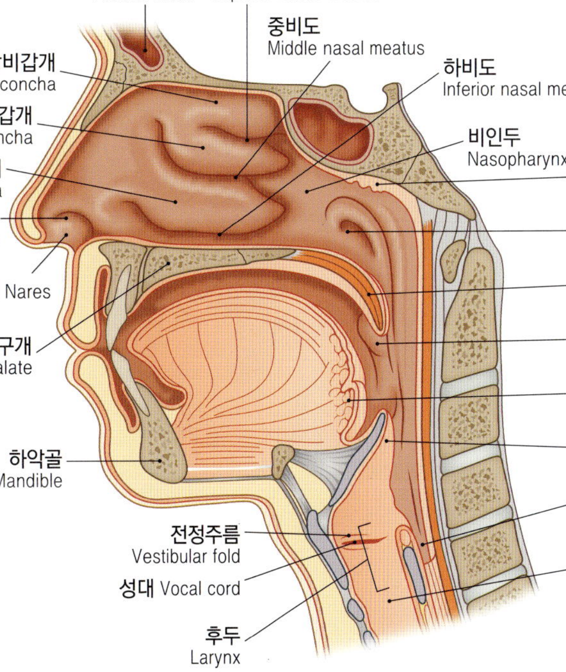

그림 4-3 비강과 상기도

CHAPTER

4.3 부비동

학습목표 ■ 부비동의 구조와 교통관계를 알 수 있다.

부비동(코곁굴, paranasal sinus)은 비강을 형성하고 있는 뼈 속에 공기가 들어 있는 공간으로 상악동(위턱굴, maxillary sinus), 전두동(이마굴, frontal sinus), 사골동(벌집굴, ethmoidal sinus) 및 접형골동(나비굴, sphenoidal sinus)이 있다. 이들은 비강과 서로 교통하고, 호흡시 공기를 가온, 가습하고, 발성 시 공명작용에 관여하며 두개골의 무게를 감소시키는 역할을 한다(그림 4-4).

부비동의 내측면은 섬모상피를 가진 점막으로 덮여 있는데, 이곳에 염증으로 인하여 농(pus)이 생기는 현상을 부비동염(코곁굴염, paranasal sinusitis) 혹은 축농증(empyema)이라고 하며, 상악동에서 빈발한다.

상악동은 큰 부비동으로 중비도(중간콧길, middle nasal meatus)에 열린다. 염증시 배농이 쉽지 않다. 전두동은 중비도에 열리며, 사골동은 비강의 상외측벽을 형성하는 사골동 내부에 있는 3~18개의 벌집 같은 작은 공동인 사골봉소(벌집, ethmoidal cell)로 안와(눈확, orbit) 상부까지 퍼져 있는데, 전부에 위치한 것은 중비도에 열리고, 후부에 위치한 것은 상비도(위콧길, superior nasal meatus)에 열린다. 접형골동은 상비도에 열린다(그림 4-5).

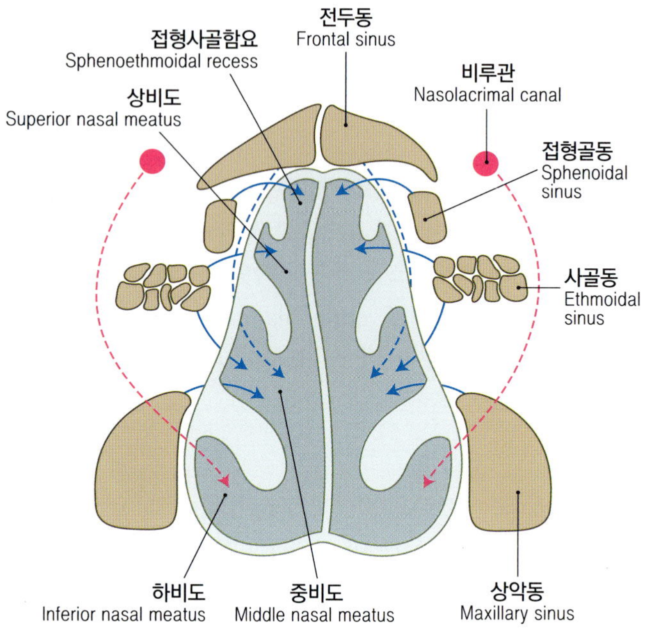

그림 4-5 비도와 부비동의 개구부

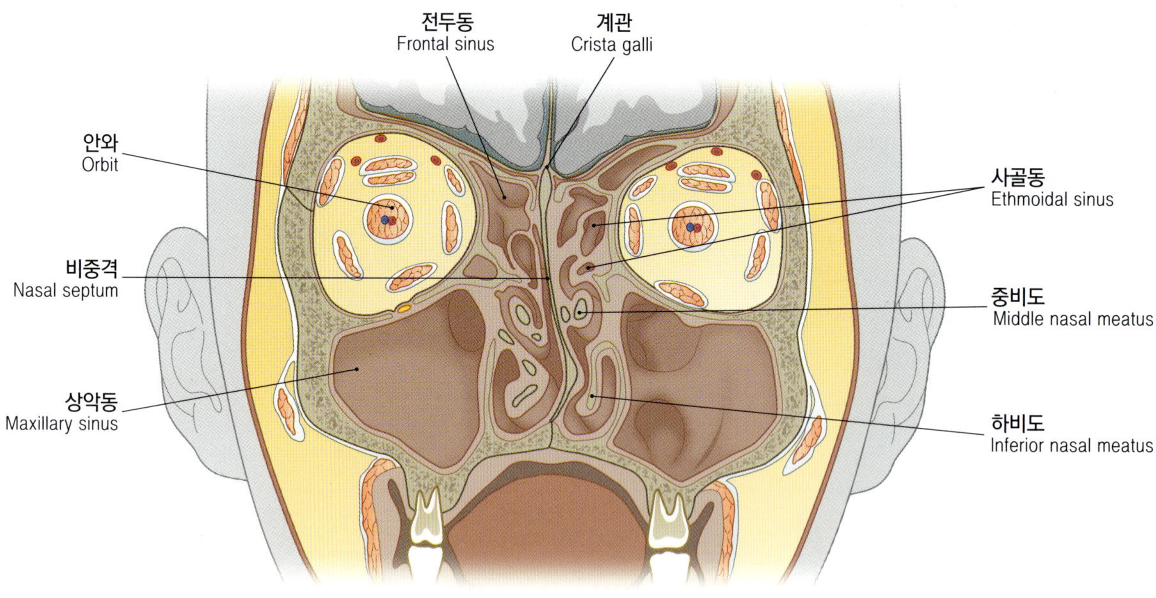

그림 4-4 비강 및 상악동(관상단면)

4.4 인두

학습목표 ■ 인두의 구성과 교통에 대해 알 수 있다.

인두(pharynx)는 후비공에서부터 후두(larynx) 이전까지 이르는 13cm 정도 길이의 깔때기 형태의 근육으로 비인두(코인두, nasopharynx), 구인두(입인두, oropharynx), 후두인두(laryngopharynx)로 나뉜다(그림 4-6).

인두는 공기를 비강에서 후두로 보내고 음식물과 액체를 구강에서 식도로 보내는 역할을 한다. 인두는 상부로는 구강과 비강, 이관(유스타키오관)과, 하부로는 후두와 식도, 총 5군데와 교통한다(그림 4-7).

비인두. 비인두는 공기의 통로로만 이용되고, 두개저에서 연구개(soft palate) 높이까지이며 이관(귀인두관, auditory tube)과 교통한다.

구인두. 구인두는 공기와 음식물의 공통통로로 연구개에서 경추3번의 설골(hyoid bone) 높이로 앞쪽은 구강과 연결되어 있다.

후두인두. 후두인두는 설골과 윤상연골에 이르는 부위로 후두위 뒤쪽에 해당하며 후두의 뒤쪽에 위치하고 공기가 지나가는 통로로만 이용된다. 비인두의 후벽에는 림프양 조직인 인두편도(pharyngeal tonsil)가 있는데, 이것이 병적으로 비대된 것을 선증(샘증, adenosis)이라고 한다.

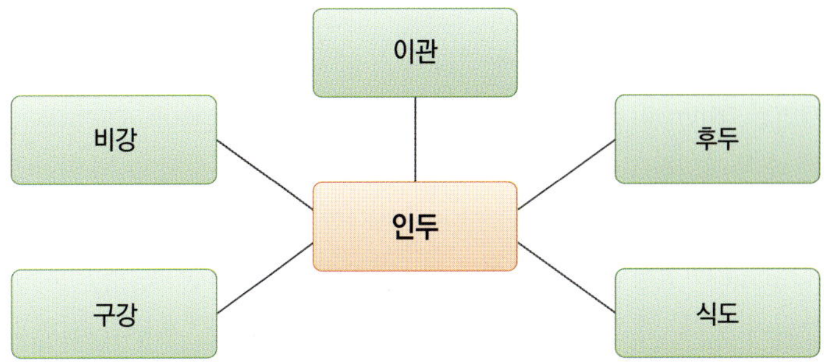

그림 4-7 인두의 교통관계

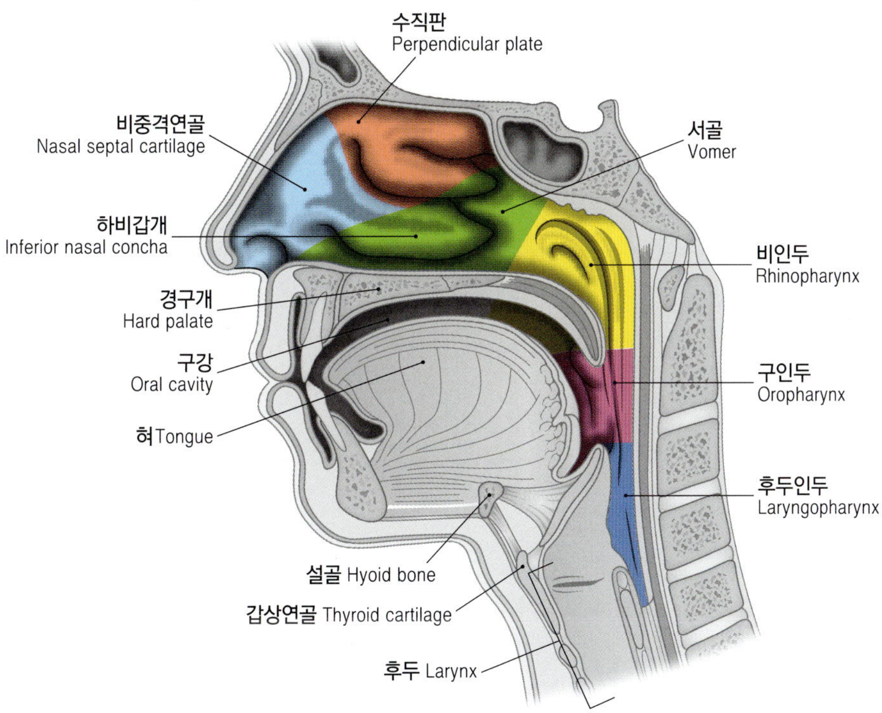

그림 4-6 인두

CHAPTER

4.5 후두

학습목표 ■ 후두의 위치와 후두연골의 종류와 기능을 알 수 있다.

후두(larynx)는 발성기관으로 4~6번 경추 사이에 위치한다. 위로는 설골(hyoid bone)이 부착되어 있고, 후두인두와 연결되어 있으며(그림 4-8), 아래로는 기관과 연결되어 있다. 후두의 기능은 발성과 공기통로, 소화기와 호흡기의 교차점으로 개폐기 역할을 한다.

후두연골

후두는 6종류의 9개의 후두연골로 구성되어 있다. 즉 갑상연골(방패연골, thyroid cartilage), 윤상연골(반지연골, cricoid cartilage) 및 후두개연골(epiglottic cartilage)은 1개씩 구성되고 피열연골(모뿔연골, arytenoid cartilage), 소각연골(잔뿔연골, corniculate cartilage), 설상연골(쐐기연골, cuneiform cartilage)은 쌍으로 구성되어 있다. 후두에서 가장 큰 연골인 갑상연골은 후두의 전면과 외측면을 넓게 싸고 있다. 후두융기(laryngeal prominence)로 불리는 'Adam's apple'은 갑상연골의 전면에서 가장 튀어나온 부분을 말한다. 남성호르몬이 후두융기의 성장을 자극하므로 여성보다 남성이 더 크다. 사춘기 때 후두융기가 갑작스러운 성장으로 성문열이 좁아져 목소리가 변성되기도 한다. 갑상연골의 아래에 윤상연골은 후두와 기관을 연결한다. 갑상연골과 윤상연골은 발성 공간을 형성하는 데 필수적이다. 나머지 연골은 더 작고, 2개씩 짝을 이루고 있다. 갑상연골의 뒤쪽에 있는 2개의 피열연골의 윗부분은 1쌍의 소각연골에 부착되어 있다. 피열연골과 소각연골의 기능은 발성과 관련이 있다. 1쌍의 설상연골은 피열연골과 후두개연골 사이의 연부조직을 지지한다.

후두의 아홉 번째 연골인 혀의 기저부에서 후두입구쪽으로 돌출된 주걱모양의 후두개(후두덮개, epiglottis)는 탄력연골이며, 거의 모두 점막으로 덮여 있다. 음식을 삼킬 때 후두개가 후두의 입구를 막아줌으로써 음식물이 후두로 유입되는 것을 방지하는데, 이물질이 후두에 유입되면 즉시 기침반사(cough reflex)가 일어난다.

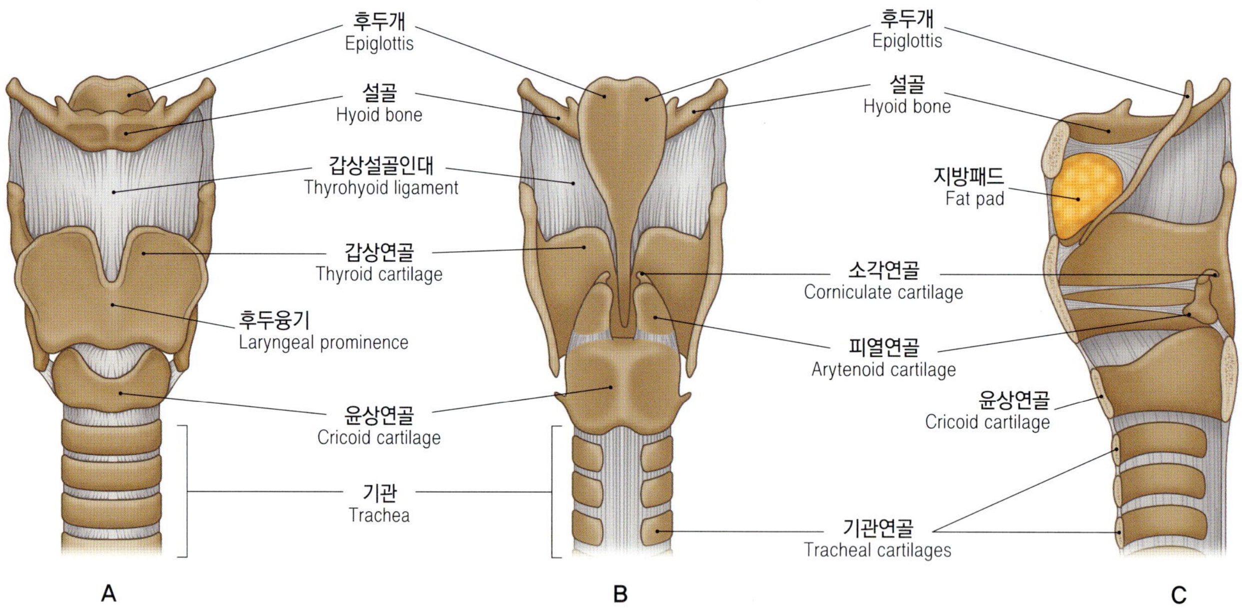

그림 4-8 후두. A: 전면, B: 후면, C: 측면

4.5 후두

학습목표 ■ 성대의 구조와 발성에 대해 알 수 있다.

성대의 구조

후두 양쪽 하벽의 2개의 주름은 앞쪽의 갑상연골에서부터 뒤쪽의 피열연골까지 뻗쳐 있다. 위쪽의 전정주름(vestibular fold)은 발성에는 관여하지 않아 위성대(거짓성대, false vocal cord)라고 하며, 연하 작용을 할 때 후두를 닫는다. 아래쪽의 성대주름(vocal fold)은 공기가 지나갈 때 발성에 관여하여 진성대(참성대, true vocal cord)라고 한다. 후두강에서 가장 좁은 부위인 좌·우 성대주름 사이의 안쪽 구멍을 성문열(성대문틈새, rima glattidis)이라고 하고, 이 성대열과 성대주름을 합쳐서 성문(성대문, glottis)이라고 한다(그림 4-9).

후두의 상부에 있는 상피세포는 중층편평상피로 되어 있고, 성대 주름 아래에 있는 위중층상피(거짓중층상피, pseudostratified epithelium)는 상피의 섬모가 먼지를 잡은 점액을 인두방향으로 강하게 움직여 폐에서 위쪽으로 계속해서 이동시켜 후두쪽으로 배출시킨다.

발성

발성은 성문의 열고 닫음과 공기의 간헐적인 배출에 의하여 일어난다. 이러한 과정은 피열연골의 움직임에 따라 달라지는 성대주름의 길이와 성대열의 크기에 의해 이루어진다(그림 4-10). 성대주름의 길이와 장벽의 변화에 따라 음의 높이가 변화한다. 모아진 성대 사이로 유입된 공기는 진동하면서 성대 사이가 좁으면 고음이 발생하고, 성대 사이가 넓으면 저음이 발생한다. 남성은 성대가 두껍고 길며 느리게 진동하기 때문에 여성보다 낮은 소리가 발생한다. 성문열 바로 위에 있는 후두실은 1차 공명을 일으키는 곳이다.

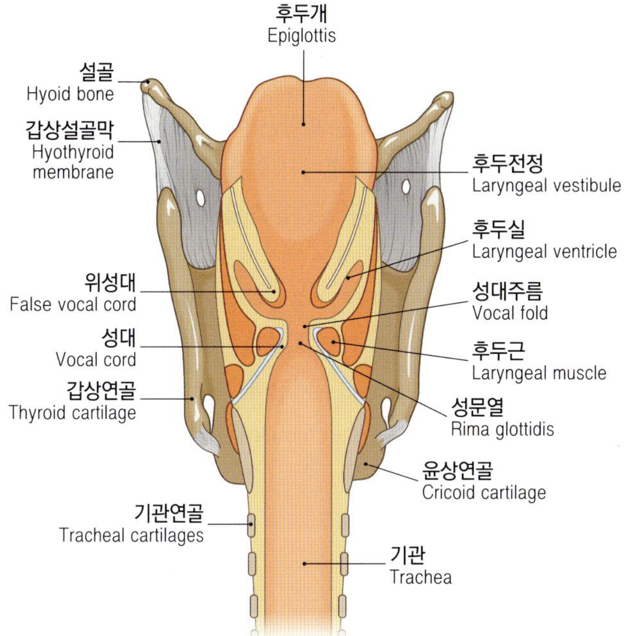

그림 4-9 후두(관상면)

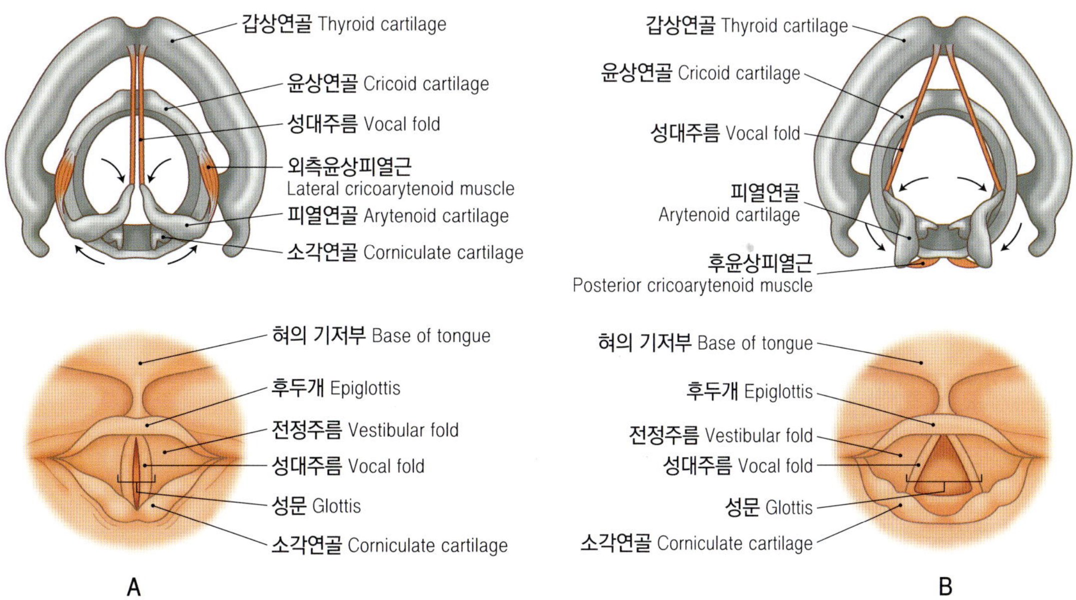

그림 4-10 성대와 후두근육의 작용. A: 성대의 모음, B: 성대의 벌림

4.6 기관

학습 목표
- 기관과 기관지의 구조를 설명할 수 있다.

기관

기관(trachea)은 식도 앞에 있으며, 윤상연골(제6번경추 높이)의 하연(inferior border)에서 기관분기부(bifurcation of trachea, carina)에 이르는 관으로서 길이가 약 10~12cm이고, 직경이 약 2.5cm이다(그림 4-11). 기관은 15~20개의 C자형 고리 모양의 기관연골에 의해 지지되며, 후두와 흉골(sternum) 사이에서 촉지할 수 있다. 기관연골고리는 기관을 강화시켜주며, 흡식 시 허탈을 방지한다. C자형 뒤쪽의 구멍은 평활근인 기관근(tracheal muscle)에 의해 연결되어 있다. C자형에서 연결되지 않은 틈은 음식물이 통과할 때 식도가 확장되도록 공간을 허용한다.

기관 내부는 점액을 분비하는 배상세포, 섬모세포, 간세포(줄기세포, stem cells)를 포함하는 위중층원주상피로 싸여 있다. 점액이 흡입된 이물질을 둘러싸면 섬모가 물결운동을 통해 이물질을 인두쪽으로 이동시키고, 이곳에서 삼켜진다. 이러한 이물질 제거기전을 점액섬모기전(mucociliary mechanism)이라고 한다.

기관지

기관지(bronchus)는 흉추 4~5번 높이의 기관분기부에서 약 70° 의 각도를 이루면서 좌 · 우 기관지(bronchus)로 갈라져 폐로 들어간다. 일차기관지(으뜸기관지, primary bronchus)는 기관분기부에서 갈라지는 좌기관지와 우기관지이며, 이차기관지(엽기관지, secondary bronchus)는 폐문(hilum)을 통해 허파로 들어간 후 좌엽(2엽)과 우엽(3엽)으로 갈라지는 기관지이며, 삼차기관지(third bronchus)는 좌엽과 우엽의 각 구역으로 들어가는 구역기관지를 가리킨다.

기관에서 분기된 우기관지는 좌기관지에 비해 굵고, 길이는 짧으며(약 2~3cm), 정중선과 약 24° 각도로 급한 경사를 이루면서 분지하여 오른쪽 폐문으로 들어가 상 · 중 · 하엽으로 분지한다.

좌기관지는 우기관지에 비해 가늘고 길이는 길며(약 45~46cm) 정중선과 약 46° 각도로 완만한 경사를 이루어 분지하여 왼쪽 폐문(hilum)으로 들어가 상 · 하엽으로 분지한다(그림 4-11).

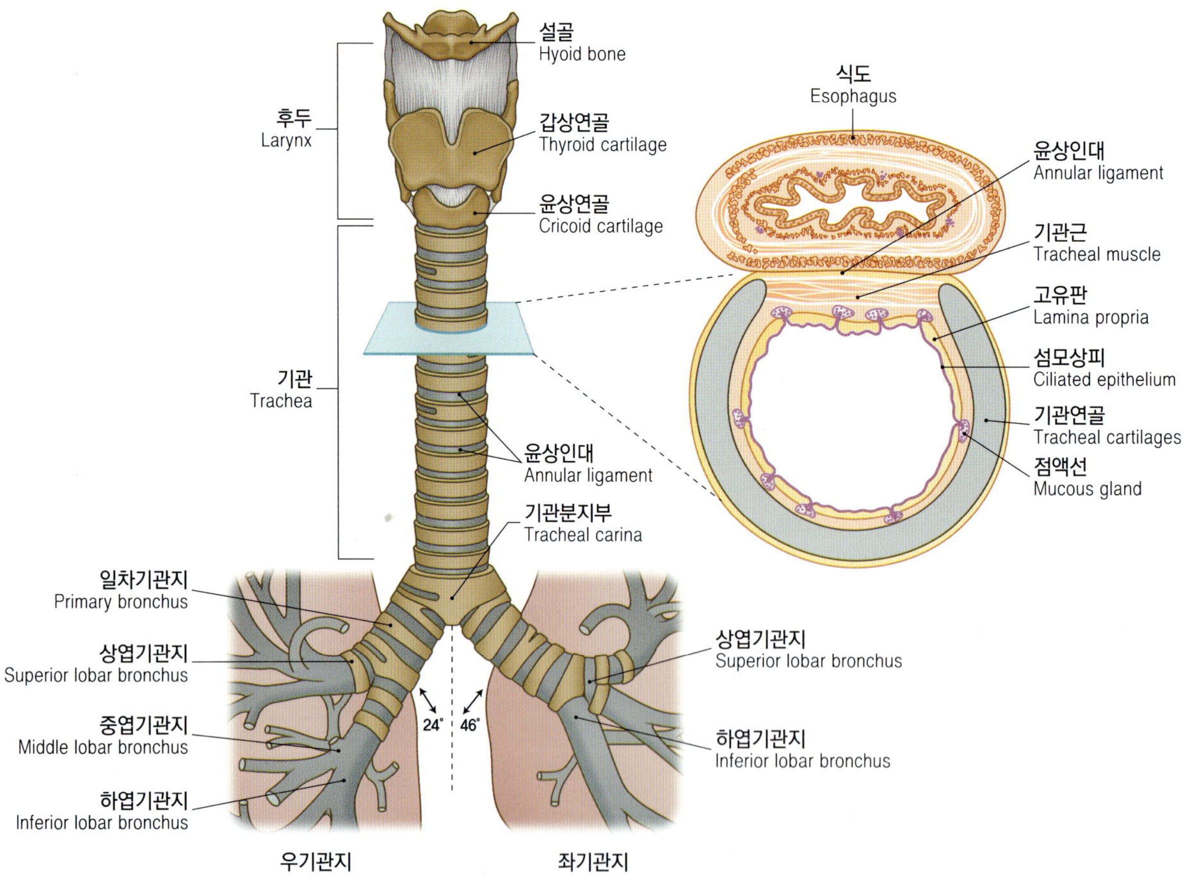

그림 4-11 기관과 기관지

4.7 기관지 나무

학습목표
- 기관지 나무의 구조적 하위분류에 대해 설명할 수 있다.

기관지 나무

폐문을 통하여 좌우 폐로 들어온 기관지는 좌폐에서 2개, 우폐에서 3개의 엽기관지(lobar bronchus)로 분지되어 각 엽으로 간다. 엽기관지는 다시 폐구역으로 분포하는 구역기관지로 분지되고, 이들은 다시 폐소엽으로 들어가는 세기관지(bronchiole)가 된다. 소엽 내에서 세기관지는 분지를 거듭하여 종말세기관지(terminal bronchiol)가 되고 이어서 호흡세기관지(respiratory bronchiole)로 이어진다. 호흡세기관지는 다시 몇 개의 폐포관(alvelor duct)으로 분지되는데, 여기에 폐포낭(alveolar sac)과 폐포(alveolus)가 부착된다. 폐포낭은 방(atrium)이라고 하는 중심공간 주위에 무수히 많이 배열되어 있는 폐포군으로 포도송이 같은 모습을 띠고 있다.

표 4-1 호흡의 경로

구분	전도부분	호흡부분
경로	기관 → 기관지(1, 2, 3차) → 세기관지→ 종말세기관지	호흡세기관지 → 폐포관 → 폐포낭

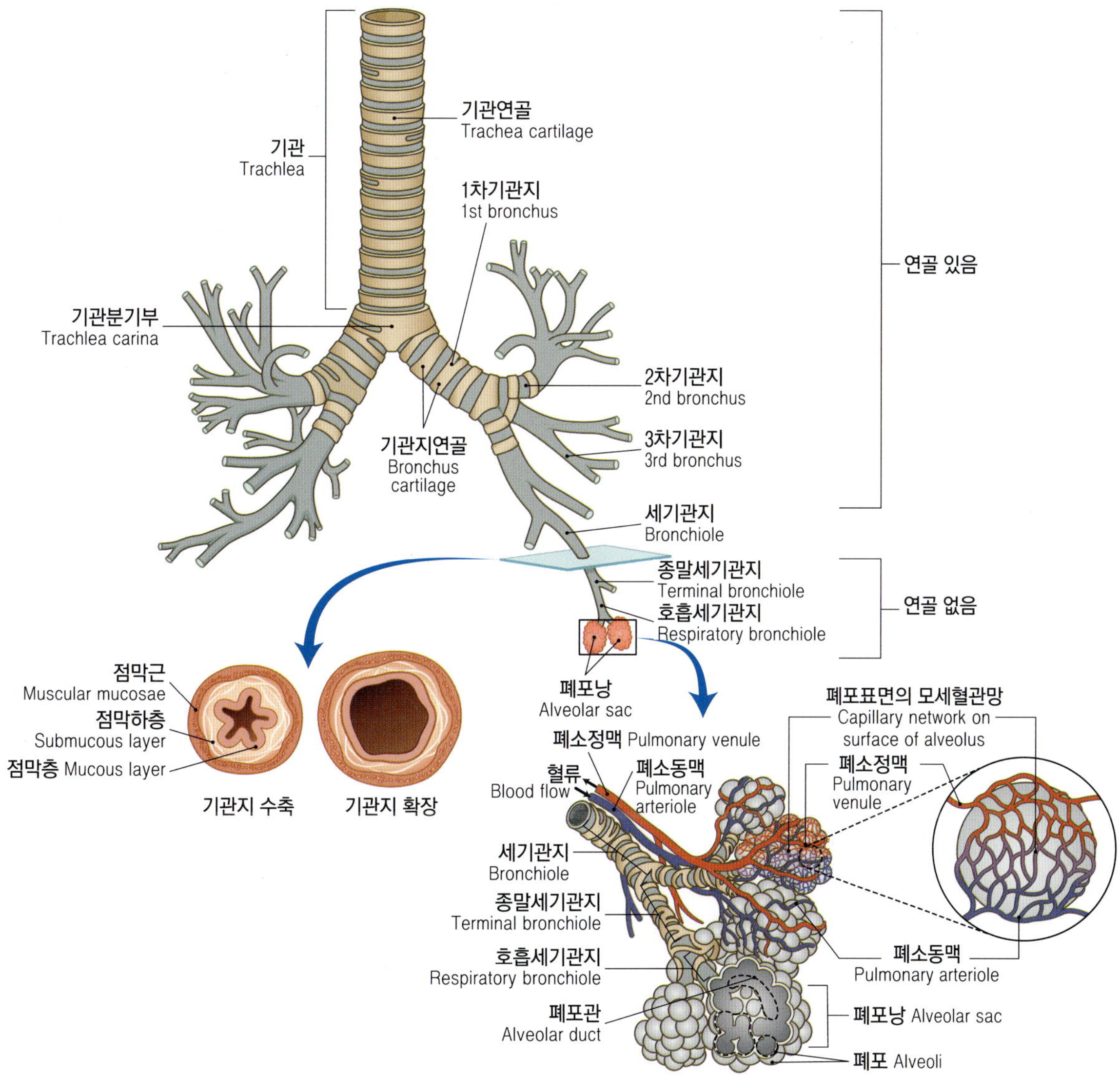

그림 4-12 기관지 나무

폐

학습 목표 ■ 폐의 구조를 설명할 수 있다.

폐의 모양과 위치

폐(허파, lung)는 원뿔형의 기관으로, 아래의 넓은 기저부(base of lung)와 폐첨(허파꼭대기, apex of lung)이라고 하는 뾰족한 부위가 있다(그림 4-13). 폐의 표면은 늑골과 접하는 늑골면(갈비면, costal surface), 횡격막과 접하는 횡격면(가로막면, diaphragmatic surface), 좌폐와 우폐가 마주 보는 내측면은 종격면(가슴세로칸면, mediastinal surface)으로 구성되어있다. 좌폐와 우폐의 종격 중앙에는 폐문(hilum)이라고 하는 작은 틈이 있는데, 이곳을 통해 주기관지, 혈관, 림프관, 신경이 들어간다. 이를 폐근(허파뿌리, pulmonary root)이라고 한다.

우폐는 상엽(superior lobe), 중엽(middle lobe), 하엽(inferior lobe)의 3엽으로 되어 있고, 수평열(수평틈새, horizontal fissure)이라고 하는 깊은 홈이 상엽과 중엽을 분리하며, 사열(빗틈새, oblique fissure)이 중엽과 하엽을 분리한다. 좌엽은 사열에 의해 상엽과 하엽으로 구분된다. 한편 심장이 흉강(thoracic cavity) 안에서 왼쪽으로 튀어나와 있기 때문에 좌폐가 우폐보다 조금 작고 심장을 수용하기 위한 자국인 심장압흔(cardiac impression)이 있다.

또한 호흡계통은 구조적으로는 코, 비강, 인두는 상부호흡기도를 이루고 후두, 기관, 기관지, 세관지, 폐포관, 폐포는 하부호흡기도를 이룬다.

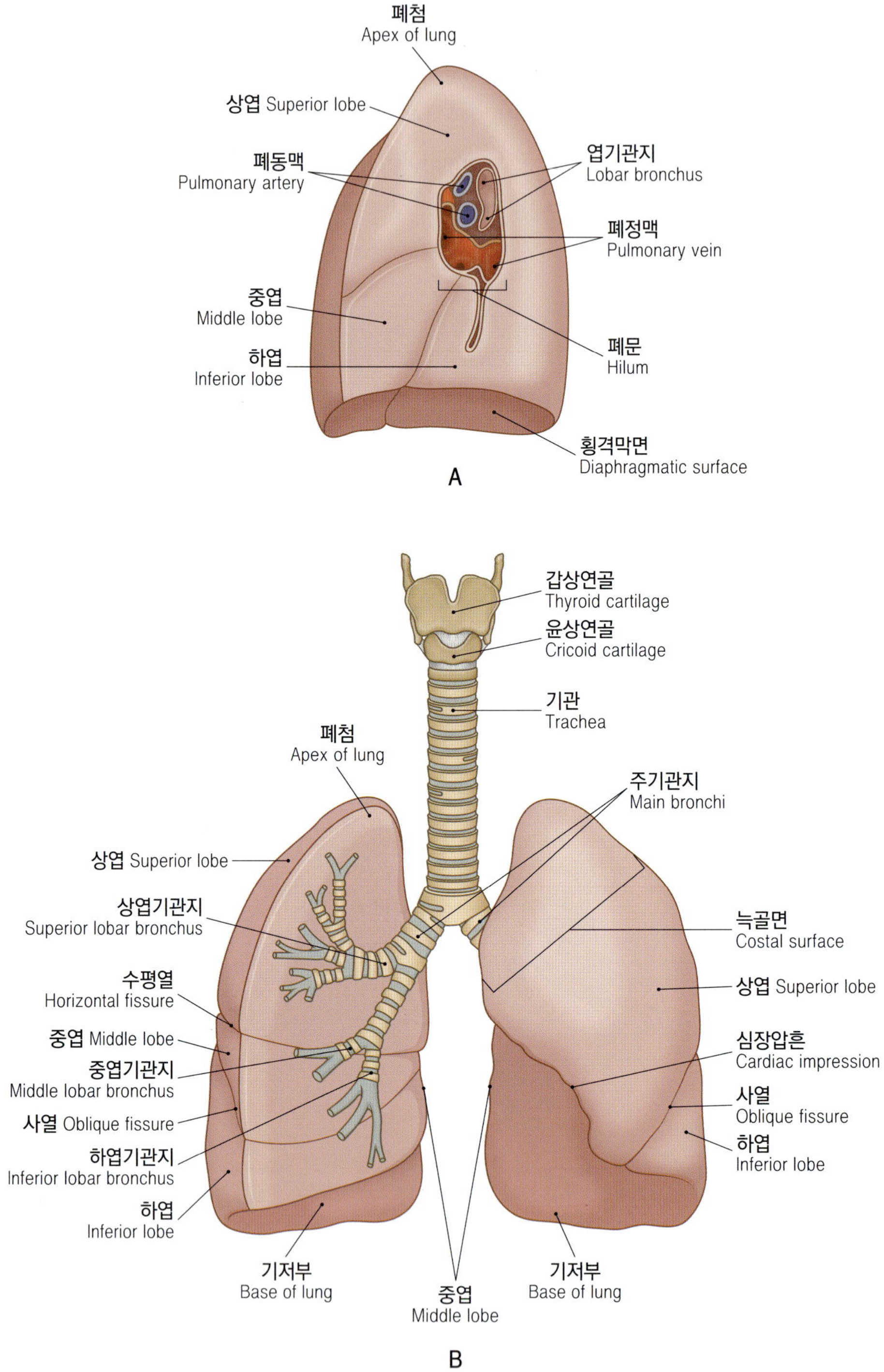

그림 4-13 폐. A: 내측면(우폐), B: 종격면(우폐)

4.9 폐구역

학습목표
- 폐구역에 대해 알 수 있다.

폐구역

폐의 각 엽은 기능적인 폐구역(bronchopulmonary segments)으로 나뉘는데(그림 4-14), 이들 구역은 결합조직에 의해 서로 분리되어 있을 뿐만 아니라, 구역마다 각각의 동맥, 정맥과 기관지가 있어 혈액 공급과 가스 유입이 개별화되어 있다. 우폐에 10개, 좌폐에 8개의 폐구역이 있다.

폐문은 혈관, 신경, 림프관, 기관지 등이 폐로 들어가기 위한 통로이며 폐문(hilum)의 통과순서는 앞쪽에서부터 폐정맥, 폐동맥, 기관지의 순이다.

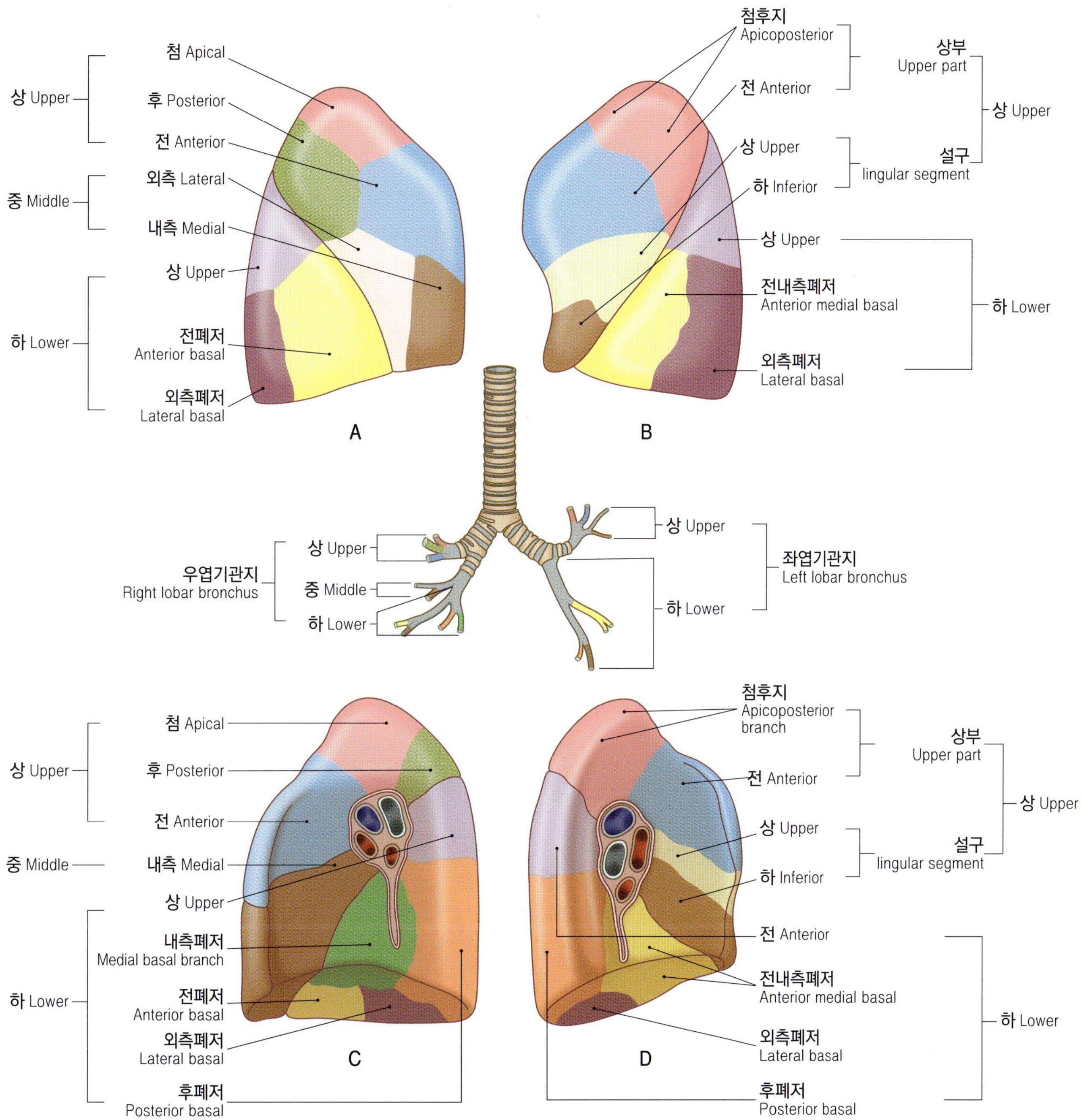

그림 4-14 폐구역. A: 우폐 외측, B: 좌폐 외측, C: 우폐 내측, D: 좌폐 내측

CHAPTER 4.10

폐포

학습 목표
- 폐포의 호흡막 구조를 설명할 수 있다.

폐포(허파꽈리, alveolus)는 폐의 기능적 단위로 4억 개 정도의 폐포로 이루어져 있다. 가스교환을 할 수 있는 폐포의 총 평균면적은 140m^{2}이며, 이는 인체표면의 면적보다 약 40배가 넘는 엄청난 크기이다.

폐의 세포

각 폐포의 벽은 I형 폐포세포(pneumocyte, types I)는 호흡상피로, 단층의 편평상피세포로 되어 있다. 폐포 표면의 95%를 차지하고 있으며 공기와 혈액사이에 가스교환이 일어난다. 나머지 5%를 차지하고 있는 II형 폐포세포(pneumocyte, types II)는 I형 폐포세포가 손상되었을 때 폐포상피를 복구하고, 인지질과 단백질의 복합물질인 폐표면활성물질(pulmonary surfacant)을 분비해서 폐포와 호흡세기관지를 둘러쌈으로써 숨을 내쉴 때 폐포가 허탈되는 것을 방지하는 두 가지 기능을 한다(그림 4-15A). 표면 활성물질이 없으면 찌그러진 폐포벽이 서로 붙어서 흡기(inspiration) 시 폐포 내로 공기가 유입되기 어렵다.

폐포 내 폐포대식세포(허파꽈리큰포식세포, alveolar macrophage)인 먼지세포(dust cell)는 폐포의 속공간과 결합조직 사이를 돌아다니면서 상기도에서 분비된 점액으로 둘러싸인 먼지를 포식함으로써 폐포 안을 깨끗하게 유지하며, 감염되거나 출혈이 있는 폐내에서 세균이나 손상된 적혈구를 포식한다.

호흡막

폐포는 폐동맥에서 분지된 소혈관에 의해 공급되는 모세혈관이 거미줄처럼 뒤엉켜 있다. I형 세포, 모세혈관의 벽, 이들의 기저막이 호흡막(respiratory membrane)을 형성하는데, 이곳에서는 폐포와 혈액 사이의 산소-이산화탄소 교환이 일어난다. 공기는 막의 한쪽 면으로 보내지고, 얇은 막을 통해 쉽게 이동한다(그림 4-15B). 산소는 폐포에서 혈액 안으로, 이산화탄소는 혈액에서 공기가 가득 찬 폐포 안으로 이동하게 된다.

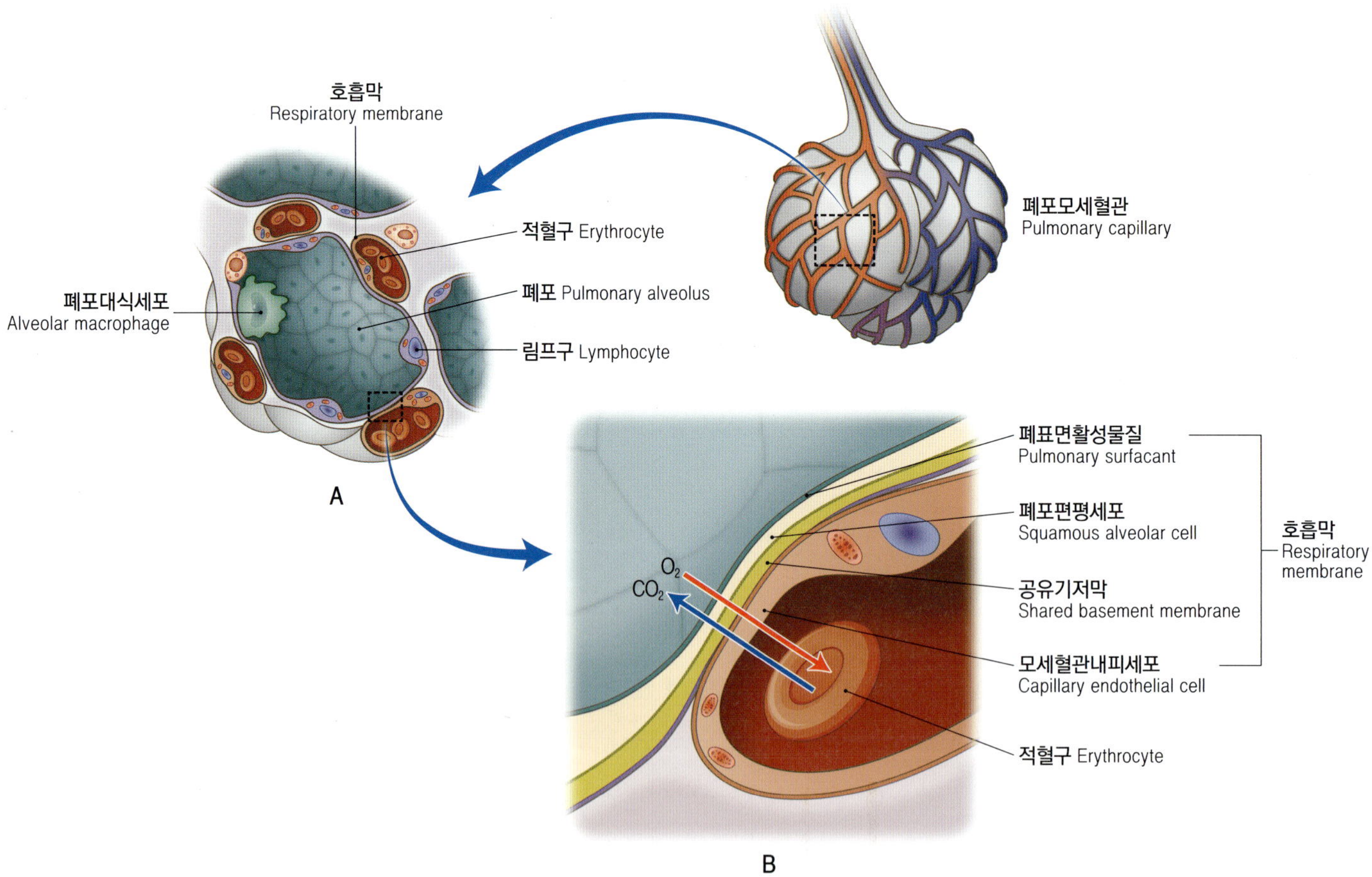

그림 4-15 폐포. A: 폐포의 구조, B: 호흡막

4.11 흉막

학습 목표 ■ 흉막의 구조와 기능을 설명할 수 있다. ■ 폐의 혈관에 대해 알 수 있다.

흉막의 구조와 기능

흉막(가슴막, pleura)은 폐를 싸고 있는 두 겹의 얇은 장막으로 허파의 표면과 접촉하는 장측흉막(내장쪽가슴막, visceral pleura)과 벽측흉막(벽쪽가슴막, parietal pleura)으로 구성되어 있다(그림 4-16). 장측흉막과 벽측흉막 사이의 공간을 흉강(가슴안, thoracic cavity)이라고 한다. 흉강에는 흉수(흉막액, pleural fluid)라는 액체가 있어 호흡 시 폐가 흉벽을 덮고 있는 흉막과 마찰없이 운동할 수 있도록 흉막 사이에서 윤활제 역할을 한다. 흉막은 마치 유리판 두 장 사이에 물이 있어 그 표면 장력으로 인해 서로 분리하기가 힘든 상태와 같이 밀착되어 있다. 병리적 상태에서는 흉막 안에 공기나 혈액이 차기도 한다.

흉막과 흉강액은 다음의 3가지 기능을 한다.

- 마찰 감소: 흉강액은 윤활제 역할을 해서 최소한의 마찰로 폐를 확장 또는 수축시킨다.
- 압력차이 생성: 흉막 공간 내의 압력은 대기압보다 항상 4mmHg 낮은 음압을 이루고 있어 흡기(들숨) 시 폐를 확장시킨다.
- 구획화: 흉막, 종격, 심막은 흉강 기관을 구획지으며, 다른 인접 기관으로 감염이 확산되는 것을 방지한다.

폐의 혈관

폐는 간(liver)과 같이 조직에 산소와 영양을 공급하는 영양 혈관과 대사물을 배출하는 기능혈관으로 되어 있다. 폐의 영양혈관인 폐동맥(허파동맥, pulmonary artery)은 폐문으로 들어온 뒤 모세혈관망(capillary network)을 이루고 모세혈관벽을 통해 산소와 이산화탄소의 가스교환이 일어난다. 기능 혈관인 기관지동맥(branchial artery)은 폐문으로 들어와 폐실질에 분포한 후, 기정맥(홀정맥, azygos vein)에 유입되어 우심방으로 들어간다.

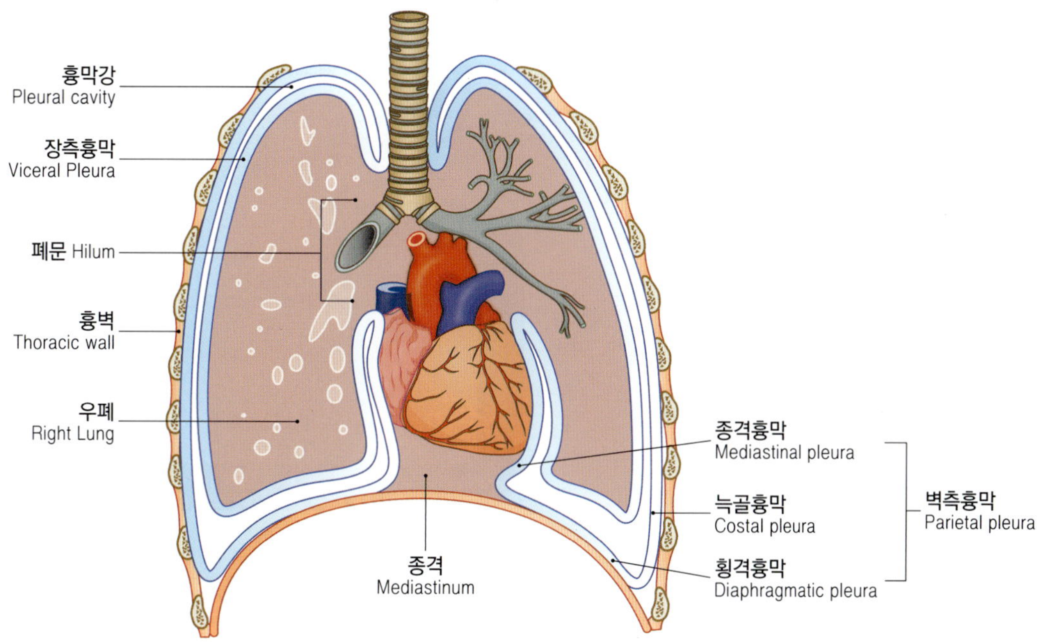

그림 4-16 흉막

연관내용

ASSOCIATED CONTENT

외부공기 유입과정과 가스교환

외부공기의 유입: 비강~폐포까지

공기가 지나가는 통로의 처음 부분을 전도영역이라고 하는데, 전도영역에는 폐포가 포함되지 않으며 벽이 두꺼워 혈액과의 사이에 산소나 이산화탄소를 교환할 수 없다. 전도영역은 코안 → 인두 → 기관 → 주기관지 → 엽기관지 → 구역 기관지 → 세기관지 → 종말세기관지까지를 말한다. 다음 분지 부위부터 호흡영역이 시작되며, 모든 부위의 벽에 폐포를 가지고 있거나 폐포 그 자체로 가스교환을 한다. 호흡영역은 호흡세기관지 → 폐포도관 → 폐포방 → 폐포이다.

가스교환: 폐포~조직까지

외호흡은 외부의 공기와 폐포내 공기를 교환하는 환기(ventilation) 과정과 폐포내 공기(PO_2=100mmHg, PCO_2=40mmHg)와 혈액 사이의 가스분압차에 의한 가스교환(gas exchange)이 있으며, 내호흡은 말초모세혈관내 혈액과 조직 사이의 가스교환인 세포호흡(cell respiration)이 있다.

말초모세혈관내 산소분압은 40mmHg이며 이산화탄소분압은 45mmHg이다. 말초혈관내 산소(PO_2=40)가 조직으로 공급되고 이산화탄소(PCO_2=45)가 다시 모세혈관으로 흡수되어 폐동맥에서 심장을 거쳐 폐환기를 하게 된다.

이산화탄소의 운반 방법은 다음의 3가지로 요약할 수 있다.

첫째, 용해된 이산화탄소(전체의 10%)

둘째, 헤모글로빈(Hb)과 결합되어 운반되는데 이때 이산화탄소를 카바미노헤모글로빈이라고 한다.

셋째, 물과 결합한 이산화탄소는 탄산탈수효소에 의해 탄산이 되고 탄산이 분해되어 중탄산이온(HCO_3^-)이 된다. 중탄산이온은 염소이온(Cl^-)와 교환됨으로써 운반된다고 할 수 있다.

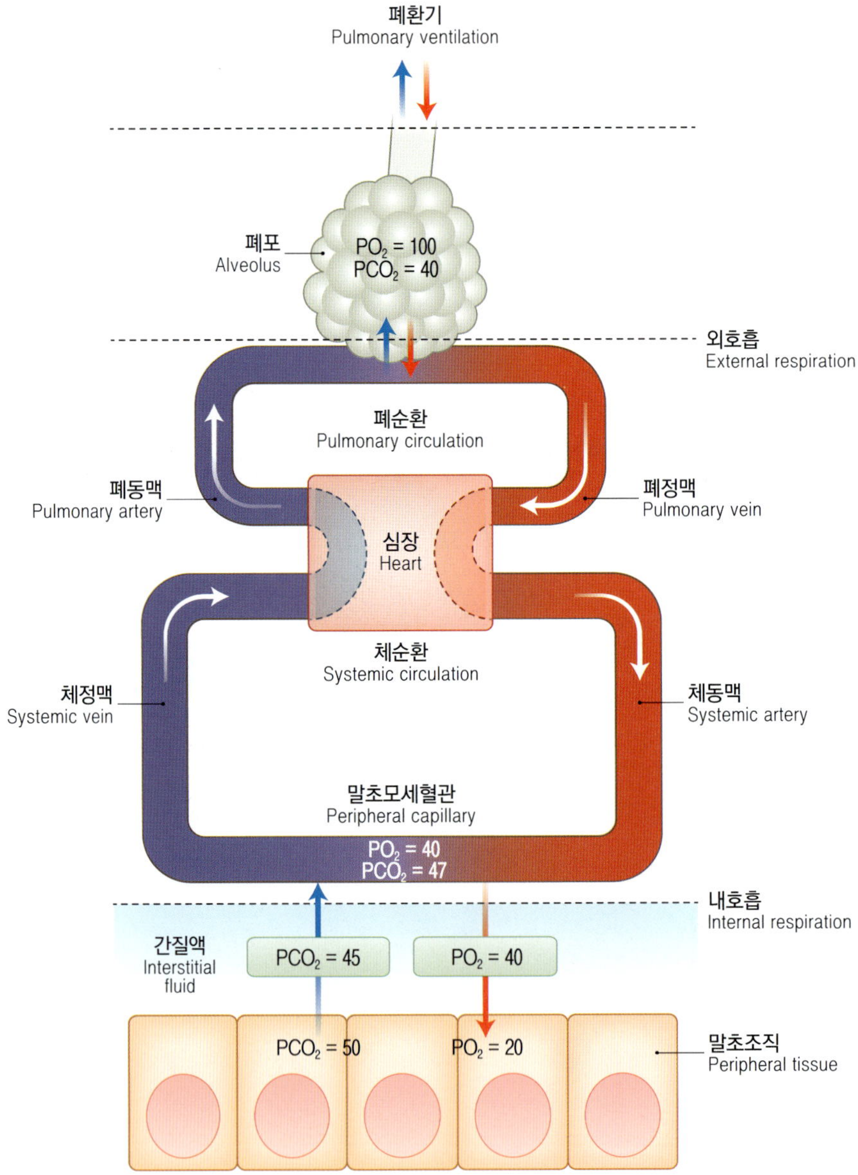

그림 4-17 가스교환

꼭 알아두기

TO KNOW ON TO

- 코부터 폐의 폐포까지 호흡기의 통로를 알고, 호흡부와 전도부에 대해 알아두기
- 인두와 후두의 구조에 대해 알아두기
- 폐의 구조에 대해 알아두기
- 기관과 기관지의 구조 알아두기
- 폐포와 호흡막의 구조 알아두기
- 흉막과 흉막강에 대해 알아두기

요약정리

SUMMING-UP

- 호흡계통의 기관은 보온, 가습, 여과 기능을 하는 전도부와 가스교환이 일어나는 호흡부로 나눈다.
- 코와 부비동은 호흡을 위한 통로이며 후각 수용체를 가지고 있다.
- 외비는 뼈와 연골로 구성되어 있다. 공기를 와류시키는 비갑개는 외측벽에 위치하며 부비동의 분비물은 비강으로 배출된다.
- 인도는 비인두, 구인두, 후두인두로 나뉜다.
- 후두는 기관과 하부 호흡기관의 입구이다. 후두는 9개의 연골인 갑상연골, 윤상연골, 한 쌍의 피열연골, 소각연골, 설상연골과 후두개로 구성되어 있다.
- 후두개는 하부기관 통로로 들어가는 음식, 액체를 막기 위한 뚜껑 역할을 한다. 후두에는 성대주름이 있다. 호기시 성대주름을 진동시켜 소리를 만든다. 성대주름은 피열연골에서 갑상연골까지 앞쪽으로 펼쳐져 있다. 피열연골을 움직이는 근육이 소리의 음조를 변화시키기 위해 성대주름의 장력을 변화시킨다.
- 기관은 15~20개의 C자형 기관연골로 구성되었으며, 제5흉추 높이에서 좌 · 우기관지로 분지된다. 점막은 배상세포가 발달되어 있다.
- 오른쪽과 왼쪽 주기관지는 폐로 들어간다. 폐 안으로 엽으로 가는 엽기관지(2차기관지), 기관지 폐구역으로 가는 구역기관지(3차기관지)로 나눠지며, 세기관지와 종말세관지로 분지된다.
- 호흡부는 호흡세기관지, 폐포관, 폐포낭으로 구성된다. 가스교환은 폐포의 호흡막에서 일어난다. 호흡막은 기저막과 모세혈관의 상피세포로 된 I형 폐포세포로 구성되어 있다.
- 폐포에는 표면활성물질을 분비하는 II형 폐포세포가 위치하며, 폐포에 도달한 먼지 입자를 제거하는 대식세포가 있다.
- 우폐는 세 개의 엽, 좌폐는 두 개의 엽을 가지고 있다. 엽은 구역기관지로 분지하는 기관지폐구역으로 나눠진다.
- 흉막은 장막으로 벽쪽과 폐쪽 흉막 사이의 틈새에는 장액이 얇게 있는 흉막강이 있다.

관련 질환과 중재

RELATED DISEASE & INTERVENTION

만성폐쇄성폐질환. 만성폐쇄성폐질환(chronic obstructive pulmonary disease, COPD)은 장기간 공기 흐름이 막혀서 폐환기가 감소되는 질환이다. 주요 만성폐쇄성폐질환은 만성 기관지염과 폐공기증이다. 이 두 질환은 흡연에 의해 초래되지만, 공기오염이나 공기매개 자극제에 노출되었을 때도 발생한다.

급성호흡곤란증후군. 급성호흡곤란증후군(acute respiratory distress syndrome)의 원인은 손상, 감염, 화상, 구토시 흡인, 유해가스의 흡입 등으로 인한 폐포 손상과 급성 폐감염으로 폐포 손상은 심각한 폐부종과 출혈, 섬유증으로 인한 점진적인 폐조직 파괴 등을 수반한다.

폐렴. 폐렴(pneumonia)의 원인은 바이러스, 곰팡이, 원충동물을 들 수 있지만, 대부분은 *Streptococcus pneumoniae*에 의한 하부호흡기 감염으로 폐포에 물과 죽은 백혈구가 가득 차고 호흡막이 두꺼워져 가스교환을 방해하고 호흡곤란이 초래된다.

결핵. 결핵(tuberculosis, TB)은 공기, 혈액, 림프액을 통해 폐로 침입하는 *Mycobacterium tuberculosis*가 원인이 되어 나타나는 폐감염으로 폐에서 결핵이라 불리는 세균 주변의 섬유성 결절을 형성하도록 자극한다. 점진적인 섬유화는 탄력성 반동과 폐환기를 감소시키는데 위생환경이 나쁜 노숙자들 사이에서 일반적으로 나타나며 AIDS 환자들에게서 증가하는 추세이다.

폐기종. 폐기종(폐공기증, emphysema)은 폐포벽이 파괴되며 허파가 확장되지만 폐포의 수는 감소하므로 가스교환에 유용한 호흡막의 수가 현저하게 감소한다. 폐는 섬유화되고 탄력성이 떨어진다. 기도는 흡기 시에는 정상으로 열리지만, 호기 시에는 닫히고 허탈된다. 그러므로 공기는 폐에 갇히게 되어, 오랜 경과 후 술통형 가슴(barrel-chested)이 나타난다.

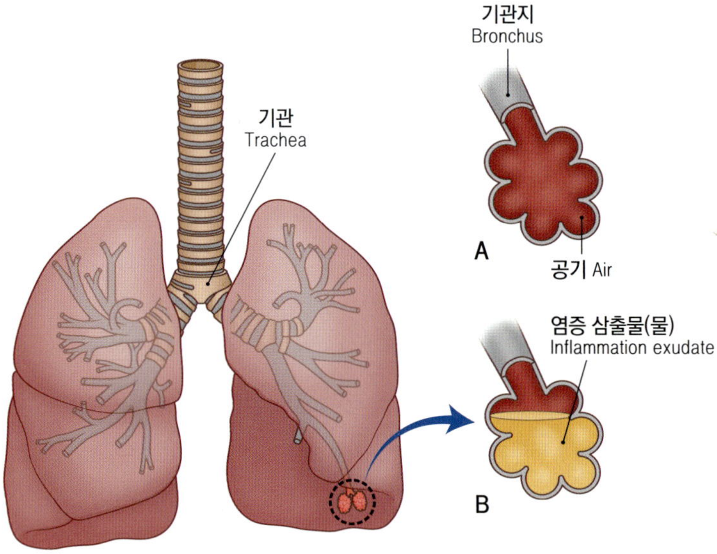

그림 4-18 폐렴. A: 정상, B: 비정상

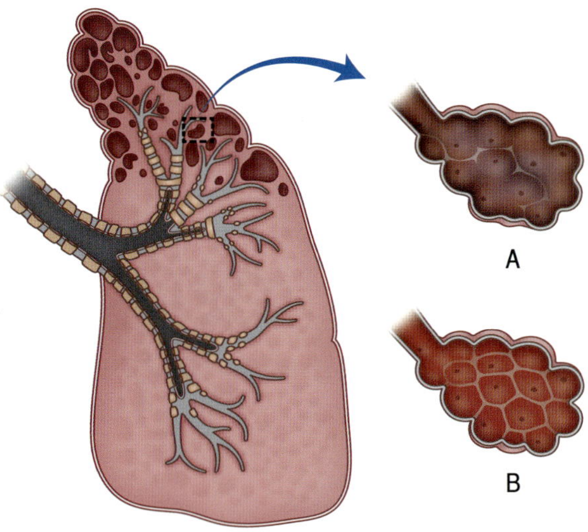

그림 4-19 폐기종. A: 비정상, B: 정상

학습목표에 대한 자기진단

SELF-DIAGNOSIS OF THE LEARNING OBJECTIVE

번호	학습목표	자기성취도(점)				
		90%(5)	70%(4)	50%(3)	30%(2)	10%(1)
1	호흡기계의 전체구조에 대해 알 수 있다.					
2	인두와 후두의 구조에 대해 알 수 있다.					
3	폐의 구조에 대해 알 수 있다.					
4	기관과 기관지의 구조에 대해 알 수 있다.					
5	호흡부와 전도부를 구분할 수 있다.					
6	폐포와 호흡막의 구조에 대해 알 수 있다.					
7	흉막과 흉강에 대해 알 수 있다.					
계						
단원 합계		점				

주요용어 점검

CHECKING OF MEDICAL TERMS

호흡계통 respiratory system

부비동 paranasal sinus

인두 pharynx

후두 larynx

후두개 epiglottis

성문 glottis

기관 trachea

기관지 bronchus

폐(허파) lung

늑골면 costal surface

종격면 mediastinal surface

폐문 hilum

폐포낭 alveolar sac

주기관지 main bronchus

세기관지 bronchiole

종말세기관지 terminal bronchiol

호흡세기관지 respiratory bronchiole

폐포관 alvelor duct

폐포 alveolus

호흡막 respiratory membrane

흉막 pleura

흉강 thoracic cavity

테스트

TEST

■ 다음은 호흡계통의 구조에 대한 그림이다. 빈 칸에 알맞은 명칭을 쓰시오.

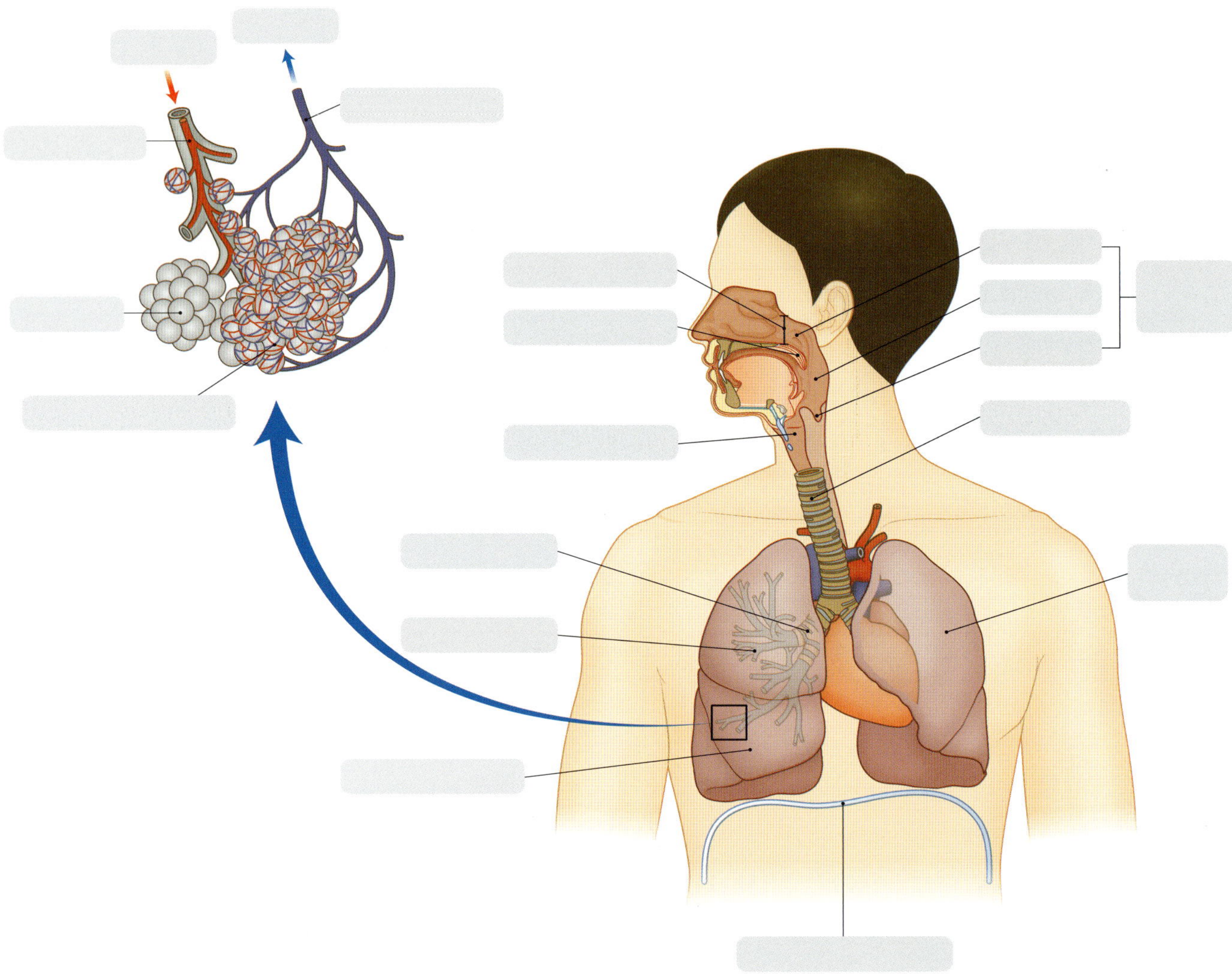

CHAPTER 5

DIGESTIVE SYSTEM

소화계통

학습목표

- 소화계통의 일반적인 특징에 대해 알 수 있다.
- 소화기관 벽의 구성에 대해 알 수 있다.
- 구강과 혀의 구조에 대해 알 수 있다.
- 혀의 유두와 혀의 신경지배에 대해 알 수 있다.
- 치아의 구조에 대해 알 수 있다.
- 치아의 종류와 개수에 대해 알 수 있다.
- 인두의 구조와 기능에 대해 알 수 있다.
- 식도의 구조와 기능을 이해할 수 있다.
- 위의 구조와 기능을 이해할 수 있다.
- 위의 4구역과 위벽의 구조에 대해 알 수 있다.
- 소장의 구조와 기능에 대해 알 수 있다.
- 대장의 구조와 기능에 대해 알 수 있다.
- 대장(결장과 직장)의 구조와 기능에 대해 알 수 있다.
- 항문에 대해 알 수 있다.
- 타액선의 종류와 기능에 대해 알 수 있다.
- 간의 구조와 기능에 대해 알 수 있다.
- 간의 미세구조와 순환에 대해 알 수 있다.
- 담낭의 구조와 담즙의 흐름에 대해 알 수 있다.
- 췌장의 구조와 기능에 대해 알 수 있다.
- 복막의 구조와 기능에 대해서 알 수 있다.

5.1 소화계통의 개요

학습목표 ■ 소화계통의 일반적인 특징에 대해 알 수 있다.

소화계통의 일반적 특징

인간의 활동과 생명유지를 위해 소화계통은 음식물을 섭취하여 영양분 흡수를 통해 에너지를 생성하고, 찌꺼기는 분비를 통해 배설한다. 소화계통(digestive system)은 소화관(alimentary tract)과 소화 부속기관(adnexa)으로 이루어져 있다. 소화관은 구강에서부터 인두, 식도, 위, 소장, 대장, 항문으로 구성되어 있고, 부속기관은 치아, 혀, 타액선, 담낭, 간, 췌장 등 수많은 소화선으로 구성되어 있다(그림 5-1).

큰 분자의 음식물을 소화관의 점막을 통해 흡수될 수 있도록 분해하는 것을 소화(digestion)라고 한다. 또한 잘게 부서진 저분자의 영양소들이 소화관의 점막을 통해 혈액이나 림프로 운반되는 것을 흡수(absorption)라고 하며, 대사(metabolism)는 생명유지에 필요한 복잡한 화학반응 과정으로 영양소나 열을 에너지로 전환하는 과정이다. 소화계통은 이러한 소화, 흡수, 대사의 과정을 거친다.

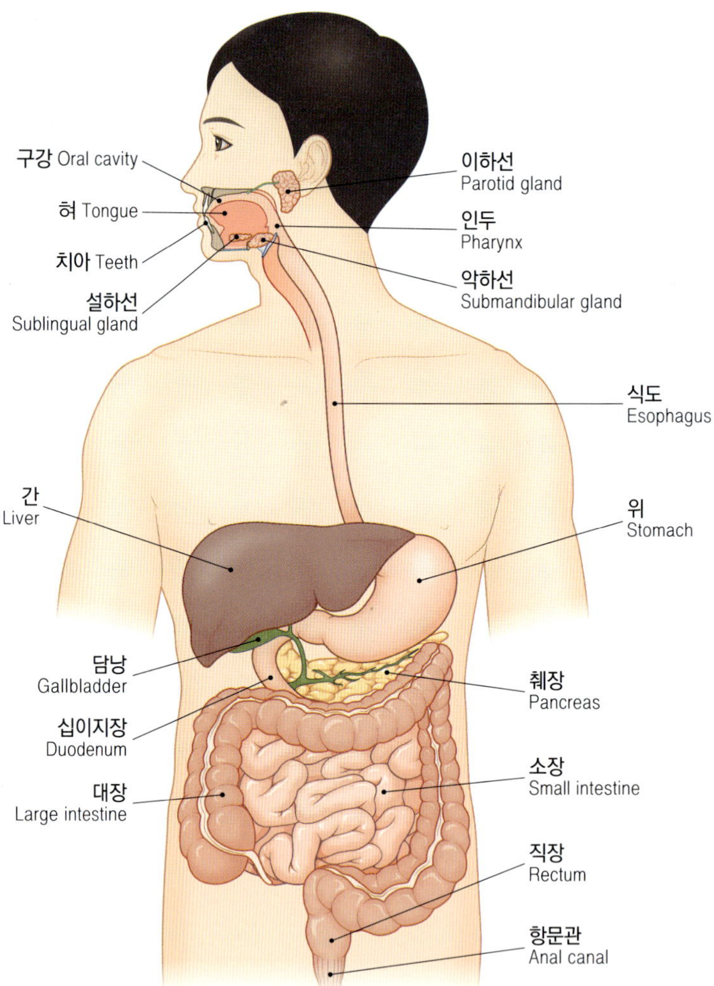

그림 5-1 소화기관

소화관 내용물의 흐름

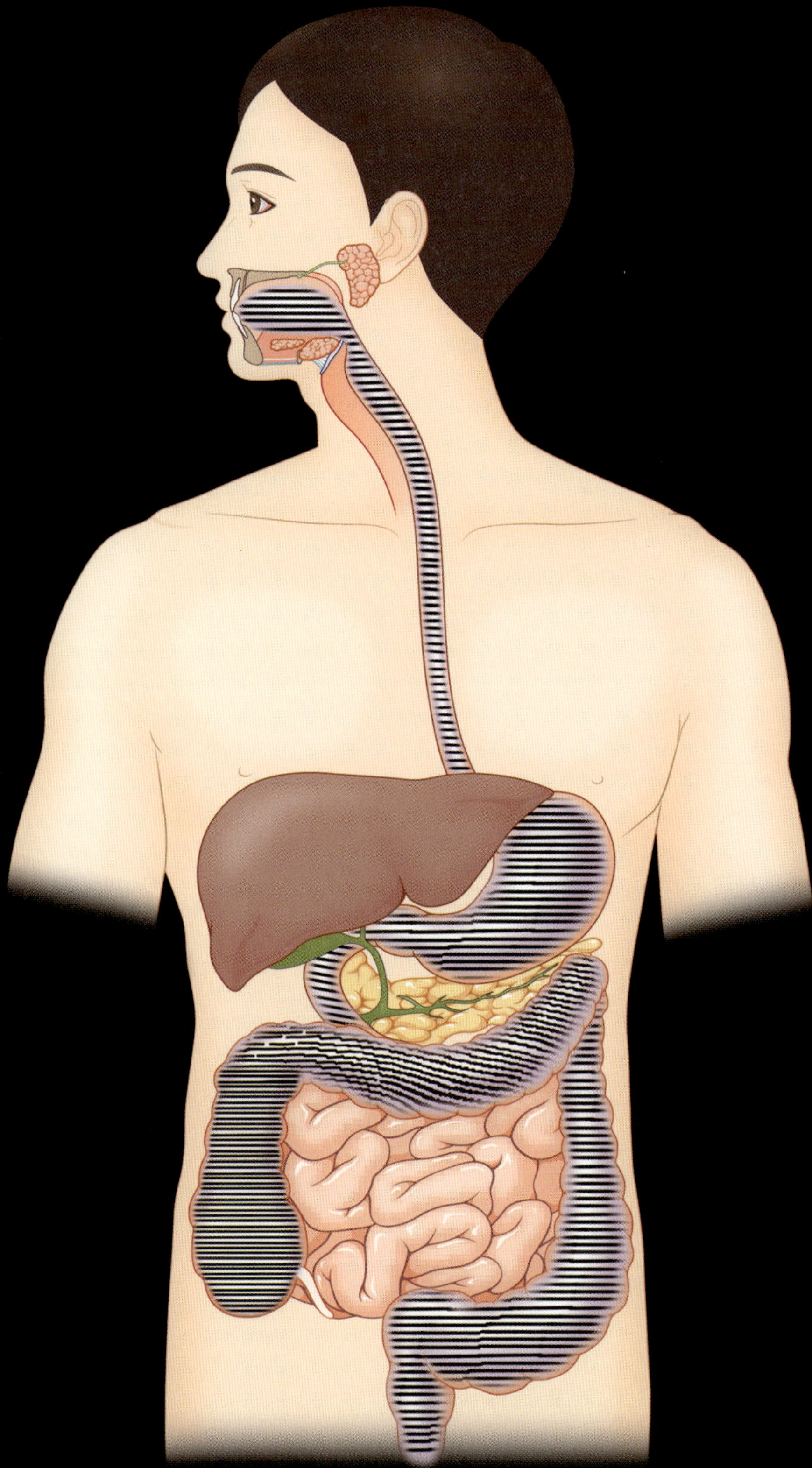

CHAPTER

5.2 소화기관벽의 구성

학습목표 ■ 소화기관 벽의 구성에 대해 알 수 있다.

소화기관의 벽

소화기관(digestive organ)의 벽은 일반적으로 4개의 층으로 이루어져 있다. 안쪽은 점막층(mucosa layer), 점막하층(submucosa layer), 근육층(muscular coat) 그리고 가장 바깥층은 장막층(serous membrane)으로 구성되어 있다.

점막층. 점막층(mucosa layer)은 가장 안쪽 층으로, 부드러운 융모 또는 주름(fold)으로 이루어져 있다. 점막층은 안쪽 점막상피, 성긴 결합조직(loose connective tissue)의 점막고유판(lamina propria mucosa), 평활근(smooth muscle)의 얇은 층인 점막근육판(lamina muscularis mucosa)의 3층 구조로 이루어져 있다. 점막상피에는 단층원주상피로 된 위선이 발달되어 있다.

점막하층. 점막하층(submucosa layer)은 점막층보다 두꺼운 소성결합 조직층으로 혈관, 림프관, 점막하신경총(submucosal plexus), 점액선을 포함한다.

근육층. 근육층(muscular coat)은 점막하층 주위를 둘러싼 두꺼운 근육조직 층으로 안쪽은 윤주평활근(돌림민무늬근, circulation smooth muscle), 바깥층은 종주평활근(세로민무늬근, longitudinal smooth muscle)으로 이루어져 있다. 이러한 구조는 소화작용과 관련된 운동을 원활하게 해준다.

장막층. 장막층(serous membrane)은 소화관 벽의 가장 바깥층 벽으로 단층편평상피와 소성결합조직으로 이루어져 있고, 소화관의 외막으로 복막을 이루는 층이다(그림 5-2). 소장(작은창자, small intestine)의 공장(빈창자, jejunum)과 회장(돌창자, ileum)에는 각각 고립림프소절(홑림프소절, solitary lymphatic nodule)과 무리림프소절(aggregated lymphatic nodule)이 있다.

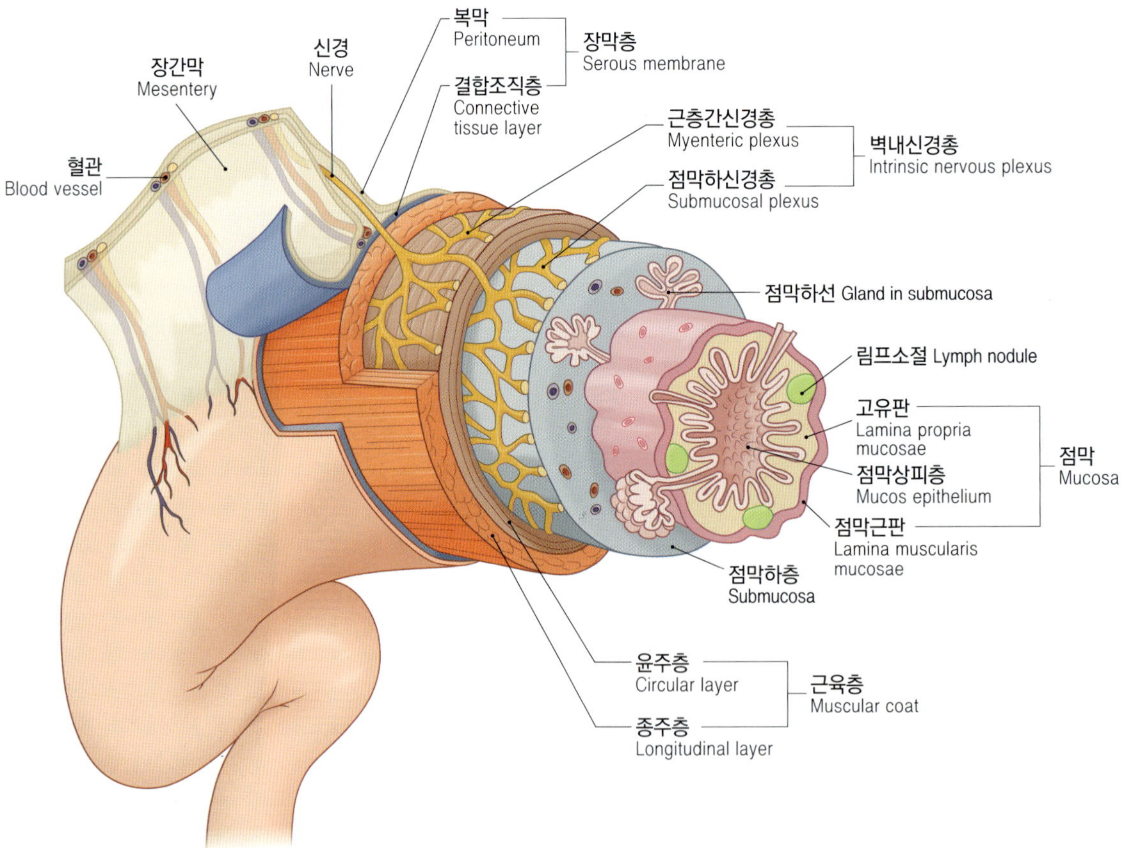

그림 5-2 소화기관의 벽

CHAPTER

5.3 구강

학습 목표 ■ 구강과 혀의 구조에 대해 알 수 있다.

구강

구강(입안, oral cavity)은 소화기관이 시작되는 첫 관문으로 음식물을 섭취, 소화하며 발성 및 미각기관으로의 역할을 담당한다. 입은 입술(lip)에서 목구멍(throat)까지로 내부 공간 전체를 구강이라고 한다.

구순

구순(입술, lip)은 구강전정(입안뜰, oral vestibule)의 앞벽을 이루는 부분으로, 외부는 피부로 내부는 점막으로 덮여 있다. 상 · 하 입술(upper, lower lip)은 구륜근(orbicularis oris muscle)으로 구성되고, 상 · 하 입술이 만나는 외측 끝을 구각(입꼬리, oral angle)이라 하며, 상순(윗입술, upper lip)의 바깥 중앙에 상 · 하로 주행하는 고랑을 인중(philtrum)이라 한다.

혀

혀의 구조. 구강의 기저부에 위치하는 혀(tongue)는 근육으로 된 기관으로 표면은 점막이 덮고 있다. 길이는 약 7cm 정도로 설첨(혀끝, lingual apex), 설체(혀몸통, corpus linguae), 설근(혀뿌리, lingual root)으로 구성되어 있다. 혀의 정중구(정중고랑, median sulcus)는 설체를 좌 · 우로 대칭적으로 나누고, "∧"자 형태의 분계구(분계고랑, terminal sulcus)에 의해 설근과 설체로 나눈다. 혀의 상부를 설배(혀등, dorsum tongue)라고 하며, 많은 수의 작은돌기를 설유두(혀유두, lingual papilla)라고 한다(그림 5-4).

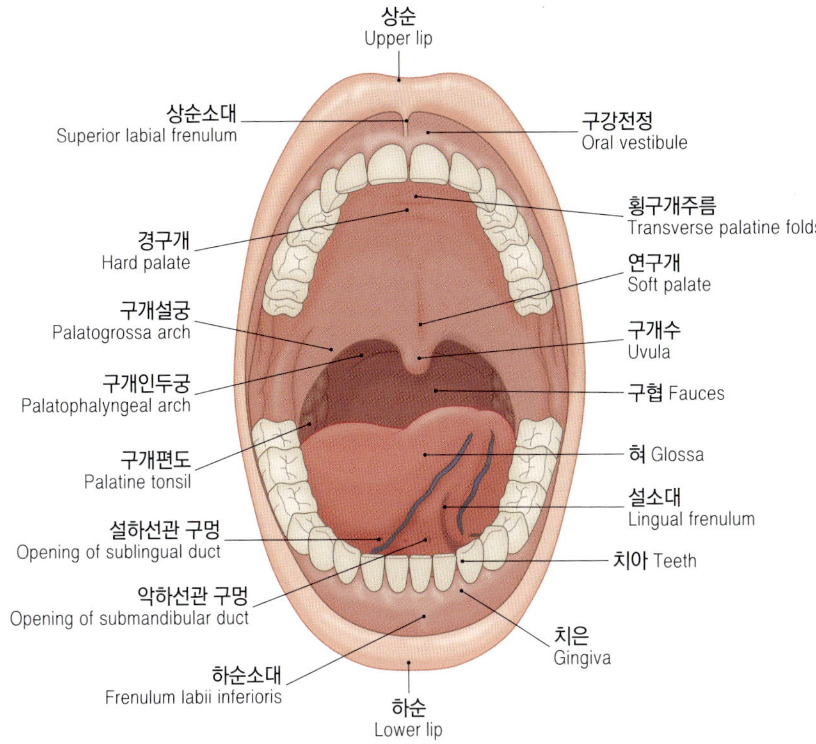

그림 5-3 구강

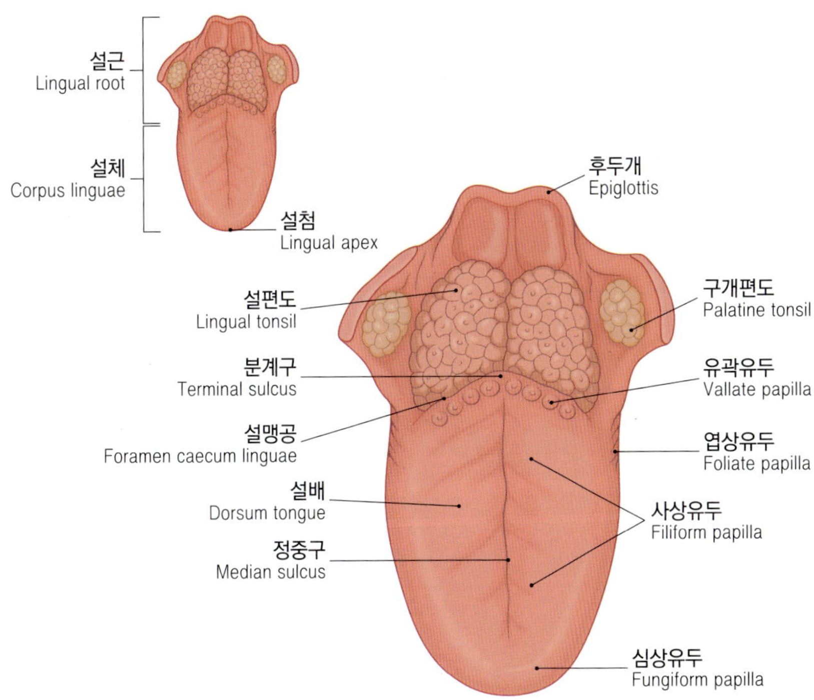

그림 5-4 혀(등쪽 표면)

5.3 구강

학습 목표 ■ 혀의 유두와 혀의 신경지배에 대해 알 수 있다.

혀의 유두. 설배에는 수많은 설유두(lingual papilla)가 있는데, 이 중에서 유곽유두(성곽유두, vallate papilla)는 분계구 앞쪽에 성곽처럼 두른 가장 큰 유두이며, 맛을 감지하는 미뢰(맛봉오리, taste bud)가 가장 발달되어 있다.

엽상유두(잎새유두, foliate papilla)는 혀의 가쪽면에 분포하는데, 편도나 흉선처럼 성인에서는 퇴화하여 흔적만 남아 있다.

사상유두(실유두, filiform papilla)는 실처럼 가늘고 긴 유두로 가장 많이 분포하며 미뢰가 없다.

심상유두(버섯유두, fungiform papilla)는 버섯모양으로 약간의 미뢰가 있으며 대부분 설첨과 설체에 분포한다.

미각. 미각은 미각수용기(사상유두를 제외)인 유두의 미뢰에서 감지하며, 미뢰는 미각세포(taste cell)와 지지세포(supporting cell)로 구성된다. 4대 미각인 단맛(sweet), 짠맛(salty), 신맛(sour), 쓴맛(bitter)은 혀의 감지부분이 다른데 단맛은 혀의 끝에서, 짠맛은 혀의 전외측, 신맛은 혀 외측 중간부, 쓴맛은 유곽유두 앞쪽에 걸쳐 감지된다(그림 5-5). 최근에는 감칠맛(savory taste)을 더해 5대 미각으로 기본 맛에 더하는 경향이 있다.

혀의 지배신경

혀는 일반감각과 특수감각 및 운동까지 하는 제3의 눈이며, 총 5종의 뇌신경이 분포한다. 혀의 앞쪽 2/3의 일반감각은 삼차신경분지인 설신경(혀신경, lingual nerve)이 담당하고, 특수감각은 안면신경분지인 고삭신경(고실끈신경, chorda tympani nerve)이 담당하며, 혀의 뒤쪽 1/3은 설인신경이 일반감각과 특수감각을 담당하고, 후두개 부근은 미주신경이 담당한다. 혀의 운동은 12번째 뇌신경인 설하신경(혀밑신경, hypoglossal nerve)이 담당한다.

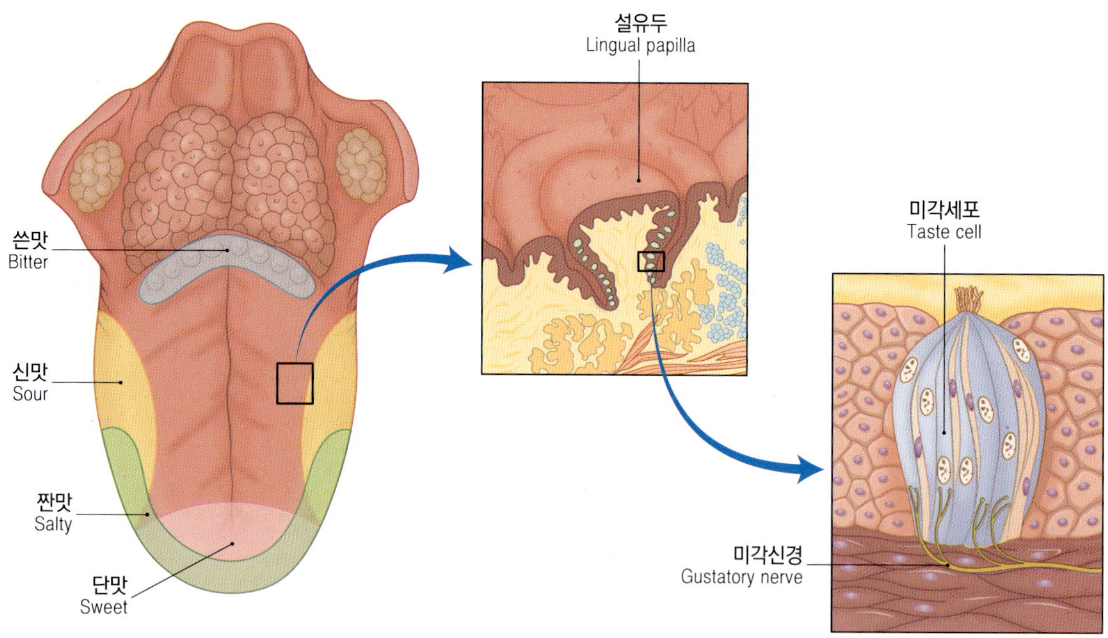

그림 5-5 미각분포와 미뢰

5.3 구강

학습목표
- 치아의 구조에 대해 알 수 있다.
- 치아의 종류와 개수에 대해 알 수 있다.

치아

치아(teeth)는 섭취한 음식물을 자르고 찢고 갈아서 음식물을 삼키기 전에 침과 섞일 수 있도록 돕는 소화기관이다.

치아의 구조

치아는 치관(치아머리, dental crown), 치경(치아목, dental neck), 치근(치아뿌리, dental root)의 세 부분으로 나뉜다. 치관은 치아의 노출된 부분이며 인체에서 가장 단단하고 화학적으로 안정된 조직이다. 칼슘이 주성분인 단단한 에나멜(사기질, enamel)로 덮여 있다. 치근은 시멘트질(cementum)로 덮여 있으며 치경에서 치근으로 갈수록 두꺼워지고 치근인대(치아인대, periodontal ligament)가 부착한다. 치아에서 가장 무른 부분이다. 이들 밑에는 치아의 대부분을 이루는 상아질(dentin)로 안쪽에 위치한다. 이와 같이 치아는 상아질, 사기질 및 시멘트질로 구성된다(그림 5-6).

치아의 종류와 개수

사람의 치아는 출생 후 6~8개월부터 나오기 시작하는 것을 유치(젖니, milk teeth), 7세부터 15세 사이에 유치가 교체되고 평생 남아있는 것을 영구치(간니, permanent teeth)라 한다.

유치는 절치(앞니, incisor) 2개, 견치(송곳니, canine) 1개, 유구치(어금니, molar) 2개 등 5개가 1조가 되어 상 · 하 · 좌 · 우측 4조로 구성되어 총 20개이다. 영구치는 절치 2개, 견치 1개, 소구치(작은어금니, lesser molar) 2개, 대구치(큰어금니, greater molar) 3개 등으로 총 32개이다(그림 5-8).

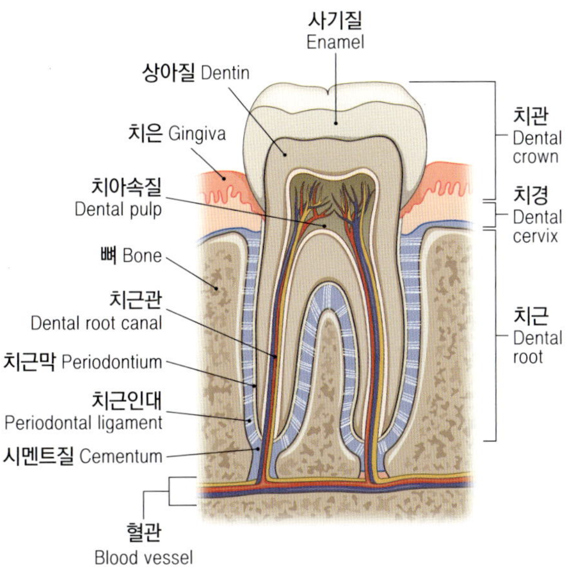

그림 5-6 치아

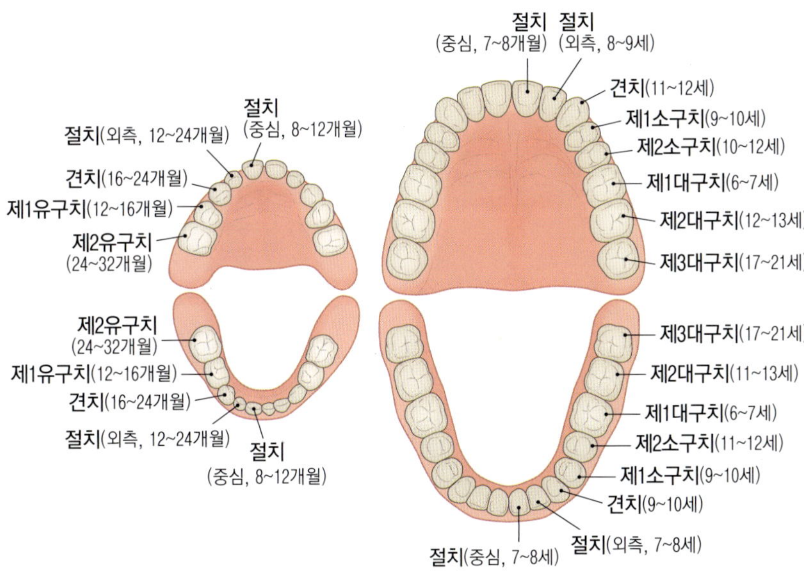

그림 5-7 유치와 영구치

유치		절치(앞니)	견치(송곳니)	유구치(어금니)	양쪽
	상치	2	1	2	$\frac{2.1.2}{2.1.2} \times 2 = 20$
	하치	2	1	2	

영구치		절치(앞니)	견치(송곳니)	소구치(작은어금니)	대구치(큰어금니)	양쪽
	상치	2	1	2	3	$\frac{2.1.2.3}{2.1.2.3} \times 2 = 32$
	하치	2	1	2	3	

(한쪽)

그림 5-8 치식

5.4 인두

학습목표 ■ 인두의 구조와 기능에 대해 알 수 있다.

구강 뒤에 있는 공간인 인두(pharynx)는 접형골(나비뼈, sphenoid bone) 기저에서 제6~7번 경추 높이에 있고, 비강에서 후두, 구강에서 식도로 이어지는 교차부를 이루는 길이 약 12cm 정도의 쌈지 모양의 복잡한 관이다. 인두는 세 부분으로 나뉜다.

비인두. 비인두(코인두, nasopharynx)는 앞쪽으로 후비공(뒤콧구멍, choana)을 통하여 비강과 교통하고, 양쪽으로는 이관인두구(귀인두관인두구멍, Pharyngeal opening of auditory tube)를 통해 고실(tympanic cavity)과 교통한다. 연구개(물렁입천장, soft palate) 위쪽에 위치하며, 비강과 교통하여 공기의 통로 역할을 한다.

구인두. 구인두(입인두, oropharynx)는 구강의 뒤쪽에 위치하며, 음식물이 구강에서 아래로 넘어가는 통로이며, 입과 식도를 연결한다. 음식물이 넘어갈 때 구개수(목젖, uvula)와 연구개는 입안의 음식이 코로 넘어가는 것을 방지하고, 후두개(후두덮개, epiglottis)는 기도를 차단하여 음식이 식도로 이동하게 한다.

후두인두. 후두인두(laryngopharynx)는 구강인두의 바로 아래에 위치하며 후두개의 위쪽 경계 부위에서부터 윤상연골까지를 말한다. 중층편평상피로 이루어져 있으며 식도로 이어지는 통로이다(그림 5-9).

인두는 비강, 구강, 이관, 후두, 식도 등 5곳과 교통하고 있으며, 연동운동을 통해 음식물을 식도 쪽으로 이동시킨다.

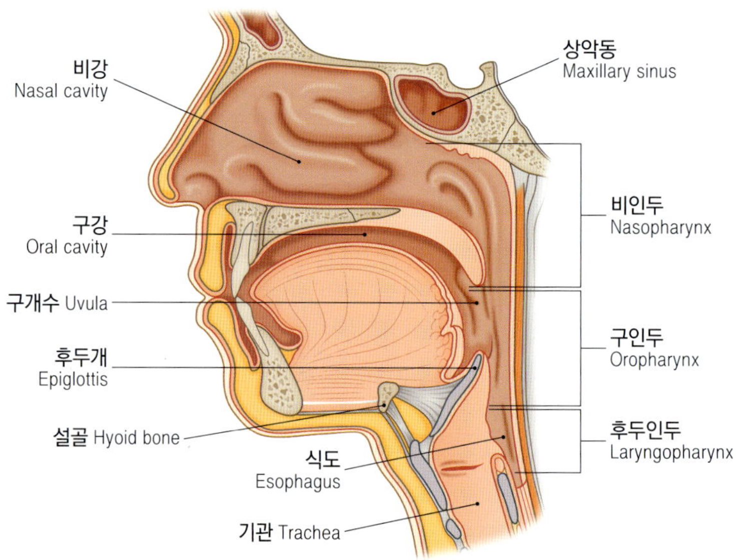

그림 5-9 인두

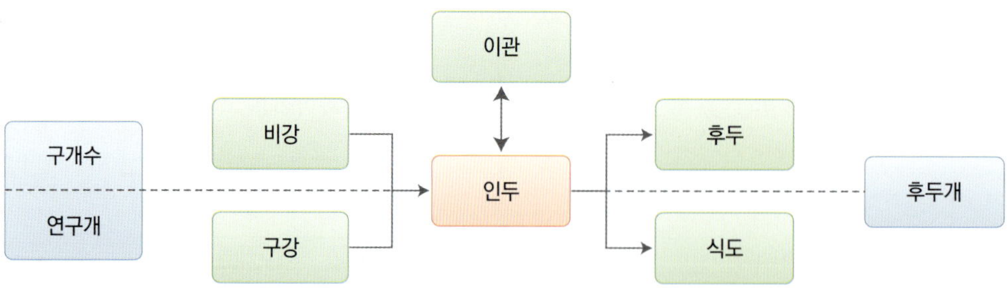

그림 5-10 인두의 교통

5.5 식도

학습 목표 ■ 식도의 구조와 기능을 이해할 수 있다.

식도(esophagus)는 인두와 위를 연결하며, 제6번경추 높이의 후두인두에서 시작되어 횡격막(가로막, diaphragm)의 식도열공(식도구멍, esophageal hiatus)을 지나 흉추(thoracic vertebra) 11번 높이에 있는 위의 분문까지 이어지는 약 25cm의 근육관으로 기관과 심장 뒤쪽에 위치하며, 음식물의 통로로 위(stomach)로 보낸다.

식도는 음식물이 통과하지 않을 때에는 관이 서로 붙어 납작하며 내벽에는 세로로 주행하는 주름이 만들어진다. 식도의 굵기는 일정하지 않으나 세 군데에서 생리적으로 잘록해지는 부분이 생기며 나머지 부분은 긴 방추형이다.

식도는 3부분의 협착부로 나눈다. 제1협착부는 식도가 시작하는 부위로, 윤상연골 뒤의 경추(cervical vertebra) 6번 높이이며, 제2협착부는 기관분기부로 기관이 기관지로 갈라지는 부위이며, 흉추 4번과 5번 사이에 해당된다. 제3협착부는 횡격막을 관통하는 부위인 식도열공이며, 흉추 10번에 해당된다. 제1협착부까지는 횡문근이 분포하고, 제1협착부에서 제2협착부 사이는 횡문근과 평활근이 혼재되어 분포하며, 제2협착부에서 제3협착부까지는 평활근만 존재한다. 이들 협착 부위는 이물질이 걸리기 쉽고 암의 발생이 빈번한 곳이다. 특히 제3협착부를 지나 위(stomach)와 이어지는 횡격막 아래 부위의 식도 외막의 배부분은 복막으로 덮여 있고, 결합조직의 섬유막이 아닌 S자 모양의 경사가 있으며, 모세혈관이 밀집해 있어 위내시경 검사(esophagogastroduodenoscopy)시 유의해야 한다(그림 5-11).

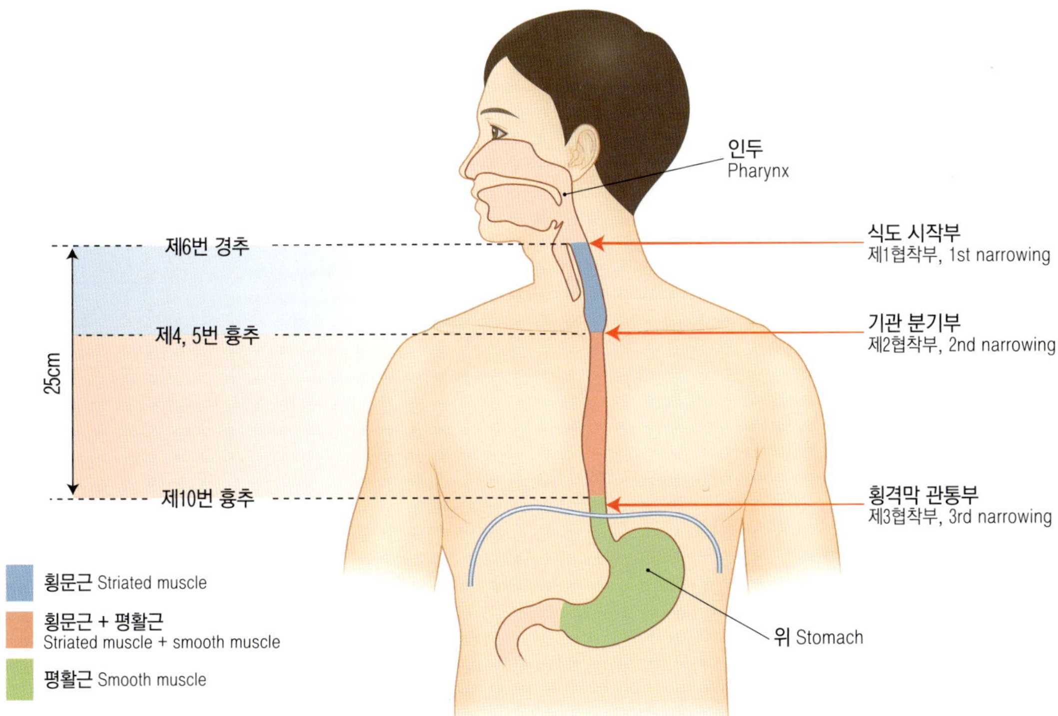

그림 5-11 식도의 3부분

5.6 위

학습목표
- 위의 구조와 기능을 이해할 수 있다.

위(stomach)는 횡격막 바로 아래에 위치한 유연성이 있는 J자 모양의 소화관으로 음식물이 소화되는 동안 평활근육의 수축에 의해 다양한 형태로 바뀐다.

위는 식도와 십이지장 사이에 있으며, 길이는 약 25~30cm이다. 위의 용량은 비어있을 때는 약 50mL, 일반 용량은 1.0~1.5L이며, 최대로 4L까지 늘어날 수 있다.

위의 우측 만곡인 소만(작은굽이, lesser curvature)의 가장자리는 식도로부터 안쪽을 따라 위쪽면의 십이지장까지 짧은 거리(약 10cm)에 펼쳐져 있고 간과 마주보고 있다. 소만에서 유문(날문, pylorus)으로 이어지는 부위의 각절흔(모패임, angular notch)은 경사도가 급해 위궤양이 빈발한다.

위의 좌측 만곡인 대만(큰굽이, greater curvature)의 더 긴 가장자리(약 40cm)는 식도로부터 바깥쪽에서 하면의 십이지장까지이다(그림 5-12). 섭취한 음식물을 일시적으로 저장하고 위벽 운동에 의한 기계적 작용과 분비되는 위액의 화학적 작용이 일어난다.

위는 알코올과 아스피린 같은 일부의 물질만을 흡수하고, 나머지는 십이지장으로 보낸다.

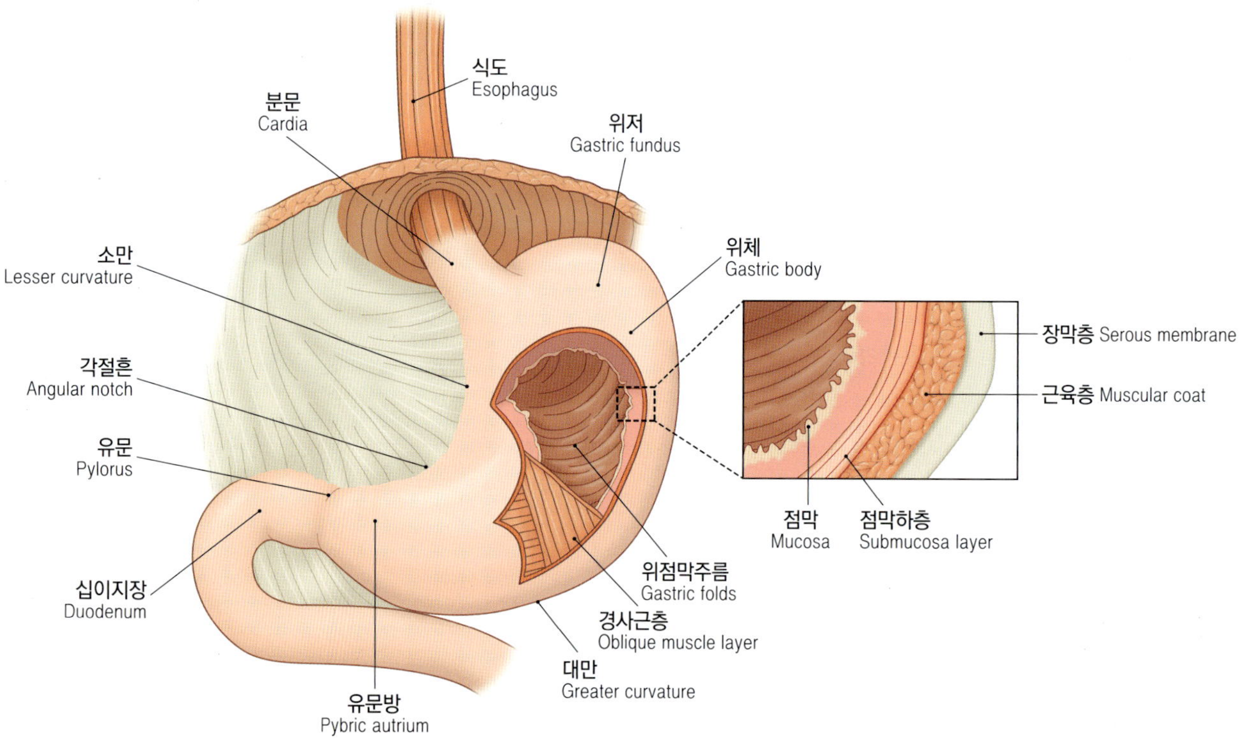

그림 5-12 위

5.6 위

학습목표 ■ 위의 4구역과 위벽의 구조에 대해 알 수 있다.

위의 4구역

본문. 분문(들문, cardia)은 위가 식도에 접하는 위의 입구로 분문괄약근(cardiac sphincter)이 있어 음식물을 위 안으로 들여보내는 것을 조절한다.

위저. 위저(위바닥, gastric fundus)는 분문에서 좌측 상부에 둥근 천장 모양으로 불룩한 부분이다.

위체. 위체(위몸통, gastric body)는 위저 아래 넓은 부분이 위체이다. 위체는 위의 대부분을 차지하는 팽대된 곳이다. 위저와 위체에 걸쳐있는 위저선(fundic gland)은 소화와 관련된 효소와 점액 등을 분비하는 곳으로 펩시노겐(pepsinogen)을 분비하는 주세포(으뜸세포, chief cell), 염산(HCl)과 비타민 B_{12} 흡수에 필요한 내인성인자(intrinsic factor)를 분비하는 벽세포(parietal cell), 강한 산성(pH 2)인 위 안을 보호하기 위해 점액(mucous)을 분비하는 점액경세포(점액목세포, mucous neck cell), 세로토닌(serotonin), 히스타민(histamin), 자가분비조절물질(autocrine regulator)을 분비하는 친크롬은세포(argentaffin cell)로 구성되어 있다. 특히 벽세포는 적혈구 성숙에 필요한 비타민 B_{12}의 흡수에 관여하는 내인성인자(intrinsic factor)를 생성한다. 악성빈혈(pernicious anemia)은 벽세포 파괴 시 내인성인자의 결핍으로 발생할 수 있다.

유문. 유문(날문, pylorus)은 위의 아래쪽으로 십이지장과 이어지는 부분이다. 유문에는 유문괄약근(pyloric sphincter)이 있어 음식물이 십이지장으로 배출되는 것을 조절하고 위쪽으로 역류되는 것을 막으며 십이지장 안으로 유미즙의 통과를 조절한다(그림 5-12). 또한 유문에서 위체로 이어지는 부위를 유문방(pybric autrium)이라고 한다.

위벽의 구조

위벽은 점막층, 점막하층, 근육층, 장막층의 4개 층으로 되어 있으나, 근육층과 점막층은 독특한 구조로 되어 있다. 근육층의 외층은 종주근(세로근육, longitudinal muscle), 중간층은 윤주근(돌림근육, circular muscle), 내층은 경사근(빗근, oblique muscle)의 3층 구조이다. 점막층은 불규칙한 위점막주름(gastric folds) 사이의 특징적인 함몰을 위소와(위오목, gastric pit)라고 하며, 여기에 수많은 관 모양의 위선(위샘, gastric gland)이 있고 위선에서는 위액을 분비한다(그림 5-13).

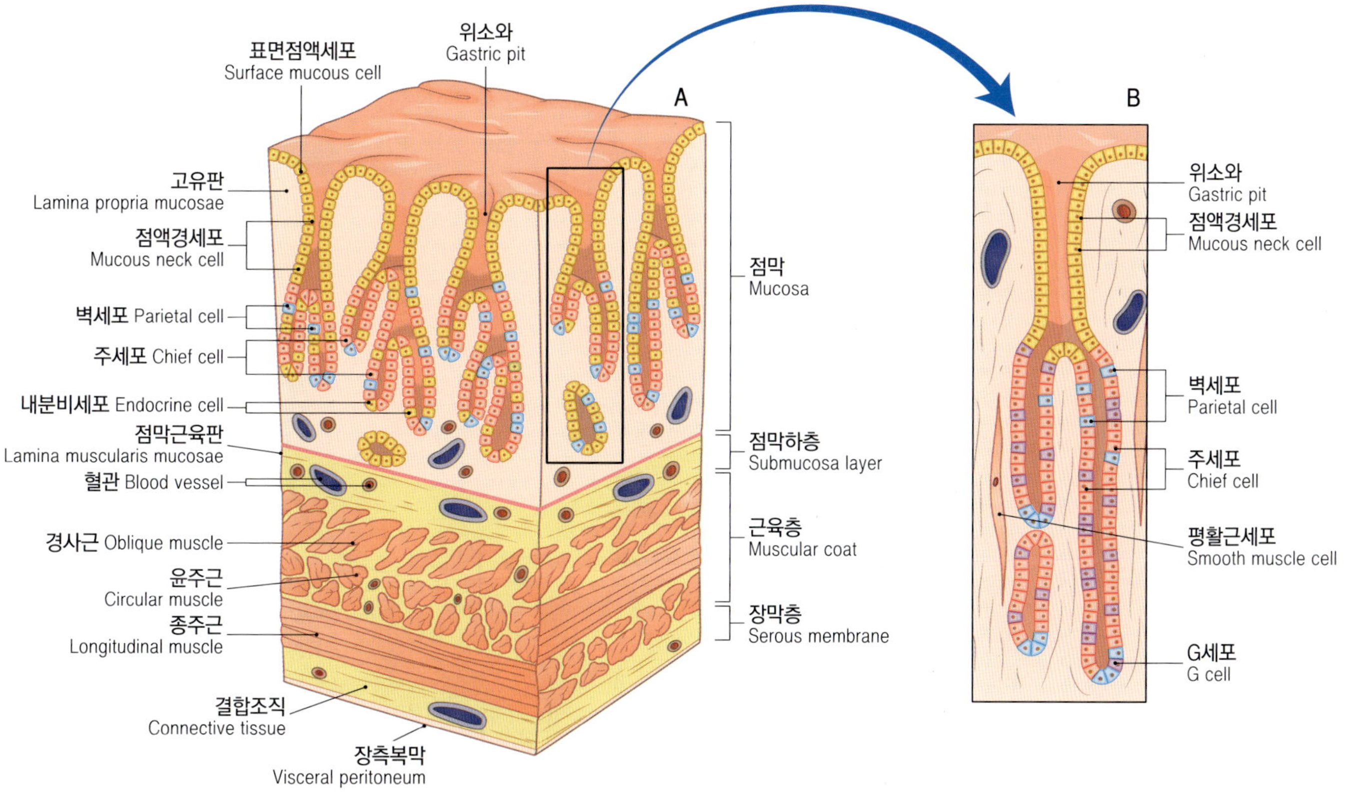

그림 5-13 위벽. A: 위벽의 구분, B: 위저선의 구성세포

소장

학습 목표
- 소장의 구조와 기능에 대해 알 수 있다.

소장(작은창자, small intestine)은 위(stomach)의 유문에서부터 대장의 맹장과 경계를 이루는 길이 6~7m의 긴 원통형 창자이며 십이지장, 공장, 회장의 세 부분으로 구분된다(그림 5-14).

십이지장. 십이지장(샘창자, duodenum)은 위의 유문괄약근에서 시작하여 제1번 요추부에서 제3번 요추 사이의 우측으로 굽어진 C자형으로 상부, 하행부, 하부, 상행부로 나눌 수 있으며 직경 5cm, 길이 25~30cm 정도이다. 하행부에는 총담관(온쓸개관, common bile duct)과 췌관(이자관, pancreatic duct)이 개구하는 대십이지장유두(greater duodenal papilla)가 있는데, 오디괄약근(오디조임근, sphincter of Oddi)은 담즙과 췌액의 양을 조절한다. 내측벽은 윤상주름(돌림주름, circular fold)이라고 하는 10mm 높이의 횡축이 나선모양으로 나열되어 있다. 이러한 구조는 유미즙을 느린 진행으로 점액과 접촉을 유도하고 점액을 따라 나선 통로 위를 흐르게 하며 충분한 혼합과 소화 그리고 영양흡수를 일으킨다.

공장. 공장(빈창자, jejunum)은 십이지장과 회장 사이의 연결구조로 길이 약 2.5m로 소장의 40%를 차지하며 전형적으로 비어있는 것에서 유래한 명칭이다. 공장은 배의 왼쪽의 사분원 안에서 시작하고 대부분 제대구역의 안쪽에 위치한다. 공장은 크고 높으며 밀접한 간격으로 윤상주름을 가지고 있어 대부분의 소화와 영양소 흡수가 일어난다. 공장에는 림프소절(lymphatic nodule)이 산재해 있는 고립림프소절(홑림프소절, solitary lymph nodule)이 있다.

회장. 회장(돌창자, ileum)은 공장과 대장의 맹장 사이에 있는 약 3.5m의 긴 창자로, 주로 아래 배부위와 골반강의 일부를 차지한다. 회장의 벽은 공장과 비교하면 더 얇고 근육이 적으며 혈관도 적어 옅은 분홍색으로 보인다. 윤상주름의 발달이 미약하나 림프소절이 모여 형성한 무리림프소절(aggregated lymphatic nodule)인 페이어판(Peyer's patch)이 있으며, 염증과 탈장(hernia)의 호발부위로 메켈게실(돌창자곁주머니, Meckel's diverticulum)이 있다.

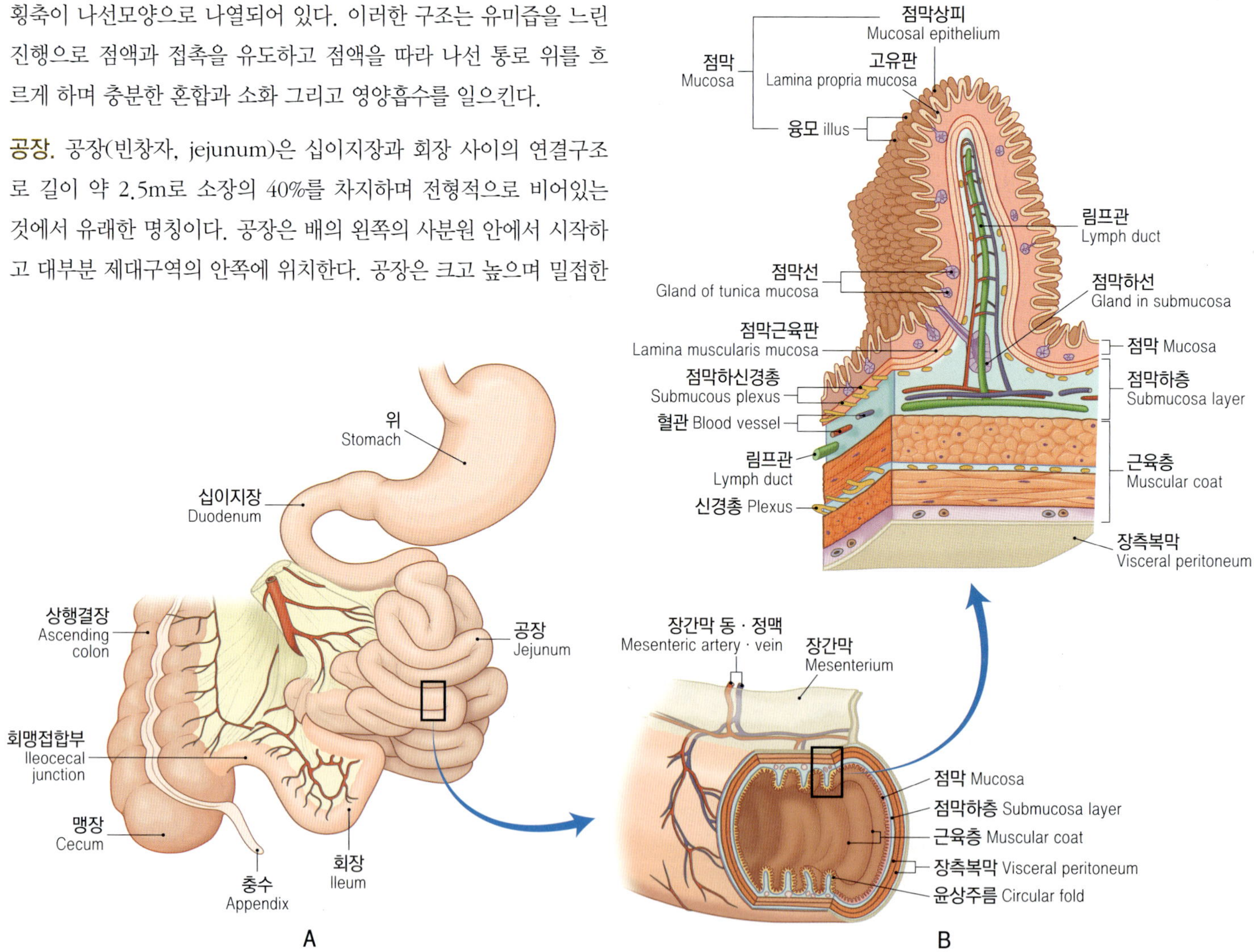

그림 5-14 소장. A: 소장의 구분, B: 소장벽의 구조

5.8 대장

학습목표
- 대장의 구조와 기능에 대해 알 수 있다.

대장(큰창자, large intestine)의 길이는 약 1.5m이며 소화관의 끝 부분으로서 식물성 섬유, 물, 소금, 전해질을 흡수하고 비타민 B, K를 합성하며 대변을 만든다.

대장은 맹장(막창자, cecum), 결장(잘록창자, colon), 직장(곧창자, rectum)으로 구성되며, 복강의 오른쪽 하부에서 맹장으로 시작하여 위쪽으로 상행했다가 좌측으로 횡행하여 복강의 좌측에서 다시 하행하여 골반강으로 내려와 직장과 항문으로 연결된다(그림 5-15).

대장의 3대 특징은 결장팽기(잘록창자팽대, haustrum) 복막수배막주렁, epiploic appendage), 결장뉴(잘록창자띠, colic tenia)이다.

맹장. 맹장(막창자, ceceum)은 대장이 시작되는 부분으로 회장과 연결되는 회맹구(돌막창자유두구멍, ileocecal opening)보다 약간 아래쪽에 매달린 창자이다. 길이는 5~6cm이며, 끝이 막힌 주머니와 같다. 회장과 맹장은 거의 직각으로 연결되며, 경계 부분인 회맹구의 내부에는 2개의 판막으로 형성된 회맹판(ileocecal valve)이 있어 대장의 내용물이 소장으로 역류되는 것을 막아준다. 회맹판은 맹장의 속에서 보면 점막의 주름이 두터운 입술처럼 솟은 것 같이 보이며, 이 주름 속에는 윤상근육층 섬유가 포함되어 있다.

맹장의 아래 끝에 붙어 있는 가느다란 관 모양의 돌기는 충수(막창자꼬리, appendix)이며, 굵기는 0.5~1cm, 길이는 6~7cm 정도이고 충수간막(mesoappendix)에 의해 느슨하게 고정되어 있다. 충수는 소화기능은 없으며 림프조직이 많은데, 이곳에 염증이 생기는 것을 충수염(appendicitis)이라고 한다. 맥버니점(McBurney's point)은 맹장미부의 기저부로 충수염 시 압통이 나타나기 때문에 매우 유용한 진단 기준이 되는데, 배꼽과 우측 상전장골극(anterior superior iliac spine, ASIS) 사이를 잇는 가상선상의 장골(ilium)쪽 3분의 1 지점에 있다.

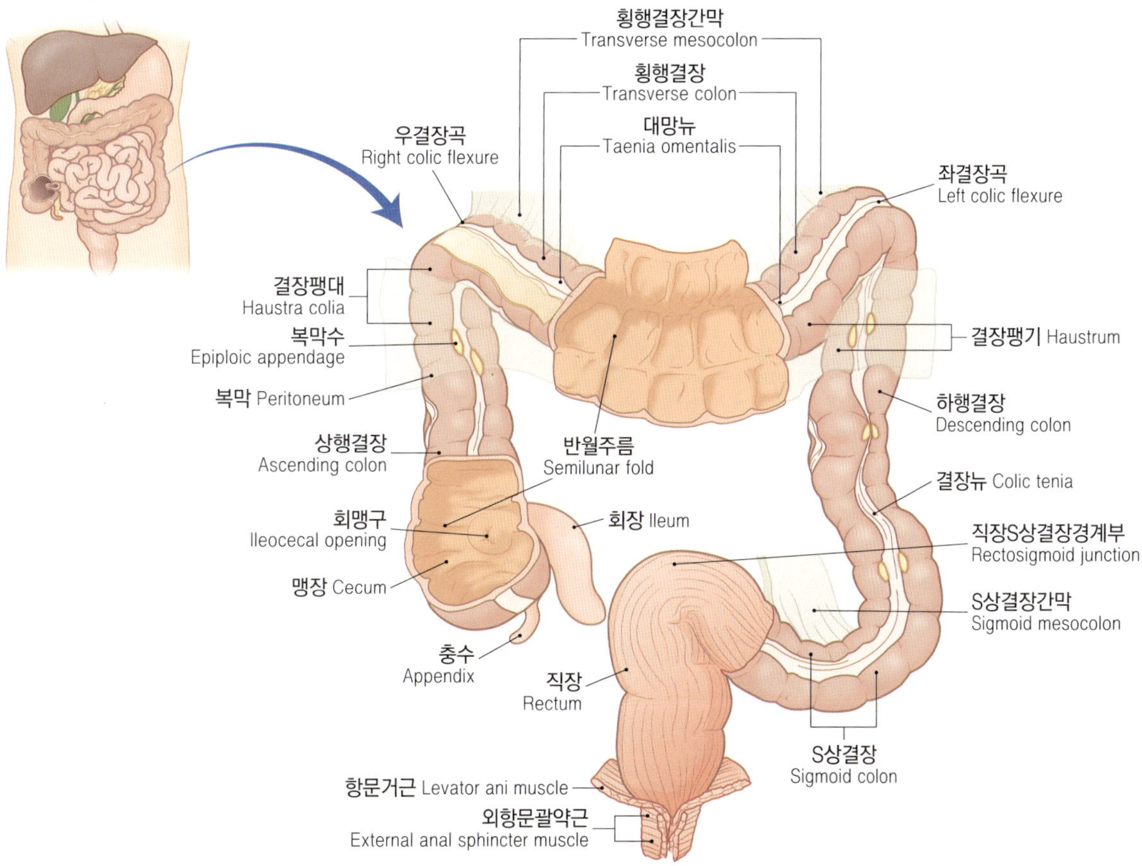

그림 5-15 대장

5.8 대장

학습목표
- 대장(결장과 직장)의 구조와 기능에 대해 알 수 있다.
- 항문에 대해 알 수 있다.

결장. 결장(잘록창자, colon)은 상행결장(오름잘록창자, ascending colon), 횡행결장(가로잘록창자, transverse colon), 하행결장(내림잘록창자, descending colon), S상결장(구불잘록창자, sigmoid colon)으로 나뉜다. 상행결장은 오른쪽에 세로로 위치하며 간의 아래쪽 경계까지 위로 올라온다. 왼쪽으로 굽어지는 우결장곡(오른창자굽이, right colic flexure)까지이며 길이가 20cm로 결장 중에서 가장 짧고 복막은 앞면만 덮여 있어 운동이 제한되어 있다. 횡행결장은 상행결장에 이어서 왼쪽 위로 가서, 십이지장의 앞을 지나 좌측 신장의 앞에서 비장의 아래쪽 끝에 이르고, 우결장곡보다 약간 위에 있는 좌결장곡(왼창자굽이, left colic flexure)으로서 하행결장에 이른다. 하행결장은 배 왼쪽에 세로로 위치하며 위와 비장의 아래에서부터 장골능(엉덩뼈능선, iliac crest)까지 뻗어 있다. S상결장은 장골능 아래로 내려가는 대장의 일부이다. S 모양의 곡선을 형성하기 때문에 S상결장이라고 불린다.

직장. 직장(곧창자, rectum)은 S상결장에 이어져 항문(anus)에 이르는 부위로, 길이는 약 20cm이다. 남성은 방광, 전립선 및 요도구멍 뒤에, 여성은 자궁과 질 뒤에 위치해 있다. 복막은 앞쪽만 덮고 있고 후복벽에 고정되어 있다. 직장의 위쪽은 단층원주상피로 구성되어 있으나 항문쪽으로 내려가면 중층편평상피로 바뀌고 항문과 경계부위에는 외종주근육층은 점차 줄어들고 내윤주근육층이 두껍게 발달해 수의적 조절이 가능한 내항문괄약근(internal anal sphincter)을 형성한다.

항문관과 항문

항문관(anal canal)은 직장과 항문(anus) 사이에 위치한 길이 3~4cm의 관이다. 항문에 개구하는 바로 윗부분을 항문관이라 하고, 그 위쪽에 내용물을 보관하는 볼록한 곳을 직장팽대부(곧창자팽대, rectal ampulla)라고 한다. 항문관 아래의 피부와 점막의 이행부를 치륜(hemorrhoidal ring)이라 하며, 평활근층이 이곳에서 두꺼워져 내항문괄약근을 형성한다. 치륜의 위쪽에는 세로로 가는 5~8개의 융기가 있는데 이 기둥모양의 돌출부를 항문주(항문기둥, anal column)라고 한다. 항문주 사이의 오목한 부분을 항문동(항문굴, anal sinus)이라고 하는데 이 부위의 점막 안에는 특히 직장정맥총(곧창자정맥얼기, rectal venous plexus)이 많다(그림 5-16).

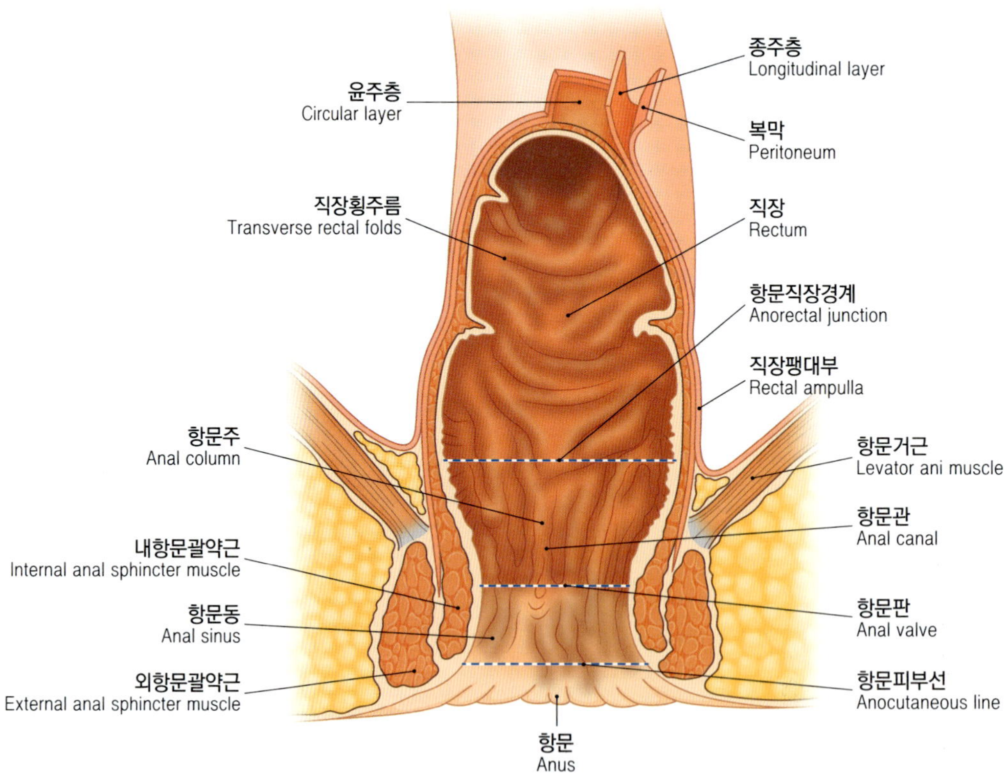

그림 5-16 직장과 항문

5.9 소화기계의 부속기관

학습 목표
- 타액선의 종류와 기능에 대해 알 수 있다.

타액선

타액(saliva)은 1일 약 1.5L 정도 분비되며 pH는 6.3~6.8이다. 탄수화물 분해요소인 프티알린(ptyalin)과 아밀라아제(amylase)가 있으며 세균을 녹이거나 파괴하는 리소자임(lysozyme)이 있고 충치를 예방하는 중탄산완충제가 풍부하다. 타액선은 대타액선(큰침샘, major salivary glands)과 소타액선(작은침샘, minor salivary glands)으로 구성되어 있으며, 안면신경(얼굴신경, facial nerve)과 설인신경(혀인두신경, glossopharyngeal nerve)의 지배를 받는다(그림 5-17).

대타액선은 구강점막에서 떨어진 큰 선체와 타액을 구강으로 유도하는 굵은 배설관으로 이하선(귀밑샘, parotid gland)과 악하선(턱밑샘, submandibular gland) 및 설하선(혀밑샘, sublingual gland)이 있다. 이하선은 가장 크며, 이하선관(parotid duct)은 타액이 이동되는 순장액선이며, 설하선과 악하선은 장액과 점액이 혼합된 혼합선(혼합샘, mixed gland)이다. 이하선은 소아에서 바이러스 감염을 일으켜 염증이 빈발하는 곳으로, 이하선의 바이러스 감염을 유행성이하선염(epidemic parotitis) 또는 볼거리(mumps)라고 한다.

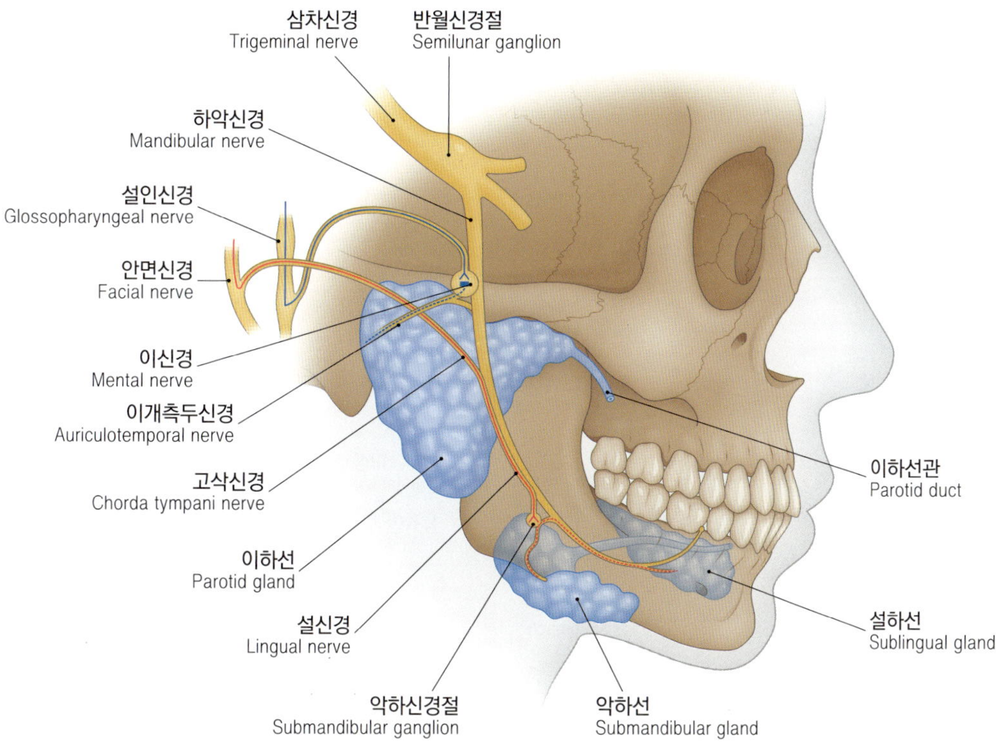

그림 5-17 타액선

5.9 소화기계의 부속기관

학습 목표 ■ 간의 구조와 기능에 대해 알 수 있다.

적갈색의 간(liver)은 우상복부에 위치하며, 소화기계의 부속기관으로 우리 몸에서 가장 큰 기관이다. 상면은 횡격막에 접해 있고, 하면은 여러 장기와의 접촉으로 모양이 불규칙하며 무게는 약 1.5kg 이다(그림 5-18).

간의 구조와 형태

간은 해부학적으로 4엽으로 구분된다. 전후에 걸쳐있는 장측 복막의 주름인 겸상인대(낫인대, falciform ligament)에 의해 좌·우엽으로 분리되며, 전복벽 및 횡격막에 부착된다. 간 하면의 간문(hepatic hilum) 전·후로 각각 방형엽(네모엽, quadrate lobe)과 미상엽(꼬리엽, caudate lobe)이 위치해 있으며, 우엽은 간의 대부분을 차지하며 좌엽은 정중선을 넘어 좌늑하부까지 이르며 우엽보다 작고 납작하다. 간 아랫면의 우엽과 방형엽 사이에는 담낭(gallbladder)이 위치한다(그림 5-19).

간원삭은 겸상인대로 이어지고 겸상인대는 관상인대(coronary ligament)가 되어 계속해서 간의 상면 좌·우로 퍼져 위의 소망(작은그물망, lesser omentum)과 연결된다.

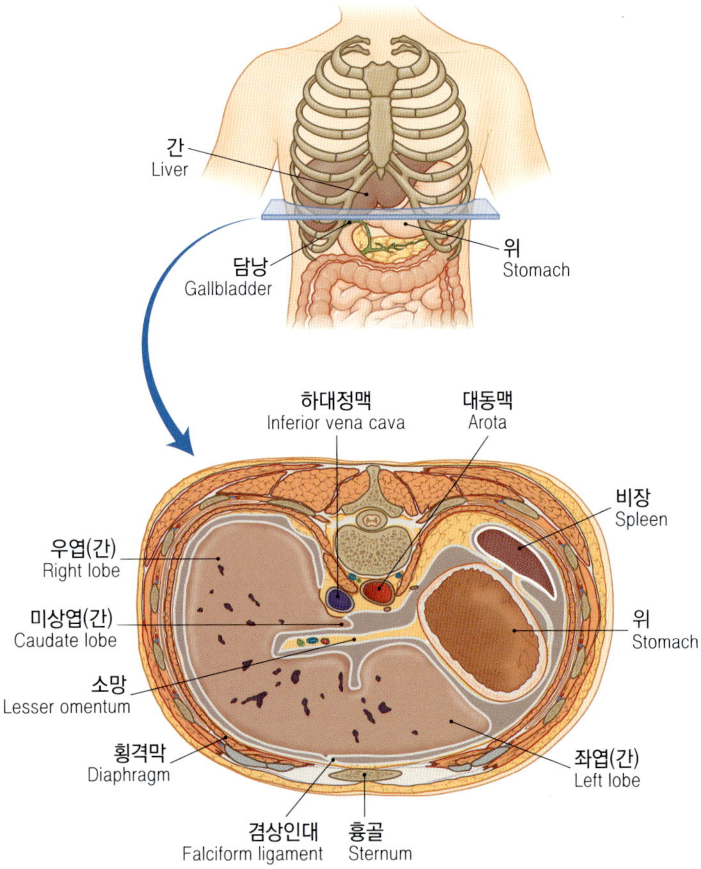

그림 5-18 간(횡단면)

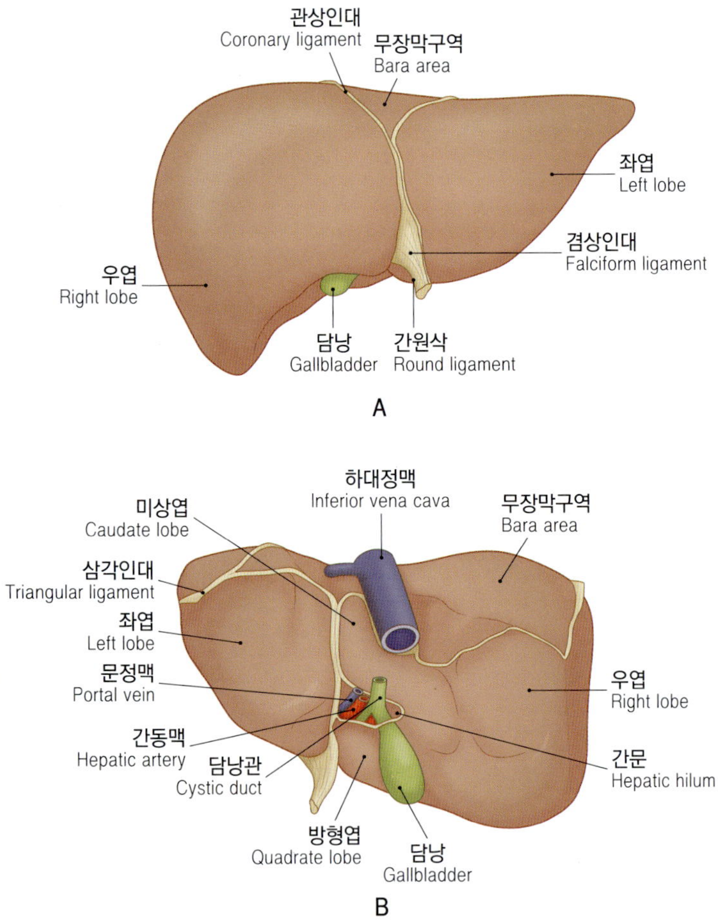

그림 5-19 간. A: 상면, B: 하면

5.9 소화기계의 부속기관

학습 목표
- 간의 미세구조와 순환에 대해 알 수 있다.

간(liver)의 기본구조는 간조직을 이루고 있는 육각형 벌집모양의 간소엽(hepatic lobule)이다. 간은 두 가지 혈관에 의해서 혈액을 공급받는다. 영양분과 산소를 공급하는 영양혈관인 고유간동맥(proper hepatic artery)으로부터 풍부한 산소를 공급받고, 정화와 해독작용을 하는 기능혈관인 간문맥(hepatic portal vein)으로부터는 소화관의 영양물질, 내분비물질, 혈구 분해물질 등을 포함하는 혈액을 공급받는다(그림 5-20).

고유간동맥

고유간동맥(proper hepatic artery)은 간문에서 좌 · 우 간동맥(left · right hepatic arteries)이 된 후 간으로 들어가서 엽간동맥(엽사이동맥, interlobar arteries) → 소엽간동맥(소엽사이동맥, interlobular artery)이 되고 다시 간소엽 내에서 기능혈관인 소엽사이문맥과 합류하여 동양혈관(굴모세혈관, sinusoidal capillary)을 형성한다.

간문맥

간문맥(hepatic portal vein)은 소화관에서 오는 영양물질을 많이 함유한 정맥혈을 운반하는 문맥(portal vein)으로서 고유간동맥과 같이 주행하여 같은 형태로 분지한다. 즉, 문맥 → 엽간문맥(interlobar portal veins) → 소엽간문맥(interlobular portal veins)으로 나뉘고, 소엽 안에서 소엽간동맥과 합류하여 동양혈관을 형성하며, 위창자관에서 오는 영양물질을 많이 함유한 정맥혈액을 운반한다. 즉, 소엽에서 영양혈관인 소엽간동맥과 기능혈관인 소엽간문맥과 합류하여 동양혈관이 되고 담관을 합쳐 문맥삼조(hepatic triad)가 된다(그림 5-21).

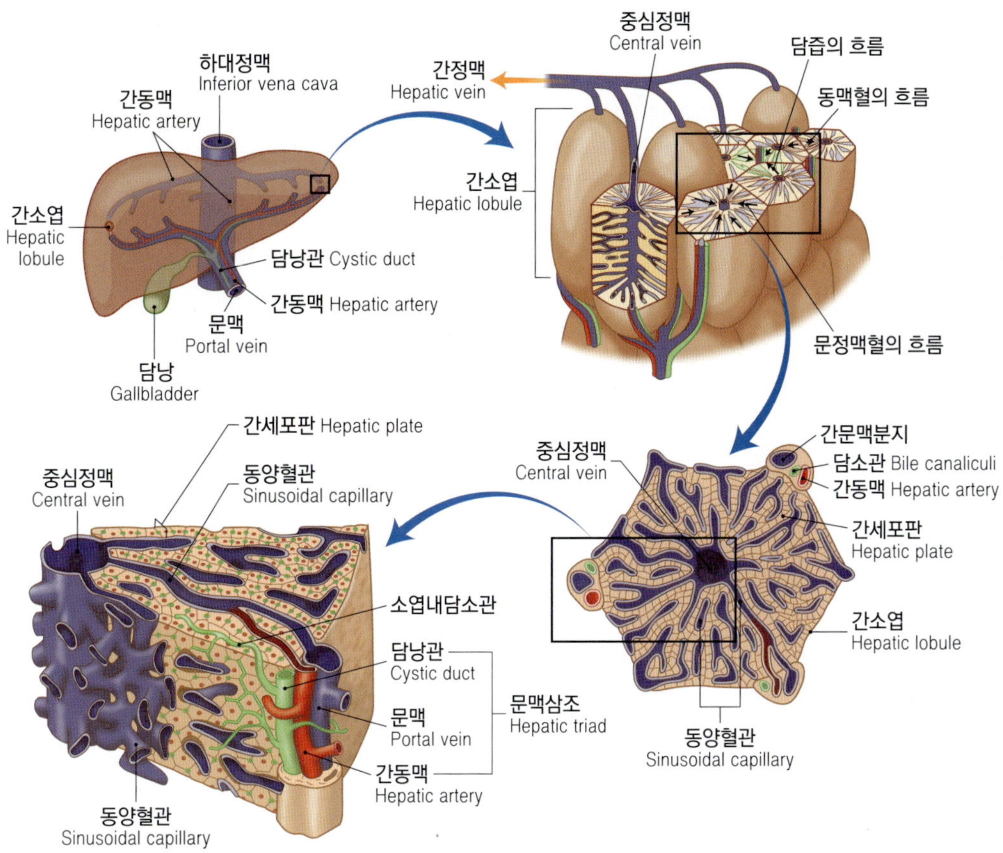

그림 5-20 간(미세구조)

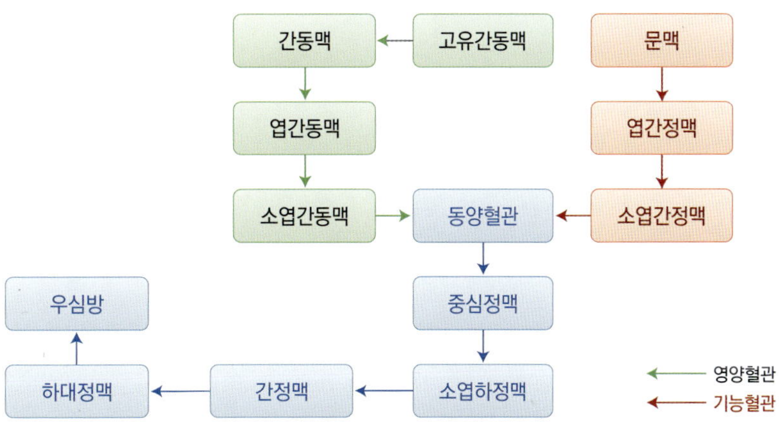

그림 5-21 간의 혈액순환

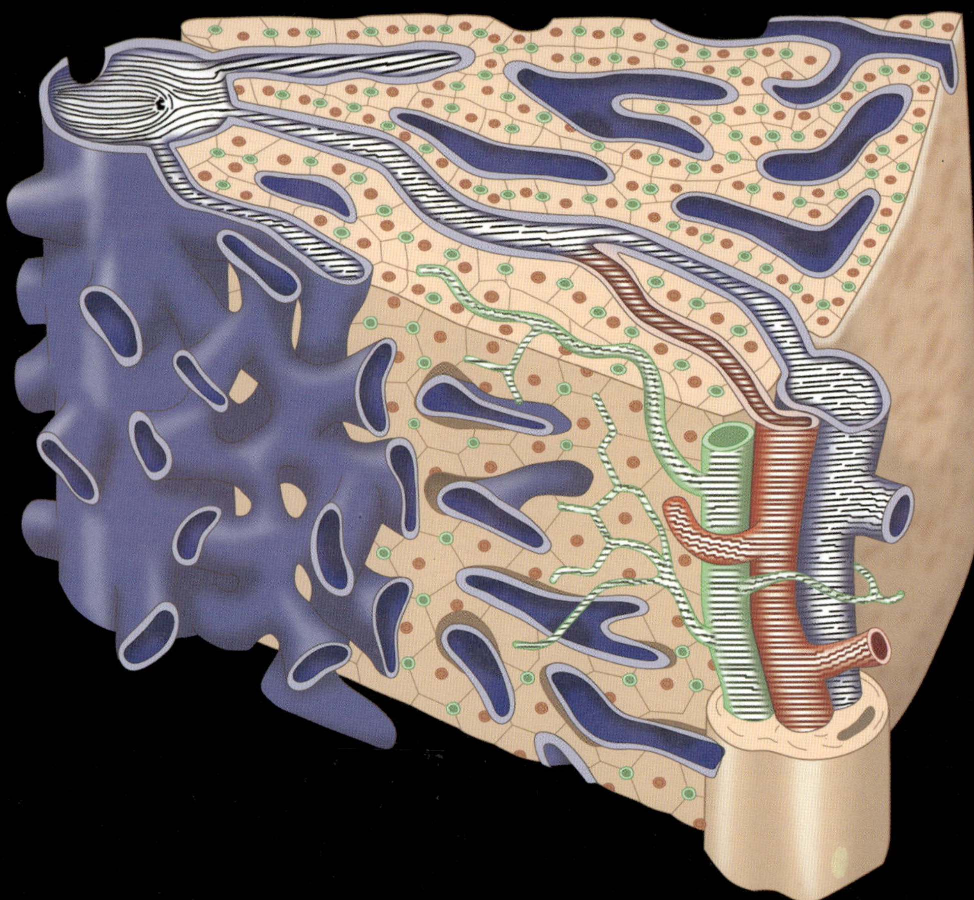

5.9 소화기계의 부속기관

학습목표 ■ 담낭의 구조와 담즙의 흐름에 대해 알 수 있다.

담낭

담낭(쓸개, gallbladder)은 간의 밑면에 위치하는 배 모양의 주머니로 간에서 분비되는 담즙(쓸개즙, bile)을 일시저장하고 농축하는 주머니이다. 담낭은 담즙을 5~10배 농축시켰다가 이후에 위와 장관에서 소화작용이 일어날 때 담낭을 수축시켜 농축된 담즙을 십이지장 쪽으로 배출한다. 담즙은 황록색의 액체로 담즙산염(쓸개즙염, bile salt), 담즙색소(쓸개즙색소, bile pigment), 콜레스테롤, 전해질 등으로 구성되고 담즙염은 지방 소화를 돕는다. 담즙의 구성 비율이 일정하지 않거나 감염이 되면 콜레스테롤이 침전되어 고체의 결정을 형성하여 담석(biliary stone)을 만들기도 한다. 담석은 담즙의 흐름을 막아 통증을 일으키고 폐쇄성 황달(jaundice)을 유발하기도 한다.

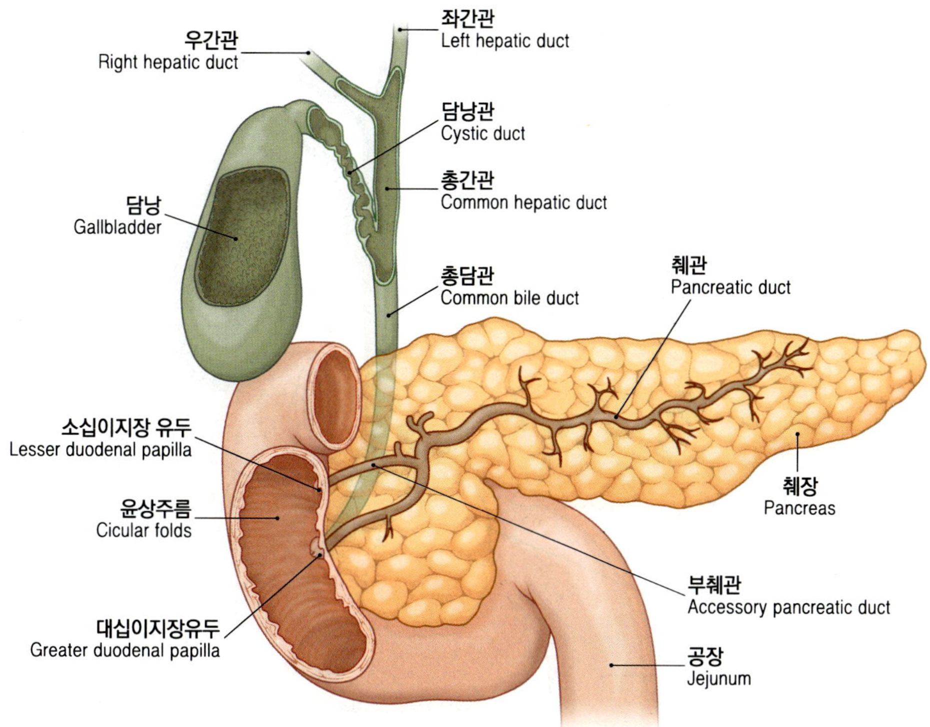

그림 5-22 총담관

담즙

간은 하루에 약 1L의 담즙(bile)을 생산해 지방의 소화를 돕는다. 담즙은 간세포에서 생성되어 담모세관(쓸개모세관, bile canaliculus)과 소엽간담관(소엽사이쓸개관, interlobular bile ducts)을 거쳐 좌·우 간관을 지나 간문으로 빠져나가 총간관(온간관, common hepatic duct)을 지나면서 담낭과 이어지는 담낭관(쓸개관, cystic duct)과 연결되고, 이어서 총담관(온쓸개관, common bile duct)을 거쳐 대십이지장유두(큰샘창자유두, greater duodenal papilla)를 거쳐 십이지장으로 분비된다(그림 5-23).

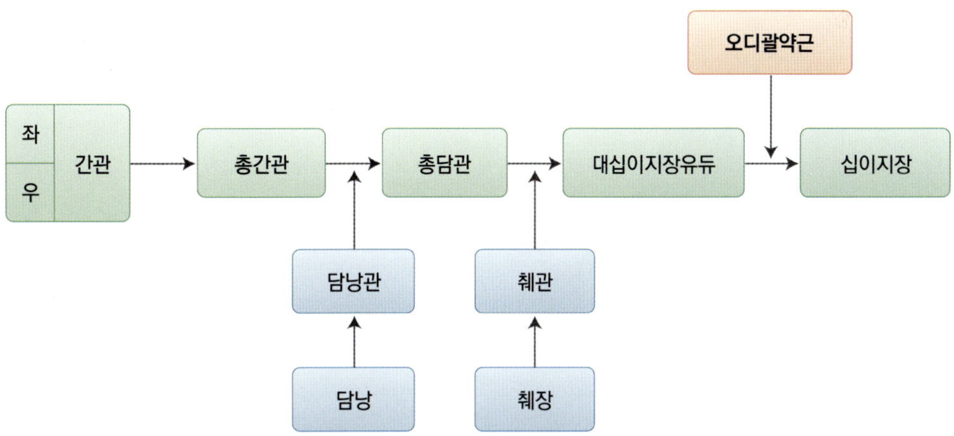

그림 5-23 담즙의 십이지장 이동

총담관과 췌장액의 흐름

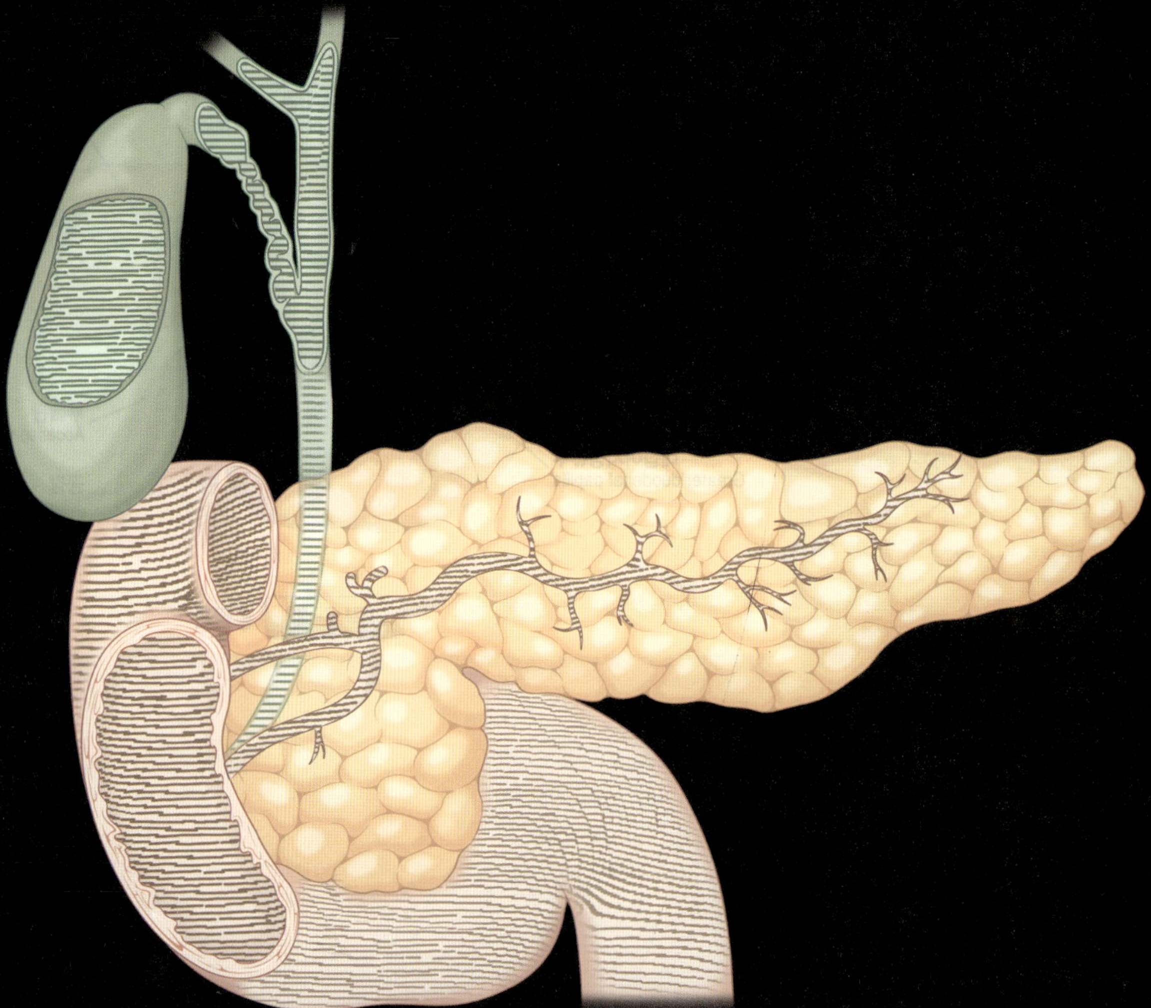

5.9 소화기계의 부속기관

학습목표 ▪ 췌장의 구조와 기능에 대해 알 수 있다.

췌장의 구조와 분비선

췌장(이자, pancreas)은 위의 뒤쪽, 제1, 2번 요추 전방에 후복벽을 가로질러 수평으로 놓여 있는 길고 약간 납작한 장기이다. 회색빛이 도는 분홍색 선으로 길이는 약 12~15cm이고 무게는 약 60g이다. 췌장은 췌두, 췌체, 췌미로 나눌 수 있다. 췌두(이자머리, head of pancreas)는 십이지장 하행부의 오목한 곳에 C자형의 곡선에 끼어져 있고, 췌미(이자꼬리, tail of pancreas)는 비장(지라, spleen)에 닿아 있는 좌측 끝의 가늘어진 부분이며 췌두와 췌미 사이를 췌체(이자몸통, body of pancreas)라고 한다(그림 5-24).

췌장은 소화액을 분비하는 외분비선과 호르몬을 분비하는 내분비선을 동시에 가진 장기이다. 외분비선의 선포세포(샘꽈리세포, acinar cell)에서 1일 약 1200ml 정도 분비되는 췌액(이자액, pancreatic juice)의 성분은 단백질을 분해하는 트립신(trypsin), 탄수화물을 분해하는 아밀라아제(amylase), 지방을 분해하는 리파제(lipase) 등이다.

내분비선인 랑게르한스섬(Langerhans islet)은 약 100만개의 세포가 이자 속에 흩어져 있다. 이들은 탄수화물 대사에 필요한 인슐린(insulin, β-cell)과 글루카곤(glucagon, α-cell), 가스트린(gastrin)의 분비를 억제하는 소마토스타틴(somatostatin, δ-cell) 등이 분비된다. 이들 중 베타세포가 60~80%로 가장 많고, 알파세포가 20%, 나머지 세포는 소수에 불과하다. 인슐린과 글루카곤은 혈당을 길항적으로 조절한다. 인슐린이 결핍되면 혈당이 높아져서 당이 오줌으로 배출되는데, 이를 당뇨병(diabetes mellitus)이라 한다.

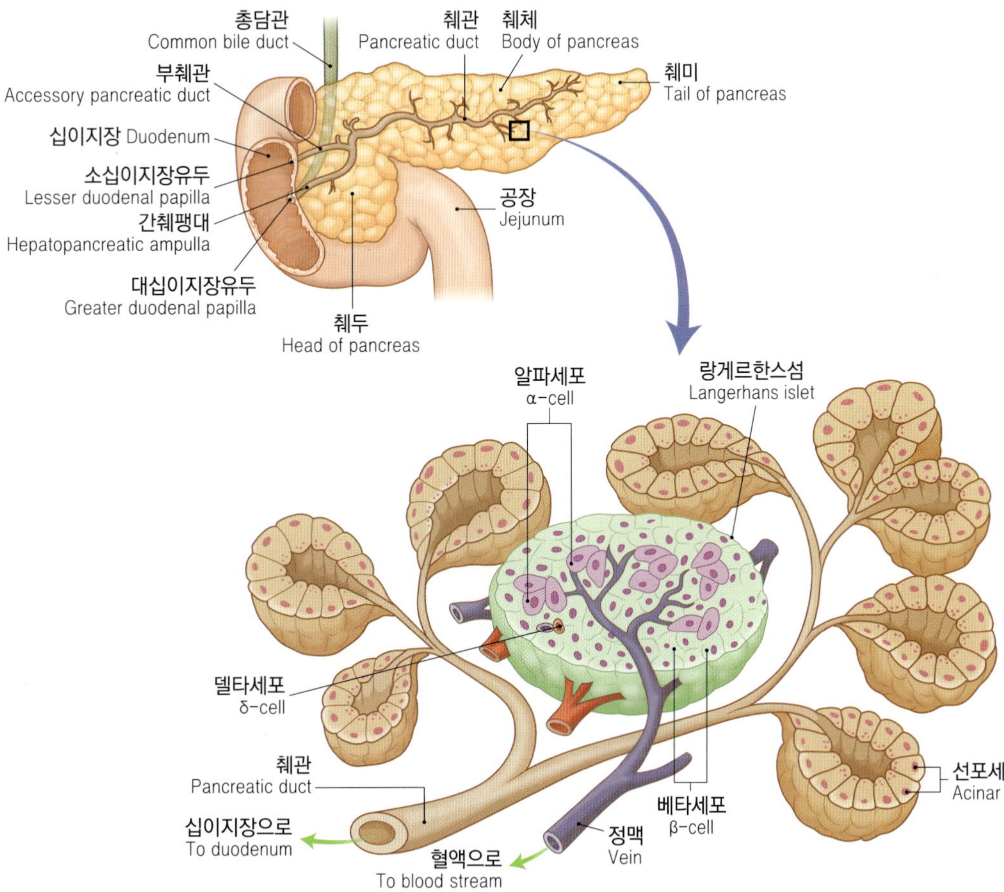

그림 5-24 췌장

복막

학습목표
- 복막의 구조와 기능에 대해서 알 수 있다.

복막의 정의와 종류

복막(peritoneum)은 복부 내장을 덮고 있는 인체에서 가장 큰 장막층(serous membrane)이다. 내장의 표면을 싸는 것을 장측복막(visceral peritoneum)이라 하고 복벽을 싸는 것을 벽측복막(parietal peritoneum)이라고 한다. 이 두 막 사이의 좁고 불규칙한 공간을 복막강(peritoneal cavity)이라 하며, 그 속에는 소량의 투명한 복막액(peritoneal fluid)이 있어서 장기운동에 의한 마찰을 감소시킴으로써 내장활동을 원활하게 한다(그림 5-25).

복막주름

복막주름(peritoneal folds)은 부착되는 장기에 따라 복강내의 위에서부터 인접기관으로 연장되는 복막의 주름인 망(그물막, omentum), 창자를 체벽에 고정시키는 장간막(창자간막, mesentery), 인대(ligament) 등으로 명명한다. 각 부위의 주요 복막으로 위(stomach)와 간 사이 2겹의 주름을 소망(작은그물막, lesser omentum)이라 하고 위와 횡행결장(가로잘록창자, transverse colon) 사이에 커튼처럼 늘어진 4겹의 주름을 대망(큰그물막, greater omentum)이라고 한다. 망의 역할은 복부에 생긴 염증을 에워싸서 염증이 더 이상 확대되지 않도록 염증조직의 확산을 막는 역할을 한다. 또한 여성의 자궁 앞, 뒤벽을 덮는 복막이 자궁광간막(자궁넓은인대, broad ligament of uterus)이 되고, 이어 자궁간막과 난소간막이 되어 자궁과 난소를 에워싼다.

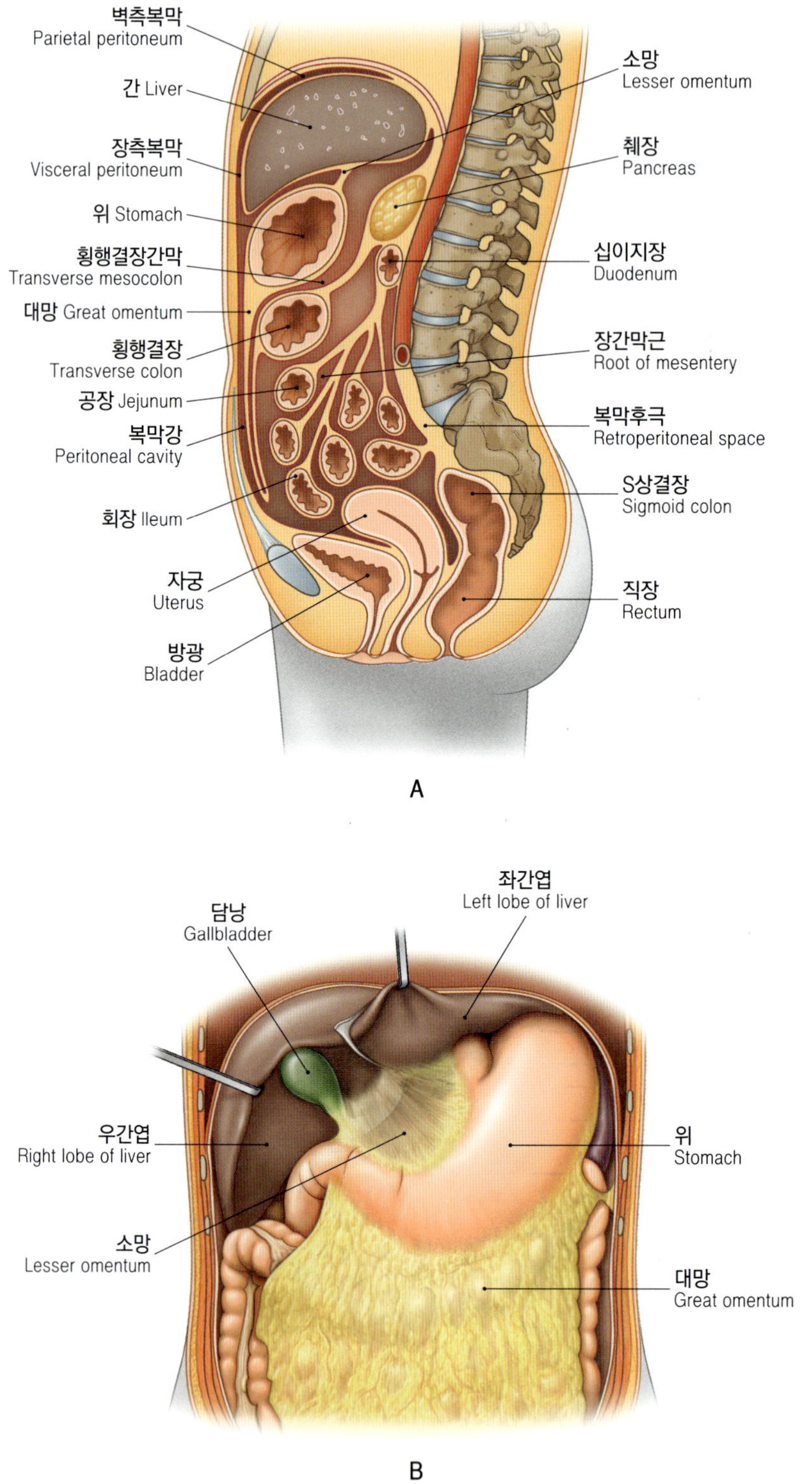

그림 5-25 복막. A: 정중단면, B: 대망의 위치

꼭 알아두기

TO KNOW ON TO

- 구강의 구조에 대해 알아두기
- 인두의 종류와 구조에 대해 알아두기
- 식도의 구조에 대해 알아두기
- 위의 위치와 구조 및 기능에 대해 알아두기
- 소장의 구조와 기능에 대해 알아두기
- 대장의 구조와 기능에 대해 알아두기
- 간의 구조와 기능에 대해 알아두기
- 담낭, 췌장 및 복막의 구조와 기능에 대해 알아두기

요약정리

SUMMING-UP

- 소화관의 벽은 점막, 점막하층, 근육층과 장막으로 구성되어 있다.
- 치아는 유치와 영구치로 구분되며 유치는 20개, 영구치는 모두 32개로 구성되어 있다.
- 인두는 음식물과 공기의 통로로 비인두, 구인두, 후두인두로 구분된다.
- 식도는 음식물의 이동통로로 기도 뒤에 위치하며 식도가 좁아지는 협착부는 모두 3군데가 있다.
- 위는 식도와 소장 사이에 위치하며 음식물을 일시적으로 저장하고 위는 크게 들문 위저, 위체, 유문으로 나뉜다.
- 소장은 십이지장, 공장과 회장을 말한다.
- 십이지장은 위의 유문에서 시작되고 C자형을 이루며, 공장은 영양분의 흡수가 주로 일어나는 부위이며, 회장은 대장의 맹장과 연결된다.
- 대장은 맹장과 결장이 있으며 맹장은 대장이 시작되는 부위로 오른쪽 장골와에 위치하며 결장은 상행결장, 횡행결장, 하행결장, S상결장으로 구분하며 직장과 항문이 있다.
- 간은 두 가지 혈관에 의해 혈액 공급을 받는데 영양혈관인 고유간동맥으로부터는 풍부한 산소를 공급받고 기능혈관인 간문맥으로부터는 소화관의 영양물질, 내분비물질, 혈구분해물질 등을 포함하는 혈액을 공급받는다.
- 간은 인체에서 매우 중요한 기관 중 하나로 다양한 물질을 해독하며, 단백질, 지방, 탄수화물의 다양한 대사과정을 수행하고 철, 비타민 A, D와 같은 여러 물질을 저장하며 중요한 혈장단백질을 생산하고 매일 약 1.5L의 담즙을 분비한다.
- 담낭은 간의 밑면에 위치하며 성긴 결합조직에 의해 연결되어 있는 배 모양의 주머니로 간관과 담낭관을 통해 담낭으로 들어오는 담즙을 저장한다.
- 췌장은 췌두, 췌미, 췌체로 구분이 되며 외분비선과 내분비선 조직으로 구성된다.
- 췌장의 외분비선에서는 소화효소가 분비되며 소화효소로는 탄수화물을 분해하는 아밀라아제, 지방을 분해하는 리파아제, 단백질을 분해하는 트립신 등이 있다.
- 췌장의 내분비선은 랑게르한스섬이라 하는데, 여기에서는 글루카곤을 분비하는 알파세포, 인슐린을 분비하는 베타세포, 소마토스타틴을 분비하는 델타세포 등이 있다.
- 복강의 장막을 복막이라 하는데, 복막은 복강, 골반강과 그 속에 위치하는 장기들을 둘러싸고 있는 얇고 투명한 막으로 내장의 표면을 싸고 있는 것을 장측복막, 복강의 안쪽 벽을 덮고 있는 것을 벽측복막이라 하며, 이들 두 막 사이를 복막강이라고 한다.

관련 질환과 중재

RELATED DISEASE & INTERVENTION

소화기관에 나타나는 주요 질환

당뇨병. 당뇨병(diabetes mellitus)은 인슐린이 결핍되면 혈당이 높아져서 당이 소변 속으로 나오는 질병을 말한다.

위궤양. 위궤양(gastric ulcer)은 위장점막이 흡연, 스트레스, 헬리코박터균의 감염, 악성종양 등에 의해 손상되어 위 표면에 있는 점막층보다 깊이 패이면서 점막근층 이상으로 손상이 진행된 상태를 말한다.

간경화. 간경화(liver cirrhosis)는 간의 만성적인 염증으로 인해 간조직이 섬유화가 진행되어 간의 기능이 저하된 상태를 말한다.

충수염. 충수염(appendicitis)은 맹장 끝에 달린 충수돌기에 염증이 발생한 것을 말한다.

식도염. 식도염(esophagitis)은 식도 점막에 염증을 일으키는 것으로 산, 알칼리의 자극, 약물 등에 의해 발생하는 것을 말한다.

담낭암. 담낭암(gallbladder cancer)은 담낭에서 생기는 암세포로 이루어진 종괴로, 담낭 세포에서 발생하는 선암종이 거의 대부분을 차지하고 있다.

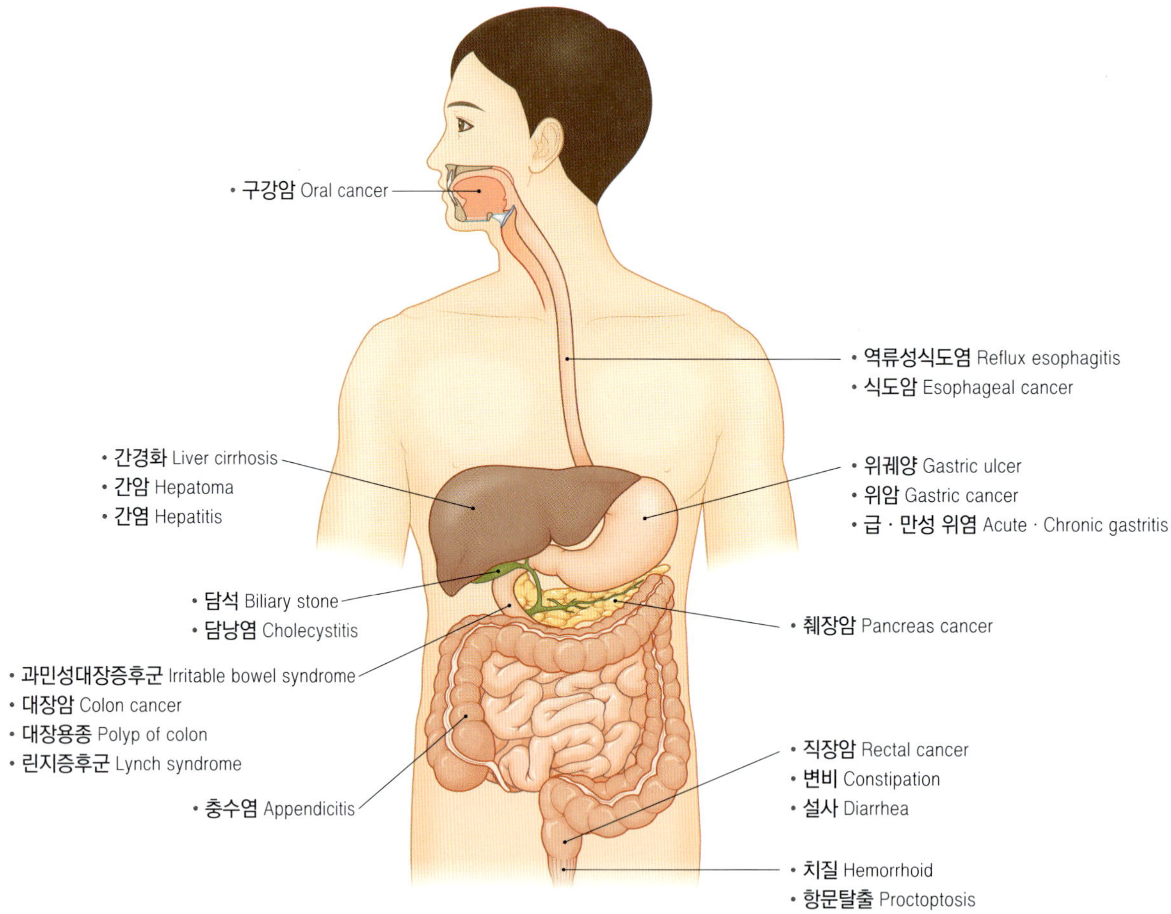

그림 5-26 소화기관의 질환

학습목표에 대한 자기진단

SELF-DIAGNOSIS OF THE LEARNING OBJECTIVE

번호	학습목표	자기성취도(점)				
		90%(5)	70%(4)	50%(3)	30%(2)	10%(1)
1	소화기관의 전체구조에 대해 알 수 있다.					
2	구강의 구조에 대해 알 수 있다.					
3	인두의 구조에 대해 알 수 있다.					
4	식도의 구조에 대해 알 수 있다.					
5	위의 구조와 기능에 대해 알 수 있다.					
6	소장과 대장의 구조와 기능에 대해 알 수 있다.					
7	담낭과 췌장의 구조와 기능에 대해 알 수 있다.					
8	복막의 구조에 대해 알 수 있다					
계						
단원 합계		점				

주요용어 점검

CHECKING OF MEDICAL TERMS

소화계통 digestive system

구강 oral cavity

인중 philtrum

혀 tongue

미뢰 taste bud

인두 pharynx

식도 esophagus

위 stomach

분문 cardia

유문 pylorus

소장 small intestine

십이지장 duodenum

총담관 common bile duct

공장 jejunum

회장 ileum

결장 colon

직장 rectum

항문관 anal canal

타액선 salivary gland

볼거리 mumps

간 liver

담낭 gallbladder

동양혈관 sinusoidal capillary

문맥 portal vein

췌장 pancreas

복막 peritoneum

테스트

TEST

■ 다음은 인두에 대한 그림이다. 빈 칸에 알맞은 명칭을 쓰시오.

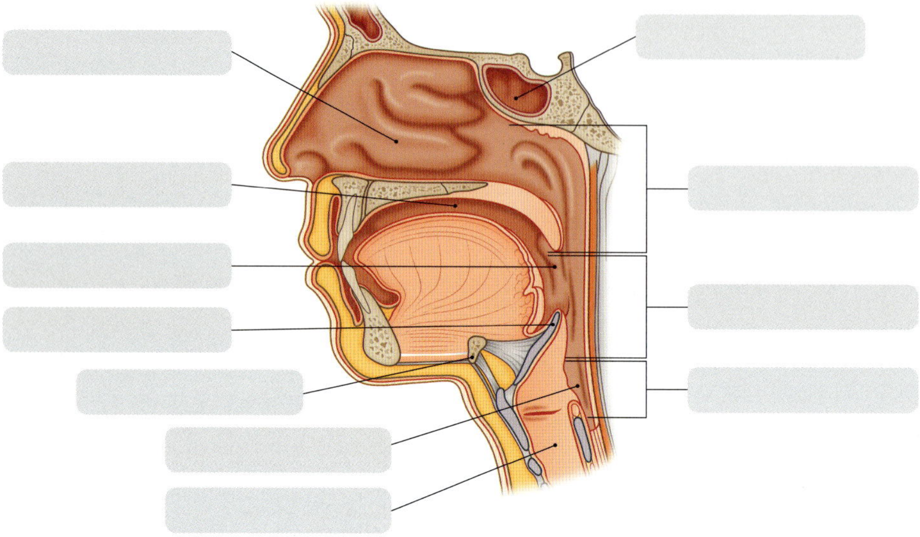

■ 다음은 소화기관에 대한 그림이다. 빈 칸에 알맞은 명칭을 쓰시오.

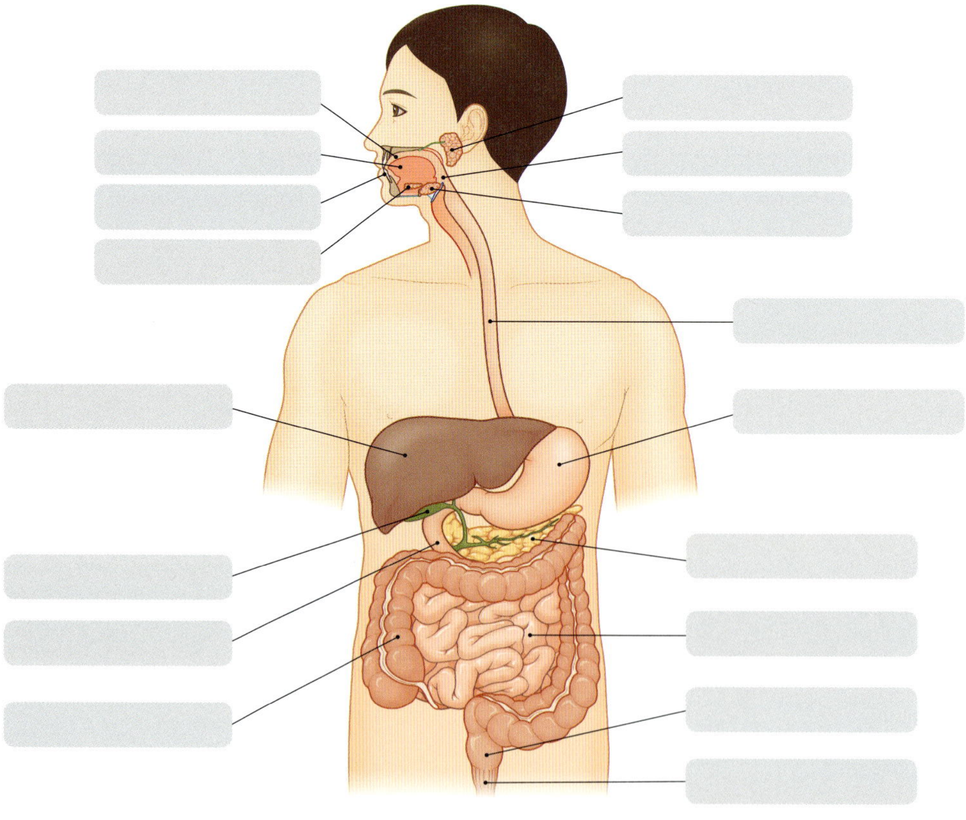

CHAPTER 6

URINARY SYSTEM

비뇨계통

학습목표

- 비뇨계통의 주요기관에 대해 알 수 있다.
- 신장의 위치와 구조를 알 수 있다.
- 신원의 구조와 위치에 대해 알 수 있다.
- 신소체의 구성과 특징을 설명할 수 있다.
- 신세관을 부위별로 구분하고 설명할 수 있다.
- 신장의 혈관과 혈액공급에 대해 설명할 수 있다.
- 요관의 위치와 구조를 알 수 있다.
- 방광의 형태와 내면의 구조를 알 수 있다.
- 요도의 위치와 구조를 알 수 있다.
- 성별에 따른 요도의 차이를 비교한다.

6.1 비뇨계통의 개요

학습 목표
- 비뇨계통의 주요기관에 대해 알 수 있다.

비뇨계통

비뇨계통(urinary system)은 소변을 만들어, 일시적으로 저장하고 마지막으로 체외로 배설한다. 비뇨계통은 4개의 기관으로 구성되어 있다. 주요기관은 1쌍의 신장(콩팥, kidney), 1쌍의 요관(ureter), 1개의 방광(urinary bladder), 1개의 요도(urethra)로 구성되어 있다. 신장은 가장 중요한 배설기관으로 혈액으로부터 대사과정을 통해 소변을 형성한다. 요관은 신장에서 방광(urinary bladder)으로 소변을 운반하며, 방광은 소변의 일시적인 저장소로 요관으로부터 받아 소변이 배설될 때까지 저장한다. 요도는 방광에서 체외로 소변을 이동시키는 관이다(그림 6-1).

신장

신장은 우리 몸 최고의 배설기관으로 혈액 속의 각종 노폐물을 제거하는 동시에 수분과 전해질 함량 및 삼투질 농도를 조절하여 산-염기평형(acid-base balance) 조정과 혈압조절 등 몸의 항상성(homeostasis) 유지에 중요한 역할을 담당하고 있다. 또한 특정 효소와 호르몬성 물질을 분비하는 곳이다. 즉 레닌(renin)을 분비하여 혈압을 조절하고, 조혈인자(hemopoietin)를 분비하여 골수에서 적혈구 생성을 촉진시키며, 칼시트리올(calcitriol)을 분비하여 장관에서 칼슘과 인의 흡수를 촉진시킨다.

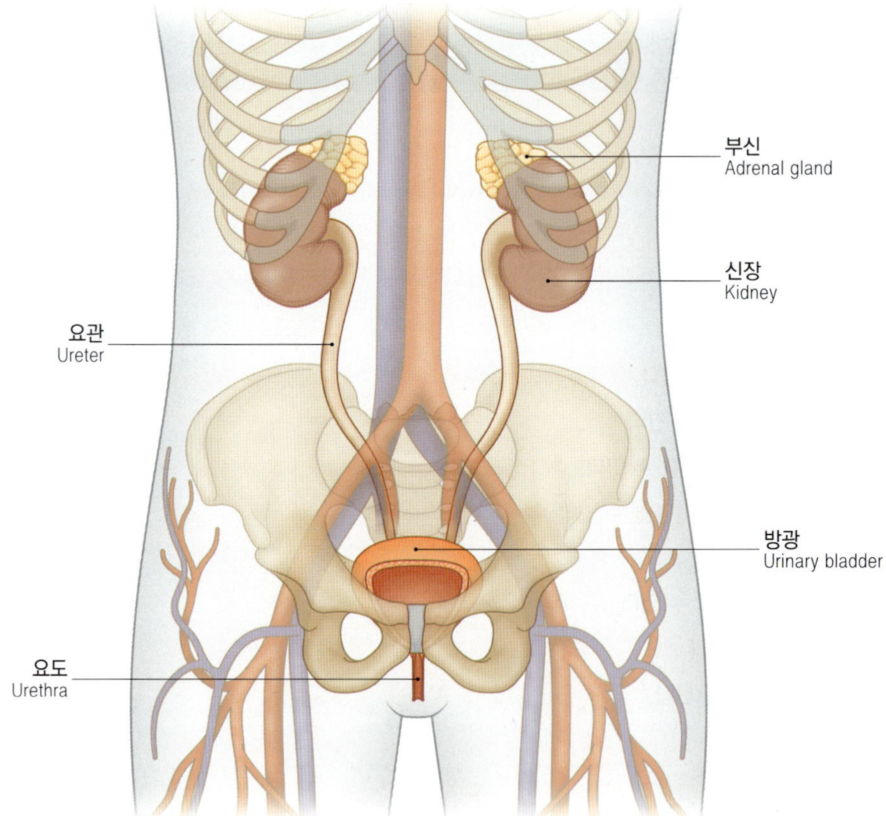

그림 6-1 비뇨계통

소변의 생성과 이동

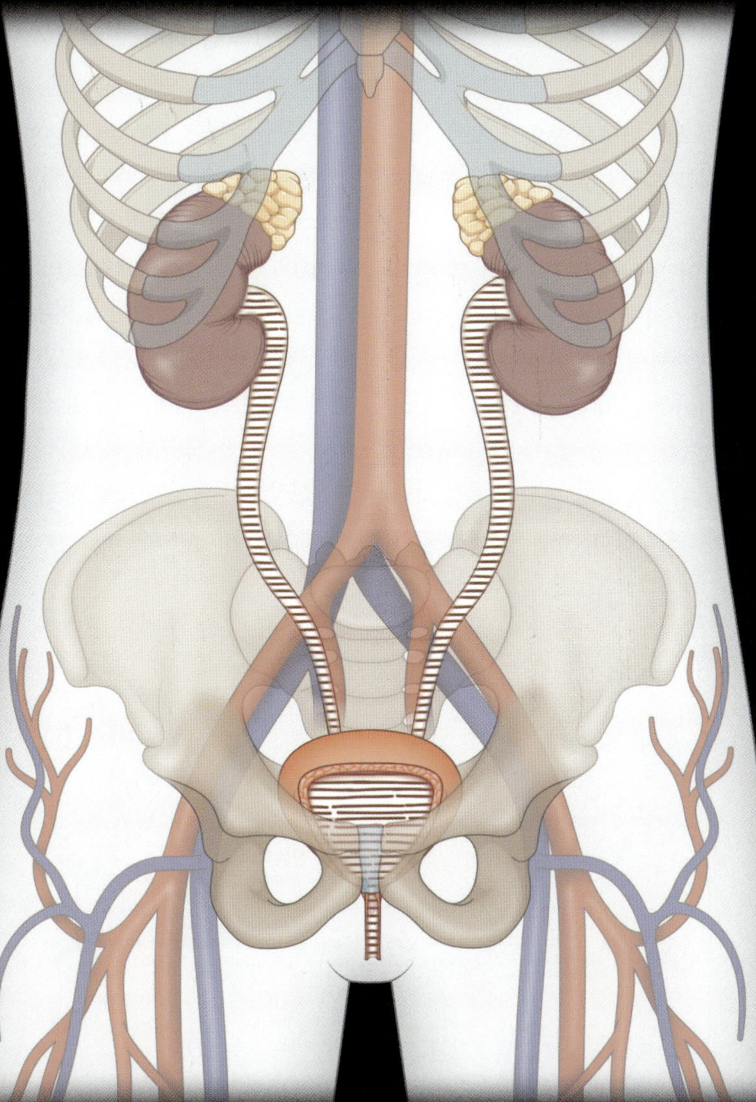

CHAPTER

6.2 신장

학습목표 ■ 신장의 위치와 구조를 알 수 있다.

신장의 위치

신장(kidney)은 제11번 흉추와 제3번 요추 높이의 복강 후벽 상부에 위치한다. 오른쪽 신장은 왼쪽 신장보다 약간 낮게 위치하는데, 신장 위에 있는 간의 우엽(오른엽, right lobe)이 공간을 차지하기 때문이다. 제12번 늑골이 왼쪽 신장의 중심부를 지나간다(그림 6-2).

신장의 외부구조

신장은 단단한 막으로 둘러싸인 적갈색의 강낭콩 모양의 장기이다. 한쪽 신장의 크기는 길이 약 10cm, 폭 5cm, 두께 2.5cm, 무게는 약 150g 정도로 꽉 쥔 주먹모양이다.

신장은 3층의 지주 조직으로 싸여 있는데, 가장 외층은 신장을 후복벽 등에 부착시키는 치밀결합조직막인 신장근막(콩팥근막, renal fascia)이고, 중간층은 주위 기관과의 마찰이나 충격을 완화시켜 주는 지방피막(adipose capsule)이며, 내층은 신장을 외상이나 각종 감염으로부터 보호해 주는 얇은 섬유성 결합조직인 섬유피막(fibrous capsule)으로 되어 있다. 신장의 움푹 들어간 곳을 신문(콩팥문, renal hilus)이라고 한다. 신문은 혈관, 요관, 신경이 신장으로 들어가고 나오는 지점이다.

신장의 내부구조

신장의 내부구조는 좀 더 밝은 바깥쪽 부분이 신피질(콩팥겉질, renal cortex), 어두운 삼각형의 구조물은 신수질(콩팥속질, remal medulla) 그리고 신우(콩팥깔때기, renal pelvis)로 구분된다(그림 6-3).

신피질은 좀 더 밝고 과립상으로 나타나는데, 이곳에서 소변 생산의 주체인 신소체(콩팥소체, renal corpuscle)와 근위곡세뇨관(토리쪽곱슬세관, proximal convoluted tubule)이 밀집되어 있다.

신수질은 8~15개의 원뿔모양의 신추체(콩팥피라밋, renal pyramid)로 구성되며, 그 속에 헨레고리(콩팥세관고리, Henle's loop)와 집합관(집합세관, collecting tubule) 그리고 많은 혈관이 분포하고 있어서 삼각형의 어두운 줄무늬 같이 나타난다. 신추체의 아래쪽 끝은 신우로 향하고 있다. 신우는 신장에 의해 만들어진 소변이 모이는 곳이며, 요관의 상단을 형성한다. 신우에서 신추체 가까운 쪽의 잔 모양의 가장자리를 신배(콩팥잔, renal calyx)라 한다. 신장에서 생성된 소변은 신배를 통해 신우로 모이고, 요관을 통해 배설된다.

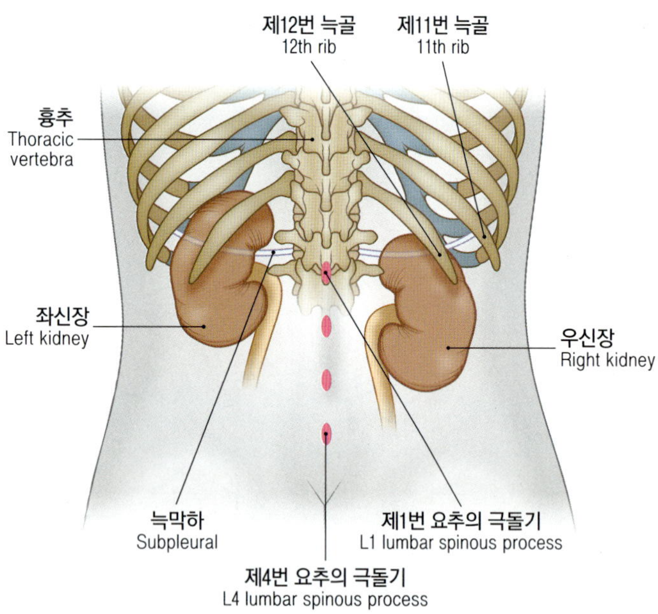

그림 6-2 신장의 위치

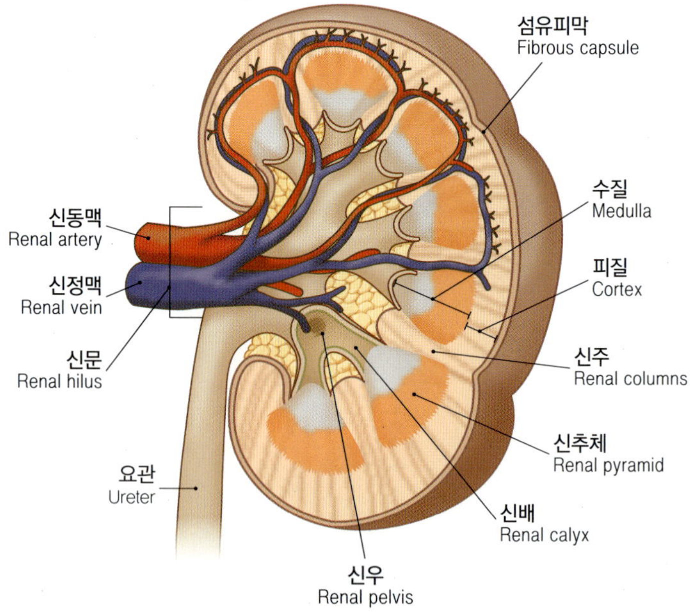

그림 6-3 신장(단면)

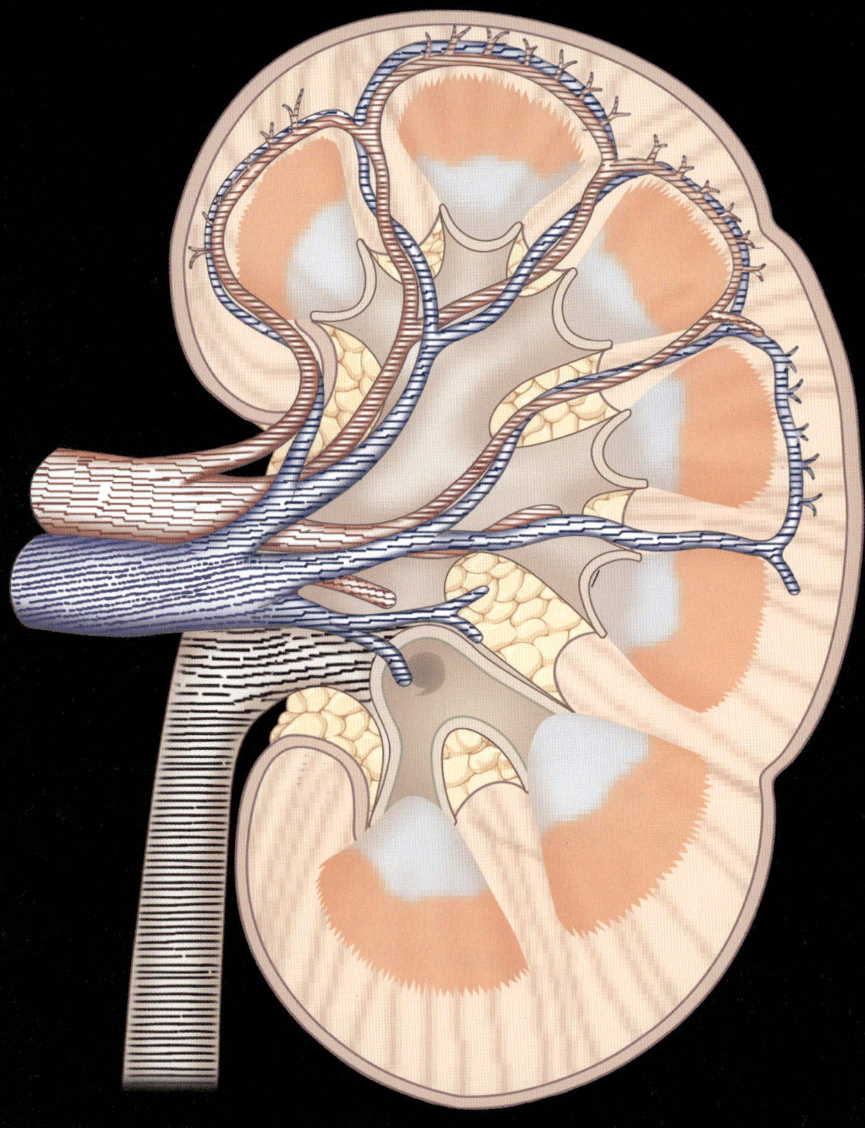

6.2 신장

학습 목표 ■ 신원의 구조와 위치에 대해 알 수 있다.

신원

신장의 구조 및 기능상의 기본단위를 신원(콩팥단위, nephron)이라 하며, 혈액에서 소변 성분을 걸러내는 신소체(콩팥소체, renal corpuscle)와 이를 농축시키고 운반하는 신세관(콩팥세관, renal tubule)으로 구성된다(그림 6-4). 신원은 한쪽 신장에 약 100만 개가 있으며 위치에 따라 구분할 수 있다. 수질 근처의 깊은 곳에 위치하며 삼투압 조절에 관여하는 것을 수질옆신원(속질곁콩팥단위, juxtamedullary nephron)이라고 하며, 피질 주변부에 있으며 주로 재흡수와 분비 기능에 관여하는 피질신원(겉질콩팥단위, cortical nephron), 그리고 이 둘 사이에 위치하고 있는 것을 중간신원(중간콩팥단위, intermediate nephron)이라고 한다. 일반적으로 수질옆신원이 피질신원보다 더 크며, 특히 수질옆신원의 헨레고리(콩팥세관고리, Henle's loop)는 수질 깊숙이 내려가 거의 신유두(콩팥유두, renal papilla) 정점까지 뻗어 있다(그림 6-5).

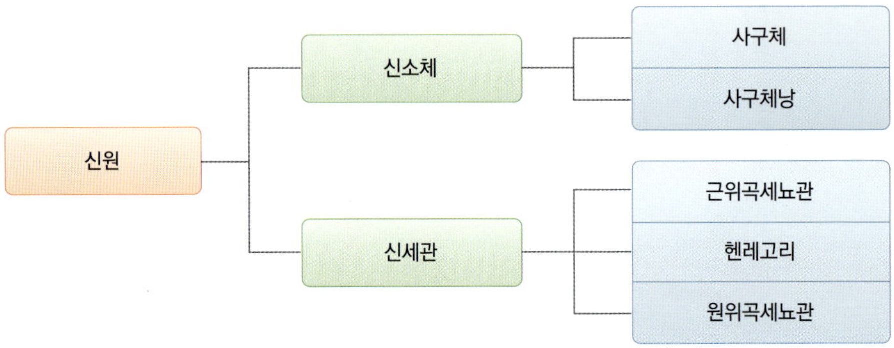

그림 6-4 신원의 구성

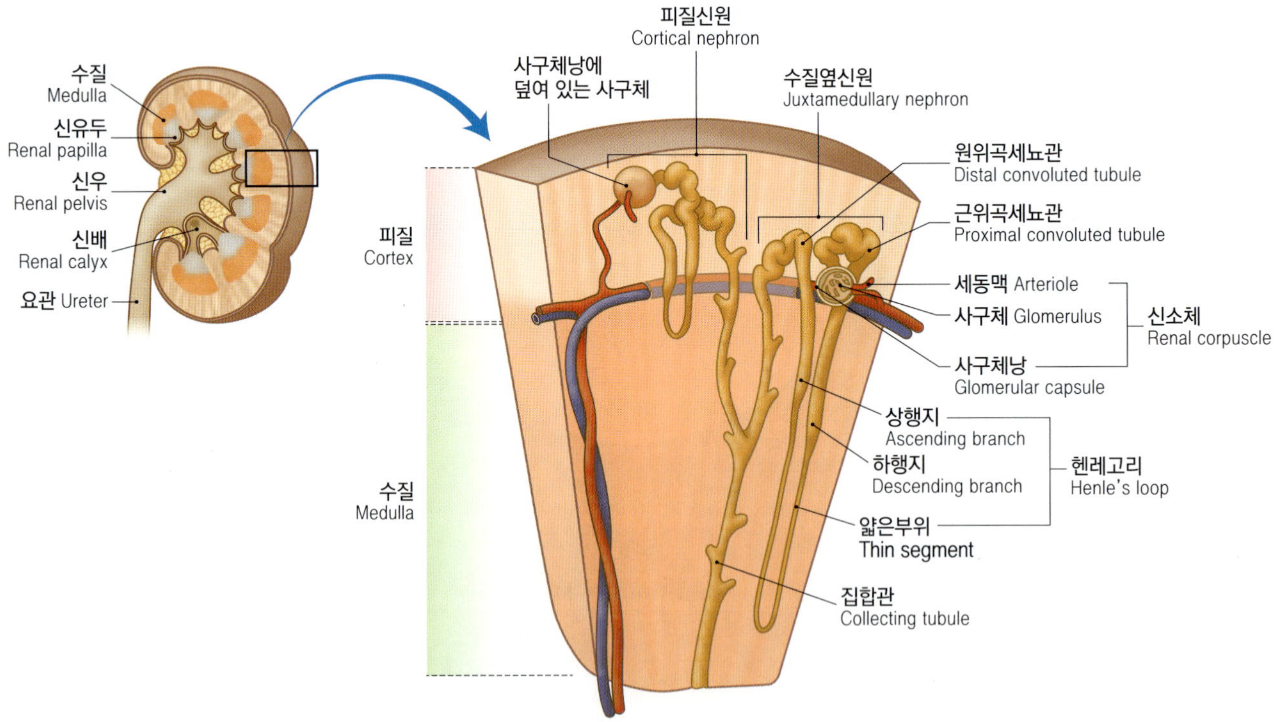

그림 6-5 신원

6.2 신장

학습 목표
■ 신소체의 구성과 특징을 설명할 수 있다.

신소체

신소체(콩팥소체, renal corpuscle)는 직경 150~250μm의 공 모양 구조물로, 모세혈관 덩어리인 사구체(토리, glomerulus)와 컵처럼 사구체를 싸고 있는 2개의 막으로 구성된 사구체낭(토리주머니, glomerular capsule)으로 이루어져 있다(그림 6-6).

사구체

사구체(glomerulus)는 수입소동맥(들세동맥, afferent arteriole)이 사구체낭의 혈관극으로 들어와 20~40개의 모세혈관으로 분지되어 모세혈관 덩어리를 형성하고 있는 상태를 말한다. 이때의 모세혈관은 일반적인 것과 다르게 물질교환이 이루어지지 않고 압력에 의하여 혈액 속의 노폐물이 걸러진다. 사구체는 큰 입구와 작은 출구를 가지고 있어서 비정상적인 높은 혈압을 유지하며 이는 혈액을 여과하는 신장 기능에 매우 중요하다.

사구체낭

사구체낭(토리주머니, glomerular capsule)은 신세관의 시작부위를 모세혈관 덩어리인 사구체가 밀고 들어오면서 확장된 곳을 말한다. 2겹의 막으로 구성되어 있으며, 외막은 단층편평상피로 되어 있고, 내막은 모세혈관벽을 직접싸고 있는 층으로 세포발(발돌기, pedicel)이라는 세포질 돌기를 가지고 있는 족세포(발세포, podocyte)로 이루어져 있다.

사구체옆장치

원위곡세뇨관이 사구체 가까이에 와서 혈관극과 맞닿는 부분에서 세포들이 특수하게 변형된 구조물을 총칭하여 사구체옆장치(토리결장치, juxtaglomerular apparatus)라고 한다.

사구체옆장치 중에서 사구체옆세포(토리곁세포, juxtaglomerular cell)는 수입세동맥의 평활근 세포가 특수하게 변형된 구조물이다. 수입세동맥의 신장혈류가 감소하거나 나트륨의 재흡수가 감소하여 원위곡세뇨관 내강액에서 나트륨이 많아진 경우 레닌(renin)이라는 호르몬을 분비한다.

사구체옆장치에서 치밀반(치밀반점, macula densa)은 원위곡세뇨관의 상피세포가 특수하게 변형된 구조물이다. 치밀반은 신세관액의 나트륨 농도의 변화를 감지하여 사구체옆세포(juxtaglomerular cell)에 정보를 전달한다.

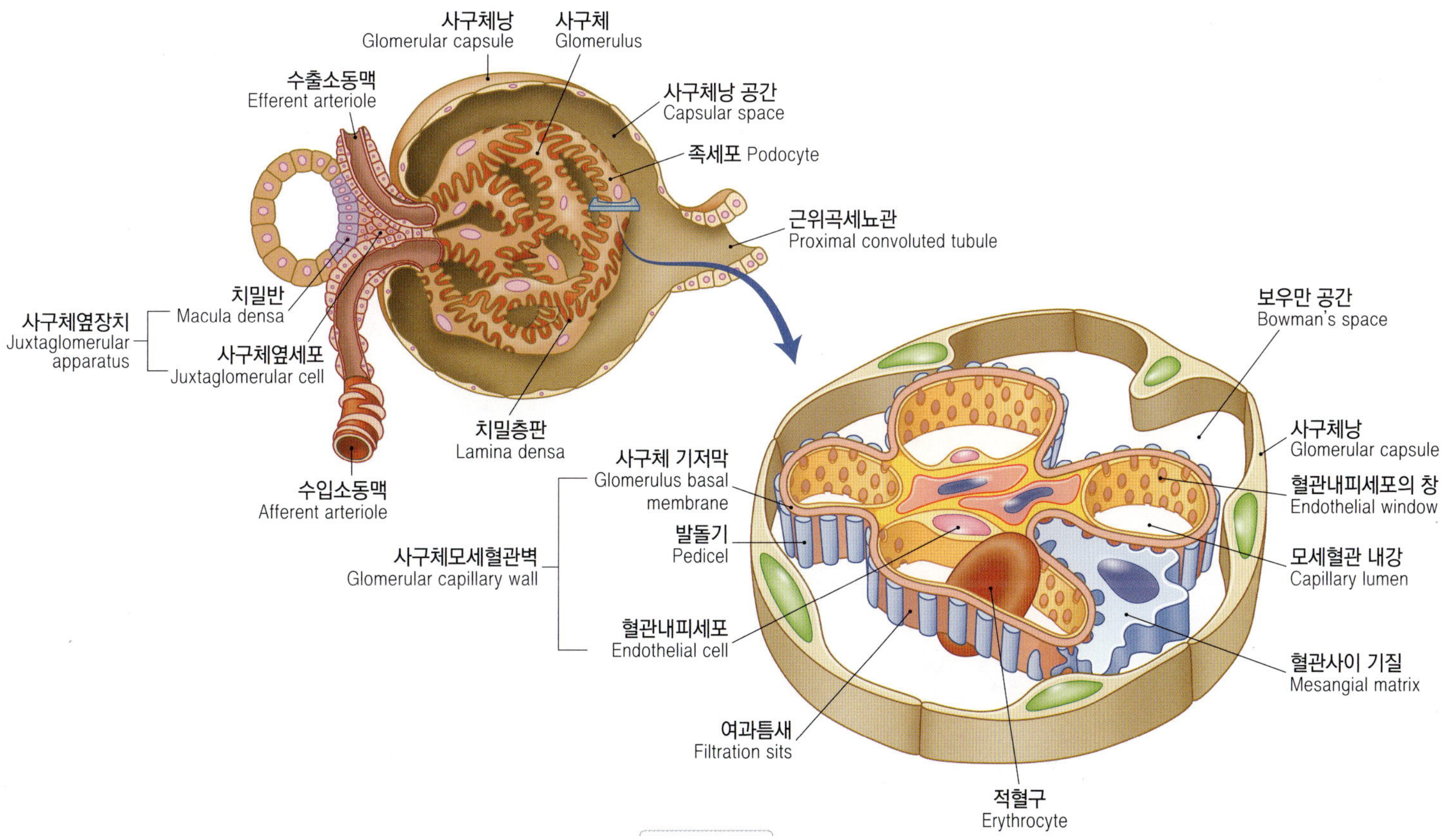

그림 6-6 신소체

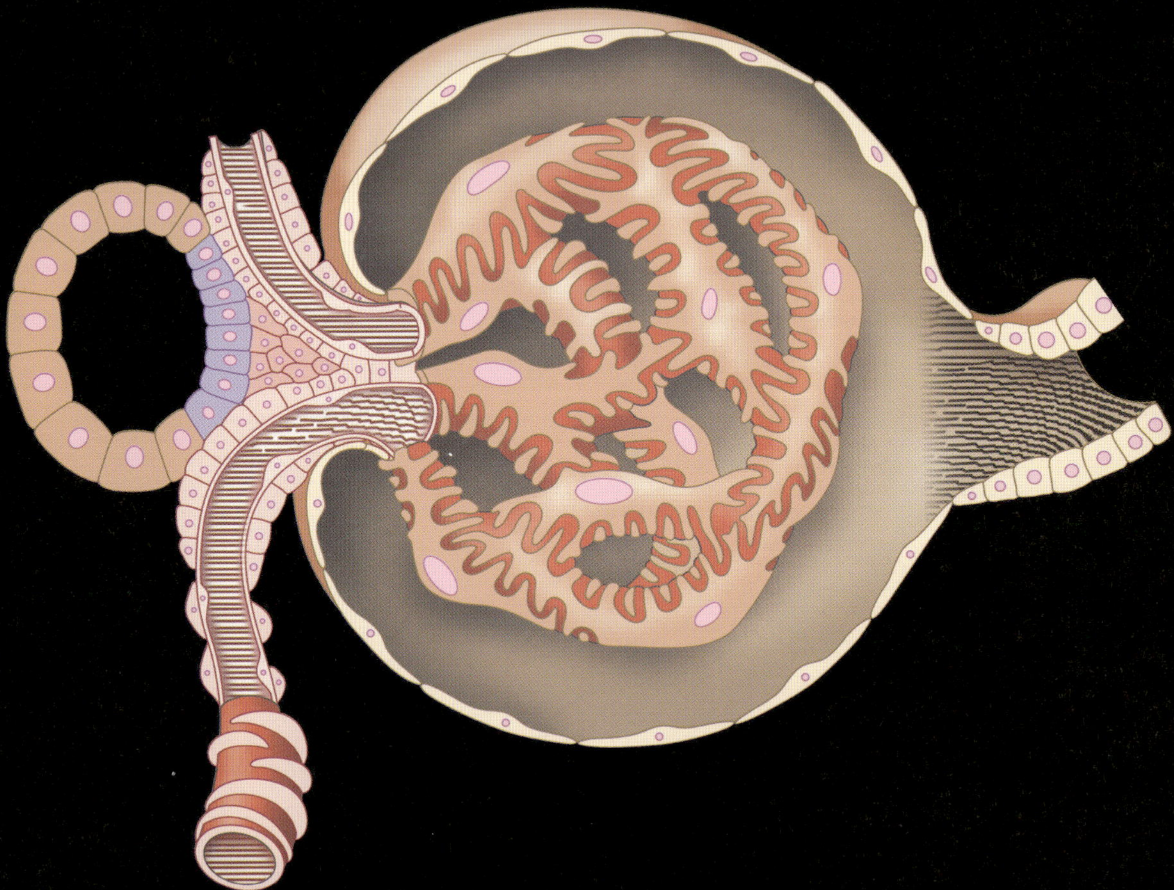

6.2 신장

학습목표 ■ 신세관을 부위별로 구분하고 설명할 수 있다.

신세관

신세관(콩팥세관, renal tubule)은 사구체낭에서 시작하는 직경 20~30μm, 길이 4~7cm인 관을 말하며, 근위곡세뇨관(토리쪽곱슬세관, proximal convoluted tubule), 헨레고리(콩팥세관고리, Henle's loop), 원위곡세뇨관(먼쪽곱슬세관, distal convoluted tubule), 집합관(집합세관, collecting tubule)으로 구분된다.

근위곡세뇨관

근위곡세뇨관(proximal convoluted tubule)은 신세관의 앞 부위를 말하며, 이는 다시 근위곡세뇨관이 시작되는 부분인 곡부(곱슬부분, convoluted part)와 근위곡세뇨관 끝부분으로 직선상으로 수질의 신추체 속으로 들어가 헨레고리로 이어지는 직부(곧은부분, straight part)로 구분된다.

헨레고리

헨레고리(Henle's loop)는 신세관의 중간 부위를 말하고, 이는 근위곡세뇨관에서 이어지는 직경이 매우 가는 하행지(내림가지, descending branch)와 핀 모양의 고리를 이루는 중간의 얇은 부위(가는 부위, thin segment), 원위곡세뇨관에 이어지는 상행지(오름가지, ascending branch)로 구분된다.

원위곡세뇨관

원위곡세뇨관(distal convoluted tubule)은 헨레고리가 위로 올라가면서 갑자기 직경이 굽어져 상행지를 이루고, 다시 신피질로 들어가 구불구불한 형태를 만들게 되는 부위를 말한다. 이곳은 근위곡세뇨관보다 직경도 작고, 길이도 짧다.

집합관

집합관(collecting tubule)은 신장에서 근위곡세뇨관과 원위곡세뇨관을 거친 배설물이 합쳐져 신우로 나가는 관이다. 집합관은 몸의 체액 상태에 따라 소변의 희석과 농축을 조절하여 소변의 농도를 결정한다. 집합관은 피질의 신원에서 수질까지 이어진 후에 모아져 유두관(papillary duct)을 형성한다. 10~25개 정도의 유두관이 신추체 꼭지점으로 열려서 소신배(작은콩팥잔, minor calyx)로 소변을 내보낸다.

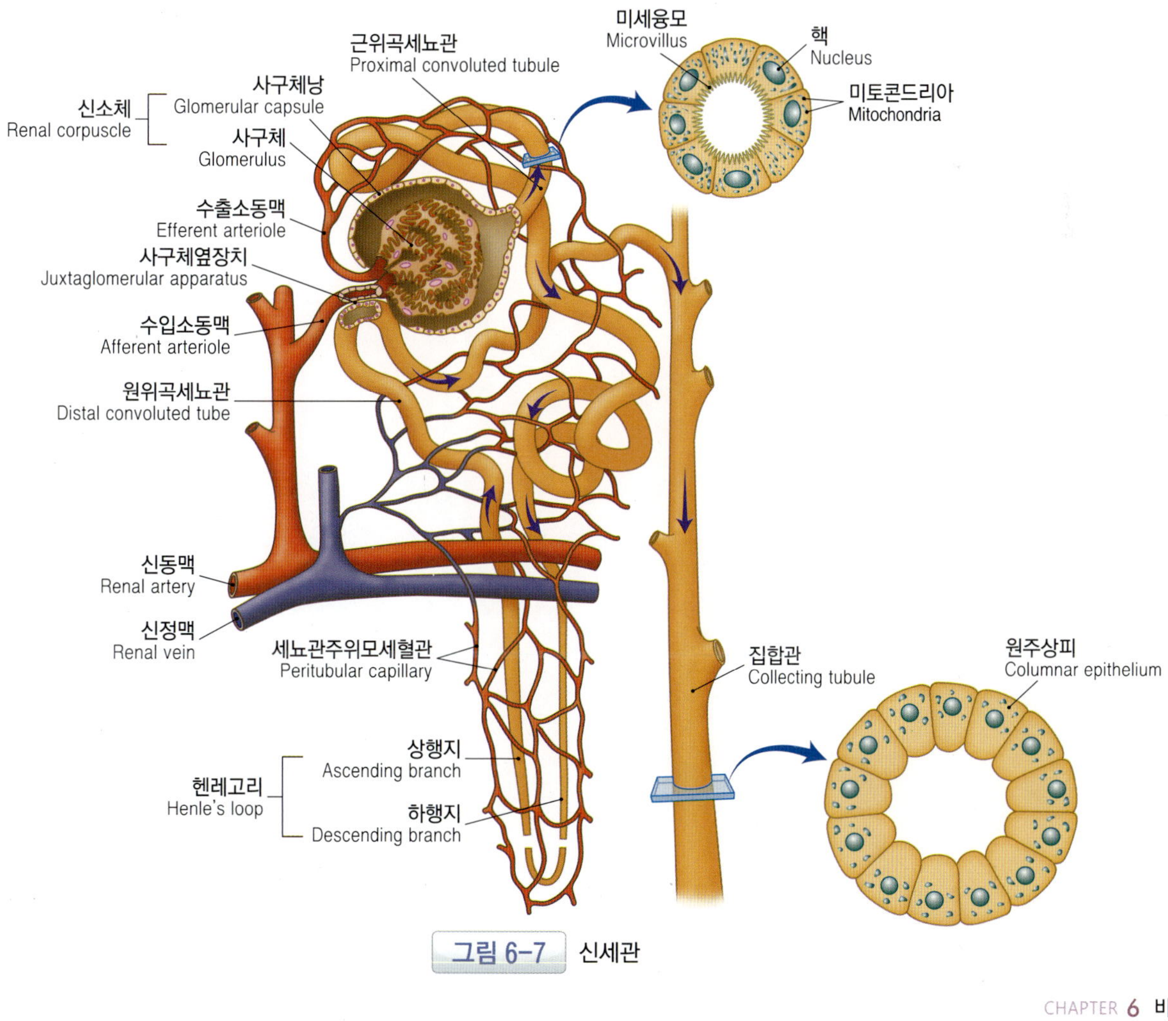

그림 6-7 신세관

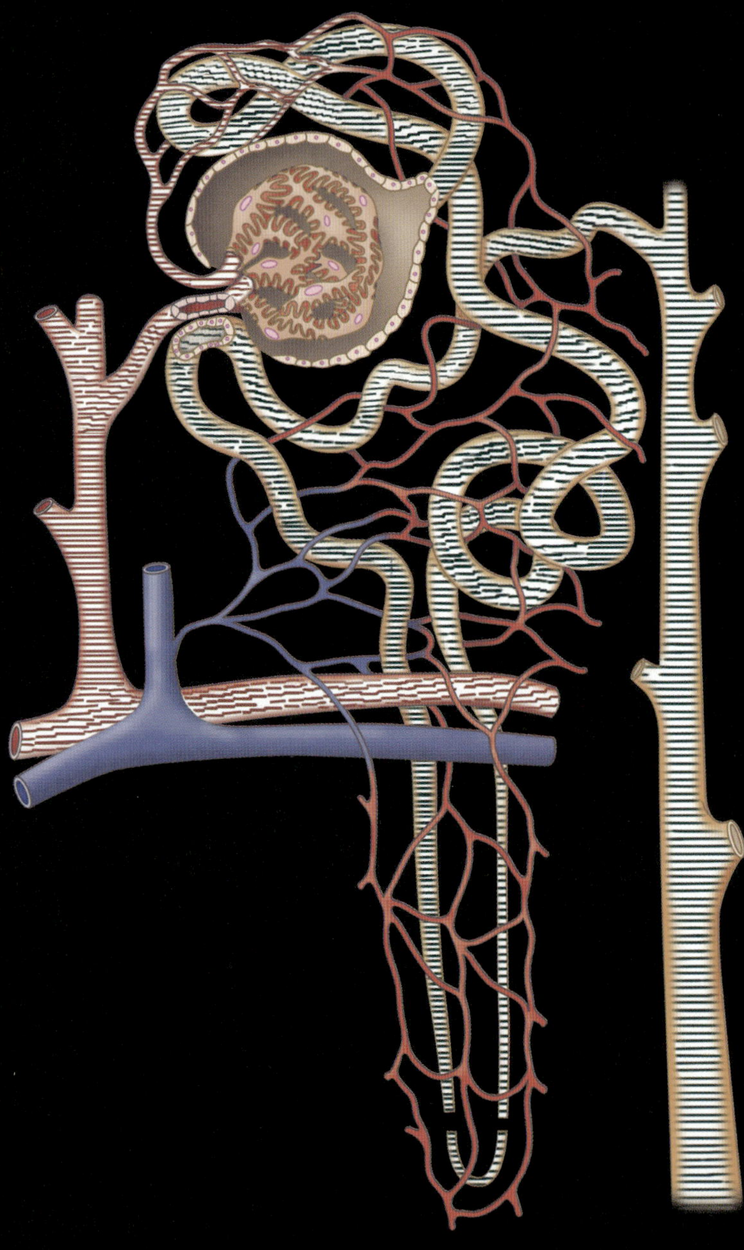

6.2 신장

학습 목표
- 신장의 혈관과 혈액공급에 대해 설명할 수 있다.

신장의 혈관과 혈액공급

신장의 혈관은 간이나 폐와는 달리 기능혈관과 영양혈관의 구분 없이 대동맥의 분지인 1쌍의 신동맥(콩팥동맥, renal artery)이 소변의 생산과 신장 조직의 영양분 공급을 담당하고 있다(그림 6-8). 신동맥은 심박출량의 20~25%를 신장으로 운반한다. 신장으로 들어간 신동맥은 작은 동맥가지로 나뉘어져 신장에서 소변을 만드는 신원과 접하게 된다. 혈액은 정맥으로 연결되어 신장을 통과하며, 결국에는 신정맥(콩팥정맥, renal vein)으로 합류된다. 신정맥은 하대정맥(아래대정맥)으로 유입된다.

신문(콩팥문, renal hilus)으로 들어간 신동맥은 엽간동맥(엽사이동맥, interlobar artery)으로 나누어지고, 신피질과 신수질 사이에서 다시 궁상동맥(활꼴동맥, arcuate artery)이 되며, 여기서 신피질로 향하는 소엽간동맥(소엽사이동맥, interlobular artery)이 분지된다. 소엽간동맥에서 가느다란 수입소동맥이 분지되어 사구체낭으로 들어간 후 모세혈관이 되어 사구체를 만들고, 다시 수출소동맥이 되어 주머니를 나온다. 주머니를 나온 수출소동맥은 신세관 주위에서 모세혈관망을 이루어 주위 조직에 혈액을 공급한다. 이를 세뇨관주위모세혈관(peritubular capillary)이라 한다. 세뇨관주위모세혈관은 이어서 소엽간정맥(소엽사이정맥, interlobular vein)이 되고, 다시 궁상정맥(활꼴정맥, arcuate vein)이 되고, 여기에서 엽간정맥(엽사이정맥, interlobar vein)으로 되고, 신정맥이 되어 신장을 나오게 된다(그림 6-9).

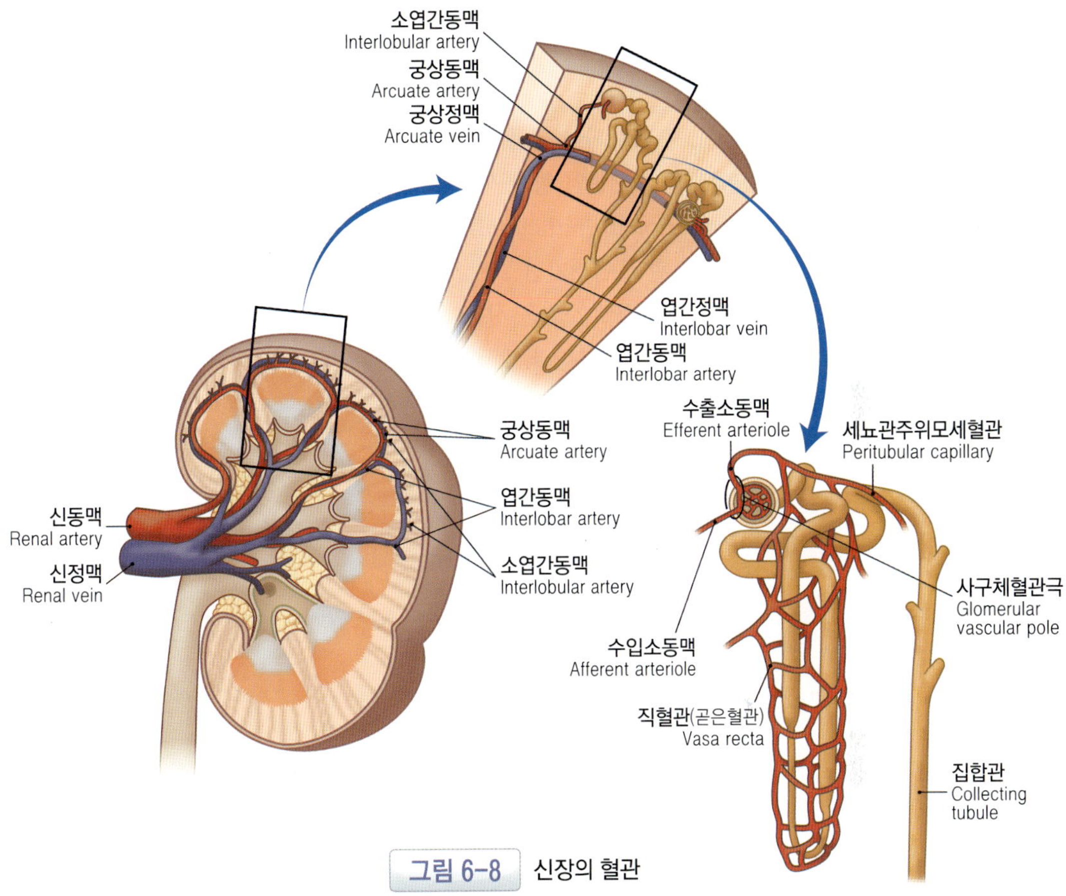

그림 6-8 신장의 혈관

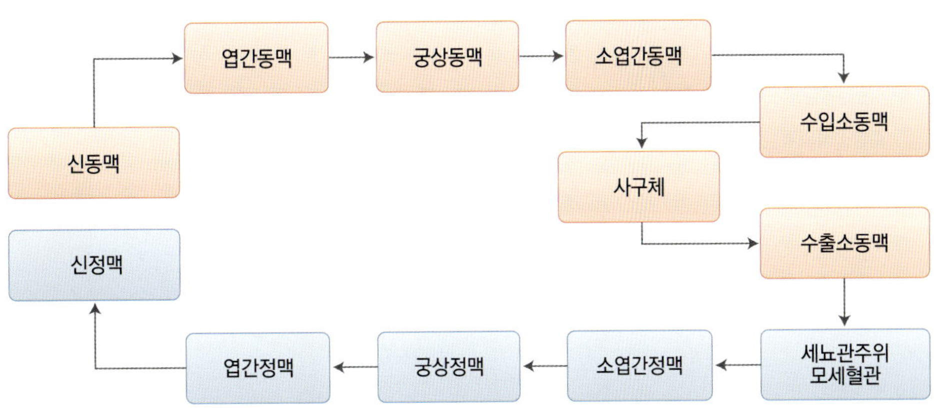

그림 6-9 신장의 혈액공급 흐름도

요관 및 방광

학습목표
- 요관의 위치와 구조를 알 수 있다.
- 방광의 형태와 내면의 구조를 알 수 있다.

요관

요관(ureter)은 신우(콩팥깔때기, renal pelvis)를 거쳐 방광(urinary bladder)으로 이어진 관으로, 길이 약 25cm, 최대 지름 약 1.7cm로 방광 근처에 위치한다. 요관은 방광 뒤쪽을 지나 아래쪽으로 진행하여 관의 근육층 벽을 통과한다. 작은 점막 덮개(flap)는 방광입구를 덮고 있으며, 밸브역할을 하여 방광이 수축할 때 요관으로 소변이 역류되는 것을 방지한다.

요관벽은 점막하층이 없는 3층 구조로 되어 있다. 외막은 결합조직으로 이루어져 있으며, 근육층은 2~3층의 평활근육으로 구성되어 있고, 내층은 이행상피(transitional epithelium)로 구성된 점막으로 이루어져 있다. 소변이 요관을 흘러가면 요관은 확장되고, 근육층이 수축하며 연동운동을 시작하여 소변을 신우에서 방광으로 보낸다. 이러한 수축은 몇 초에서 몇 분마다 발생하며, 소변이 요관으로 흘러 들어가는 비율에 비례한다. 요관의 내강(속공간, lumen)은 매우 좁고, 신장결석에 의해 쉽게 폐쇄되며, 상처입기 쉽다(그림 6-10).

방광

방광(urinary bladder)은 왼쪽과 오른쪽의 요관으로부터 흘러 들어오는 소변을 일시적으로 저장하였다가 요도를 통하여 배설하는 팽창이 잘되는 일종의 복막후장기이다. 복막의 아래, 치골결합(두덩결합, pubic symphysis) 뒤쪽에 위치하는데, 남성에서는 치골결합과 직장 사이의 바닥에 위치하고, 여성에서는 치골결합과 자궁 사이에 자리하고 있다. 방광의 내면은 소변이 차서 확장된 상태에서는 비교적 평탄하지만 속이 비어 수축된 상태에서는 점막주름(mucosal fold)이 발달되어 있다. 그러나 방광의 후하부에는 항상 점막주름이 없는 삼각형 부분을 방광삼각(vesical trigone)이라고 하며, 이는 소변이 잘 배설되도록 하기 위한 구조이다. 방광삼각의 후부에는 신장으로부터 내려오는 요관이 열리는 요관구(요관구멍, urethral opening)가 양쪽으로 있고, 방광삼각 전부에는 요도가 시작되는 내요도구(속요도구멍, internal urethral opening)가 있다.

방광벽은 4층으로 구성되어 있다. 가장 안쪽층은 점막이며, 두꺼운 이행상피로 구성된다. 점막은 요관과 요도의 점막이 연결된 것이다. 두 번째 층은 점막하층으로, 결합조직으로 구성되어 있고 많은 탄력섬유를 포함한다. 세 번째 층은 근육층이다. 이 불수의적 평활근이 배뇨근(detrusor muscle)이다. 방광 상부의 가장 외층은 장막이다. 방광의 하부는 결합조직으로 덮여 있다.

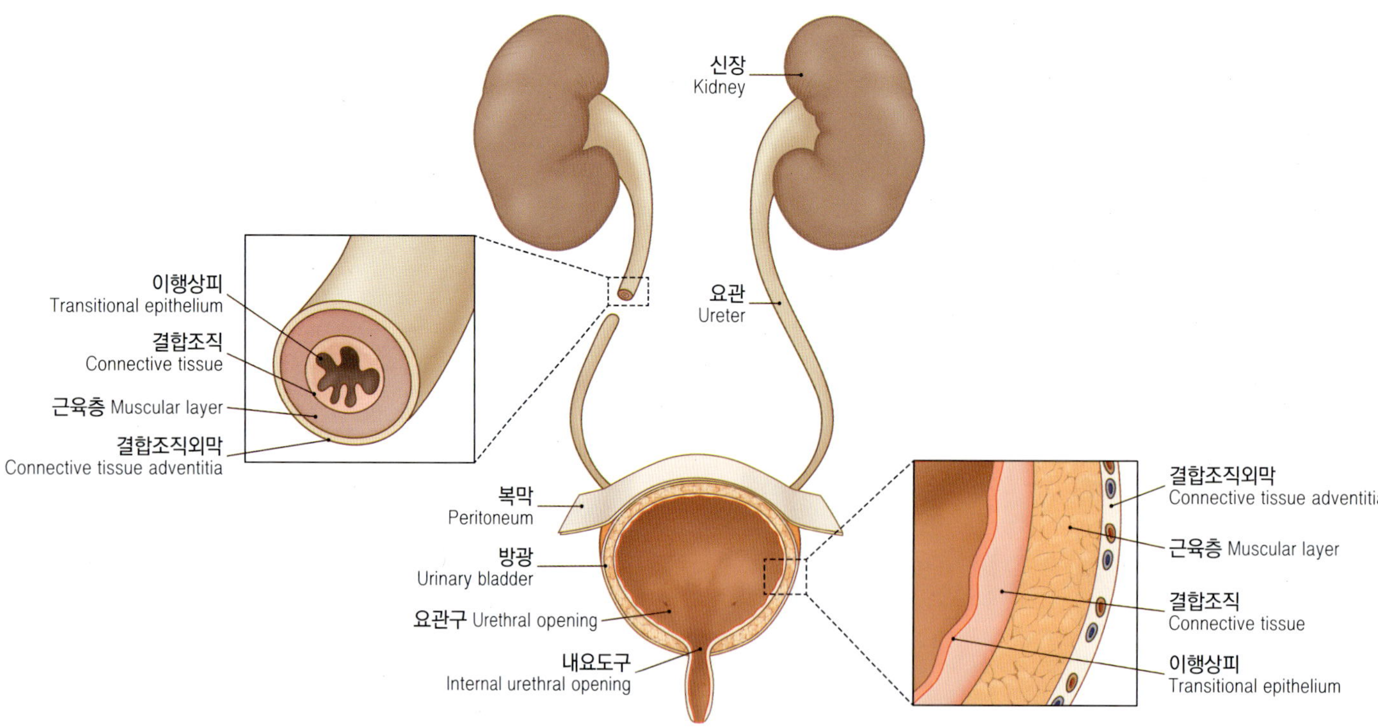

그림 6-10 요관과 방광

6.4 요도

학습목표
- 요도의 위치와 구조를 알 수 있다.
- 성별에 따른 요도의 차이를 비교한다.

요도

요도(urethra)는 소변을 방광에서 체외로 배출하는 통로이며, 요관의 하부에 위치한다. 요도의 내부는 점막으로 구성되어 있고, 수많은 점액을 분비하는 선을 갖고 있다. 요도의 근육층은 수축하여 배뇨하는 동안 소변을 배설하도록 돕는다. 요도 근처에서 배뇨근이 두꺼워져 내요도괄약근(속요도조임근, internal urethral sphincter)을 형성하는데, 내요도괄약근은 평활근으로 되어 있어 불수의적 조절이 된다. 요도가 골반저(골반바닥, pelvic floor)를 통과하는 부분은 외요도괄약근(바깥요도조임근, external urethral sphincter)으로 둘러싸여 있어 수의적조절이 가능하다.

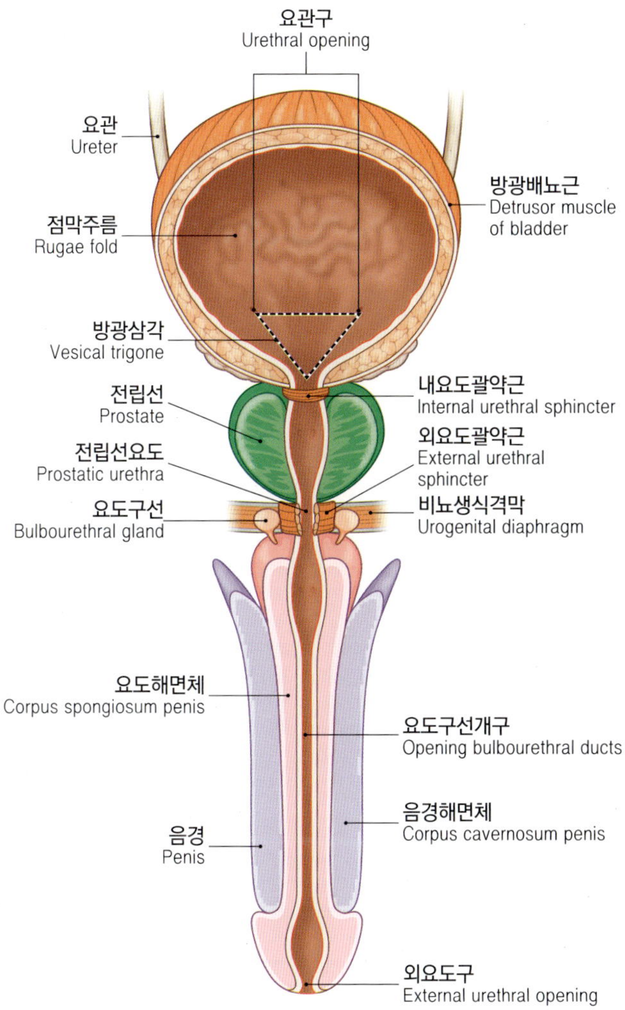

성별에 따른 요도의 차이

남성 요도

남성 요도 길이는 15~20cm로 전립선 속의 사정관과 합쳐져 음경 속을 주행하기 때문에 소변과 정액의 통로로 이용된다. 남성 요도는 3부분으로 구성되는데, 전립선요도(prostatic urethra), 막양부 요도(membranous urethra), 해면요도(sponge urethra)로 되어 있다. 전립선요도 부분은 방광의 내요도구에서 시작하여 거의 수직으로 전립선을 관통하는 길이 약 2.5cm의 부위로, 양쪽 사정관이 합쳐지고, 다시 다수의 전립선관이 개구한다. 막양부 요도는 골반저를 통과하는 길이 약 1.0cm의 짧은 부위로, 골격근육성의 요도괄약근이 감겨 있으며, 그 앞쪽은 골반저를 나와서 요도해면체(corpus spongiosum penis) 후상부에서 요도구로 들어간다. 해면요도는 음경의 요도해면체 속을 지나 음경귀두에 외요도구로 열리는 부위로, 요도 중에서 가장 길다.

여성 요도

여성 요도 길이는 3~4cm이고, 섬유결합조직인 질(vagina) 입구의 앞쪽과 경계를 이루고 있다. 외요도구는 질구(vaginal orifice)와 음핵(clitoris) 사이에 위치한다. 남성에 비하여 매우 짧고 주행도 단순하기 때문에 외요도구를 통한 요로감염에 의해 방광질환이 발생하기 쉽다. 관내강의 점막은 주로 편평상피로 되어 있고 점막주름 사이에는 요도선(요도샘, urethral gland)이 열려 있다.

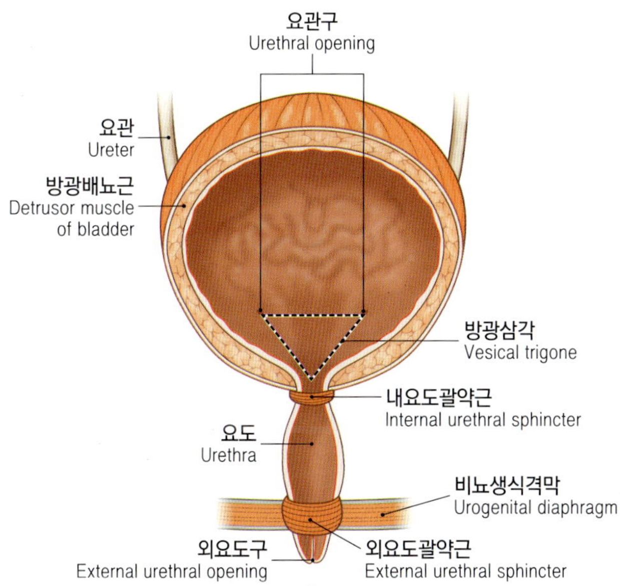

그림 6-11 요도. A: 남성, B: 여성

연관내용

ASSOCIATED CONTENT

배뇨

배뇨(micturition)는 방광에서 소변을 체외로 배출하는 과정이다. 소변을 보는 행위는 자율적인 척수의 배뇨반사(micturition reflex)에 의해서 시작된다. 방광이 가득 채워지면 방광 벽의 신장수용기(뻗침수용기, stretch receptor)를 자극한다. 이 수용기는 척수로 신호를 보내고, 이 신호는 부교감신경을 통해 방광으로 돌아온다. 부교감신경의 자극은 배뇨근육을 수축하고 내요도괄약근을 이완시킨다.

방광에 있는 두 개의 괄약근(sphincter)에 의해 소변 배출은 제어된다. 내요도괄약근, 외요도괄약근은 방광입구 바로 아래쪽의 요도 주변에 있다. 수축할 때 두 개의 괄약근은 방광을 막아서 외부로 소변이 새는 것 없이 모이게 한다. 내요도괄약근은 불수의적이며, 외요도괄약근은 골격근육으로 이루어져 수의적으로 조절된다. 평활근인 방광의 근육층은 확장될 수 있기 때문에 증가된 소변의 양에 따라 방광은 확장될 수 있으며, 300~400mL 정도의 소변이 방광에 찰 때까지 서서히 방광 속의 압력이 증가한다. 방광벽이 확장되면서 부교감신경을 자극하여 척수의 2번, 3번, 4번의 천수분절(엉치분절, sacral segment)에 전달되어 배뇨반사가 시작된다.

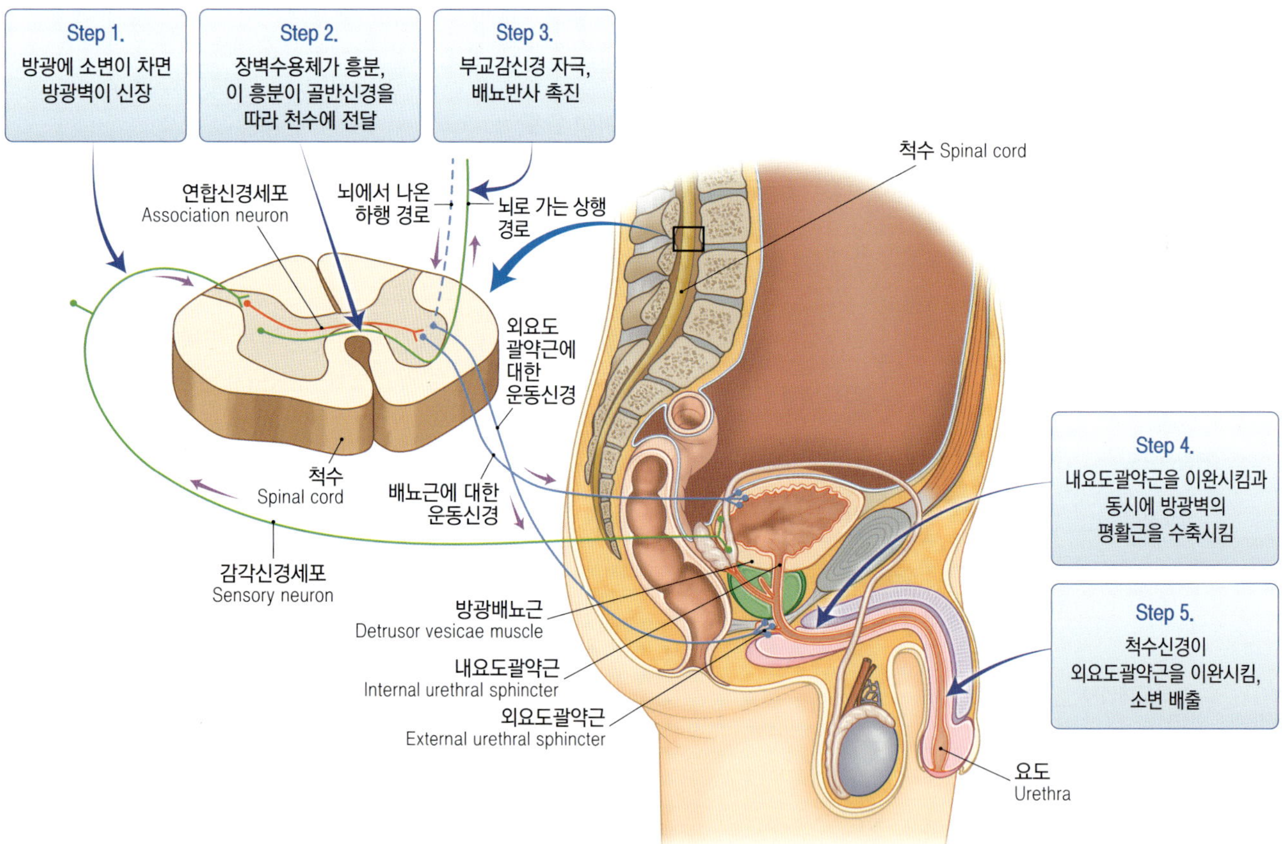

그림 6-12 배뇨반사

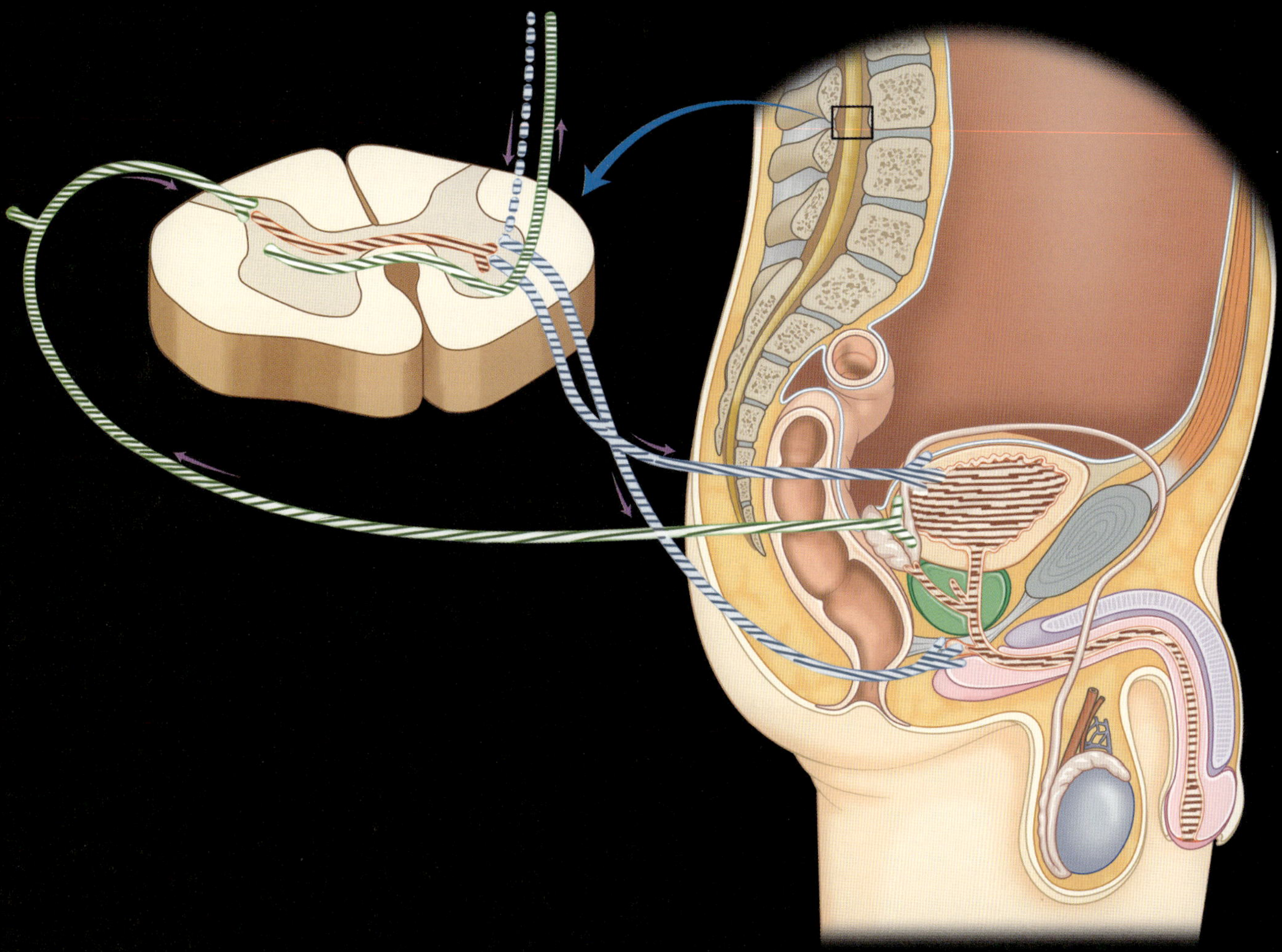

꼭 알아두기

TO KNOW ON TO

- 신장의 구조 알아두기
- 신원의 구조와 특징 알아두기
- 신소체의 구조적 특징 알아두기
- 신세관의 부위별 특징 알아두기
- 신장의 혈관과 혈액공급에 대해 알아두기
- 요관 및 방광의 구조 알아두기
- 요도의 구조 알아두기

요약정리

SUMMING-UP

- 비뇨계통은 소변을 만들어, 일시적으로 저장하고 마지막으로 체외로 배설하는 기관으로 주요기관은 1쌍의 신장, 1쌍의 요관, 1개의 방광, 1개의 요도로 구성되어 있다.
- 신장은 우리 몸 최고의 배설기관으로 혈액 속의 각종 노폐물을 제거하는 동시에 수분과 전해질 함량 및 삼투질 농도를 조절하여 산-염기평형 조정과 혈압조절 등 몸의 항상성 유지에 중요한 역할을 담당하고 있다.
- 신장의 내부구조는 신피질, 신수질, 신우로 구분된다.
- 신장의 구조 및 기능상의 기본단위를 신원이라고 하며, 혈액에서 소변 성분을 걸러내는 신소체와 이를 농축시키고 운반하는 신세관으로 구성된다.
- 신소체는 사구체, 사구체낭으로 이루어져 있다.
- 사구체는 큰 입구와 작은 출구를 가지고 있어서 비정상적인 높은 혈압을 유지하며 이는 혈액을 여과하는 신장 기능에 매우 중요하다.
- 사구체옆장치는 원위곡세뇨관이 사구체 가까이에 와서 혈관극과 맞닿는 부분에서 세포들이 특수하게 변형된 구조물을 말한다.
- 세뇨관은 근위곡세뇨관, 헨레고리, 원위곡세뇨관, 집합관으로 구분된다.
- 신장의 혈관은 대동맥의 분지인 1쌍의 신동맥이 소변의 생산과 신장 조직의 영양분 공급을 담당하고 있다.
- 신동맥은 심박출량의 20~25%를 신장으로 운반한다.
- 요관은 신우를 거쳐 방광으로 이어진 관으로 방광 뒤쪽을 지나 아래쪽으로 진행하여 요관의 근육층 벽을 통과한다.
- 방광은 왼쪽과 오른쪽의 요관으로부터 흘러 들어오는 소변을 일시적으로 저장하였다가 요도를 통하여 배설하는 팽창이 잘 되는 일종의 복막후장기이다.
- 요도는 소변을 방광에서 체외 배출되는 통로이며, 요관의 하부에 위치한다.
- 요도 근처에서 배뇨근이 두꺼워져 내요도괄약근을 형성하고, 내요도괄약근은 평활근으로 되어 있어 불수의적 조절이 된다.
- 요도가 골반저를 통과하는 부분은 외요도괄약근으로 둘러싸여 있어 수의조절이 가능하다.
- 남성의 요도 길이는 15~20cm로 전립선 속의 사정관과 합쳐져 음경 속을 주행하기 때문에 소변과 정액의 통로로 이용된다.
- 여성의 요도 길이는 3~4cm이고, 섬유결합조직인 질 입구의 앞쪽과 경계를 이루고 있다.
- 배뇨는 방광에서 소변을 체외로 배출하는 과정이다.
- 소변을 보는 행위는 자율적인 척수의 배뇨반사에 의해서 시작된다.

관련 질환과 중재

RELATED DISEASE & INTERVENTION

비뇨계통의 주요 질환

신부전. 신부전(콩팥기능상실, renal failure)은 신원(콩팥단위, nephron)의 파괴 때문에 생기며, 신장의 항상성을 유지하지 못하는 상태이다.

요로결석. 요로결석(요로돌, urinary stone)은 신장결석(콩팥돌, nephrolithiasis), 요관결석(요관돌, ureterolithiasis), 방광결석(방광돌, cystolithiasis) 등 위치에 따라 구분된다. 대부분 결석은 칼슘으로 구성되어 있다. 누워만 있는 환자들에게 신장결석의 위험성이 증가된다.

신우신염. 신우신염(깔때기콩팥염, pyelonephritis)은 요로감염의 일종으로 신장에 세균 감염이 발생한 것을 말한다. 감염을 일으키는 세균은 대부분 대장균이며 해부학적으로 요도가 짧고 직선 구조이며 항문과 거리가 가까워 남성에 비해 여성에서 더 흔하게 발생한다.

사구체신염. 사구체신염(토리콩팥염, glomerulonephritis)은 사구체의 급성 또는 만성 염증이다. 소변 구성이 변경되도록 사구체 염증에 의해 여과기능이 손상된다. 사구체 자체에서 발생하면 일차적 사구체신염, 자가면역질환 또는 당뇨가 발전되어 나타나는 것은 이차적 사구체신염이라 한다.

신증후군. 신증후군(콩팥증후군, nephrotic syndrome)은 신장증이라고도 하며, 증상은 높은 단백뇨, 고콜레스테롤혈증, 혈청중성지방을 포함한 부종이다. 단백질이 손상된 사구체를 통해서 여과되어져 단백뇨의 원인이 되고, 저알부민혈증, 부종이 나타난다.

방광암. 방광암(bladder cancer)은 요로계의 가장 흔한 악성 종양으로 방광의 이행세포암종이다. 방광암은 60~70세에 가장 흔한 암이며, 여성보다 남성에서 3배 이상 더 많이 발생한다.

신장암. 신장암(kidney cancer)은 피질이나 신우 및 신배에서 발생한다. 피질이나 신우에서 발생한 종양은 양성 또는 악성이나 악성 종양이 더 일반적이다. 신장세포암종(콩팥세포암종, renal cell carcinoma), 선암종(샘암종, adenocarcinoma)은 신장암의 가장 흔한 유형이다.

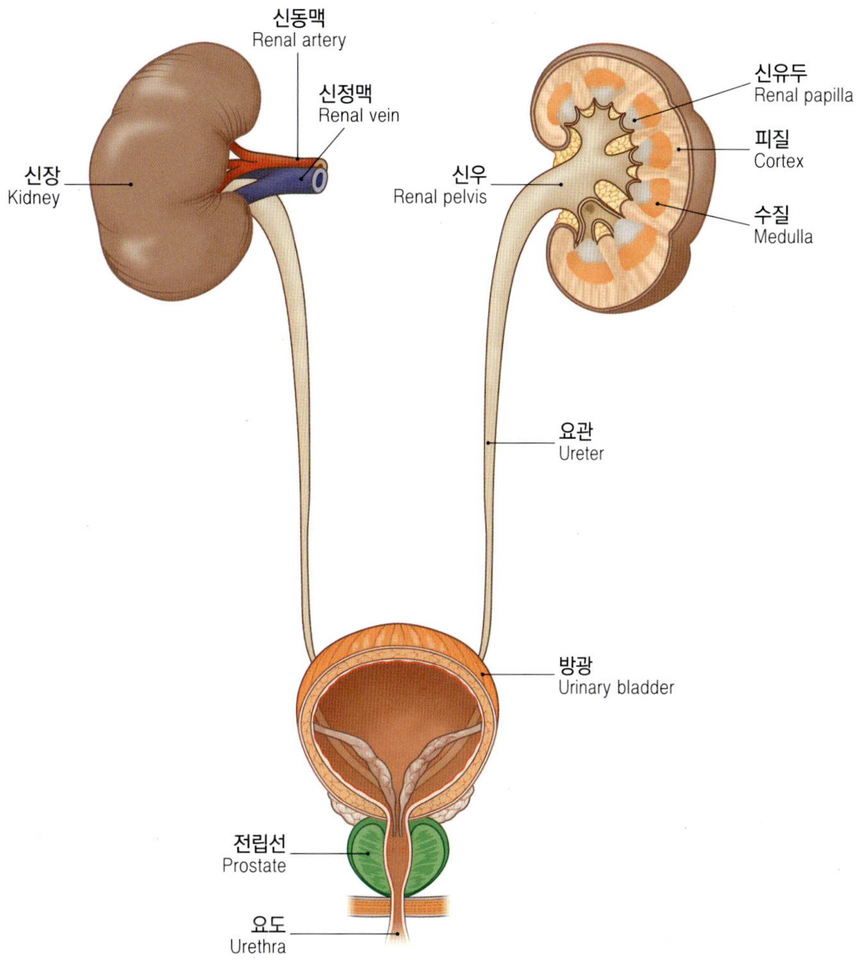

그림 6-13 신장, 요관, 방광, 요도

학습목표에 대한 자기진단

SELF-DIAGNOSIS OF THE LEARNING OBJECTIVE

번호	학습목표	자기성취도(점)				
		90%(5)	70%(4)	50%(3)	30%(2)	10%(1)
1	신장의 전체구조에 대해 알 수 있다.					
2	신원의 구조와 특징에 대해 알 수 있다.					
3	신소체의 구조적 특징에 대해 알 수 있다.					
4	신세관의 부위별 특징에 대해 알 수 있다.					
5	신장의 혈관과 혈액공급에 대해 알 수 있다.					
6	요관 및 방광의 구조에 대해 알 수 있다.					
7	요도의 구조에 대해 알.수 있다.					
계						
단원 합계		점				

주요용어 점검

CHECKING OF MEDICAL TERMS

비뇨계통 urinary system
신장 kidney
요관 ureter
방광 urinary bladder
요도 urethra
신원 nephron
신소체 renal corpuscle
신세관 renal tubule
사구체 glomerulus
사구체옆세포 juxtaglomerular cell
헨레고리 Henle's loop
집합관 collecting tubule
신문 renal hilus
내요도괄약근 internal urethral sphincter
배뇨반사 micturition reflex
신부전 renal failure
요로결석 urinary stone

테스트

TEST

▪ 다음 그림은 신장의 구조이다. 빈 칸에 알맞은 명칭을 쓰시오.

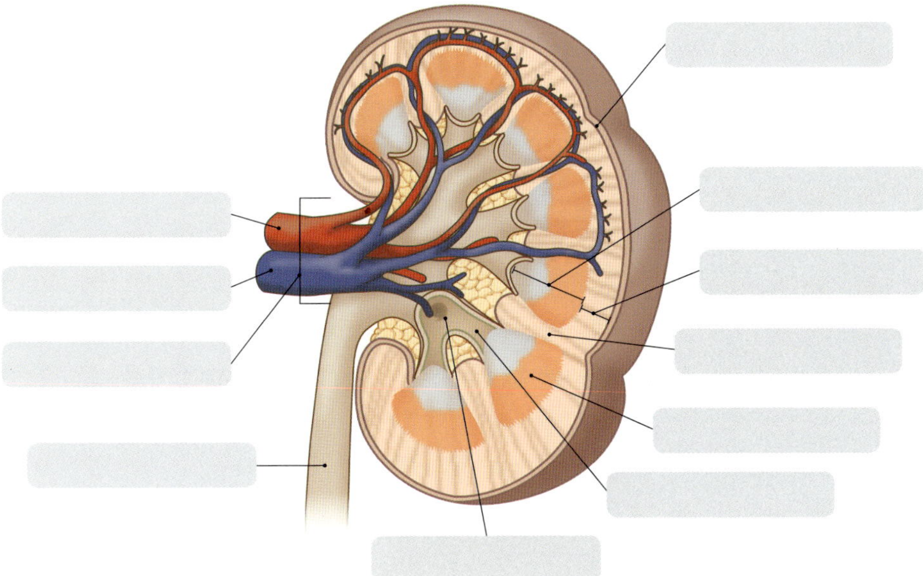

▪ 다음 그림은 신원의 구조이다. 빈 칸에 알맞은 명칭을 쓰시오.

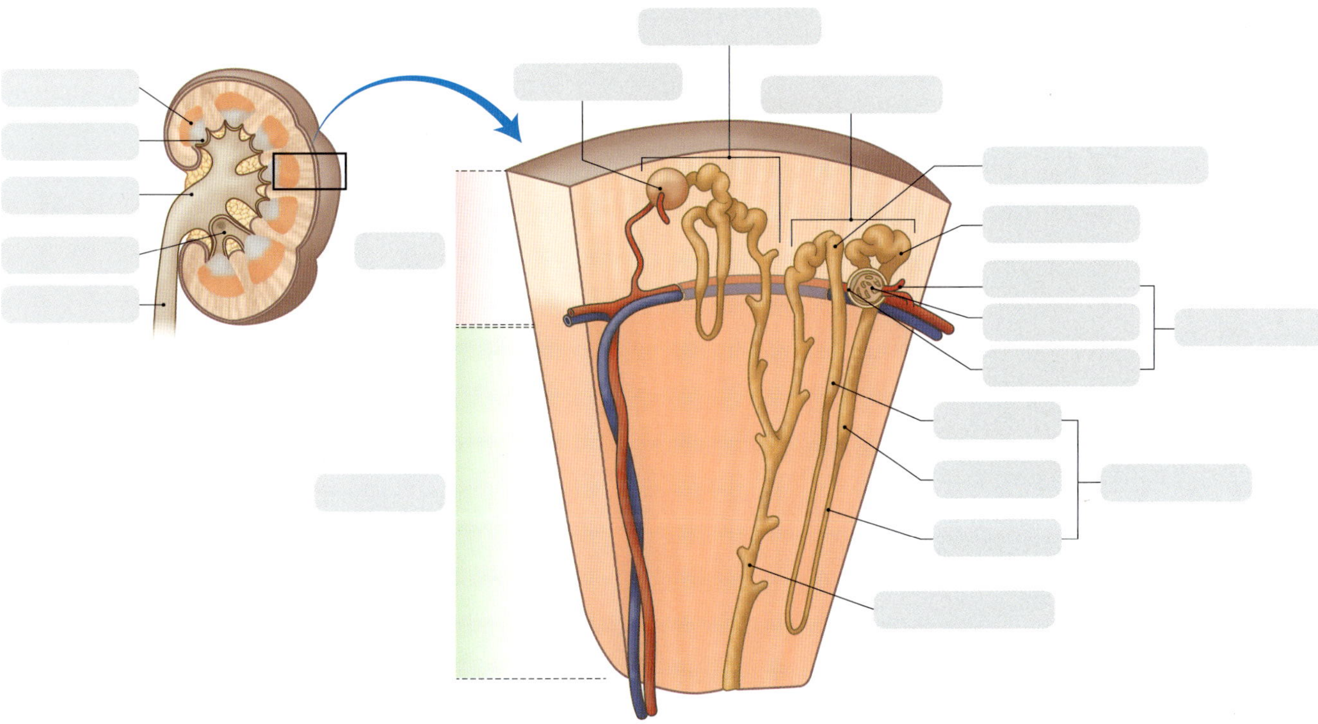

CHAPTER 7

REPRODUCTIVE SYSTEM

생식계통

학습목표

- 생식계통의 특징에 대해 알 수 있다.
- 남성생식기의 구조에 대해 알 수 있다.
- 남성 생식기의 부속선과 발기에 대해 알 수 있다.
- 남성생식기의 발기조직과 기능적 신경분포에 대해 알 수 있다.
- 여성생식기의 구조에 대해 알 수 있다.
- 자궁의 특징과 구조에 대해 알 수 있다.
- 자궁내막의 구조와 주기 변화에 대해 알 수 있다.
- 질, 외음부 및 회음에 대해 알 수 있다.

7.1 생식계통의 개요

학습목표
- 생식계통의 특징에 대해 알 수 있다.

생식계통의 일반적 특징

생식계통(reproductive system)은 생식세포를 생산하는 기관과 그 모든 부속물을 합친 구조로 남성과 여성의 구조적 차이가 있다. 정자를 생성하는 남성의 1차 생식기인 고환(testis)과 생성된 정자를 보존하고 이동통로가 되는 부속기관인 부고환(epididymis), 생식관(정관/사정관, deferent duct/ejaculatory duct), 음경(penis) 및 부속선(정낭, 전립선, 요도구선) 등이 있으며, 여성은 난자를 생성하는 1차 생식기인 난소(ovary)와 난자를 보존하고 이동하는 난관, 자궁 등이 있다. 이러한 1차 생식기를 성선(생식샘, gonad)이라고도 하는데, 각각 남성호르몬과 여성호르몬을 생성하여 2차 성징에 관여한다.

남성생식기

남성생식기는 여성생식기와 다르게 소변이 밖으로 나오는 통로와 고환에서 생성된 정자가 배출되는 최종 통로가 같기 때문에 정자가 사출될 때 요도(urethra)에 남아있는 노폐물을 제거하고 성교시 윤활작용을 위한 부속선이 있다(그림 7-1). 남성과 여성의 생식기는 정자와 난자의 생산과 이동을 중심으로 살펴보기로 한다.

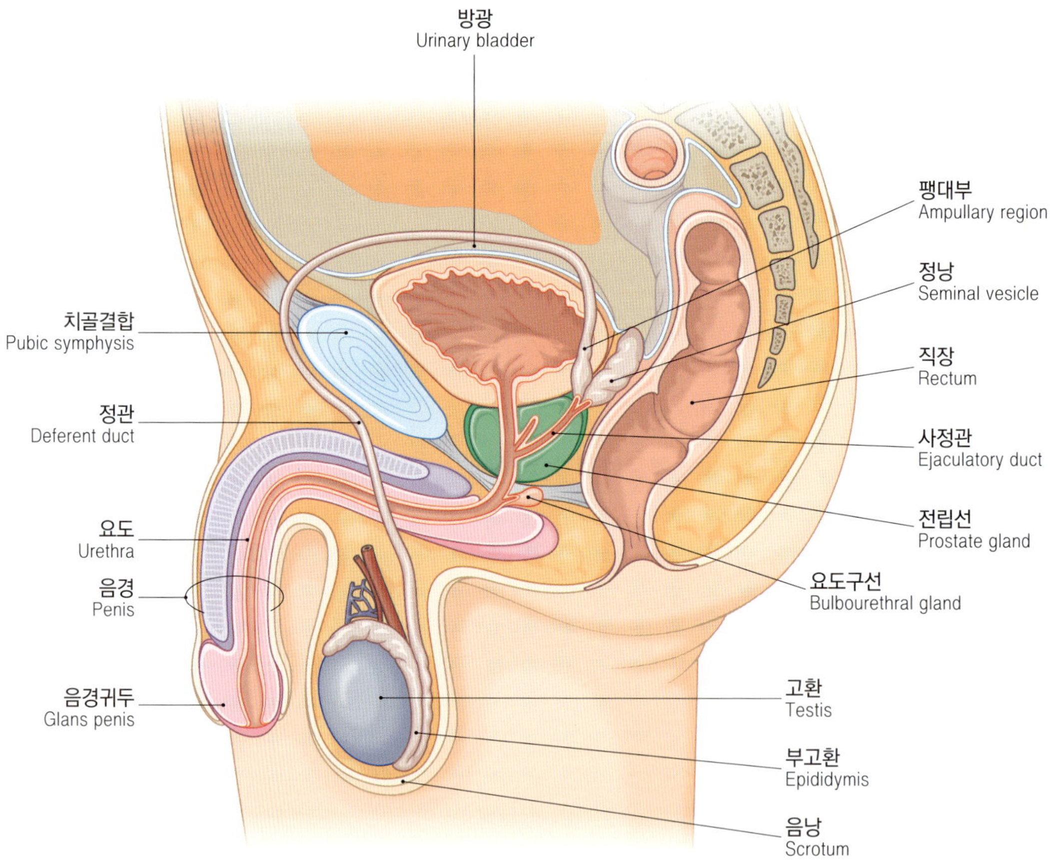

그림 7-1 남성생식기(정중시상단면)

정자의 이동경로

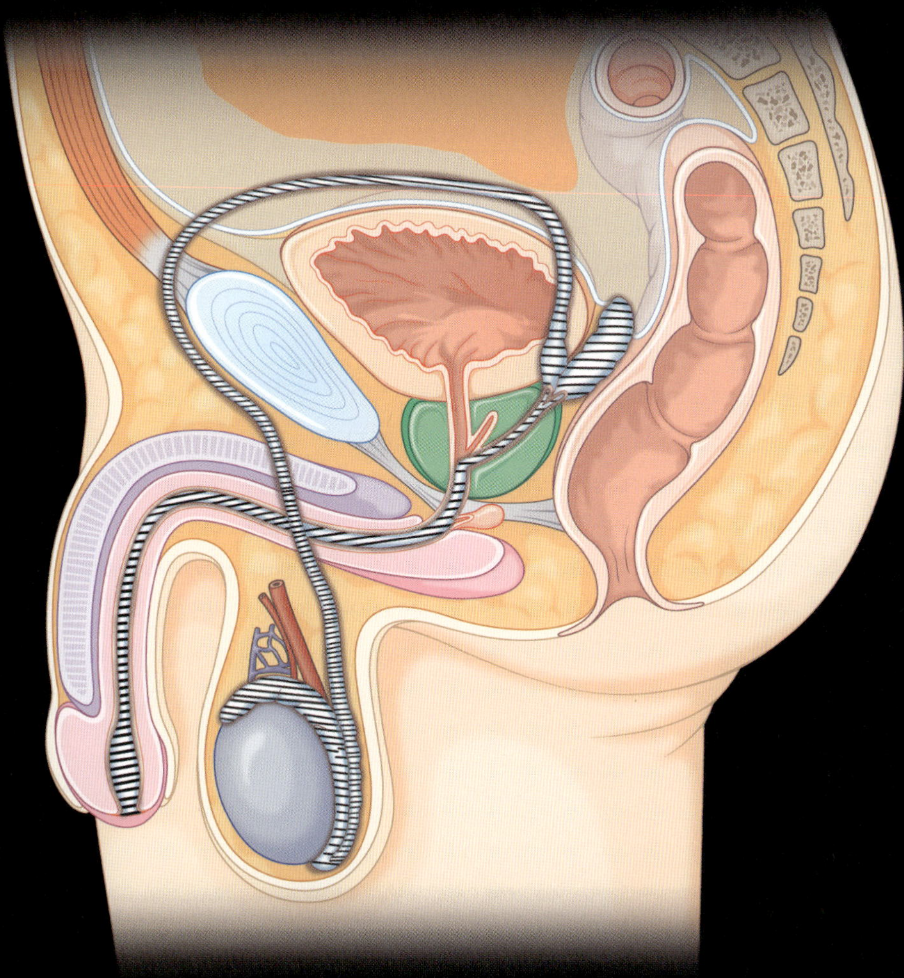

남성생식기

학습목표 ■ 남성생식기의 구조에 대해 알 수 있다.

정자를 생산하는 고환

고환(testis)은 정자(sperm)를 생산하여 정소라고도 하며 복강에서 발생하고 출생 2개월 전부터 하강하여 음낭(scrotum) 내로 들어간다. 길이는 약 4~5cm, 무게는 약 12g 정도이며 테스토스테론(testosterone)을 생산한다.

고환의 구조

가장 외층은 백막(백색막, tunica albuginea)으로 덮혀 있고 백막이 후상방으로 두꺼워져 고환중격(고환사이막, septum testis)을 이루며, 250여개의 방으로 나누어진 고환소엽(testibular lobule)을 형성한다.

각각의 고환소엽에 정세관(seminiferous tubule)은 곡정세관(곱슬정세관, convoluted seminiferous tubule)으로 시작되어 각 백막이 이루는 방들을 벗어나 고환망(rete testis)을 이루고 이후 부고환관(epididymal duct)으로 연결되고 정관(deferent duct)으로 이어지며 정삭(spermatic cord)이 되어 복강으로 들어간다. 정삭은 정관과 고환거근(고환올림근, cremaster muscle) 및 신경과 혈관으로 구성되어 있다(그림 7-2).

정세관 바깥쪽의 기저막에 부착된 정조세포(spermatogonium)가 정모세포(spermatocyte)가 되고 감수분열을 통해 정자세포(spermatid)가 된다. 또한 남성호르몬인 테스토스테론은 곡정세관 사이의 간질세포에서 분비되고, 지지세포(세르톨리세포, Sertoli cell)는 정자 생산에 필요한 영양공급과 포식작용 및 호르몬을 운반하는 역할을 한다.

정자를 저장하는 부고환

고환상체라고도 하는 부고환(epididymis)은 고환 뒷면에 위치하며 길이가 약 6cm이다. 부고환은 정자를 일시적으로 보관하고 정액을 분비하여 정자를 성숙시키는 역할을 하며 정관으로 이어진다.

정자를 운반하는 정관

정관(deferent duct)은 부고환의 연속이며, 길이 약 40cm의 긴 관으로 정삭을 형성하고 서혜관(샅굴, inguinal canal)을 통과하여 복강으로 주행하다가 방광 후면 아래쪽에서 전립선을 통과하면서 좌·우 정관이 합쳐진다. 방광 후면에 있는 부속선인 정낭의 분비관과 합쳐서 좌·우 정관이 만나기 전 사정관(ejaculatory duct)을 이룬다.

음낭

음낭(scrotum)은 고환과 부고환 및 정관의 일부를 싸는 주머니로 피하지방이 없는 쭈글쭈글한 육양막(음낭근육층, dartos tunic)으로 되어 있고 양쪽 고환을 분리하는 육양막 내부의 음낭중격이 발달되어 있다.

정자

정자(sperm)의 길이는 50~60μm이며 두부, 중부, 미부로 구성되어 있다. 두부는 난자의 막을 분해하는 효소를 가진 선단체모(acrosome)와 핵이 있고, 중심부는 정자의 편모운동에 필요한 에너지 합성에 관여하는 미토콘드리아로 구성되어 있으며 꼬리쪽은 필라멘트로 여러 개의 염색질(축미소관, axoneme)로 되어 있어 정자운동을 담당하며 편모운동으로 분당 3.6mm를 이동할 수 있다(그림 7-3).

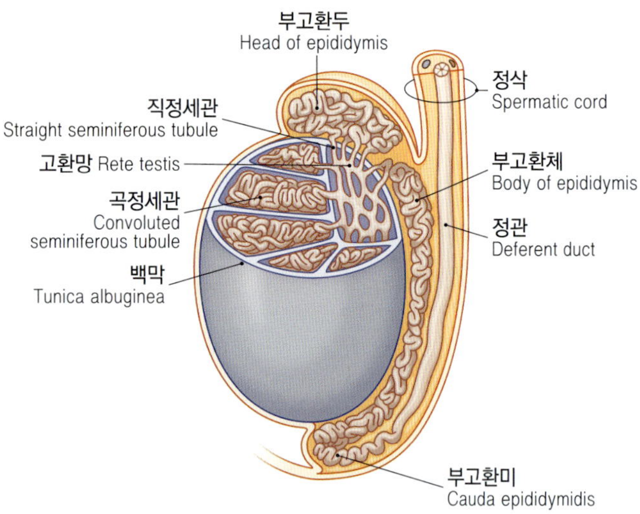

그림 7-2 고환

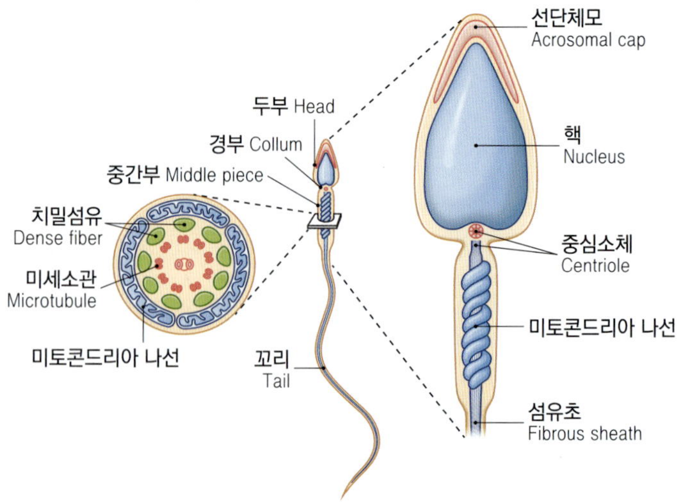

그림 7-3 정자

7.2 남성생식기

학습목표 ▪ 남성 생식기의 부속선과 발기에 대해 알 수 있다.

남성생식기의 부속선

남성생식기의 부속선인 정낭(seminal vesicle), 전립선(전립샘, prostate gland), 요도구선(망울요도샘, bulbourethral gland, Cowper's gland)은 정자의 운동과 보호 및 윤활작용을 하는 부속선이다(그림 7-4).

정낭

정낭(seminal vesicle)은 방광의 뒤쪽과 직장 사이에 위치하는 1쌍의 주머니 모양의 부속선으로 길이 약 5cm, 넓이 2cm의 복잡하게 꼬인 관으로 되어 있다. 방광 뒤쪽의 정관과 합쳐 사정관을 이루고 과당(fructose)을 함유하고 있어 정자의 운동을 활성화시키는 노란색의 고점도 분비물을 생산하며 여성생식기관의 수축 유도물질인 프로스타글란딘(prostaglandin)을 생산하여 사정관으로 내보낸다.

전립선

전립선(전립샘, prostate gland)은 방광 하부에 위치하는 1개의 실질성 기관으로 길이 약 3cm, 무게 15g, 넓이 4cm의 작은 선들이 모인 복합관상포상선이다. 전립선 중앙으로 요도가 관통하고 좌·우측에 정관의 끝과 정낭의 배출관이 합쳐져 이룬 사정관이 개구하여 요도와 합쳐진다. 전립선의 유백색 알카리성 점액은 질의 산성분비액을 중화시켜 정자의 운동을 촉진시키고, 소변의 유해작용으로부터 정액을 보호하고, 요도의 윤활작용을 돕는다.

요도구선

요도구선(망울요도샘, bulbourethral gland)은 골반바닥의 전립선 밑 요도 옆에 위치하는 근육 속에 묻혀있는 1쌍의 콩알 크기로 요도구선관을 통해 알카리성 점액을 분비하여 요도와 음경귀두의 윤활작용을 유도하는 작용을 한다. 요도구선은 여성의 대전정선(큰질어귀샘, greater vestibular gland)에 해당된다.

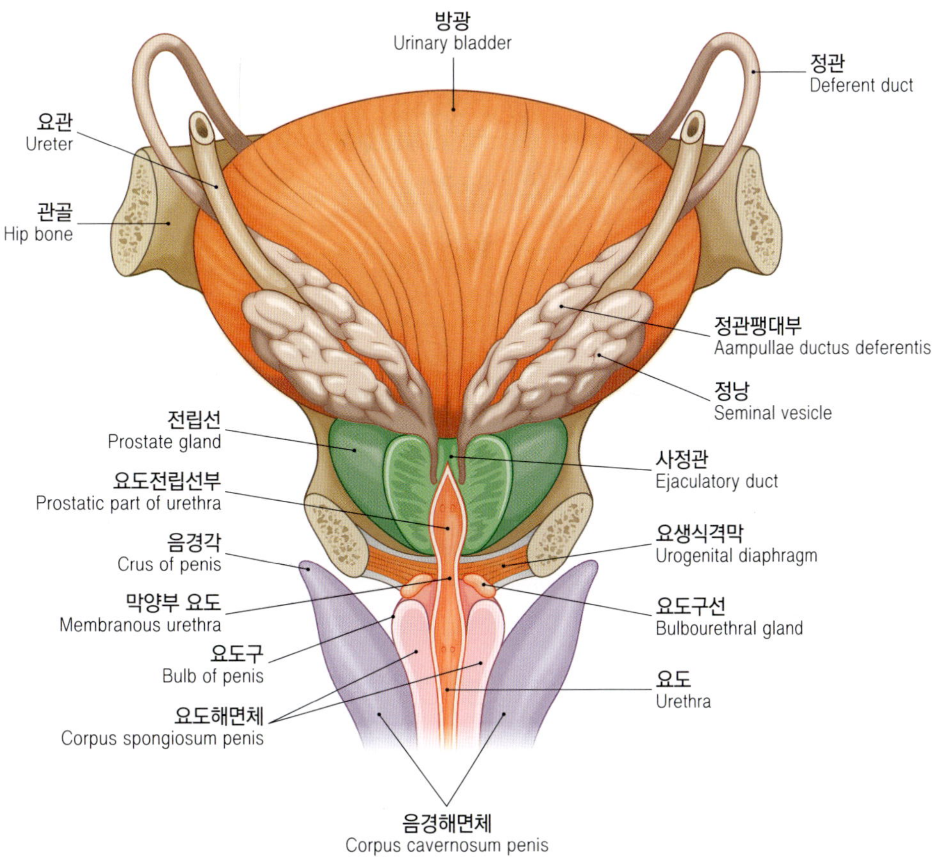

그림 7-4 남성생식기의 부속선

7.2 남성생식기

학습 목표 ■ 남성생식기의 발기조직과 기능적 신경분포에 대해 알 수 있다.

발기조직과 기능적 신경분포

발기조직인 음경

음경(penis)은 오줌과 정액의 배출구이며, 교접기(copulatory apparatus) 역할을 위한 발기조직(erectile tissue)으로 위쪽의 1쌍의 음경해면체(corpus cavernosum penis)와 아래쪽의 1개의 요도해면체(corpus spongiosum penis)로 해면체 외부는 백막으로 덮혀 있고, 내부는 스펀지와 같은 소주(잔기둥, trabecula)로 되어 있어 신축성이 뛰어나다(그림 7-5). 성적 충동으로 부교감신경에 의해 혈액이 충만해지고, 소주의 긴장상태가 유지되는 것을 발기(erection)라고 한다.

발기와 사정을 위한 기능적 신경분포

발기(erection)는 부교감신경에 의해 내음부동맥(속음부동맥, internal pudendal artery)이 이완되면서 해면체 공간으로 혈액이 유입되어 나타난다. 분비(secretion)는 전립선과 정낭벽의 부교감신경절 자극에 의해 정액이 분비되고, 방출(emission)은 중추의 교감신경로를 통한 정신적 자극에 의해 골반신경절(pelvic ganglia)로 가는 교감신경 자극에 의한 것이다. 사정(ejaculation)은 정액이 요도로 들어가면 음부신경의 체신경이 활성화되고 이에 따라 요도해면체근이 수축되면서 일어난다. 발기감퇴(detumescence)는 중추의 교감신경로를 통한 정신적 자극에 의해 골반신경절로 가는 교감신경 자극에 따른 소동맥 수축에 의해 일어난다.

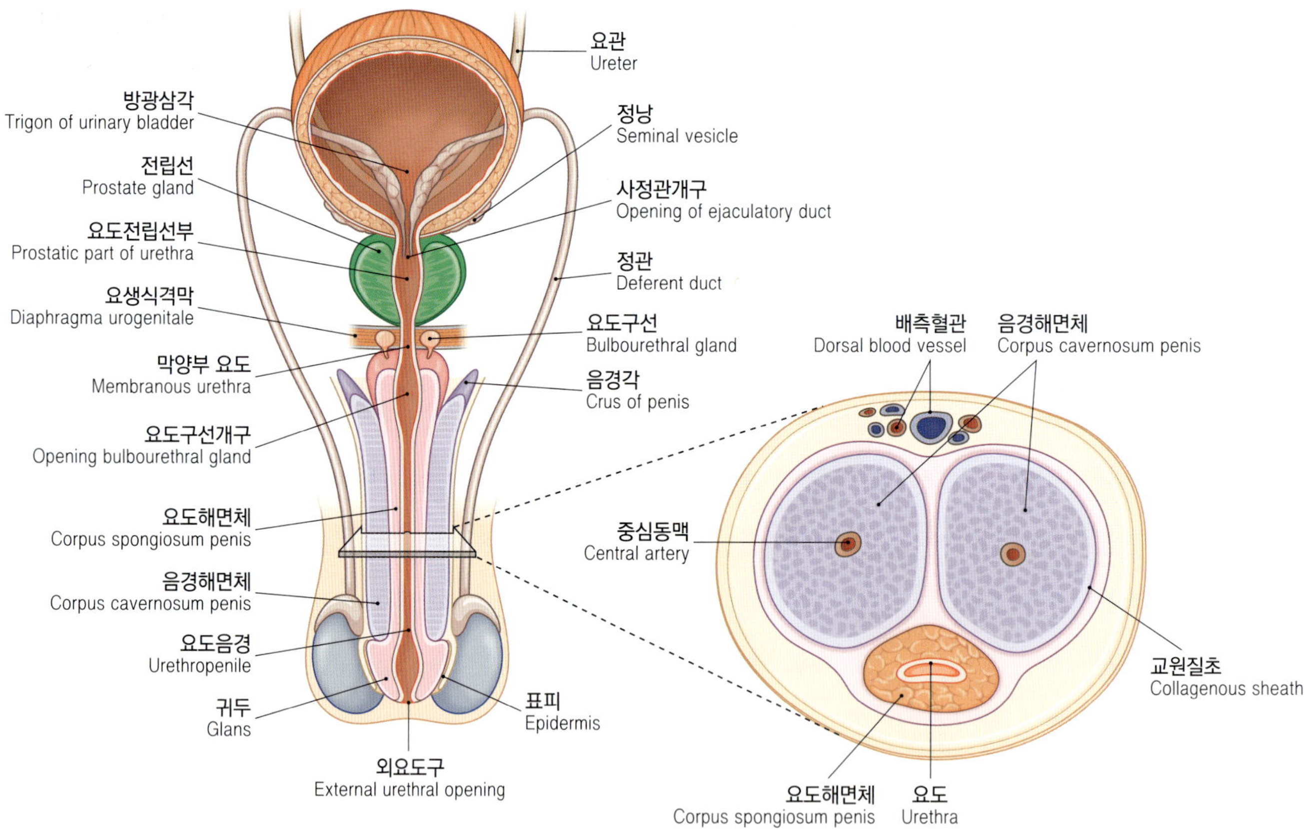

그림 7-5 음경

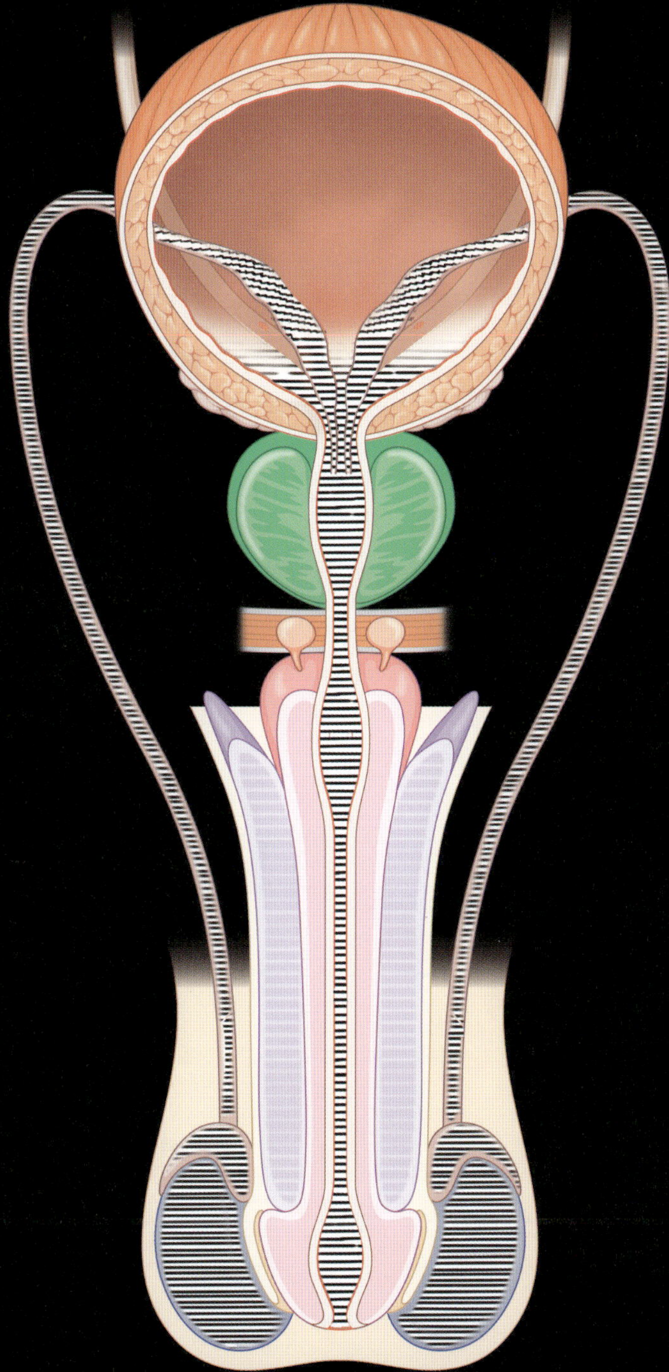

CHAPTER 7.3

여성생식기

학습목표 ■ 여성생식기의 구조에 대해 알 수 있다.

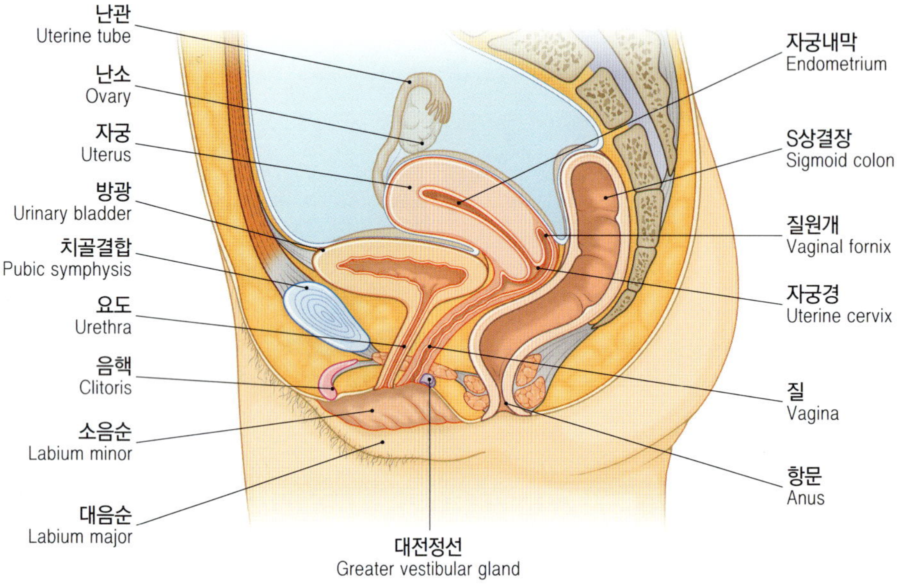

그림 7-6 여성생식기

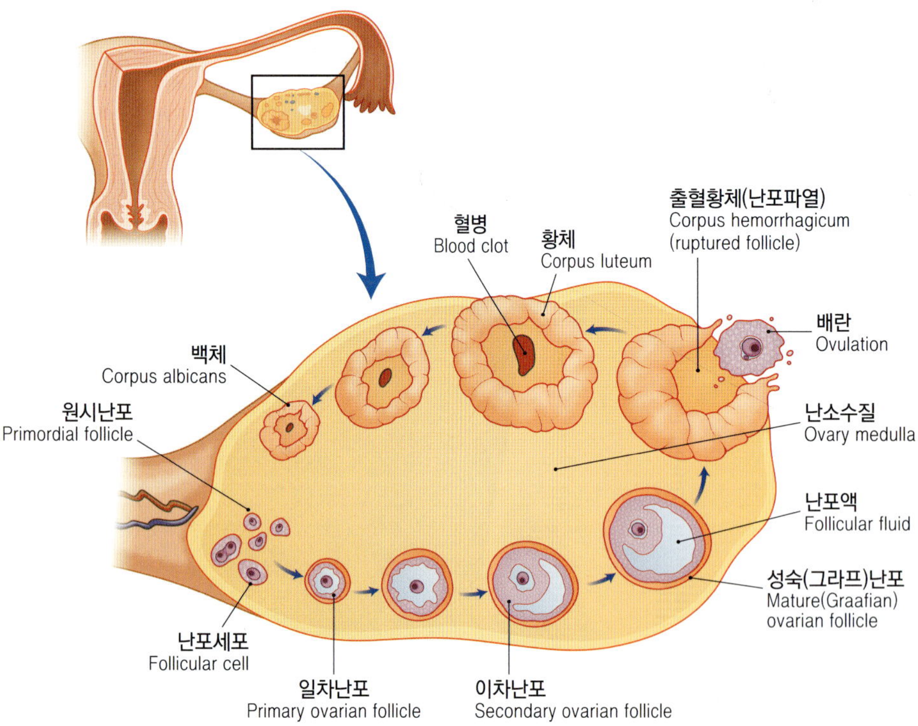

그림 7-7 난소의 주기

여성생식기

여성생식기의 구성은 난자를 생산하고 성숙시키며, 배란을 유도하고 여성호르몬을 분비시키는 난소(ovary), 배란된 난자를 운반하고 수정부위로 이용되는 난관(uterine tube), 수정된 난자를 성숙시키는 자궁(uterus), 교접과 분만부위인 질(vagina) 및 질주위의 외음부(pudendum)와 점액을 분비하는 부속선인 대전정선(큰어귀질샘, greater vestibular gland)으로 구성된다(그림 7-6).

난소

여성 생식소(female gonad)인 난소(ovary)는 남성의 고환과 마찬가지로 복강에서 발생하여 골반강으로 내려오는 실질성 장기로 길이 3~4cm, 넓이 1~2cm, 무게 약 3g 정도로 고유난소인대에 의해 자궁과 연결되고, 난소제삭(난소걸이인대, suspensory ligament of ovary)에 의해 골반벽에 부착되어 있다.

난소의 표면은 상피세포층과 백막으로 둘러싸여 있다. 난소는 피질과 수질로 구분할 수 있는데, 피질은 난포(follicle), 황체(황색체, corpus luteum), 백체(백색체, corpus albicans)로 차 있고, 수질은 평활근, 혈관과 신경, 림프관 등이 분포한다. 난포는 성숙단계에 따라 출생시에 미성숙 난자인 난조세포와 난포세포로 구성된 일차난포(primary ovarian follicle), 초경(menarche)과 폐경(menopause) 사이에 원시난포의 발육에 의한 이차난포(secondary ovarian follicle), 발육난포의 계속적

7.3 여성생식기

학습목표 ■ 자궁의 특징과 구조에 대해 알 수 있다.

인 성장에 의한 난포강(follicular antrum) 그리고 난포강의 확장으로 생긴 성숙난포(삼차난포, graafian follicle)로 구분할 수 있다. 이 성숙난포의 파열에 의해 난자의 배란이 가능하며 배란된 난포는 황체가 되고 백체가 된다. 배란된 난자는 24시간 이내에 수정이 가능하다(그림 7-7).

난관

난관(자궁관, fallopian tube, oviduct, uterine tube)은 자궁과 난소를 연결하는 7~15cm의 긴 관으로 나팔관이라도 한다. 난관의 구성은 자궁관술로 난소와 연결된 누두부(깔대기, infundibulum)와 외측 2/3의 넓은 수정 장소인 팽대부(ampulla region), 내측 1/3의 좁아진 자궁과 연결된 협부(isthmus)로 나눌 수 있다. 누두부의 난관술(난관채, fimbria tubae)은 복강내로 유리된 난자를 섬모운동에 의해 난관 누두부로 들어가게 한다. 난관벽의 조직은 점막층, 근육층, 장막의 3층 구조를 하고 있으며 남성의 정관과 마찬가지로 난관은 여성의 불임시술부위로 이용된다(그림 7-8).

자궁의 특징

자궁(uterus)의 전체적인 모양은 서양배를 거꾸로 한 것과 같은 근육성기관으로 방광과 직장 사이에 위치한다. 주로 섬유근층으로 구성되어 있으며 배아가 착상하며, 태반이 부착되고, 태아가 성장하는 기관으로 길이 약 7cm, 넓이 4~5cm, 두께 약 2.5cm이다.

상단의 넓은 부분은 난관과 자궁원삭이 있는 자궁저(자궁바닥, fundus of uteri)이며, 자궁저의 연속으로 중간부위는 자궁체(body of uteri)라고 하며, 아래쪽 가는부위는 자궁경(자궁목, uterine cervix)이다. 자궁을 고정하는 인대는 자궁의 양쪽 끝에 위치하여 자궁의 전경전굴(앞경사앞굽이, anteversion anteflexion)을 유지하는 자궁원삭(자궁원인대, round ligament of uterus)과 자궁 측면에 2층의 복막으로 구성되어 신경과 혈관을 싸고 골반강(골반안, pelvic cavity)을 가로질러 주름을 형성하는 자궁광인대(자궁넓은인대, broad ligament) 및 난소인대(ovarian ligament)가 있다(그림 7-8).

자궁벽

자궁벽(wall of uterus)은 배아가 착상하는 가장 안쪽층인 자궁내막, 평활근으로 구성된 중간층인 자궁근층, 바깥층인 자궁외막의 3층으로 구성된다. 자궁근층은 중간층인 윤주근과 내 · 외층인 종주근의 3층 구조로 되어 있고, 자궁외막은 복막의 연속이며 자궁광인대가 된다. 자궁내막의 구조와 주기변화에 대해서는 다음 페이지에서 설명될 것이다.

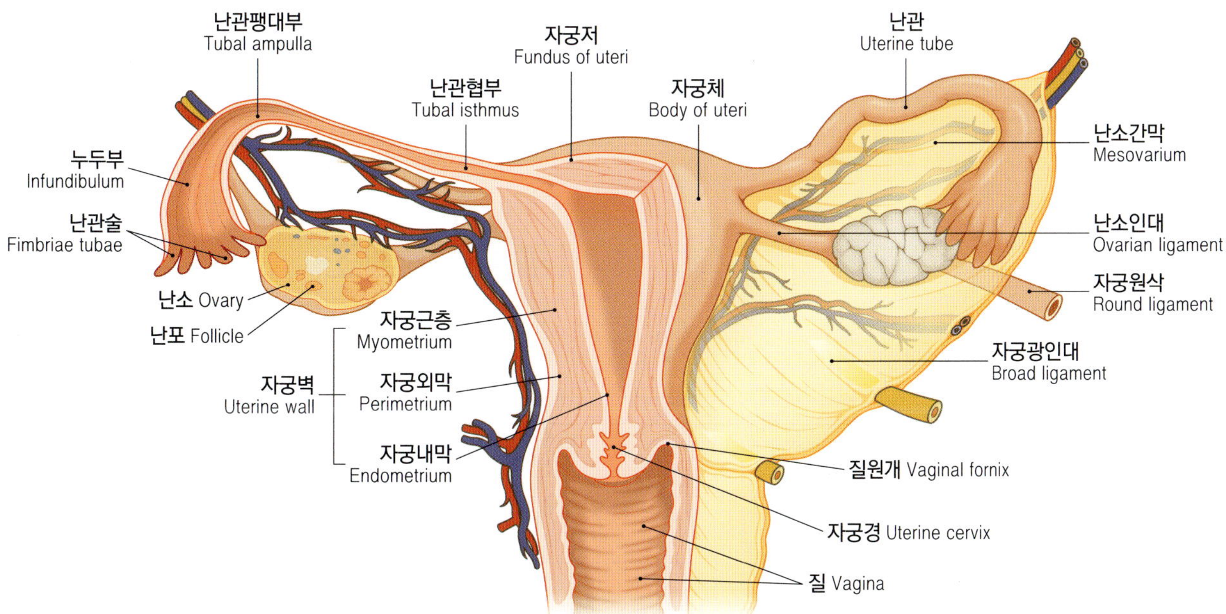

그림 7-8 자궁

7.3 여성생식기

학습목표 ■ 자궁내막의 구조와 주기 변화에 대해 알 수 있다.

자궁내막의 구조

점막층인 자궁내막(endometrium)은 상피와 고유층으로 구성되며 생리주기에 따라 증식과 탈락을 반복하는 주기적 변화를 일으킨다. 내강쪽으로부터 치밀층(compact layer), 해면층(sponge layer), 심층인 기저층(basal layer)으로 구분된다. 치밀층과 해면층은 월경전기에 비후되거나 충혈되어 월경기에 박리되고 기저층으로부터 재생이 일어난다.

자궁내막의 주기 변화

자궁내막은 약 28일 주기로 심한 변화가 일어나는데, 이를 월경주기(menstrual cycle)라 하고 월경기(menstrual phase), 증식기(proliferative phase), 분비기(secretory phase), 월경전기(premenstrual phase)로 나눌 수 있다.

월경기는 비후된 자궁내막의 표층인 치밀층과 해면층이 탈락되어 배출되는 시기로 배란 후 14일에 시작되어 3~5일간 지속되고, 출혈이 발생하며 표층이 탈락한다. 난자가 수정되지 않으면 프로게스테론(progesterone)은 난소에서 월경이 시작되기 수일 전까지 분비된다. 황체세포(lutein cell)에서 배란 후 프로게스테론의 생산을 감소시키기 시작하는데 프로게스테론의 농도가 떨어지면 자궁벽의 비후가 중단되어 자궁벽이 허물어져 월경을 하게 된다.

증식기는 월경기 후 약 10~11일 동안으로 월경기에 탈락되지 않는 기저층에서 에스트로겐(estrogen)의 영향으로 자궁내막이 재생되는 시기이다(그림 7-9).

분비기는 임신전기(progestation)라고도 하며, 증식기 후 약 12일간으로 프로게스테론의 혈류량이 증가하고 자궁내막이 두꺼워진다. 월경전기는 월경주기 마지막 2~3일간의 기간으로 자궁내막의 국소출혈이 발생한다.

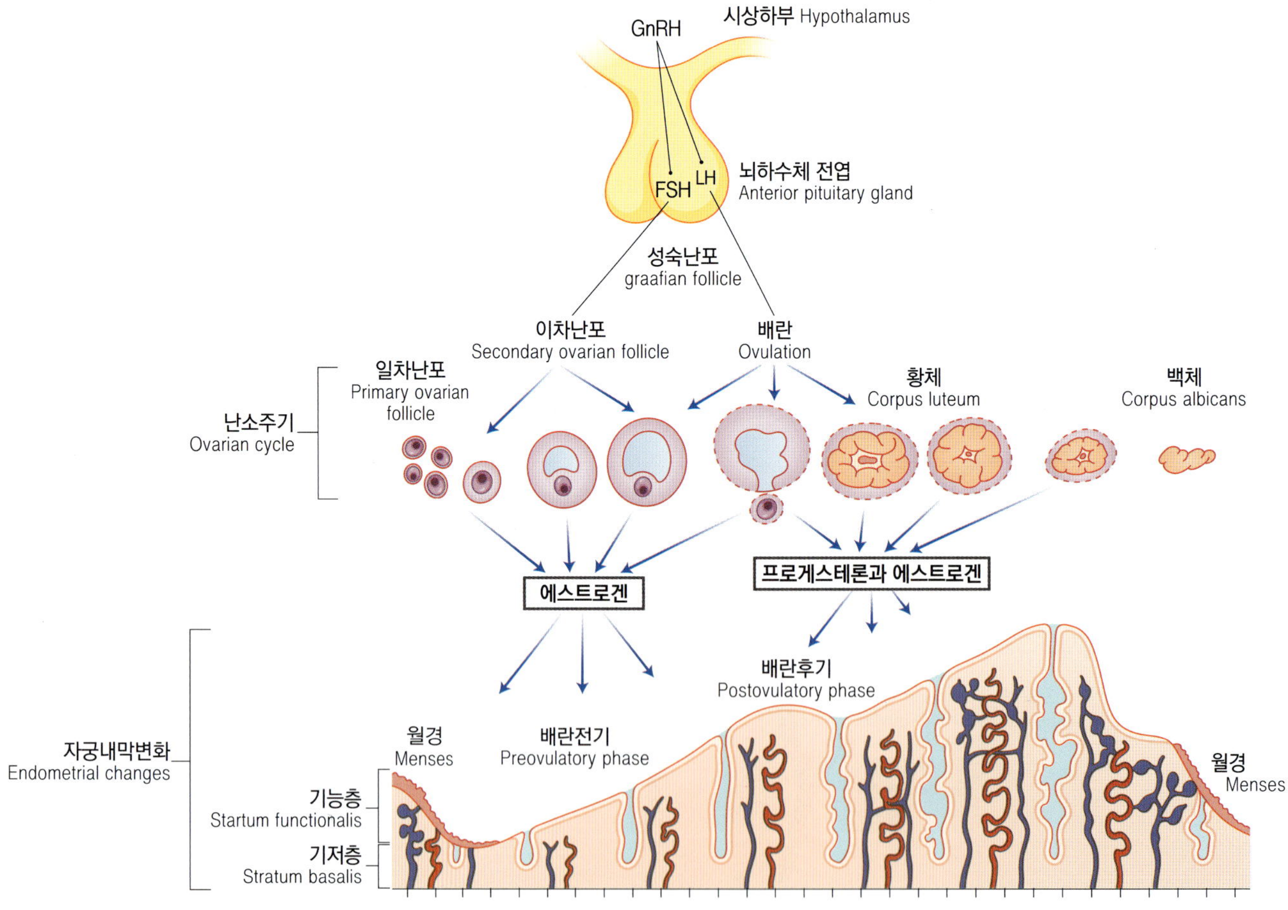

그림 7-9 난소 및 자궁내막 주기

7.3 여성생식기

학습 목표 ■ 질, 외음부 및 회음에 대해 알 수 있다.

질

질(vagina)은 자궁 아래쪽에 위치하고 길이는 약 7cm이며, 여성의 교접기와 산도가 된다.

질의 상방의 주름층을 질원개(질천장, vaginal fornix)라 하고, 질의 하방은 질구(vaginal orifice)에 있는 반달막인 처녀막(hymen)이 막고 있다. 질구에 의해 외요도구(바깥요도구멍, external urethral meatus)와 질입구의 개구부인 질전정(질어귀, vestibule)에 개구한다.

외음부

외음부(pudendum)는 질전정을 둘러싸고 있는 대음순(labium major), 소음순(labium minor), 음핵(clitoris), 질전정과 부속선인 대전정선(큰질어귀샘, greater vestibular gland)으로 나눌 수 있다.

대음순은 외음부의 좌 · 우 피부 융기부로 음모(pubic hair)가 나 있고 자궁내막의 바깥주름이다. 소음순은 내측 피부 융기부로 자궁내막의 안쪽주름이며, 질전정으로 둘러싸여 있고 음모가 없다. 음핵은 소음순의 상부 약 2cm에 위치하는 것으로 좌 · 우의 소음순이 앞쪽에서 합쳐지는 곳이다. 질전정 양쪽의 전정구(질어귀망울, vestibular bulb)는 발기장치로 대음순 밑에 위치한 곤봉모양의 구조물이다. 대전정선은 질구 후벽의 양쪽에 위치하며 질구와 개구하는 완두콩 크기의 선으로 질 입구의 윤활작용을 하는 점액을 분비한다(그림 7-10).

회음

회음(샅, perineum)은 넓은 의미로는 골반출구(pelvic outlet)를 말하고, 좁은 의미로는 음부와 항문 사이를 말한다. 여성의 회음은 질전정의 후면과 항문 사이를 말하고 남성은 음낭과 항문 사이를 가리켜 남 · 녀간의 차이가 크다. 회음부는 좌골결절 양쪽을 잇는 가상선을 중심으로 요도와 질을 포함하는 앞쪽의 비뇨생식삼각과 항문을 포함하는 뒤쪽의 항문삼각으로 구분할 수 있다. 회음에 대한 구조와 회음근육은 10장 근육계통을 참조한다.

남 · 여 상동기관

남성과 여성의 동일한 기능을 하는 상동기관은 표 7-1을 참조한다.

표 7-1 남 · 여 상동기관

남성	여성
음낭	대음순
고환	난소
음경	음핵
요도구선	대전정선
정관	난관
전립선	요도선
음경요도면	소음순

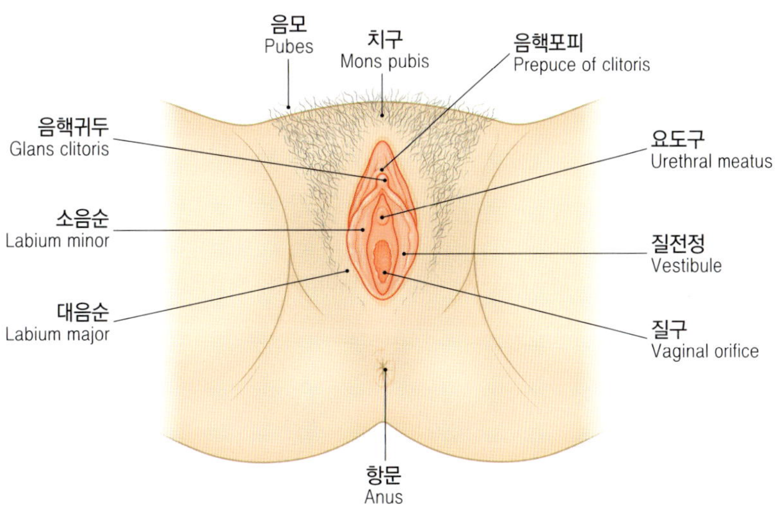

그림 7-10 여성의 외음부

연관내용

ASSOCIATED CONTENT

수정에서 태아까지의 발달과정

한 개의 정자가 난자 속으로 들어가면 난자의 투명대가 변하여 다른 정자의 침입을 방지하게 되고, 정자의 핵과 난자의 핵이 합쳐져 수정란이 형성된다. 수정란은 분열하기 시작하여 2세포기 → 4세포기 → 8세포기 → 상실배(오디배) → 포배기(낭배기)를 거쳐 자궁벽에 착상하여 세포 분열을 통해 외배엽, 내배엽, 중배엽의 배아원반을 형성한다. 외배엽에서는 주로 신경과 표피 등이 발생하고 내배엽에서는 소화계통, 호흡계통 등이 발생하며, 중배엽에서는 결합조직 및 근육과 진피 등이 발생한다. 특히, 중추신경계와 심장은 거의 5주경까지 발달하며, 각 기관은 발생 7주경에는 거의 완성되고, 임신기간인 38주에 거쳐 발달하게 된다(그림 7-11).

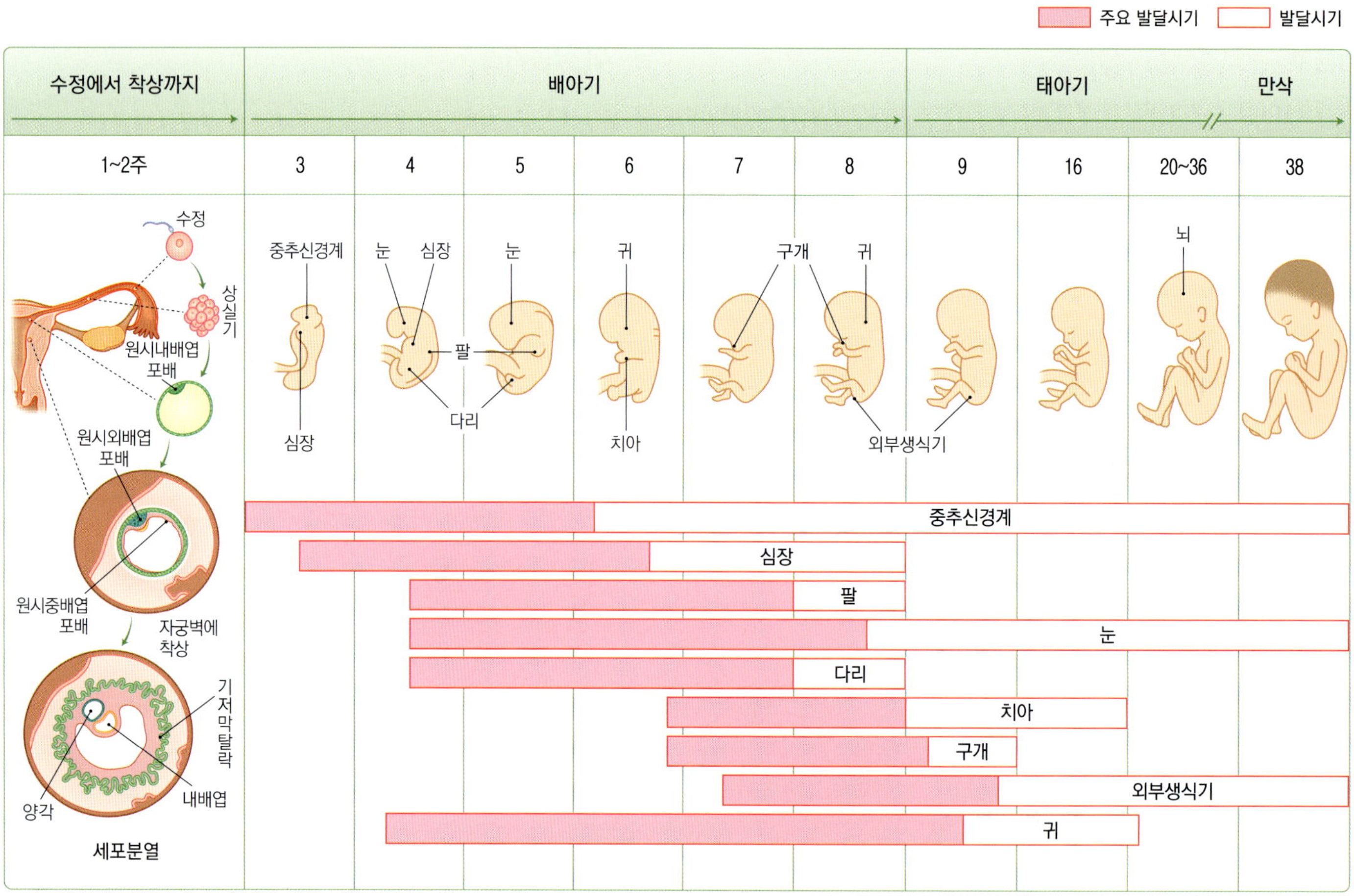

그림 7-11 수정에서 태아까지의 발달과정

꼭 알아두기

TO KNOW ON TO

- 정자의 생산과 이동경로에 따른 남성생식기의 구조에 대해 알아두기
- 남성생식기의 부속선의 종류와 특징에 대해 알아두기
- 음경의 구조와 사정을 위한 신경분포 알아두기
- 난자의 생산과 이동경로에 따른 여성생식기의 구조에 대해 알아두기
- 자궁과 자궁벽의 구조에 대해 알아두기
- 자궁내막의 구조적 변화에 대해 알아두기
- 질과 외음부의 구조에 대해 알아두기

요약정리

SUMMING-UP

- 정자는 고환에서 생성되어 부고환에 저장되고 정관을 통해 사정관으로 배출된다.
- 남성생식기의 부속선은 윤활작용과 노폐물을 제거하기 위해 정낭, 전립선, 요도구선 등이 있다.
- 고환은 정소라고도 하며 곡정세관 사이의 간질세포에서 테스토스테론을 생산하고, 생후 2개월 전 복강에서 하강하여 음낭에 들어간다.
- 고환의 피질은 백막으로 된 고환소엽에 구불구불한 곡정세관이 있고, 그물망을 이루고 부고환에 연결된다.
- 정관은 고환거근과 신경, 혈관으로 구성된 정삭을 이루어 서혜관을 통과하여 복강으로 들어간다.
- 정관은 방광 뒷면 아래쪽에서 전립선을 통과하면서 좌 · 우 정관이 만나며, 남성의 불임시술 부위가 된다.
- 사정관은 정낭의 배출관과 합쳐서 형성된다.
- 정낭은 1쌍의 정액 분비기관으로 정자의 운동과 여성생식기관의 수축 유도물질을 생산한다.
- 전립선은 방광 하부에 위치하는 1쌍의 실질성 기관으로 중앙에 요도가 관통하고, 좌 · 우측에 사정관이 개구하여 요도와 합쳐진다.
- 요도구선은 알칼리성 점액을 분비하여 윤활작용을 유도한다.
- 음경은 1쌍의 음경해면체와 1개의 요도해면체로 되어 있고, 혈액이 충만하게 되어 발기된다.
- 발기와 정액 분비는 부교감신경에 의해 나타나고, 방출은 교감신경에 의해, 사정은 체신경의 활성화로 나타난다.
- 난자는 표면상피에서 발생하여 난포세포, 원시난포, 발육난포, 성숙난포(포상난포)가 되고, 성숙난포의 파열에 의해 난자의 배란이 가능하다.
- 난자는 난소에서 생성되어 난관팽대부에서 수정이 일어나고 수정된 난자는 자궁에서 성숙된다.
- 여성생식기의 부속선은 남성의 요도구선과 상동기관인 대전정선이다.
- 난소는 난자를 생산하고 에스트로겐, 프로게스테론을 분비한다.
- 난소의 주기는 난포성숙 → 포상난포 → 배란 → 적체 → 황체 → 백체이다.
- 난관은 누두부, 팽대부, 협부로 나눌 수 있으며, 팽대부에서 정자와 난자의 수정이 일어난다.
- 자궁은 방광과 직장 사이에 위치하며, 배아가 착상하고 태반이 부착되는 태아 성장기관이다.
- 자궁은 상단의 넓은 부분으로 난관과 자궁원삭이 있는 자궁저, 자궁체, 자궁질부를 형성하는 자궁경으로 구분할 수 있다.
- 자궁벽은 치밀층, 해면층, 기저층으로 구성된 자궁내막과 자궁근층, 복막의 연속인 자궁외막으로 구분할 수 있다.
- 자궁내막의 주기적 변화로 월경기, 증식기, 분비기, 월경전기로 나눌 수 있다.
- 질은 상방의 주름을 형성하는 질원개와 하방의 처녀막이 있는 질구로 구분할 수 있다.
- 외음부는 대음순, 소음순, 질전정 및 부속선인 대전정선으로 구분한다.
- 대음순은 외음부의 피부융기부로 음모가 있다.
- 소음순은 내측 피부융기부로 음모가 없으며 좌 · 우 소음순이 합쳐져 음핵이 된다.
- 대전정선은 일명 바르톨린선으로 점액이 분비되며, 남성의 요도구선과 상동기관이다.

관련 질환과 중재

RELATED DISEASE & INTERVENTION

여성의 생식기에 나타나는 주요 질환

- **자궁경부폴립**(cervical polyp)은 속자궁경관상피조직이 내강으로 튀어나온 혹 같은 덩어리를 말한다.
- **자궁내막암종**(endometrial carcinoma)은 자궁내막의 분비선에 생긴 선종이다. 가장 흔한 부인과 악성종양으로 주요증상은 폐경기 이후의 출혈이다. 진단은 확장(opening the cervical canal)과 소파술(scraping the lining of the uterus)이다.
- **평활근종**(leiomyoma)은 자궁체부의 평활근 내에 생기는 악성종양을 말한다.
- **자궁관임신**(fallopian pregnancy)은 수정란이 자궁체부 이외의 장소, 특히 나팔관에 착상하여 발육하는 임신이며, 또한 자궁관자궁외임신(tubal ectopic pregnancy)은 수정란이 난관에 착상하여 발육하는 임신을 말한다.
- **자궁경부암**(cervical cancer)은 자궁경부의 악성종양으로 폐암, 대장암, 유방암 등과 함께 여성에게 발생빈도가 높은 암이다. 파파니콜로우(Papanicolau) 도말표본으로 자궁경부의 상피를 긁어내어 세포를 현미경으로 조사하면 자궁경부의 신생물을 조기에 발견할 수 있다.
- **난관암**(tubal carcinoma)은 여성의 생식기관련 암중 발생빈도가 0.3% 정도로 드문 암종이며, 난관암의 대부분은 난관의 점막으로부터 발생하여 점차 난관벽을 뚫고 복강내 종양으로 확대되며, 골반조직과 대동맥, 림프조직으로 전이될 가능성이 있다.

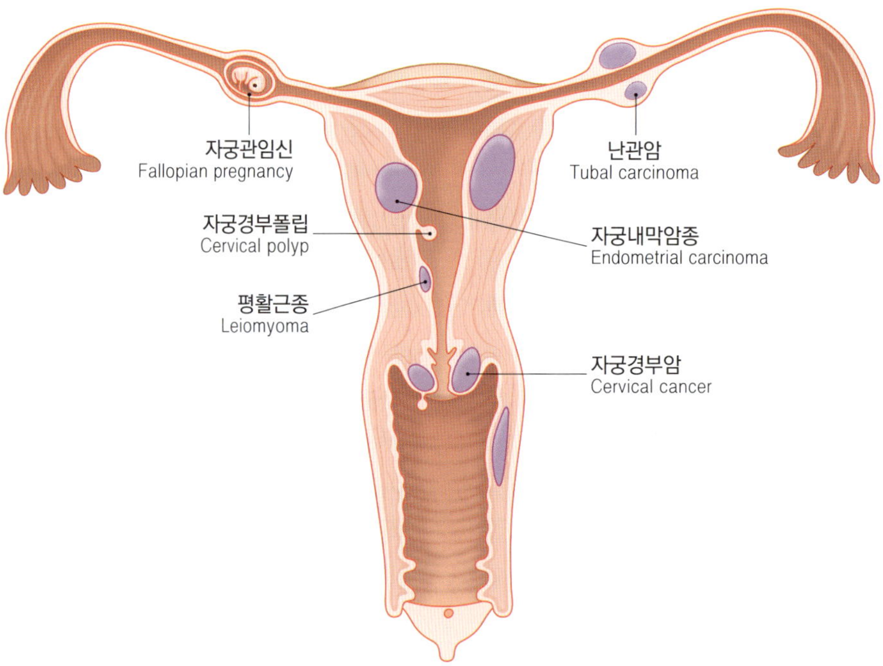

그림 7-12 여성의 생식기 질환

학습목표에 대한 자기진단

SELF-DIAGNOSIS OF THE LEARNING OBJECTIVE

번호	학습목표	자기성취도(점)				
		90%(5)	70%(4)	50%(3)	30%(2)	10%(1)
1	남성생식기의 전체구조에 대해 알 수 있다.					
2	남성생식기의 부속선에 대해 알 수 있다.					
3	여성생식기의 전제구조에 대해 알 수 있다.					
4	자궁의 특징과 구조에 대해 알 수 있다.					
5	자궁내막의 구조적 변화에 대해 알 수 있다.					
6	질과 외음부에 대해 알 수 있다.					
7	남 · 여 상동기관에 대해 알 수 있다.					
계						
단원 합계		점				

주요용어 점검

CHECKING OF MEDICAL TERMS

고환 testis

부고환 epididymis

생식관 deferent duct

음낭 scrotum

정자 sperm

정낭 seminal vesicle

전립선 prostate gland

요도구선 bulbourethral gland

난소 ovary

난관 uterine tube

질 vagina

대전정선 greater vestibular gland

자궁원인대 round ligament

자궁광인대 broad ligament

월경기 menstrual phase

분비기 secretory phase

대음순 labium major

소음순 labium minor

음핵 clitoris

회음 perineum

테스트
TEST

■ 다음 그림은 남 · 여 생식기이다. 빈 칸에 알맞은 명칭을 쓰시오.

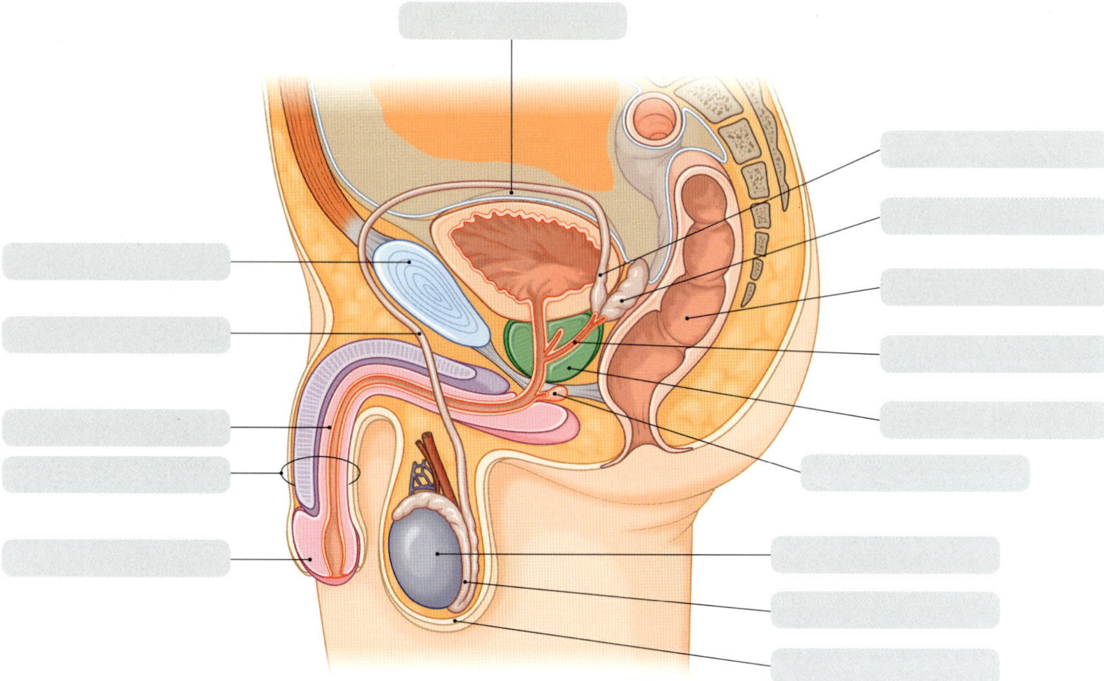

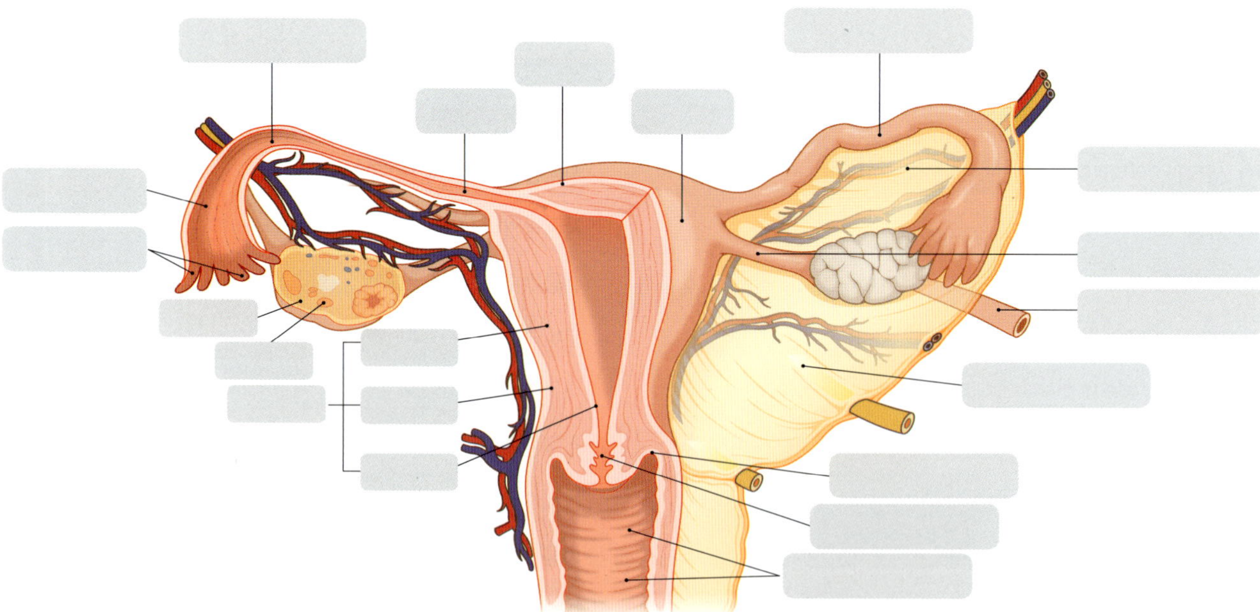

CHAPTER 8

ENDOCRINE SYSTEM

내분비계통

학습목표

- 내분비계의 특징에 대해 알 수 있다.
- 뇌하수체의 발생과정과 구조에 대해 알 수 있다.
- 뇌하수체의 구조와 기능에 대해 설명할 수 있다.
- 뇌하수체호르몬의 분비작용과 종류를 알 수 있다.
- 흉선과 송과선의 위치와 호르몬 분비를 알 수 있다.
- 갑상선의 구조와 호르몬 분비를 알 수 있다.
- 부갑상선의 구조와 호르몬 분비를 알 수 있다.
- 부신의 구조와 호르몬 분비를 알 수 있다.
- 췌장의 구조와 호르몬 분비를 알 수 있다.
- 생식선과 태반호르몬과 위 · 장관호르몬의 특징을 알 수 있다.

내분비계의 개요

학습목표
- 내분비계의 특징에 대해 알 수 있다.

인체에 분포하는 내분비선이 존재하는 기관은 뇌하수체(hypophysis), 갑상선(thyroid gland), 부갑상선(parathyroid gland), 부신(adrenal gland), 송과선(pineal gland), 흉선(thymus), 췌장(이자, pancreas), 정소(testis), 난소(ovary) 등이다(**그림 8-1**).

내분비계(endocrine system)는 호르몬을 분비하는 내분비선의 집합체로, 내분비선은 모세혈관으로 둘러싸인 분비세포들로 구성되어 있고, 한선, 타액선, 유선 등과 같이 자체도관을 가진 외분비선과 다르게 분비세포에서는 호르몬을 생산하여 혈액으로 분비하는 무선조절 시스템이다. 즉, 분비물을 분비관 없이 혈액을 통해 몸속을 순환시킨다. 혈액으로 분비된 호르몬은 표적기관이나 세포로 운반되어 유기질대사, 수분, 염류 평형을 통한 일정한 내적 환경을 유지시키거나 스트레스 환경에 대처할 수 있도록 하는 적응성 변화를 유도하며, 생식기능 조절 및 자율신경계와 순환기계, 소화기계의 기능을 조절하는 역할을 한다. 내분비 기능의 생리학적 반응을 일으키는 데 있어 다단계 연쇄반응을 일으키기도 한다. 항상성 조절에 있어 상호길항적 효과(competitive intraction effect)나 상승효과를 나타내거나 표적기관에 서로 다른 효과를 나타내기도 한다(**그림 8-2**).

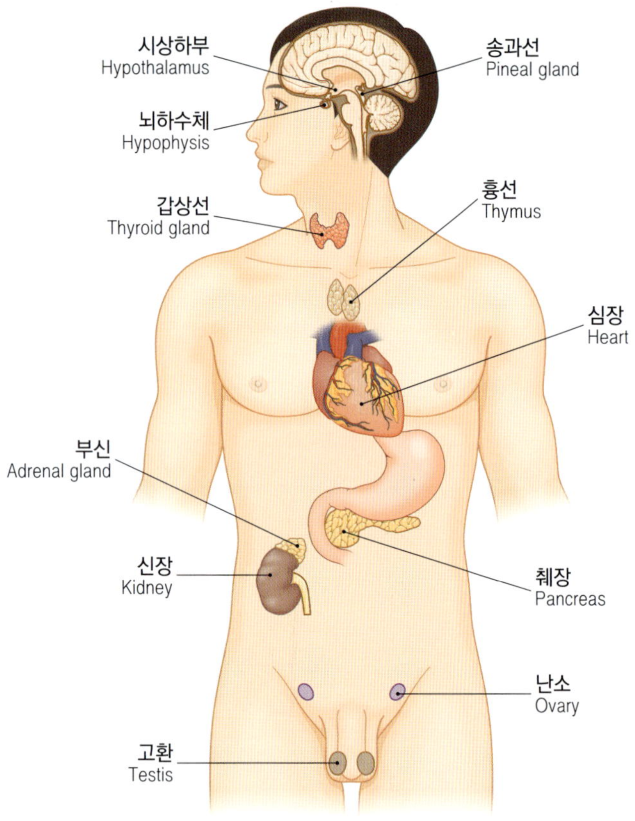

그림 8-1 내분비선의 분포

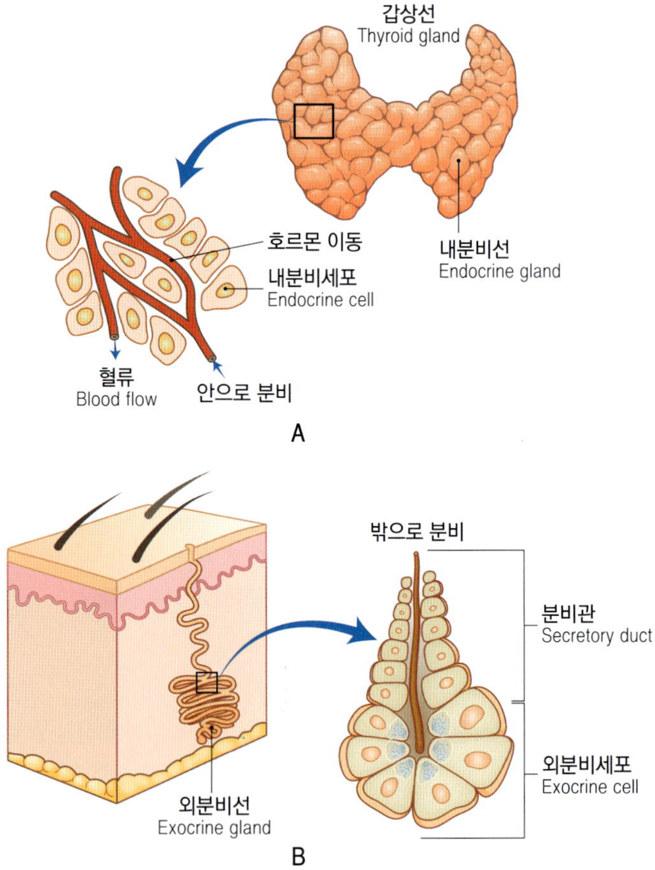

그림 8-2 분비선. A: 내분비선, B: 외분비선

CHAPTER 8.2

뇌하수체

학습목표 ■ 뇌하수체의 발생과정과 구조에 대해 알 수 있다.

뇌하수체의 발생과 구조

뇌하수체는 시신경교차의 후면 접형골의 터키 안(말안장, sella turcica)처럼 움푹 들어간 곳에 있으며 시상하부 밑에 직접 연결되어 있다. 무게는 0.5g, 지름 1cm의 콩알 크기만한 타원형 기관이다.

뇌하수체는 간뇌(사이뇌, diencephalon)의 바닥 부분이 아래쪽으로 내려온 구조와 입천장 상피의 일부분이 위로 올라간 구조가 모여서 이루어진 장기로, 간뇌에서 유래한 구조를 신경하수체(신경뇌하수체, neurohypophysis), 구개상피의 라트케낭(Rathke's pouch)에서 유래한 구조를 선하수체(샘뇌하수체, adenohypophysis)라고 한다. 시상하부의 누두(깔때기, infundibulum)는 바닥쪽 일부가 배쪽으로 성장하여 이루어진 구조이다. 입안원기(stomatodeum)의 천장에서 위쪽으로 성장하는 라트케주머니는 시상하부의 누두와 만나 뇌하수체를 구성한다(그림 8-3). 뇌하수체 중에 선뇌하수체는 원위부(먼쪽부분, pars distalis), 융기부(융기부분, pars tuberalis) 및 중간부(중간부분, pars intermedia)로 구성되어 있으며, 신경하수체는 신경부(신경부분, pars nervosa)와 누두부(깔때기부분, pars infundibularis) 및 정중융기(median eminence)로 구성되어 있다. 발생기원과는 상관없이 각 부분이 분포하는 위치에 따라 원위부와 융기부를 합쳐서 뇌하수체 전엽이라 하고, 신경부분과 중간부분을 합쳐서 뇌하수체 후엽이라 부르기도 한다. 기능상 전엽은 선하수체, 후엽은 신경하수체라고 한다(그림 8-4).

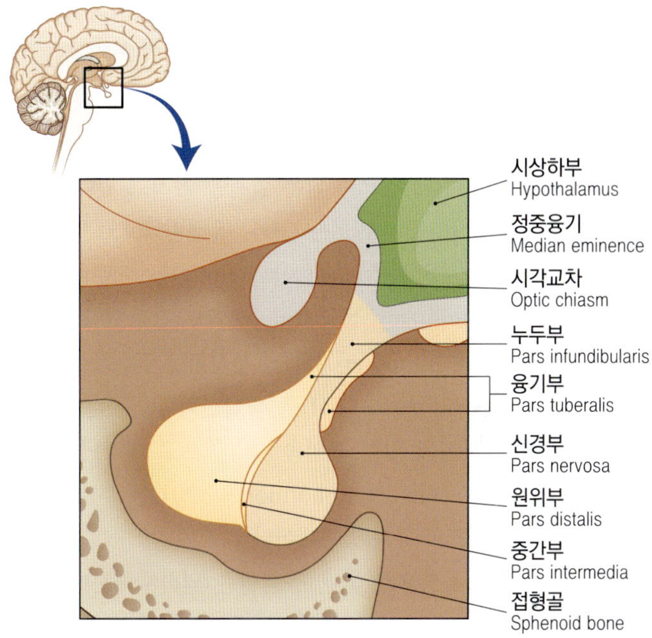

그림 8-4 뇌하수체

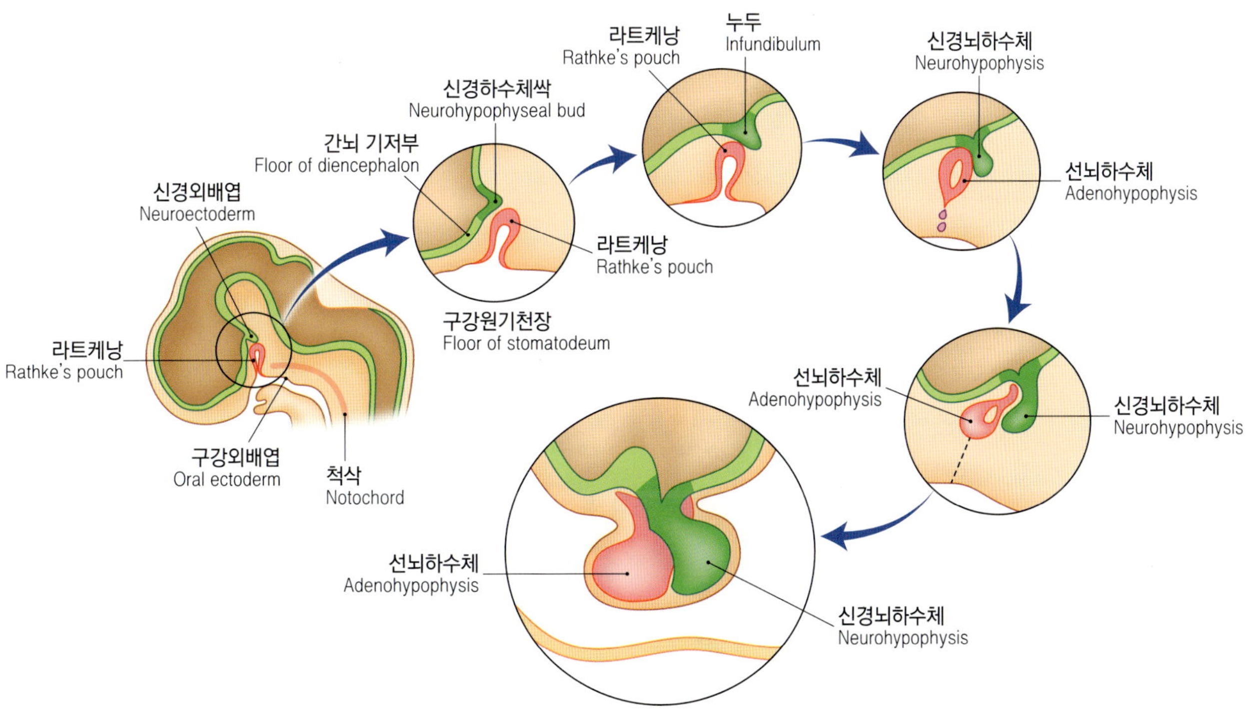

그림 8-3 뇌하수체의 발생

8.2 뇌하수체

학습목표
■ 뇌하수체의 구조와 기능에 대해 설명할 수 있다.

뇌하수체의 구조

뇌하수체전엽

뇌하수체전엽(뇌하수체앞엽, pituitary anterior lobe)은 일명 선뇌하수체(adenohypophysis)로 뇌하수체의 75%를 차지하며 태생기 구강 천장에서 파생된 상피조직이다. 전엽은 불분명한 경계를 가지는 세 개의 지역인 융기부(pars tuberalis), 원위부(pars distalis) 및 중간부(pars intermedia)로 나누어진다.

융기부는 누두 주위에 있으며 많은 혈관을 가지고 있다. 원위부는 성장호르몬(growth hormone, GH), 유선자극호르몬(prolactin, PRL), 난포자극호르몬(follicle stimulating hormone, FSH), 황체형성호르몬(luteinizing hormone, LH), 갑상선자극호르몬(thyroid stimulating hormone, TSH), 부신피질자극호르몬(adrenocorticotropic hormone, ACTH)을 방출한다. 중간부는 원위부와 뇌하수체후엽 사이에 있는 불연속성의 층으로 멜라닌세포자극호르몬(melanocyte–stimulating hormone, MSH)을 분비하며, 원위부의 호염기성 세포와 유사한 형태이다.

좌우 상뇌하수체동맥으로 받은 동맥혈은 뇌하수체문맥으로 돌아오며, 뇌하수체문맥은 시상하부와 누두의 모세혈관을 거쳐 다시 전엽의 동양혈관(굴모세혈관, sinusoidal capillary)으로 이어지는 이중의 모세혈관을 형성한다. 뇌하수체문맥(portal veins of hypophysis)은 조절 물질을 시상하부에서 전엽으로 운반하기 때문에 뇌하수체 기능에 매우 중요하다.

뇌하수체후엽

뇌하수체후엽(뇌하수체뒤엽, pituitary posterior lobe)은 간뇌의 밑바닥에서 형성되어 신경하수체(neurohypophysis)라 부르며, 뇌하수체의 25%를 차지한다. 후엽은 신경부와 누두(깔때기, infundibulum)로 구분되며 누두는 시상하부의 정중융기에 의해 연결되어 있다.

신경부는 시상하부핵에서 나오는 무수신경섬유 축삭들로 구성되어 있다. 이 신경원 축삭들이 정중융기로 내려오는 경로를 시상하부뇌하수체로(hypothalamohypophyseal tract)라고 하며, 누두를 거쳐 신경부 모세혈관 가까이에서 끝난다(그림 8-5).

시상하부 호르몬인 옥시토신(oxytocin)과 항이뇨호르몬(antidiuretic hormone, ADH)인 바소프레신(vasopressin)은 신경세포체에서 생성되는데, 이 호르몬은 과립 형태로 축삭을 타고 후엽의 축삭종말에 저장되어 필요에 따라 순환계로 유리된다.

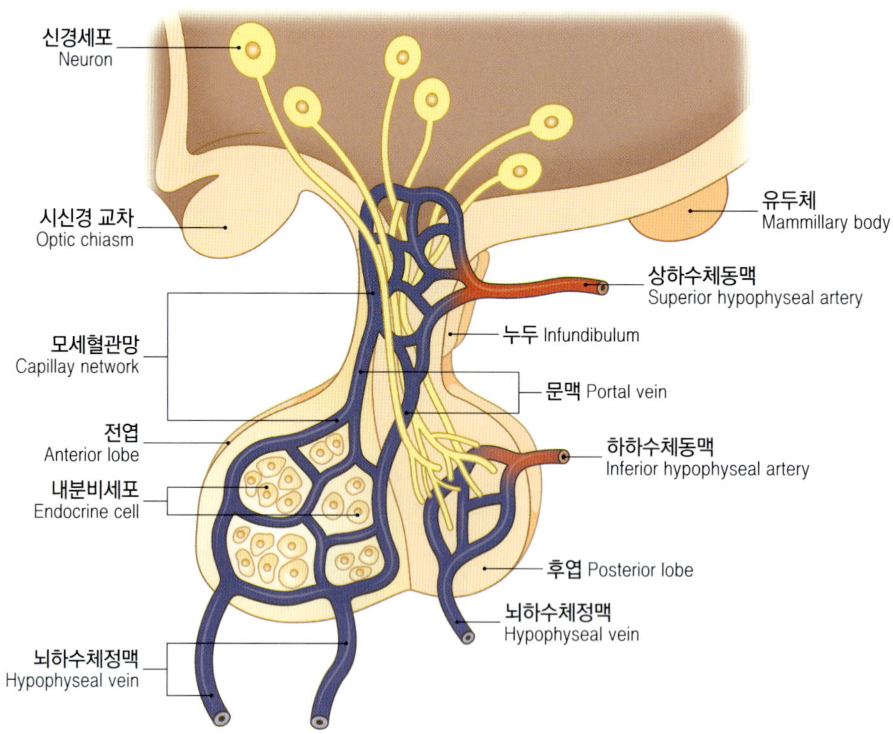

그림 8-5 뇌하수체-문맥계

8.2 뇌하수체

학습목표 ■ 뇌하수체호르몬의 분비작용과 종류를 알 수 있다.

뇌하수체호르몬의 분비

뇌하수체전엽에서 분비되는 자극호르몬은 표적기관(target organ)을 자극하여 호르몬 분비를 돕고 말초조직에 영향을 미쳐서 전엽과 시상하부의 분비량을 조절한다. 전엽에서 갑상선자극호르몬(TSH), 유선분비자극호르몬(PRL), 부신피질자극호르몬(ACTH), 성장호르몬(GH), 성선자극호르몬(gonadotrophin), 멜라닌세포자극호르몬(MSH) 등이 분비되고, 후엽에서는 항이뇨호르몬(ADH)과 옥시토신(oxytocin)이 분비된다(그림 8-6).

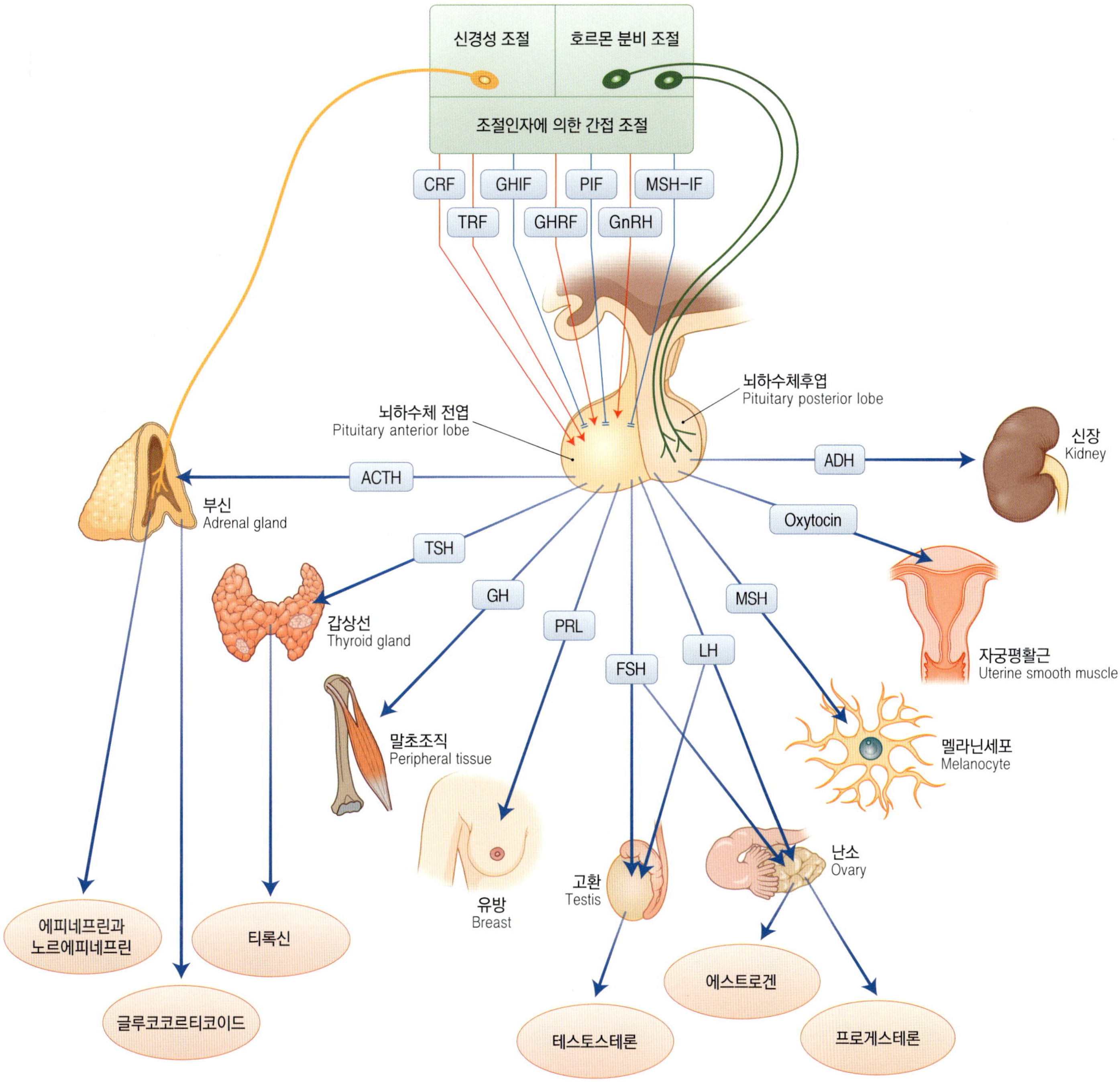

그림 8-6 뇌하수체 분비 호르몬

흉선과 송과선

학습목표 ■ 흉선과 송과선의 위치와 호르몬 분비를 알 수 있다.

흉선

흉선(가슴샘, thymus)은 종격의 앞부분에 있는 림프 모양의 기관으로 호르몬 물질을 갖고 있는 것으로 알려져 있다. 흉선은 사춘기에 그 크기가 가장 발달하며 이후부터 점점 줄어든다. 성인에서는 거의 지방조직으로 대체된다(그림 8-7).

티모신(thymosin)은 흉선에서 분비되어 말초림프조직, 특히 흉선 의존 영역의 발육을 촉진하고, T세포의 발달을 촉진한다.

송과선

송과선(솔방울샘, pineal gland)은 셋째뇌실 뒤쪽 천장에 존재하는 내분비기관으로 길이가 5~8mm, 폭이 3~5mm인 솔방울과 같은 모양이다. 송과선에는 멜라토닌(melatonin)을 분비하는 송과체세포(pinealocyte) 및 신경교세포(neuroglial cell)와 유사한 간질세포(사이질세포, interstitial cell)가 분포되어 있다.

멜라토닌은 광주기(photoperiod)와 일정한 관계를 가지며 생식선의 활동을 조절한다. 순환하는 멜라토닌의 양은 낮보다는 밤에 더 많은데, 송과선이 시각경로로부터 입력정보를 받아들이기 때문이다. 안구로 들어오는 빛에 의해 활성화되는 망막의 신경세포가 시상과 송과선으로 자극을 보내면, 이곳에서 멜라토닌의 분비가 억제된다(그림 8-8).

멜라토닌은 동물의 피부에 있는 멜라닌세포로부터 멜라닌색소가 생성되는 것을 억제하며 하루 리듬(daily rhythm)에도 영향을 미친다. 멜라토닌은 수면 유도 및 사람이 느끼는 계절적 분위기 변화를 인식하게 하며, 노화 지연에도 관여하는 것으로 알려져 있다.

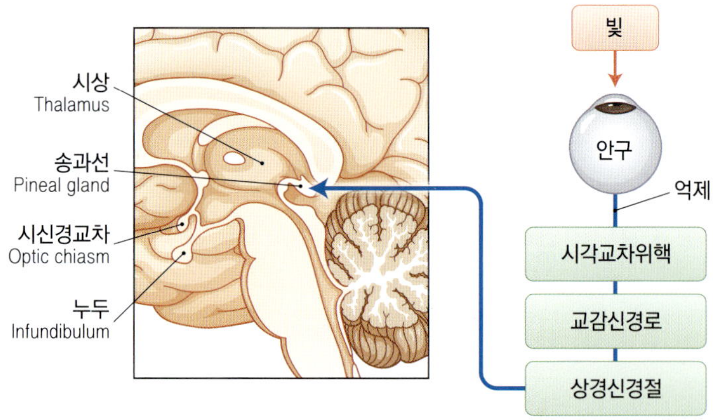

그림 8-8 송과선의 분비 양상

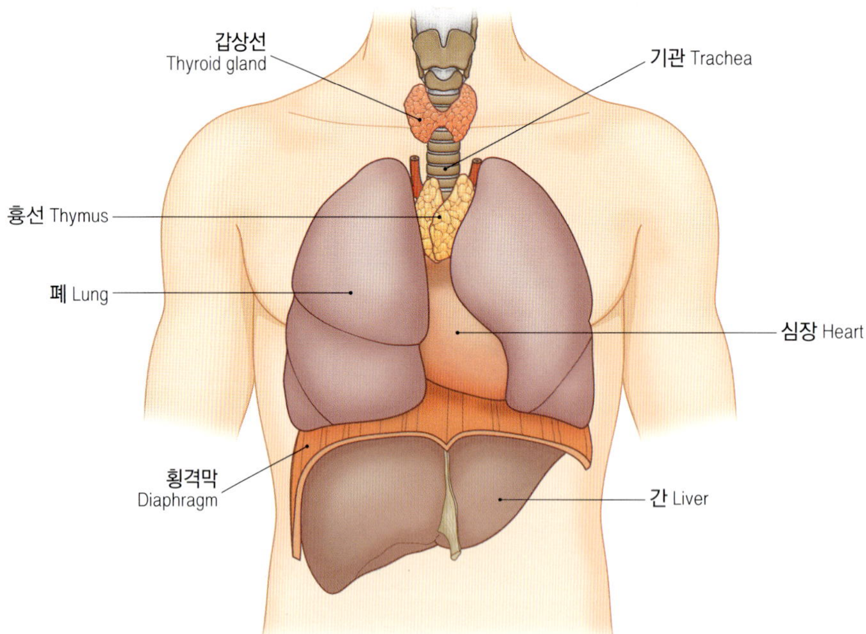

그림 8-7 흉선

8.4 갑상선

학습목표 ■ 갑상선의 구조와 호르몬 분비를 알 수 있다.

갑상선의 구조

갑상선(갑상샘, thyroid gland)은 약 30g 정도로 사람의 내분비선 중에서 가장 크다. 기관의 위쪽에 있고 마치 나비가 날개를 펴고 있는 모양을 하고 있다.

갑상선은 목 앞쪽에 있는 갑상연골(방패연골, thyroid cartilage) 부위의 기관을 앞으로 싸고 있는 무게 20~30g의 적갈색 내분비선이다. 갑상선은 갑상연골 중앙부에서 5번째 기관연골에 위치하고 있으며 좌우 2개의 엽과 이것을 연결하는 잘룩한 부위인 협부(잘룩, isthmus)로 구성되어 있으며 각 엽은 피라미드 형태로 되어 있다(그림 8-9).

갑상선에는 혈관이 풍부하여 혈류량이 크다. 조직학적으로는 다수의 소포(follicle)가 있고, 소포 속에는 글로불린(globulin)을 함유한 아교질(colloid)이 가득 차 있다. 갑상선 조직은 요오드(iodine: I)의 함유량이 많다.

갑상선 호르몬의 분비

갑상선의 소포세포에서 분비되는 호르몬은 주로 티록신(thyroxin, T_4)이며, 일부는 삼요오드타이로닌(triiodothyronine, T_3)이다. 티록신은 몸의 신진대사나 뼈의 발육과 성장을 돕는다. 부여포세포(소포곁세포, parafollicular cell, c-cell)에서는 칼시토닌(calcitonin)이 분비된다(그림 8-10).

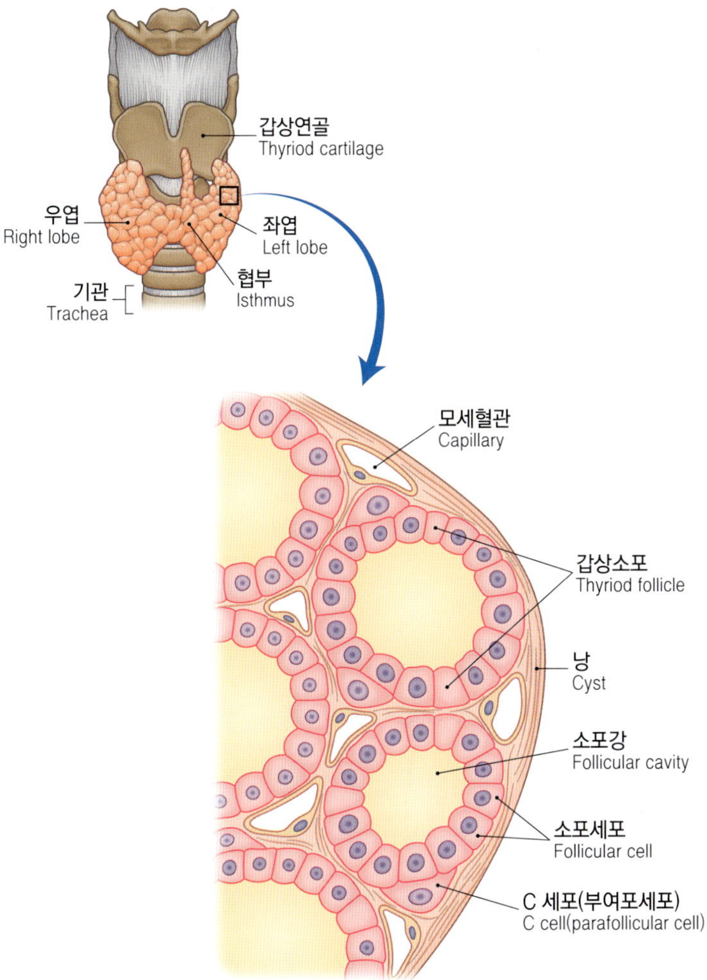

그림 8-9 갑상선과 조직

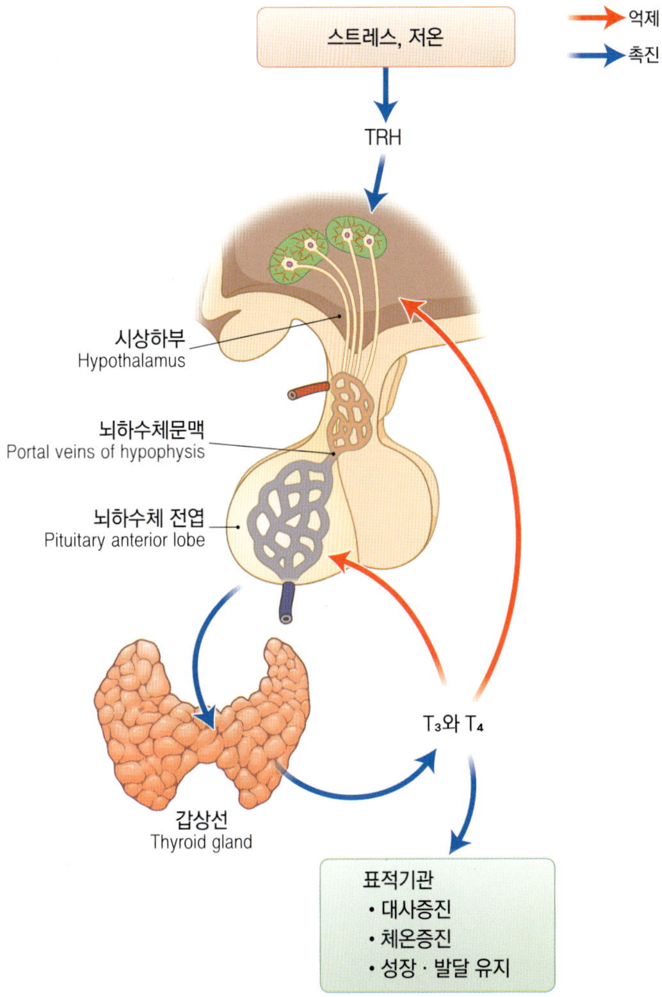

그림 8-10 갑상선호르몬의 분비 조절

8.5 부갑상선

학습 목표
- 부갑상선의 구조와 호르몬 분비를 알 수 있다.

부갑상선의 구조

부갑상선(부갑상샘, parathyroid gland)은 갑상선 외엽의 위·아래에 각각 1쌍씩 모두 4개가 있으며, 쌀알 크기의 내분비선으로 일명 상피소체라고도 한다. 부갑상선은 지름 8mm, 무게 0.2~0.5g 크기의 실질로 얇은 결합조직 피막에 싸여 있다(그림 8-11).

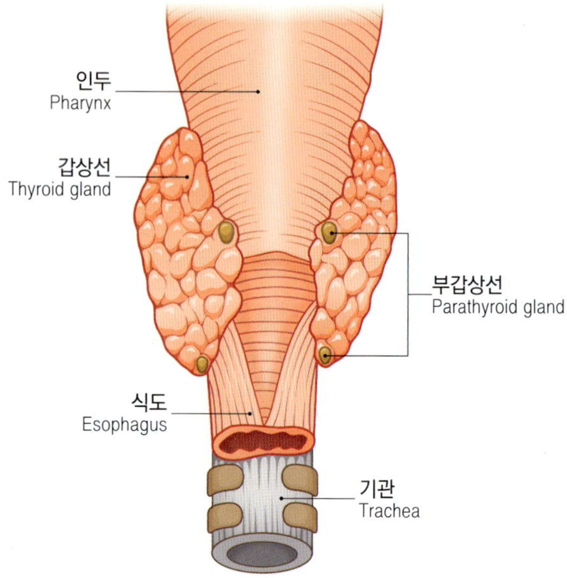

그림 8-11 부갑상선(후면)

부갑상선 호르몬의 분비

부갑상선의 주세포(chief cell)에서 부갑상선호르몬(parathyroid hormone, PTH)이 분비되며 주된 표적기관은 뼈와 신장이다(그림 8-12).

이 호르몬은 칼슘과 인산염의 균형을 이루는 데 매우 중요하다. PTH는 혈액 중의 Ca^{2+} 농도를 상승시키며 신장에서 Ca^{2+}의 유리와 인산염 분비를 조절하고, 음식으로 섭취한 칼슘의 장 재흡수를 촉진하여 전해질 균형을 유지한다. 따라서 부갑상선의 기능이 저하되면 혈중 칼슘농도를 저하시켜 결국 근육 강축 증상을 일으키는데 이를 테타니증(tetany)이라 한다. 반대로 부갑상선의 기능이 항진되면 뼈 조직의 흡수를 촉진하여 혈액으로 칼슘과 인산 이온을 방출하게 되어 혈중 칼슘 농도가 상승하게 되어 골다공증(osteoporosis)이나 구루병(rickets) 등을 일으킬 수도 있다.

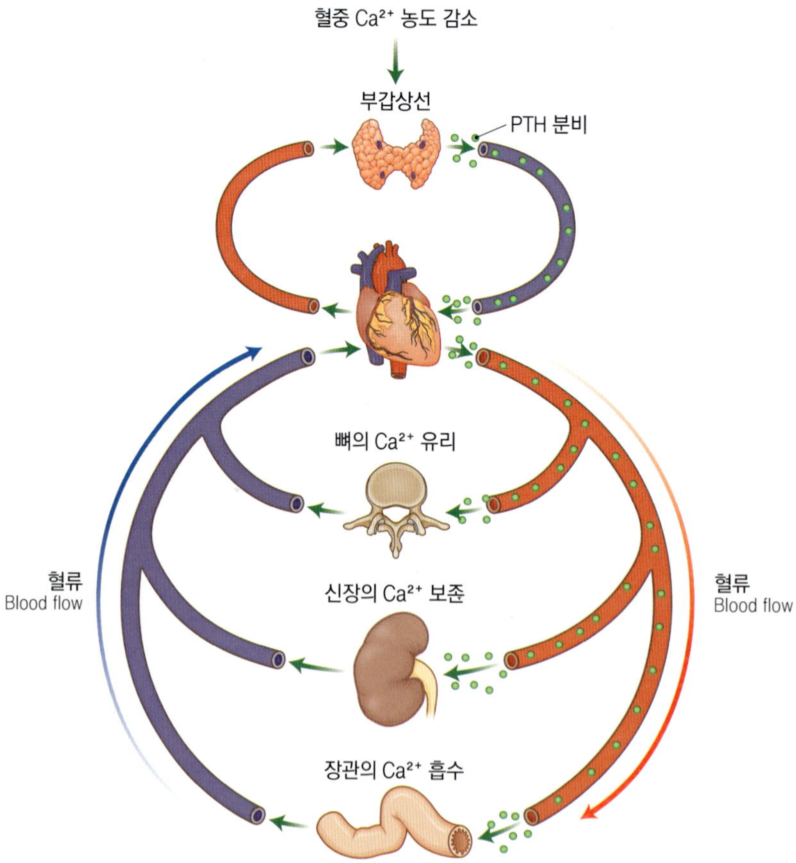

그림 8-12 부갑상선의 기능

8.6 부신

학습 목표
- 부신의 구조와 호르몬 분비를 알 수 있다.

부신의 구조

부신(콩팥위샘, adrenal gland, suprarenal gland)은 양쪽 신장의 위쪽에 놓여 있으며, 길이 3~5cm, 폭 1.9cm, 두께가 4~6mm, 무게가 3.5~5g 정도 된다. 11~12번째 흉추 높이에 위치한다.

부신은 피질(겉질, cortex)과 수질(속질, medulla)로 이루어진다. 피질은 황색을 띠고 비교적 단단한 선조직이며, 수질은 암갈색으로 비교적 연하다. 크롬(chrom)염색을 하면 수질세포만 갈색으로 염색되므로 피질과 경계가 더욱 확실해진다. 이런 이유로 수질세포는 크롬친화 세포(친크롬세포, chromaffin cell)라고 한다. 크롬친화세포에는 교감신경세포가 분포한다.

수질세포는 피질세포보다 약간 크며, 이와 같은 세포의 집단은 몸속 곳곳에 산재하는데, 이것을 방신경절(곁신경절, paraganglion)이라 한다.

부신의 피질은 바깥층인 사구대(토리층, zona glomerulosa), 중간층인 속상대(다발층, zona fasciculata), 안쪽층인 망상대(그물층, zona reticularis)로 이루어진다. 이들 중에서 속상대가 가장 두꺼워서 전체의 70~80%를 차지하며, 망상대에는 모세혈관이 엉켜 있다.

부신호르몬의 분비

부신피질의 바깥층인 사구대는 세포가 가장 크고 약간 어두운 색깔의 원형 또는 단방형 세포가 작은 무리를 이루고 있는 층으로, 이곳에서 전해질대사와 관계가 깊은 염류코르티코이드(mineralocorticoids)가 분비된다. 속상대는 밝은 세포가 많은 기둥 모양의 구조를 이루고 있는 층이며, 당질대사와 관계가 깊은 당류코르티코이드(glucocorticoids)가 분비된다. 망상대는 세포가 모여서 그물 모양의 구조를 이루며, 갈색세포를 포함하고 있고, 성적 활동과 관계가 깊은 남성호르몬(androgen)이 분비된다. 망상대는 태아나 신생아에게는 거의 없으나 성인이 되면서 발달하며 노인의 경우는 두꺼워진다. 부신수질은 피질에 의해 둘러싸여 있으며, 교감신경계의 신경자극에 의해 혈액에 스트레스 호르몬인 카테콜아민을 분비한다.

수질세포에서 분비되는 호르몬은 에피네프린(epinephrine), 아드레날린(adrenaline)과 노르에피네프린(norepinephrine), 노르아드레날린(noradrenaline)이라는 두 종류의 카테콜아민이다. 카테콜아민 호르몬의 효과는 교감신경계의 신체반응과 매우 비슷하여 심장박동, 호흡 수, 대사기능 등의 증가를 일으킨다.

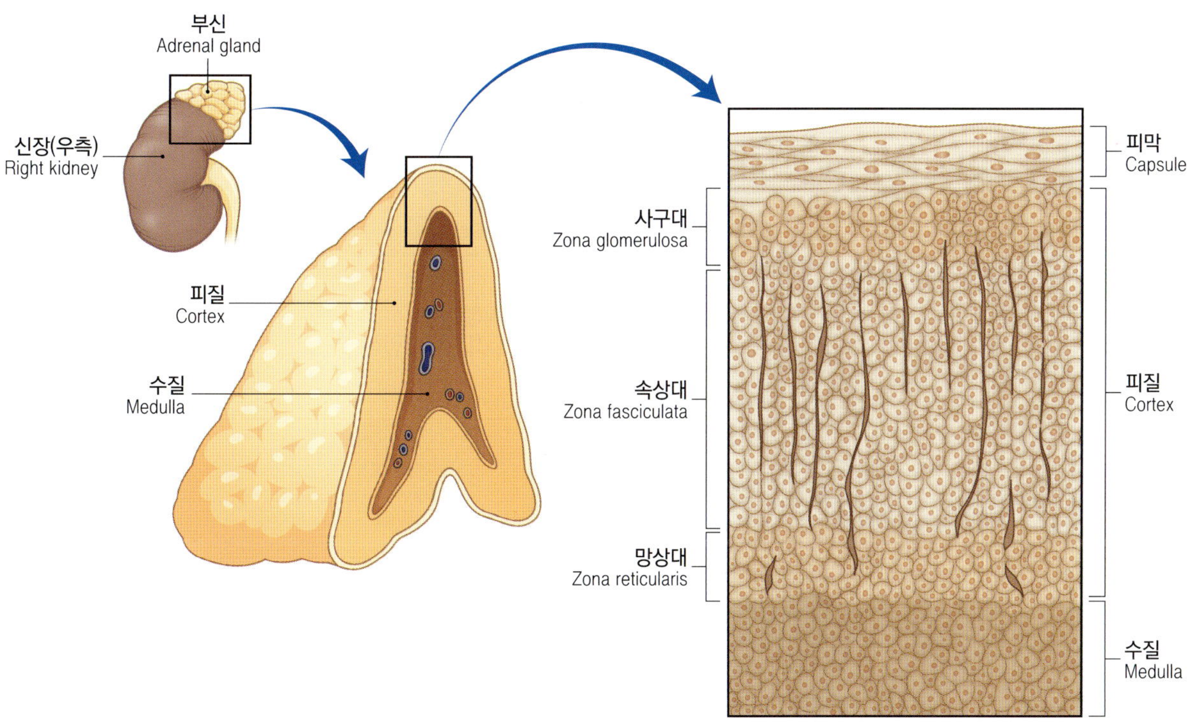

그림 8-13 부신

췌장

학습목표
- 췌장의 구조와 호르몬 분비를 알 수 있다.

췌장의 구조

췌장(이자, pancreas)은 복강의 십이지장과 비장 사이에 있으며 위(stomach) 뒤에 놓여 있는 소화선이다. 길이 14~16cm, 폭 5cm, 무게 약 75g이며 췌두, 췌체, 췌미의 세 부분으로 구분된다(그림 8-14).

췌장의 대부분은 췌액(이자액)을 분비하는 포상선(꽈리샘)인 외분비선이며, 그 사이사이에 랑게르한스섬(langerhans islets)이라는 한 무리의 세포집단이 산재하여 내분비선을 이룬다. 췌장섬은 미측(꼬리쪽, caudal)에 약 100만 개의 구형세포 집단으로 구성되어 있으며 3종류의 세포, 즉 알파세포(20~30%), 베타세포(60~80%), 델타세포(2~8%)로 되어 있다.

췌장호르몬의 분비

췌장섬에서 인슐린(insulin), 글루카곤(glucagon), 소마토스타틴(somatostatin)을 분비한다.

① 알파세포에서 글루카곤을 분비하며, 이는 인슐린의 길항작용을 한다.

② 베타세포에서 인슐린을 분비하며, 이는 혈중 포도당과 탄수화물 이용도를 조절한다.

③ 델타세포에서는 성장호르몬 억제인자인 소마토스타틴을 분비하며, 이는 글루카곤과 인슐린의 분비를 억제하는 신경전달 물질이다.

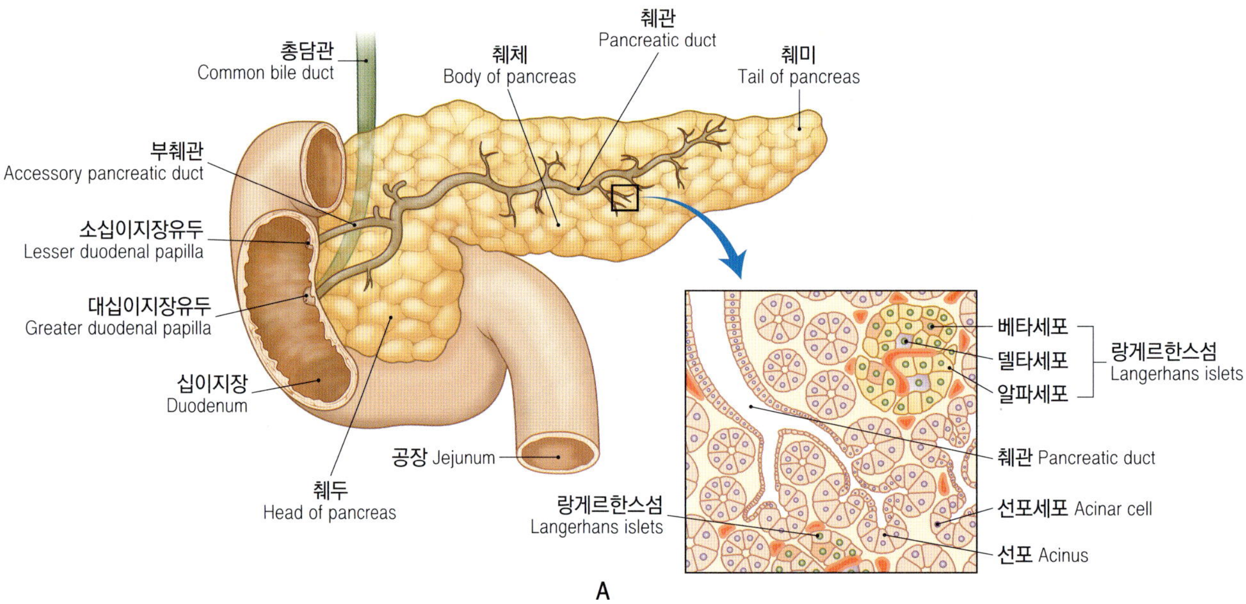

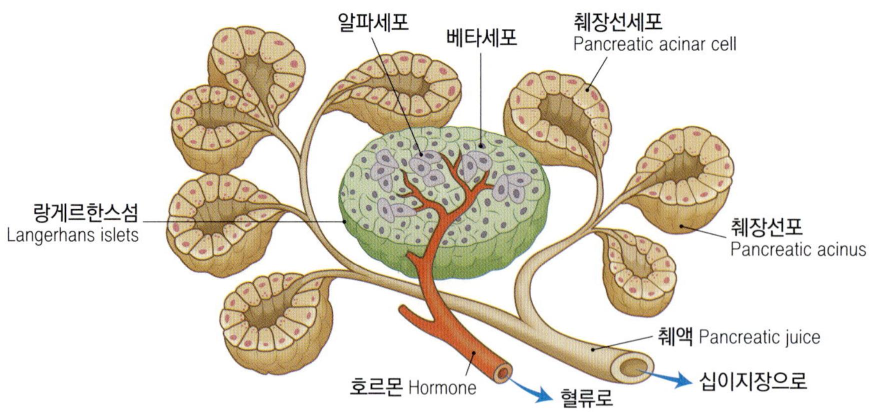

그림 8-14 췌장. A: 위치, B: 구조

8.8 그 밖의 내분비기관

학습목표 ■ 생식선과 태반호르몬과 위 · 장관호르몬의 특징을 알 수 있다.

생식선 호르몬

정소와 난소는 각각 남성호르몬과 여성호르몬을 분비한다. 대표적인 남성호르몬은 테스토스테론(testosterone)이고, 여성은 난소에서는 에스트로겐(estrogen)을 분비하며, 난포는 난자와 에스트로겐을 분비하는 과립층세포(granulosa cell)를 가지고 있다. 배란을 위한 호르몬은 에스트로겐과 프로게스테론(progesterone)이다. 뇌하수체전엽의 황체형성호르몬(luteinizing hormone, LH)에 의해 비어있던 소포는 프로게스테론(progesterone)을 분비하는 황체가 된다.

신장호르몬

신장은 항상성 조절 기관으로 크게 세 가지 호르몬을 분비한다. 칼시트리올(calcitriol)은 칼슘과 인의 흡수를 촉진시키며, 레닌(renin)은 혈압이나 염류의 양이 저하되었을 때 안지오텐신계(angiotensin system)를 자극하여 혈압이나 염류의 양을 조절하고 에리트로포이에틴(erythropoietin)은 산소 부족 시 분비되어 골수를 자극하여 적혈구 생성을 유도한다(연관내용 참조).

태반(placenta)은 태아에 산소와 영양을 공급하며 에스트로겐과 프로게스테론을 분비하는 내분비선이다. 또한 사람융모성성선자극호르몬(human chorionic gonadotropin, HCG)을 분비한다.

난소 및 고환과 태반호르몬에 대해 표 8-1에 간략히 나타내었다.

위 · 장관호르몬

위와 소장 및 간 등에는 소화작용 및 성장을 위한 호르몬이 분비된다. 위 · 장관호르몬은 표 8-2에 간략히 나타내었다.

심장호르몬

혈류량 증가에 의해 심장근 섬유가 과도한 장력(tension)을 받게 될 경우 심방나트륨이뇨펩티드(atrial natriuretic peptide, ANP)를 분비한다. 이 호르몬은 안지오텐신 II(angiotensin II)의 길항작용을 하는 것으로 알려져 있다.

표 8-1 난소, 고환, 태반호르몬

부위		분비호르몬	표적세포	주요작용
난소	난포	Estrogen	대부분의 세포	난자의 발육과 배란, 월경주기 조절, 2차 성징(여성)
	황체	Progesterone	자궁, 유선	임신, 착상을 위한 자궁의 발육, 유선발육
		Relaxin	치골결합, 자궁, 유선	치골결합, 자궁경부위근 이완, 유선발육
고환		Testosterone	대부분의 세포	정자성숙, 2차 성징(남성)
태반		HCG	난소	황체 유지(임신 처음 3개월 동안)

표 8-2 위 · 장관호르몬

호르몬	분비기관	주요작용
가스트린(gastrin)	위	위액 분비 촉진 위운동 촉진 위 및 장점막 성장 촉진
세크레틴(secretin)	십이지장	췌장을 자극하여 중탄산나트륨($NaHCO_3^-$) 분비 촉진
가스트린 억제펩티드(GIP)	십이지장, 공장	위운동 및 위액분비 억제 췌장의 인슐린 분비 촉진
콜레시스토키닌(cholecystokinin, CCK)	십이지장	담낭 수축으로 인한 담즙 배출 촉진 췌장 자극으로 인한 소화효소 분비 촉진 세크레틴 작용 강화
모틸린(motilin)	십이지장, 공장	위액분비 및 위장과 운동 촉진
소마토메딘(somatomedin) 트롬보포이에틴(thrombopoietin)	간	연부조직의 성장 촉진 혈소판 생성 촉진

연관내용

ASSOCIATED CONTENT

레닌-안지오텐신-알도스테론 계통 Renin-Angiotensin-Aldosteron system

세포외액량(eosinophil chemotactic facto, ECF)이 감소되거나 동맥혈압이 떨어지면 가장 먼저 민감하게 반응하는 장기는 신장이다. 신장은 평상시 전체 혈액의 25%를 저장하고 있다가 항상성의 교란이 오면 필요한 기관으로 보내주어 8%까지 떨어지기도 한다. 신장의 호르몬 중 레닌(renin)은 이러한 항상성 교란을 보상하기 위해 방출되고 간에서 생성된 안지오텐시노겐은 안지오텐신 I으로 바뀌며, 변환효소(converting enzyme)에 의해 안지오텐신 II로 활성화(activation)된다. 안지오텐신 II는 다단계 연쇄반응에 의해 뇌하수체 후엽의 항이뇨호르몬(anti-diuretic hormone, ADH)인 바소프레신(vasopressin)을 자극하고 동시에 부신피질의 알도스테론(aldosteron)을 자극하여 신장의 수분 흡수를 직·간접적으로 조정한다. 또한 갈증 유발과 세동맥 혈관수축에 의해 혈압을 높이고 물을 보존함으로써 떨어진 세포외액량과 동맥 혈압을 보정하는 항상성 조절기관으로써의 역할을 한다.

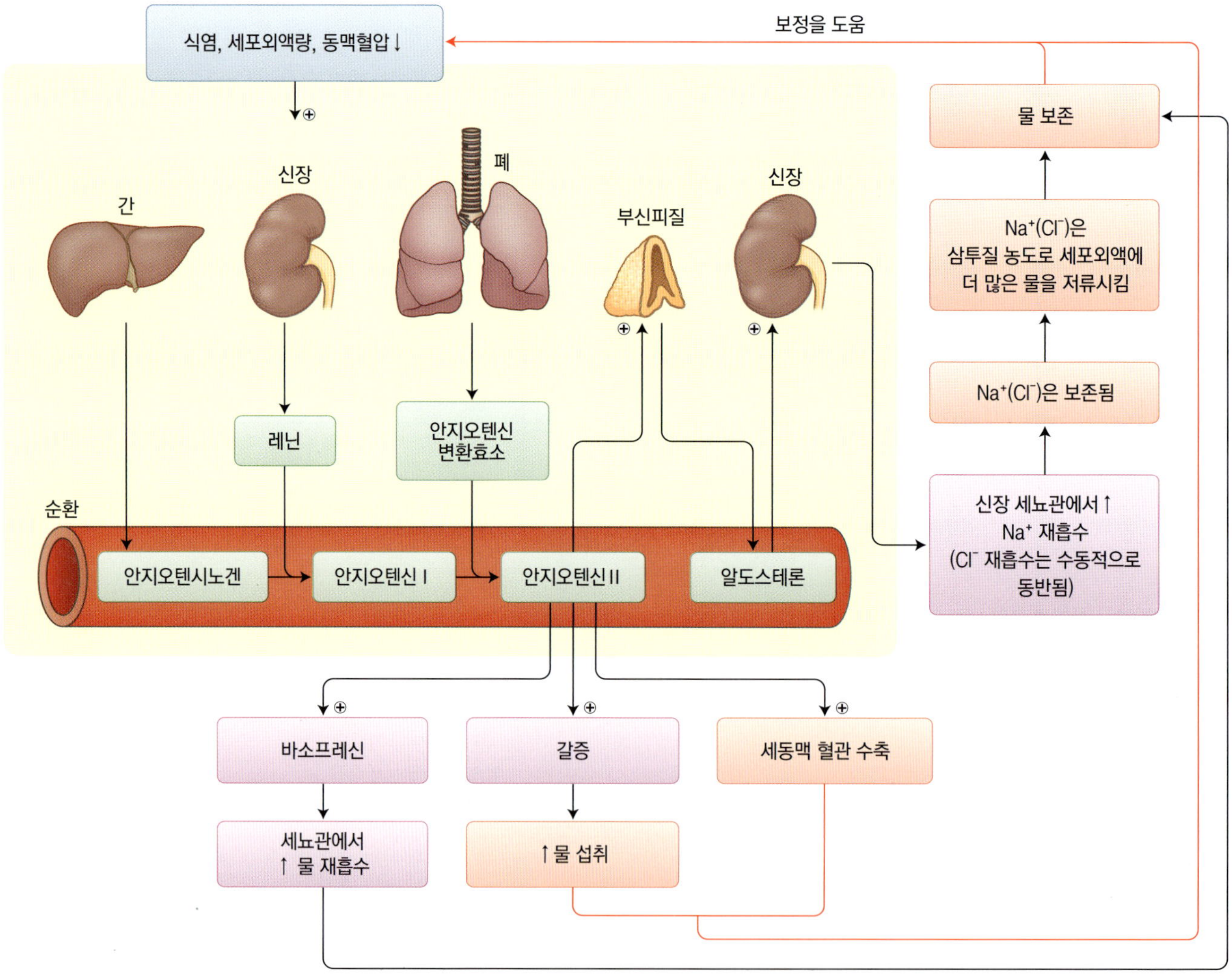

그림 8-15 레닌-안지오텐신-알도스테론 계통

꼭 알아두기

TO KNOW ON TO

- 내분비선과 외분비선 구분하기
- 각 내분비선의 종류와 기능 알아두기
- 각 내분비선의 위치와 구조 알아두기
- 뇌하수체의 유래 알아두기
- 부신의 구조와 유래 알아두기
- 위 · 장관호르몬의 주요 작용 알아두기

요약정리

SUMMING-UP

- 내분비선은 자체 분비관이 없이 분비물을 혈액을 통해 몸속을 순환시킨다.
- 호르몬은 표적기관이나 세포로 운반되어 세포의 성장과 대사에 영향을 미친다.
- 내분비선은 뇌하수체(hypophysis), 갑상선(thyroid gland), 부갑상선(parathyroid gland), 부신(adrenal gland), 송과선(pineal gland), 췌장(pancreas), 정소(testis), 난소(ovary) 등이 있다.
- 뇌하수체는 시신경 교차의 후면 접형골의 터키 안(말안장, sella turcica)처럼 움푹 들어간 곳에 있으며 시상하부 밑에 직접 연결되어 있다.
- 뇌하수체는 간뇌의 바닥부분이 아래쪽으로 내려온 구조와 구개상피의 일부가 올라간 구조가 모여 생긴 선이다.
- 뇌하수체는 뇌하수체 전엽(선뇌하수체)과 뇌하수체후엽(신경뇌하수체)으로 구분되어 있다.
- 뇌하수체 전엽에서는 성장호르몬, 유선자극호르몬, 난포자극호르몬, 황체형성호르몬, 갑상선자극호르몬, 부신피질자극호르몬을 방출한다.
- 뇌하수체후엽의 신경세포체에서 옥시토신(oxytocin)과 항이뇨호르몬(ADH)인 바소프레신(vasopressin)을 분비한다.
- 갑상선(thyroid gland)은 목 앞쪽에 있는 갑상연골 부위의 기관을 앞으로 싸고 있는, 무게 20~30g의 적갈색 내분비선이다.
- 갑상선은 좌우 2개의 엽과 이것을 연결하는 잘룩한 부위인 협부(잘룩, isthmus)로 구성되어 있다.
- 부갑상선(부갑상샘, parathyroid gland)은 갑상선 외엽의 위 · 아래에 각각 1쌍씩 모두 4개가 있으며, 쌀알 크기의 내분비선이다.
- 부신(콩팥위샘, adrenal gland, suprarenal gland)은 양쪽 신장의 위쪽에 놓여 있으며, 11~12번째 흉추 높이에 위치한다.
- 부신은 피질(겉질, cortex)과 수질(속질, medulla)로 구분된다.
- 부신 피질은 선조직이며, 수질은 교감신경세포가 분포한다.
- 부신의 피질은 바깥층인 사구대(토리층, zona glomerulosa), 중간층인 속상대(다발층, zona fasciculata), 안쪽층인 망상대(그물층, zona reticularis)로 구분된다.
- 췌장(이자, pancreas)은 배안의 십이지장과 비장 사이에 있으며 위(stomach)의 뒤에 놓여 있는 소화선이다.
- 췌장의 췌액(이자액)을 분비하는 포상선(꽈리샘)은 외분비선이며, 랑게르한스섬(Langerhans islets)은 내분비선이다.
- 랑게르한스섬은 3종류의 세포, 즉 알파세포(20~30%), 베타세포(60~80%), 델타세포(2~8%)로 되어 있다.
- 성선(생식샘, sexual gland)은 성적 성숙과 생식에 관여하는 호르몬을 만드는 것으로 난소와 고환이 해당된다.
- 흉선(가슴샘, thymus)은 종격의 앞부분에 있는 림프 모양의 기관으로 사춘기에 그 크기가 가장 발달하며 이후부터 점점 줄어들어 성인에서는 거의 지방조직으로 대체된다.
- 송과선(솔방울샘, pineal gland)은 셋째뇌실 뒤쪽 천장에 존재하는 내분비기관이다.

관련 질환과 중재 ①
RELATED DISEASE & INTERVENTION

뇌하수체의 이상

말단비대증

말단비대증(acromegaly)은 성장이 끝난 후에 뇌하수체에서 성장호르몬이 과다하게 분비되어 얼굴과 손발이 커지는 질환이다.

성장판이 닫히기 전인 사춘기 전에 성장호르몬 분비가 증가되면 거인증(gigantism)으로 나타나고, 성장판이 닫힌 후에 분비가 증가되면 말단비대증 증상이 나타나게 된다(그림 8-16).

갑상선의 이상

갑상선기능항진증

갑상선기능항진증(hyperthyroidism)은 갑상선호르몬이 증가함으로써 갑상선 기능의 생리적 작용이 과도하게 나타나는 임상증후군이다. 갑상선기능항진증은 다양한 원인에 의해 생길 수 있는데, 가장 중요한 원인은 그레이브스병(Graves' disease)이고 그 외에 중독성 다결절성 갑상선종, 중독성 갑상선종, 전이된 기능성 갑상선암, 난소 갑상선종 등에 의한 1차성 갑상선기능항진증과 뇌하수체선종, 융모성 종양에서의 갑상선 자극호르몬 과다분비에 의한 2차성 갑상선기능항진증이 있다.

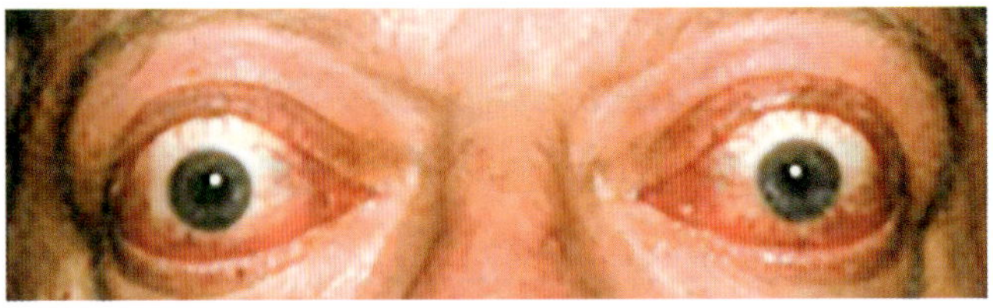

그림 8-17 안구돌출증

그레이브스병

갑상선기능항진증의 가장 중요한 원인인 그레이브스병은 갑상선자극호르몬 수용체에 대한 갑상선자극 면역글로불린(thyroid stimulating immunoglobulin, TSI) 및 다른 갑상선 자가면역 반응에 의해 갑상선의 기능이 항진되는 질병이다. 이 질병은 갑상선기능항진증의 60~80% 정도를 차지하며, 소아기 전에 발병하는 경우는 드물고 20~50세에 많이 발병한다. 남성보다 여성의 발병률이 높은데, 여성은 2%까지 보고되고 있고 남성은 여성의 1/10 정도의 빈도로 발병한다. 우리나라와 같이 요오드 섭취가 많은 나라에서 주로 발생하는 질환이다. 또한, 안구돌출증은 과다지방과 눈 후방의 섬유성 조직 침전으로 인한 안구의 전위증상으로 그레이브스병에서 흔히 나타난다(그림 8-17).

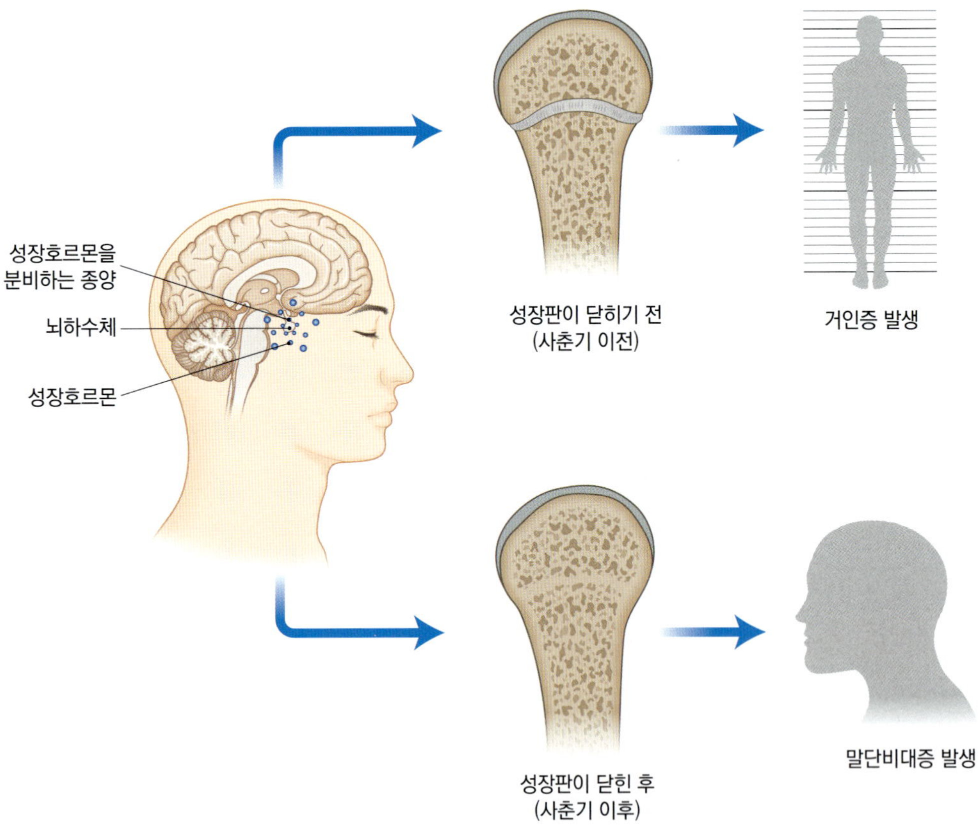

그림 8-16 성장호르몬 분비 이상

관련 질환과 중재 ②

RELATED DISEASE & INTERVENTION

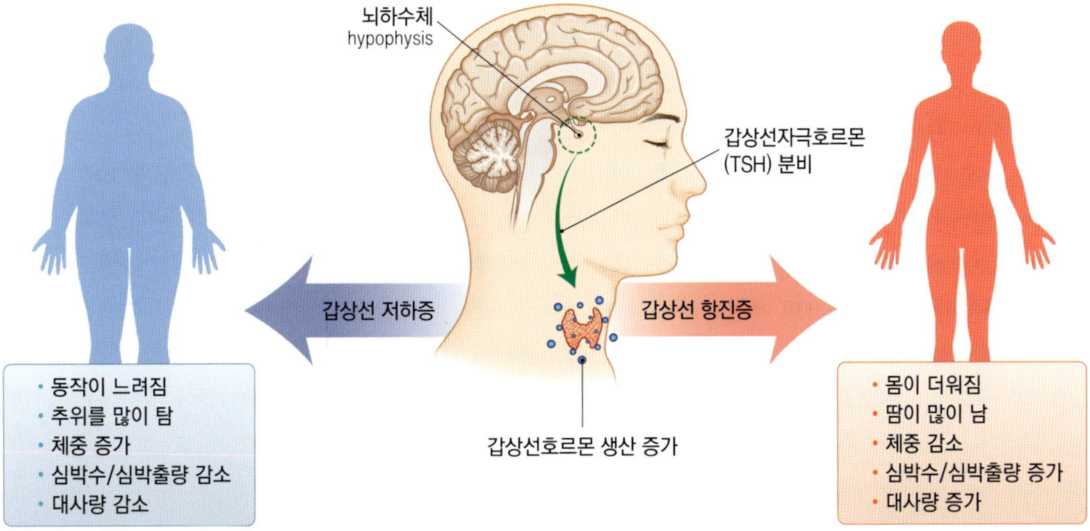

그림 8-18 갑상선호르몬의 기능과 조절기전

갑상선기능저하증

갑상선에서 갑상선호르몬이 잘 생성되지 않아 체내에 갑상선 호르몬 농도가 저하된 또는 결핍된 상태를 뜻하며, 원인은 갑상선 자체에 문제가 있어서 갑상선호르몬 생산이 줄어드는 경우와 갑상선에서 호르몬을 만들도록 하는 신호에 문제가 생겨서 갑상선호르몬 생산이 줄어드는 경우로 나눌 수 있다.

가장 흔한 원인은 하시모토 갑상선염(자가면역성 갑상선염)에 의해 갑상선 자체에서 갑상선 호르몬의 생산이 줄어드는 경우이다. 뇌하수체기능저하증이 있는 경우도 갑상선자극호르몬(thyroid stimulating hormone, TSH)이 분비되지 않아 갑상선기능저하증이 발생할 수 있다. 갑상선을 제거한 경우 역시 갑상선호르몬이 생성되지 못하므로 갑상선기능저하증이 올 수 있다(**그림 8-18**).

크레틴병

크레틴병(cretinism)은 태아기부터 갑상선의 형성 부전이나 갑상선호르몬의 합성 장애 등과 같은 다양한 원인에 의해 갑상선 기능이 저하되는 상태를 말한다. 이는 태아기에 갑상선이 형성되는 과정에 장애가 발생하여 완전히 형성되지 않은 일부 갑상선 조직이 제대로 자리잡지 못한 상태이거나 아예 갑상선이 없는 상태로, 대부분 유전성이 아닌 산발성으로 발생한다.

출생 시까지는 어머니의 갑상선호르몬이 공급되므로 생후 2~3개월까지는 특별한 증상이 없는 경우가 많다. 생후 3~4개월경에 나타나는 흔한 증상은 과다 수면, 수유에 관심을 보이지 않는 것, 무기력한 기면(narcolepsy), 낮고 거친 우는 소리, 장기간 지속되는 황달, 저체온, 두꺼운 혀, 건조하고 두꺼운 찬 피부, 넓고 낮은 코, 심비대, 골성장 지연 등이다. 영아기 이후에는 키가 작고, 사지와 목이 짧으며 상체가 하체보다 큰 비율로 나타날 수 있다(**그림 8-19**).

갑상선호르몬은 신체적 성장뿐 아니라 뇌신경계 발달에도 반드시 필요한 호르몬이다. 따라서 갑상선호르몬이 부족하면 지능 저하, 운동장애 등의 신경학적인 증상이 나타날 수 있다.

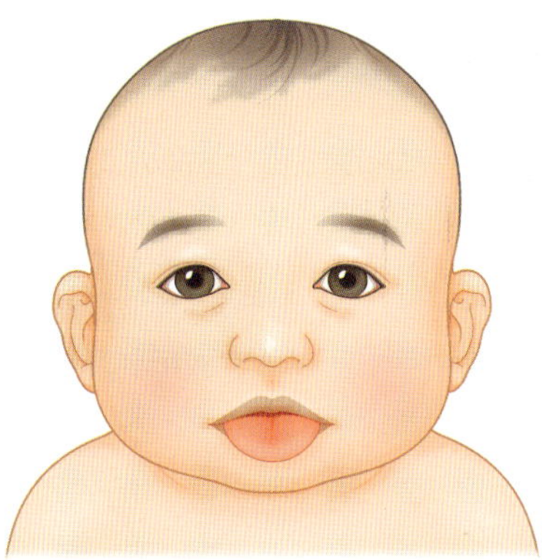

그림 8-19 크레틴병의 증상

부신피질의 이상

쿠싱증후군

쿠싱증후군(Cushing's syndrome)은 부신피질의 호르몬 중 코티솔의 과다로 인해 발생하는 임상증후군이다. 쿠싱증후군은 남성보다 여성에서 8배 정도 더 많이 발생하며, 보통 30~40대에 진단되는 경우가 많다.

부신에서의 당질코르티코이드의 생성을 자극하는 부신피질자극호르몬의 과다분비에 의한 경우와 부신피질자극호르몬과 상관없이 부신에서 당질코르티코이드를 많이 생산하는 경우, 그리고 그 외의 외적 요인으로 인해 쿠싱증후군이 발생한다.

쿠싱증후군 환자는 얼굴이 달덩이처럼 둥글게 되고, 비정상적으로 목 뒤에 지방이 축적되며(물소 혹), 배에 지방이 축적되어 뚱뚱해지는 반면 팔다리는 오히려 가늘어지는 중심성 비만을 보인다.

얼굴이 붉고 피부가 얇은 것이 특징이며, 혈압의 상승과 혈당의 상승, 골다공증, 골절과 같은 신체 변화가 동반된다. 여성의 경우 월경장애가 있을 수 있다. 그 외에도 온몸에 잔털이 많이 나는 다모증과 여드름이 생기거나 배에 자주색 선조가 있는 경우가 많다. 근력의 저하, 성욕의 감퇴, 우울증이나 과민성 등의 심리적 증상이 나타날 수 있고 심한 경우 정신병 증세를 보이기도 한다.

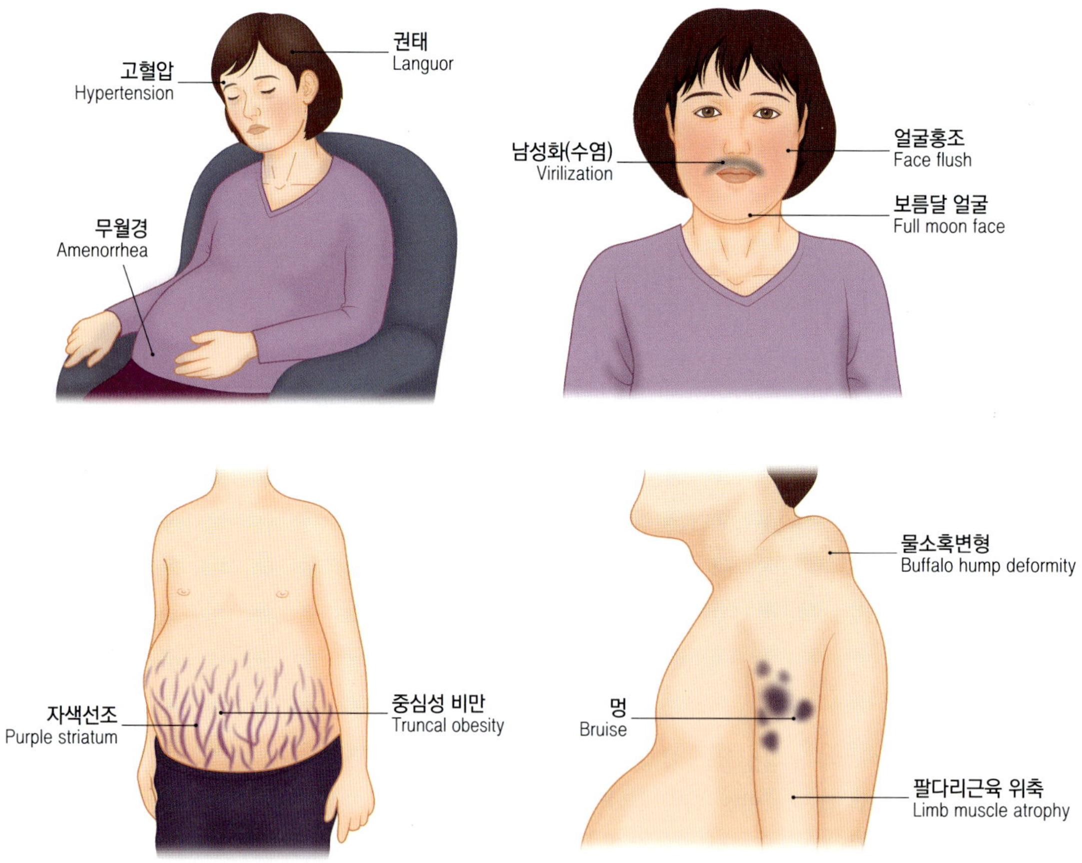

그림 8-20 쿠싱증후군의 증상

췌장의 이상

당뇨병

당뇨병(diabete mellitus)은 인슐린의 분비량이 부족하거나 정상적인 기능이 이루어지지 않는 등의 대사질환의 일종으로, 혈중 포도당의 농도가 높아지는 고혈당을 특징으로 하며, 고혈당으로 인하여 여러 증상 및 징후를 일으키고 소변에서 포도당을 배출하게 된다.

당뇨병은 제1형과 제2형으로 구분되는데, 제1형 당뇨병은 이전에 '소아 당뇨병'이라고 불렸으며, 인슐린을 전혀 생산하지 못하는 것이 원인이 되어 발생하는 질환이다. 인슐린이 상대적으로 부족한 제2형 당뇨병은 인슐린 저항성(insulin resistance; 혈당을 낮추는 인슐린 기능이 떨어져 세포가 포도당을 효과적으로 연소하지 못하는 것)을 특징으로 한다. 제2형 당뇨는 식생활의 서구화에 따른 고열량, 고지방, 고단백의 식단, 운동 부족, 스트레스 등 환경적인 요인이 크게 작용하는 것으로 보이지만, 이 외에 특정 유전자의 결함에 의해서도 생길 수 있으며, 췌장 수술, 감염, 약제에 의해서도 생길 수 있다.

약한 고혈당에서는 대부분의 환자들이 증상을 느끼지 못하거나 모호해서 당뇨병이라고 생각하기 어렵다. 혈당이 많이 올라가면 갈증이 나서 물을 많이 마시게 되고, 소변량이 늘어 화장실을 자주 가게 된다. 또한 체중이 빠지게 된다. 오랜 기간 고혈당 상태가 유지되면 신체에서 여러 합병증이 발생하는데, 대표적인 것이 망막병증(실명할 수 있음), 신기능장애(신기능 저하로 심할 경우 투석이 필요함), 신경병증(저림, 통증)이고, 심혈관계 질환의 위험이 높아지게 된다.

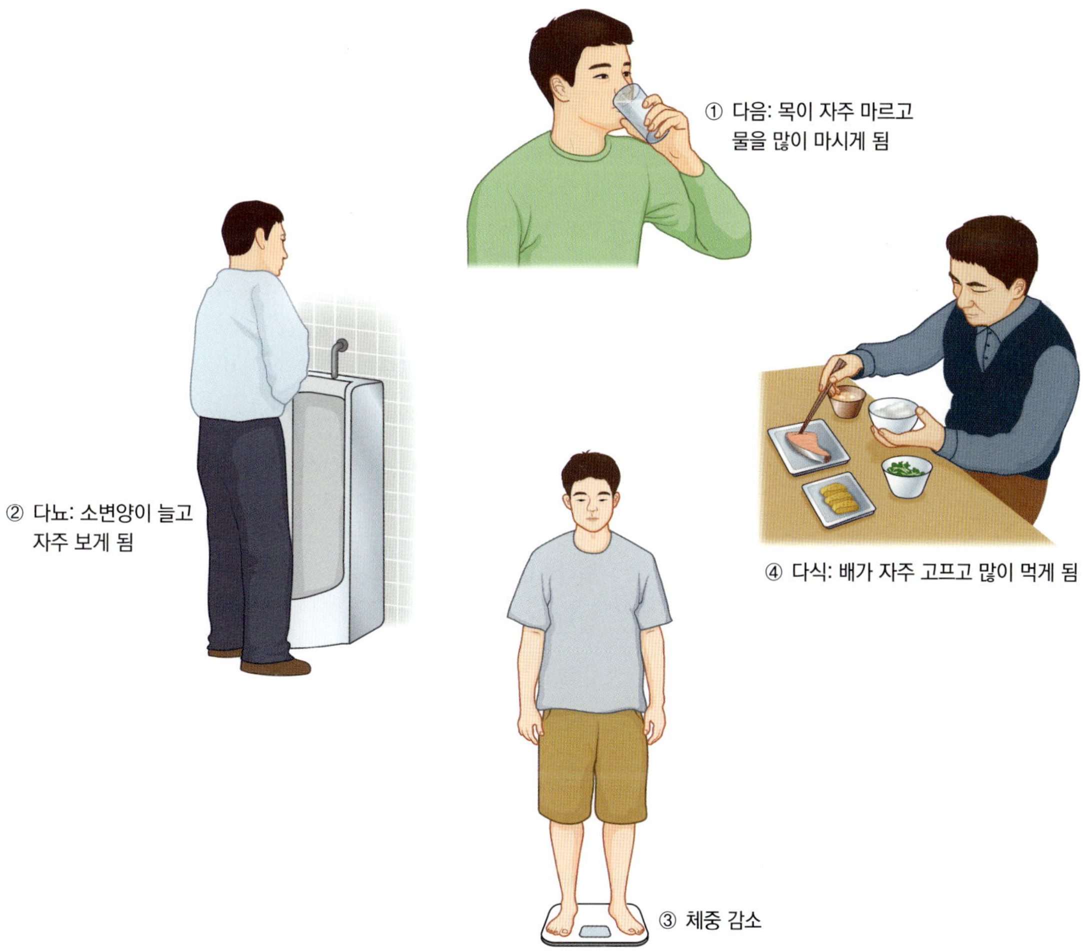

그림 8-21 당뇨병의 증상

학습목표에 대한 자기진단

SELF-DIAGNOSIS OF THE LEARNING OBJECTIVE

번호	학습목표	자기성취도(점)				
		90%(5)	70%(4)	50%(3)	30%(2)	10%(1)
1	내분비선의 분포에 대해 알 수 있다.					
2	뇌하수체호르몬의 종류에 대해 알 수 있다.					
3	갑상선호르몬의 종류와 기능에 대해 알 수 있다.					
4	부갑상선호르몬의 기능에 대해 알 수 있다.					
5	부신의 구조와 호르몬의 종류 및 기능에 대해 알 수 있다.					
6	췌장호르몬의 종류와 기능에 대해 알 수 있다.					
7	위장관 호르몬 및 심장, 신장호르몬의 종류와 기능에 대해 알 수 있다.					
계						
단원 합계		점				

주요용어 점검

CHECKING OF MEDICAL TERMS

내분비계 endocrine system

뇌하수체 hypophysis

갑상선 thyroid gland

부갑상선 parathyroid gland

부신 adrenal gland

송과선 pineal gland

흉선 thymus

췌장 pancreas

정소 testis

난소 ovary

성장호르몬 growth hormone, GH

유선자극호르몬 prolactin, PRL

난포자극호르몬 follicle stimulating hormone, FSH

황체형성호르몬 luteinizing hormone, LH

갑상선자극호르몬 thyroid stimulating hormone, TSH

부신피질자극호르몬 adrenocorticotropic hormone, ACTH

티모신 thymosin

멜라토닌 melatonin

칼시토닌 calcitonin

인슐린 insulin

글루카곤 glucagon

소마토스타틴 somatostatin

에스트로겐 estrogen

프로게스테론 progesterone

사람융모성성선 자극호르몬 human chorionic gonadotropin, HCG

테스트

TEST

■ 다음 그림에서 내분비기관의 명칭과 분비호르몬에 대해 쓰시오.

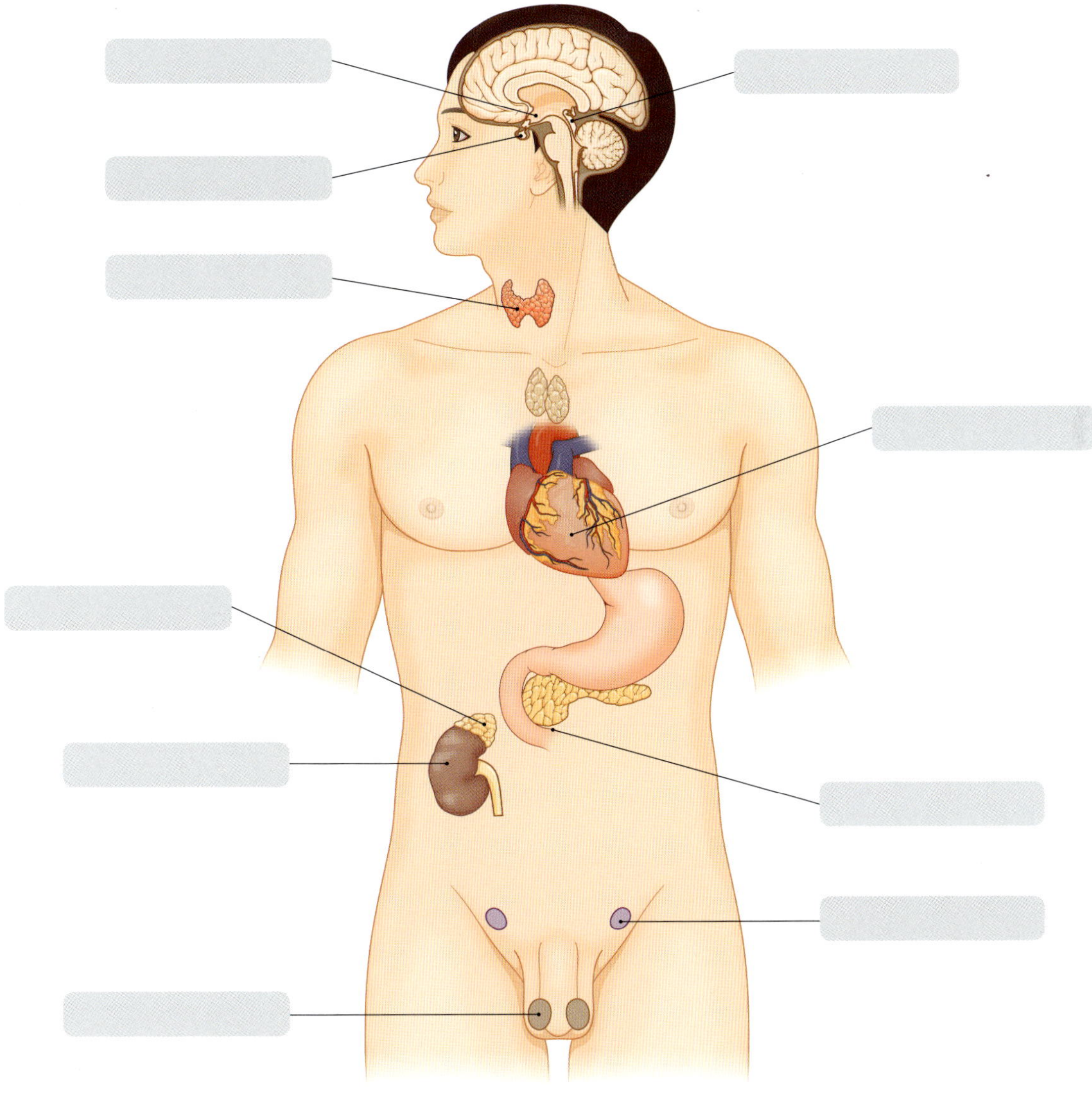

CHAPTER 9

SKELETAL & ARTICULATION SYSTEM 골격계 및 관절계통

학습목표

- 골격계통과 관절계통의 개요에 대해 알 수 있다.
- 골격계통을 위치에 따라 분류할 수 있다.
- 골격계통의 위치에 따른 종류를 분류할 수 있다.
- 골격계통의 명칭과 모양에 따라 분류할 수 있다.
- 장골의 종류와 구조에 대해 알 수 있다.
- 편평골, 불규칙골, 함기골, 종자골, 봉합골에 대해 알 수 있다.
- 관절의 개념을 이해하고 분류할 수 있다.
- 관절면의 형태에 대해 알 수 있다.
- 활막관절의 기본구조와 보조장치에 대해 알 수 있다.
- 활막관절의 여섯 가지 유형과 관절운동 형태에 대해 알 수 있다.
- 활막관절 운동의 형태에 대해 알 수 있다.
- 두개골을 분류하고 명칭을 알 수 있다.
- 두개골 전면 표면구조와 관상단면 구조에서 전두골과 상악골을 관찰할 수 있다.
- 사골과 서골의 구조를 알 수 있다.
- 안와의 구조를 알 수 있다.
- 비강과 부비동의 구조를 알 수 있다.
- 두개골 측면 구조와 측두골 및 익구개와를 관찰할 수 있다.
- 하악골의 구조와 관절에 대해 알 수 있다.
- 두정골과 두개와의 구조에 대해 알 수 있다.
- 두개골 내면 기저부의 주요통로에 대해 알 수 있다.
- 접형골의 구조와 통과 구조물에 대해 알 수 있다.
- 두개골의 후면 구조를 알 수 있다.
- 두개골의 하면 구조와 후두골을 관찰할 수 있다.
- 구개골과 설골의 구조와 천문과 봉합에 대해 알 수 있다.
- 척주 전체의 구조적 특징에 대해 알 수 있다.
- 경추의 구조에 대해 알 수 있다.
- 경추의 관절과 주요 인대에 대해 알 수 있다.
- 흉추의 구조와 관절 및 주요 인대에 대해 알 수 있다.
- 요추의 구조에 대해 알 수 있다.
- 경추, 흉추, 요추의 특징을 비교할 수 있다.
- 천골과 미골의 구조와 특징에 대해 알 수 있다.
- 천골의 관절과 보강구조에 대해 알 수 있다.
- 척추의 보강인대와 추간원판에 대해 알 수 있다.
- 흉곽의 구조에 대해 알 수 있다.
- 흉골의 구조와 특징에 대해 알 수 있다.
- 늑골의 구조와 관절에 대해 알 수 있다.
- 상지골을 구분할 수 있다.
- 쇄골의 구조와 관절에 대해 알 수 있다.
- 견갑골의 구조와 관절에 대해 알 수 있다.
- 견관절의 구조와 인대에 대해 알 수 있다.
- 상완골의 구조에 대해 알 수 있다.
- 요골의 구조에 대해 알 수 있다.
- 척골의 구조에 대해 알 수 있다.
- 요골과 척골의 인대 및 운동에 대해 알 수 있다.
- 주관절의 보강구조와 운동에 대해 알 수 있다.
- 수근골과 지골의 구조에 대해 알 수 있다.
- 하지골을 구분할 수 있다.
- 골반의 구조에 대해 알 수 있다.
- 골반의 보강구조에 대해 알 수 있다.
- 관골(장골, 치골, 좌골)의 구조에 대해 알 수 있다.
- 골반의 계측과 남 · 여 골반의 차이에 대해 알 수 있다.
- 대퇴골의 구조에 대해 알 수 있다.
- 고관절의 보강구조에 대해 알 수 있다.
- 경골과 비골 및 슬개골의 구조에 대해 알 수 있다.
- 슬관절의 구성에 대해 알 수 있다.
- 슬관절의 보강구조에 대해 알 수 있다.
- 슬와의 구조와 구조물을 알 수 있다.
- 족근골과 지골의 구조에 대해 알 수 있다.
- 족근골과 자골의 관절에 대해 알 수 있다.
- 족관절의 보강구조에 대해 알 수 있다.

9.1 골격계통과 관절계통의 개요

학습목표
- 골격계통과 관절계통의 개요에 대해 알 수 있다.

골격계통의 개요

뼈의 발생방식은 두개골(머리뼈, skull) 일부 및 쇄골(빗장뼈, clavicle)의 발생방식인 막내골화(막속뼈되기, intramembranous ossification) 방식과 대부분의 뼈의 발생과정인 연골내골화(연골속뼈되기, endochondral ossification) 방식에 의해 발생된다(그림 9-1). 유아기 때 골화가 진행되면서 300여 개로 늘어났다가 계속적으로 뼈들이 유합되면서 성인이 되면 206개의 뼈가 된다. 뼈는 인체를 지지하고(support), 각 기관들을 보호(protect)하며, 다른 뼈들과 만나 관절(joint)을 이루고 인대, 건, 근육 등의 연부조직(soft tissue)이 부착하여 움직임(movement)을 일으킨다. 뿐만 아니라 뼈의 맨 안쪽 빈 공간의 적골수(red bone marrow)에서는 조혈(hematopoiesis) 작용이 일어나며, 무기질 및 지방을 저장하는 저장소(mineral storage)의 역할을 한다.

뼈 형성 및 조절인자 중 비타민 A, C, D와 성장호르몬(growth hormone), 티록신(thyroxine), 안드로겐(androgen)은 성장을 촉진하고, 장골의 골단판을 폐쇄하는 에스트로겐(estrogen)은 성장을 억제하는 것으로 알려져 있다.

관절계통의 개요

관절(joint, articulation)은 두 개 이상의 뼈가 기능적으로 결합하는 곳을 말한다. 우리 몸을 이루는 각 뼈의 생김새와 뼈의 움직임을 제한하는 인대(ligament) 및 관절(articulation)에 의해 운동이 제한된다.

몸통을 이루는 뼈들의 관절은 거의 움직임이 없는 관절들인 섬유관절(fibrous joint)이나 연골관절(cartilaginous joint)로 구성되고, 사지를 구성하는 뼈들은 자유롭게 움직이는 활막관절(윤활관절, synovial joint)로 구성된다.

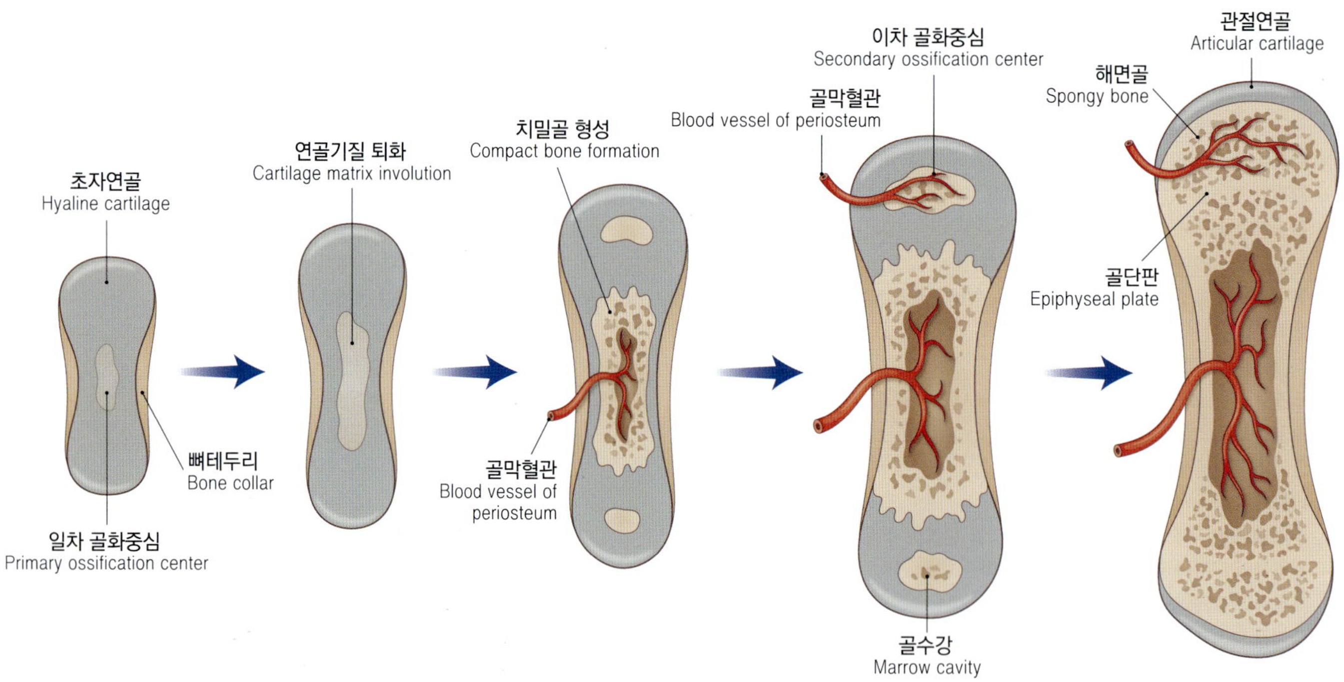

그림 9-1 연골내골화 방식

CHAPTER 9.2

골격계통의 분류와 특징

학습 목표
- 골격계통을 위치에 따라 분류할 수 있다.

골격계통의 분류

- 골격(skeleton) 206개
  - 축 골격(axial skeleton) 80개
    - 두개골(skull) 22~29개
      - 뇌두개골(cranial bone) ········ 8개
      - 안면골(facial bone) ········ 14개
      - 이소골(auditory ossicle) ········ 6개
      - 설골(hyoid bone) ········ 1개
    - 척주(vertebral column) 26개
      - 경추(cervical vertebrae) ········ 7개
      - 흉추(thoracic vertebrae) ········ 12개
      - 요추(lumbar vertebrae) ········ 5개
      - 천골(sacrum) ········ 1개
      - 미골(coccyx) ········ 1개
    - 흉골(sternum) ········ 1개
    - 늑골(rib) ········ 24개
  - 부속 골격(appendicular skeleton) 126개
    - 상지골(bone of upper limb) 64개
      - 상지대(shoulder girdle)
        - 견갑골(scapula) ········ 2개
        - 쇄골(clavicle) ········ 2개
      - 자유상지골(bones of free upper limb) ········ 60개
    - 하지골(bone of lower limb) 62개
      - 하지대(pelvic girdle) ········ 2개
      - 자유하지골(bones of free lower limb) ········ 60개

흉곽(thoracic) 37개 = 흉추(thoracic vertebrae) 12개 + 흉골(sternum) 1개 + 늑골(rib) 24개

9.2 골격계통의 분류와 특징

학습 목표

- 골격계통의 위치에 따른 종류를 분류할 수 있다.

표 9-1 성인의 골격

몸통	갯수	사지	갯수
a. **두개골** skull	29	a. **상지대** shoulder girdle	4
뇌두개골 cranial bone	8	견갑골 scapula	2
전두골 frontal bone	1	쇄골 clavicle	2
두정골 parietal bone	2	b. **자유상지골** bones of free upper limb	60
후두골 occipital bone	1	상완골 humerus	2
측두골 temporal bone	2	요골 radius	2
접형골 sphenoid bone	1	척골 ulna	2
사골 ethmoid bone	1	수근골 carpal bone	16
안면골 facial bone	15	중수골 metacarpal bone	10
상악골 maxilla	2	지골 phalanx	28
구개골 palatine bone	2	c. **하지대** pelvic girdle	2
관골 zygomatic bone	2	관골 hip bone	
누골 lacrimal bone	2	[한쪽의 치골 pubis + 장골 ilium + 좌골 ischium]	
비골 nasal bone	2	d. **자유하지골** bones of free lower limb	60
서골 vomer	1	대퇴골 femur	2
하비갑개 inferior nasal concha	2	경골 tibia	2
하악골 mandible	1	비골 fibula	2
설골 hyoid bone	1	슬개골 patella	2
이소골 auditory ossicle	6	족근골 tarsal bone	14
추골 malleus	2	중족골 metatarsal bone	10
침골 incus	2	지골 phalanx	28
등골 stapes	2		
b. **척주** vertebral column	26		
경추 cervical vertebrae	7		
흉추 thoracic vertebrae	12		
요추 lumbar vertebrae	5		
천골 sacrum, 5개의 뼈가 융합됨	1		
미골 coccyx, 3~5개의 뼈가 융합됨	1		
c. **흉곽** thoracic cage	37		
늑골 rib	24		
흉골 sternum	1		
흉추 thoracic vertebrae	12		
합계: 206개			

9.2 골격계통의 분류와 특징

학습목표 ■ 골격계통을 명칭과 모양에 따라 분류할 수 있다.

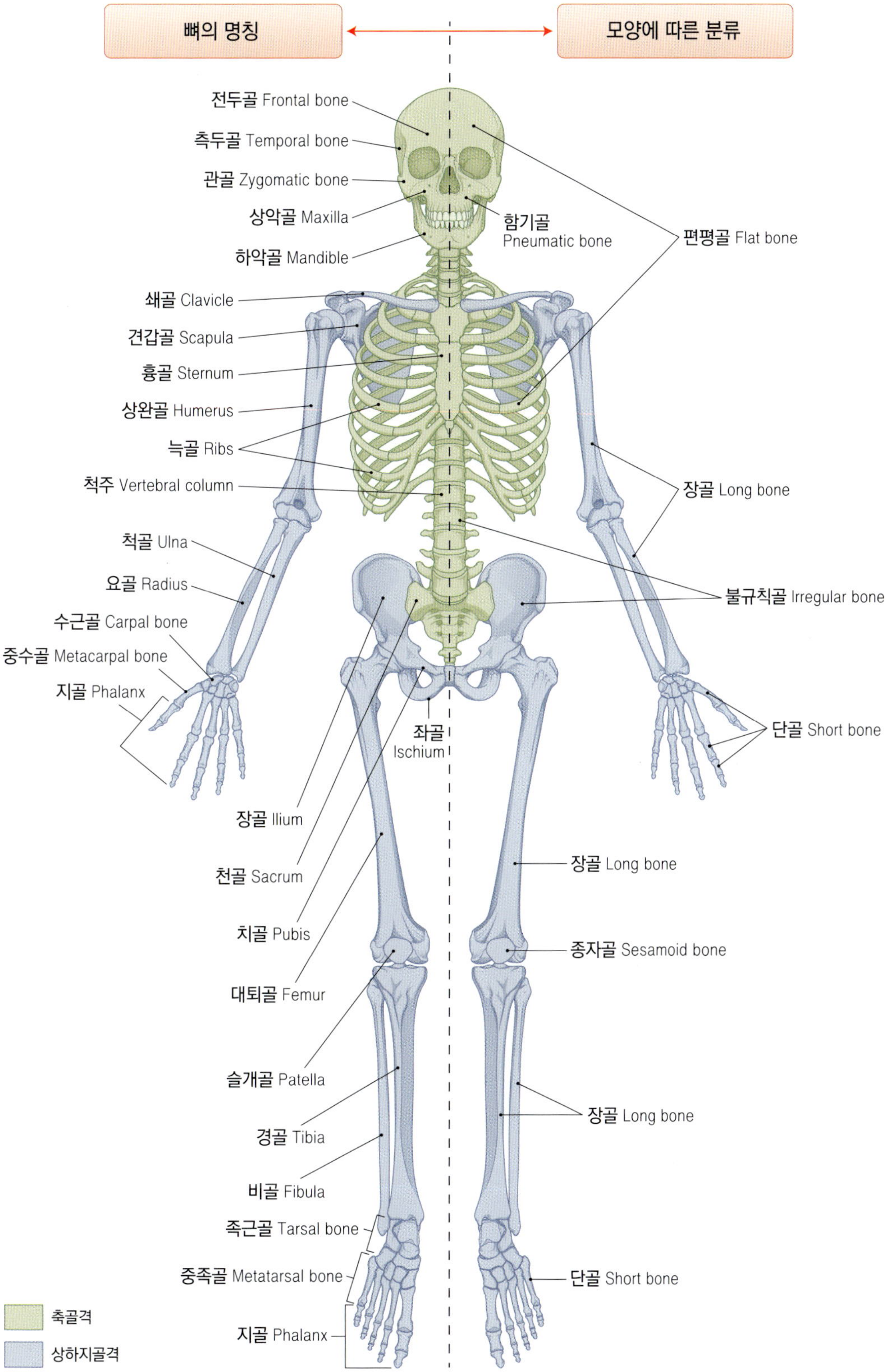

그림 9-2 전신의 골격(전면)

9.2 골격계통의 분류와 특징

학습목표 ■ 골격계통을 명칭과 모양에 따라 분류할 수 있다.

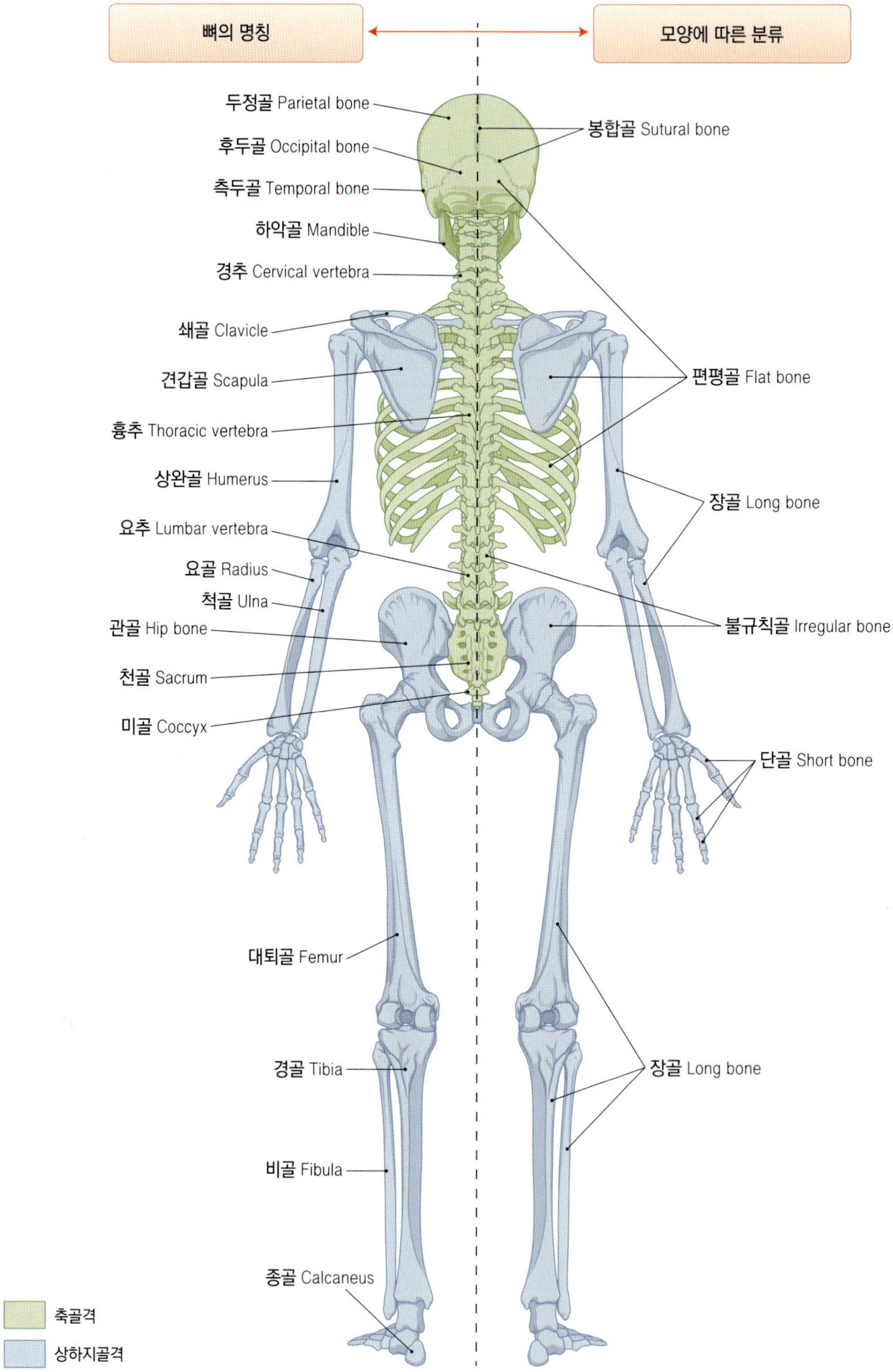

그림 9-3 전신의 골격(후면)

9.2 골격계통의 분류와 특징

학습 목표
- 장골의 종류와 구조에 대해 알 수 있다.

장골의 종류와 구조

장골의 종류

장골(long bone)은 인체의 상 · 하지에 분포하는 뼈로 상지에는 상완골(위팔뼈, humerus), 요골(노뼈, radius), 척골(자뼈, ulna), 하지에는 가장 긴 대퇴골(넙다리뼈, femur), 경골(정강뼈, tibia), 비골(종아리뼈, fibula)이 있다.

장골의 구조

장골의 단면 구조로 대퇴골을 예를 들면 뼈의 길이성장에 관여하는 골단판(뼈끝판, epiphyseal plate)을 기준으로 뼈의 양쪽 끝인 골단(뼈끝, epiphysis)과 가운데 부분인 골간(뼈몸통, diaphysis)으로 구분할 수 있다(그림 9-4). 골단은 끝부분이 관절연골(articular cartilage)로 덮여있으며, 체중부하에 견디기 위해 해면골(spongy bone) 성분이 많다. 골체는 장력(tension)을 견디기 위해 해면골 성분보다 치밀골(compact bone) 성분이 많다.

뼈의 외층(external layer)에서부터 내층(internal layer)까지 단면구조를 살펴 보면, 가장 바깥층에서 보호 및 부피성장에 관여하는 2겹의 골막(periosteum)은 관절연골로 덮여있는 관절면을 제외하고 가장 바깥면을 둘러싸고 있는 질긴 섬유이다. 골막의 외막인 섬유층(fibrous layer)은 혈관과 신경이 풍부하며, 내막인 골발생층(osteogenic layer)은 교원섬유(아교섬유, collagen fiber)에 의해 뼈에 단단히 부착되어 있다. 골막 안쪽의 치밀골의 기본구조인 하버스계(Haversian system)는 수많은 골원(뼈단위, osteon) 구조로 되어 있다. 골원의 세로관을 하버스관(Harversian canal)이라 하고, 하버스관을 가로로 서로 이어주는 관을 볼크만관(Volkmann's canal)이라고 한다. 치밀골 내면의 해면골의 기본구조는 골소주(뼈잔기둥, bony trabecula)이며, 속에 골내막(뼈속막, endosteum)이 있고 가장 안쪽은 골수강(뼈속질공간, marrow cavity)으로 적골수(적색골수, red bone marrow)가 차 있어 혈액의 생산에 관여한다.

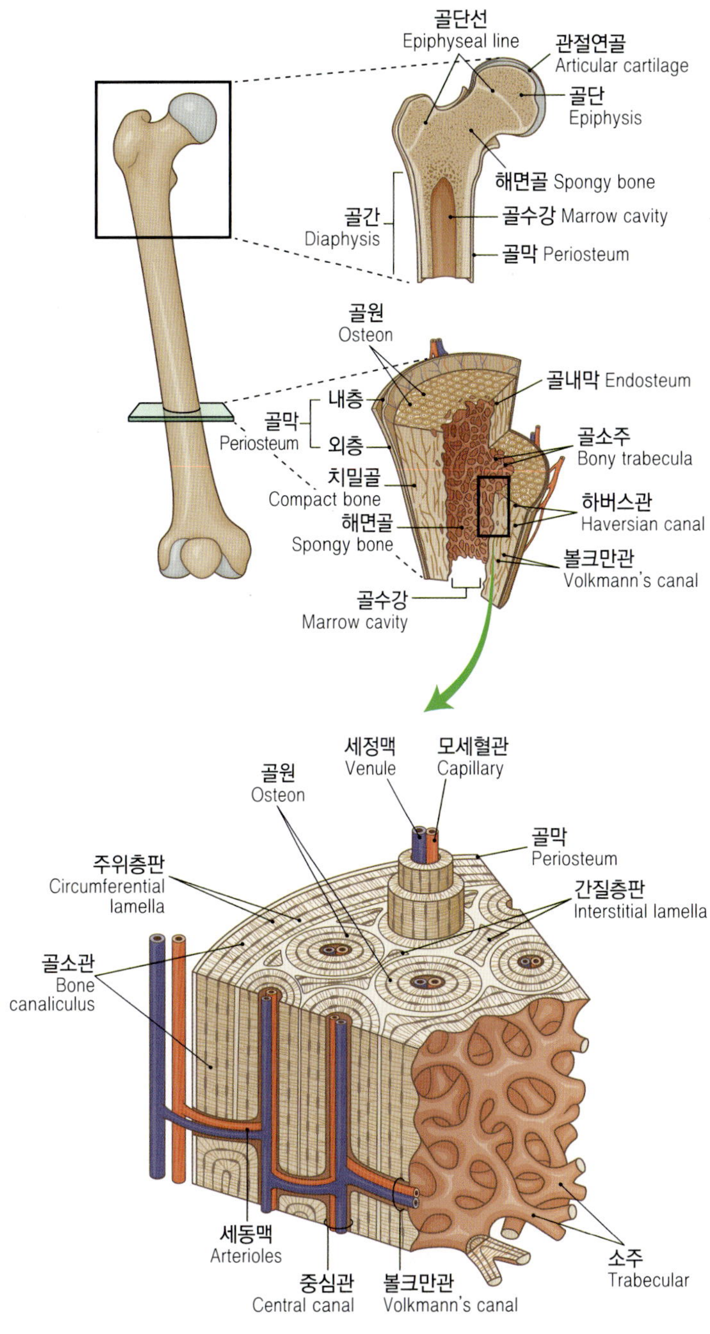

그림 9-4 장골의 단면구조

9.2 골격계통의 분류와 특징

학습 목표
- 편평골, 불규칙골, 함기골, 종자골, 봉합골에 대해 알 수 있다.

편평골의 종류와 구조

편평골의 종류

편평골(납작뼈, flat bone)은 전두골(이마뼈, frontal bone), 두정골(마루뼈, parietal bone), 측두골(관자뼈, temporal bone)과 같은 두개골의 일부와 견갑골(어깨뼈, scapula), 늑골(갈비뼈, rib) 등이 속한다.

편평골의 구조

편평골의 단면 구조로, 측두골을 예를 들면 3층판 구조로 되어 있는데, 가장 외판은 치밀골로 구성되고 적골수가 들어 있는 중간판은 해면골, 내판은 치밀골로 되어 있다(그림 9-5). 해면골은 치밀골 사이에 있는 중간판으로 판간층(diploe)이라고도 한다.

불규칙골

불규칙골(불규칙뼈, irregular bone)은 생긴 모양이 불규칙한 뼈로 추골(척추뼈, vertebra), 관골(볼기뼈, hip bone) 등이 속한다(그림 9-6).

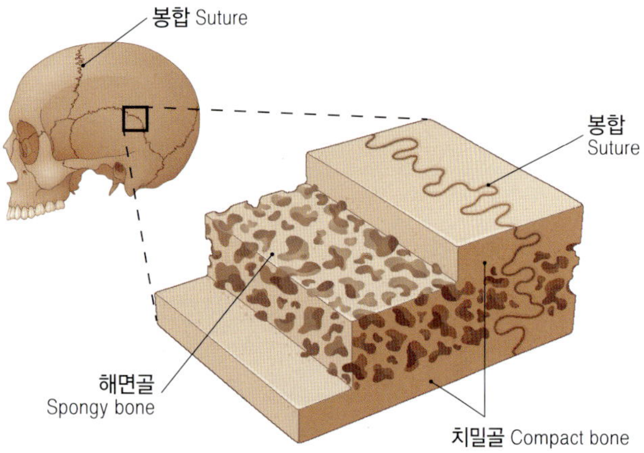

그림 9-5 편평골의 구조

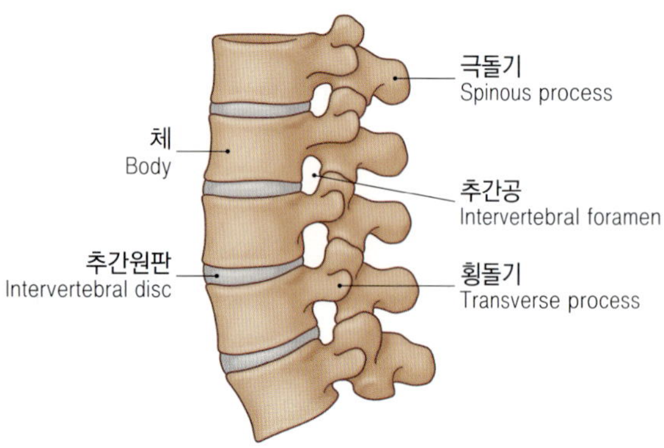

그림 9-6 불규칙골(척추)

함기골

함기골(공기뼈, pneumatic bone)은 뼈 속의 빈 공간에 공기를 지니고 있는 뼈로 전두골, 접형골(나비뼈, sphenoid bone), 사골(벌집뼈, ethmoid bone), 상악골(위턱뼈, maxilla)과 측두골이 여기에 속한다(그림 9-7).

종자골

종자골(종자뼈, sesamoid bone)은 건(힘줄, tendon), 관절낭(관절주머니, articular capsule) 속에 묻혀있는 식물의 씨앗 형태의 작은 뼈로 근육의 움직임에 지렛대 역할을 한다. 슬개골(무릎뼈, patella)이 가장 크고, 나머지는 손과 발에 있다.

봉합골

봉합골(sutural bone)은 뼈 사이에 연골막으로 덮여있다가 성장하면서 서로 합쳐져 꿰맨 형태로 흔적이 남아있는 뼈를 말하며, 두개골 일부에서 관찰할 수 있다(그림 9-8).

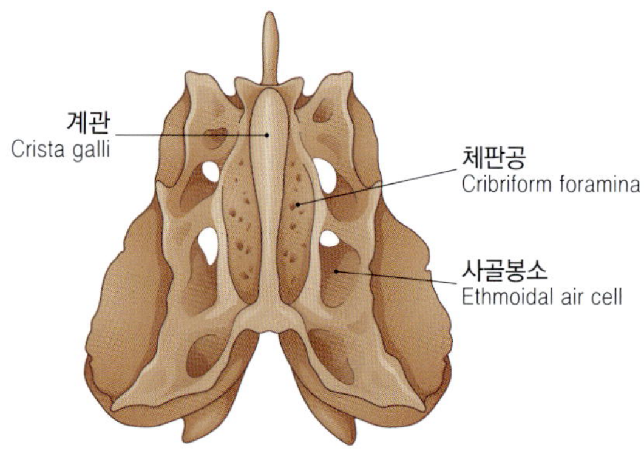

그림 9-7 함기골

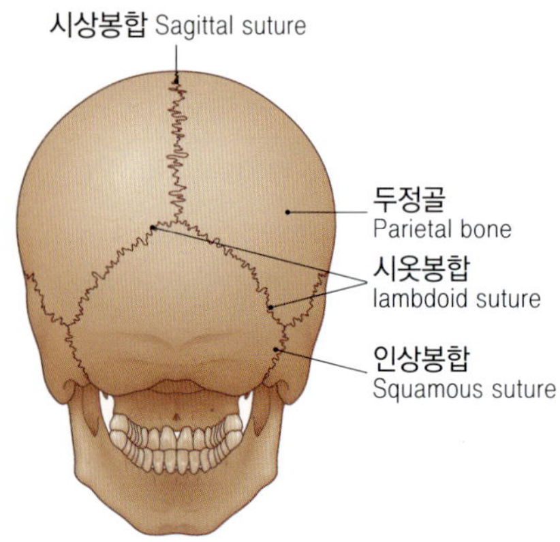

그림 9-8 봉합골

9.3 관절계통의 분류와 특징

학습 목표
- 관절의 개념을 이해하고 분류할 수 있다.

관절(joint, articulation)이란, 두 개 이상의 뼈가 기능적으로 만나는 해부학적 구조를 말한다. 관절은 서로 다른 두 개의 뼈가 만나는 단관절(simple joint)과 세 개 이상의 뼈가 만나는 복관절(compound joint)로 나눌 수 있다. 어떤 관절은 관절낭에 싸여 있어 움직임이 일어날 때 관절 내 압력을 줄여 운동이 잘 일어날 수 있게 하는 한편, 인대 등의 보강 조직에 의해 움직임이 제한되기도 한다(표 9-2).

관절의 분류

조직의 종류에 따른 분류

섬유관절. 섬유관절(fibrous joint)은 섬유성결합조직으로 단단히 연결된 관절로 봉합(suture), 인대결합(syndesmosis), 정식관절(못박이관절, gomphosis) 등이 있다(그림 9-9).

연골관절. 연골관절(cartilaginous joint)은 뼈 사이를 연결하는 연골의 종류에 따라 유리연골결합(synchondrosis)과 섬유연골결합(symphysis)이 있다. 유리연골결합은 신생아 두개골의 천문(숫구멍, fontanelle)과 길이 성장에 관여하는 골단판(성장판), 늑연골(갈비연골, costal cartilage) 등이 있고, 섬유연골결합은 치골간원판(두덩사이원반, interpubic disc)과 추간원판(척추사이원반, intervertebral disc) 등이 있다(그림 9-10).

활막관절. 활막관절(synovial joint)은 인체에 가장 널리 분포하며, 움직임이 큰 관절로 움직임의 축(axis)에 따라 무축성, 일축성, 이축성, 다축성 등으로 나누기도 한다. 활막관절의 기본구조와 종류에 대해서는 앞으로 상세히 기술될 것이다.

운동성에 따른 분류

운동성이 거의 없는 섬유관절은 부동관절(못움직관절, synarthrosis)이며, 가동성이 어느 정도 허용되는 연골관절은 반관절(반움직관절, amphiarthrosis), 움직임이 자유로운 가동관절(움직관절, diarthrosis)로 분류한다. 구조와 형태에 따른 관절의 분류는 (그림 9-11)에 잘 나타나 있다.

표 9-2 관절의 분류

분류	종류	인체의 예
섬유관절(부동관절)	봉합	두개골 일부
	인대결합	경비관절, 중요척관절
	정식관절	치아와 치조돌기관절
연골관절(반관절)	유리연골결합	골단판, 흉늑결합
	섬유연골결합	치골간원판, 추간원판
활막관절(가동관절)	평면관절	수근중수관절
	경첩관절	주관절, 슬관절
	차축관절	요척관절
	과상관절	수근관절, 환추후두관절
	안장관절	무지의 수근중수관절
	구상관절	견관절, 고관절

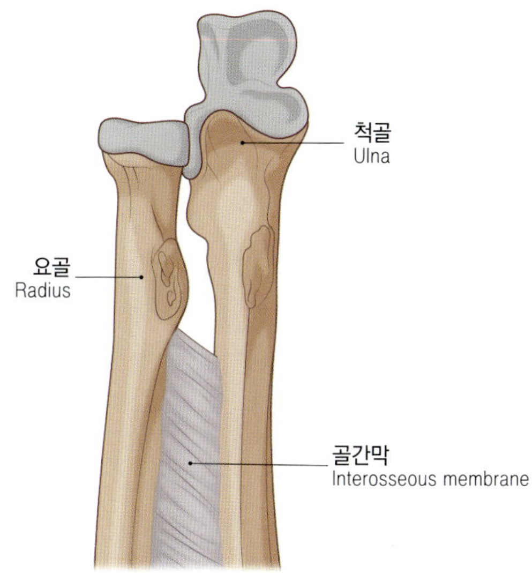

그림 9-9 인대결합

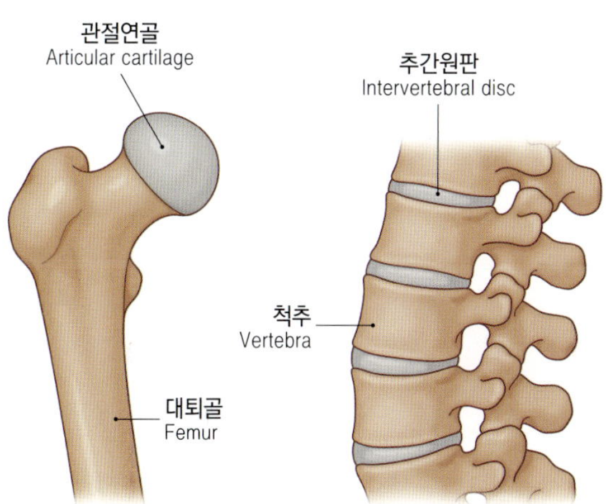

그림 9-10 연골관절

9.3 관절계통의 분류와 특징

학습 목표
- 관절면의 형태에 대해 알 수 있다.

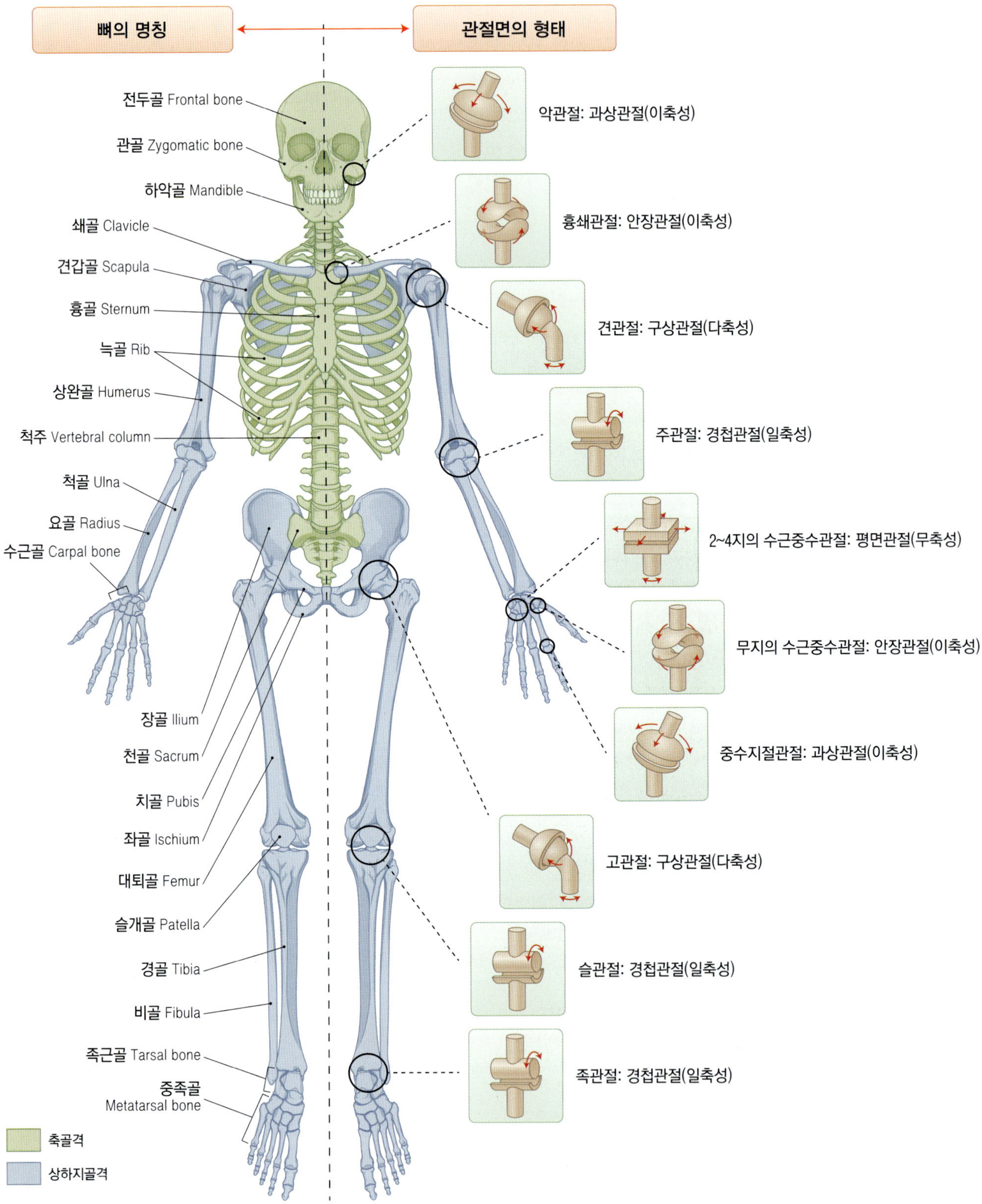

그림 9-11 전신의 관절면과 형태(전면)

9.3 관절계통의 분류와 특징

학습목표
- 관절면의 형태에 대해 알 수 있다.

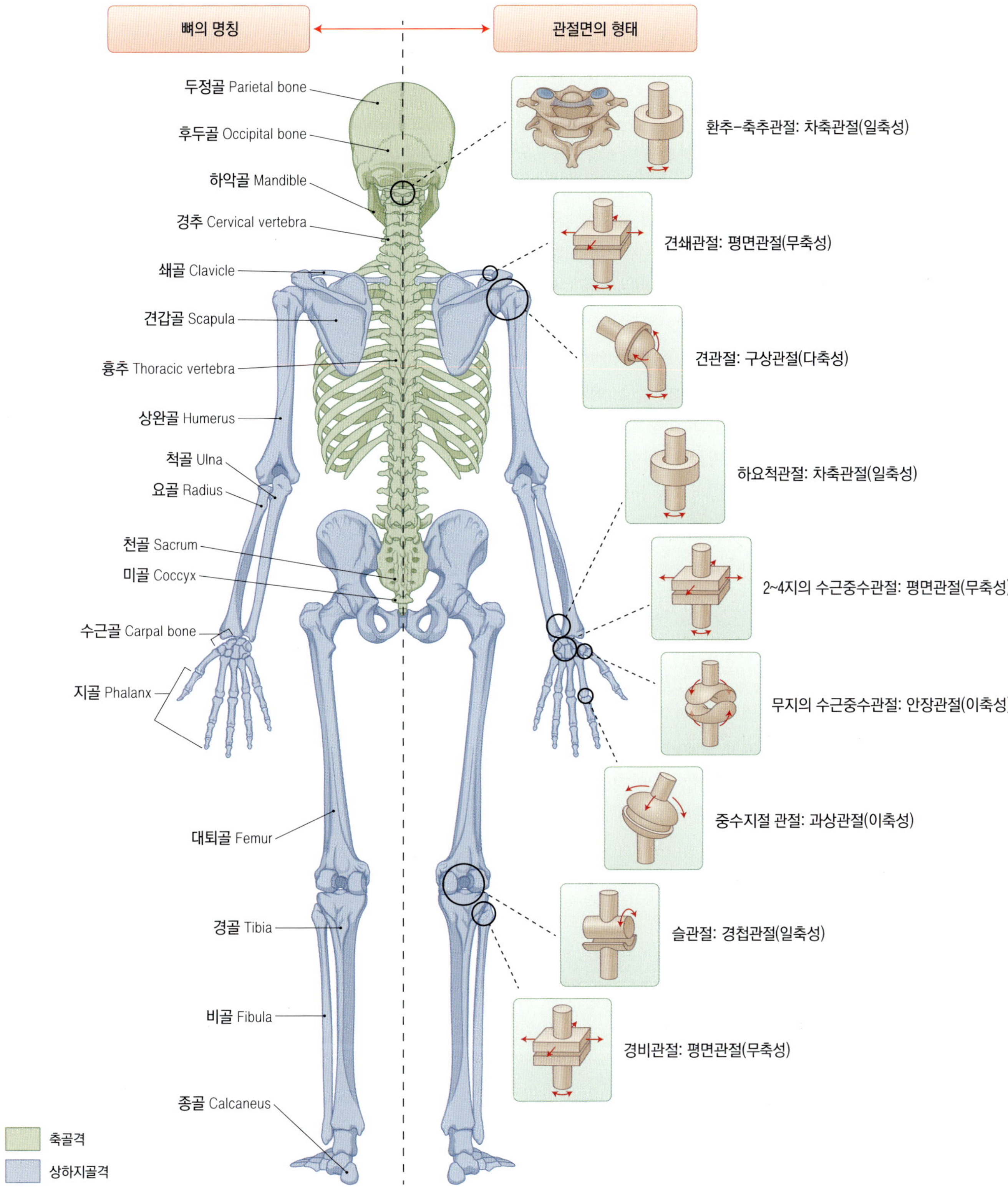

그림 9-12 전신의 관절면과 형태(후면)

9.3 관절계통의 분류와 특징

학습목표 ■ 활막관절의 기본구조와 보조장치에 대해 알 수 있다.

활막관절의 기본구조

우리 몸의 기관을 보호하는 관절 이외에 운동이 일어나는 관절 대부분이 활막관절(synovial joint)이다. 활막관절은 가동관절로써 철면(convex)의 뼈와 요면(concave)의 뼈가 만나며, 기본구조로써 관절낭(관절주머니, articular capsule), 관절연골(articular cartilage), 관절강(관절안, articular cavity), 활액(윤활액, synovial fluid), 인대 등으로 구성되어 있다. 관절의 철면과 요면이 잘 맞지 않기 때문에 이를 보정하기 위한 특수 장치인 보조장치들도 포함되어 있다(그림 9-13).

관절의 기본구조 중 2겹의 막으로 되어 있는 관절낭은 관절강을 둘러싸고 있어 뼈가 서로 쉽게 움직일 수 있게 관절 내 압력을 낮춰주는 역할을 하며, 외막의 섬유낭(fibrous capsule)은 골막과 인접해 있고 안쪽에는 활막(synovial membrane)이 있어 관절강으로 활액을 분비하여 관절의 움직임에 따른 마찰을 줄여준다. 관절연골은 약 2~3mm의 유리연골층으로 덮여 있다(그림 9-14).

관절의 보조장치

관절의 부속물인 보조장치는 관절순(관절테두리, articular labrum), 관절원판(articular disc), 관절반월(관절반달, articular meniscus)으로 되어 있다(그림 9-15). 관절순은 섬유성연골결합으로 견관절(어깨관절, shoulder joint)과 고관절(엉덩관절, hip joint) 등 운동범위가 큰 관절에 있다. 관절원판은 악관절(턱관절, temporomandibular joint), 흉쇄관절(복장빗장관절, sternoclavicular joint), 추간원판(intervertebral disc), 척골과 수근골 사이의 삼각섬유연골복합체(triangular fibrous cartilage complex, TFCC), 치골결합(두덩결합, pubic symphysis) 등에 있고, 관절반월은 슬관절 사이에 존재한다. 인체에는 관절뿐만 아니라 보조장치인 부속장치(assembly)가 존재하는데, 자세한 인체의 부속장치는 연관내용을 참고하기 바란다.

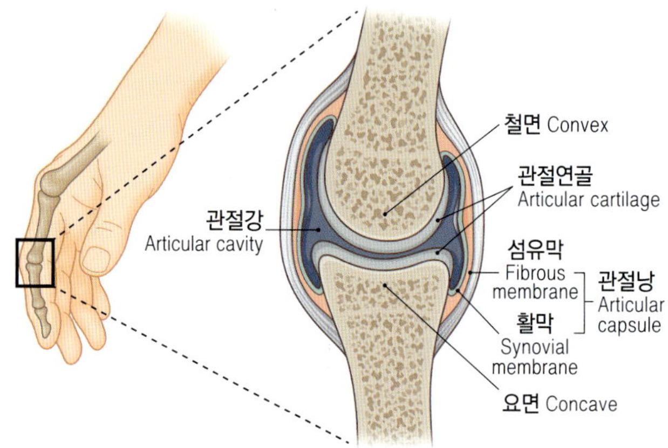

그림 9-14 활막관절의 기본구조

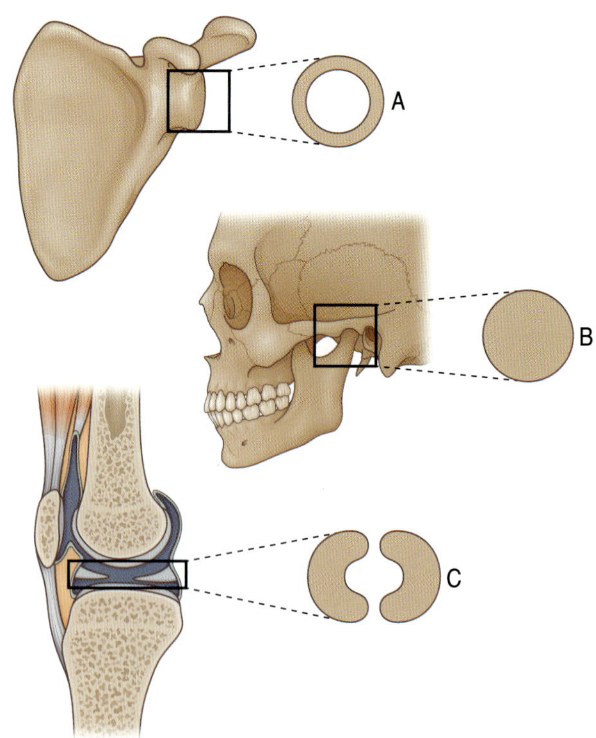

그림 9-15 관절의 보조장치. A: 관절순, B: 관절원판, C: 관절반월

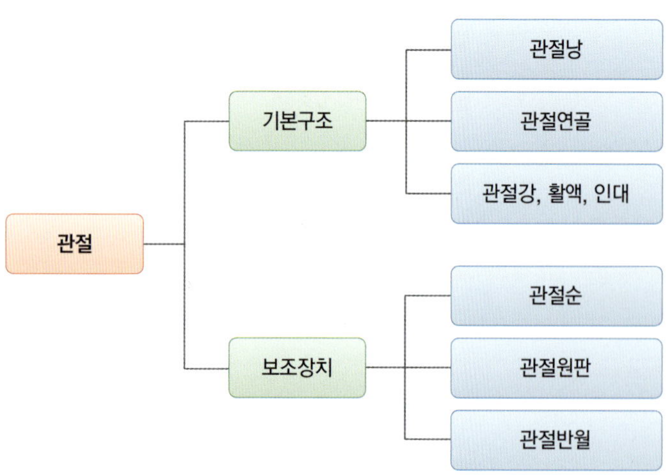

그림 9-13 활막관절의 구조

9.3 관절계통의 분류와 특징

학습목표 ▪ 활막관절의 여섯 가지 유형과 관절운동 형태에 대해 알 수 있다.

활막관절의 여섯 가지 유형

관절표면의 모양과 운동 형태에 따라 분류된다.

표 9-3 활막관절의 유형과 특징

관절유형	특징	축	운동형태	인체의 예
평면관절(plane joint)	관절면이 편평하고 관절낭에 의해 움직임이 제한됨	무축	약간의 미끄러짐	견쇄관절
경첩관절(hinge joint)	뼈의 장축과 직각을 이루는 오직 한 방향만 운동이 일어남	1축	굴곡과 신전	주관절, 슬관절
차축관절(pivot joint)	중심축 주위로 차바퀴같이 도는 중심축 주위운동	1축	회전	환축관절
과상관절(condylar joint)	관절면이 타원모양으로 1축성 관절보다 더 많은 운동이 일어남	2축	굴곡과 신전, 내전과 외전	악관절, 수 · 족관절
안장관절(saddle joint)	관절면이 말안장 장치 모양으로 축 주위로 각을 이루는 운동이 일어남	2축	굴곡과 신전, 내전과 외전, 약간의 회선	수근중수관절(무지), 흉쇄관절
구상관절 (spheroid joint)	볼록한 관절면이 오목한 관절면에 완전히 수용되어 여러 방향으로 자유로운 운동이 일어남	다축	굴곡과 신전, 내전과 외전, 회전, 회선	견관절, 고관절

활막관절의 유형에 따른 관절운동

표 9-4 활막관절의 운동형태

운동형태		정의	인체의 예
일반적 형태의 운동	미끄러짐(sliding)	접촉된 두면 사이의 미끄러지는 마찰운동 형태	중수관절
	굴곡(flexion)	인접한 두 뼈 사이의 각도를 감소시키는 운동	슬관절 굴곡
	신전(extension)	인접한 두 뼈 사이의 각도를 증가시키는 운동	주관절 신전
	내전(adduction)	몸의 중앙 축을 향해 가까워지는 운동	견관절 내전
	외전(abduction)	몸의 중앙 축에서 멀어지는 운동	고관절 외전
	회전(rotation)	중심축 주위를 도는 뼈의 회전운동	수근관절 회전
	회선(circumduction)	외전, 내전, 신전, 굴곡이 조합된 운동	견관절 회선
특수형태의 운동	회외와 회내(supination & pronation)	손바닥을 위로 향하거나(회외), 손등이 위로 향하게 하는(회내) 회전운동 중 한 형태	
	내번과 외번(inversion & eversion)	발의 안쪽(발바닥)이 안쪽 방향으로 향하거나(내번), 외측 방향으로 향하는 운동(외번)	
	상방회선과 하방회선 (upward & downward rotation)	중심축을 중심으로 해부학적 부분이 위쪽 방향 또는 아래쪽 방향으로 도는 뼈의 회전운동: 견갑골 등에서 일어남	
	전인과 후인(protracion & retraction)	인체의 해부학적 부분의 앞쪽 또는 뒤쪽 이동을 위한 운동: 악관절과 견관절 등에서 일어남	

9.3 관절계통의 분류와 특징

학습목표 ■ 활막관절 운동의 형태에 대해 알 수 있다.

활막관절 운동의 형태

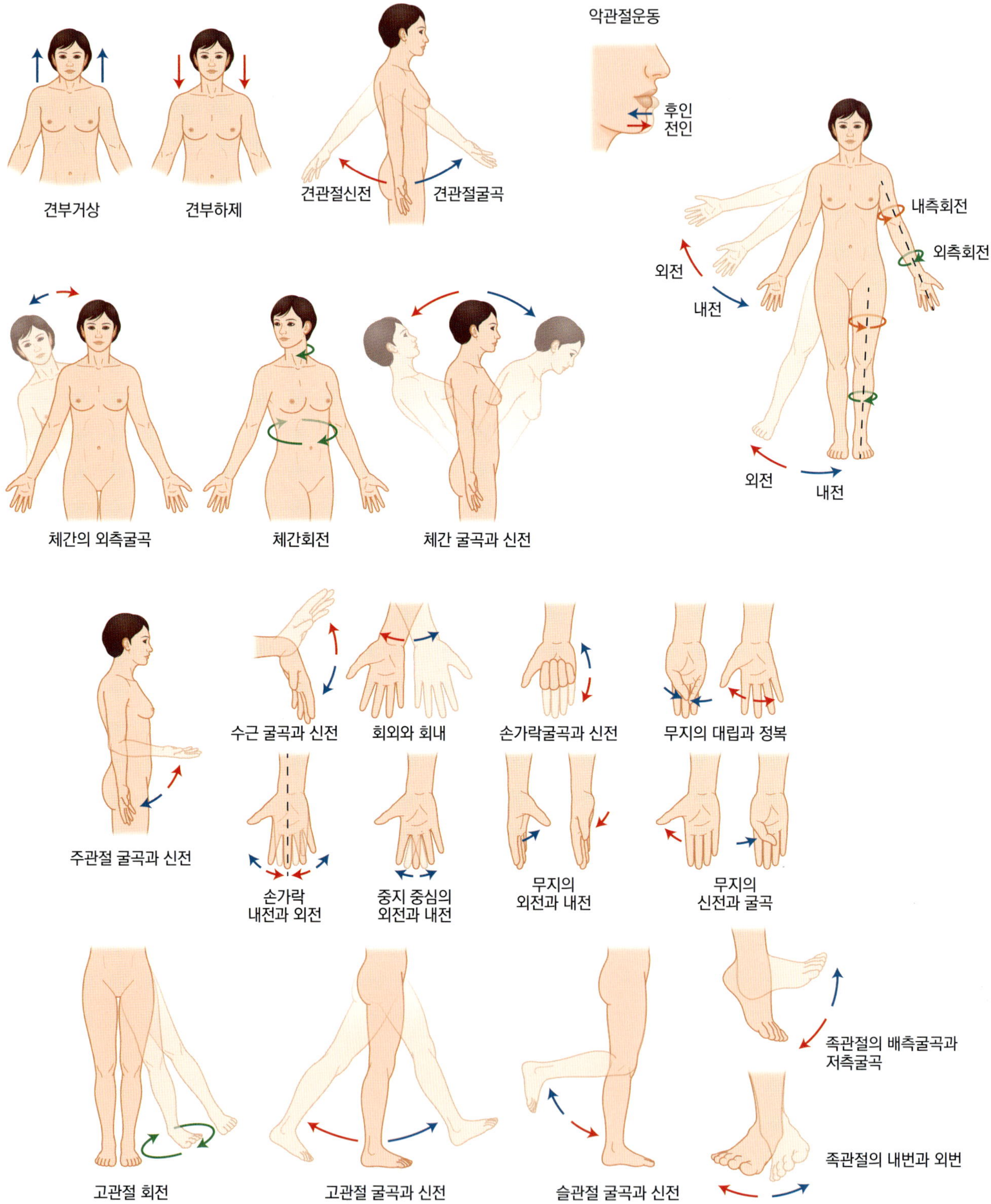

그림 9-16 활막관절의 다양한 운동 형태

연관내용
ASSOCIATED CONTENT

적골수의 조혈작용

환경 변화로 인해 적혈구의 산소운반능력이 감소하게 되면 신장을 자극하여 에리트로포이에틴(erythropoietin)이라는 호르몬이 혈관을 타고 표적세포(target cell)인 적골수를 자극하여 산소를 운반하는 적혈구를 생산하여 혈관 속으로 방출하게 된다(그림 9-17). 적혈구 생산이 끝난 골수강은 지방으로 대치되고 누런색의 황골수(yellow bone marrow)로 차게 되어 더 이상의 조혈은 일어나지 않는다. 조혈작용(hematopoiesis)은 한 뼈에서 평생을 두고 일어나지 않는다. 태아에서 청소년기까지는 주로 장골에서 일어나고, 평생조혈이 가능한 뼈는 골반(pelvis), 추골(vertebra), 흉골(sternum) 등이다.

인체의 부속장치

1. 관절의 부속장치: 관절순, 관절원판, 관절반월
2. 근육의 부속장치: 건, 건초, 근막, 활액낭, 종자골, 활차
3. 소화기의 부속장치: 타액선, 간, 췌장, 담낭
4. 피부의 부속장치: 피부선, 털, 손톱, 발톱
5. 안구의 부속장치: 안구근육, 안검, 결막, 눈물기관
6. 남성생식기의 부속장치: 정낭, 전립선, 요도구선(망울요도샘, bulbourethral gland)

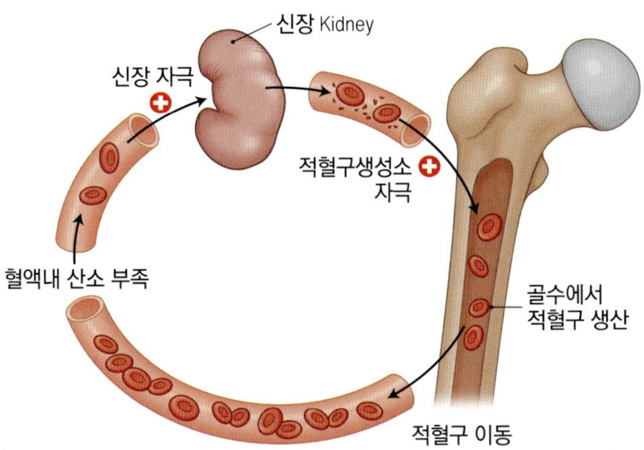

그림 9-17 적골수의 조혈작용

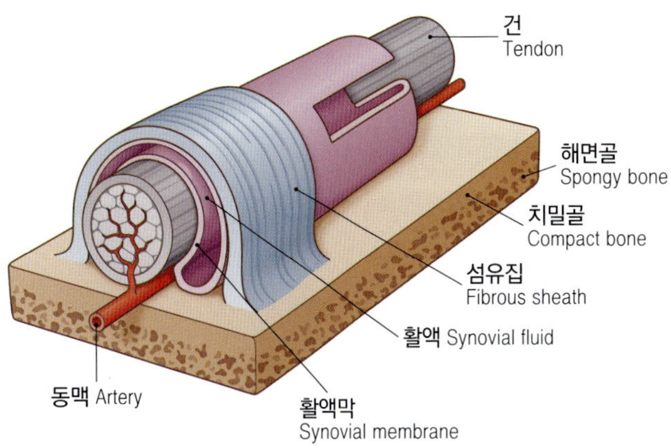

그림 9-18 건초

꼭 알아두기
TO KNOW ON TO

- 인체 중요 골격의 명칭 알아두기
- 골격의 형태에 따른 분류 알아두기
- 장골과 편평골의 기본적인 구조 알아두기
- 치밀골과 해면골의 기본구조와 성분 알아두기
- 관절의 종류 알아두기
- 활막관절의 기본구조와 관절 보조장치의 종류 알아두기
- 활막관절의 모양과 운동형태 알아두기

요약정리
SUMMING-UP

- 성인의 골격은 206개이며 지지, 보호하며 무기질의 저장과 혈액을 생산한다.
- 뼈의 대부분의 성장방식은 연골내골화 방식이다.
- 장골의 골단은 충격 완충을 위해 해면골 성분이 많고, 골간은 치밀골 성분이 많다.
- 장골의 겉 구조에서 속 구조는 골막(2겹) < 치밀골< 해면골< 골내막< 골수강 순서이다.
- 골막은 뼈의 부피성장에 관여한다.
- 골단판(성장판)은 뼈의 부피성장에 관여하며, 성장이 끝나면 골단선으로 대치된다.
- 치밀골의 기본구조는 하버스계이며, 골원의 세로관을 하버스관, 가로관을 폴크만관이라고 하고 신경과 혈관이 유도된다.
- 해면골의 기본구조는 골소주(뼈잔기둥, bony trabecula)이다.
- 골수강의 적골수에서 신장 호르몬인 에리트로포이에틴이 골수를 자극하여 적혈구가 생산되고, 골수생산이 끝나면 지방으로 대치되어 황골수가 된다.
- 함기골은 뼈속의 빈 공간을 가진 뼈로 코 주위의 뼈들(전두골, 접형골, 사골, 상악골)과 측두골로 구성된다.
- 종자골은 씨앗이 흙속에 묻혀 있듯이 건 밑에 있는 뼈로 가장 큰 뼈는 슬개골이다.
- 관절은 두 개 이상의 뼈가 기능적으로 만나는 해부학적 구조로 세 개 이상의 뼈가 만나면 복관절이라고 한다.
- 관절은 운동형태에 따라 섬유관절(부동관절), 연골관절(반가동관절), 활막관절(가동관절)로 나눈다.
- 연골관절은 유리연골결합과 섬유연골관절로 나누고, 섬유연골결합은 치골간원판과 추간원판 등이 있다.
- 활막관절은 기본적으로 철면과 요면의 뼈가 만나며 관절을 싸고 있는 관절낭과 관절강과 연골로 구성된다. 관절낭은 2겹의 막으로 바깥의 섬유막과 안쪽의 활액을 분비하는 활막으로 되어 있어 관절 내의 압력을 낮추어서 잘 미끄러져 움직일 수 있는 운동관절이다.
- 활막관절의 모양과 운동 형태에 따른 6가지 분류는 평면, 경첩, 차축, 과상, 안장, 구상관절이다.
- 활막관절의 보조장치는 관절순, 관절원판, 관절반월이다.
- 활막관절의 운동형태는 굴곡(굽힘), 신전(폄), 내전(모음), 외전(벌림), 회전(돌림), 회선(휘돌림)이 있으며, 특수운동형태의 운동인 손목에서 회내(뒤침), 회외(엎침)운동, 엄지손가락의 대립(맞섬) 등이 있고, 발목에서는 내번(안쪽번짐)과 외번(가쪽번짐)이 있다.

관련 질환과 중재

RELATED DISEASE & INTERVENTION

골다공증

세계보건기구는 젊은 성인들의 평균치의 2.5 표준편차 이하의 골밀도, 즉 3% 이하인 경우 골다공증(osteoporosis)으로 정의하고 있다. 특히 여성의 경우 골밀도는 30세 전후에 최고로 도달한 뒤 폐경 이후에는 3배쯤 빠른 속도로 감소한다. 골의 소실은 골 흡수에 관여하는 파골세포와 골생산에 관여하는 골모세포 간의 불균형에 의해 감소하며, 또한 뼈의 칼슘을 혈액으로 침착시키고 파골세포 생산을 담당하는 부갑상선호르몬(PTH)의 영향과 파골세포를 억제하는 에스트로겐의 감소로 인해 나이가 들면 더욱더 골밀도가 감소할 수밖에 없다. 음주, 위절제술, 운동부족, 스테로이드제제의 장기복용 역시 골밀도를 감소시키는 요인이 되고 있다. 골밀도의 측정은 척추와 대퇴골의 이중에너지 방사선흡수법(dual energy X-ray absorptiometry, DXA)이 가장 널리 쓰이며, T-score는 대상자의 성별, 나이별 평균치와 비교한 Z-score를 젊은 정상인의 최대 골밀도와 비교한 것이다. T score가 −1 이내면 정상, −1에서 −2.5 이내면 골결핍, −2.5 이하면 골다공증으로 진단한다(그림 9-19).

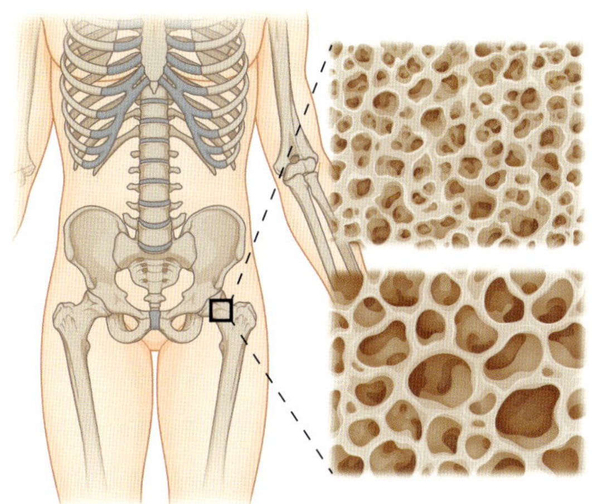

그림 9-19 골다공증

퇴행성관절염

퇴행성관절염(degenerative arthritis)은 관절의 과다사용으로 인해 연골이 닳아 관절이 퇴행하는 질환이다. 초기에는 인대의 이완과 건의 퇴행성 변화로 인해 관절의 불안정성이 초래되고 연골의 아탈구와 변성이 시작되며 불안정성 때문에 관절면의 불규칙성과 골극(bony spur)이 형성된다(그림 9-20).

퇴행성관절염의 증상은 관절이 뻣뻣하고, 체중부하 시 통증과 함께 움직일 때 염발음이 들리며 염증 증상인 부종(edema)과 열감이 있으며, 관절변형인 경우 주로 다리의 "O"자형 변형이 오기도 한다.

초기 치료로 주로 인대와 건의 변성과 이완, 연골의 파괴로 인해 오는 통증을 완화하고 관절주변의 인대와 건을 재생하기 위해 약물치료, 프롤로치료, PRP프롤로치료, DNA주사치료, 신경치료 등과 관련 근육을 강화시키기 위한 운동치료 및 일상생활에서 개인 활동에 대한 치료적 중재가 필요하다. 관절염으로 인해 더 이상 관절로써의 기능을 못할 경우에 무릎의 경우 슬관절치환술(total knee replacement, TKR) 등의 인공관절을 삽입하는 경우도 많다.

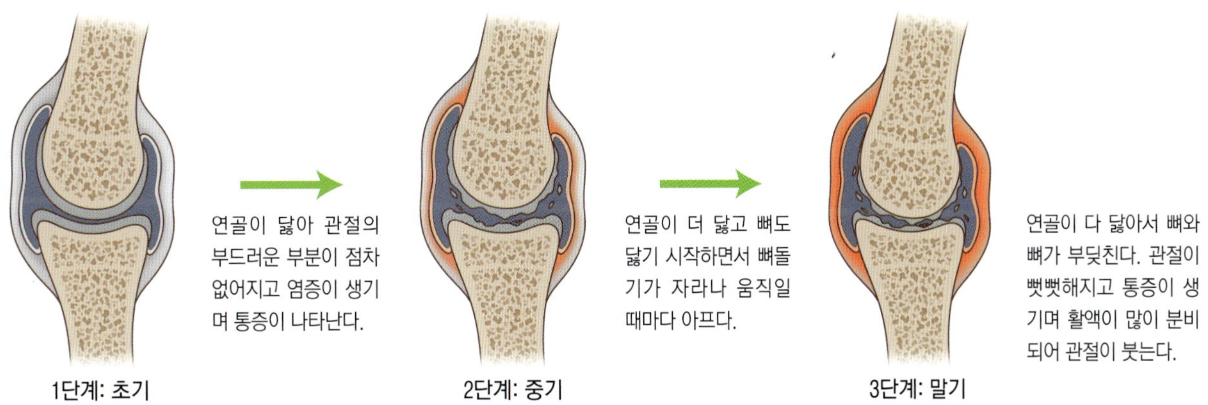

그림 9-20 퇴행성관절염의 진행

학습목표에 대한 자기진단
SELF-DIAGNOSIS OF THE LEARNING OBJECTIVE

번호	학습목표	자기성취도(점)				
		90%(5)	70%(4)	50%(3)	30%(2)	10%(1)
1	골격계통과 관절계통의 특징에 대해 알 수 있다.					
2	장골의 종류와 구조에 대해 알 수 있다.					
3	편평골, 불규칙골, 함기골, 종자골, 봉합골의 특징에 대해 알 수 있다.					
4	관절의 개념을 이해하고 분류할 수 있다.					
5	활막관절의 구조와 보조장치에 대해 알 수 있다.					
6	활막관절의 여섯 가지 유형과 관절운동에 대해 알 수 있다.					
7	활막관절 운동형태에 대해 알 수 있다.					
계						
단원 합계						점

주요용어 점검
CHECKING OF MEDICAL TERMS

연골내골화 endochondral ossification
활막관절 synovial joint
골단 epiphysis
골간 diaphysis
골막 periosteum
골원 osteon
골소주 bony trabecula
골내막 endosteum
종자골 sesamoid bone
봉합골 sutural bone
연골관절 cartilaginous joint
가동관절 diarthrosis
관절순 articular labrum
관절반월 articular meniscus
굴곡 flexion
신전 extension
내전 adduction
외전 abduction

테스트

TEST

■ 다음은 전신의 관절면과 형태에 대한 그림이다. 빈 칸에 알맞은 명칭을 쓰시오.

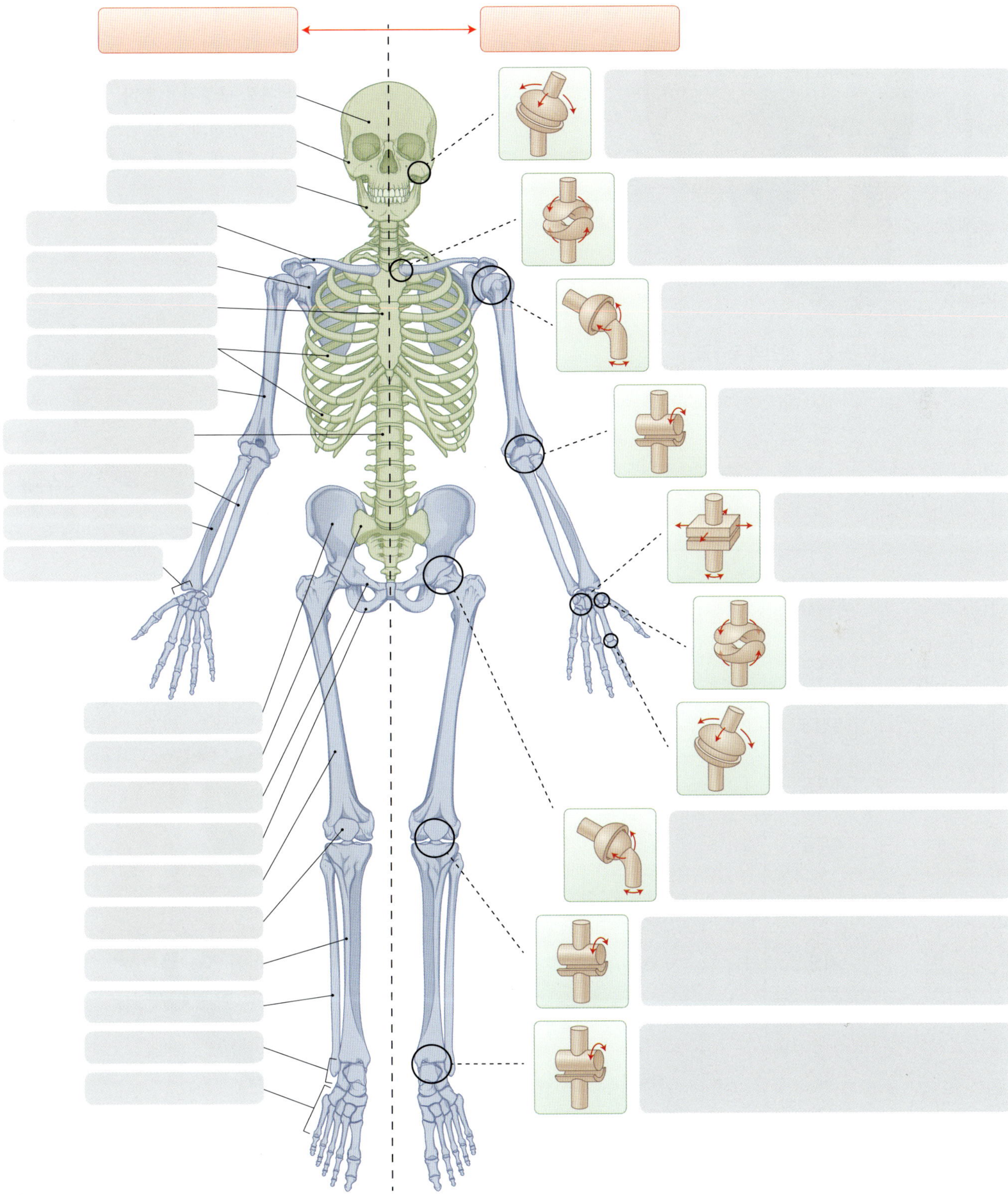

CHAPTER

9.4 두개골의 분류와 특징

학습 목표
- 두개골을 분류하고 명칭을 알 수 있다.

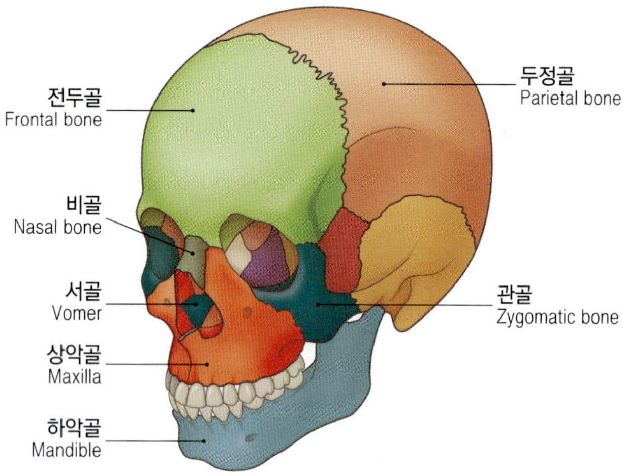

그림 9-21 성인의 두개골

신생아의 두개골(머리뼈, skull)은 유리연골결합으로 된 천문(숫구멍, fontanelle)이 점차 유합되어 생후 2년에는 하악골을 제외하고 모두 봉합(surture)되어 부동관절이 된다. 두개골은 6종 8개의 뇌두개골(뇌머리뼈, cranial bone)과 8종 14개의 안면골(얼굴뼈, fascial bone)로 총 22개의 뼈로 구성되어 있다. 두개골의 기능은 뇌실질을 보호하고 각종 혈관과 신경의 통로가 된다. 후두연골 위치에 달려있는 설골(목뿔뼈, hyoid bone)은 일반적으로 두개골에서 제외하는 경향이 있다.

두개골 22~29

뇌두개골	8
전두골	1
두정골	2
후두골	1
측두골	2
접형골	1
사골	1

안면골	14
상악골	2
구개골	2
비골	2
서골	2
하비갑개	1
관골	2
누골	2
하악골	1

이소골	6
설골	1

그림 9-22 두개골의 분류

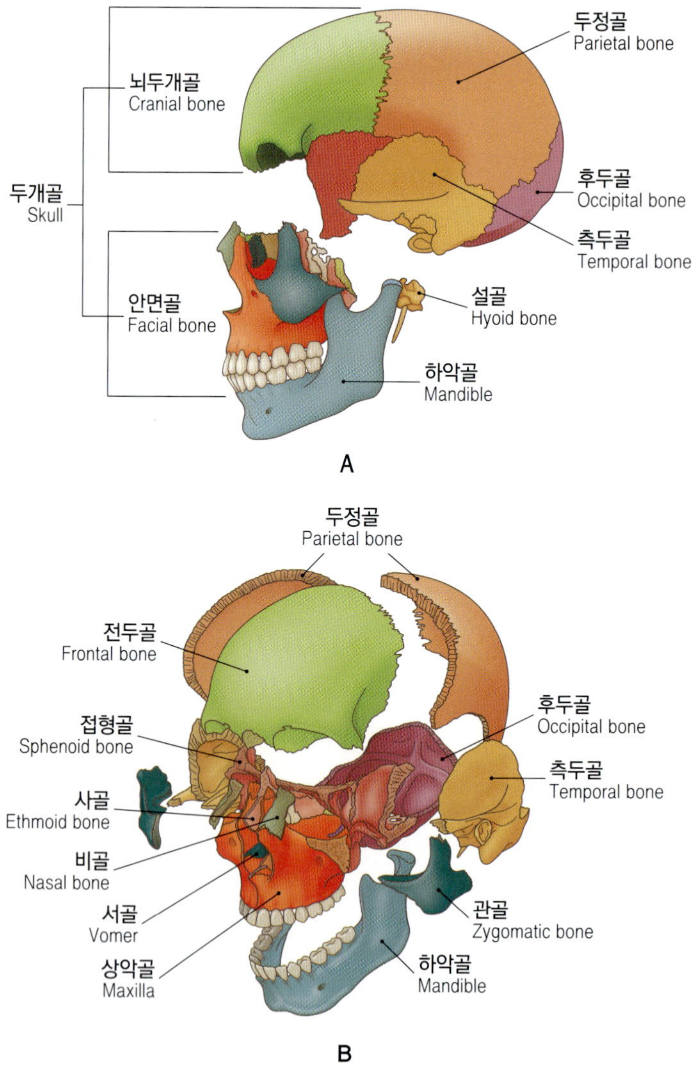

그림 9-23 두개골의 분리. A: 측면, B: 분리

9.4 두개골의 분류와 특징

학습 목표 ■ 두개골 전면 표면구조와 관상단면 구조에서 전두골과 상악골을 관찰할 수 있다.

두개골의 전면 구조의 특징

뇌두개골 중에 가장 위쪽의 전두골이 가장 쉽게 관찰되고 안와에 있는 접형골 일부와 안면골은 중앙부의 비골, 상악골, 중앙 외측으로 관골, 가장 아래쪽에 하악골이 관찰된다(그림 9-24). 관상단면 구조에서는 사골과 서골, 하비갑개를 관찰하기 쉽다(그림 9-25).

전두골

전두골(이마뼈, frontal bone)은 2개에서 1개로 융합된 뼈로 앞쪽 정중앙부위로는 비골, 상악골과 접하고 중앙부위 쪽으로 안와를 형성하여 접형골과 접하고 상외측으로는 관자놀이점을 형성하며, 뒤쪽으로는 두정골과 관상봉합(coronal suture)을 이룬다. 전두골은 세 부분으로 나눌 수 있는데, 고기비늘처럼 편평하다고 해서 이름 붙여진 인부(squamous part)와 안와의 상벽을 형성하는 안와부(orbital part), 비골과 접하는 비부(nasal part)로 나눌 수 있다.

인부에는 미궁(눈썹활, superciliary arch)이 있고, 미궁 상연(위모서리) 1/3 지점에 안와상공(눈확위구멍, supraorbital foramen)으로 삼차신경가지가 나온다. 미간의 양쪽면 안에 빈 공간을 전두동(이마굴, frontal sinus)이라고 한다.

상악골

상악골(위턱뼈, maxilla)은 얼굴 중앙에 위치하는 한 쌍의 안면골이며 체(body)와 전두, 관골, 치조, 구개돌기 등의 4종류의 돌기가 있으며, 구개골(입천장뼈, palatine bone)과 정중입천장 봉합을 이루어 경구개(단단입천장)를 이룬다. 상악체 안쪽의 상악동은 부비동(코곁굴, paranasal sinus) 중 가장 크며 중비도(중간콧길)로 열린다.

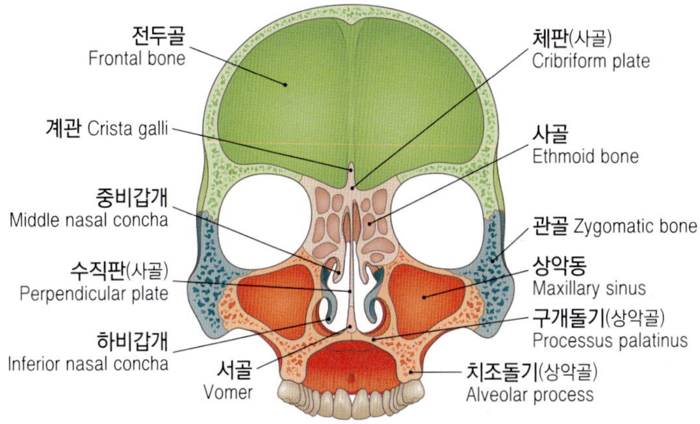

그림 9-25 두개골(관상단면)

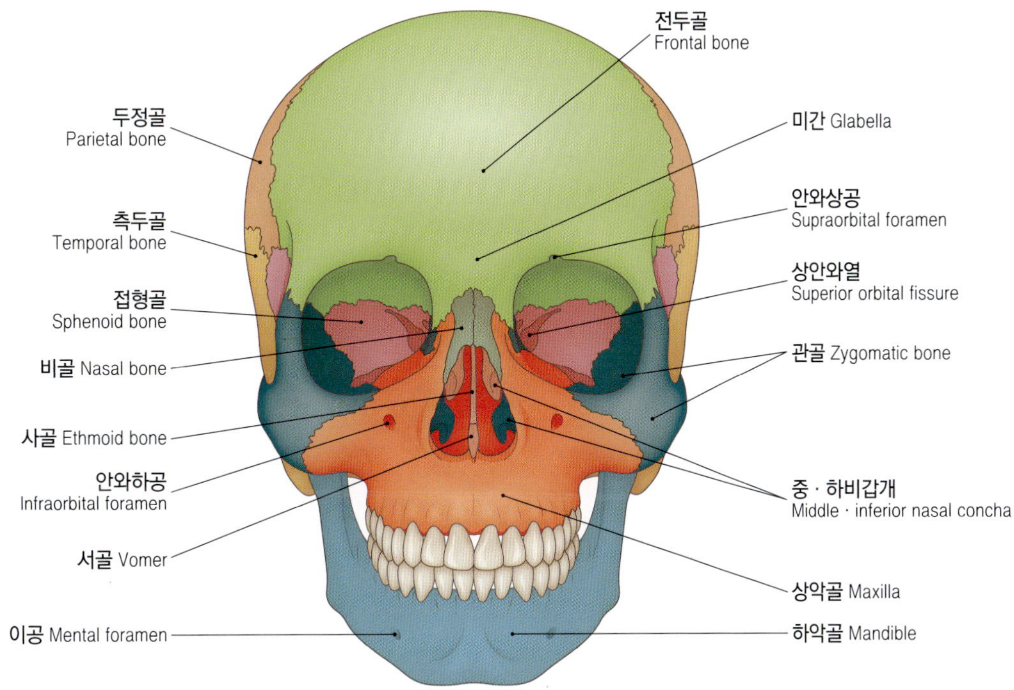

그림 9-24 두개골(전면)

9.4 두개골의 분류와 특징

학습목표
- 사골과 서골의 구조를 알 수 있다.

사골

사골(벌집뼈, ethmoid bone)은 좌우 안와 안쪽 정중앙에 있으며, 비강과 비중격 및 전두개와(앞머리뼈우묵, anterior cranial fossa)를 형성한다. 사골은 수평판, 수직판, 외측괴(가쪽덩이, lateral mass)로 나누고 수평판은 후각신경(olfactory nerve)이 통과하는 체판과 대뇌를 좌우로 나누는 경막인 대뇌겸이 부착하는 계관(볏돌기, crista galli)이 있다. 수직판은 체판의 정중면에 수직으로 돌출되어 뻗어 있는 얇은 판으로 서골과 관절하여 비중격을 이룬다. 외측괴에는 사골미로(벌집뼈미로, ethmoidal labyrinth)가 사골봉소(벌집, ethmoidal air cell)을 형성하고 구조상 매우 복잡한 구조이기 때문에 미로(labyrinth)라는 용어가 붙여졌다. 안와판(눈확판, orbital lamina)은 안와의 안쪽막을 형성한다(그림 9-26).

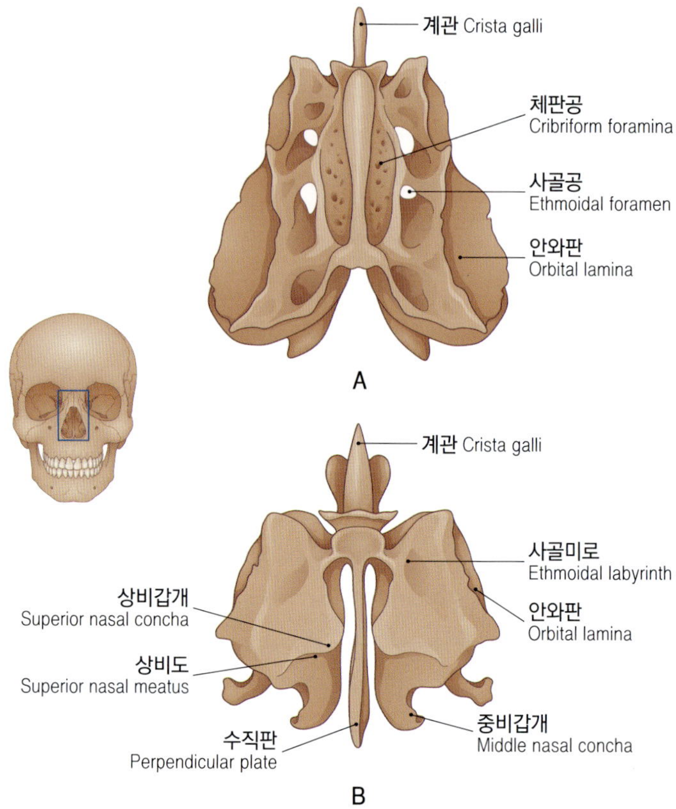

그림 9-26 사골. A: 전면, B: 후면

서골

서골(보습뼈, vomer)은 쟁기나 가래 등을 이용하여 밭을 갈아엎기위해 만든 마름모 모양의 농기구에서 붙여진 명칭이다. 서골은 콧마루를 이루는 한개의 뼈로 비중격(코중격, nasal septum)의 후하부를 형성하고 접형골, 사골, 구개골, 상악골과 관절한다. 상연은 비스듬한 고랑으로 접형골과 접하고, 전연은 가장 길고 미끄럼틀처럼 길게 뻗어 위쪽 절반은 사골, 아래쪽은 비중격연골(코사이막연골, nasal septal cartilage)과 만난다. 하연은 경구개(단단입천장, hard palate)의 능선을 형성한다(그림 9-27).

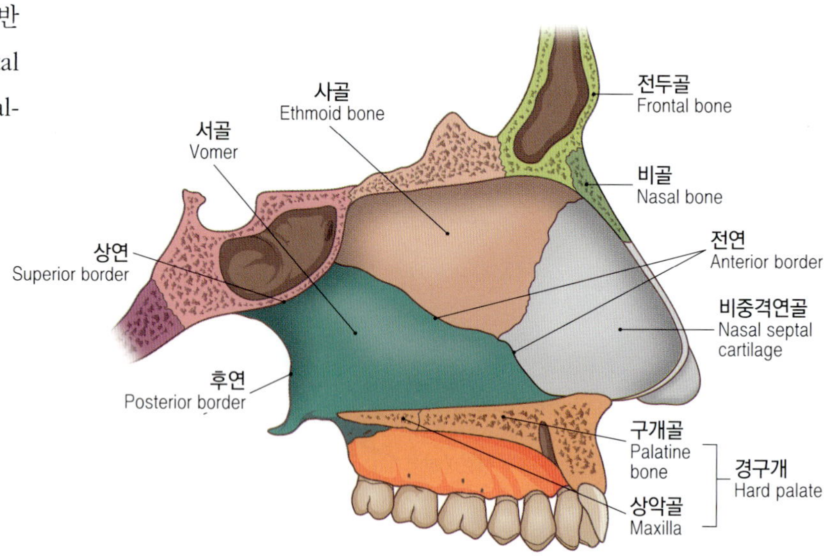

그림 9-27 서골(시상단면)

9.4 두개골의 분류와 특징

학습목표
- 안와의 구조를 알 수 있다.

안와

안구를 수용하는 안와(눈확, orbit)는 7개의 뼈로 구성되어 있으며, 안구의 구조와 기능에 관련된 근육과 신경 및 혈관 등이 연결되어 있다(그림 9-28). 신경과 혈관은 안와에 뚫린 공(구멍, foramen)과 찢어진 고랑(틈새, fissure)을 통과한다. 안와에 뚫린 공에는 시신경공(시각신경구멍, optic foramen), 정원공(원형구멍, foramen rotundum)과 난원공(타원구멍, foramen ovale), 극공(뇌막동맥구멍, foramen spinosum)이 있다. 찢어진 틈새는 상안와열(위눈확틈새, superior orbital fissure)과 하안와열(아래눈확틈새, inferior orbital fissure)이 있다. 시신경공에는 II번 뇌신경인 시신경(시각신경, optic nerve)이 통과하고, 정원공에는 V신경 2차가지인 상악신경(위턱신경, maxillary nerve)이 통과하며, 난원공에는 V신경 3차가지인 하악신경(아래턱신경, mandibular nerve)이 통과한다. 상안와열에는 III, IV 뇌신경과 V신경 1차가지인 눈신경과 안면정맥(얼굴정맥, facial vein)이 통과하고, 하안와열에는 안와하신경(눈확아래신경, infraorbital nerve)과 관골신경(광대신경, zygomatic nerve)이 통과한다. 안와를 구성하는 뼈는 그림 9-29과 같다.

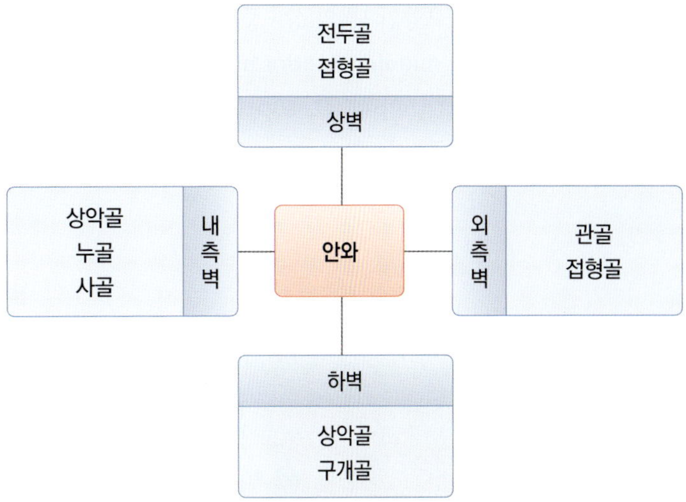

그림 9-29 안와를 구성하는 뼈

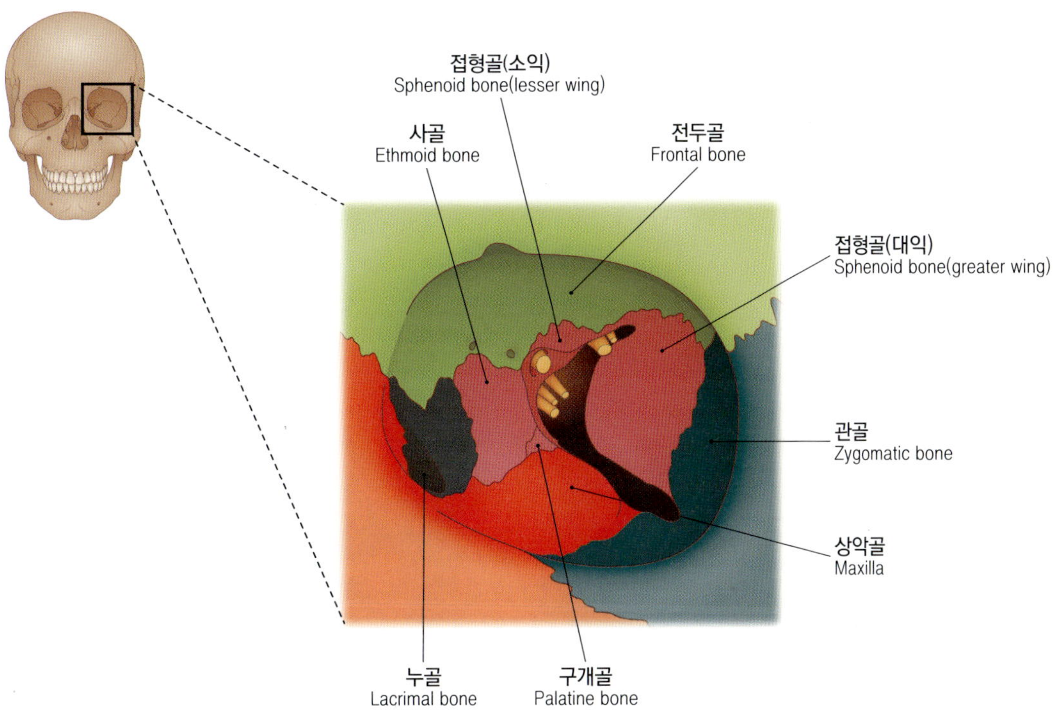

그림 9-28 안와

9.4 두개골의 분류와 특징

학습목표 ■ 비강과 부비동의 구조를 알 수 있다.

비강과 부비동

비강. 호흡기가 시작되는 첫 관문인 비강(코안, nasal cavity)은 사골의 수직판과 서골이 이루는 비중격(nasal septum)에 의해 좌·우로 나뉜다. 조개껍질 모양인 3쌍의 상·중·하비갑개(위·중간·아래코선반, superior · middle · inferior nasal concha)가 이루는 상·중·하비도(위·중간·아래콧길, superior · middle · inferior nasal meatus)가 있다(그림 9-30).

부비동. 비강을 둘러싸고 있고 비공과 연결된 두개골의 일부 뼈의 빈 공간을 부비동(코곁굴, paranasal sinus)이라고 한다. 종류는 전두동(이마굴, frontal sinus), 사골동(ethmoidal sinus), 가장 뒤쪽의 접형동(sphenoidal sinus), 가장 큰 상악동(위턱굴, maxillary sinus) 등이 있다. 부비동은 염증에 의한 농(pus)이 잘 발생하는데 이를 부비동염(sinusitis) 또는 축농증(empyema)이라 하고 상악동에 자주 발생한다(그림 9-31).

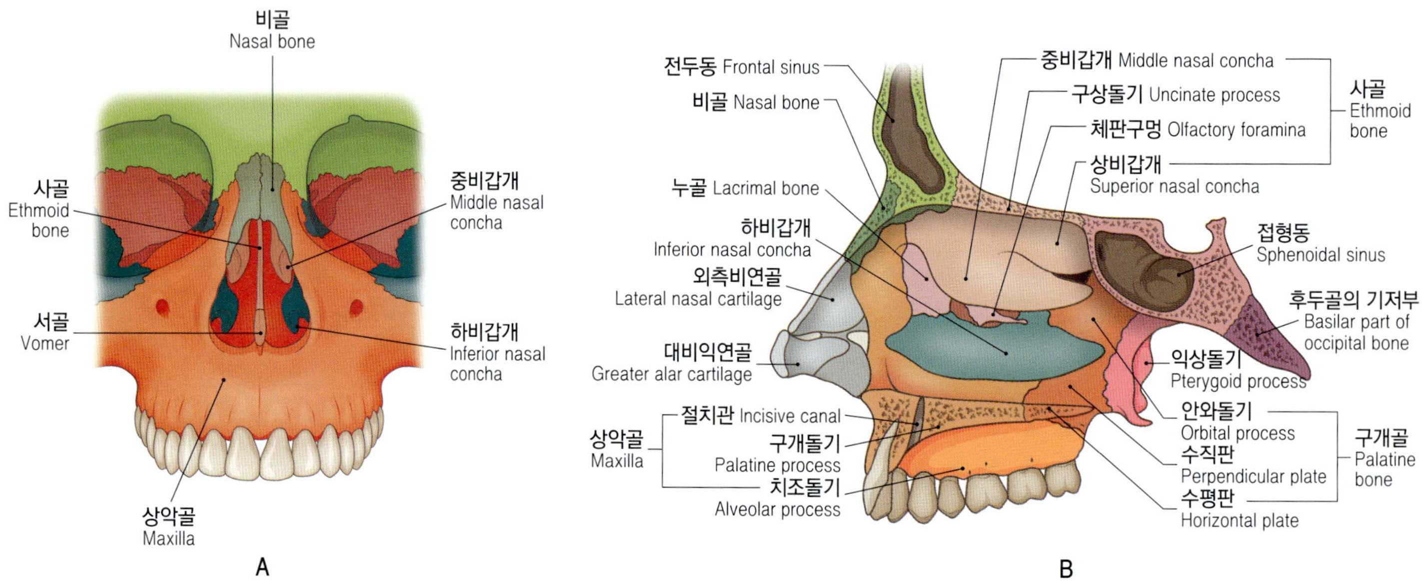

그림 9-30 비강. A: 전면, B: 외측면

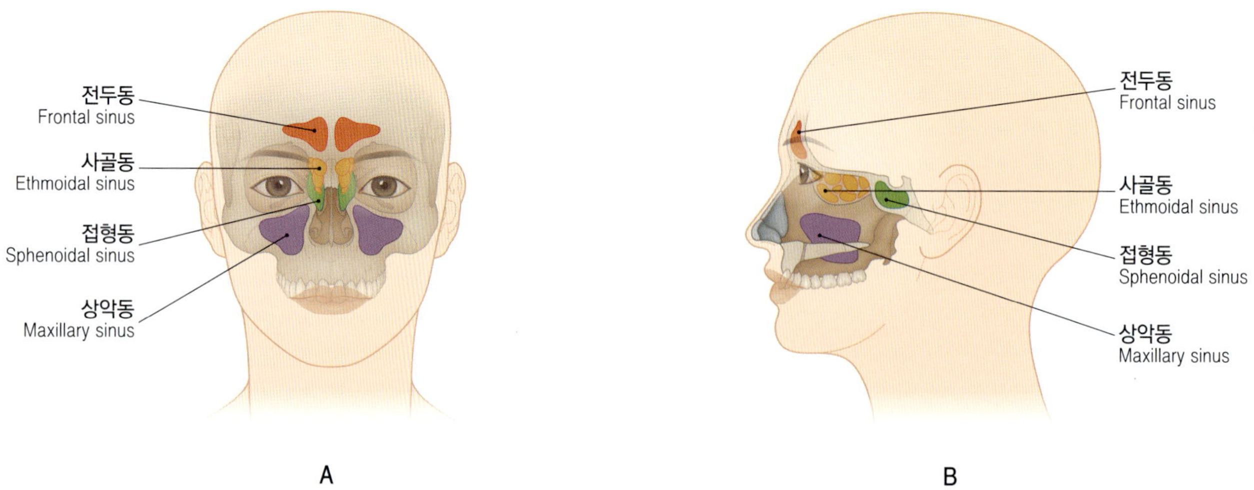

그림 9-31 부비동. A: 전면, B: 외측면

9.4 두개골의 분류와 특징

학습목표 ■ 두개골 측면 구조와 측두골 및 익구개와를 관찰할 수 있다.

두개골 측면 구조의 특징

두개골의 측면에서 보면 중앙부의 관자놀이점(pterion)을 중심으로 뇌두개골 중 가장 위쪽 중앙에 두정골, 앞쪽에 전두골이 있으며, 중앙부의 측두골, 접형골(대익)이 가장 쉽게 관찰되고, 안면골 중 관골과 하악골이 관찰된다.

측두골

측두골(관자뼈, temporal bone)은 뇌두개골 중 하나이며, 머리의 외측부분 양쪽 측면과 기저부를 형성하고 위쪽으로는 두정골과 관절하여 인상봉합(squamous suture)을 이루며, 앞쪽으로는 접형골(대익)과 접하여 'H'자 모양의 관자놀이점을 형성하며 관골돌기(zygomatic process)를 뻗어 관골과 관절하여 관골궁(zygomatic arch)을 이룬다. 하악골과 관절하여 악관절을 이루며, 뒤쪽의 후두골과도 관절한다(그림 9-32). 측두골은 인부(비늘부분, squamous part), 유돌부(꼭지부, mastoid region), 고실부(tympanic part)와 추체 모양의 암양부(바위부위, petrosal branch)로 나눌 수 있다. 암양부는 청각 및 평형감각기가 있으며, 내이도(속귀길, internal acoustic meatus)로 제 VII, VIII번 뇌신경과 내이혈관이 통과한다. 후두골 사이에 위치하는 경정맥공(목정맥구멍, jugular foramen)은 내경정맥과 제 IX, X, XI번 뇌신경이 통과한다.

익구개와

익구개와(날개입천장오목, pterygopalatine fossa)는 관골궁(광대뼈활, zygomatic arch)을 제거한 뒤 측두하와로부터 안쪽으로 들어간 좁은틈새이다. 익구개와에는 상악신경이 지나고 상악동맥의 가지인 중뇌막동맥의 가지가 전두가지와 두정가지로 갈라지는 곳이며, 자율신경절인 익구개신경절(pterygopalatine ganglion)이 위치하는 곳이므로 임상적으로 매우 중요한 곳이다(그림 9-33).

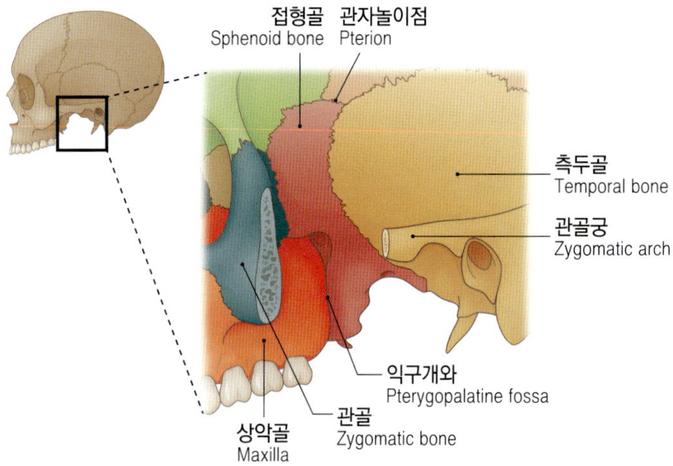

그림 9-33 익구개와

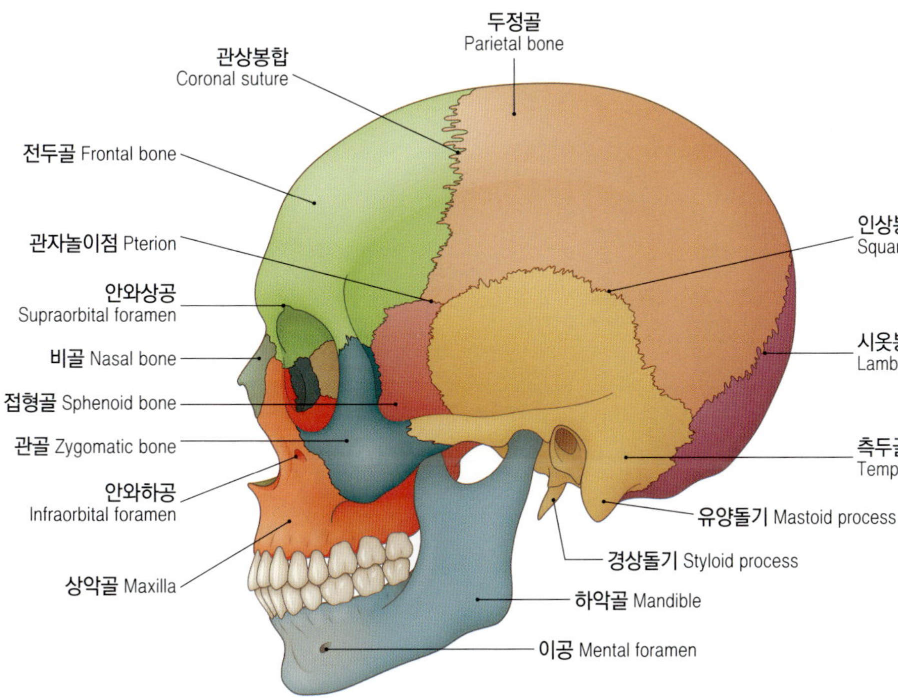

그림 9-32 성인 두개골(측면)

학습 목표 ■ 하악골의 구조와 관절에 대해 알 수 있다.

하악골

일반적인 구조

하악골(아래턱뼈, mandible)은 두개골 중 유일한 활막관절로 말굽 모양이며, 하악체와 하악지로 나눌 수 있다. 하악지에 근돌기(coronoid process)와 관절돌기(condyloid process)가 있으며 근돌기는 관절하지 않고 저작근 중 측두근(관자근, temporalis)이 정지한다. 관절돌기는 측두골의 하악와(턱관절오목, mandibular fossa)와 관절하여 악관절(턱관절, temporomandibular joint)을 이루어 저작에 관여한다. 하악체의 이공(턱끝구멍, mental foramen)은 전두골의 안와상공, 상악골의 안와하공과 함께 삼차신경의 안면 부위의 통로가 된다(그림 9-34).

하악골의 관절

악관절(턱관절, temporomandibular joint)은 측두골의 악관절와(mandible fossa)와 하악골의 관절돌기(condylar process)가 이루는 활막관절(윤활관절, synovial joint)로 상승(elevation), 하강(depression)과 전인(내밈, protraction), 후인(들임, retraction) 등의 움직임이 있다. 관절은 평면관절과 경첩관절이 합쳐져 과상관절(condylar joint)을 이루고, 관절원판(articular disc)이 있다. 움직임을 제한하고 하악골을 매다는 인대로 경돌하악인대, 외측인대, 접형하악인대(sphenomandibular ligament) 등이 있다. 관절질환으로 퇴행성변화와 탈구가 발생하기도 한다(그림 9-35, 9-36).

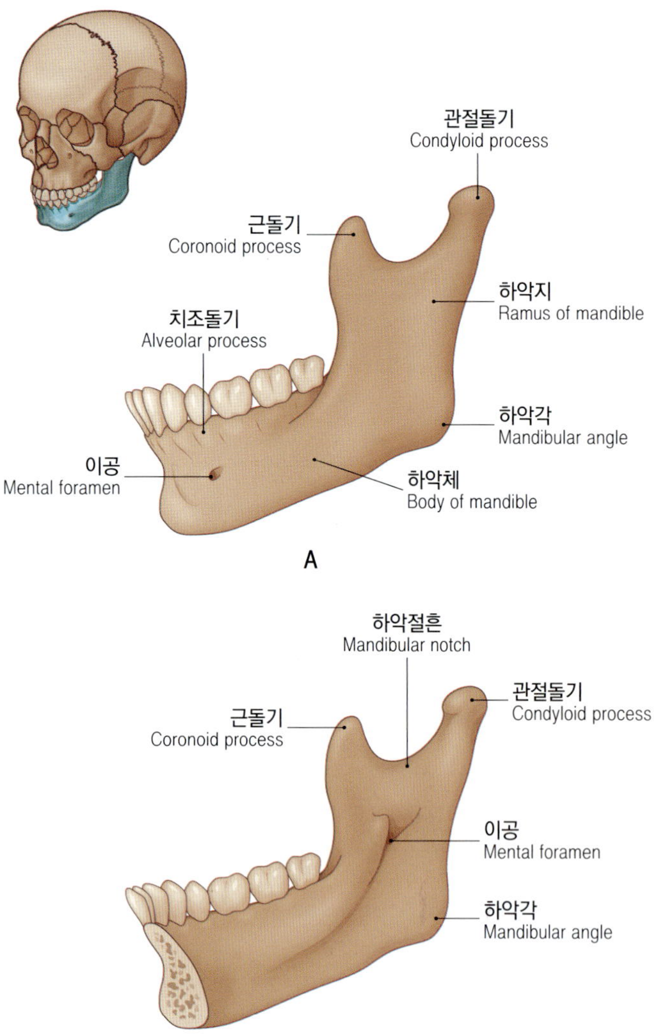

그림 9-34 하악골의 구조. A: 외측면, B: 내측면

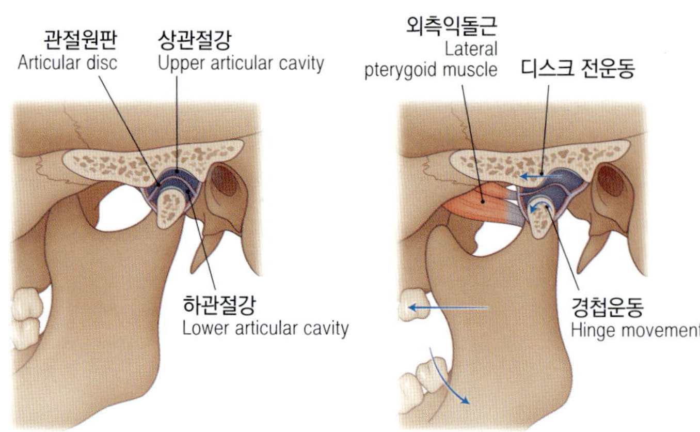

그림 9-35 악관절 형태와 운동

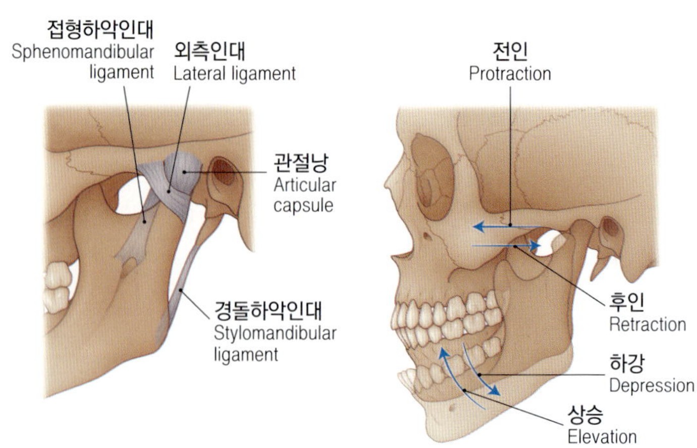

그림 9-36 하악골의 운동과 인대

9.4 두개골의 분류와 특징

학습 목표
- 두정골과 두개와의 구조에 대해 알 수 있다.

두개골 상면은 대부분 매끈하고 관상봉합과 시상봉합이 만나는 정수리점(bregma) 및 시상봉합과 시옷봉합이 만나는 시옷점(lambda)을 관찰할 수 있으며, 두정골을 제거한 뒤 내 기저부의 우묵한 두개와를 관찰할 수 있다.

두정골

두정골(마루뼈, parietal bone)은 관상봉합으로 접하는 부위에 전두연을 형성하고 시상봉합으로 정중연, 후두골과 시옷봉합으로 후두연, 측두골과 인상봉합으로 인연(비늘모서리)을 형성한다. 특수 정맥 형태의 도출정맥(emissary vein)이 두정공을 통과하여 머리의 안팎에 있는 뇌경막과 정맥들을 연결한다. 신생아 때 관상봉합과 시상봉합이 만나는 지점에 대천문이, 시상봉합과 시옷봉합이 만나는 지점에 후천문이 존재한다. 대천문은 생후 2년에, 후천문은 생후 3개월 이내에 닫힌다.

두개와

두개와(머리뼈우묵, cranial fossa)에는 두개강(cranial cavity) 내 뇌실질을 수용하기 위해 기저 부위가 앞쪽에서 뒤로 갈수록 깊어지는 움푹 패인 3곳의 전두개와(anterior cranial fossa), 중두개와, 후두개와가 존재한다. 각 와의 특징과 통과구조물들은 표 9-5와 표 9-6에 정리하였다.

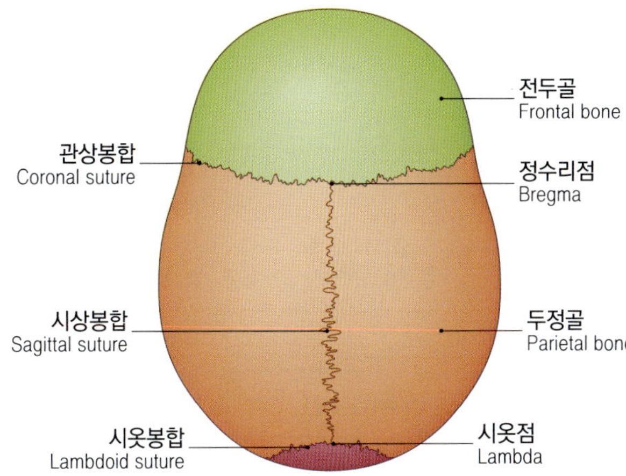

그림 9-37 성인 두개골(상면)

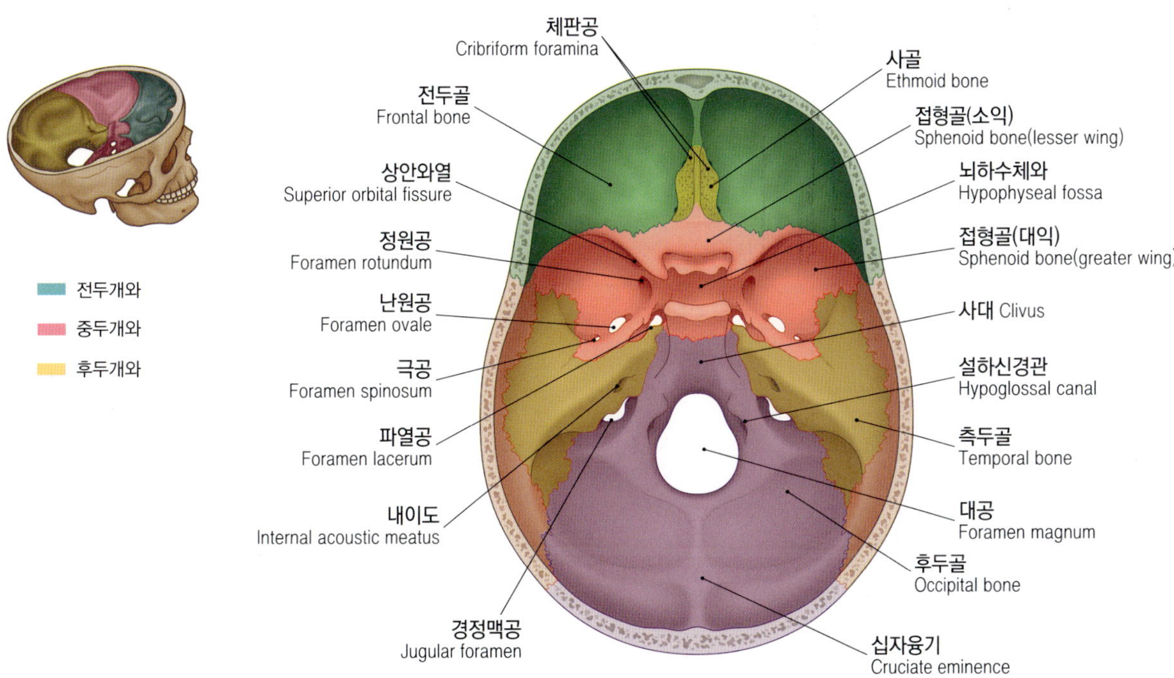

그림 9-38 두개골 속 구조(하벽)

9.4 두개골의 분류와 특징

학습목표
- 두개골 내면 기저부의 주요통로에 대해 알 수 있다.

표 9-5 두개골 내면 기저부의 구분과 뇌신경의 주요통로

구분	관련 뼈	구조물	통과하는 뇌신경	수용된 뇌
전두개와	전두골	-	없음	전두엽
	사골	체판	후신경	
	접형골(소익)	시신경공	시신경	
전 · 중두개와의 경계	접형골 소익과 대익	상안와열	동안신경, 활차신경, 외전신경, 삼차신경의 1차가지(안신경), 안면정맥	-
중두개와	접형골(대익)	정원공	삼차신경의 2차가지(상악신경)	측두엽
		난원공	삼차신경의 3차가지(하악신경)	
		극공	중뇌막동맥	
	측두골(암양부)	내이도	안면신경, 내이신경, 내이동맥	
중 · 후두개와의 경계	측두골과 후두골	경정맥공	미주신경, 설인신경, 부신경	-
후두개와	후두골	설하신경관	설하신경	후두엽, 소뇌

표 9-6 그 밖의 두개골 주요통로와 구조물

관련 뼈	통과구조	통과물
접형골, 측두골, 후두골 사이	파열공	연골막으로 막혀 있음
전두골	안와상공	안와상신경과 동맥
상악골	안와하공	안와하신경과 동맥, 상악신경
하악골	이공	하치조신경과 동 · 정맥
상악골과 접형골(대익) 사이	하안와열	안와하신경과 관골신경
후두골	대공	척수, 부신경, 척수동, 정맥

9.4 두개골의 분류와 특징

학습 목표
- 접형골의 구조와 통과 구조물에 대해 알 수 있다.

접형골

접형골(나비뼈, sphenoid bone)은 두개골 안쪽 중앙부에서 날개를 펼친 나비 모양으로 두개골의 속바닥과 양쪽 옆면 및 안와의 기저 부위를 형성한다. 접형골체와 대익, 소익, 익상돌기로 크게 4부분으로 구성된다. 접형골체는 중앙에 말안장 모양의 깊은 홈을 안장(터키안, sella turcica)이라 하고 안장 바닥에 호르몬 분비기관인 뇌하수체를 수용하는 뇌하수체와가 있다. 안장의 후벽인 안배(안장등, dorsum sellae)는 교뇌와 연수가 놓인 후두골 사대(비스듬틀, clivus)와 관절하고, 안장 아래쪽에 접형골의 빈 공간인 접형동(sphenoidal sinus)이 있어 비강과 교통한다. 소익과 대익은 상안와열(위눈확틈새, superior orbital fissure)로 구분하며 각 날개에는 대칭적으로 많은 구멍들이 뚫려 있어 뇌신경과 혈관의 통로가 된다(그림 9-39). 대익은 두개골 기저부와 외측벽을 형성하여 관자놀이점의 일부가 된다.

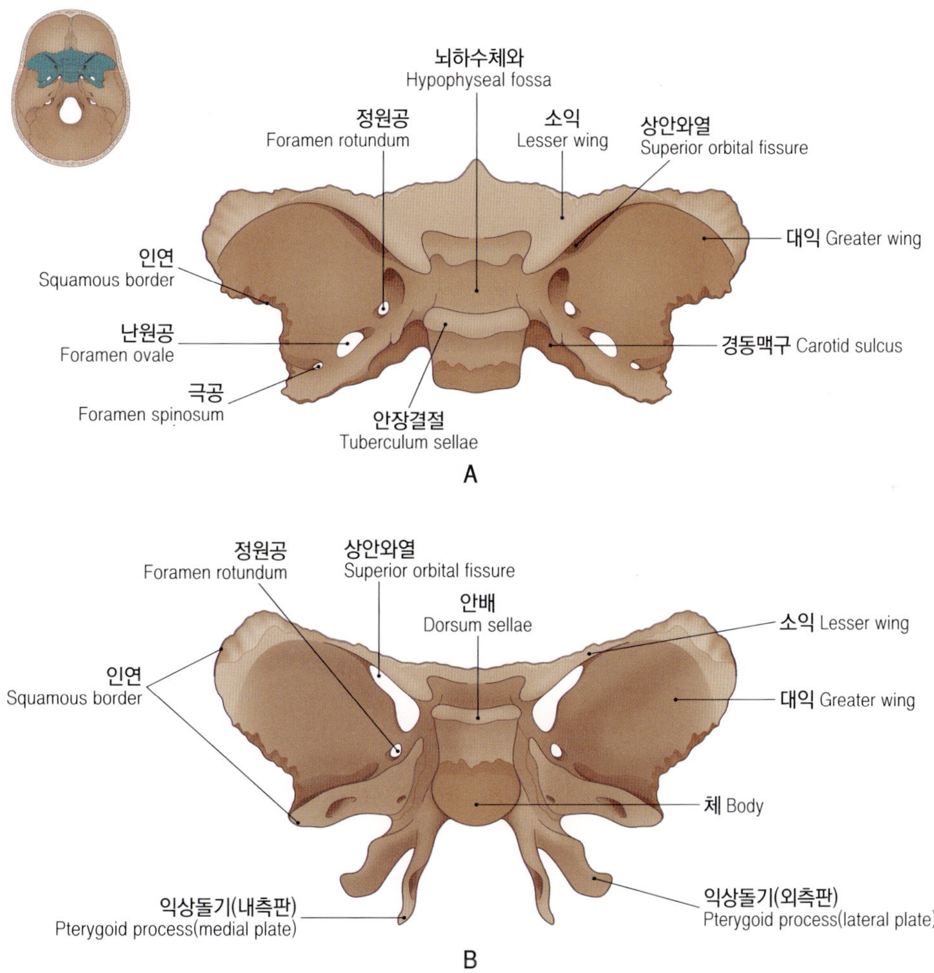

그림 9-39 접형골. A: 상면, B: 후면

학습 목표 ■ 두개골의 후면 구조를 알 수 있다.

두개골의 후면 구조 및 내부구조의 특징

양쪽 두정골 간의 봉합인 시상봉합과 두정골과 후두골의 시옷봉합과 만나는 점인 시옷점(lambda)이 있고, 후두골과 측두골의 인상봉합과 만나는 점인 성상점(별모양점, asterion)을 관찰할 수 있다(그림 9-40).

후두골 인부를 제거하면 내면에 교뇌와 연수가 놓인 후두골의 사대(비스듬틀, clivus)는 접형골의 안장(sella turcica)과 관절한다. 양 옆으로 펼쳐진 접형골익(나비뼈날개, sphenoid wing)과 두개골 양쪽 측면과 기저부를 이루고 있는 측두와(temporal fossa), 측두골과 후두골 사이에 뚫린 경정맥공(목정맥구멍, jugular foramen)을 볼 수 있다(그림 9-41).

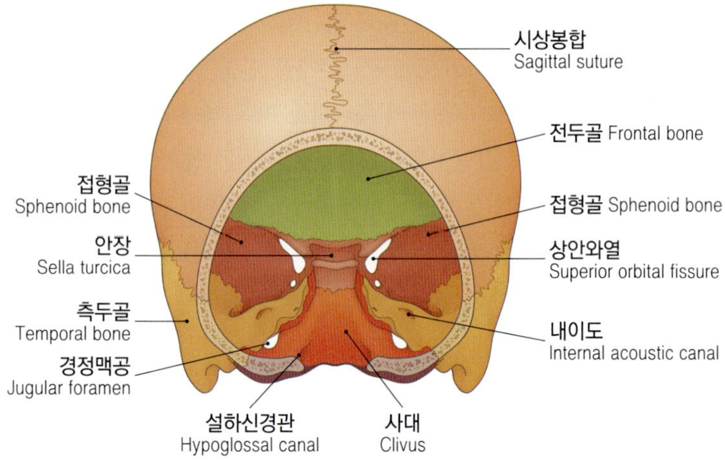

그림 9-41 두개골의 속 구조(후면)

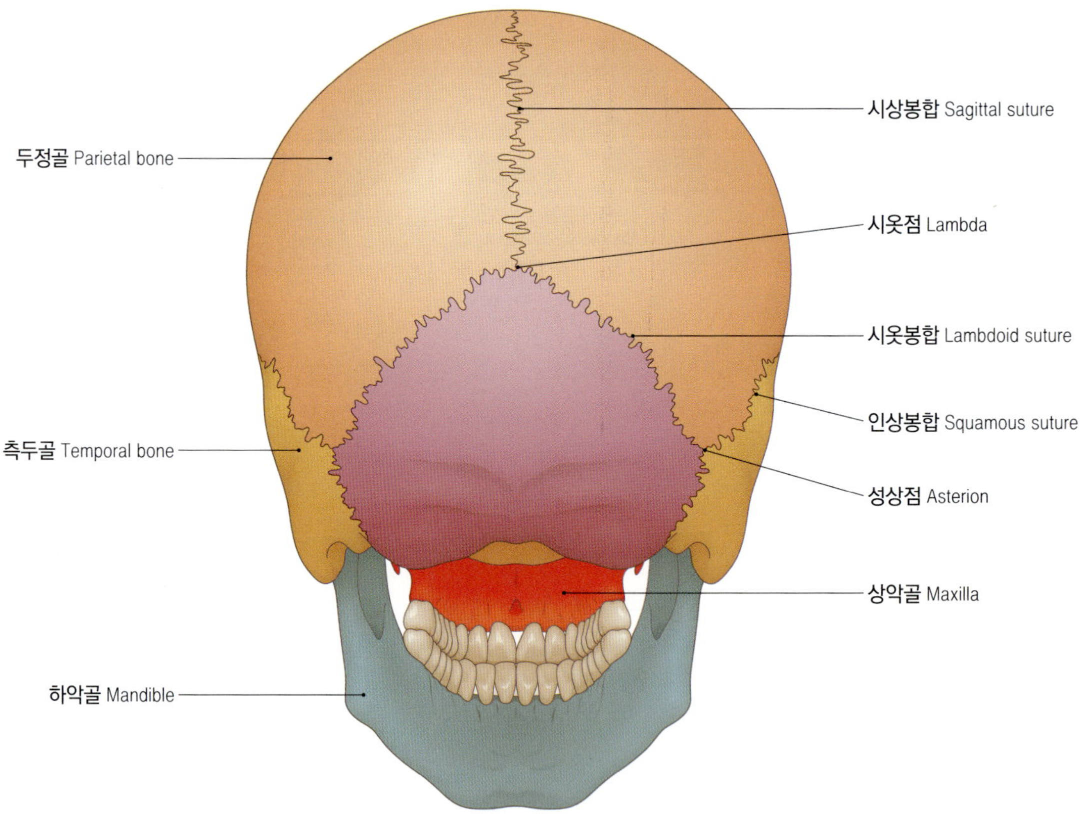

그림 9-40 성인의 두개골(후면)

9.4 두개골의 분류와 특징

학습목표 ▪ 두개골의 하면 구조와 후두골을 관찰할 수 있다.

두개골 하면의 특징

두개골 하면을 앞쪽에서부터 뒤쪽으로 관찰하면 상악골이 구개골과 관절하여 경구개(단단입천장, hard palate)를 형성하고, 관골과 측두골이 만나 관골궁을 이룬다. 측두골에 근육과 인대가 부착하는 유양돌기(mastoid process)와 경상돌기(styloid process)가 관찰된다. 또한 접형골의 1쌍의 내 · 외측익돌기와 대익이 있으며, 중앙부의 서골(vomer)이 관찰되고, 측두골, 접형골, 후두골이 서로 만나 생긴 파열공(foramen lacerum)이 있다(그림 9-42).

후두골

두개의 후면과 기저부에서 잘 관찰되는 후두골(뒤통수뼈, occipital bone)은 두정골과 시옷봉합에 의해 관절하고, 양 옆쪽으로는 측두골과 관절하며, 앞쪽으로는 접형골과 관절한다. 후두골은 대공(foramen magnum)을 중심으로 인부, 기저부, 외측부로 나눌 수 있다. 인부의 외측면에서는 상항선과 하항선이 있어 인대와 근육들이 부착하고 안쪽면에는 십자융기(cruciate eminence)가 있다. 외측부에는 후두과(뒤통수뼈관절융기, occipital condyle)가 있어 환추(고리뼈, atlas)와 관절하고, 기저부 중앙에는 척수와 척수동 · 정맥이 통과하는 대공이 있으며 사대(비스듬틀, clivus)가 있어 교뇌와 연수가 놓인다.

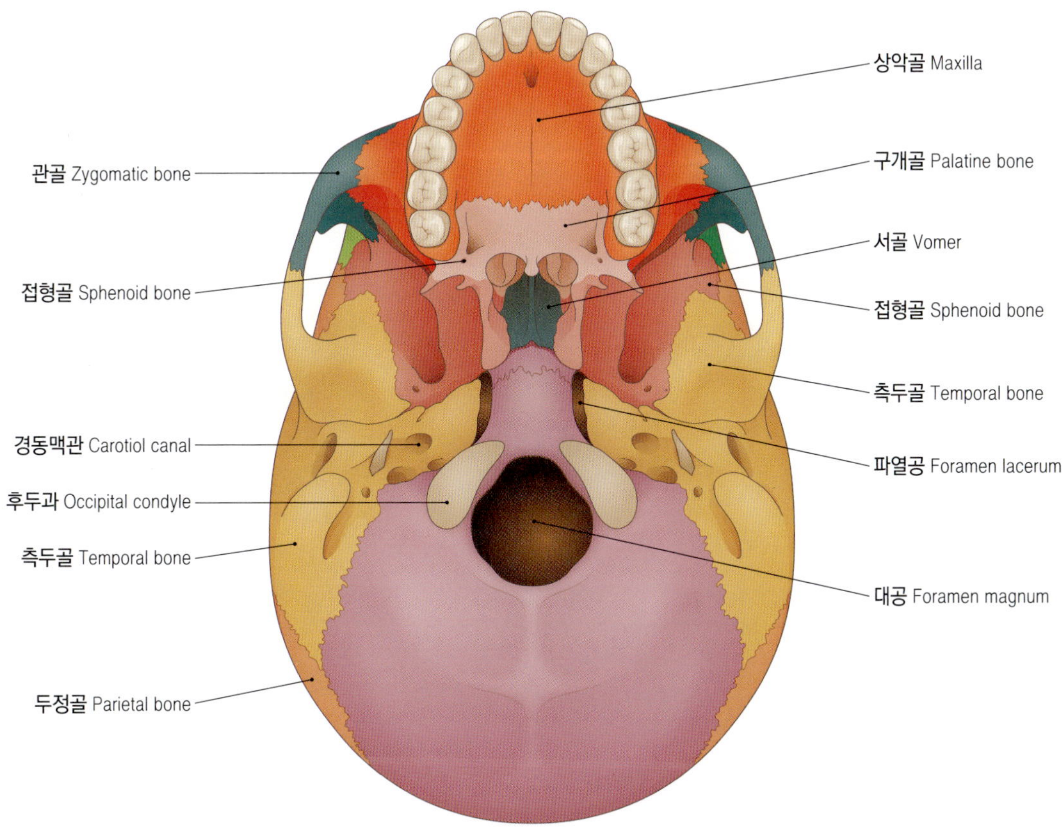

그림 9-42 성인의 두개골(하면)

9.4 두개골의 분류와 특징

학습목표 ■ 구개골과 설골의 구조와 천문과 봉합에 대해 알 수 있다.

구개골

상악골과 접형골 사이에 있는 구개골(입천장뼈, palatine bone)은 'L'자 모양의 뼈 1쌍으로 안면골에 속하고 상악골과 함께 안와의 하벽과 비강과 경구개를 이룬다. 접형골, 상악골과 함께 익구개와(날개입천장오목, pterygopalatine fossa)를 이루어 동맥과 신경의 통로가 되는 뼈이다. 구개골은 수평판과 수직판으로 구분할 수 있다(그림 9-43).

설골

설골(목뿔뼈, hyoid bone)은 'U'자 모양이다. 혀와 후두융기(Adam's apple) 사이에 위치하는 뼈로 관절하지 않고 인대에 의해 매달려 있으며, 턱끝과 일직선 상에 있고 경추 3번 높이에 해당한다(그림 9-44).

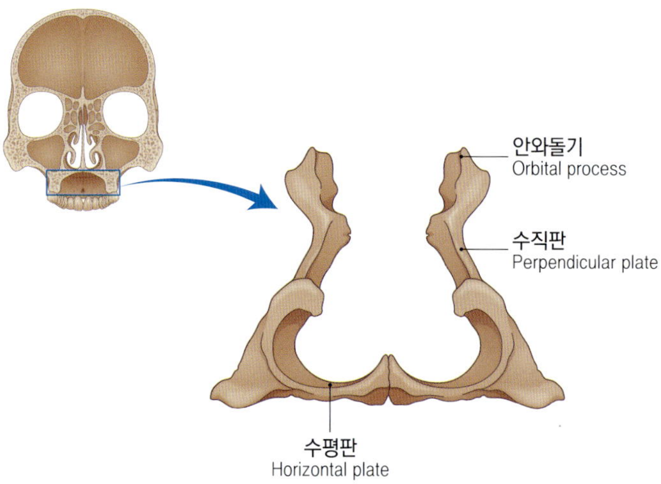

그림 9-43 구개골

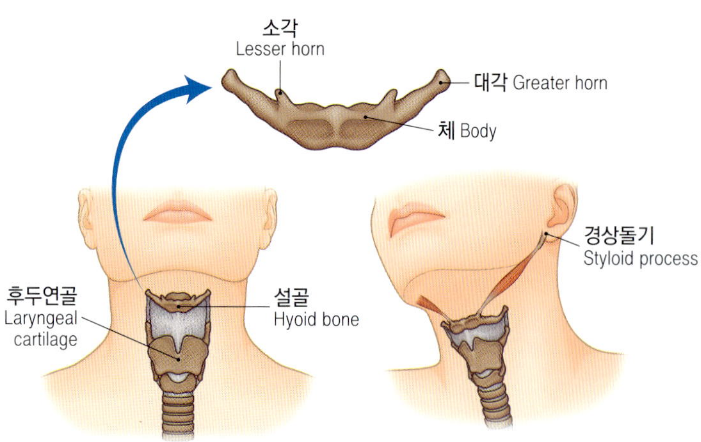

그림 9-44 설골

천문과 봉합

천문(숫구멍, fontanelle)은 출산 시 태아의 머리가 산도인 골반축(axis of pelvis)을 빠져나올 때 원활하게 나올 수 있도록 머리를 성형한다. 천문은 유리연골결합으로 되어 있으며 전천문, 후천문, 전외측천문, 후외측천문, 소천문, 대천문 등 총 6개로 되어 있다. 후천문은 시상봉합과 시옷봉합 사이에 있으며, 생후 3개월경에 폐쇄되고, 전외측천문은 관상봉합과 인상봉합 사이에 있고 생후 6개월경에, 후외측천문은 시옷봉합과 인상봉합 사이에 있고 12개월경에 폐쇄된다. 대천문(앞숫구멍, anterior fontanelle)은 시상봉합과 관상봉합 사이에 있으며 생후 24개월경에 폐쇄되어 천문 중 가장 늦게 폐쇄된다. 성인의 두개강 내용물을 검사하기 위한 뇌척수액 천자(cerebrospinal fluid puncture)는 요추 3~4번(Jacob's line)에서 시행하지만 신생아의 경우 척수(spinal cord)의 길이가 척추전체에 걸쳐 있으므로 요추에서 천자를 할 수 없기 때문에 이들 천문, 특히 대천문을 통해 뇌척수액을 검사하기도 한다(그림 9-45).

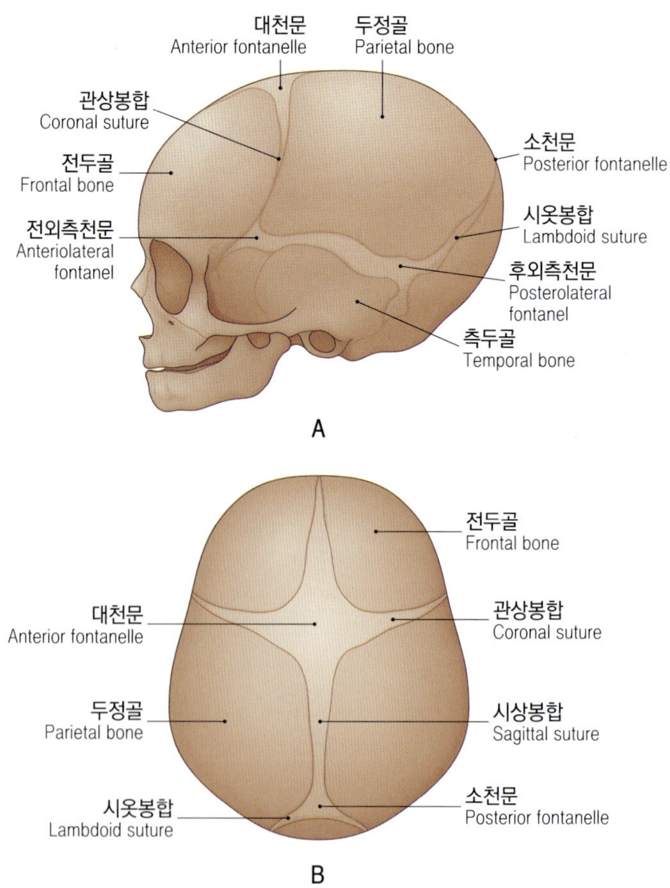

그림 9-45 천문. A: 측면, B: 상면

연관내용
ASSOCIATED CONTENT

머리부의 피부에서 뇌실질까지의 층 구조

머리부의 가장 바깥은 4층 구조의 표피와 2층 구조의 진피 및 피하조직으로 된 피부층이 있으며, 피부층 밑으로 결합조직이 위치하고 있고, 결합조직과 단단히 붙어있는 3층 구조의 편평골(납작뼈, flat bone)이 두개골을 보호하고 있다. 그 밑으로 뇌를 싸고 있는 3겹의 뇌막(meninges)이 있고 뇌막 안에 뇌실질이 있다(그림 9-46).

두개골에 있는 특수한 형태의 정맥은 머리내압조절 및 감염과 연관이 있다. 두개골에 있는 구멍과 관(cannel)을 통해 머리의 안팎에 있는 경막(dura mater)과 정맥들을 연결하는 짧은 정맥인 도출정맥(이끌정맥, emissary vein)과 길버트 브레세트(Gilbert Breschet, 1784~1845년)에 의해 발견되어 브레세트 정맥이라고도 불리는 해면골에 있는 판간정맥(판사이정맥, diploic vein)이 있다(그림 9-47).

뇌실질을 보호하고 두개강의 압력과 내용물을 조절하는 뇌막과 가장 바깥 2겹의 두꺼운 경막사이에 있는 경막정맥동은 뇌척수액(cerebrospinal fluid, CSF)을 흡수하고, 지주막(arachnoid) 밑의 지주막하공간(subarachnoid space)은 뇌척수액이 순환되는 곳이다. 두개골 바깥에서 안쪽까지의 구조는 그림 9-48에 간략히 나타내었다.

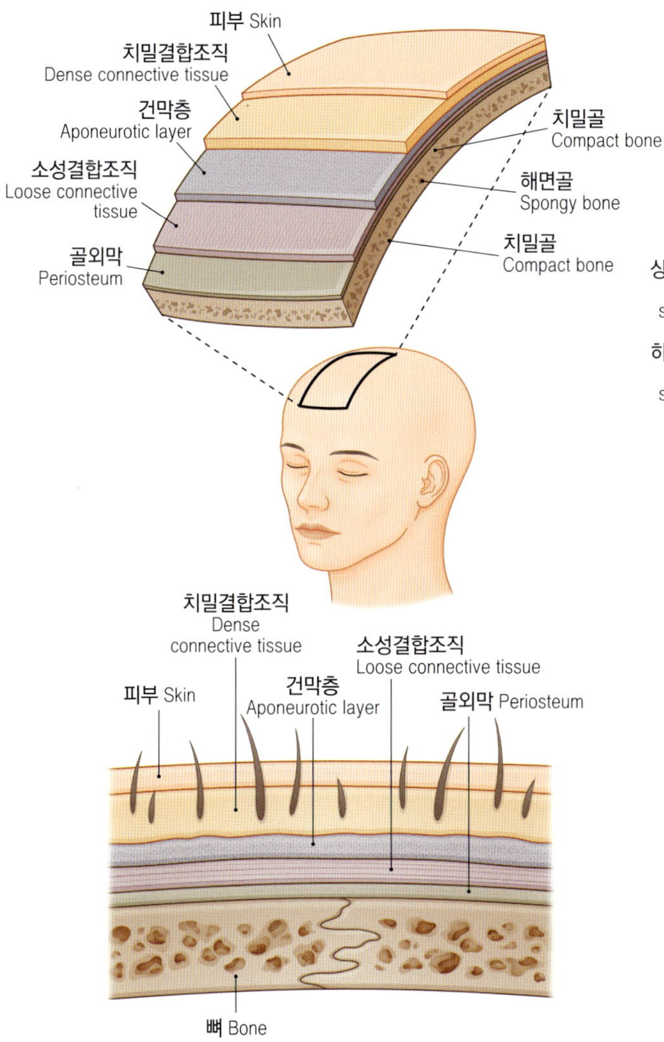

그림 9-46 피부에서 두개골까지의 층(SCALP)

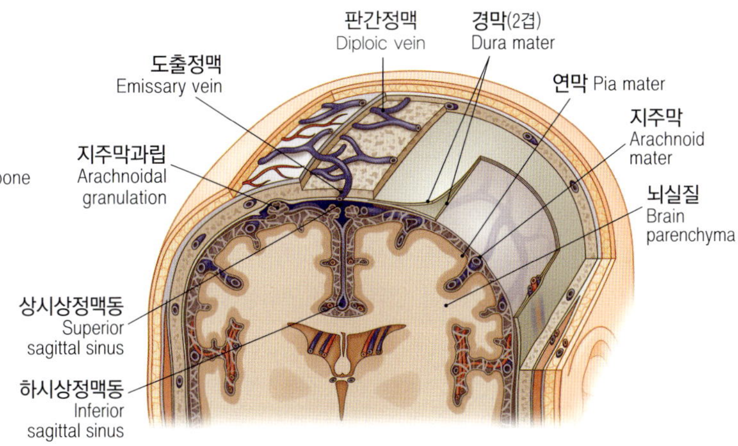

그림 9-47 두개골에서 뇌실질까지의 층(측면)

표피층: 각질증 → 투명층 → 과립층 → 종자층

↓

진피층: 유두층 → 망상층

↓

피하조직

↓

치밀결합조직

↓

건막

↓

편평골(치밀골 → 해면골 → 치밀골)

↓

뇌막[경막(2층) → 경막하공간 → 지주막 → 지주막하공간 → 연막]

↓

뇌실질(회백질 → 백질)

그림 9-48 두개골 외측에서 내측으로의 구조

꼭 알아두기

TO KNOW ON TO

- 두개골의 뇌두개골과 안면골의 종류 알아두기
- 두개골의 전면, 상면, 측면, 후면구조와 관찰이 용이한 각 뼈의 특징 알아두기
- 각 두개골과 안면골의 중요 특징 알아두기
- 안와와 비강, 부비동을 구성하는 뼈 알아두기
- 두개와의 구성과 관련뼈의 종류 알아두기
- 각 뼈의 구멍으로 통과하는 신경과 혈관 알아두기

요약정리

SUMMING-UP

- 두개골은 22개의 뼈로 뇌두개골과 안면골로 구성된다.
- 뇌두개골은 전두골, 두정골, 후두골, 측두골, 접형골, 사골이다.
- 안면골은 상악골, 구개골, 하악골, 누골, 비골, 하비갑개, 서골, 관골이다.
- 전두골은 인부 + 안와부 + 비부로 구성되고, 대뇌의 전두엽을 수용한다. 안와의 상벽을 형성하고, 상악동은 전두골의 빈 공간으로 부비동을 형성한다. 안와상공은 안와상신경과 동 · 정맥이 통과한다.
- 두정골은 4개의 연(모서리, borde: 전두, 정중, 인(비늘), 후두)을 형성하는 1쌍의 뼈이며, 두정골을 중심으로 전두골과 관상봉합, 양쪽 두정골을 이은 시상봉합, 후두골과 시옷봉합, 측두골과 인상봉합을 이룬다.
- 후두골은 인부 + 외측부 + 기저부로 구성되며, 후두개와에 속하며 소뇌를 수용한다. 인부는 상 · 하항선(위 · 아래 목덜미선)이 있고, 외측부는 후두융기가 있어 척추의 환추(atlas)와 관절한다. 바닥부의 사대(비스듬틀, clivus)는 교뇌와 연수가 놓여있고, 접형골체와 관절한다.
- 측두골은 인부 + 고실부 + 유양부 + 암양부로 구성되며, 중두개와에 속하며 대뇌의 측두엽을 수용한다. 'H'자 모양의 관자놀이점(petrion)은 전두골, 두정골, 접형골, 측두골의 뼈가 만나는 지점이다. 내이도로 제VII, VIII번 뇌신경이, 경정맥공으로 제IX, X, XI번 뇌신경이 통과한다.
- 접형골은 체 + 소익 + 대익 + 돌기로 구성되며, 안와의 바닥을 형성하며, 부비동을 형성한다. 접형골체는 뇌하수체를 수용하고, 시신경공으로 제II번 뇌신경이, 대익과 소익사이의 틈새인 상안와열로 제III, IV, V(첫째가지), VI번 뇌신경이 통과하고, 대익에 뚫린 정원공(원형구멍)으로 제V번(둘째가지), 난원공(타원구멍)으로 제V번(세째가지)가 통과하고 극공으로 뇌막동맥이 통과한다. 접형골 돌기인 내 · 외측판에는 저작근의 일부가 기시한다.
- 사골은 체판 + 수직판 + 사골미로로 구성되고 안와의 내측벽을 형성하며, 부비동을 형성한다. 체판으로 제I번 뇌신경이 통과하고, 서골과 만나 비중격을 형성한다.
- 하악골은 말굽모양으로 측두골과 관절하며 두개골 중 유일한 활막관절이다.
- 상악골은 안와의 하벽을 형성하고, 가장 큰 부비동을 형성하며 축농증과 가장 밀접한 관련이 있다. 안와하공은 안와하신경과 동맥, 상악신경이 통과한다.
- 구개골은 'L'자 모양으로 상악골과 관절하여 경구개를 이루고 안와돌기는 상악골과 함께 안와의 하벽과 비강 하면을 형성한다. 익구개와(날개입천장오목)를 형성하여 익구개신경절을 수용한다.
- 설골은 'U'자 모양으로 관절하지 않고, 인대에 의해 매달려있으며 근육의 부착부이다.
- 안와는 전두골, 사골, 접형골, 상악골, 구개골, 관골, 누골(눈물뼈, lacrimal bone)이 형성한다.
- 두개와는 전 · 중 · 후두개와가 있으며 전두개와는 전두골과 접형골 소익이 형성하고 대뇌의 전두엽을 수용한다. 중두개와는 측두골과 접형골 대익이 형성하고 대뇌의 측두엽을 수용한다. 후두개와는 후두골이 형성하고 소뇌를 수용한다.

관련 질환과 중재
RELATED DISEASE & INTERVENTION

구개 이상

입천장은 연구개(물렁입천장, soft palate) 및 상악골과 구개골이 관절하여 생기는 경구개로 구분할 수 있다. 구개 이상(palatal abnormalities)은 구개열(입천장갈림증, cleft palate)과 구순열/언청이(입술갈림증, cleft lip)로 나눌 수 있다. 이러한 질병은 주로 5~12주에 형성되는 태아의 얼굴형성 부전에 의해 발생하게 되는데, 상악골과 구개골이 서로 만나 융합되는 과정이 원활하지 못해 틈이 생겨 발생한다(그림 9-49). 증상은 수유장애 및 중이와 구강의 통로의 공기흐름이 원활하지 못해 중이염이 발생하고 청각장애까지 동반되는 경우도 있다. 또한 발성장애 및 성장장애가 동반되기도 한다. 수술적 치료 방법에는 구개성형술(palatoplasty), 폰 랑겐벡(Von Langenbeck) 등의 방법이 있으며, 생후 6~12개월 사이에 시행하는 것이 대체적인 추세이다.

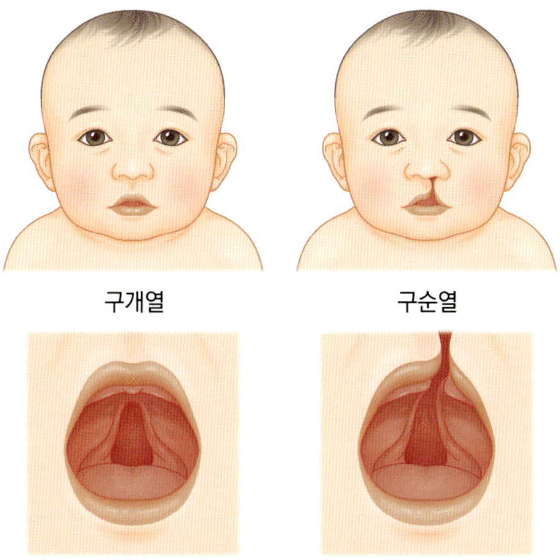

그림 9-49 구개 이상

악관절 질환

악관절 질환은 악관절 및 근육에 문제가 생기는 것을 말한다. 악관절이 이환되었을 때 복합적인 연결고리를 가지고 발생하는 경우가 많다. 대표적으로 염증장애, 악관절 디스크장애, 악관절탈구, 관절염, 유착(adhesion), 강직, 근육질환 등으로 인해 턱과 귀부위의 통증, 얼굴 및 두통을 호소하고 입을 벌리거나 씹기가 힘들어진다. 이로 인해 움직일 때마다 악관절의 마찰음 또는 관절잡음이 생기고 얼굴비대칭이 나타날 수도 있다. 악관절 탈구는 하악골의 관절돌기(condyloid process)가 관절융기 앞쪽에 위치하여 폐구위치로 돌아올 수 없는 경우를 말하고 주로 전방탈구가 흔하다. 악관절의 치료는 물리치료와 악관절의 염증완화 및 근육이완을 위한 약물치료, 교합장치치료 및 교합치료가 이루어지며 심할 경우 외과적 수술치료를 고려해 보아야 한다(그림 9-50).

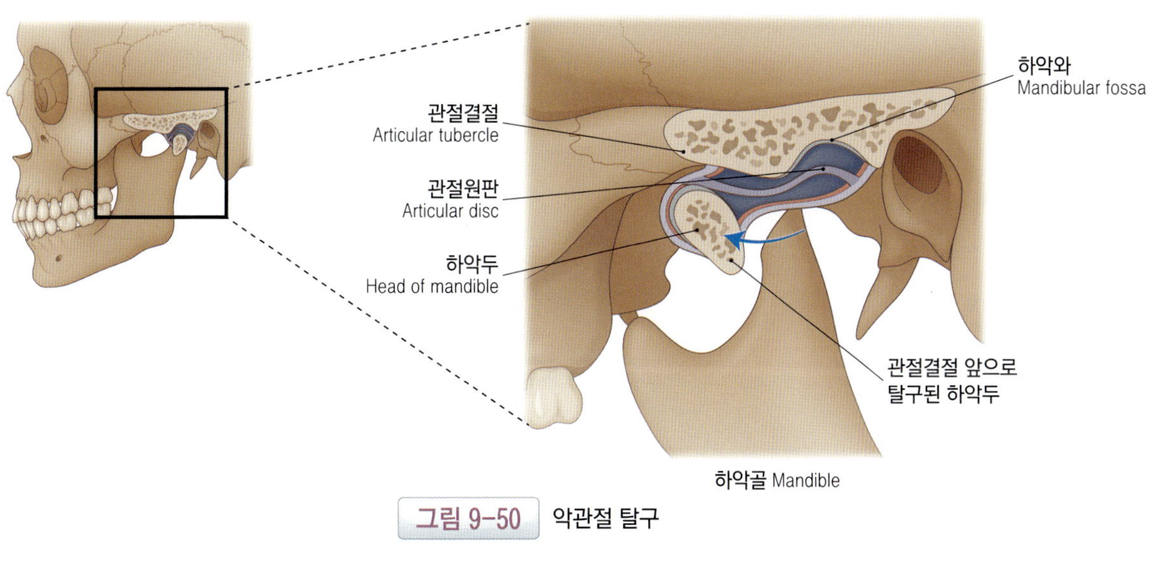

그림 9-50 악관절 탈구

학습목표에 대한 자기진단
SELF-DIAGNOSIS OF THE LEARNING OBJECTIVE

번호	학습목표	자기성취도(점)				
		90%(5)	70%(4)	50%(3)	30%(2)	10%(1)
1	두개골을 뇌두개골과 안면골로 분류할 수 있다.					
2	전두골과 사골, 상악골의 특징을 알 수 있다.					
3	안와의 구조와 비강과 부비동의 구조를 알 수 있다.					
4	측두골과 익구개와에 대해 알 수 있다.					
5	하악골의 구조와 관절에 대해 알 수 있다.					
6	두정골과 접형골에 대해 알 수 있다.					
7	두개와의 구조와 특징에 대해 알 수 있다.					
8	두개골 주요통로에 대해 알 수 있다.					
9	머리의 주요 계측점과 후두골의 특징에 대해 알 수 있다.					
10	구개골과 설골에 대해 알 수 있다.					
11	천문과 봉합에 대해 알 수 있다.					
계						
단원 합계		점				

주요용어 점검
CHECKING OF MEDICAL TERMS

두개골 skull
뇌두개골 cranial bone
안면골 facial bone
후두골 occipital bone
두정골 parietal bone
전두골 frontal bone
측두골 temporal bone
접형골 sphenoid bone
사골 ethmoid bone
상악골 maxilla
구개골 palatine bone
비골 nasal bone
서골 vomer
하비갑개 inferior nasal concha
관골 zygomatic bone
누골 lacrimal bone
하악골 mandible
부비동 paranasal sinus
익구개와 pterygopalatine fossa
두개와 cranial fossa
사대 clivus
설골 hyoid bone
천문 fontanelle

테스트

TEST

■ 다음은 두개골에 대한 그림이다. 빈 칸에 알맞은 명칭을 쓰시오.

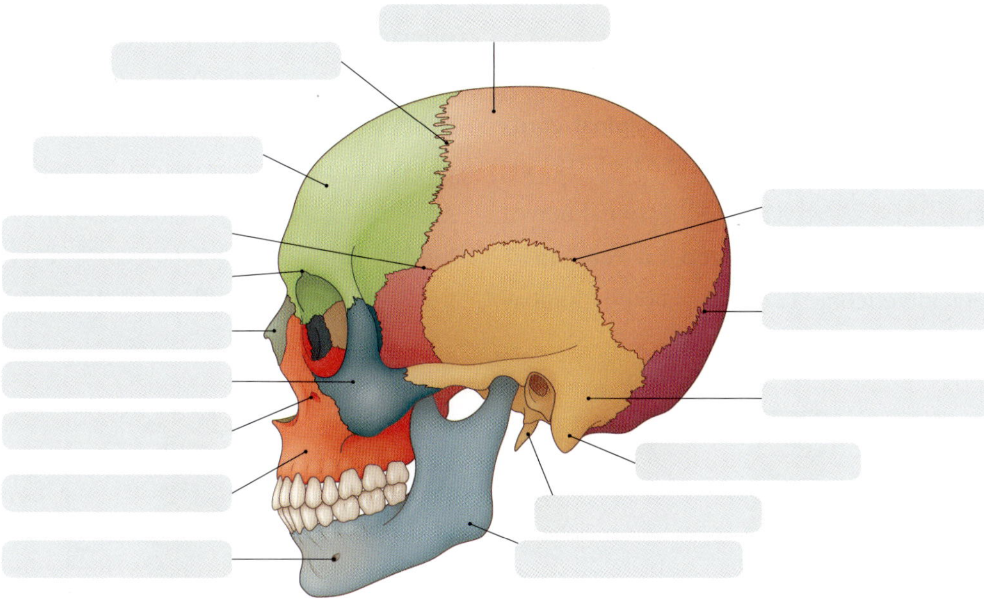

■ 다음은 두개골 속면에 대한 그림이다. 빈 칸에 알맞은 명칭을 쓰시오.

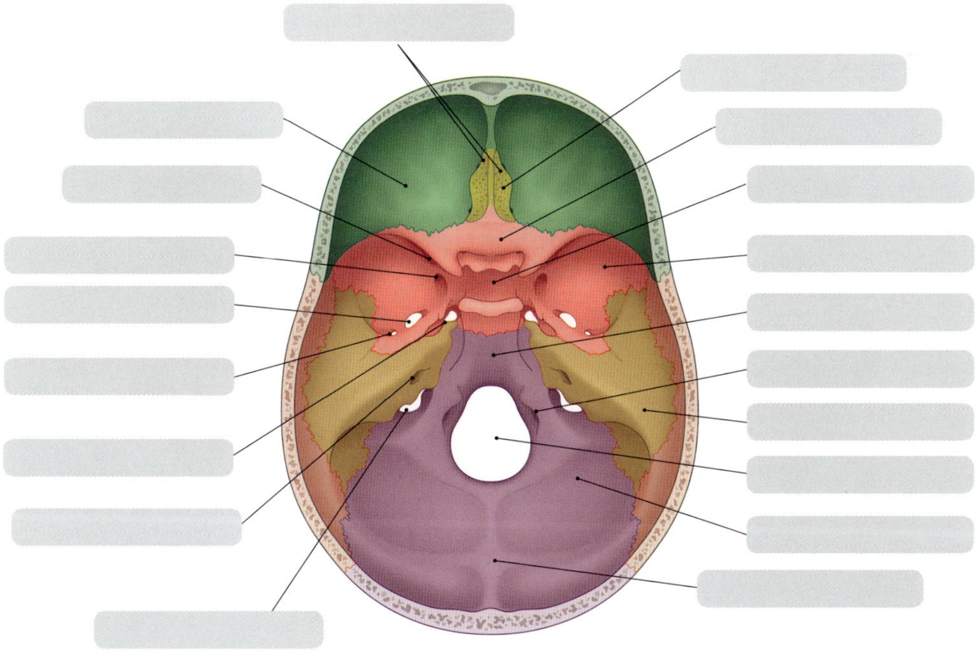

9.5 척주의 구조

학습 목표 ■ 척주 전체의 구조적 특징에 대해 알 수 있다.

척주(vertebral column)는 직립보행을 하는 인간에게는 충격을 흡수하기 위해 앞, 뒤로 휘어져 있고, 각 추골(vertebra) 사이에는 23개의 추간원판(척추사이원반, intervertebral disc)이 있다.

척주의 중앙은 추공(척추구멍, vertebral foramen)이 이어진 척주관(vertebral canal)을 이루어 중추신경계인 척수(spinal cord)를 수용하고, 각 추골들의 관절로 생긴 추간공(척추사이구멍, intervertebral foramen) 사이로 말초신경인 척수신경(spinal nerve)이 통과한다. 척주는 총 26개로 경추(목뼈, cervical vertebra–7개), 흉추(등뼈, thoracic vertebra–12개), 요추(허리뼈, lumbar vertebra–5개), 천골(엉치뼈, sacrum–1개), 미골(꼬리뼈, coccyx–1개)로 구성되어 있다. 가동성이 없는 흉추와 천골은 1차만곡(primary curvature)인 척주후만(척주뒤굽음, kyphosis)인데 비해, 가동성이 큰 경추와 요추는 2차만곡(secondary curvature)인 전만(앞굽이, lordosis)으로 되어 있다. 1차만곡을 생리학적 만곡(physiological curvature)이라고도 한다. 경추 전만의 정점은 전형적인 모양을 가진 경추 4번(C4)에 해당하고, 흉추 후만의 정점은 전형적인 모양을 가진 흉추 6번(T6)에 해당한다. 또한 요추 전만의 정점은 전형적인 모양을 가진 요추 3번에 해당한다(그림 9-51).

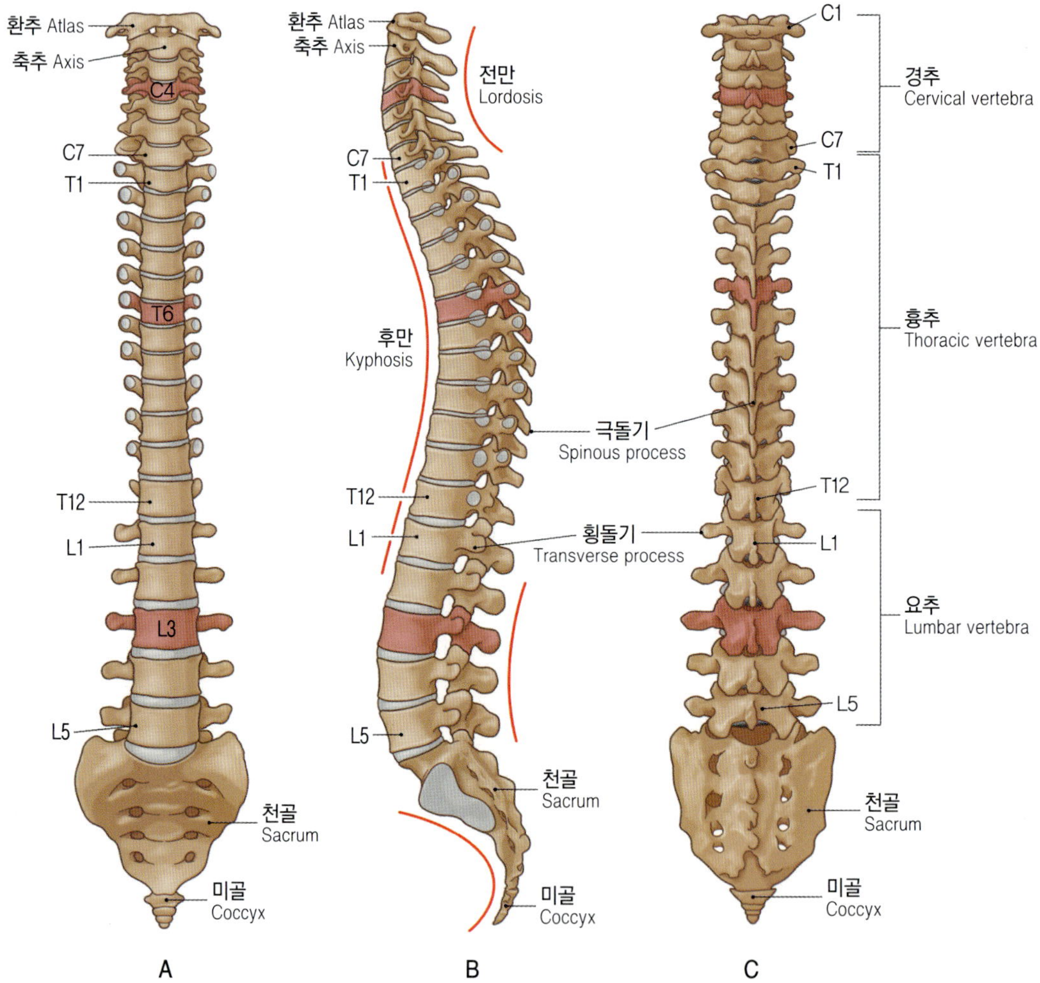

그림 9-51 척주. A: 전면, B: 측면, C: 후면

각 척추의 특징

학습 목표
- 경추의 구조에 대해 알 수 있다.

경추의 구조

경추(목뼈, cervical vertebra)는 총 7개로 된 뼈로 경추 제3, 4, 5, 6번은 전형적인 경추(typical cervicle)의 특징을 가지고 있으며, 제 1, 2, 7번은 비전형적인(nontypical) 구조를 가지고 있다. 비전형적인 구조의 경추 1번을 환추(고리뼈, atlas), 경추 2번을 축추(중쇠뼈, axis), 경추 7번을 융추(솟을뼈, vertebra prominens)라고 한다(그림 9-52).

전형적인 경추

전형적인 경추 제3, 4, 5, 6번의 경추체는 작고 낮으며, 타원형이다. 추공은 비교적 크고, 아래 경추로 갈수록 삼각형을 띤다. 뒤쪽으로 돌출된 극돌기는 두 개로 갈라져(bifid spinous) 인대와 근육의 부착부가 된다. 횡돌기는 앞 · 뒤 결절로 나누어져 있고, 전결절과 후결절 사이에 구(고랑, groove)가 있어 척수신경(spinal nerve)이 통과한다. 횡돌기에는 횡돌기공(가로돌기구멍, transverse foramen)으로 척추동맥(vertebral artery)이 지나간다. 경추체 외측에 특징적인 구상돌기(갈고리돌기, uncinate process)가 있다.

비전형적인 경추

환추. 전형적인 척추에 비해 경추체와 극돌기 및 추간원판이 없는 것이 특징인 환추(고리뼈, atlas, C1)는 크게 전궁과 후궁으로 나누며 전궁(anterior arch)과 후궁(posterior arch) 중앙에 전결절과 후결절이 있다. 환추의 상관절면(superior articular surface)이 후두골과 관절하여 머리의 굴곡과 신전 운동에 가장 많이 관여하고, 하관절면에는 축추의 상관절면과 관절하고 축추의 치돌기와 관절하는 치돌기와(치아돌기오목, fovea for dens)가 있다(그림 9-53).

축추. 축추(중쇠뼈, axis, C2)는 전형적인 척추의 모양을 하고 있으나 치돌기(치아돌기, dens)가 가장 큰 특징이다. 환추와 두 곳에서 관절하여 머리뼈 회전운동에 가장 많이 관여한다.

융추. 융추(솟을뼈, vertebra prominens, C7)는 극돌기가 가장 길어 추골을 산정하는 계산점의 기준이 된다.

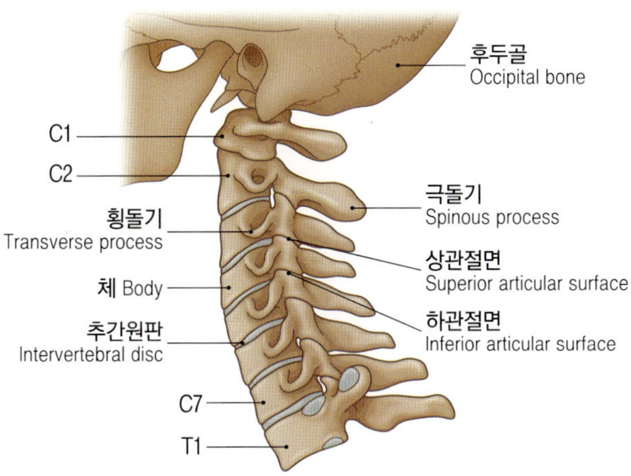

그림 9-52 경추

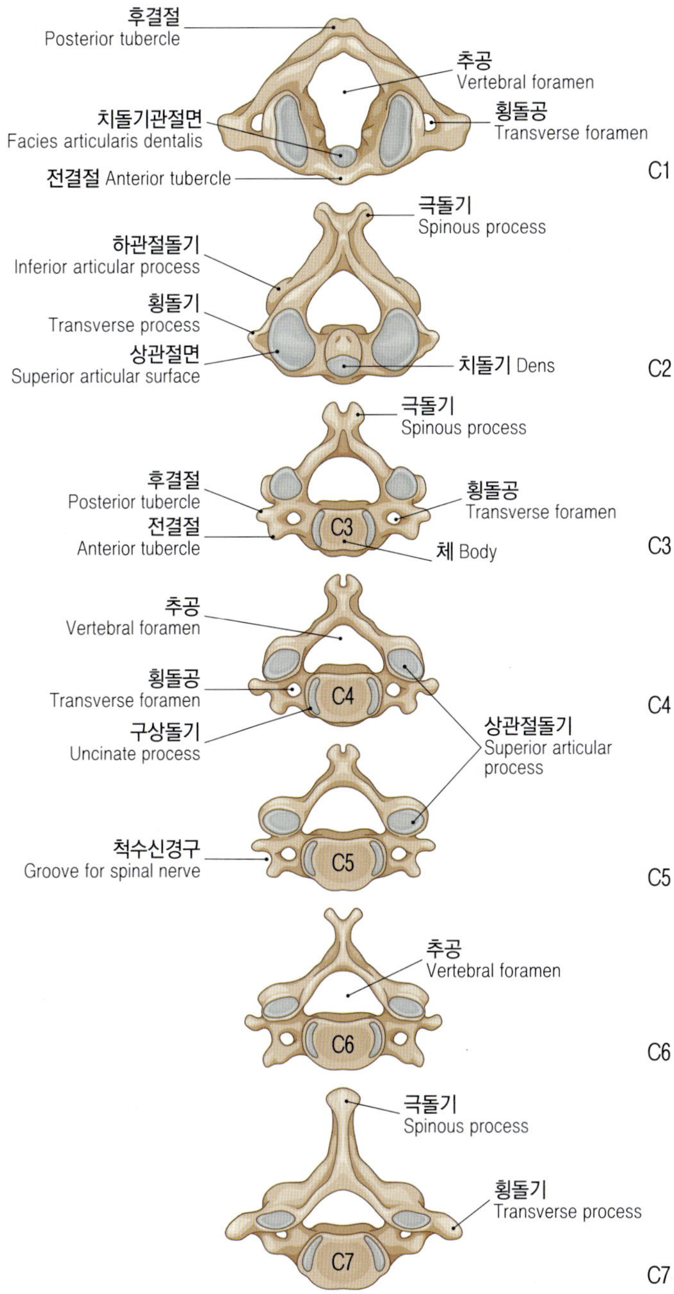

그림 9-53 경추(상면)

9.6 각 척추의 특징

학습 목표
- 경추의 관절과 주요 인대에 대해 알 수 있다.

경추의 관절

전형적인 경추 제3, 4, 5, 6번의 관절은 상위 경추체와 하위 경추의 구상돌기(갈고리돌기, uncinate process)와 관절하는 구상관절(갈고리척추관절, uncovertebral joint)을 이룬다(그림 9-54).

비전형적인 경추 제1, 2, 7번 중 제1번 경추인 환추는 후두골과 한 곳에서 관절하고 축추와 두 곳에서 관절한다. 환추의 상관절면은 후두과(뒤통수뼈관절융기, occipital condyle)와 관절하여 환추후두관절(atlanto-occipital joint)을 형성한다. 이 관절은 과상관절로 머리의 굴곡과 신전, 회전에 관여한다. 축추와의 관절은 환추 전궁 중앙에 치돌기와(fovea for dens)와 축추의 치돌기(dens)가 관절하여 정중환축관절(median atlantoaxial joint)을 형성하고 외측으로 환추의 하관절면이 축추의 상관절면과 외측환축관절(lateral atlanto-axial joint)을 형성한다. 이 관절은 차축관절(중쇠관절, pivot joint)로 머리회전에 관여한다(그림 9-55).

경추의 주요 인대

경추의 인대는 척추 전체에서 관찰되는 공통적인 인대, 경추에서만 관찰되는 인대, 환추와 축추에서만 관찰 가능한 인대가 있다. 경추에만 관찰되는 인대는 항인대(목덜미인대, nuchae ligament)로 후두골에서 융추(C7)의 극돌기 사이를 잇는 인대이며 탄력성 강하고 목 근육들을 좌우로 구분짓는다. 교통사고 시 목의 과신전과 과굴곡에 의해 손상받기 쉬운 인대이며 흉추에서부터 극상인대로 연장된다(그림 9-56). 환추와 축추에서만 관찰되는 인대는 환추 양쪽 궁(arch) 사이를 잇는 환추횡인대(고리가로인대, transverse ligament of atlas)와 축추체에서 후두골의 대공을 잇는 종속(세로다발, longitudinal bands)을 합친 환추십자인대(고리십자인대, cruciate ligament of atlas)가 있다. 축추의 치돌기에서 좌, 우의 후두골 융기를 연결하는 익상인대(날개인대, alar ligament)와 치돌기 끝에서 대공을 잇는 치첨인대(치아끝인대, apical dental ligament)가 있다(그림 9-57).

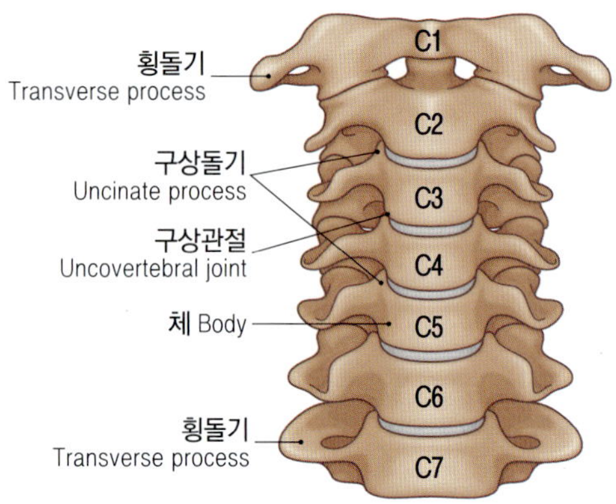

그림 9-54 경추의 관절

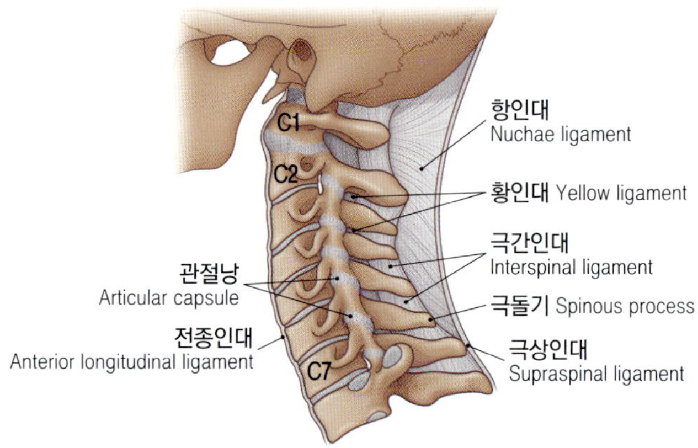

그림 9-56 경추의 인대

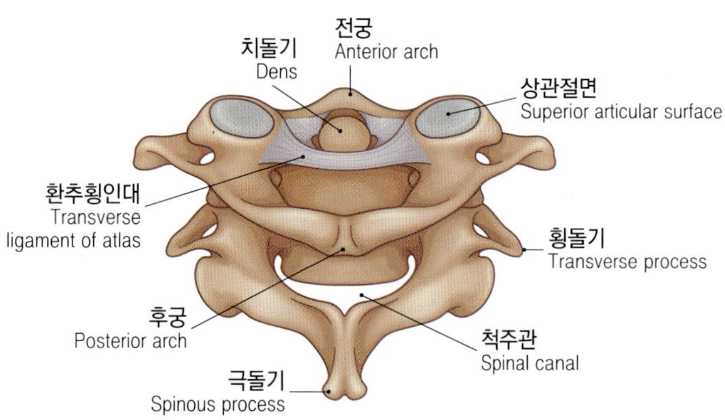

그림 9-55 C1-C2의 관절과 인대

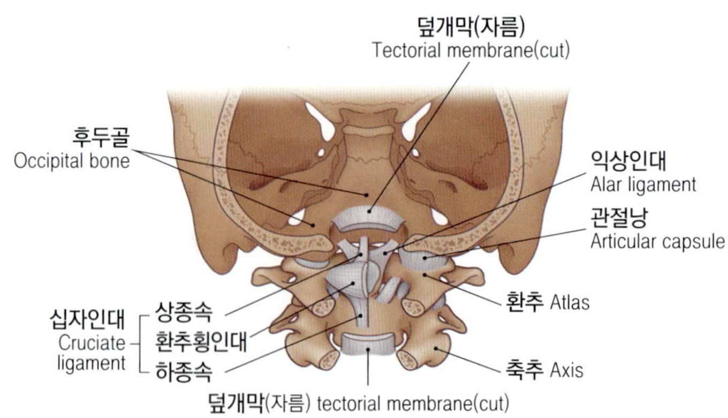

그림 9-57 C1-C2의 인대

9.6 각 척추의 특징

학습 목표 ■ 흉추의 구조와 관절 및 주요 인대에 대해 알 수 있다.

흉추의 구조

흉추(등뼈, thoracic vertebra)는 총 12개의 뼈로 후만(뒤굽이, kyphosis)되어 있고, 제5번~9번 흉추(thoracic vertebra)는 전형적인 흉추의 특징을 가지고 있으며, 제1번, 11번, 12번 흉추는 비전형적인 특이한 구조라고 할 수 있다. 제1번 흉추는 경추와 유사하고, 제12번 흉추는 요추와 유사한 구조를 가지고 있다. 특히 제6번 흉추는 가장 전형적인 흉추의 특징을 지니며 후만의 정점에 있다. 흉추체는 심장형이고, 추공은 자신의 가운데 손가락보다 작은 원형이며, 흉추 제6번을 기준으로 위, 아래로 갈수록 점점 삼각형 모양을 하게 된다. 횡돌기의 돌출은 제1번 흉추에서 제12번 흉추로 갈수록 감소한다.

흉추의 관절

흉추 간 관절

흉추체는 추간원판을 사이에 두고 있으며, 전체 척추에 24쌍의 후관절(facet joint)이 있는 것과 같이 흉추에서도 후관절은 각각의 골단관절을 마주보고 있는 관절면 사이의 결합에 의해서 형성된다(그림 9-58).

흉늑관절

흉추 제1~10번 횡돌기에는 늑골결절과 관절하는 횡돌늑골와(가로돌기늑골오목, fovea costalis transversalis)가 있으나, 제11, 12번 횡돌기에는 없다. 상위 흉추와 하위 흉추 사이의 흉추체 외측에 패인 늑골와(갈비오목, costal fovea)는 모든 흉추에 존재한다. 극돌기는 날카롭고 아래로 뻗어 있다. 늑골은 뒤쪽으로 흉추와 관절하고 앞쪽으로 대부분 흉골(복장뼈, sternum)과 관절하여 흉곽(가슴우리, thoracic cage)을 형성한다(그림 9-59).

흉추-늑골의 주요인대

흉추의 인대 또한 전체 척추에서 관찰되는 공통적인 인대 외에 흉추에서만 관찰되는 인대로, 방사상인대(radiate ligament)와 늑골횡인대(갈비가로인대, costotransverse ligament) 등이다. 방사상늑골두인대(부채꼴갈비뼈머리인대, radiate ligament of head of rib)는 늑골을 흉추에 단단히 부착시키기 위해 방사 모양으로 펴져 있다(그림 9-60).

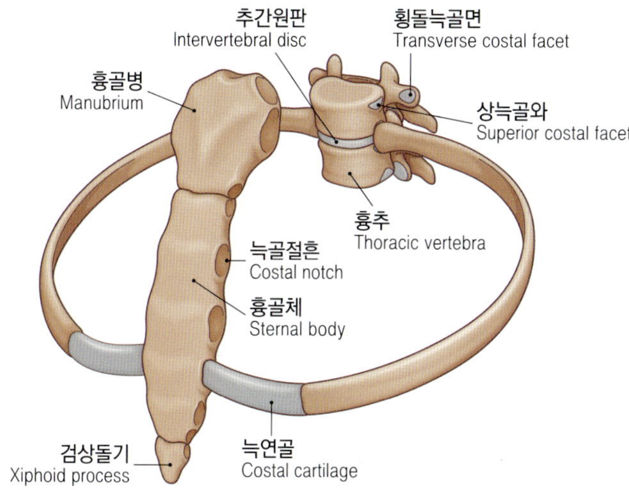

그림 9-59 흉추의 관절

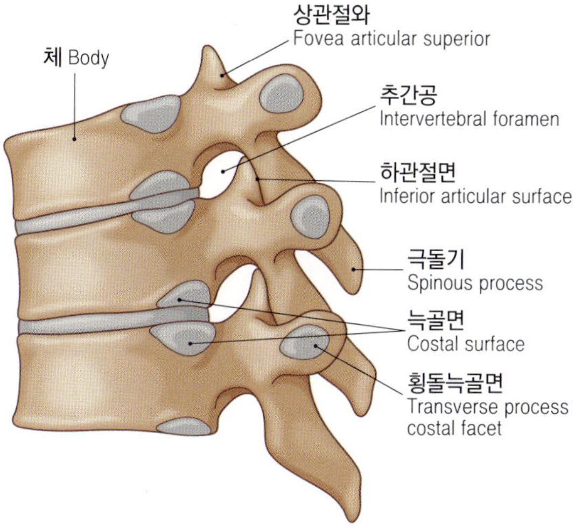

그림 9-58 흉추(외측면)

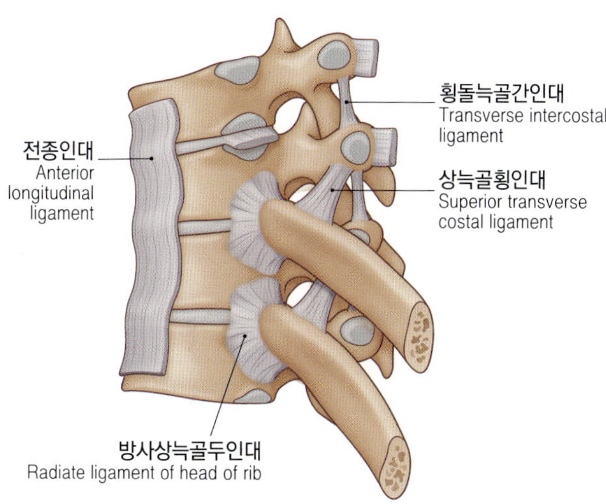

그림 9-60 흉추-늑골인대

9.6 각 척추의 특징

학습목표
- 요추의 구조에 대해 알 수 있다.
- 경추, 흉추, 요추의 특징을 비교할 수 있다.

요추의 구조

총 5개로 전만(앞굽이, lordosis)된 요추(허리뼈, lumbar vertebra) 중에 요추 3번은 전만의 정점에 있다. 요추체는 신장형이며, 아래쪽으로 갈수록 넓어지고 두꺼워진다. 추공은 흉추보다 크고 좁은 삼각형이며, 횡돌기는 가늘고 길고, 극돌기는 짧고 수직으로 뻗어 있어 뇌척수액(cerebrospinal fluid, CSF) 천자 시 바늘이 척수막 안까지 도달할 수 있게 된다. 요추에는 상관절돌기(superior articular process)의 뒤가쪽으로 둥글게 돌출되어 있는 유두돌기(꼭지돌기, mammillary process)와 횡돌기 바닥 뒷면에 부돌기(덧돌기, acessory process)가 관찰되는데, 이 돌기들은 다른 척추에서 볼 수 없는 것으로 근육의 부착점이 된다(그림 9-61).

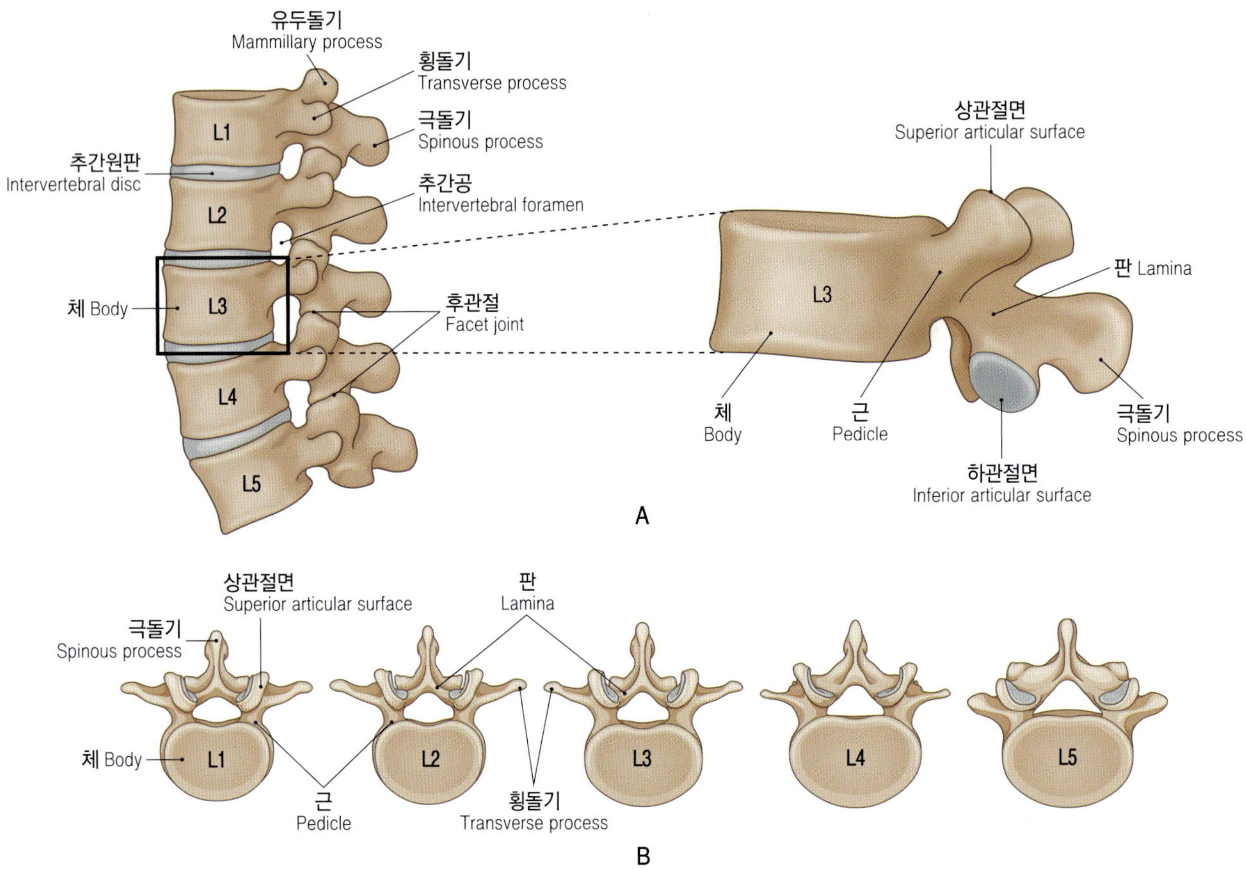

그림 9-61 요추. A: 외측면, B: 상면

표 9-7 경추, 흉추, 요추의 주요 특징

구분	경추	흉추	요추
전형적인 척추	C4	T6	L3
만곡	전만	후만	전만
척추체	타원형, 작음, 낮음	심장형, 넓음, 늑골와	신장형, 넓고 높음
추공	넓은 삼각형	좁은 원형	좁은 삼각형
극돌기	짧고, 이분됨(두갈래)	길고, 날카로움	수직으로 뻗음, 짧고 뭉툭함
횡돌기	전 · 후결절로 나누고, 구멍이 있음	횡돌늑골와가 있음	가늘고 길며 수평적임

9.6 각 척추의 특징

학습 목표 ■ 천골과 미골의 구조와 특징에 대해 알 수 있다.

천골의 구조

천골(엉치뼈, sacrum)은 출생 전 5개의 뼈가 출생 후에 1개로 유합된다. 후만(kyphosis)된 역삼각형 모양의 뼈로 관골(볼기뼈, hip bone)과 함께 골반(pelvis) 후벽을 형성한다. 천골의 전면 구조는 제5번 요추와 관절을 이루는 부위의 천골저(엉치뼈바닥, base of sacrum)와 미골과 관절을 이루는 천골첨(엉치뼈끝, apex of sacrum)이 있고, 기저 부위에 골반계측의 중요한 지점으로 천골저에서 앞쪽으로 튀어나온 골반입구로 돌출된 갑각(곶, promontory)이 있으며, 4개의 횡선(transverse line)은 추간원판의 퇴화된 흔적으로 남아 있고, 횡선 양쪽 끝에 4쌍의 전천골공(앞엉치뼈구멍, anterior sacral foramen)이 있어 신경과 혈관의 통로가 된다. 천골의 후면 구조는 제5번 요추와 관절하는 상관절돌기가 관찰되고 추공들이 융합된 천골관(엉치뼈관, sacral canal)이 있어 전·후천골공과 연결되어 있다. 또한 극돌기의 퇴화 흔적으로 정중천골능이, 횡돌기의 퇴화 흔적으로 외측천골능(lateral sacral crest)이 관찰된다. 정중천골능과 외측천골능 사이에는 4쌍의 후천골공(뒤엉치뼈구멍, posterior sacral foramen)이 있다. 외측으로는 관골과 관절하는 이상면(귀모양면, auricular surface)이 있다(그림 9-62, 그림 9-63).

미골의 구조

미골(꼬리뼈, coccyx)은 3~5개의 뼈가 1개로 유합되며, 역삼각형 구조이다.

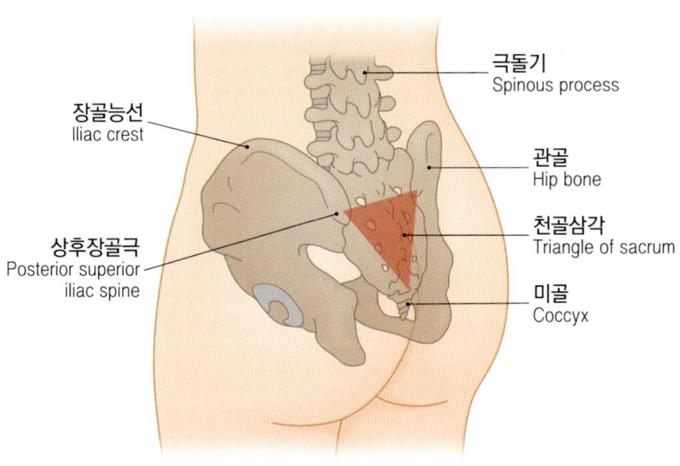

그림 9-62 천골과 미골의 위치

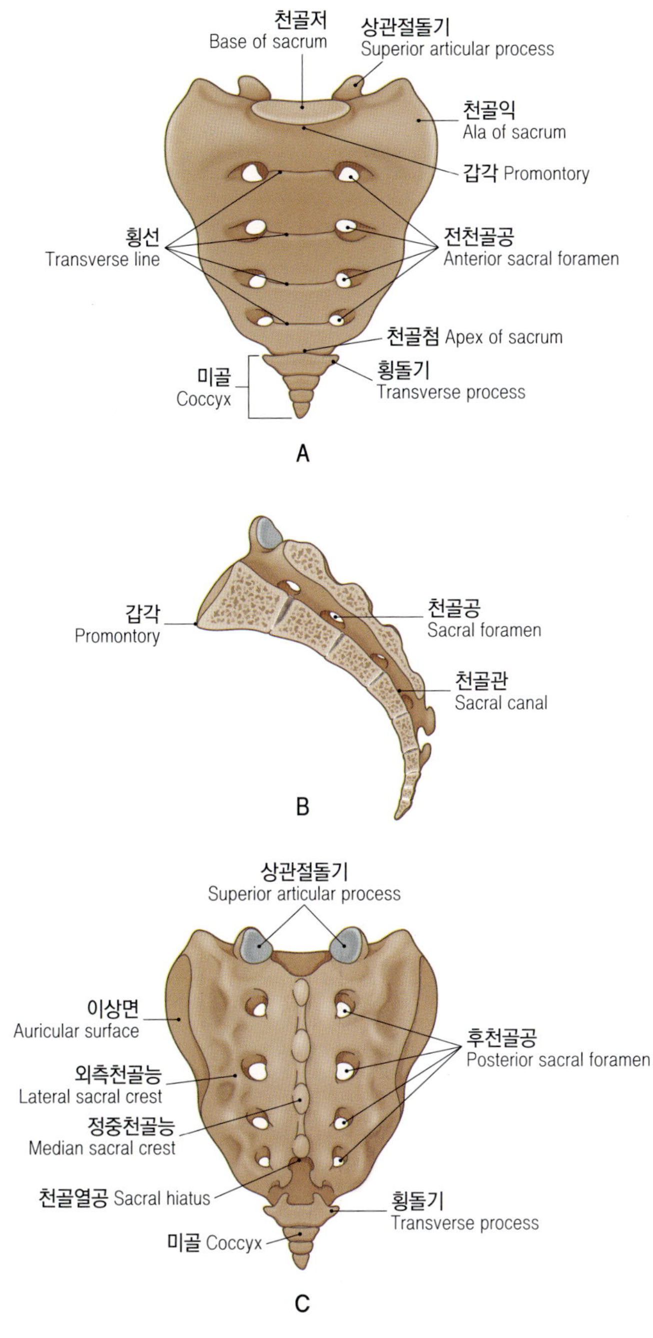

그림 9-63 천골과 미골. A: 전면, B: 외측면, C: 후면

9.6 각 척추의 특징

학습목표 ■ 천골의 관절과 보강구조에 대해 알 수 있다.

천골의 관절

천골의 관절은 상 · 하 · 외측관절 부위로 나눌 수 있다. 상부관절은 제5번 요추의 하관절돌기와 천골의 상관절돌기가 만나 후관절(facet joint)을 이루고, 하부관절은 미골 위쪽의 미골각(꼬리뼈각, coccygeal cornua)과 천골 끝이 만나 천미관절(엉치꼬리관절, sacrococcygeal joint)을 이룬다. 외측부위 관절은 관골 중 장골(엉덩뼈, ilium)의 이상면(귀바퀴면, auricular surface)과 천골의 이상면이 만나 천장관절(엉치엉덩관절, sacroiliac joint)을 이룬다.

요천관절(허리엉치관절, lumbosacral joint) 주위의 인대는 전면(그림 9-64A)에서 관찰하였을때, 요추(허리뼈, lumbar vertebra) 몸통 앞을 세로로 이어 천골(엉치뼈, sacrum) 전면에 주행하는 전종인대(앞세로인대, anterior longitudinal ligament), 천골과 장골(엉덩뼈, ilium)의 움직임을 제한하는 전천장인대(앞엉치엉덩인대, anterior sacroiliac ligament), 장골과 요추를 잇는 장요인대(엉덩허리인대, iliolumbar ligament), 상전장골극(위앞엉덩뼈가시, anterior superior iliac spine)과 치골결합(두덩결합, pubic symphysis)을 잇는 서혜인대(샅고랑인대, inguinal ligament) 등이 있고, 후면(그림 9-64B)에서 관찰했을 때 후천장인대(뒤엉치엉덩인대, posterior sacroiliac ligaments), 대좌골공(큰궁둥구멍, greater sciatic foramen)과 소좌골공(작은궁둥구멍, lesser sciatic foramen)을 나누는 천극인대(엉치가시인대, sacrospinal ligament)가 있고, 천골과 좌골결절(궁둥뼈결절, ischial tuberosity)을 잇는 천결절인대(엉치결절인대, sacrotuberous ligament)가 있다.

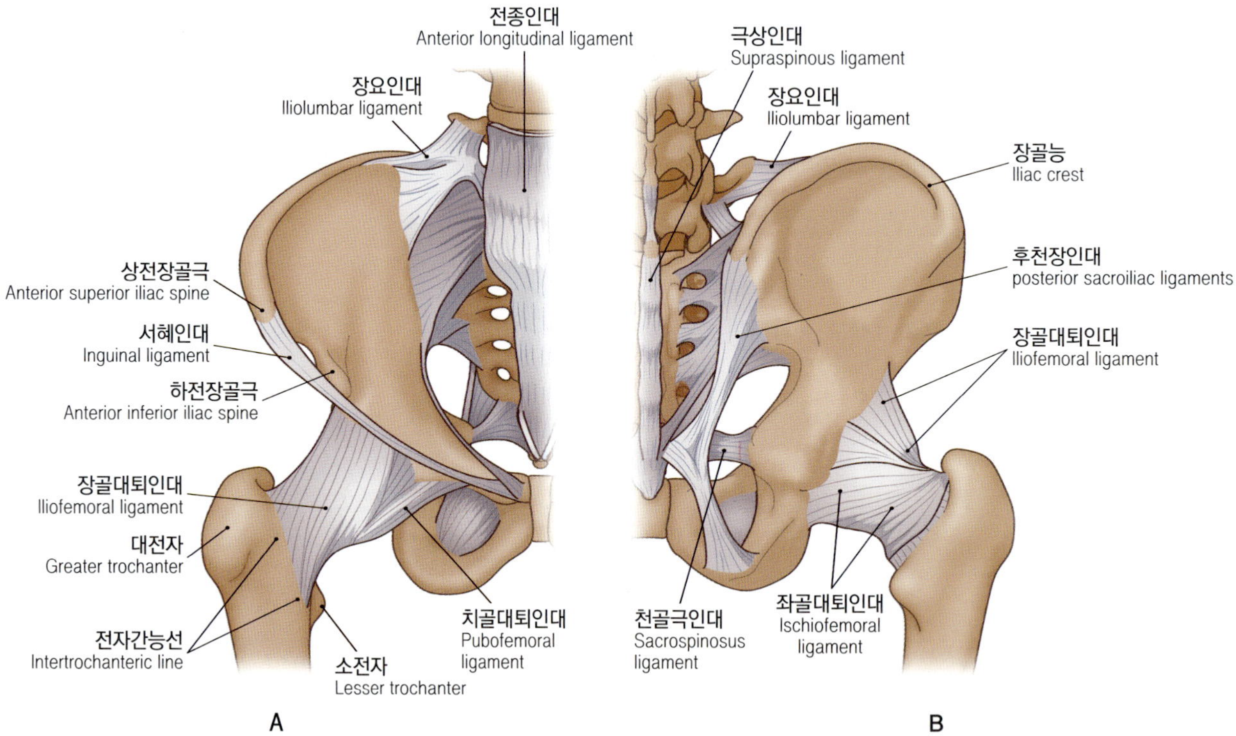

그림 9-64 천골 주위의 인대. A: 전면, B: 후면

CHAPTER 9.7

척추의 인대와 추간원판

학습목표
- 척추의 보강인대와 추간원판에 대해 알 수 있다.

척추의 보강인대

전종인대. 전종인대(앞세로인대, anterior longitudinal ligament)는 추체의 전방에 척추전체에 걸쳐 싸고 있는 인대이며, 추간원판이 앞쪽으로 돌출되는 것을 방지해준다(그림 9-65).

후종인대. 후종인대(뒤세로인대, posterior longitudinal ligament)는 추체 후방에 척추 전체를 걸쳐 싸고 있는 인대로, 대개 추간원판이 뒤쪽으로 돌출되기 때문에 추간판탈출(herniated intervertebral disc)과 가장 관련 깊은 인대이다.

황인대. 황인대(yellow ligament)는 인접해 있는 척추의 추궁(척추뼈고리, vertebral arch) 사이에 있는 인대로, 탄력섬유가 많고 황색을 띤다.

극상인대. 극상인대(가시끝인대, supraspinal ligament)는 경추 7번의 극돌기에서 끝나는 항인대의 연장으로 극돌기가 변형된 천골의 정중천골능까지 뻗어있는 인대이다.

극간인대. 극간인대(가시사이인대, interspinal ligament)는 인접한 극돌기 사이를 잇는 인대이다.

횡돌기간인대. 인접한 횡돌기 사이를 잇는 인대이다.

항인대. 항인대(목덜미인대, nuchae ligament)는 탄력성이 강한 인대로 목의 근육을 좌, 우로 구분짓고, 후두골의 외후두융기에서 7번째 경추의 극돌기 사이를 잇는 인대이다. 특히 교통사고 시 편타손상(채찍질손상, whiplash injury)과 관련 깊은 인대이다.

추간원판

추간원판(척추사이원반, intervertebral disc)은 추체 사이에 존재하여 충격을 흡수하고 척주의 안정성을 제공한다. 신경판 형성을 돕는 척삭(notochord)이 퇴화된 수핵(속질핵, nucleus pulposus)과 수핵을 겹겹이 싸고 있는 10~20개의 동심원 층으로 된 섬유륜(섬유고리, fibrous ring)으로 구성되어 있다. 척주 전반에 걸쳐 23개가 존재하나 후두골과 환추와 축추 사이에는 없고 천골에는 유합된 흔적인 횡선(transverse line)으로 남아있으며 미골 유합부에는 없다. 척추 전체 길이의 1/3에 해당한다(그림 9-66).

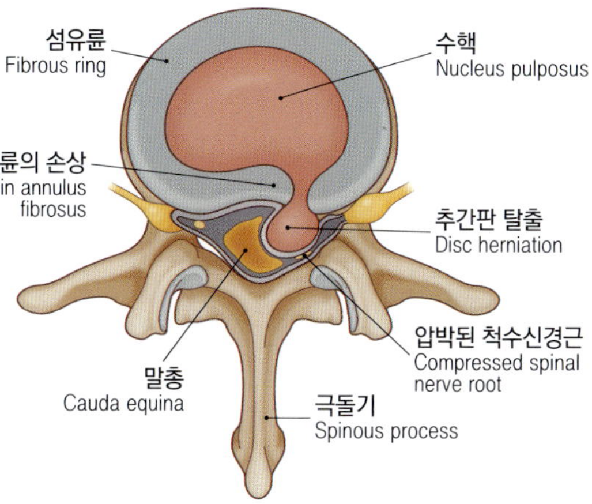

그림 9-66 추간원판탈출증(상면)

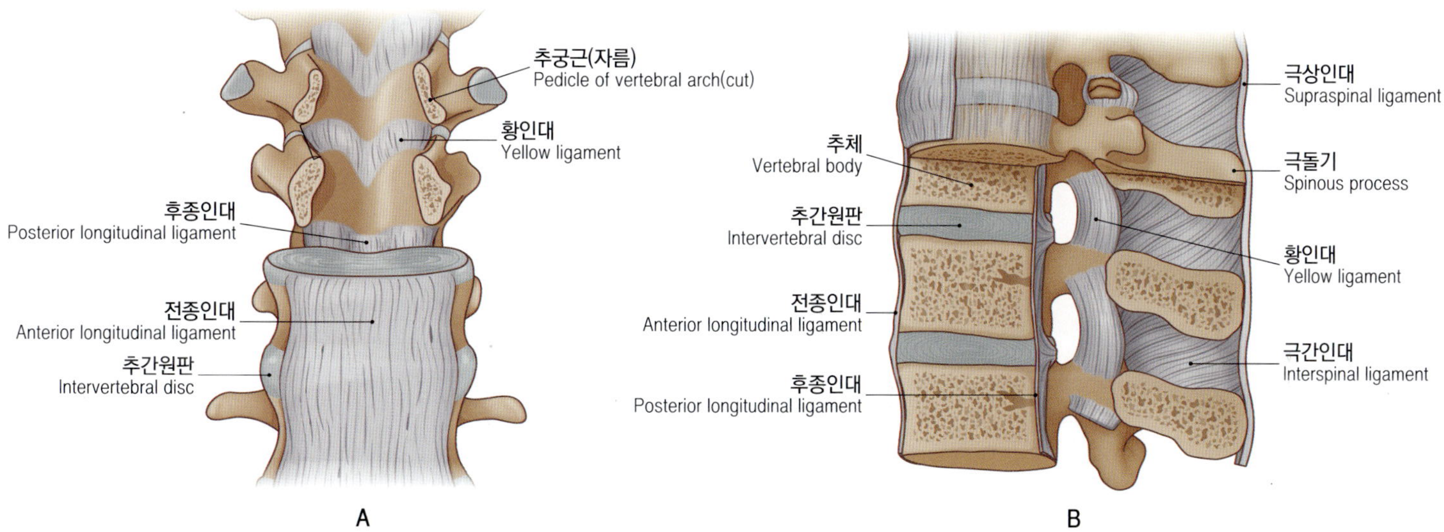

그림 9-65 척추의 인대. A: 전면, B: 측면

흉곽

학습목표
- 흉곽의 구조에 대해 알 수 있다.
- 흉골의 구조와 특징에 대해 알 수 있다.

흉곽의 구조

원추모양의 흉곽(가슴우리, thoracic cage)의 전벽은 흉골(복장뼈, sternum), 외측벽은 12쌍의 늑골(갈비뼈, rib), 후벽은 12개의 흉추로 구성되며 이 뼈들이 둘러싸고 있는 빈 공간인 흉강(가슴안, thoracic cavity)은 폐(lung)와 심장, 기관 및 식도 등의 장기를 보호한다.

흉곽은 흉곽상구(위가슴문, superior thoracic aperture)와 흉곽하구(아래가슴문, inferior thoracic aperture)로 나눌 수 있다. 흉곽상구는 제1번 흉추와 제1번 늑골과 흉골병을 이루는 흉강과 목, 팔 사이의 관문이다. 흉곽하구는 제12번 흉추, 흉골의 검상돌기(칼돌기, xiphoid process), 제12번 늑골 좌, 우를 말한다. 하구가 상구보다 크다. 전연에는 좌, 우 제7~10번 늑연골에 형성된 늑골궁(갈비뼈활, costal arch)이 있다. 흉곽은 횡격막(가로막, diaphragm)에 의해 흉강과 복강(배안, abdominal cavity)으로 구분된다(그림 9-67).

흉골. 흉골(sternum)은 편평골이며 평생조혈 뼈 중 하나로 골수천자가 이루어지는 뼈이다. 흉골은 흉골각(복장뼈각, sternal angle)을 기준으로 흉골병(복장뼈자루, manubrium)과 흉골체(복장뼈몸통, sternal body)로 나누며, 흉골체 하부에 검상돌기(xiphoid process)가 있다. 흉골병에는 제1번 늑연골이 부착하고 흉골각에는 제2번 늑연골, 흉골체에는 제3~7번 늑연골이 직접 부착한다. 흉골병에는 깊게 패인 3곳의 절흔(패임, notch), 즉 목과의 경계에 있는 경절흔(목아래패임, jugular notch), 쇄골(빗장뼈, clavicle)을 수용하기 위한 쇄골절흔(빗장패임, clavicular notch), 제1번 늑골을 수용하기 위한 늑골절흔(갈비패임, costal notch)이 있으며, 흉골체에는 제3~7번 늑연골이 부착하기 위한 늑골절흔이 있다. 검상돌기는 명치부위에 해당하고 제9번 흉추와 거의 일치하고 연골상태로 있다가 청소년기에 이르러 골화가 된다. 또한 복부의 근육과 횡격막의 부착부이기도 하다(그림 9-68).

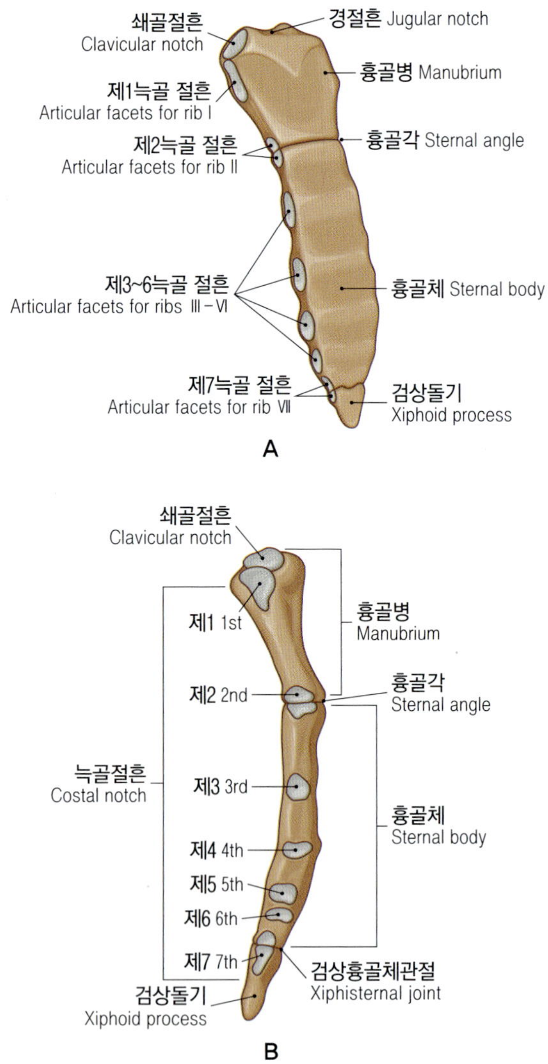

그림 9-68 흉골. A: 전외측면, B: 측면

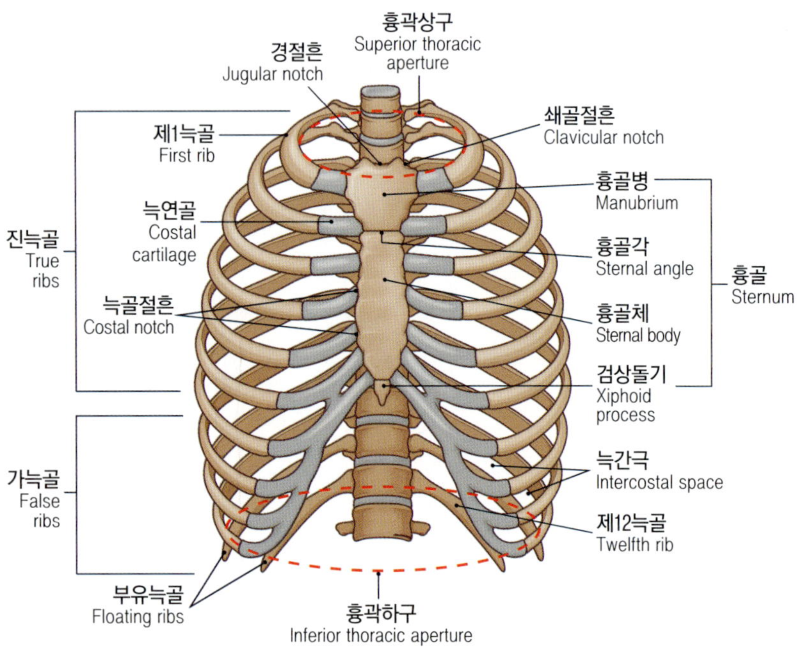

그림 9-67 흉곽

CHAPTER

9.9 늑골

학습목표
- 늑골의 구조와 관절에 대해 알 수 있다.

늑골의 구조

늑골(갈비뼈, rib)은 편평골로 흉곽의 외측벽을 형성한다. 제3~10번 늑골은 전형적인 갈비 모양을 하고 있고, 제1, 2, 11, 12번 늑골은 비전형적 늑골이다. 늑골전면은 늑연골(costal cartilage) 형태이고(제11, 12번 늑골 제외), 후면은 늑골두(head of rib), 늑골경(neck of rib), 늑골결절(costal tubercle), 늑골각(costal angle)이 관찰된다. 늑골체(body of rib)는 외측벽을 이룬다. 제7~8번 늑간극(갈비사이공간, intercostal space)이 가장 넓어 폐의 내용물을 알아보기 위한 흉막천자(pleural puncture) 부위로 이용된다(그림 9-69).

늑골 전면의 관절은 늑연골과 흉골절흔(sternal notch)이 관절하는 흉늑관절(복장갈비관절, sternocostal articulation)로 흉골과 직접 관절을 이루는 늑골을 진늑골(참갈비뼈, true ribs)이라 하고, 제1~7번 늑골이 해당된다. 제8~12번 늑골은 가늑골(거짓갈비뼈, false rib)이라고 하며, 제8~10번 늑골은 제7번 늑골의 늑연골에 관절한다. 제11~12번 늑골은 늑연골 없이 관절하지 않고 떠있어 부유늑골(뜬갈비뼈, floating rib)이라고 한다.

늑골 후면의 관절은 늑골과 흉추가 관절하는 늑추관절(갈비척추관절, costovertebral joints)로 제1번, 11번, 12번 늑골을 제외하고 흉추와 두 곳에서 관절하는데, 하나는 늑골두와 흉추의 늑골와(갈비오목, costal fovea)와 관절하여 늑골두관절(갈비뼈머리관절, articulation of head of rib)을 이루고 다른 하나는 늑골결절과 흉추의 횡돌늑골와(가로돌기갈비오목, transverse costal fovea)와 관절하여 늑횡돌기관절(갈비가로돌기관절, costaltransverse joint)을 이룬다(그림 9-70).

늑골의 관절

늑골 후면의 늑추관절(갈비척추관절)의 보강인대로 늑골을 흉추에 단단히 부착시키기 위한 방사상늑골두인대(부채꼴갈비뼈머리인대), 관절내늑골두인대가 있으며, 늑횡돌기관절에는 늑횡돌기인대 등이 있다. 늑골 앞쪽의 흉늑관절의 보강인대로 방사상흉늑인대(부채꼴복장갈비인대), 늑검인대(갈비칼인대) 등이 있다(그림 9-71).

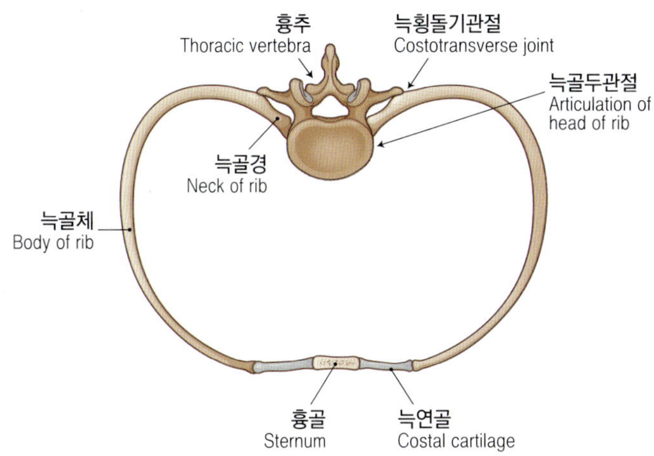

그림 9-70 늑골의 전 · 후 관절

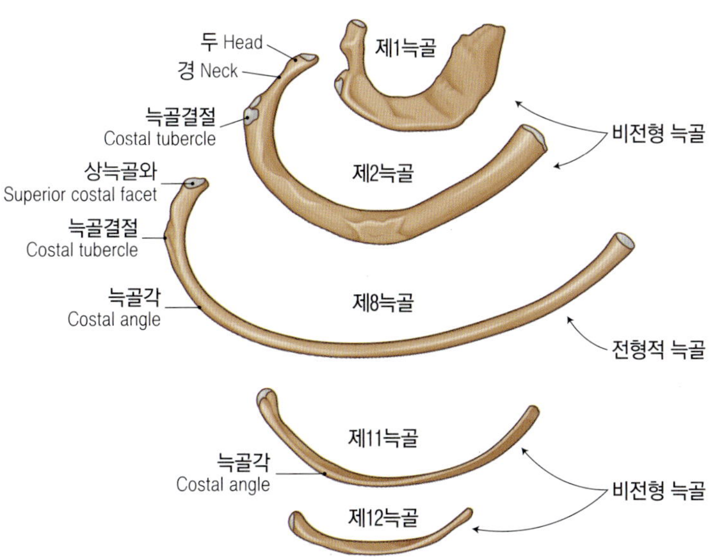

그림 9-69 늑골의 구조

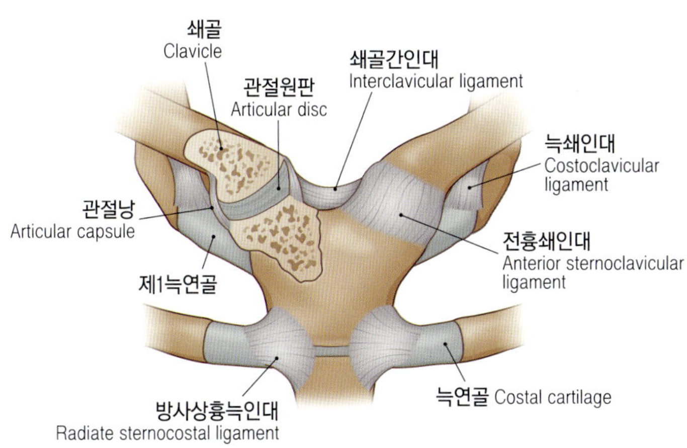

그림 9-71 흉늑관절

연관내용

ASSOCIATED CONTENT

인체의 표적기관

두개골과 척추뼈를 기준으로 뼈, 근육 및 혈관, 신경 등의 위치를 알 수 있는 계측점과 표적 부위(target)는 다음과 같다.

- C3: 설골, 턱끝
- C4–5: 갑상연골 상연, 내 · 외경동맥 분기부, 갑상연골(adam's apple), 경추 전만의 정점
- C6: 인두, 식도 제1협착부
- C7: 융추–추골의 계산점
- T3: 견갑극(어깨뼈가시) 평면
- T4–5: 흉골각, 기관분기부, 식도의 제2협착부, 폐동맥체 분기부, 제2번 늑골관절, 대동맥궁, 종격상부(기관, 식도, 대동맥, 흉선)의 기준선
- T6–7: 견갑골하각, 광배근기시, 흉추 후만 정점
- T8: 횡격막의 하대정맥공: 하대정맥통과
- T9–10: 검상돌기
- T10: 횡격막의 식도공: 식도와 미주신경 통과
- T11: 식도 제3협착부
- T12: 횡격막의 대동맥공: 대동맥, 교감신경간, 기정맥 통과, 승모근 기시
- L2: 척수의 종말
- L3: 늑골하평면, 십이지장 수평부, 요추전만 정점
- L3~4: Jacob's line(뇌척수액천자)
- L4: 배꼽, 복대동맥의 분기부(좌 · 우 총장골동맥)
- L4–5: 장골능선 상평면

요추천자

요추천자(lumbar puncture)는 두개강과 척수강을 순환하는 뇌척수액(cerebrospinal fluid, CSF)을 검사하고자 요추 제3~4번 사이의 Jacob's line에서 실시한다. 요추 제3~4번 사이에서 실시하는 이유는 첫째, 성인의 중추신경계인 척수가 요추 제2번 높이에서 끝나므로 천자바늘이 척수의 상해를 피할 수 있다. 둘째, 엎드려 눕거나 웅크린 자세로 옆으로 누웠을 때 요추의 극돌기의 각도가 수직으로 되어 천자바늘이 피부를 뚫고 뇌척수액이 순환하는 지주막하강(거미막밑공간, subarachnoid space)까지 삽입하기가 용이하기 때문이다.

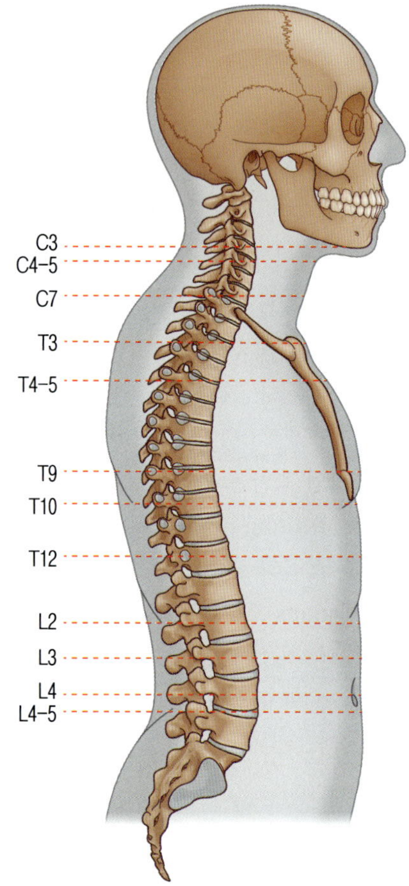

그림 9–72 인체의 표적기관

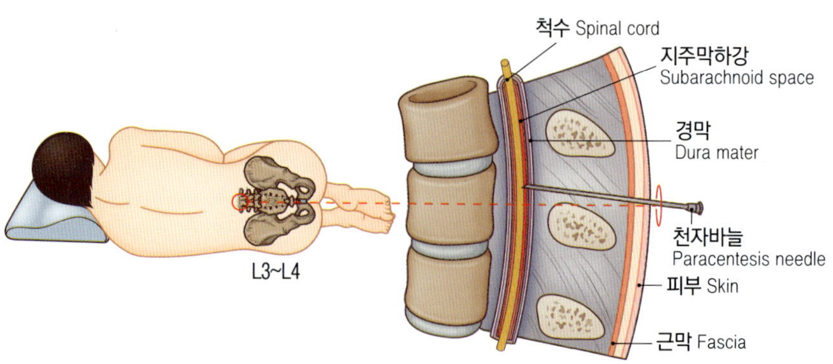

그림 9–73 요추천자

꼭 알아두기
TO KNOW ON TO

- 척추 전체의 구조와 각 척추의 일반적인 구조 알아두기
- 경추, 흉추, 요추, 천골의 특징 알아두기
- 척추의 보강인대 알아두기
- 추간원판의 특징 알아두기
- 흉곽의 구조 알아두기
- 흉골, 늑골의 주요 특징 알아두기

요약정리
SUMMING-UP

- 척주는 26개의 뼈로 경추 7개, 흉추 12개, 요추 5개, 천골 1개, 미골 1개이다.
- 척주의 만곡은 1차만곡(생리학적 만곡)으로 후만된 흉추와 천골이 있고, 경추와 요추는 전만된 뼈로 2차만곡이다.
- 척추는 일반적으로 추체 + 추근 + 추궁의 구조로 되어 있고 추궁에는 3종(횡돌기, 극돌기, 상 · 하관절돌기) 7개의 돌기가 있다.
- 전형적인 경추(제3, 4, 5, 6번)의 특징은 추체는 타원형이며, 추공은 삼각형이고 횡돌기에 구멍이 뚫려있고, 극돌기는 두 갈래로 갈라져 있다.
- 비전형적 경추인 환추, 축추, 융추는 전형적인 경추에 비해 특이한 구조를 가지고 있다.
- 전형적인 경추에 비해 환추는 추체, 극돌기, 추간원판이 없다.
- 축추는 치돌기가 있고, 환추와 두 곳에서 관절한다.
- 전형적인 흉추(제5~9번)의 특징은 추체는 심장형이며, 추공은 원형에 가깝고, 횡돌기에는 늑골이 두 곳에서 관절하며 극돌기는 아래로 갈수록 누워있다.
- 비전형적인 흉추(제11, 12번)는 횡돌기 늑골와가 없어 늑골과 한 번만 관절한다.
- 요추의 추체는 신장형이며, 추공은 삼각형을 띠고, 횡돌기는 짧으며, 극돌기는 짧고, 수평으로 뻗어있다.
- 3~5개의 뼈가 융합된 천골은 다른 척추뼈에 비해 퇴화된 흔적이 있는 특이한 구조를 가졌다.

일반척추	천골
추간원판	횡선
극돌기	정중천골능
횡돌기	외측천골능
추공	천골관
추간공	천골공(4쌍)

- 척추 전체를 보강하는 인대는 추체 앞, 뒤의 전종인대, 후종인대와 황인대, 극간인대가 있고 항인대의 연장인 극상인대가 정중천골능까지 뻗어 있다.
- 항인대는 탄력성이 크고 교통사고 시 채찍질손상에 의해 파열될 수도 있다.
- 환추-축추관절에서는 환추십자인대를 관찰할 수 있다.
- 섬유륜과 수핵으로 구성된 23개의 추간원판은 척삭이 퇴화되어 발생하였고, 척추 길이의 1/3을 차지하며, 충격 흡수에 관여한다.
- 흉곽은 총 37개의 뼈로 흉골(1개), 늑골(12쌍), 흉추(12개)로 구성되어 있고 폐와 심장, 기관 등을 보호한다.
- 흉골은 흉골각을 중심으로 흉골병, 흉골체, 검상돌기로 구분된다.
- 전형적인 늑골(3~10번)은 늑골두, 늑골경, 늑골결절, 늑골체, 늑연골의 구조를 하고 있으나 비전형적인 늑골(제1, 2, 11, 12번)의 모양은 특이한 구조를 가졌다.
- 흉골의 직 · 간접적 관절 여부에 의해 진늑골(1~7번)과 가늑골(8~12번)로 나눈다. 특히 제11, 제12번 늑골은 흉추와 한 곳에서만 관절하고, 늑연골 없이 흉골과 관절하지 않고 떠 있어 부유늑골이라고 한다.

관련 질환과 중재

RELATED DISEASE & INTERVENTION

추간원판탈출증

추간원판(척추사이원반, intervertebral disc) 즉, 디스크는 척추와 척추 사이에 끼여 충격을 흡수하고 척추뼈의 유연한 움직임이 일어나도록 하는 기능이 있다. 척추에 갑작스러운 외력이 가해지거나, 나이가 들면서 수분이 감소하고 탄력성이 상실되어 디스크가 딱딱해지거나 디스크의 구성 성분인 섬유륜이 약해지면서 안에 있던 수핵이 섬유륜을 찢고 돌출되거나 밖으로 빠져나와 신경근을 압박하여 생기는 증상을 추간판탈출(herniated intervertebral disc)이라고 한다.

인체에서 디스크 탈출이 흔한 곳은 허리와 목 부위이다. 특히 요추 4~5번 사이의 디스크 탈출(후방탈출의 경우)은 인체에서 가장 큰 말초신경인 좌골신경(sciatic nerve)을 압박하여 이로 인해 하지로 뻗치는 통증인 방사통(radiating pain)을 일으키는데 이것을 좌골신경통이라고 한다. 심한 디스크탈출증은 허리를 꼿꼿이 세울 수 없거나 걸음을 걷기가 힘들며, 감각이 마비되거나 배뇨 및 배변 장애가 나타나는 경우도 있다.

디스크 탈출증의 진단은 기계적 방법으로 단순방사선 촬영, 척수강조영술(myelography), 컴퓨터단층촬영(CT), 자기공명영상(MRI), 근전도검사(EMG) 등의 방법이 있으며, 도수근력검사, 하지직거상검사(straight leg raising test) 등의 검사방법도 있다.

치료 방법은 수술하기 전에 물리치료(온열, 전기치료, 견인치료, 운동요법), 약물치료 등의 보존적 요법을 시행하여도 효과가 없이 증상이 지속될 때 반드시 의사와 상의해서 수술치료를 고려해야 하며, 수술 후 반드시 재발방지와 근력회복을 위한 운동요법이 필요하다.

척추측만증

척추측만증(척추옆굽음증, scoliosis)은 척추가 옆으로 과도하게 휘어 척추정렬에 이상이 오는 질환을 말하며, 이는 잘못된 자세를 지속적으로 유지하는 학생과 젊은 직장인에게서 흔히 나타나지만, 15세 정도의 청소년에게서(특히 여자) 특별한 원인 없이 나타나는 경우가 있다.

증상은 골반 및 바로 선 자세에서 허리를 구부렸을 때 어깨높이가 같지 않고 척추가 휘어졌을 때 의심해 볼 수 있다. 치료방법은 극히 심한 경우를 제외하고 수술치료를 하지 않는다. 반드시 의사의 진단결과에 따라 물리치료, 약물치료, 보조기 등 보존적 요법을 시행하면서 처방된 운동요법을 병원이나 가정에서도 꾸준히 하는 것이 중요하다.

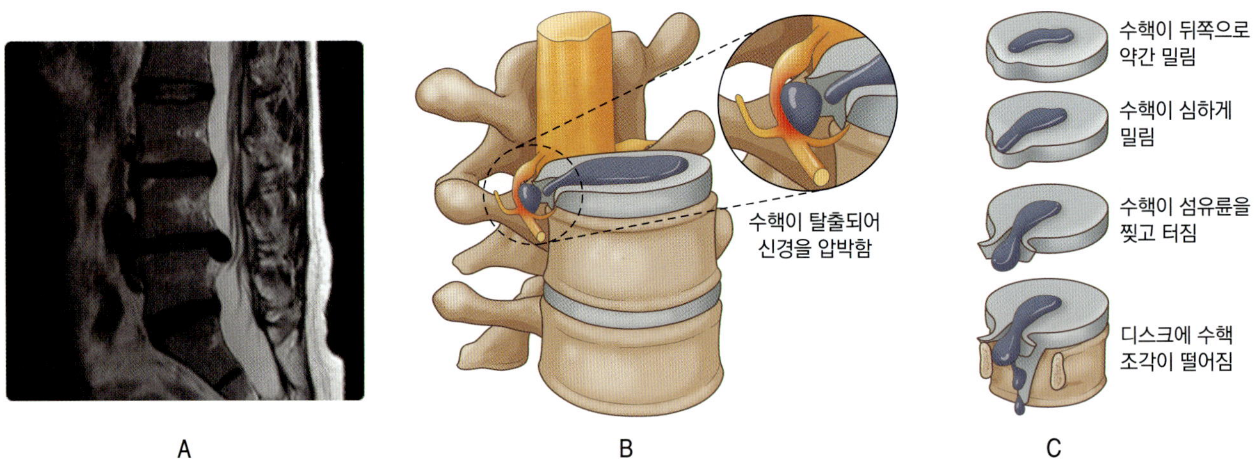

그림 9-74 추간원판탈출증. A: 탈출된 추간판, B: 추간판 탈출의 신경압박, C: 추간판 탈출의 진행과정

학습목표에 대한 자기진단

SELF-DIAGNOSIS OF THE LEARNING OBJECTIVE

번호	학습목표	자기 성취도(점)				
		90%(5)	70%(4)	50%(3)	30%(2)	10%(1)
1	척추 전체의 구조적 특징에 대해 알 수 있다.					
2	경추의 구조에 대해 알 수 있다.					
3	경추의 관절과 주요 인대에 대해 알 수 있다.					
4	흉추의 구조와 관절 및 주요 인대에 대해 알 수 있다.					
5	요추의 구조에 대해 알 수 있다.					
6	경추, 흉추, 요추의 특징을 비교할 수 있다.					
7	천골과 미골의 구조와 특징에 대해 알 수 있다.					
8	척추의 보강 인대에 대해 알 수 있다.					
9	23개의 추간원판에 대해 알 수 있다.					
10	흉곽을 구성하는 뼈의 특징에 대해 알 수 있다.					
11	늑골의 구조와 관절에 대해 알 수 있다.					
계						
단원 합계		점				

주요용어 점검

CHECKING OF MEDICAL TERMS

척주 vertebral column

추간원판 intervertebral disc

경추 cervical vertebra

흉추 thoracic vertebra

요추 lumbar vertebra

천골 sacrum

미골 coccyx

환추 atlas

축추 axis

융추 vertebra prominens

환추횡인대 transverse ligament of atlas

전만 lordosis

전종인대 anterior longitudinal ligament

후종인대 posterior longitudinal ligament

황인대 yellow ligament

항인대 nuchae ligament

흉곽 thoracic cage

검상돌기 xiphoid process

흉골 sternum

늑골 rib

테스트

TEST

■ 다음은 경추의 관절과 인대에 대한 그림이다. 빈 칸에 알맞은 명칭을 쓰시오.

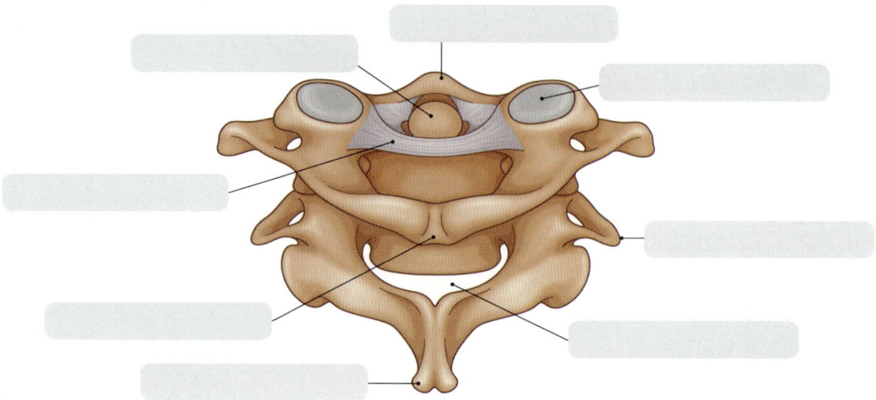

■ 다음은 흉추의 관절에 대한 그림이다. 빈 칸에 알맞은 명칭을 쓰시오.

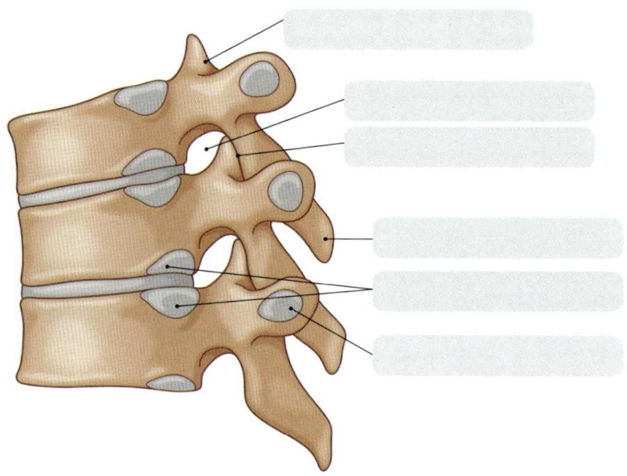

■ 다음은 천골의 구조에 대한 그림이다. 빈 칸에 알맞은 명칭을 쓰시오.

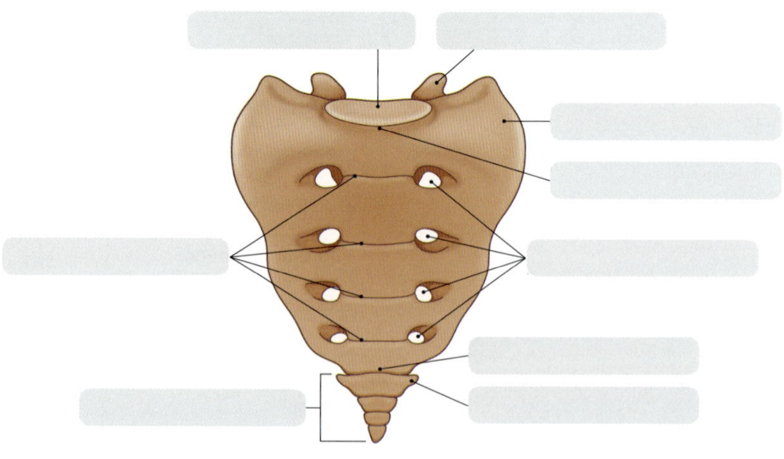

테스트

TEST

■ 다음은 흉곽에 대한 구조이다. 빈 칸에 알맞은 명칭을 쓰시오.

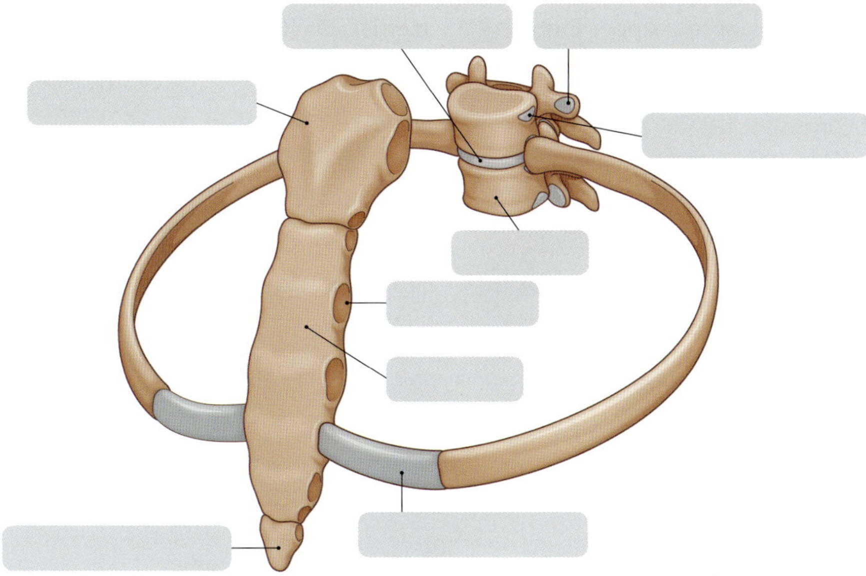

■ 다음은 척주의 인대에 대한 구조이다. 빈 칸에 알맞은 명칭을 쓰시오.

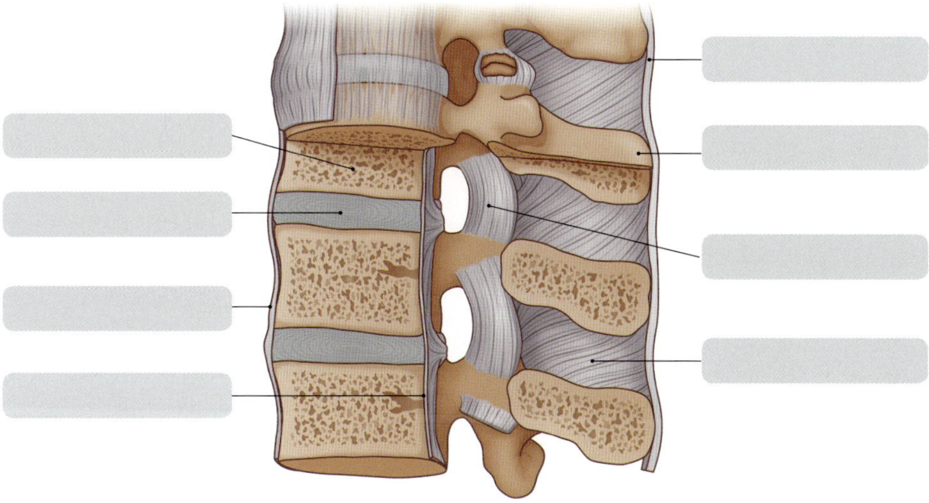

CHAPTER 9.10 상지골

학습 목표
- 상지골을 구분할 수 있다.

상지골의 구분

전체 상지골(팔뼈, upper limb)은 64개의 뼈로 상지대(팔이음뼈, shoulder girdle)와 자유상지골(bones of free upper limb)로 구성되어 있다. 상지대는 쇄골(빗장뼈, clavicle)과 견갑골(어깨뼈, scapular) 총 4개로 되어 있고, 자유상지골은 상완골(위팔뼈, humerus), 요골(노뼈, radius), 척골(자뼈, ulna), 중수골(손허리뼈, metacarpal bone), 지골(손가락뼈, phalanges) 등 총 60개로 구분된다(그림 9-75).

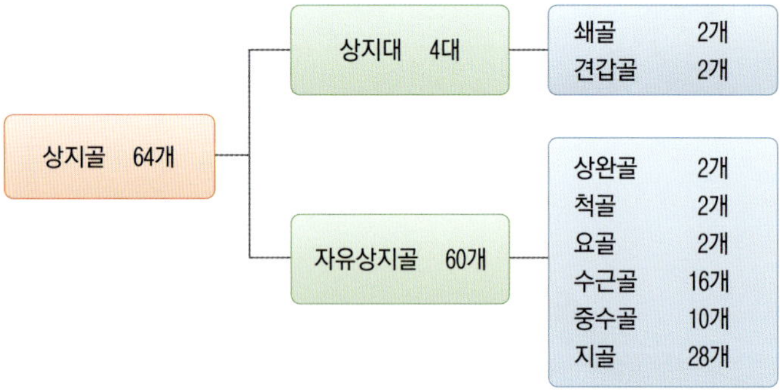

그림 9-75 상지골의 구분

상지의 관절은 쇄골이 견갑골의 견봉과 관절을 이루는 견쇄관절(봉우리빗장관절, acromioclavicular joint)과 흉골과 관절을 이루는 흉쇄관절(복장빗장관절, sternoclavicular joint)이 있다. 상완골과 요골, 척골이 이루는 주관절(팔굽관절, elbow joint), 요골과 척골이 이루는 근위 · 원위요척관절(proximal · distal radioulnar joint)이 있다. 요골과 수근골이 이루는 수근관절(손목뼈관절, carpal joint)과 수근골과 지골이 이루는 관절이 있다(그림 9-76).

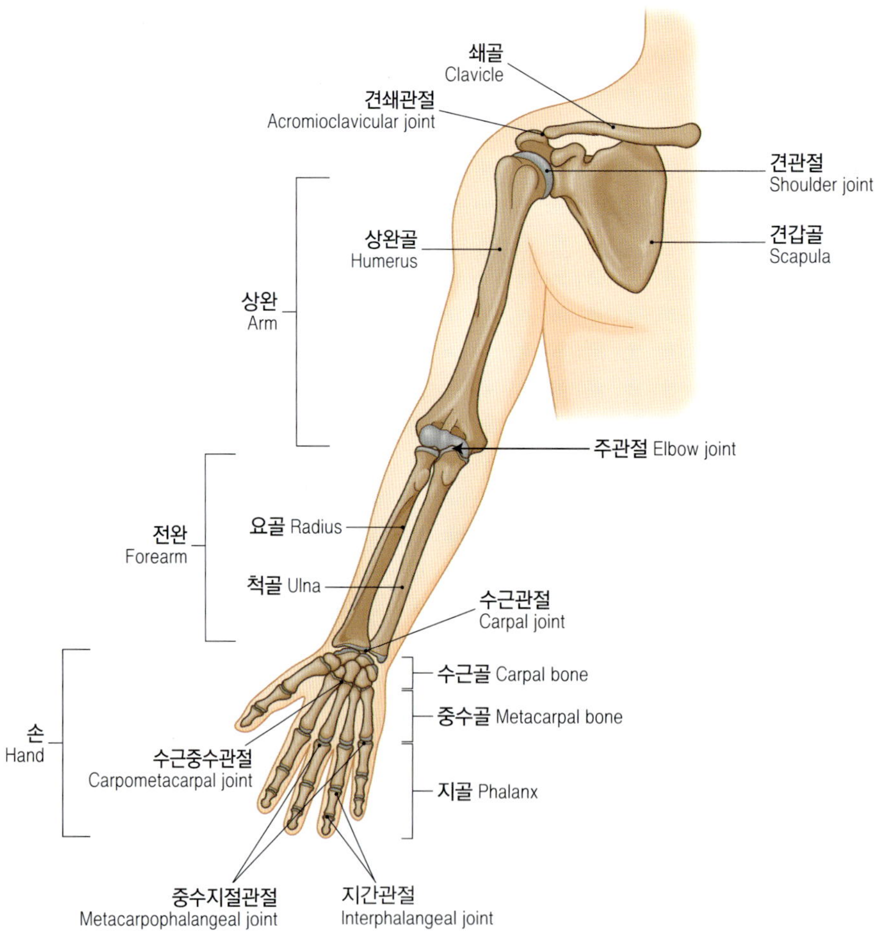

그림 9-76 상지의 관절

9.10 상지골

학습 목표 ■ 쇄골의 구조와 관절에 대해 알 수 있다.

상지대의 구조

쇄골

두개골 일부와 쇄골(빗장뼈, clavicle)은 막내골화 방식에 의해 발생 5주경부터 인체의 뼈 중 가장 먼저 골화(ossification)가 진행되므로 분만골절이 일어나기 쉬운 뼈이다. 흉골과 견갑골 사이에 걸쳐 있어 목과 가슴을 나누는 기준이 되며, 완신경총(팔신경얼기, brachial plexus), 쇄골하동맥(빗장밑동맥, subclavian artery)을 보호하고 양쪽 견관절의 정상적인 넓이를 유지시키며, 견관절의 안정성 및 운동의 지렛대 역할을 한다. 구조적으로 흉골의 쇄골절흔(빗장패임, clavicular notch)이 맞닿은 안쪽부분을 흉골단(복장끝, sternal end)이라 하고 견갑골의 견봉(봉우리, acromion)과 맞닿은 외측부분을 견봉단(acromial end)이라고 한다. 해부학적 자세에서 쇄골은 수평면과 약 20° 정도의 각을 이루고 있으며 전체적으로 흉골단과 견봉단 사이가 앞, 뒤로 비틀려 있다(그림 9-77).

쇄골의 관절과 인대

내측부분의 흉골단 부위에 흉쇄인대(복장빗장인대, sternoclavicular ligament)가 부착하고, 외측부분의 견봉단 부위 하면에는 원추인대결절에 원추인대(원뿔인대, conoid ligament)가 있고, 능형인대선에 능형인대(마름인대, trapezoid ligament)가 부착한다.

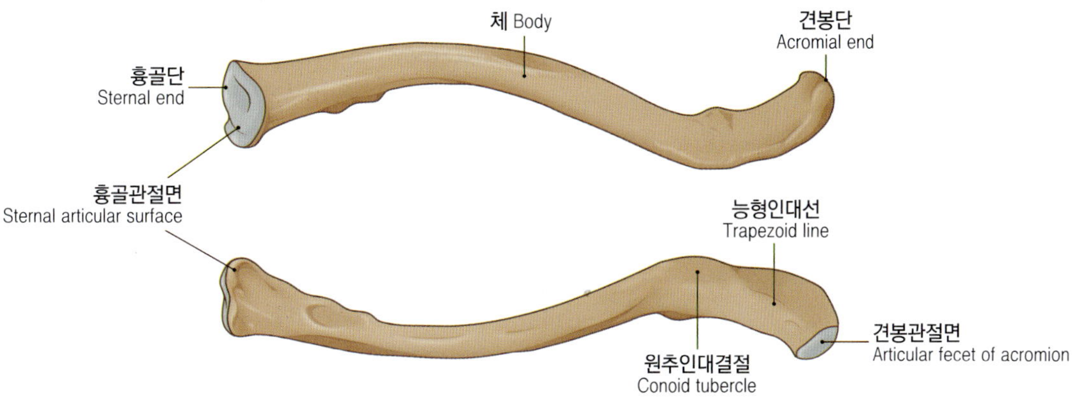

그림 9-77 쇄골(우측)

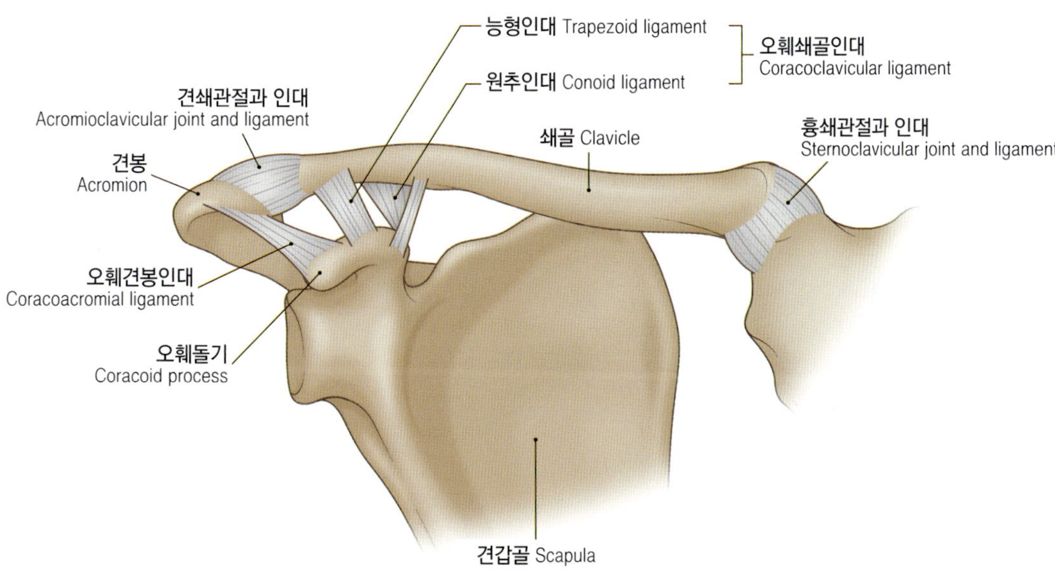

그림 9-78 쇄골의 관절과 인대

상지골과 관절

학습목표
- 견갑골의 구조와 관절에 대해 알 수 있다.

견갑골의 구조

견갑골(scapula)은 제2~7번 늑골 사이에 걸쳐있는 삼각형 모양으로 2면(늑골면, 배쪽면), 3각(상각, 하각, 외측각), 3연(상, 내측, 외측)의 구조로 된 편평골이다. 하각은 흉추 7번에 해당한다. 견갑골의 면 중 늑골면은 전체적으로 약간 오목하고 매끈한 구조인 견갑하와(어깨밑오목, subscapular fossa)에 견갑하근(어깨밑근, subscapularis muscle)이 기시한다. 또한 오훼돌기(부리돌기, coracoid process)가 있어 근육과 인대가 붙는다. 반면에 배면은 견갑극(어깨뼈가시, scapular spine)을 중심으로 상부에 마치 뾰족한 조각칼로 깎은 듯이 깊고 좁게 패인 극상근(가시위근, supraspinatus muscle)이 부착하는 극상와(가시위오목, supraspinous fossa)와 하부에 극하근(가시아래근, infraspinatus muscle)이 부착하는 극하와(가시아래오목, infraspinatus fossa)가 있다. 견갑극은 흉추 3번 높이의 견갑골 내측연에서부터 상외측으로 뻗어있고 외측단은 넓고 편평한 돌기인 견봉(봉우리, acromion)이다. 견갑골의 각은 상연과 내측연이 서로 만나 상각(superior angle)을 이루고, 내측연(medial margin)과 외측연이 서로 만나 하각(inferior angle)을 이루며, 외측연과 상연이 서로 만나 외측각(lateral angel)을 이룬다. 상각의 안쪽 1/3 지점에는 혈관과 신경의 통로인 견갑절흔(어깨뼈패임, scapular notch)이 있고, 외측각에는 얕게 패인 관절와(접시오목, articular fovea)가 있다(그림 9-79).

견갑골의 관절과 인대

견갑골 견봉은 쇄골의 견봉단과 관절하여 견쇄관절(acromioclavicular joint)을 이루고 약간의 미끄러짐만 일어나는 평면관절을 형성한다. 외측각의 관절와는 상완골두(humeral head)와 관절하여 견관절(shoulder joint)을 형성한다(그림 9-80). 인대는 오훼돌기에서 쇄골을 고정하는 오훼쇄골인대(부리빗장인대, coracoclavicular ligament) 즉 능형인대(마름인대, trapeziod ligament)와 원추인대(원뿔인대, conoid ligament)가 있고, 견봉쇄골인대(acromioclavicular ligament)가 있으며, 관절순에서 상지골을 이어주는 관절상완인대(오목위팔인대, glenohumeral ligament)가 있다.

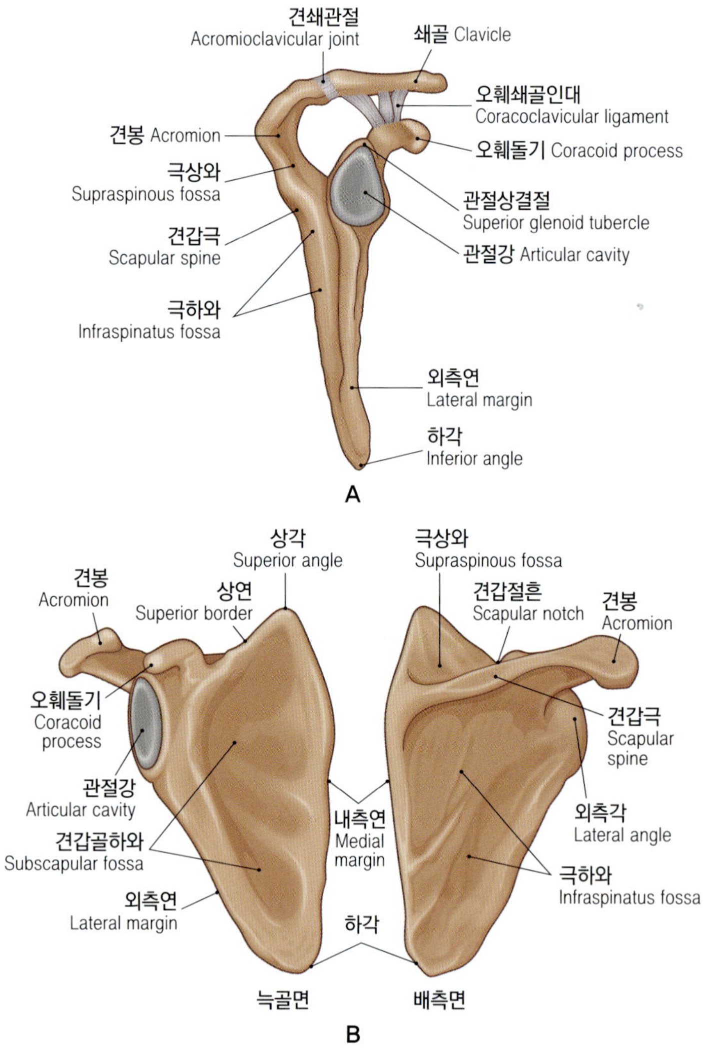

그림 9-79 견갑골. A: 외측면, B: 전후면

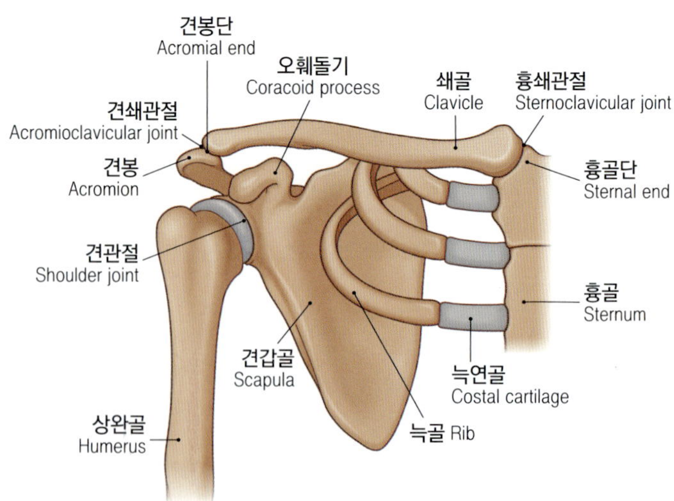

그림 9-80 견갑골의 관절

9.11 상지골과 관절

학습목표 ■ 견관절의 구조와 인대에 대해 알 수 있다.

견관절의 구조와 인대

견관절(어깨관절, shoulder joint)은 견갑골의 외측각(lateral angle)의 관절와(접시오목, glenoid fovea)와 상완골두(humeral head)가 관절하여 견관절을 이루는 단관절(simple joint)이다. 단관절은 두 개의 뼈가 만나서 이루는 관절을 말한다. 인체에서 운동성이 가장 큰 구상관절(절구관절, spheroid joint)로 굴곡, 신전, 내전, 외전, 외회전, 내회전, 회선 등의 운동성이 가장 넓으나 견갑골의 관절와가 얕아 상대적으로 큰 상완골두가 관절와에 완전히 수용되지 못하고 인대 발달이 미약하여 탈구(dislocation)가 일어나기 쉽다. 탈구는 전하방 탈구가 가장 많은 비율을 차지한다. 이러한 구조의 취약성을 방지하기 위해 견관절은 인대와 근육으로 상완골두를 어깨뼈에 밀착시키듯이 감싸고 있는 구조이다. 견관절의 주요 인대는 관절순에서 상지골을 이어주는 관절상완인대(오목위팔인대, glenohumeral ligament)가 있으며, 보조장치로 관절순(관절테두리, articular labrum)이 있다(그림 9-81, 그림 9-82).

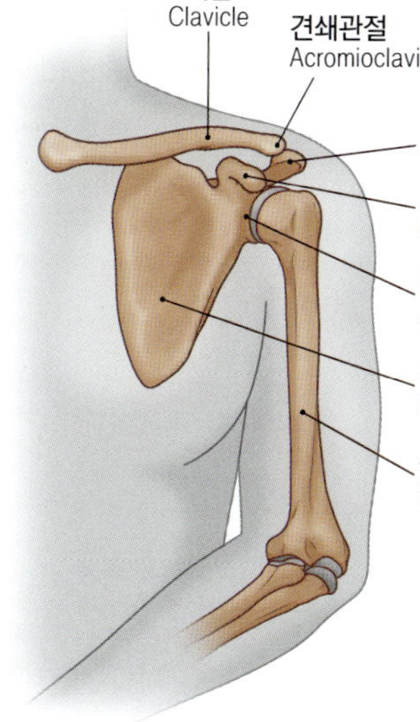

그림 9-82 견관절 구성 뼈

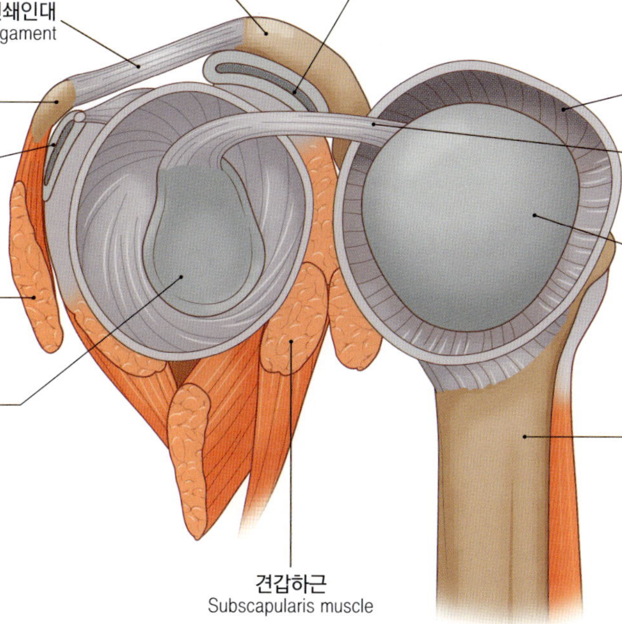

그림 9-81 견관절(내측면)

9.11 상지골과 관절

학습목표 ■ 견관절의 구조와 인대에 대해 알 수 있다.

운동범위가 가장 넓어 관절과 관절 사이에서 마찰을 줄여주는 활액낭(윤활주머니, synovial bursa)이 존재한다. 대표적인 활액낭은 삼각근하낭(어깨세모근밑주머니, subdeltoid bursa), 견봉하낭(봉우리밑주머니, subacromial bursa), 오훼돌기하낭(부리돌기밑주머니, subcoracoid bursa), 견갑하근건하낭(어깨밑근힘줄밑주머니, subtendinosus bursa of subscapular muscle) 등이 있다(그림 9-83).

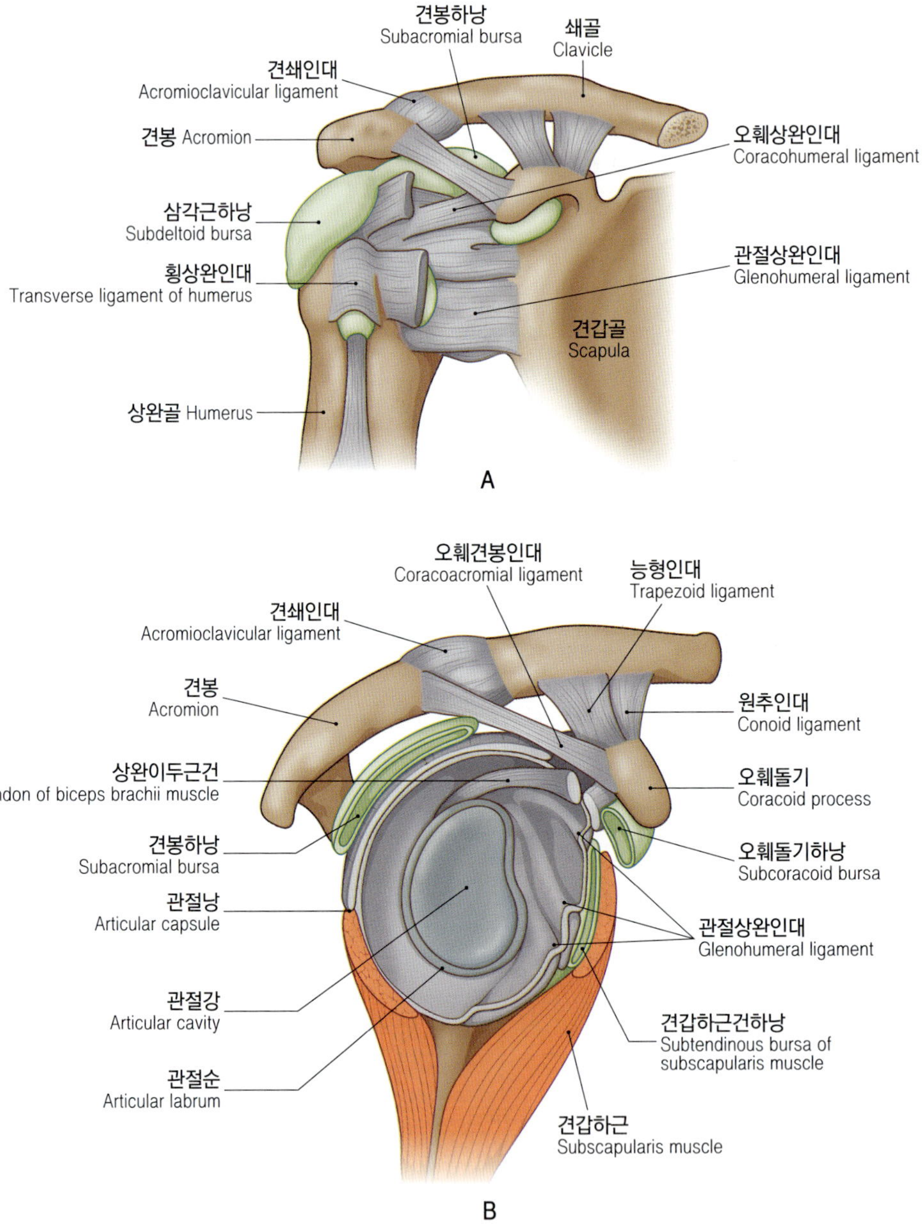

그림 9-83 견갑골의 인대. A: 전면, B: 외측내면

9.11 상지골과 관절

학습 목표 ■ 상완골의 구조에 대해 알 수 있다.

상완골(위팔뼈, humerus)은 상지골 중 가장 긴 뼈로 상대적으로 큰 상완골두가 견갑골의 얕은 관절와(접시오목, glenoid)와 관절하여 견관절(어깨관절, shoulder joint)을 이루지만 탈구가 일어나기 쉽다. 해부학적으로 상완골은 상단(upper end)과 골체(shaft), 하단(lower end) 세 부분으로 나눈다(그림 9-84).

상단. 상단은 대퇴골에 비해 아주 짧은 해부경(anatomical neck)을 가진 상완골두의 외측으로 대결절(greater tubercle)과 내측으로 소결절(lesser tubercle)이 있으며 결절들은 밑으로 길게 뻗어 대·소결절능(crest of greater · lesser turbercle)을 이루어 근육의 부착부가 된다. 결절능 사이에 깊고 좁게 패인 결절간구(intertubercular groove)는 상완이두근의 장두의 건이 견갑골 관절강에 부착하기 위해 통과한다. 상완골두와 결절의 아래쪽 좁은 부위는 외과적으로 골절이 많이 일어나 외과경(surgical neck)이라고 한다.

골체. 골체는 중앙 가쪽에 삼각근조면(세모근 거친면, deltoid tuberosity)이 있어 삼각근이 부착하고, 뒤쪽으로 골체를 비스듬히 가로 지르는 요골신경구(노신경고랑, groove for radial nerve)로 요골신경이 지나가고, 상완삼두근(triceps brachii muscle)의 내측두와 외측두의 부착부의 경계가 된다.

하단. 하단은 요골과 척골과 상완골이 만나 주관절(팔꿉관절, elbow joint)을 이룬다. 양 가쪽으로 융기된 내측·외측상과(안쪽·가쪽위관절융기, medial · lateral epicondyle)가 있고 앞쪽에 요골두를 수용하는 요골와(노오목, radial fossa), 척골의 구상돌기(갈고리돌기, uncinate process)를 수용하는 구상돌기와(coronoid fossa)가 있다. 조금 아래쪽 외측에는 요골두와 관절하는 소두(capitulum)가 있고 내측에는 활차(도르래, trochlea)가 있어 척골의 활차절흔(도르래패임, trochlear notch)과 관절한다.

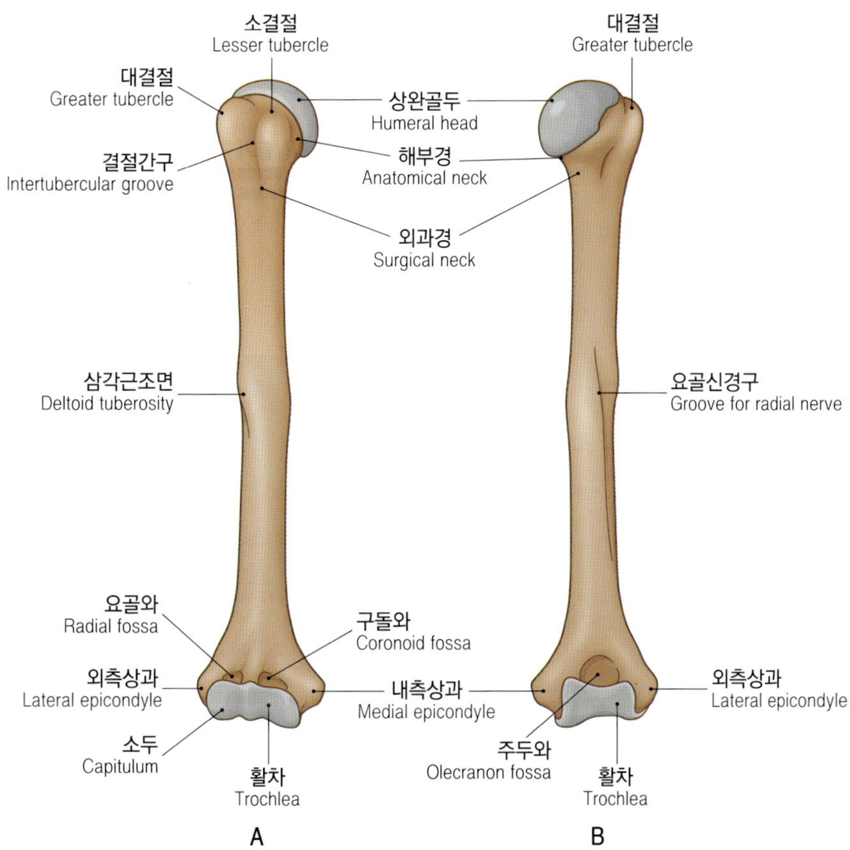

그림 9-84 상완골. A: 전면, B: 후면

9.11 상지골과 관절

학습 목표 ▪ 요골의 구조에 대해 알 수 있다.

요골(노뼈, radius)은 전완의 외측을 구성하는 뼈로 머리 부분은 작고 아래쪽으로 갈수록 커져 수근골과 관절을 이루는 노(node) 모양으로 생긴 장골(long bone)이며, 상단과 골체, 하단으로 구분할 수 있다. 요골이 움직임이 있는 동적인 뼈라고 한다면, 척골은 정적인 뼈라고 할 수 있다(그림 9-85).

상단. 상단의 요골두는 관절환상면(둘레관절면, articular circumference)으로 되어 척골의 요골절흔(노패임, radial notch)과 관절하여 회전운동을 한다. 환상관절면을 기준으로 위쪽 부분은 움푹패어 상완골의 소두와 관절하고 아래 부분은 약간 가늘어져 윤상인대(고리인대, annular ligament)가 감싸면서 요골을 척골에 밀착하게 하고 요골두가 쉽게 탈구되는 것을 방지한다. 요골경에는 요골조면(노뼈거친면, radial tuberosity)이 있어 상완이두근(biceps brachii muscle)이 붙는다.

골체. 골체는 삼각기둥 모양으로 골간연(뼈사이모서리, interosseous border)에 골간막(뼈사이막, interosseous membrane)이 있어 요골에 부하된 압력을 척골로 분산하는 역할을 한다.

하단. 하단은 뭉툭한 타원형구조로 경상돌기(붓돌기, styloid process)에 수근인대와 근육이 부착하고 척골두를 수용하는 척골절흔(자패임, ulnar notch)이 있고 가장 하단 안쪽은 볼록한 수근골을 수용할 수 있도록 움푹 들어가 있다.

팔의 굴곡은 요골두가 상완골의 소두를 돌아 요골와에 수용되고, 척골의 활차절흔이 상완골의 활차를 돌고 척골의 구상돌기가 상완골의 구돌와에 수용되는 것이며 팔의 신전은 척골의 활차절흔이 상완골의 활차를 돌아 척골의 주두가 상완골의 주두와(팔꿈치오목, olecranon fossa)에 수용된다(그림 9-86).

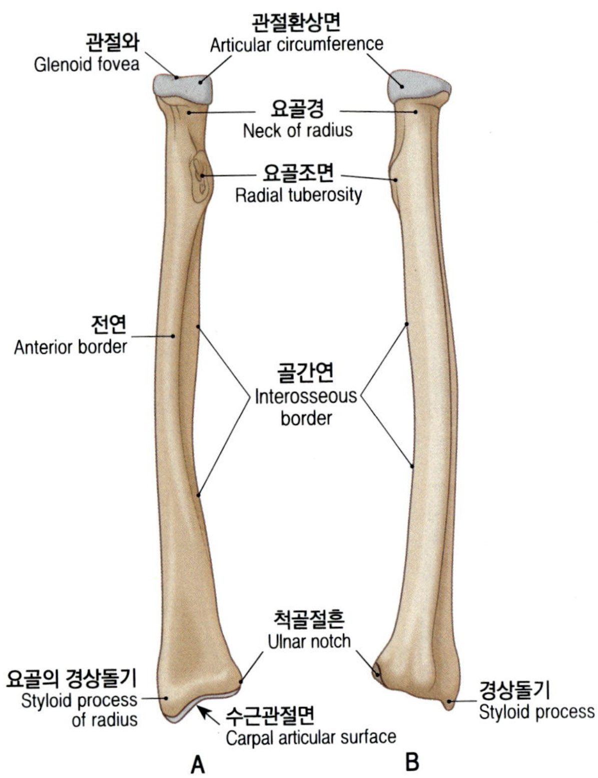

그림 9-85 요골. A: 전면, B: 후면

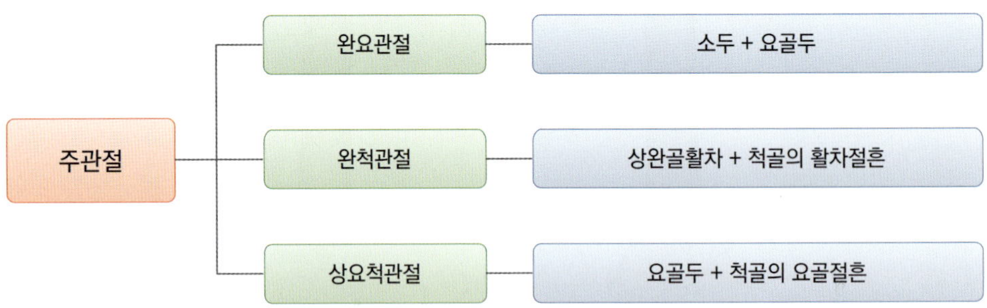

그림 9-86 주관절 운동의 모식도

9.11 상지골과 관절

학습목표
- 척골의 구조에 대해 알 수 있다.
- 요골과 척골의 인대 및 운동에 대해 알 수 있다.

척골(자뼈, ulna)은 상단의 주두(팔꿈치머리, olecranon) 부분이 크고 하단의 척골두 쪽으로 갈수록 가늘어지는 뼈로 수근골과 관절하지 않는다.

상단. 상완골의 구상돌기와와 관절하는 구상돌기(uncinate process)가 있고, 뒤쪽으로 상완골의 활차와 관절하는 "C"자 형으로 패인 활차절흔이 있고, 상완골의 주두와와 관절하는 주두가 있다. 한편 구상돌기 가쪽으로 요골두와 관절하는 요골절흔이 있으며, 척골조면은 상완근(brachialis)이 부착한다.

골체. 3각, 3연(모서리)으로 되어 있고 골간막이 부착하는 골간연(interosseous border)이 있다.

하단. 경상돌기는 근육과 인대가 부착한다. 척골두는 요골의 척골절흔과 관절하며 수근골 사이에 원판(disc)이 있어 이 공간을 삼각섬유연골복합체(triangular fibrocartilage complex, TFCC)라고 한다.

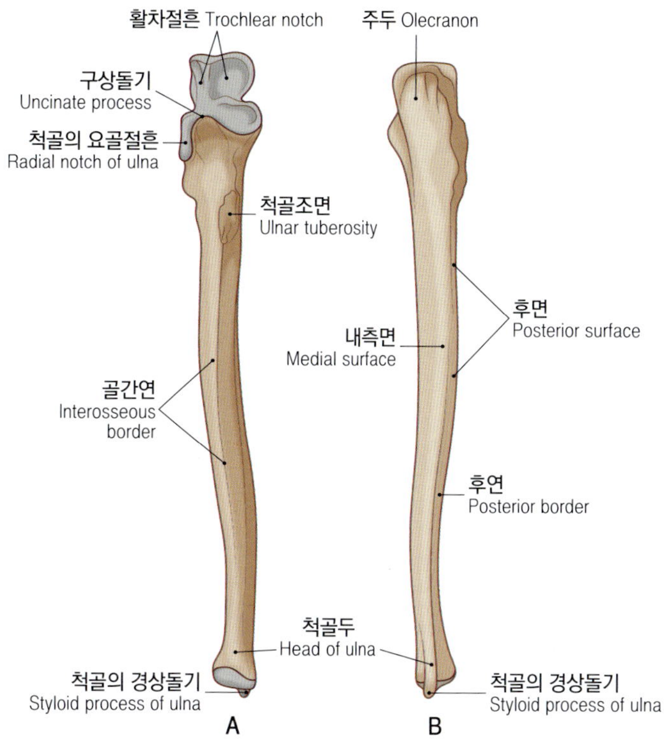

그림 9-88 척골. A: 전면, B: 후면

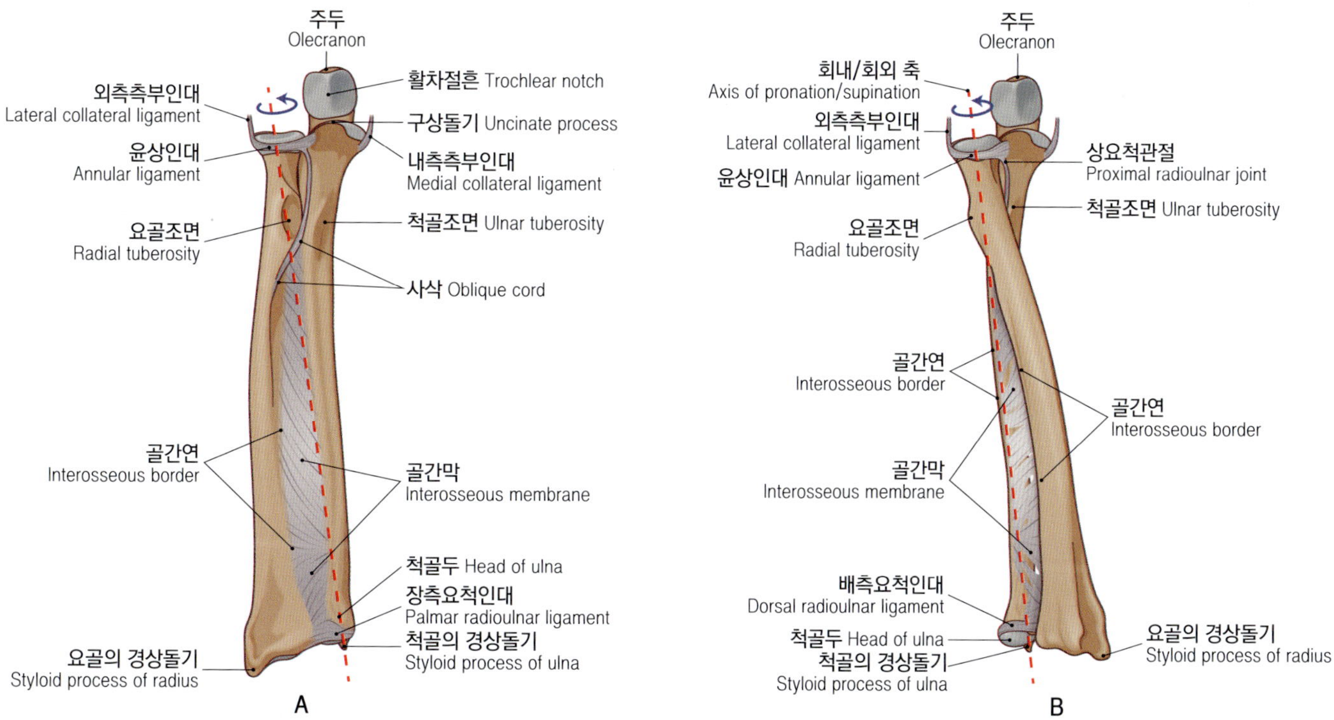

그림 9-87 요골과 척골의 인대와 운동. A: 회외, B: 회내

학습목표 ■ 주관절의 보강구조와 운동에 대해 알 수 있다.

주관절의 보강구조와 운동

주관절(팔꿉관절, elbow joint)은 상완골과 요골, 척골이 만나는 복합관절(compound joint)이다. 복합관절은 세 개 이상의 뼈가 만나서 이루는 관절을 말한다. 견관절의 운동성과 달리 주관절의 운동은 굴곡과 신전운동만 일어난다. 요골은 상완골과의 관절이 얕아 외측측부인대(가쪽곁인대, lateral collateral ligament)가 보강하고 있다. 특히 윤상인대(노뼈머리띠인대, annular ligament)는 요골두를 감싸듯 척골에 밀착시켜 요골의 탈구를 방지하는 역할을 한다(그림 9-89).

이와 달리 상완골의 활차는 깊이 패인 척골의 활차절흔에 미끄러지듯이 주관절 신전에 주도적인 역할을 하고, 이때 척골의 주두는 상완골의 주두와에 삽입되어 주관절이 신전된다. 내측측부인대(안쪽곁인대, medial collateral ligament)는 앞, 뒤, 가로방향에서 척골을 고정시키는 역할을 한다.

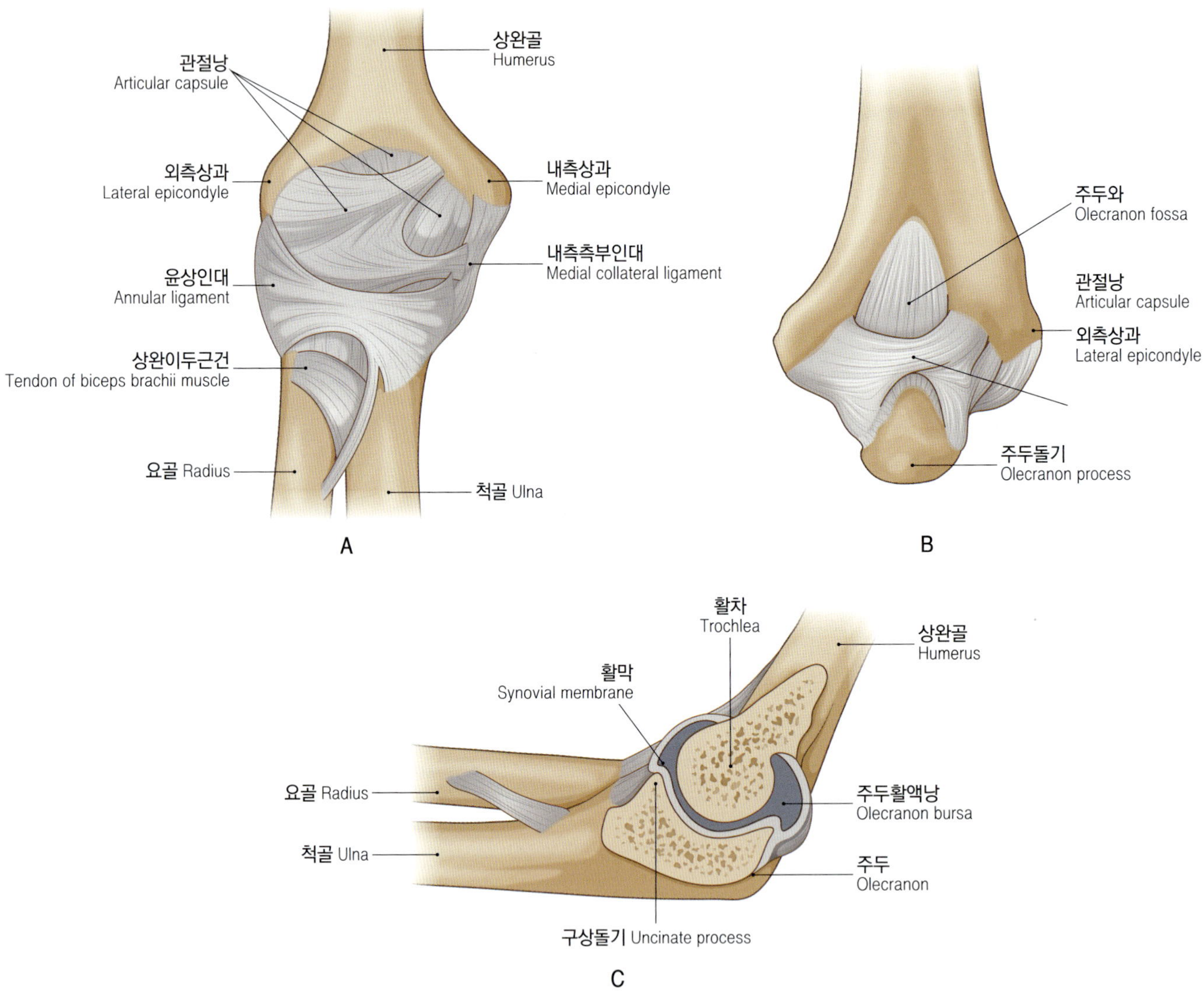

그림 9-89 주관절 인대. A: 전면, B: 후면, C: 정중시상면

9.11 상지골과 관절

학습 목표 ■ 수근골과 지골의 구조에 대해 알 수 있다.

수근골

수근골(손목뼈, carpal bone)은 베어링 모양으로 손목을 구성하는 8개의 짧은뼈로 근위와 원위수근골로 구분된다. 근위수근골(proximal carpal bone)은 요골과 관절을 이루는데, 외측에서부터 내측으로 주상골(손배뼈, scaphoid), 월상골(반달뼈, lunate), 삼각골(세모뼈, triquetrum), 두상골(콩알뼈, pisiform)로 구성된다. 이 중 두상골는 삼각골에 얹혀 있어 요골과 관절하지 않는다. 근위수근골과 관절을 이루는 원위수근골(distal carpal bone)은 외측에서부터 내측으로 대결절을 가진 대능형골(큰마름뼈, trapezium), 소능형골(작은마름뼈, trapezoid), 유두골(알머리뼈, capitate), 갈고리모양의 돌출부가 있는 유구골(갈고리뼈, hamate)로 구성되며, 대능형골은 첫째 중수골, 소능형골은 둘째 중수골와 유두골은 셋째 중수골와 유구골은 넷째, 다섯째 중수골과 관절한다(그림 9-90).

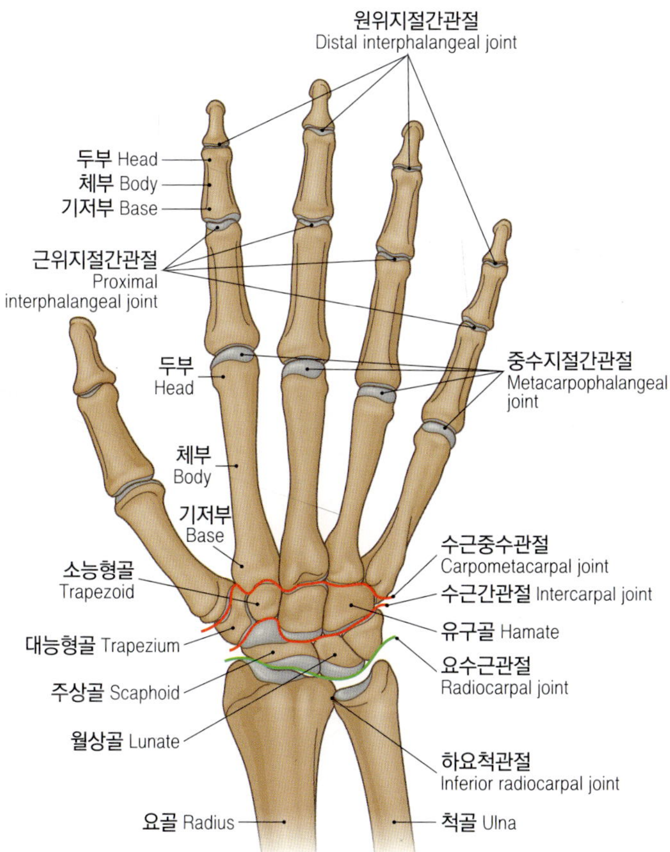

그림 9-90 수근골과 지골

중수골

중수골(metacarpal bone)은 5개의 뼈로 구성되어 있고 근위에서부터 기저부, 체부, 두부로 나뉘고 원위수근골과 지골이 관절한다.

지골

지골(손가락뼈, phalanx)은 손가락을 이루는 뼈로 대개 손가락(phalange)이라고 하면 무지를 제외하고 시지(index finger), 중지(middle finger), 약지(ring finger), 소지(little finger)를 가리키고 무지를 "pollicis"라고 한다. 지골은 기절골(첫마디뼈, proximal phalanges), 중절골(중간마디뼈, middle phalanx), 말절골(끝마디뼈, distal phalanx)로 되어 있으나 엄지손가락은 중절골이 없다.

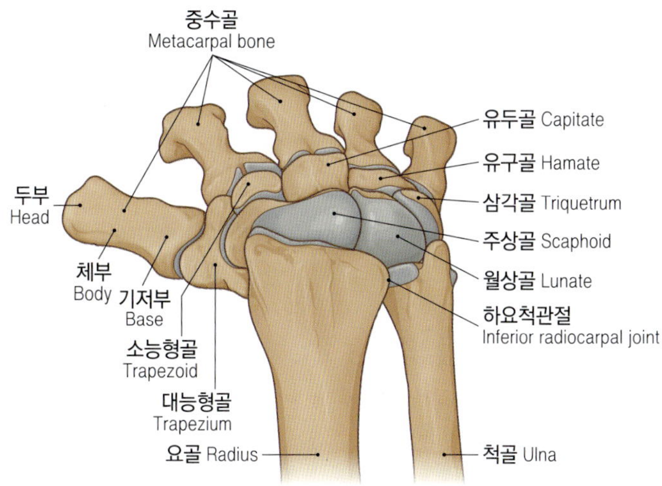

그림 9-91 요수관절과 수근골

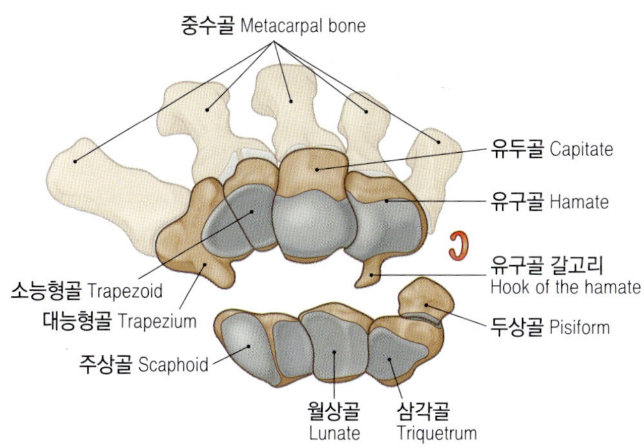

그림 9-92 중수관절면

9.11 상지골과 관절

학습 목표 ■ 수근관절과 손가락 관절의 보강구조에 대해 알 수 있다.

수근관절의 운동과 중요 인대

수근관절(손목관절, carpal joint)을 이루는 뼈는 요골과 근위수근골인 주상골, 월상골, 삼각골과 관절한다. 척골은 수근관절을 이루지는 않고 수근골 사이에 관절원판이 있다.

수근관절. 요골과 수근골의 관절의 운동 형태는 2축성관절인 타원관절이므로 운동은 굴곡과 신전, 내전, 외전이 일어난다. 매우 복잡한 구조인 수근관절 인대는 우선 요골과 척골에 있는 경상돌기(styloid process)에서 가장 외측 수근골인 주상골을 잇는 외측수근측부인대(가쪽손목곁인대, lateral carpal collateral ligament)와 내측 수근골인 삼각골을 잇는 내측수근측부인대(안쪽손목곁인대, medial carpal collateral ligament)가 있고 장측·배측요골수근인대(palmar·dorsal radiocarpal ligament)가 있다(그림 9-93). 횡수근인대는 손목을 지나는 굴근건들의 지대(지지띠, retinaculum)가 되며 밑으로는 수근관(손목터널, carpal tunnel)을 이룬다.

수근간관절. 수근간관절(intercarpal joint)은 근위수근골과 원위수근골이 이루는 관절로 관절의 운동형태는 미끄러짐만 일어나는 평면관절이다.

수근골 사이에 수근간인대(intercarpal ligament)가 있어 수근골의 안정성에 기여하고 있으나 유두골은 인대구조가 미약하여 손을 짚고 넘어졌을 때 탈구가 잘 일어나는 뼈이다. 이때 유두골 위를 지나는 정중신경(median nerve)의 손상이 있을 수 있다.

수근중수관절. 수근중수관절[손목손허리관절, carpometacarpal (CMC) joint]은 엄지와 나머지 손가락의 관절형태가 다르므로 운동형태도 다르다. 엄지의 수근중수관절은 2축성 관절인 안장관절로 굴곡, 신전, 내전, 외전, 대립(맞섬, opposition)이 가능하나 나머지 손가락의 수근중수관절은 평면관절에 속하여 약간의 미끄러짐(sliding)만 일어난다.

중수지절관절. 중수지절관절[metacarpophalangeal(MCP) joint]은 중수간관절(손허리뼈사이관절, intermetacarpal joint)과 관절을 이루며 5개의 중수골과 지골 사이에 이루어지는 관절로 굴곡, 신전, 내전, 외전 등이 가능하다.

지절간관절. 지절간관절[interphalangeal(IP) joint]은 지골의 마디는 첫째, 중간, 끝마디 사이에 이루어지며, 근위지절관절(proximal interphalangeal joint, PIPJ)과 원위지절간관절(distal interphalangeal joint, DIPJ)이 있으며, 굴곡과 신전이 일어나는 경첩관절이며 손가락관절에는 측부인대(collateral ligament)가 있다(그림 9-94).

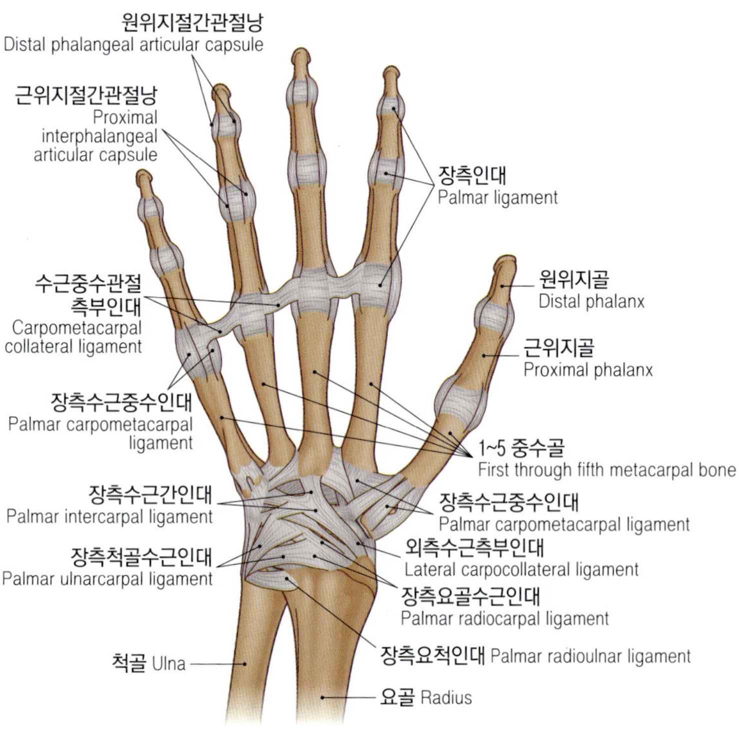

그림 9-93 장측 손목과 손가락 인대

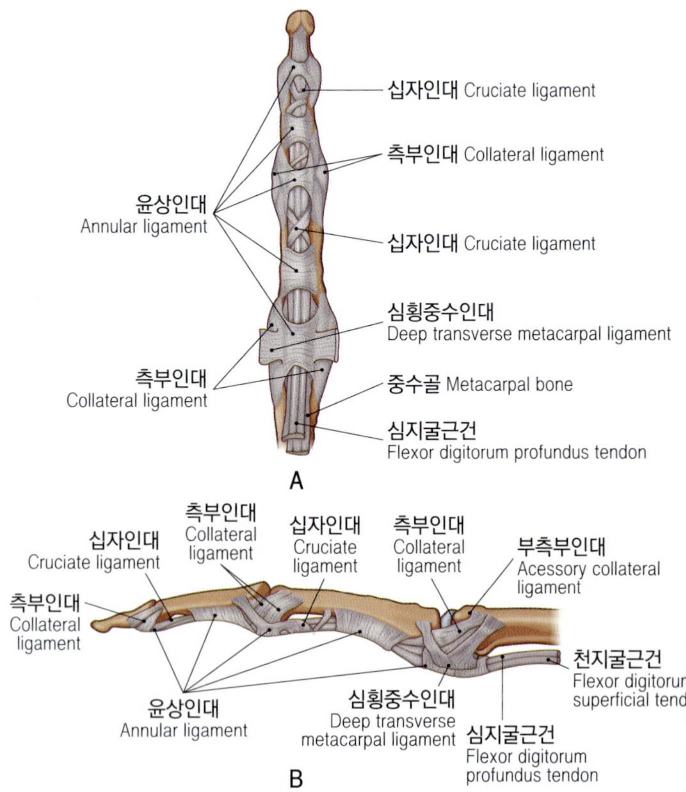

그림 9-94 지절관절의 인대. A: 상면, B: 외측면

연관내용
ASSOCIATED CONTENT

팔의 운반각

운반각(carrying angle)은 ① 상완골의 해부학적 선과 ② 척골의 해부학적 선이 만나 이루는 각도를 운반각이라고 하는데 정상 각도는 남성의 경우 5~10°, 여성의 경우 10~15° 정도이다(그림 9-95A).

상완골 내측상과와 외측상과를 이은 선의 기울기는 운반각의 증감을 알 수 있다. 이 기울기가 크면 운반각이 증가한 상태인 외반주(밖굽이 팔꿈치, cubitus valgus)가 되고 30°가 넘으면 과도한 외반주가 된다(그림 9-95B).

또한 이 기울기가 작으면 운반각이 감소한 상태인 내반주(안굽이 팔꿈치, cubitus varus)가 된다(그림 9-95C). 운반각의 이점은 손으로 물건을 운반할 때 몸통에서 떨어져 유지할 수 있게 해주며 여성의 경우 골반이 크므로 운반각이 크다고 할 수 있다.

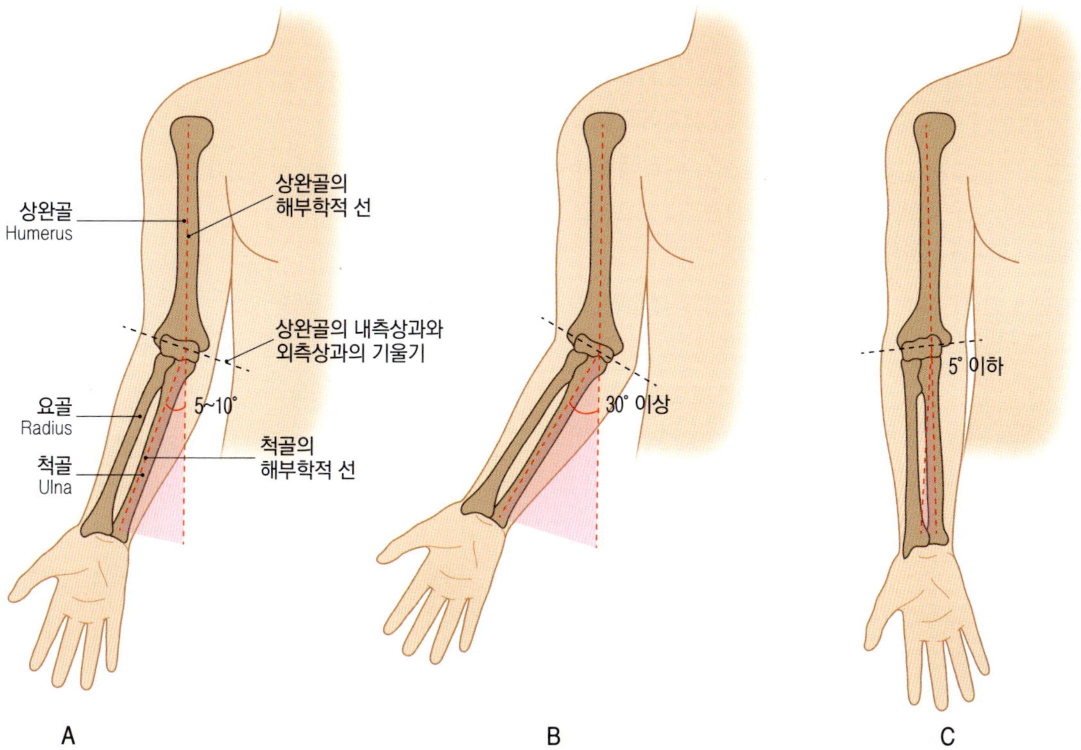

그림 9-95 운반각. A: 정상, B: 외반주, C: 내반주

꼭 알아두기
TO KNOW ON TO

- 상지대와 자유상지골의 명칭 알아두기
- 견갑골의 전면, 후면 해부학적 구조 알아두기
- 상완골의 근위부, 골체부, 원위부위의 명칭 알아두기
- 요골과 척골의 근위부와 원위부위의 명칭 알아두기
- 근위수근골과 원위수근골의 명칭 알아두기
- 견관절의 운동과 주요인대 알아두기
- 주관절의 운동과 주요인대 알아두기

요약정리
SUMMING-UP

- 상지골은 쇄골과 견갑골로 구성된 상지대와 자유 상지뼈인 상완골, 요골, 척골, 수근골, 중수골, 지골 등으로 구성되어 있다.
- "S"자 모양의 쇄골은 막내골화 방식에 의해 가장 먼저 골화가 되며 분만골절이 쉬운 뼈로 완신경총과 쇄골하동맥을 보호하고 어깨의 정상적 넓이를 유지하는 역할을 한다.
- 쇄골의 관절은 견쇄관절(A-C joint)과 흉쇄관절(S-C joint)로 되어 있고 관련 인대는 원추인대와 능형인대이다.
- 견갑골은 2면, 3각, 3연으로 된 편평골이며 후면 주요 구조로 견갑극을 중심으로 극상와와 극하와가 있고 극(spine) 끝에 뭉툭한 부위가 견봉이며, 관절강이 있다.
- 견갑골의 관절강과 상완골두가 만나 견관절을 이루며 굴곡, 신전, 내전, 외전, 회전, 회선 등의 운동을 하는 다축성 구상관절이다.
- 견관절은 인대발달이 미약하고 운동범위가 넓어 불안정하다. 인대는 관절상완인대가 있으며 운동범위가 넓어 마찰을 줄여줄 장치들인 활액낭으로 삼각근하, 견봉하, 오훼돌기하, 견갑하근하 활액낭이 있다.
- 상완골의 상단은 소결절과 외측의 대결절이 있고 해부학적 경 · 외과경이 있다.
- 상완골 하단의 앞쪽은 요골와, 구돌와, 소두, 활차가 있고 양쪽으로 내측 · 외측상과가 있고, 뒤쪽에는 척골의 주두를 수용하는 주두와가 있다.
- 요골의 상단은 요골두가 있어 상완골의 요골와에 수용되고, 하단은 경상돌기가 있으며, 척골두를 수용하는 척골와가 있다.
- 척골 상단의 앞쪽에는 구상돌기가 있어 상완골의 구돌와에 수용되고, 활차절흔은 상완골의 활차를 돌아 뒤쪽에 주두가 상완골의 주두와에 수용된다.
- 요골과 척골 사이에는 골간막이 있어 지지하며, 체중을 분산하는 역할을 한다.
- 요골과 척골은 상단과 하단에서 관절하고 회내와 회외운동에 관여한다.
- 주관절은 상완골, 요골, 척골이 만나는 복관절이며, 굴곡과 신전 운동을 하는 경첩관절이다.
- 주관절의 주요 인대는 내측 · 외측측부인대가 있고 요골두를 고정하는 윤상인대가 있다.
- 근위수근골에는 외측에서부터 주상골, 월상골, 삼각골, 두상골이 있고, 원위수근골에는 대능형골, 소능형골, 유두골, 유구골이 있다.
- 수근관절은 요골과 주상골, 월상골, 삼각골과 관절하고 두상골은 삼각골에 얹혀 있어 관절하지 않는다.
- 수근관절은 2축성 과상관절로 굴곡, 신전, 내전, 외전이 일어난다.
- 손목의 주요인대 중 횡수근인대는 손목을 지나는 굴곡근 건의 지대(retinaculum)가 되며 밑으로는 수근관터널을 이룬다.
- 원위수근골 중 유구골은 4, 5번 중수골과 관절한다.
- 원위수근골과 중수골이 이루는 관절을 수근중수관절(CMC joint)이라 하고 무지의 수근중수관절은 2축성 관절인 안장관절로 굴곡, 신전, 내전, 외전, 대립이 일어난다.
- 중수골과 손가락이 이루는 관절을 중수지절관절(MCP joint)이라고 한다.
- 지간관절은 근위지절간관절(PIP joint)과 원위지절간관절(DIP joint)이 있다.

관련 질환과 중재

RELATED DISEASE & INTERVENTION

견관절 탈구

탈구(dislocation)는 정상적인 관절면에서 이탈되는 것을 말한다. 견관절은 인체에서 가장 운동범위가 넓을 뿐만 아니라 상완골두를 수용하는 견갑골의 관절와가 얕고 견관절을 지지하는 구조물들인 보강구조가 빈약하여 불안정성이 가장 높은 관절이다(그림 9-96).

견관절 탈구(shoulder joint dislocation)는 전하방탈구의 빈도가 가장 높으며 후상방탈구가 발생하는 경우도 있으며, 외상에 의해 탈구가 되면 관절보조장치나 인대 파열이 되고, 움직임이 많은 젊은층에서 대부분 재발하는 경향을 보인다.

탈구가 되면 극심한 통증과 동시에 관절의 움직임을 피하는데 재발성 탈구일 경우 X-선 검사와 동시에 MRI 등으로 인대나 관절보조장치의 상태를 파악해야 하며, 골절을 동반하면 수술 전에 CT검사가 필요하다. 탈구의 정도가 심하지 않을 경우에는 물리치료 등의 보존적 치료방법을 시행하며, 심할 경우 수술적 치료방법으로 견관절이 빠지지 않도록 늘어난 관절낭을 수축시켜 주는 관절순 봉합 수술(방카르트병변 봉합술)을 시행하기도 한다.

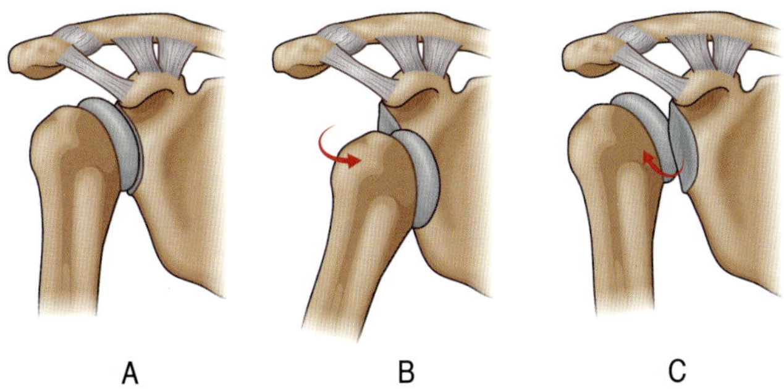

그림 9-96 견관절 탈구. A: 정상, B: 전하방탈구, C: 후상방탈구

주관절 당김증후군

Babysitter's elbow라고도 하는 주관절 당김증후군(pulled elbow syndrome)은 인대발달이 미약한 5세 이하의 어린이에게 자주 발생한다. 손목을 잡고 팔을 끌거나 강아지에 의해 끌려갈 경우(손목이 회내된 상태에서 팔이 당겨짐)와 같은 외력이 발생할 때 손을 통한 전완부의 격렬한 당김은 요골이 원위(distal)쪽으로 미끄러짐을 야기하여 요골두를 감싸며 요골의 고정과 안정성에 기여하는 윤상인대의 찢어짐이 일어나고, 요골은 정상위치에서 하방으로 처지게 된다(그림 9-97). 발병시 증상은 통증은 없거나 약하지만 팔을 굽히고 회내된 상태로 사용하지 않으려고 가만히 있는 경우가 대부분이다.

치료방법은 윤상인대가 관절면에 끼이지 않게 정복(reduction)을 시행하며, 정복이 부정확하거나 실패할 경우 수술적 방법으로 치료한다.

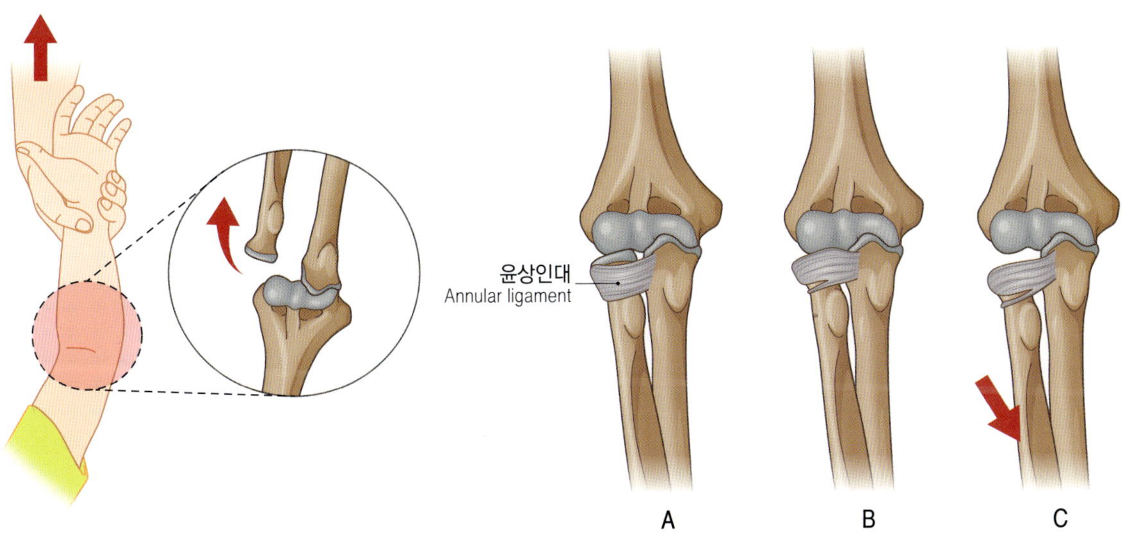

그림 9-97 주관절 당김증후군. A: 정상, B: 찢어진 인대, C: 탈구

학습목표에 대한 자기진단

SELF-DIAGNOSIS OF THE LEARNING OBJECTIVE

번호	학습목표	자기 성취도(점)				
		90%(5)	70%(4)	50%(3)	30%(2)	10%(1)
1	상지골을 구분할 수 있다.					
2	쇄골의 구조와 관절에 대해 알 수 있다.					
3	견갑골의 구조와 관절에 대해 알 수 있다.					
4	상완골의 구조에 대해 알 수 있다.					
5	요골과 척골의 구조에 대해 알 수 있다.					
6	견관절과 주관절의 보강구조와 운동에 대해 알 수 있다.					
7	수근골과 지골의 구조에 대해 알 수 있다.					
8	수근관절과 손가락 관절의 보강구조에 대해 알 수 있다.					
계						
단원 합계		점				

주요용어 점검

CHECKING OF MEDICAL TERMS

상지대 shoulder girdle

쇄골 clavicle

견갑골 scapula

상완골 humerus

요골 radius

척골 ulna

중수골 metacarpal bone

지골 phalanx

오훼돌기 coracoid process

견쇄관절 acromioclavicular joint

견관절 shoulder joint

해부경 anatomical neck

대결절 greater tubercle

골간막 interosseous membrane

경상돌기 styloid process

주두 olecranon

윤상인대 annular ligament

주상골 scaphoid

월상골 lunate

삼각골 triquetrum

두상골 pisiform

대능형골 trapezium

소능형골 trapezoid

유두골 capitate

유구골 hamate

수근관절 carpal joint

테스트
TEST

■ 다음은 상지골에 대한 분류이다. 빈 칸에 알맞은 명칭을 쓰시오.

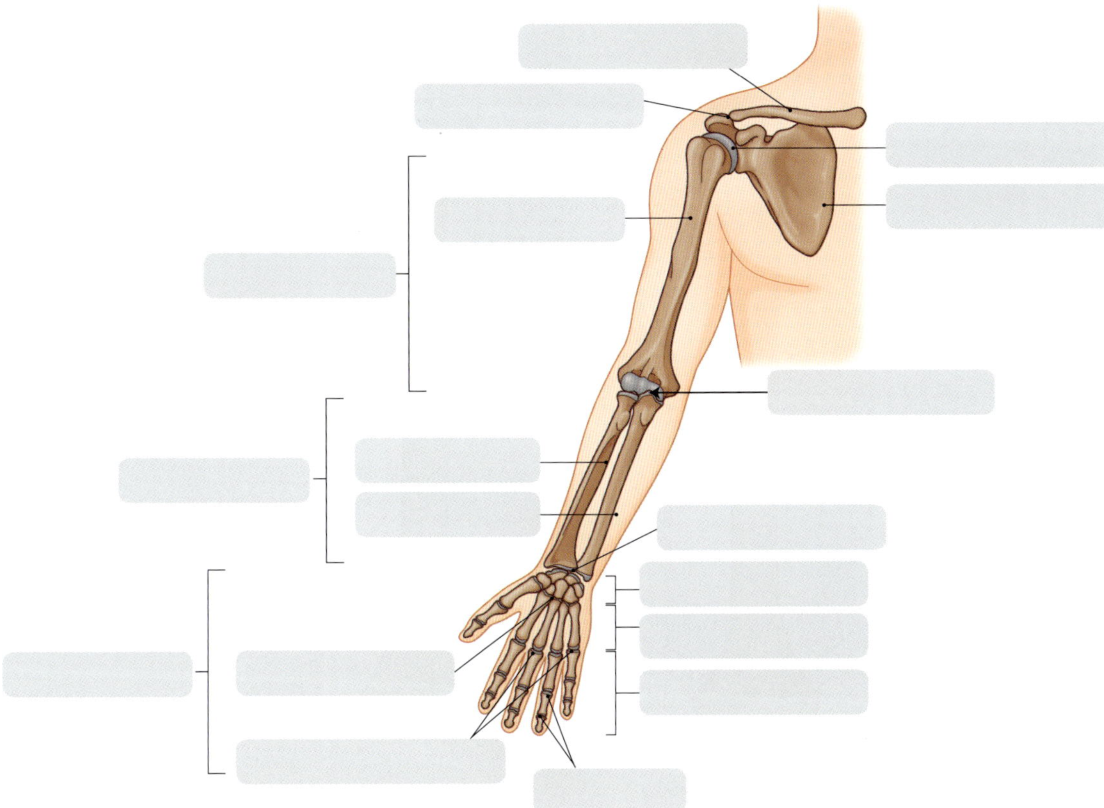

■ 다음은 견관절에 대한 구조이다. 빈 칸에 알맞은 명칭을 쓰시오.

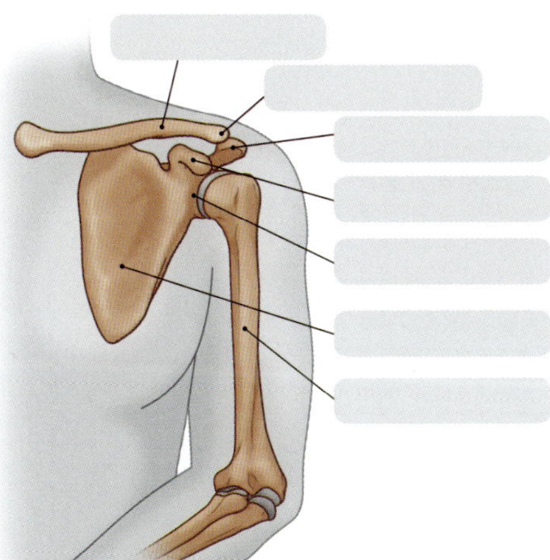

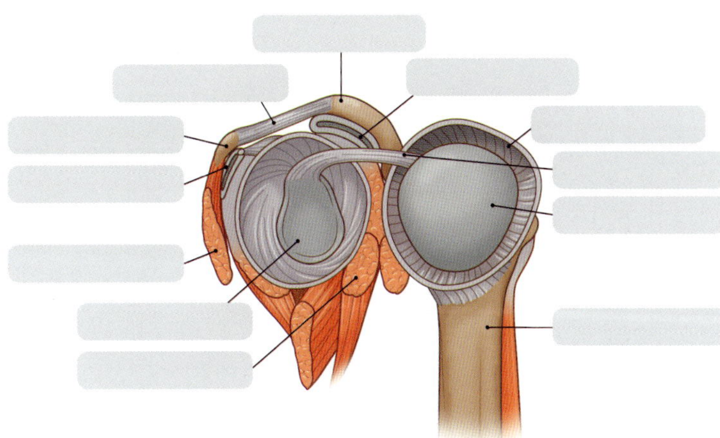

테스트

TEST

■ 다음은 상완골에 대한 구조이다. 빈 칸에 알맞은 명칭을 쓰시오.

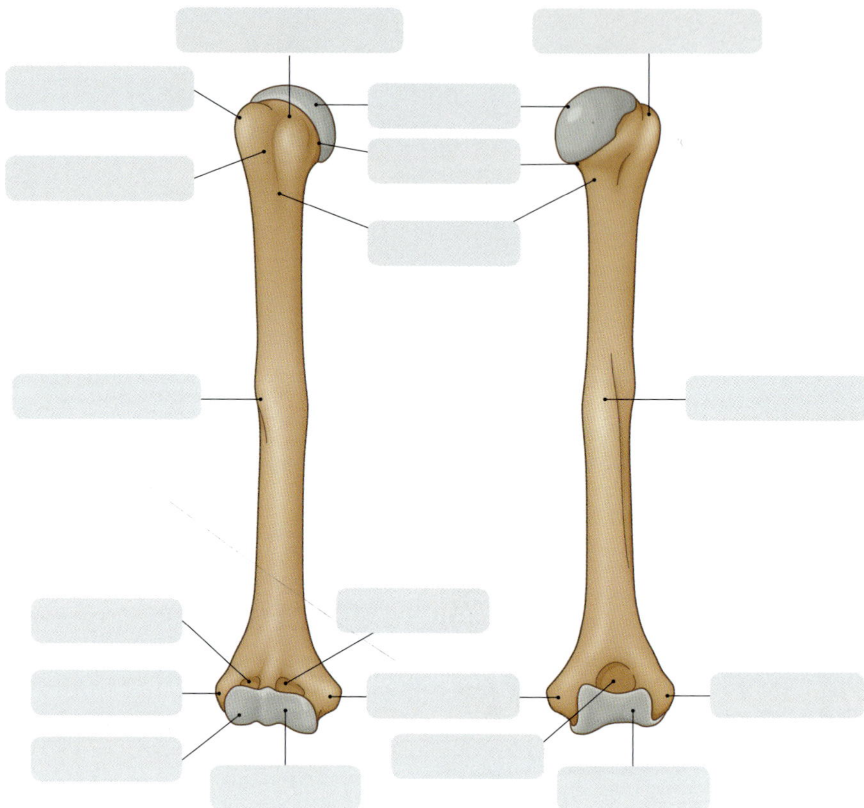

■ 다음은 주관절의 구성에 대한 그림이다. 빈 칸에 알맞은 명칭을 쓰시오.

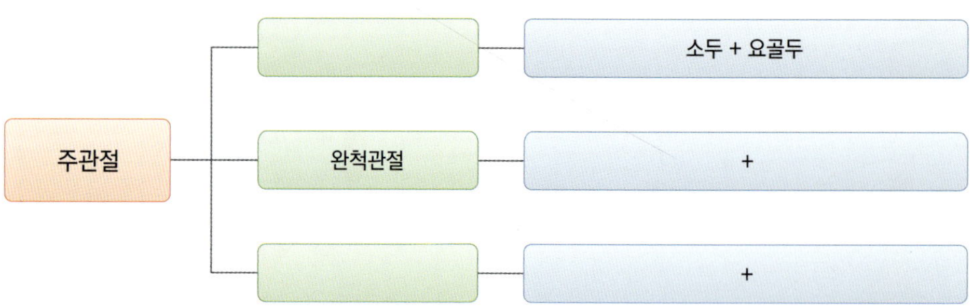

하지골

학습목표 ■ 하지골을 구분할 수 있다.

하지골의 구분과 관절

하지골(lower limb)은 전체 62개의 뼈로 하지대(다리이음뼈, pelvic girdle)와 자유하지골(bones of free lower limb)로 구성되어 있다. 2개의 하지대는 관골(볼기뼈, hip bone)이며 60개의 자유하지골은 대퇴골(넙다리뼈, femur), 경골(정강뼈, tibia), 비골(종아리뼈, fibula), 슬개골(무릎뼈, patella), 중족골(발허리뼈, metatarsal bone), 지골(발가락뼈, phalanges)로 구분된다(그림 9-98).

하지골의 관절은 관골과 척추뼈인 천골(엉치뼈, sacrum)과 관절을 이루는 천장관절(엉치엉덩관절, sacroiliac joint), 관골과 대퇴골과 관절을 이루는 고관절(엉덩관절, hip joint)이 있다. 대퇴골과 경골 및 슬개골이 이루는 슬관절(무릎관절, knee joint)이 있으며 경골, 비골, 거골(목말뼈, talus)이 이루는 족관절(발목관절, ankle joint)과 족근골과 지골의 관절이 있다.

하지대의 구조

관골

관골(볼기뼈, hip bone)은 관골구(볼기뼈절구, acetabulum)를 중심으로 위쪽의 장골(엉덩뼈, ilium), 앞쪽의 치골(두덩뼈, pubis), 뒤쪽의 좌골(궁둥뼈, ischium)로 구성된 3개의 뼈가 연골에 의해 결합되어 있다가 성인이 된 이후 융합된 좌, 우 2개의 뼈로, 척주와 하지를 이어주는 하지대(다리이음뼈, pelvic girdle)이다. 관골 외측면에는 관골이 합쳐져 대퇴골두와 관절하는 Y자 형태로 패인 관골구가 있고 아래쪽으로 생체에서는 섬유성막으로 막혀 있는 폐쇄공(폐쇄구멍, obturator foramen)이 있다. 각각의 관골은 체(몸통, body)와 지(가지, ramus)로 나눌 수 있다(그림 9-99).

장골은 체(몸통)와 익(날개, wing)으로 구분하고, 치골은 몸통과 상지(위가지, superior ramus), 하지(아래가지, inferior ramus)로 구분하며 좌골은 체와 지로 나눌 수 있다.

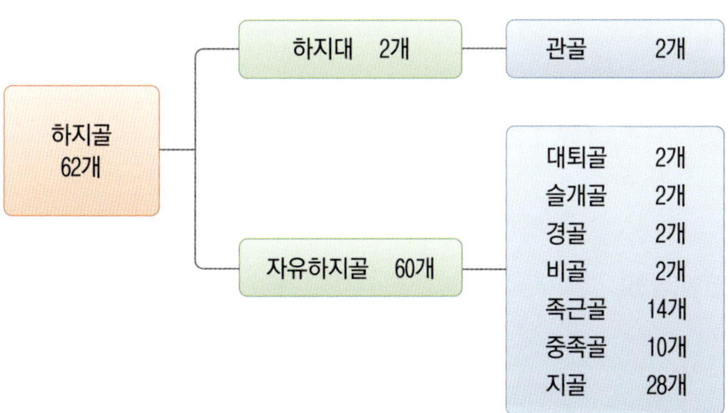

그림 9-98 하지골의 구분

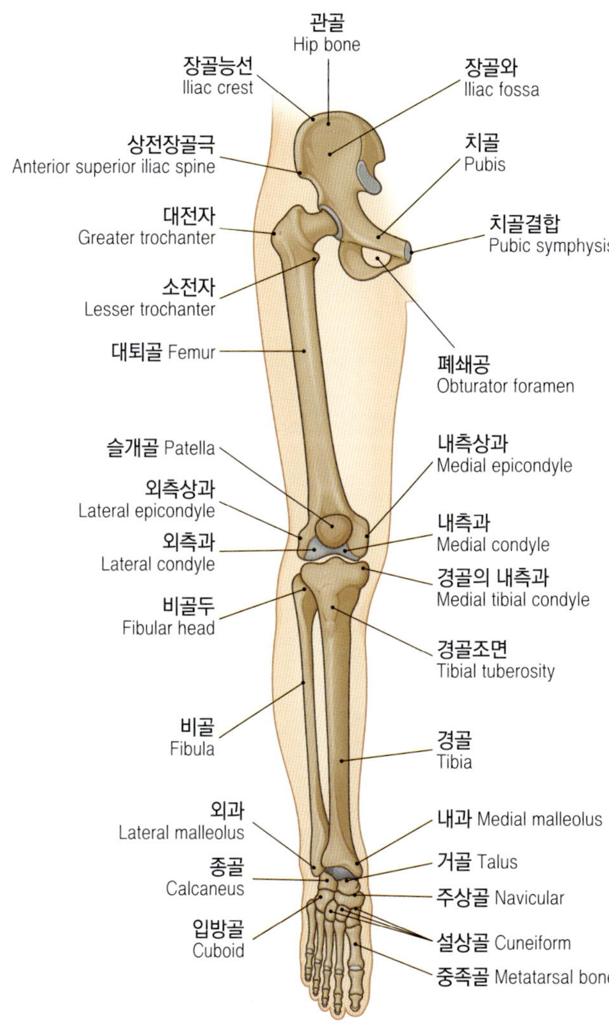

그림 9-99 하지골의 구조

골반

학습목표 ■ 골반의 구조에 대해 알 수 있다.

대야(basin) 모양의 골반(pelvis)은 척추뼈인 천골 및 미골, 하지대인 관골(hip bone)을 합친 좌 · 우 4개의 뼈로 구성된다. 골반강(pelvic cavity) 장기들인 방광, 자궁, 직장, 전립선 등을 보호하며 몸통과 하지의 체중을 떠받치는 역할을 한다.

골반의 구분

골반을 분류하기 위해서는 표식점과 각종 선(line)을 알아야 한다. 중요한 표식점은 천골의 돌출 끝부분인 갑각(곶, promontory)이다. 갑각에서 시작하여 천골익(엉치뼈날개, ala of sacrum)에 휘어지는 부분인 궁상선(활꼴선, arcuate line)과 치골 선을 이은 선을 분계선(terminal line)이라 하고 분계선에 해당하는 입구를 골반입구(위골반문, pelvic inlet)라고 한다.

좌 · 우의 분계선을 합쳐 골반테두리(pelvic brim)라고 하며 골반테두리 양쪽을 이은 선 아래쪽이 소골반(lesser pelvis)이며 보통 골반이라고 하는 진골반(true pelvis)이 된다. 진골반 안쪽 공간은 골반강이며 비뇨생식기 및 소화기의 주요 장기를 보호한다. 대골반(greater pelvis)은 장골익 양쪽을 잇는 부분으로 내장을 떠받치고 있어 가골반(거짓골반, false pelvis)이라고 한다(그림 9-100).

골반출구(아래골반문, pelvic outlet)는 회음(perineum)에 해당하고 앞면은 치골결합, 좌 · 우는 좌골극, 뒷면은 미골로서 경계를 이룬다(그림 9-101). 골반입구의 중심부와 골반출구의 중심부를 잇는 가상선을 골반축(axis of pelvis)이라 하고 분만 시 태아의 머리가 유도되는 산도(parturient canal)가 된다.

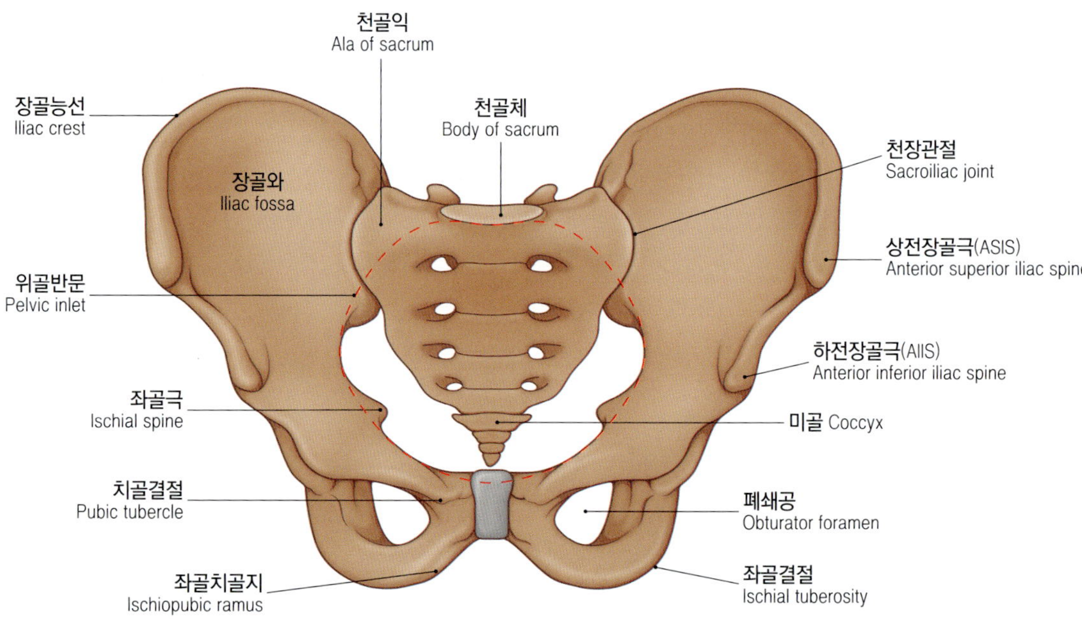

그림 9-100 골반(상면)

9.13 골반

학습목표 ■ 골반의 보강구조에 대해 알 수 있다.

골반과 관계되는 관절과 보강구조

골반의 관절은 천골의 이상면과 장골의 이상면이 만나 이루는 천장관절(엉치엉덩관절, sacroiliac joint), 관골구와 대퇴골두가 관절하는 고관절(엉덩관절, hip joint)이 있다. 골반에서 가장 중요한 인대는 배와 하지를 구분하는 서혜인대(샅고랑인대, inguinal ligament)와 각종 신경과 혈관의 통로가 되는 대좌골공(큰궁둥구멍, graeter sciatic foramen)과 소좌골공(작은궁둥구멍, lesser sciatic foramen)의 경계가 되는 천극인대(엉치가시인대, sacrospinal ligament)와 천결절인대(엉치결절인대, sacrotuberous ligament)가 있다(그림 9-102).

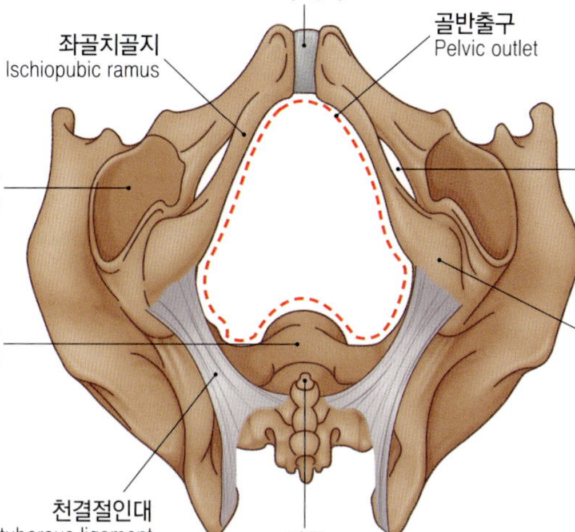

그림 9-101 골반(하면)

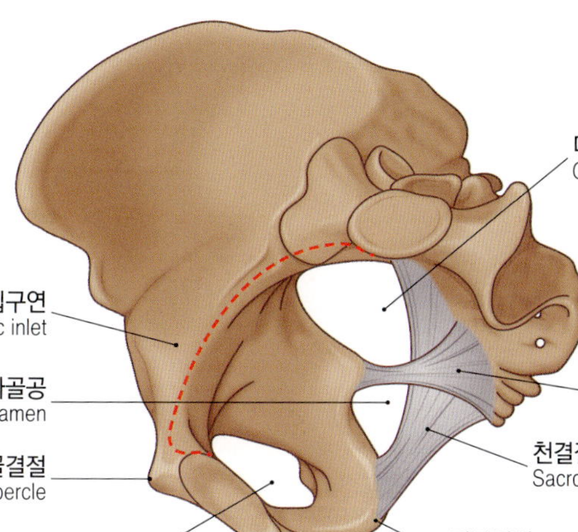

그림 9-102 골반의 인대

9.13 골반

학습 목표 ■ 관골(장골, 치골, 좌골)의 구조에 대해 알 수 있다.

장골

장골체. 장골체는 장골(엉덩뼈, ilium) 관골구의 윗쪽 2/5를 차지하며, 궁상선(활꼴선, acurate line)을 기준으로 장골지(iliac branch)인 장골익(엉덩뼈날개, iliac wing)으로 나눌 수 있다.

장골지. 장골지는 가장 윗쪽의 장골능선(iliac crest)이 길게 뻗어있고 능선을 따라 앞 · 뒤쪽으로 전상 · 하장골극(anterior superior · inferior iliac spine)이 있고 극 아래쪽에 후상 · 하장골극(posterior superior · inferior iliac spine)이 있다. 앞쪽 아래쪽에는 오목하게 들어간 장골와(엉덩뼈오목, iliac fossa)가 있고 장골와 후외측에 천골(sacrum)의 이상면(귀바퀴면, auricular surface)과 관절하는 이상면이 있다. 장골익 후외측으로 둔근면(볼기근면, gluteal surface)이 있다(그림 9-103).

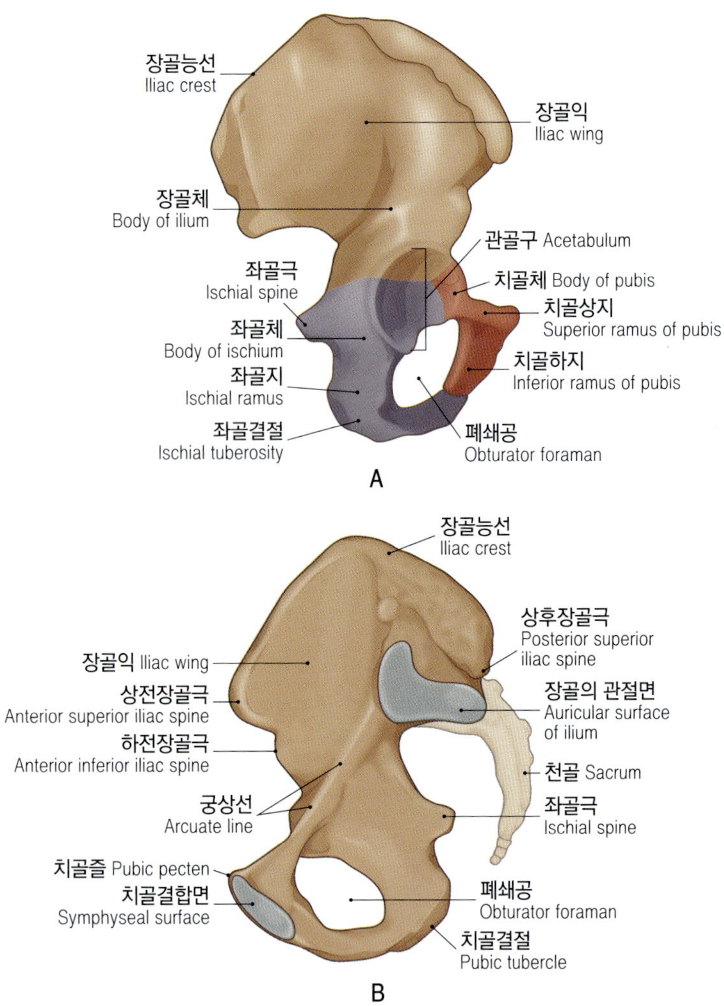

그림 9-103 관골. A: 외측면, B: 내측면

치골

치골(두덩뼈, pubis)의 장치융기(엉덩두덩융기, iliopubic eminence)는 장골과 치골(pubis)을 구분한다.

치골체. 장치융기가 있는 치골체는 관골구의 앞쪽 1/5을 차지한다.

치골지. 치골지는 두 개의 가지, 즉 상지와 하지로 나눌 수 있다. 가지가 이행하는 부위에 치골결합면(symphyseal surface)이 있고 결합면 사이에는 섬유성연골이 끼여 있다. 상지의 치골결절은 서혜인대(샅고랑인대, inguinal ligament)의 부착부가 된다. 하지는 좌골의 가지와 결합하여 폐쇄공(obturator foramen)을 형성하며 남 · 여간 모양의 차이를 보인다.

좌골

좌골(궁둥뼈, ischium)의 좌골결절(ischial tuberosity)은 치골과 좌골을 구분한다.

좌골체. 좌골체는 관골구의 뒤쪽 2/5를 차지하고, 뒷면에 있는 좌골극(궁둥뼈가시, ischial spine)에 천극인대(엉치가시인대, sacrospinal ligament)가 부착하는데, 이 인대를 기준으로 대좌골공(큰궁둥구멍, greater sciatic foramen)과 소좌골공(작은궁둥구멍, lesser sciatic foramen)으로 나누며, 대좌골공은 좌골신경(궁둥신경, sciatic nerve) 및 혈관의 통로가 된다. 앉았을 때 표면과 맞닿은 부위인 좌골결절은 대퇴이두근(넙다리두갈래근, biceps femoris muscle)의 부착부가 된다.

좌골지. 좌골지는 치골하지(두덩뼈아래가지, inferior ramus of pubis)와 결합하여 폐쇄공(obturator foramen)을 형성한다(그림 9-104).

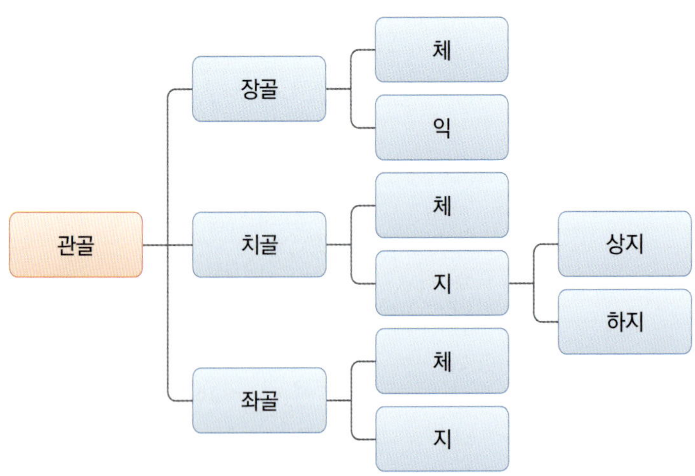

그림 9-104 관골의 구성

9.13 골반

학습목표 ■ 골반의 계측과 남 · 여 골반의 차이에 대해 알 수 있다.

골반의 계측

골반입구의 횡경(가로지름, transverse diameter)은 분계선(천골갑각~궁상선~치골선~치골결합) 위면 양쪽을 가로로 이은 지름이며 골반출구의 횡경은 좌골결절 양쪽을 이은 선이다. 횡경은 약 124mm로 골반의 계측방법 중 가장 긴 지름이다. 사경(빗지름, oblique diameter)은 천장관절과 반대쪽 장치융기를 잇는 선이며 약 122mm이다. 골반입구의 전후경(anterioposterior diameter of pelvic inlet)은 천골의 갑각에서 치골결합 사이를 잇는 선이며, 골반출구의 전후경은 미골에서 치골결합을 이은 선을 말한다(그림 9-105, 그림 9-106).

골반기울기(pelvic inclination)란 골반입구의 전후경과 수평선이 이루는 각도를 말하고 서있을 때 60~65°가 된다.

남 · 여 골반의 차이

사체의 뼈에서 남 · 여를 구분할 수 있는 방법은 골반의 모양을 관찰하면 차이를 쉽게 알 수 있다. 주요한 남 · 여 골반의 차이는 표 9-8과 같다.

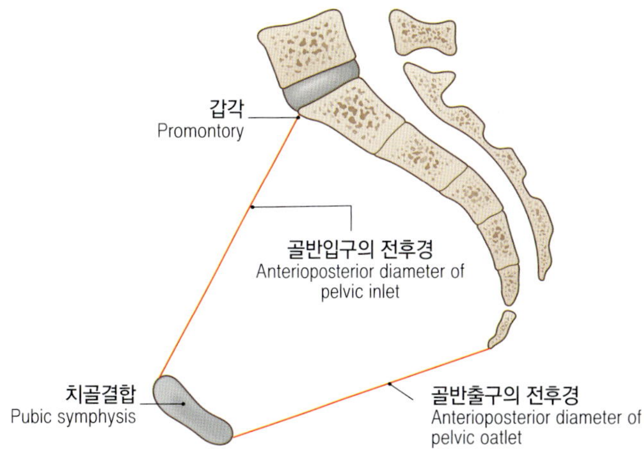

그림 9-105 골반입구와 출구의 전후경

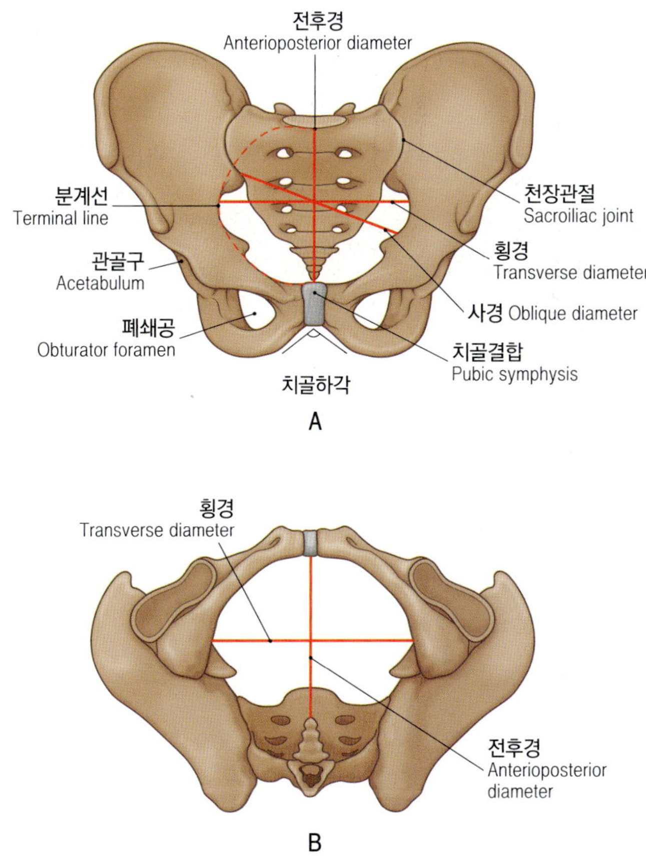

그림 9-106 골반의 계측. A: 입구, B: 출구

표 9-8 남 · 여 골반의 차이

구분	여성	남성
골반전체	비교적 가볍고 매끈하다	비교적 무겁고 거칠다
대골반	좁다	넓다
소골반	넓고 얕다	좁고 깊다
소골반 용적	크다	작다
골반입구 모양	타원형	삼각형
치골결합 길이	짧다	길다
치골하각	크다(>90°)	작다(<90°)
폐쇄공 모양	삼각형	타원형
장골	바로 서 있다	약간 누워 있다

CHAPTER

9.14 대퇴골

학습 목표 ■ 대퇴골의 구조에 대해 알 수 있다.

대퇴골(넙다리뼈, femur)은 하지골 중 가장 긴 뼈로 관골구와 대퇴골두가 관절하여 고관절(엉덩관절, hip joint)을 이룬다. 해부학적으로 대퇴골은 체중을 효율적으로 부하하기 위해 기울어져 있다. 이 기울기는 수직선에 비해 역학적 축(체중부하선)은 6° 기울어져 있고, 대퇴골 몸통의 기울기인 해부학적 축은 9° 기울어져 있다. 대퇴골은 해부학적으로 상단(upper end)과 골체(shaft), 하단(lower end) 세 부분으로 나눈다(그림 9-107).

상단. 상단은 관골과 관절을 이루는 대퇴골두와 비교적 긴 대퇴골경(넙다리뼈목, neck of femur)이 있다. 대퇴골두 중앙부에 오목하게 패인 대퇴골두와(넙다리뼈오목, fovea of head of femur)에는 대퇴골을 관골구에 고정시키는 관절 내 인대인 대퇴골두인대(넙다리뼈머리인대, ligament of head of femur)가 부착한다. 대퇴골두인대가 유도되는 통로로 혈관과 신경이 함께 빠져나오므로 해부학적으로 중요한 인대가 된다. 대퇴골경의 돌출부는 가쪽으로 대전자(큰돌기, greater trochanter)와 뒤 · 아래쪽에 소전자(작은돌기, lesser trochanter)가 있다. 대전자에는 대부분의 둔부근육들이 부착하며, 소전자에는 후복부근육인 장요근(엉덩허리근, iliopsoas muscle)이 부착한다. 대전자와 소전자는 앞 · 뒤로 전자간선(돌기사이선, intertrochanteric line)과 전자간능선(돌기사이능선, intertrochanteric crest)에 의해 서로 연결되어 있다.

골체. 골체는 대퇴골경의 중심축과 골체의 중심축이 이루는 정상 각도(경체각)는 125°이다. 골체 뒷면의 조선(거친선, linea aspera)은 대퇴내전근의 부착부가 되고 위쪽의 대전자까지 이어져 둔근조면(볼기근거친면, gluteal tuberosity)이 되어 대둔근(큰볼기근, gluteus maximus muscle)의 부착점이 된다(그림 9-108).

하단. 하단의 앞쪽은 슬개골이 부착하는 슬개면이 있고 뒤쪽은 내 · 외측상과 및 내 · 외측과(안쪽 · 가쪽관절융기, medial · lateral condyle)가 있으며 그 사이에 오목하게 패인 과간와(융기사이오목, intercondylar fossa)는 무릎의 안정성에 중요한 인대인 십자인대(cruciate ligament)가 부착한다(그림 9-109).

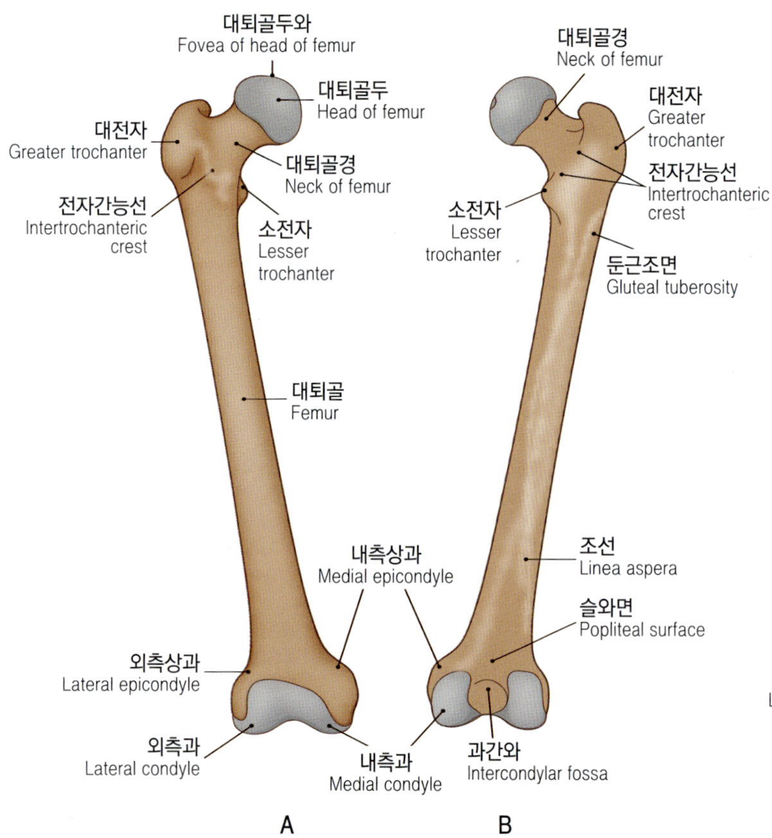

그림 9-107 대퇴골. A: 전면, B: 후면

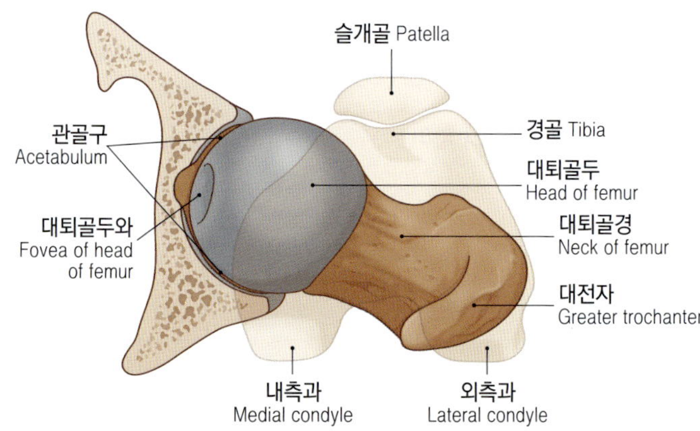

그림 9-108 대퇴골두(상면)

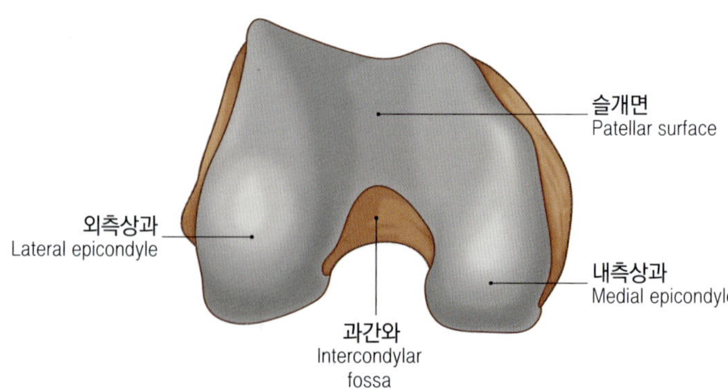

그림 9-109 대퇴골 하단(하면)

고관절

학습 목표
- 고관절의 보강구조에 대해 알 수 있다.

고관절의 보강구조

고관절(엉덩관절, hip joint)은 견관절 다음으로 인체에서 운동범위가 넓은 구상관절(절구관절, spheroid joint)이며, 관골의 관골구와 대퇴골두가 만나는 단관절(simple joint)로 견관절에 비해 안정적이다. 견관절과 마찬가지로 관절보조 장치인 관절순(관절테두리, articular labrum)이 있다.

보강인대는 고관절의 안정성을 위해 대퇴골을 중심으로 위쪽, 앞쪽, 뒤쪽에서 보강하는 인대가 있는데, 위쪽에서 보강하는 인대는 하전장골극(anterior inferior iliac spine)에서 대퇴골을 잇는 인체에서 가장 강한 인대로 고관절의 과신전(hyperextension)을 방지하는 "Y"자 모양의 장골대퇴인대(엉덩넙다리인대, iliofemoral ligament)로 일명 비글로우인대(Bigolow's ligament)라고도 한다. 앞쪽으로 치골의 상지(ramus superior)에서 대퇴골을 잇는 치골대퇴인대(두덩넙다리인대, pubofemoral ligament)가 있으며, 뒤쪽으로 좌골대퇴인대(궁둥넙다리인대, ischiofemoral ligament)가 있다. 대퇴골두인대는 혈관과 신경을 유도하고 관절의 안정성에 기여하는 중요한 인대이다. 또한 관골구절흔(절구패임, acetabular notch)을 양쪽에서 이어주는 관골구횡인대(절구가로인대, transverse acetabular ligament)가 있다(그림 9-110).

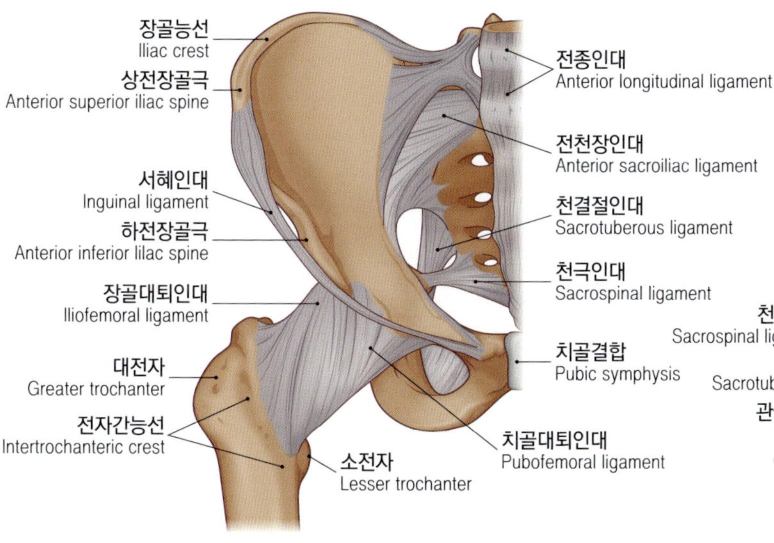

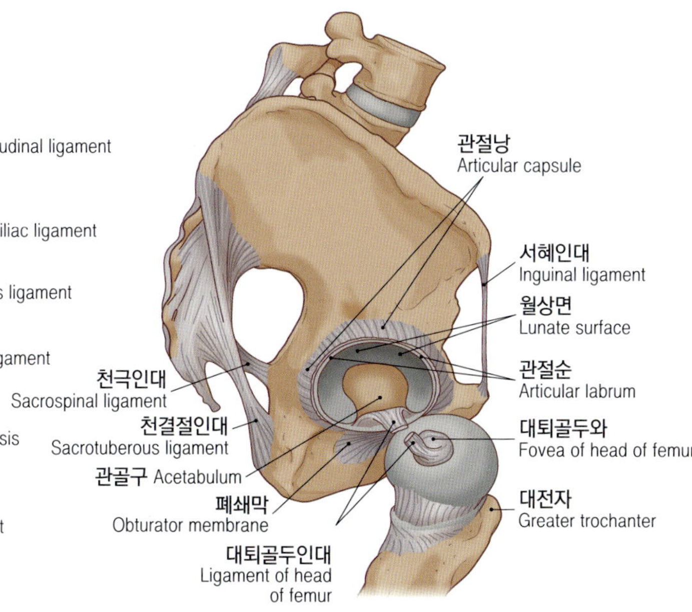

그림 9-110 천장관절과 고관절의 보강구조. A: 전면, B: 측면

9.16 경골, 비골, 슬개골

학습목표 ▪ 경골과 비골 및 슬개골의 구조에 대해 알 수 있다.

경골

경골(정강뼈, tibia)은 하퇴의 안쪽을 구성하는 뼈로 상단은 슬개골 및 대퇴골과 관절하여 슬관절(무릎관절, knee joint)을 이루고 하단은 비골과 함께 족근골과 관절하여 족관절(발목관절, ankle joint)을 이룬다. 경골은 상단과 골체, 하단으로 구분할 수 있다(그림 9-111).

상단. 상단의 전면은 경골조면(정강뼈거친면, tibial tuberosity)에 슬개인대가 부착하고, 양쪽으로 돌출한 안쪽 · 가쪽관절융기는 측부인대(곁인대, collateral ligament)가 부착하는 곳이다. 뒤쪽의 과간융기(융기사이융기, intercondylar eminence)는 십자인대가 일어나 대퇴골 뒷면의 과간와에 부착한다. 외측으로 비골두(종아리뼈머리, head of fibula)와 관절하는 비골두관절면이 있다.

골체. 골체의 전면은 피라미드형태의 삼각기둥 모양이며, 비골 사이 골간연(뼈사이모서리, interosseous border)에 골간막(뼈사이막, intrerosseous membrane)이 있다. 뒤쪽은 매끈한 구조를 이룬다.

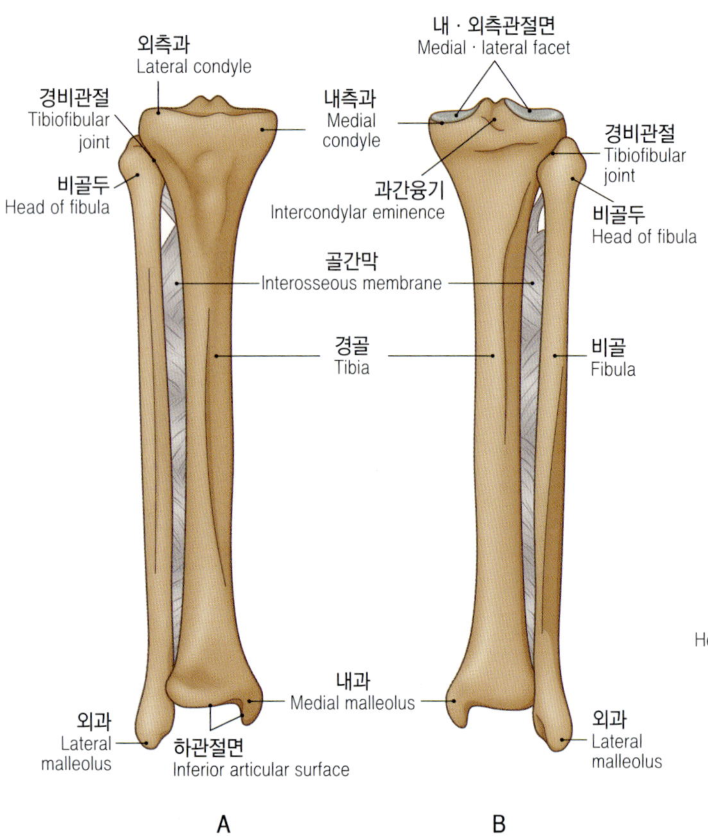

그림 9-111 경골과 비골. A: 전면, B: 후면

하단. 하단의 내측에는 볼록하게 튀어나온 구조인 내과(안쪽복사, medial malleolus)가 있고 가쪽으로 비골 하단과 관절하는 비골절흔(종아리패임, fibular notch)이 있다. 하면은 거골(목말뼈, talus)을 수용하기 위해 움푹 패인 하관절면(inferior articular surface)이 있다.

비골

비골(종아리뼈, fibula)은 슬관절을 형성하지 않으나 경골, 거골과 함께 족관절을 형성한다.

상단. 상단의 비골두는 경골과 관절한다.

골체. 골체는 사각기둥 형태로 4개의 모서리가 있다.

하단. 하단의 외과(가쪽복사, lateral malleolus)는 경골의 내과(안쪽복사, medial malleolus)보다 더 아래쪽으로 내려와 있어 약 6° 정도의 기울기를 보인다.

슬개골

슬개골(무릎뼈, patella)은 마름모 형태에 가까운 구조로 겉면의 위쪽을 슬개골 저부(based)라 하고 하단을 슬개골첨(apex of patella)이라고 한다. 내면은 양쪽으로 약간 오목하게 들어가 대퇴골의 관절면과 관절한다. 슬개골은 대퇴사두근(quadriceps femoris muscle)의 건에 묻혀 있는 인체에서 가장 큰 종자골(sesamoid bone)이다(그림 9-112).

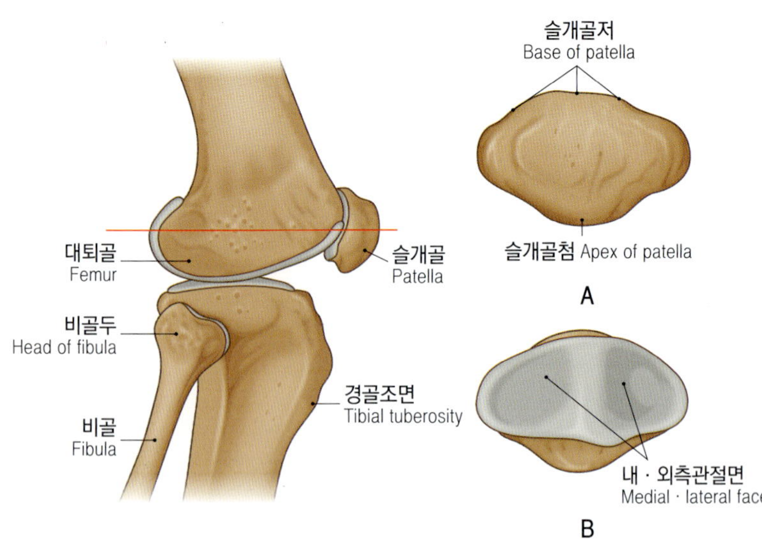

그림 9-112 슬개골. A: 상면, B: 하면

CHAPTER 9.17

슬관절

학습목표
- 슬관절의 구성에 대해 알 수 있다.

슬관절의 구성

슬관절(무릎관절, knee joint)은 구조상 인체에서 가장 복잡한 관절이다. 대퇴골과 경골, 슬개골이 만나는 복합관절(compound joint)로 기능적으로는 움직임이 매우 복잡한 관절이나 해부학적으로는 경첩관절(접번관절, hinge joint)로 분류한다. 관절 보조장치로 슬관절 강(cavity) 안쪽에는 "C"자 모양의 내측반월판(medial meniscus)이 있고, 가쪽에는 "O"자 모양인 외측반월판(lateral meniscus)이 경골 위쪽의 오목한 면에 붙어 있다(그림 9-113).

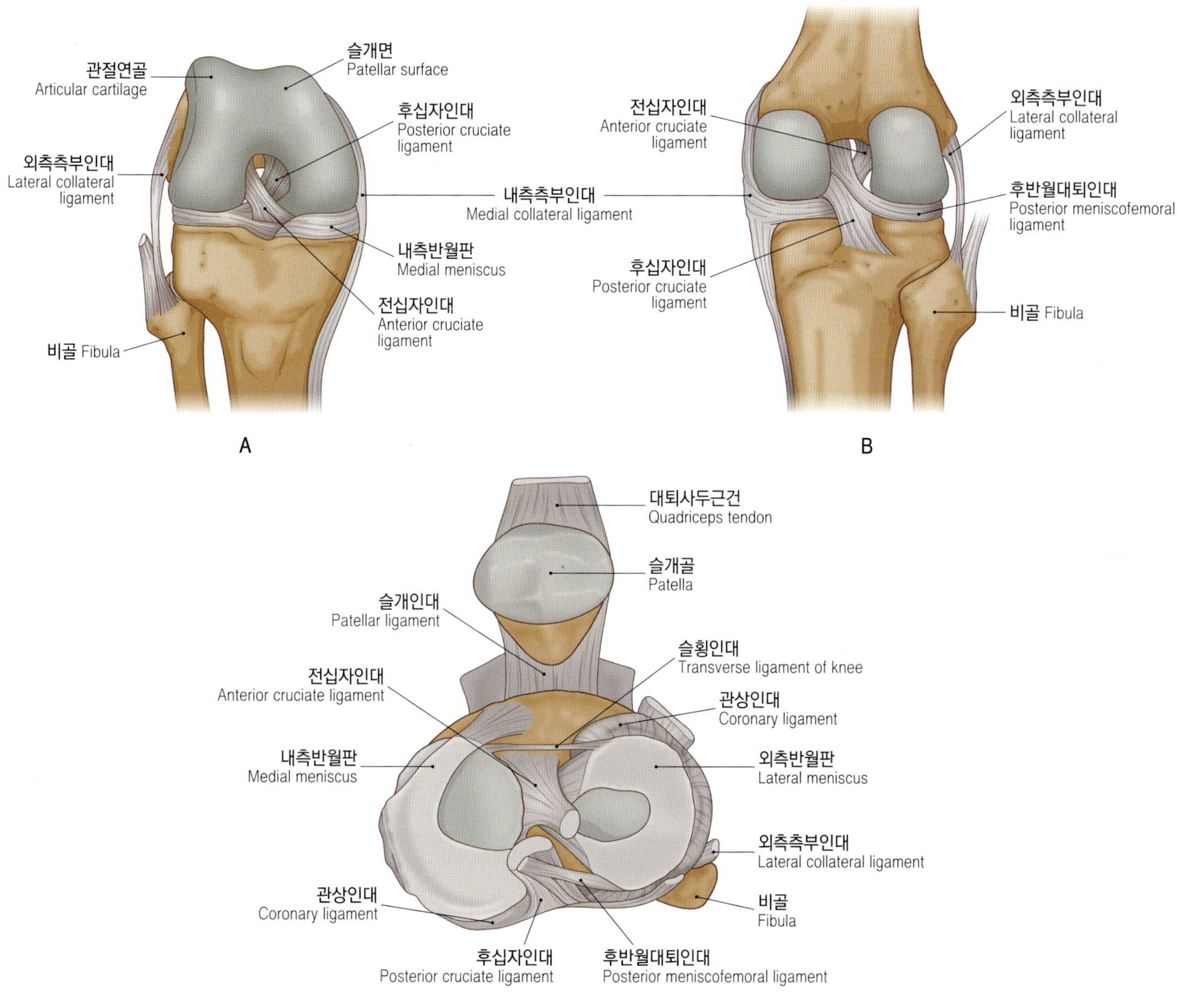

그림 9-113 슬관절. A: 전면, B: 후면, C: 상면

9.17 슬관절

학습목표 ■ 슬관절의 보강구조에 대해 알 수 있다.

슬관절 보강인대

슬관절의 보강인대는 전면과 외측, 후면 및 관절 속의 관절내인대가 있다. 앞쪽의 슬개인대(무릎인대, patellar ligament)는 대퇴사두근의 연장으로 슬개골에서 경골조면을 잇는 인대로 슬개반사(knee jerk)에 관여한다.

대퇴골의 내측상과에서 경골의 내측관절융기를 잇는 내측측부인대(안쪽곁인대, medial collateral ligament)와 대퇴골의 외측상과에서 비골두를 잇는 외측측부인대가 있다. 뒤쪽의 반건양근(반힘줄근, semitendinous muscle)의 연장으로 슬와(다리오금, popliteal fossa)를 비스듬히 잇는 사슬와인대(빗오금인대, oblique popliteal ligament) 및 궁상슬와인대(활꼴오금인대, arcuate popliteal ligament)가 있다. 관절내인대로는 내측반월판과 외측반월판을 가로로 연결하는 슬횡인대(무릎가로인대, transverse ligament of knee)가 있고, 경골의 과간와(융기사이오목, intercondylar fossa) 앞쪽에서 대퇴골의 외측관절융기 내측연을 잇는 전십자인대(anterior cruciate ligament)와 융기간융기 뒤쪽에서 대퇴골 내측관절융기 외측연을 잇는 후십자인대(posterior cruciate ligament)가 있으며, 각각 슬관절의 신전과 굴곡유지에 관여한다(그림 9-114).

슬관절 활액낭

활액낭(윤활주머니, synovial bursa)의 윤활주름은 관절강 내의 주름을 형성하고 지방을 수용하여 충격을 흡수한다. 슬관절의 구조로 볼 때 가장 위쪽에 깊숙이 대퇴사두근건과 대퇴골 사이의 마찰을 감소시키기 위해 슬개상낭(무릎위주머니, suprapatellar bursa)이 있고 앞쪽으로 피부 아래와 슬개골 사이에 있는 슬개전피하낭(무릎앞피부밑주머니, subtendinous prepatellar bursa)을 가정부무릎(house maid's knee)이라고 한다. 아래쪽에는 피부와 슬개인대 사이에 슬개하피하낭(무릎아래피부밑주머니, subcutaneous infrapatellar bursa)이 있고 슬개인대와 경골 사이의 마찰을 감소시키기 위한 슬개하낭(무릎아래주머니, infrapatellar bursa)이 있다(그림 9-115).

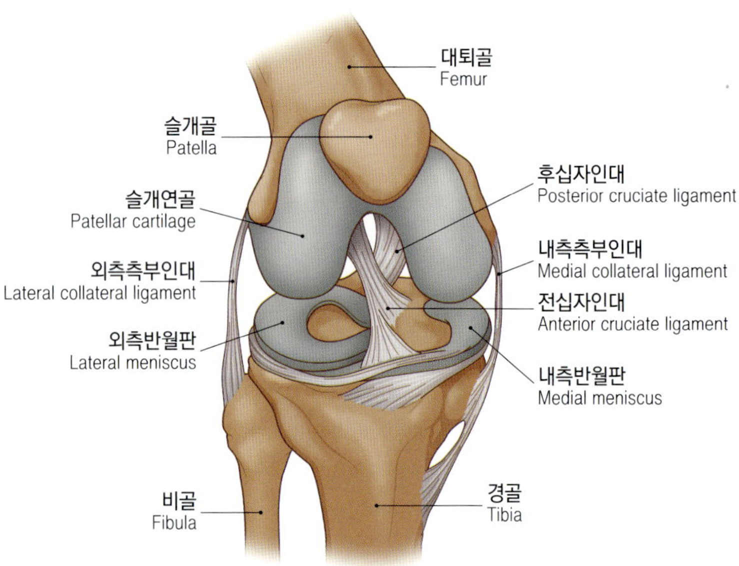

그림 9-114 슬관절의 주요 인대

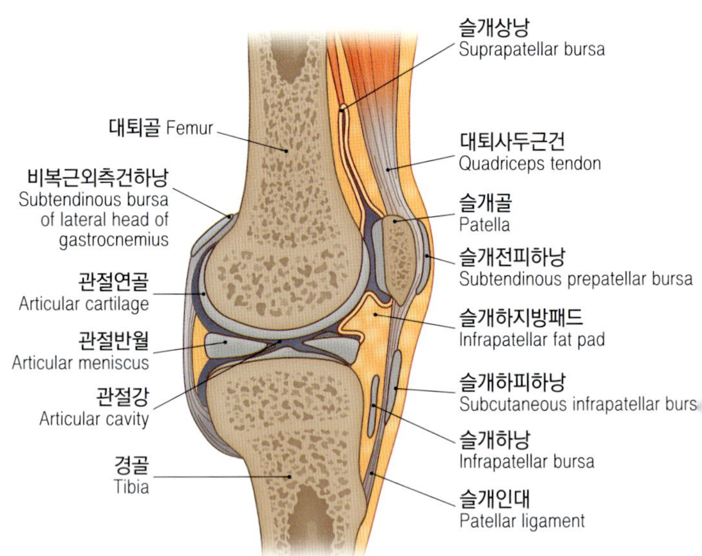

그림 9-115 슬관절 주위의 활액낭

9.17 슬관절

학습 목표 ■ 슬와의 구조와 구조물을 알 수 있다.

무릎 뒤쪽의 오목하게 들어간 부위를 슬와(다리오금, popliteal fossa)라고 한다. 인체에서 가장 깊게 패인 부분인 슬와(그림 9-116)를 비롯해 인체에서 액와(겨드랑, axilla), 주와(팔오금, cubital fossa) 등이 있다. 슬와는 위가쪽의 대퇴이두근과 위안쪽의 반건양근, 반막양근이 이루는 경계와 아래쪽의 비복근(장딴지근, gastrocnemius muscle)의 내측갈래와 외측갈래가 이루는 경계 사이의 다이아몬드처럼 생긴 오목하게 들어간 구조를 말하며, 경골신경(정강신경, tibial nerve), 슬와동·정맥 및 복재정맥(saphenous vein) 등이 지나가고 림프절(lymph node)이 위치한다.

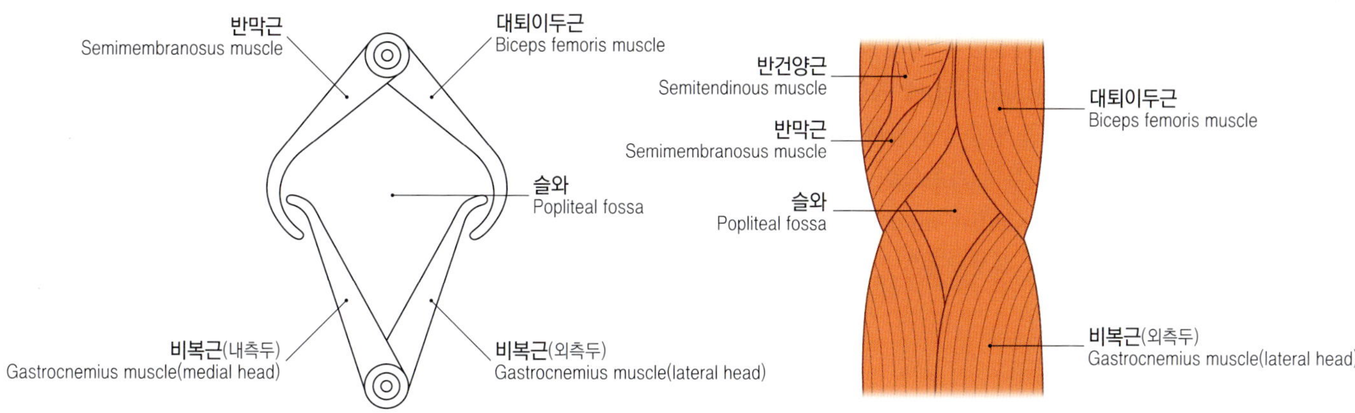

A

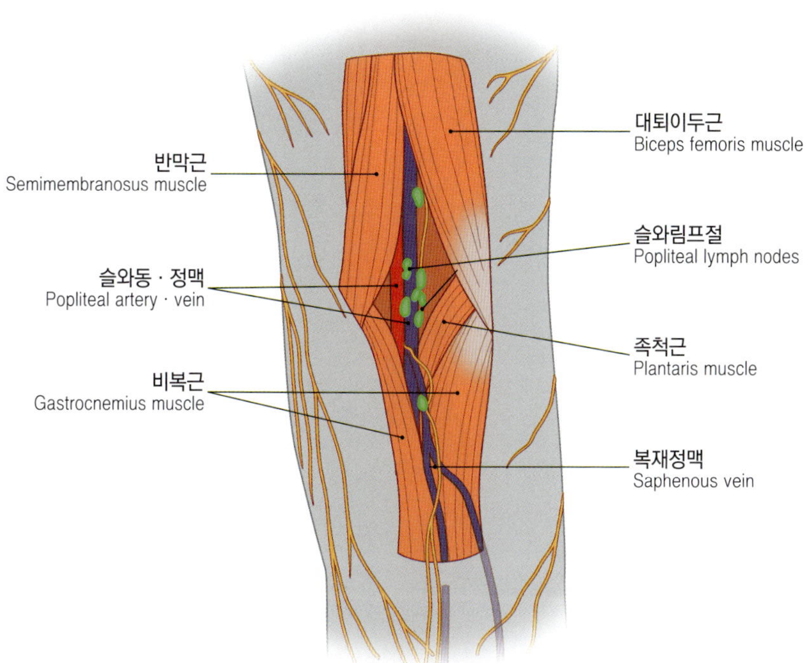

B

그림 9-116 슬와. A: 슬와의 모식도, B: 슬와의 통과물

CHAPTER

9.18 족부골

학습 목표

- 족근골과 지골의 구조에 대해 알 수 있다.

족근골

족근골(발목뼈, tarsal bone)은 7개의 짧은 뼈로 근위 및 원위족근골로 구분된다. 근위족근골(proximal tarsal bone)은 종골(발꿈치뼈, calcaneus), 거골(목말뼈, talus), 주상골(발배뼈, navicular)로 구성된다. 종골에는 인체에서 가장 강한 힘줄인 종골건(아킬레스힘줄, achilles tendon)이 붙어 있고 체중을 떠받치는 역할을 한다. 거골은 경골 및 비골과 관절하여 족관절을 이루며 종골에 얹혀 있다. 앞쪽의 거골두는 주상골과 관절한다. 주상골은 해부학적으로는 근위족근골에 속하나 중족부(mid foot)에 속한다. 원위족근골(ossa tarsi distalia)은 근위족근골과 중족골(발허리뼈, metatarsal bone)이 관절을 이루며 안쪽에서부터 가쪽으로 첫째 · 둘째 · 셋째 설상골(내측 · 중간 · 외측쐐기뼈, medial · middle · lateral cuneiform)과 입방골(cuboid)이 있다. 설상골들은 앞쪽으로 1, 2, 3중족골과 관절을 이루고 뒤쪽으로 주상골과 관절한다. 입방골은 앞쪽으로 4,5중족골과 관절하고 뒤쪽으로는 종골과 관절을 이룬다(그림 9-117).

중족골

손의 중수골과 동일하다.

지골

지골(발가락뼈, phalanx)은 무지를 "hallux"라고 하고, 나머지는 손가락과 마찬가지로 "phalanges"라고 한다. 지골은 기절골(첫마디뼈, proximal phalanx), 중절골(중간마디뼈, middle phalanx), 말절골(끝마디뼈, distal phalanx)로 나뉘며 무지에는 중절골이 없다.

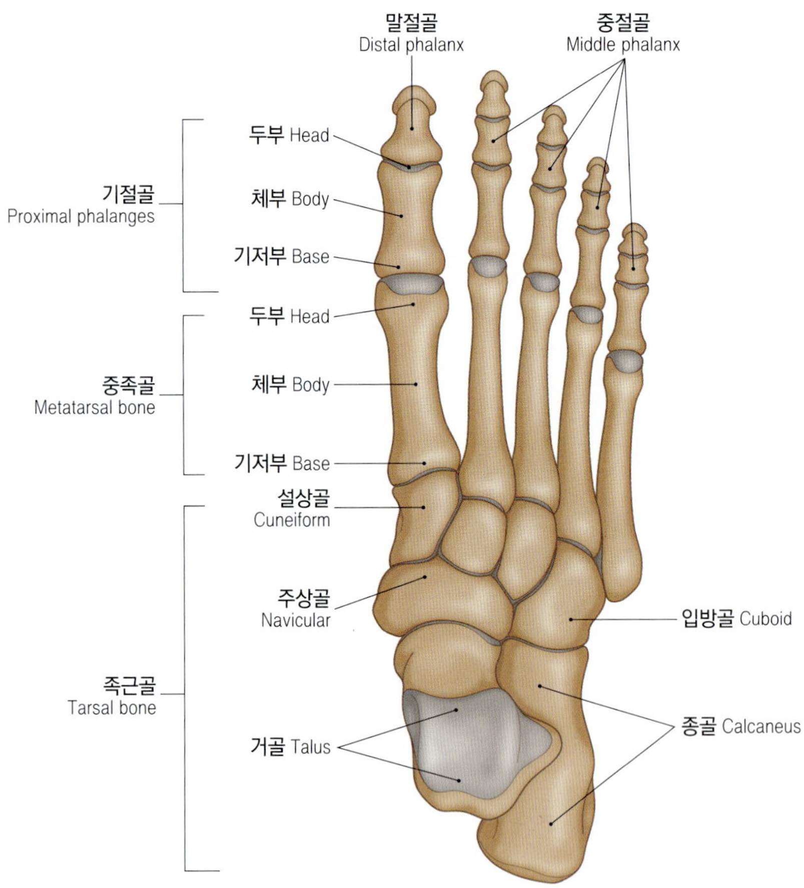

그림 9-117 족부골

9.18 족부골과 관절

학습 목표 ■ 족근골과 지골의 관절에 대해 알 수 있다.

발의 구분과 관절

전족부. 전족부(앞발부, forefoot)에 해당되는 뼈는 발가락 및 중족골이며 전족부와 중족부가 이루는 관절을 리스프랑관절(Lisfranc's joint), 족근중족관절(발목발허리관절, tarsometatarsal joint)이라고 한다(그림 9-118).

중족부. 중족부(중간발부, middle foot)에 해당되는 뼈는 1, 2, 3설상골과 입방골 및 주상골이며 중족부와 후족부가 이루는 관절을 쇼파르관절(Chopart's joint)이라고 한다.

후족부. 후족부(뒤발부, rear foot)에 해당되는 뼈는 거골과 종골이 속하고 이들이 이루는 관절을 거골하관절(목말밑관절, subtalar joint)이라고 한다.

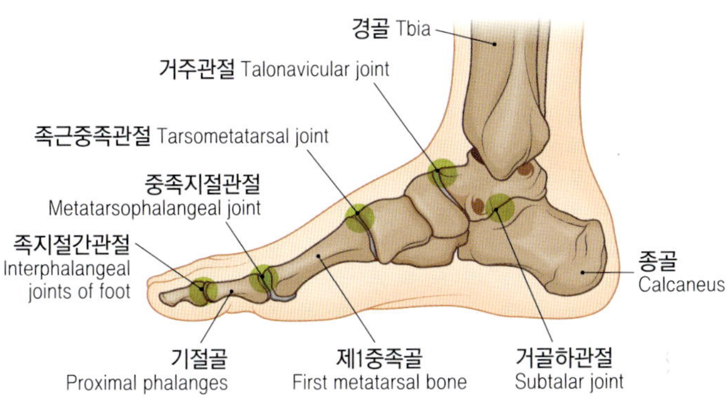

그림 9-118 족부관절

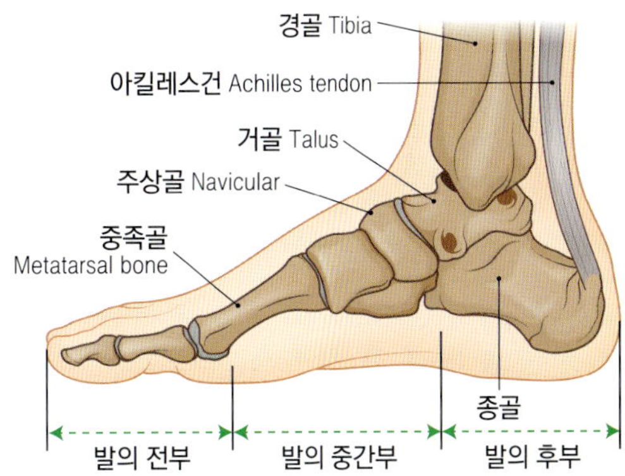

그림 9-119 발의 구분

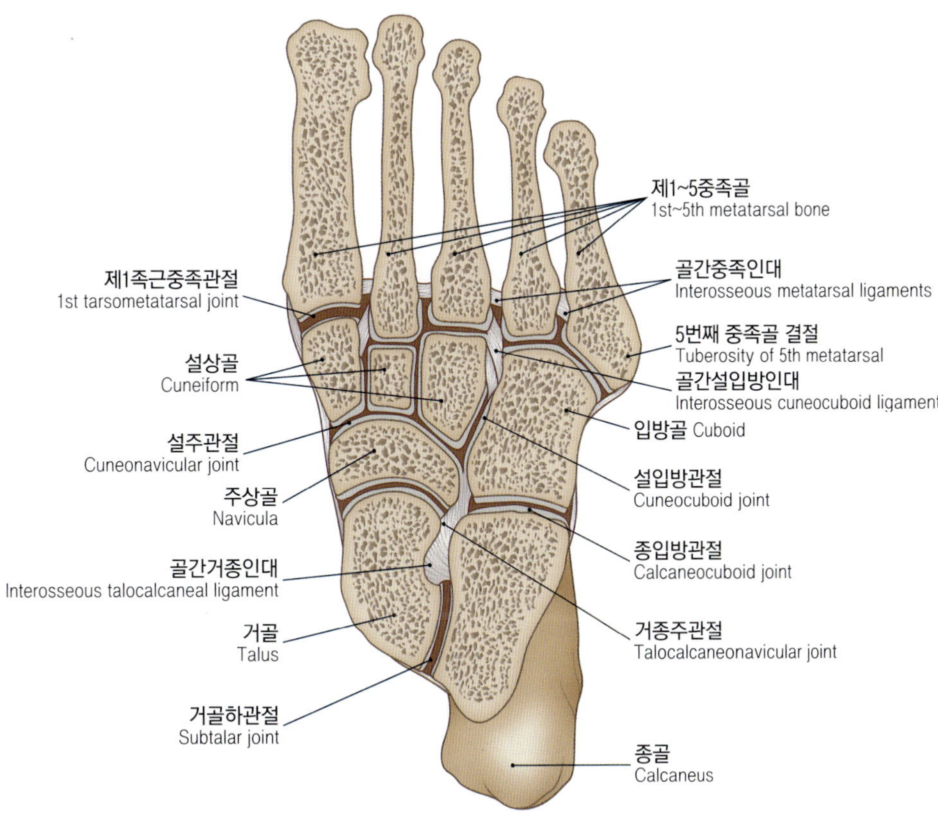

그림 9-120 발의 관절(단면)

족부인대

학습목표
- 족관절의 보강구조에 대해 알 수 있다.

족관절의 중요 인대

발목은 특히 여성이나 노인, 어린아이에서 염좌(sprain)가 흔한 곳이다. 족관절의 인대는 발목을 중심으로 내측과 외측, 뒤쪽, 발바닥쪽 인대 등으로 나눌 수 있다(그림 9-121).

족관절의 내측인대

족관절의 내측인대(medial ligament)를 삼각인대(세모인대, deltoid ligament)라고 하며, 경골의 내과(안쪽복사, medial malleolus)에서 근위족근골인 종골, 거골, 주상골을 잇는 인대로 전 · 후경거인대(앞 · 뒤정강목말인대, anterior · posterior tibiotalar ligament), 경종인대(정강발뒤꿈치인대, tibiocalcaneal ligament), 경주인대(정강발배인대, tibionavicular ligament)가 있다.

족관절의 외측인대

발목의 염좌(sprain)는 외측인대 쪽 손상이 많은데, 그 중 전거비인대(앞목말종아리인대, anterior talofibular ligament)의 손상이 가장 많다. 후거비인대(뒤목말종아리인대, posterior talofibular ligament), 종비인대(발꿈치종아리인대, calcaneofibular ligament) 등도 있다.

족관절의 후부인대

후거종인대(뒤목말발꿈치인대, posterior talocalcaneal ligament), 후경비인대(뒤정강종아리인대, posterior tibiofibular ligament) 등이 있다.

족측인대

장척인대(긴발바닥인대, long plantar ligament)와 종골의 재거돌기(목말받침돌기, sustentaculum tali)에서 시작하여 주상골에 이르러 거골을 떠받쳐 족궁(발바닥활, foot arch)을 유지하는 척측종주인대(발바닥쪽발배인대, plantar calcaneonavicular ligament)가 있다.

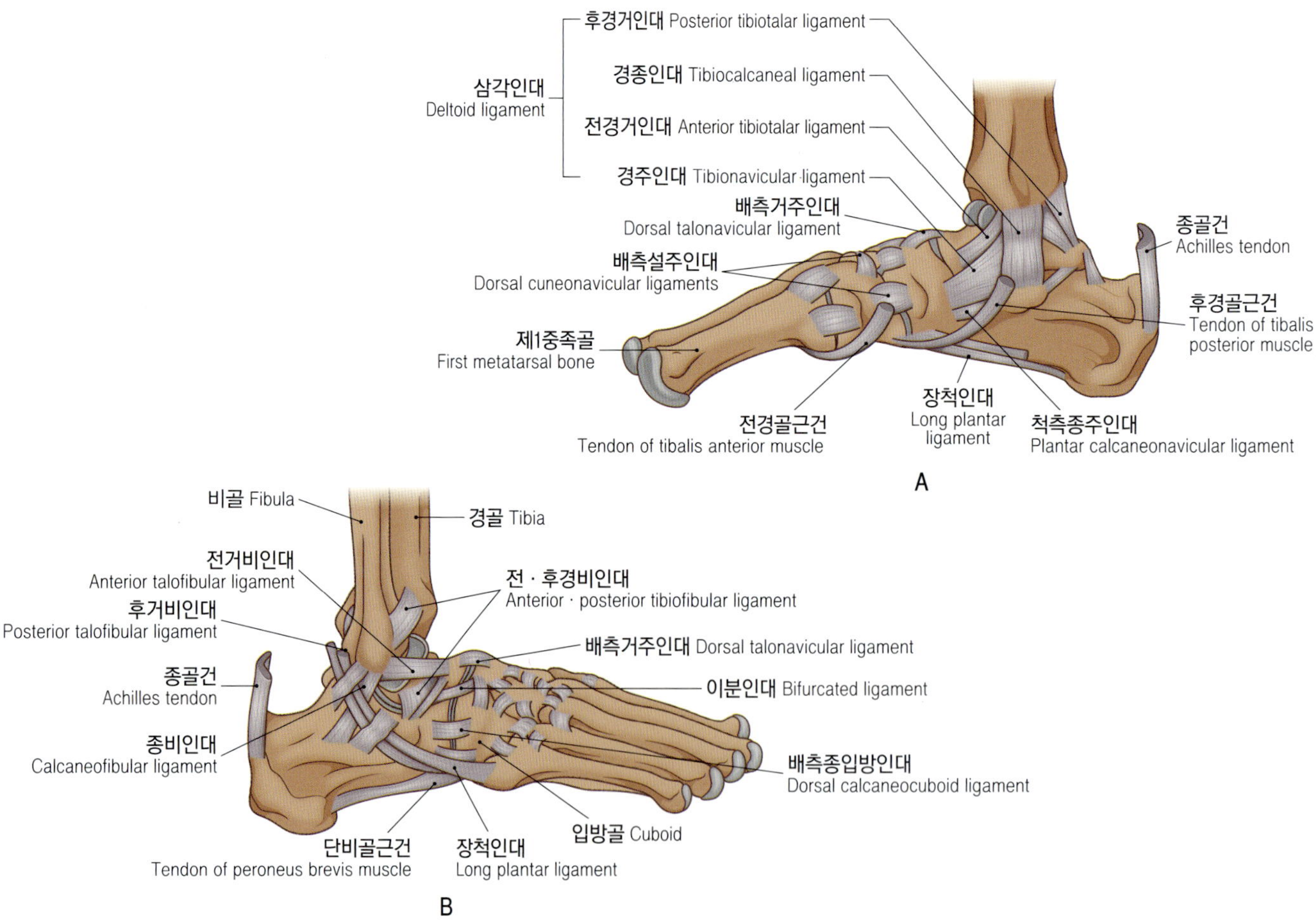

그림 9-121 족부건. A: 내측면 , B: 외측면

연관내용

ASSOCIATED CONTENT

하지의 여러 가지 축

경체각(목-몸통각, neck-shaft angle)

대퇴골두의 중심축~대퇴골체의 중심축의 각도(정상각도: 125°, 출생 시 140~155°)이다.

해부학적 축

해부학적 대퇴골의 기울기 축이다.

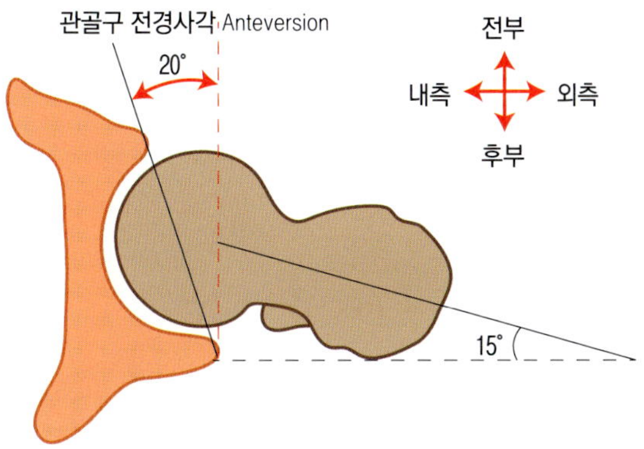

그림 9-122 관골구 전경사각(상면)

역학적 축

고관절-슬관절-족관절 중심을 지나는 체중부하선이다.

전경사각(뒤틀림, anteversion)

대퇴골경(neck of femru)이 대퇴골 내측·외측관절융기를 연결하는 관상선에 대하여 전방으로 틀린 정도(출생 시 30° → 성인 15°)이다(그림 9-122).

대퇴골~경골의 해부학적 축(170~175°) (그림 9-123)

① 165° 보다 작을 때 → 외반슬(밖굽이무릎, genu valgus)

② 180° 보다 클 때 → 내반슬(안굽이무릎, genu varus)

Q-각

장골의 상전장골극(위앞엉덩뼈가시, anterior superior iliac spine)에서 슬개골 중앙을 잇는 선과 경골조면에서 슬개골 중앙을 잇는 선이 이루는 각도(15° 내외)를 말한다(그림 9-124). 20°가 넘으면 슬개골연골연화증(chondromalacia of the patella)의 빈도가 높다.

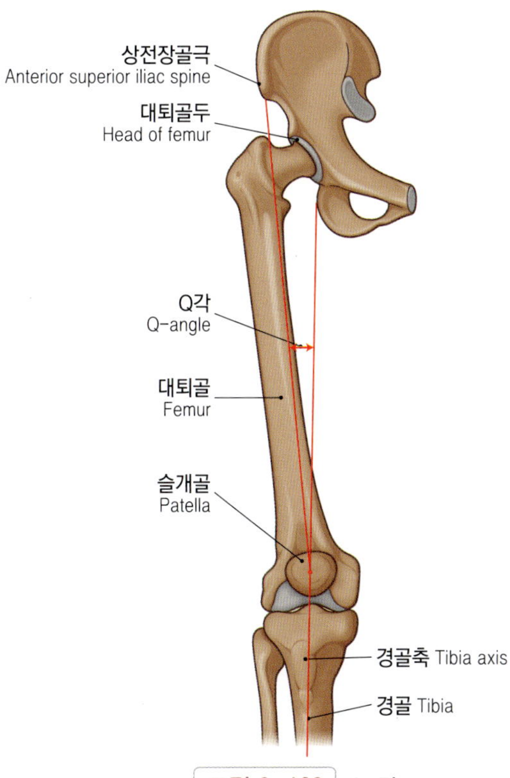

그림 9-123 Q-각

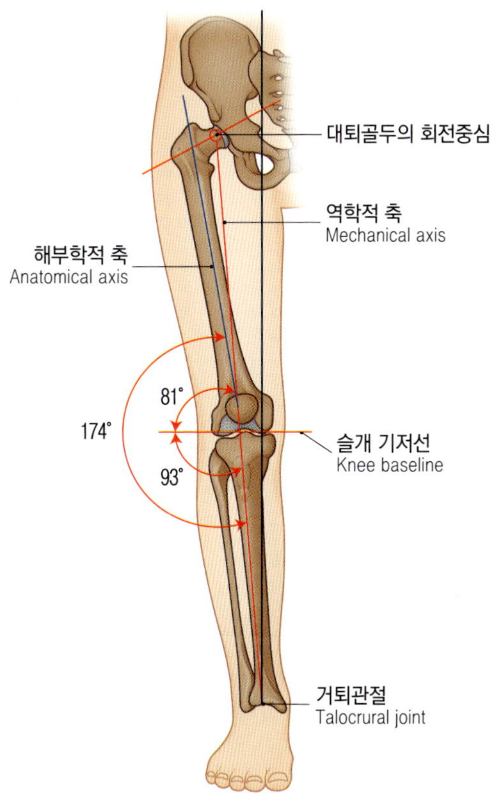

그림 9-124 하지의 축

연관내용

ASSOCIATED CONTENT

족궁

족궁(발바닥활, foot arch)은 체중을 효율적으로 떠받치기 위한 구조로 2개의 종족궁(세로발활, longitudinal arch of foot)과 1개의 횡족궁(가로발활, transverse arch of foot)이 있다(그림 9-125).

종족궁

내측종족궁. 거골, 주상골, 설상골 및 첫째, 둘째 족지골을 잇는 만곡(curvature)이다.

외측종족궁. 종골, 입방골, 넷째 및 다섯째 족지골을 잇는 만곡이다.

횡족궁

횡족궁(transverse arch of foot)은 안쪽 · 중간 · 가쪽 설상골의 정점을 잇는 만곡이다.

편평족

편평족(flat foot)은 대개 종족궁이 없는 구조로 족적(foot print)을 찍어 알 수 있으며, 발의 유연성 증가로 인해 오래 걷거나 운동시 근육골격계의 비틀림과 긴장을 초래할 수 있다.

갈퀴족

갈퀴족(claw foot)은 대개 족근중족관절(발목발허리관절, tarsometatarsal joint)이 과신전(hyperextension)되고 말단의 지골이 굴곡된 상태로 족적을 찍으면 중간부가 정상에 비해 없거나 외측으로 완전히 치우쳐 있다.

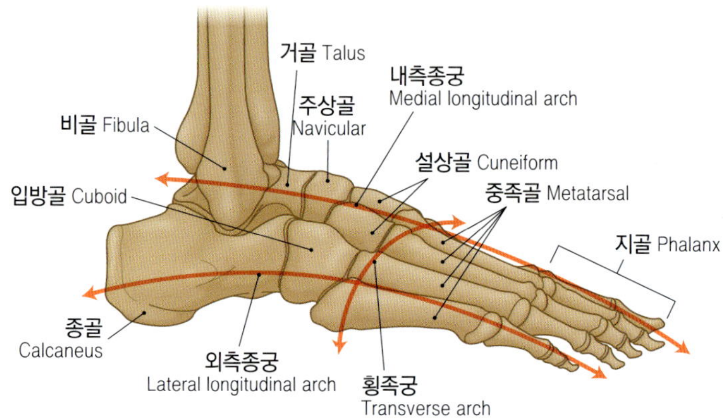

그림 9-126 족궁

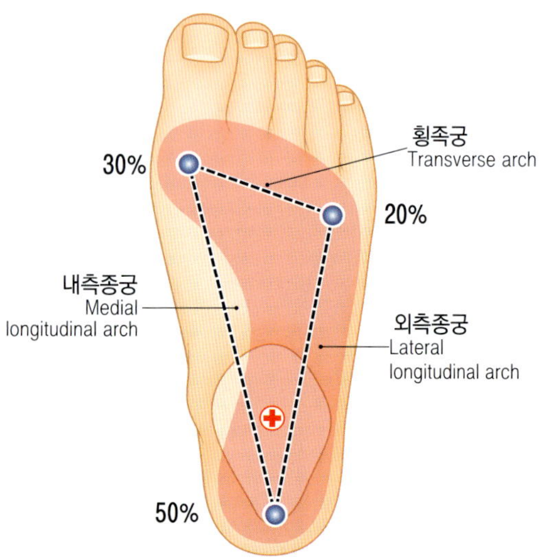

그림 9-125 발의 압력분포

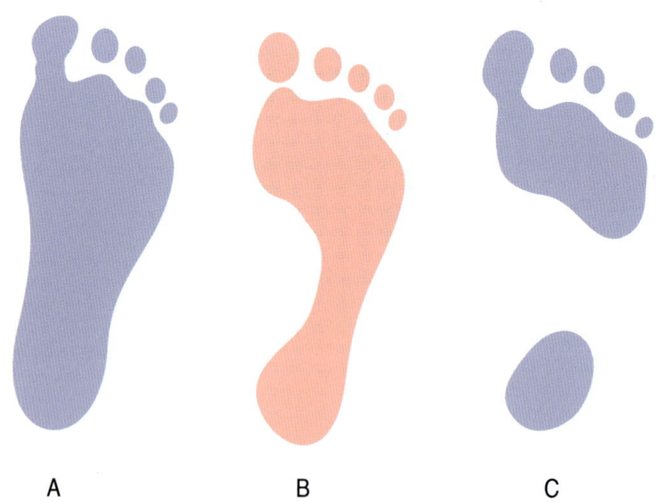

그림 9-127 족궁. A: 편평족, B: 정상, C: 갈퀴족

꼭 알아두기
TO KNOW ON TO

- 하지대 및 자유 하지골의 명칭 알아두기
- 장골과 치골, 좌골의 주요 명칭 알아두기
- 골반의 구조와 관절 및 주요 인대 알아두기
- 남 · 여 골반의 차이와 골반 계측방법 알아두기
- 대퇴골과 경골, 비골, 족근골의 주요 명칭 알아두기
- 고관절과 관계있는 주요 인대 알아두기
- 슬관절의 주요 인대 알아두기
- 족관절의 주요 인대 알아두기

요약정리
SUMMING-UP

- 하지골은 관골인 장골, 치골, 좌골로 구성된 하지대와 자유 하지골인 대퇴골, 슬개골, 경골, 비골, 족근골, 중족골, 지골 등으로 구성되어 있다.
- 장골은 가지 부분인 장골익(날개)과 관골구의 위쪽 2/5를 차지하는 체(body)로 나누며, 치골은 가지부분인 상지(윗가지), 하지와 관골구의 앞쪽 1/5을 차지하는 체로 나누고, 좌골은 좌골지와 관골구의 뒤쪽 2/5를 차지하는 체로 나눌 수 있다.
- 장골과 치골의 경계는 장치융기이며, 치골과 좌골의 경계는 좌골조면이다.
- 골반은 하지대인 관골과 몸통뼈인 척추뼈의 천골과 미골이며 좌 · 우 합쳐 4개로 구성된다.
- 골반의 분계선은 천골의 갑각에서 궁상선과 치골선을 지나 치골결합을 이은 선을 말하고 양쪽분계선은 골반테두리가 되며, 골반의 입구가 된다. 양쪽분계선을 가로로 이은 선을 횡경이라 하고 골반계측 방법 중 가장 길다.
- 골반출구는 넓은 의미에서 회음이라고도 하며 앞쪽 경계는 치골결합, 양쪽은 좌골극, 뒤쪽으로 미골을 잇는 3차원적 가상선이다.
- 골반경사는 천골의 갑각에서 치골결합을 잇는 선과 수평선이 만나는 각도로 골반경사에 따라 요추전만(lumbar lordosis) 정도를 알 수 있다. 골반축은 골반입구의 중심과 골반출구의 중심을 이은 가상의 선을 말하며 산도가 된다.
- 골반의 주요인대 중 천극인대(엉치가시인대)는 척추에서 하지로 가기 위한 신경과 혈관 등이 통과하는 대좌골공과 소좌골공의 경계가 된다.
- 여성의 골반은 남성골반에 비해 전체적으로 가볍고 매끈하며, 골반입구는 타원형이며, 진골반인 소골반은 넓고 얕으며, 소골반 용적은 크다. 또한 치골결합 길이는 짧고, 치골하각은 남성에 비해 크며, 폐쇄공은 삼각형이다.
- 대퇴골은 인체에서 가장 긴 뼈로 상단은 대퇴골두와 대퇴경, 대전자와 소전자가 있다. 체부에는 조선(거친선)이 있어 하지 내전근이 정지한다.
- 고관절은 대퇴골두와 관골의 관골구가 이루는 다축성 관골구관절로 굴곡, 신전, 내전, 외전, 회전, 회선 등의 운동성이 있으나 견관절에 비해 운동이 비교적 제한된다.
- 고관절의 주요인대는 인체에서 가장 강한 비글로우인대라고도 하는 장골대퇴인대(엉덩넙다리인대)가 있으며, 치골대퇴인대(두덩넙다리인대), 좌골대퇴인대(궁둥넙다리인대) 등이 있다. 또한 대퇴골두인대는 대퇴골의 혈관과 신경을 유도하며 대퇴골의 안정성에 기여하는 인대이다.
- 슬관절은 인체에서 가장 복잡한 구조로 되어 있으며 대퇴골, 슬개골, 경골이 만나는 접번관절로 굴곡과 신전의 운동이 일어난다.
- 슬관절의 인대는 십자인대(전 · 후), 측부인대(내측 · 외측), 빗슬와인대, 궁상슬와인대가 있으며 무릎의 보조장치인 내측반월판과 외측반월판을 잇는 슬횡인대가 있으며 대퇴사두근의 연장으로 슬개골에서 경골조면을 잇는 슬개인대(patellar ligament)가 있다.

요약정리
SUMMING-UP

- 슬관절의 활액낭은 마찰을 줄이고 윤활작용을 하기 위해 존재하는데 슬개상낭, 슬개전피부하낭, 슬개하피부하낭, 슬개하낭이 있다.
- 경골의 하단을 내과(medial malleous)라 하고, 비골 하단을 외과라고 하는데 내과에 비해 외과가 더 길다.
- 족관절은 경골, 비골 및 족근골인 거골이 만나는 2축성 관절인 과상관절이며 굴곡(족배굴곡, 족척굴곡), 내전, 외전, 내반, 외번(가쪽번짐, eversion) 운동이 일어난다.
- 근위족근골은 종골, 거골, 주상골이며, 원위족근골은 내측, 중간, 외측설상골과 입방골이다.
- 발의 전족부는 지골과 중족골이며 중족부는 원위족근골과 주상골이며 후족부는 거골과 종골이다.
- 전족부와 중족부의 관절을 리스프랑관절(Lisfranc's joint)이라 하고 중족부와 후족부와의 관절은 쇼파르관절(Chopart's joint)이라고 한다.
- 족관절의 주요인대인 내측인대를 삼각인대라고 하며, 이는 안쪽 뼈인 경골과 근위족근골을 잇는 전 · 후경거인대(앞 · 뒤 경골목말인대), 경종인대(정강발뒤꿈치인대), 경주인대(경골주상골인대) 등을 말한다.
- 족척인대는 체중을 떠받치고 족궁을 유지할 수 있게 하는 인대로 장척인대(긴발바닥인대)와 척측종주인대(바닥쪽발꿈치발배인대, 일명 스프링인대)가 있다.
- 족궁은 체중을 효율적으로 떠받치기 위한 구조로 내측, 외측 종궁과 횡궁이 있다. 내측종궁을 이루는 뼈는 거골, 주상골, 설상골, 중족골(첫째, 둘째)을 잇는 만곡이다. 외측종궁은 종골, 입방골, 넷째 및 다섯째 중족골을 잇는 만곡이다. 횡족궁은 내측 · 중간 · 외측 설상골의 정점을 잇는 만곡이다.

관련 질환과 중재
RELATED DISEASE & INTERVENTION

불행 삼주징

슬관절은 인체에서 가장 복잡한 관절이며 가장 손상받기 쉬운 관절 중 하나이다. "Triad"는 3인조, 3개 한 벌이라는 뜻이 있는 것으로 보아 불행 삼주징(unhappy triad)은 3개의 구조가 한꺼번에 손상받은 것을 의미한다.

이러한 3개의 구조를 "3Cs"라고 하는데 측부인대(곁인대, collateral ligament–안쪽), 십자인대(cruciate ligament–앞), 관절연골(articular cartilage–내측반월판연골(medial meniscus)] 등이다(그림 9-128).

전십자인대는 무릎을 구부릴 때나 펼 때 어떤 범위에서든 항상 긴장을 하며 특히 무릎을 펼 때 최대한 긴장상태가 된다. 또한 대퇴골에 대해 경골이 앞쪽으로 이동하는 것과 경골의 내회전을 방지한다. 반월판 연골은 무릎에 가해지는 충격을 흡수하고 관절의 안정성을 유지한다. 내측반월판 연골은 외측반월판 연골에 비해 두께가 일정하지 않고 내측측부인대에 밀착되어 있어 외력에 대응할 수 있는 유동성이 떨어진다. 그러므로 외력이나 순간적으로 지면에 다리를 고정하고 무릎을 편 상태에서 급격한 내회전(안쪽돌림, internal rotation) 손상을 받거나 외력에 의해 3개의 구조가 한꺼번에 손상을 당하는 불행을 겪게 된다. 또한 무릎의 안쪽에는 거위발건(pes anserine muscle), 즉 봉공근(넙다리빗근, sartorius muscle), 반건양근(반힘줄근, semitendinous muscle), 박근(두덩정강근, gracilis muscle)이 거위발 모양으로 경골 안쪽에 붙는다. 경골의 안쪽이 손상을 받게 되면 심각한 손상이 오고 수술 및 재활이 어렵게 된다.

인대의 파열은 수술을 통해 회복할 수 있고 반드시 재활운동이 병행되어야 한다. 무릎을 위한 재활운동은 볼을 무릎 뒤쪽에 끼고 무릎을 펴는 운동과 교각운동(bridge exercise), 단계적인 웅크리기 운동 등이 있다.

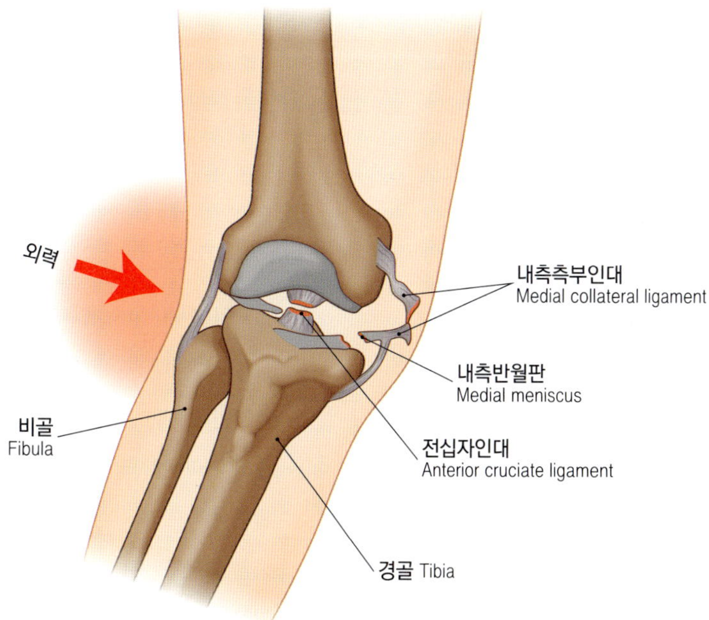

그림 9-128 슬관절의 불행 삼주징

학습목표에 대한 자기진단

SELF-DIAGNOSIS OF THE LEARNING OBJECTIVE

번호	학습목표	자기 성취도(점)				
		90%(5)	70%(4)	50%(3)	30%(2)	10%(1)
1	하지골을 구분할 수 있다.					
2	관골(장골, 치골, 좌골)의 구조와 관절에 대해 알 수 있다.					
3	골반의 구조와 관절에 대해 알 수 있다.					
4	골반의 계측과 남 · 여 골반의 차이에 대해 알 수 있다.					
5	대퇴골의 구조에 대해 알 수 있다.					
6	경골과 비골 및 슬개골의 구조에 대해 알 수 있다.					
7	고관절과 슬관절의 보강구조에 대해 알 수 있다.					
8	족근골의 구조와 관절에 대해 알 수 있다.					
9	족관절의 보강구조에 대해 알 수 있다.					
10	족궁에 대해 알 수 있다.					
계						
단원 합계		점				

주요용어 점검

CHECKING OF MEDICAL TERMS

하지대 pelvic girdle

관골 hip bone

대퇴골 humerus

경골 tibia

비골 fibula

슬개골 patella

중족골 metatarsal bone

지골 phalanges

장골 ilium

치골 pubis

좌골 ischium

회음 perineum

천장관절 sacroiliac joint

서혜인대 inguinal ligament

골반기울기 pelvic inclination

대전자 graeter trochanter

십자인대 cruciate ligament

장골대퇴인대 iliofemoral ligament

측부인대 collateral ligament

슬와 popliteal fossa

활액낭 synovial bursa

종골 calcaneus

거골 talus

주상골 navicular

설상골 cuneiform

삼각인대 deltoid ligament

족궁 foot arch

테스트

TEST

■ 다음은 골반에 대한 구조이다. 빈 칸에 알맞은 명칭을 쓰시오.

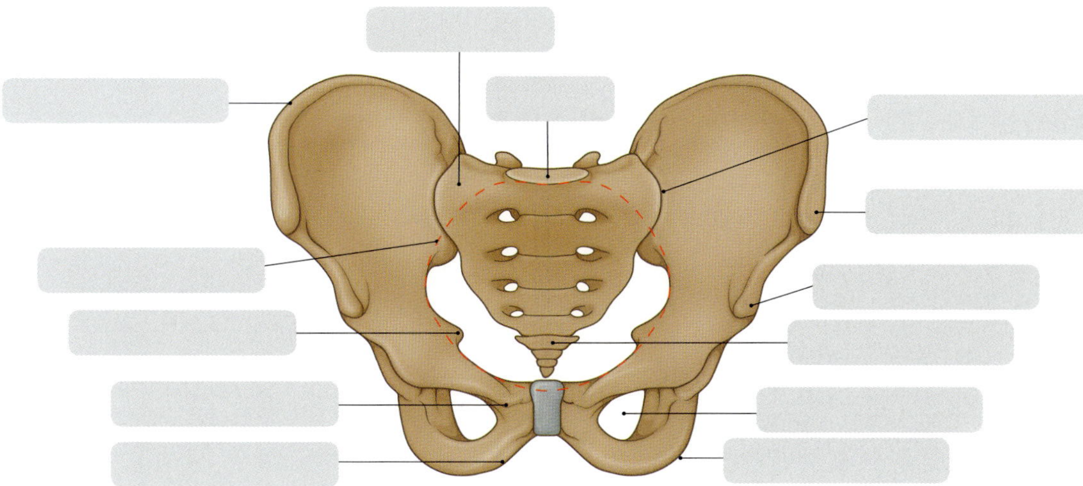

■ 다음은 슬관절에 대한 구조이다. 빈 칸에 알맞은 명칭을 쓰시오.

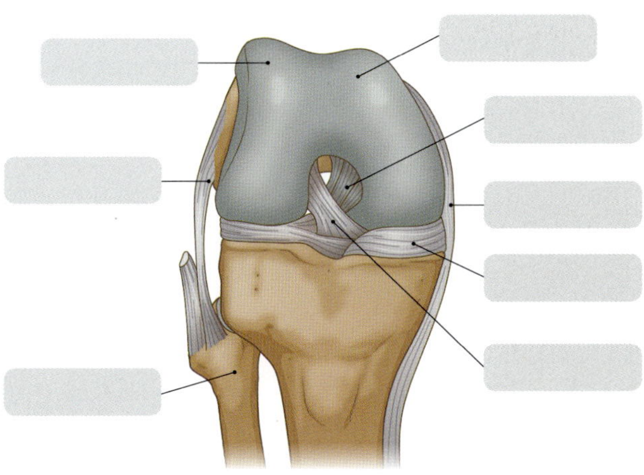

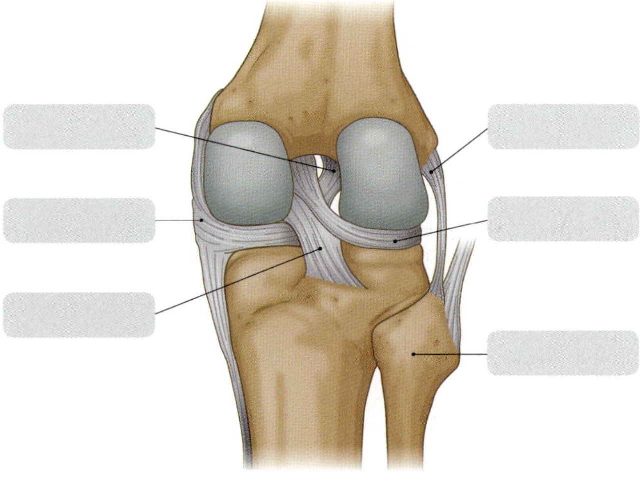

CHAPTER 10

MUSCULAR SYSTEM

근육계통

학습목표

- 근육계통의 특징에 대해 알 수 있다.
- 골격근의 구성에 대해 알 수 있다.
- 골격근의 피복과 부속기관에 대해 알 수 있다.
- 골격근의 미세구조에 대해 알 수 있다.
- 골격근의 명명법과 형태에 대해 알 수 있다.
- 전신근육의 위치와 명칭에 대해 알 수 있다.
- 표정근에 대해 알 수 있다.
- 저작근에 대해 알 수 있다.
- 안구근육과 움직임에 대해 알 수 있다.
- 혀의 외래근육과 고유근육에 대해 알 수 있다.
- 경부를 해부학적으로 구분할 수 있다.
- 경부의 근육을 천부에서 심부까지 배열을 알 수 있다.
- 경부 전면 천부근육에 대해 알 수 있다.
- 경부 전면 중간부 근육에 대해 알 수 있다.
- 경부의 전면 심부근육에 대해 알 수 있다.
- 경부 항부의 천부에서 심부까지의 근육 배열을 알 수 있다.
- 후두하근에 대해 알 수 있다.
- 인두의 근육에 대해 알 수 있다.
- 후두의 근육에 대해 알 수 있다.
- 흉부의 전체 근육배열과 천부근육에 대해 알 수 있다.
- 흉부의 심부근육에 대해 알 수 있다.
- 횡격막에 대해 알 수 있다.
- 복부의 전체근육 배열과 천부근육에 대해 알 수 있다.
- 복부근육의 횡단면의 층에 대해 알 수 있다.
- 복부의 심부근육에 대해 알 수 있다.
- 회음부의 근육에 대해 알 수 있다.
- 배부의 전체 근육 배열과 천부근육에 대해 알 수 있다.
- 배부의 천부근육에 대해 알 수 있다.
- 배부의 중간부 근육에 대해 알 수 있다.
- 배부의 심부근육에 대해 알 수 있다.
- 견부의 근육에 대해 알 수 있다.
- 견부 횡단면의 근육에 대해 알 수 있다.
- 회전근개에 대해 알 수 있다.
- 상완의 전부근육에 대해 알 수 있다.
- 상완의 후부근육에 대해 알 수 있다.
- 전완의 전부 1~4층까지의 근육에 대해 알 수 있다.
- 전완의 전부근육의 특징에 대해 알 수 있다.
- 상완과 전완근육의 횡단면에 대해 알 수 있다.
- 전완의 후부근육의 표층부와 심층부 근육에 대해 알 수 있다.
- 손목의 굴근지대와 수근관에 대해 알 수 있다.
- 손목의 신근지대와 6개의 분획에 대해 알 수 있다.
- 손바닥 고유근에 대해 알 수 있다.
- 소지구근육 및 중간근육에 대해 알 수 있다.
- 하지근육의 특징과 둔부의 근육에 대해 알 수 있다.
- 관골부근육에 대해 알 수 있다.
- 관골부근육의 시상단면과 근육작용에 대해 알 수 있다.
- 대퇴의 전부근육에 대해 알 수 있다.
- 대퇴의 내측근육에 대해 알 수 있다.
- 대퇴의 후부근육에 대해 알 수 있다.
- 하퇴의 전부근육에 대해 알 수 있다.
- 하퇴의 외측부 근육에 대해 알 수 있다.
- 하퇴의 후부 표층근육에 대해 알 수 있다.
- 하퇴의 후부근육에 대해 알 수 있다.
- 족배의 고유근육에 대해 알 수 있다.
- 족저의 고유 근육: 족저의 첫째층~넷째층까지의 근육에 대해 알 수 있다.
- 족부의 횡단면에 대해 칸을 나눌 수 있다.
- 하퇴근육의 지대에 대해 알 수 있다.

CHAPTER

10.1 근육계통의 분류

학습목표 ■ 근육계통의 특징에 대해 알 수 있다.

근육계통의 일반적 특징

체중의 40~45%를 차지하는 근육계통은 다음과 같이 구분할 수 있다. 첫째, 구성 위치에 따라 뼈대나 피부에 부착하는 골격근(skeletal muscle), 심근(cardiac muscle)과 내장근(visceral muscle) 등으로 나눌 수 있으며 둘째, 횡선 유무에 따라 횡문근(가로무늬근, striated muscle)과 평활근(smooth muscle)으로 나눌 수 있으며 셋째, 신경지배 유무에 따라 수의운동이 가능한 수의근(voluntary muscle)과 그렇지 못한 불수의근(involuntary muscle)으로 나눌 수 있다. 근육계통 대부분은 발생 3주경 중배엽(mesoderm)에서 발생하나 평활근 중 일부(동공괄약근, 동공산대근, 모양체근, 유선, 한선 등)는 외배엽(ectoderm)에서 발생한다. 근육을 구성하는 단백질은 콜라겐(collagen)과 엘라스틴(elastin)과 같은 기초단백질과 액틴(actin), 미오신(myosin), 트로포닌(troponin), 트로포미오신(tropomyosin)과 같은 수축성 단백질, 마이오글로빈 등 화학반응에 관여하는 단백질인 비수축성 단백질로 나눌 수 있다.

근육계통의 기능은 전신의 형태를 유지하고, 골격근과 심장근, 내장근, 혈관, 도관 등의 수축운동에 의해 움직임과 이동을 가능하게 하며, 열을 발생시켜 체온을 유지하는 역할을 한다. 근육계통의 분류와 특징은 다음과 같다(표 10-1).

표 10-1 근육계통의 분류와 특징

구분	골격근	심장근	내장근
자극	체신경계에 의한 수의적	내재적 자극에 의한 불수의적	자율신경계통에 의한 불수의적
횡문선	횡문근	횡문근	평활근(민무늬근)
핵	다핵, 근형질세망 주위에 있음	단핵, 중심부에 있음	단핵, 중심부에 있음
T계통	T세관(1개) + 외측낭(2개) = 삼조체(세동이, triad)	T세관(1개) + 외측낭(1개) = 이조체(두동이, diad)	T세관 없음
조절기관	신경	신경 및 자동능	신경 및 자동능
수축과정	수축기간이 빠름 강직이 유발될 수 있음 쉽게 피로해짐	수축기간이 약간 느림 강직이 유발되지 않음 쉽게 피로하지 않음	수축기간이 느림 강직이 유발됨 쉽게 피로하지 않음
안정막전압	-70mv	-80~90mv	-80~90mv
에너지원	유산소 및 무산소대사	유산소대사	주로 유산소대사
구조	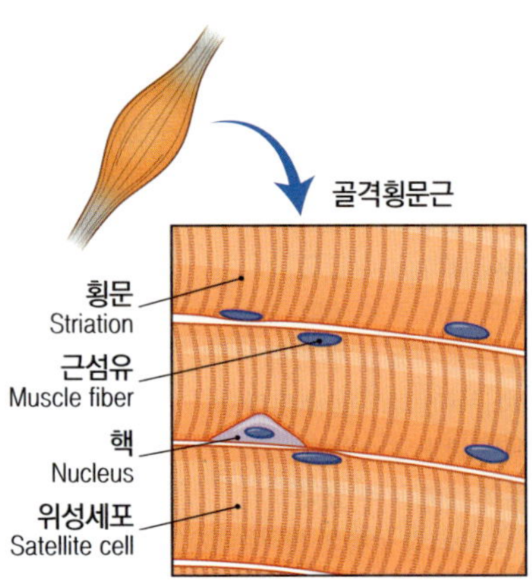	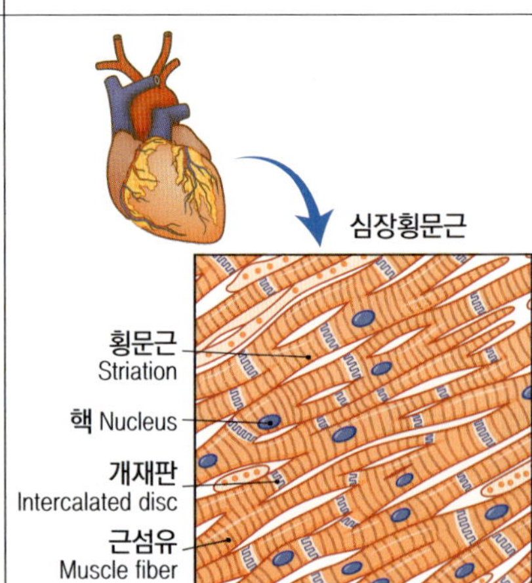	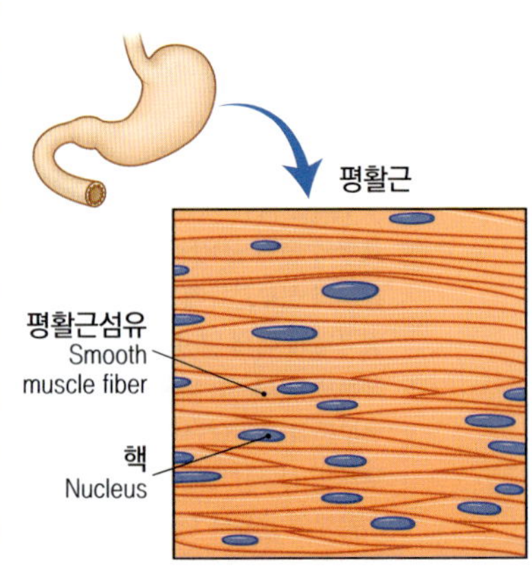

골격근육

학습 목표
- 골격근의 구성에 대해 알 수 있다.

골격근육의 구성

골격근육은 양쪽 끝 부분은 굵은 건(힘줄, tendon)이나 얇은 막 힘줄인 건막(널힘줄, aponeurosis)에 의해 골막에 부착되어 있고, 건을 제외한 중간부의 근육 부분을 근복(힘살, belly)이라고 한다.

근육의 부착부는 기시부(이는 곳, origin)와 종지부(닿는 곳, insertion)가 있으며, 대체로 기시점은 근육이 움직일 때 운동량이 적어 고정점이라고 하고, 닿은 곳은 그 반대로 운동량이 많아 운동점이라고 한다. 대부분의 경우 근육이 수축할 때의 방향은 닿는 곳에서 기시부로 일어나지만, 반대로 일어나는 경우도 있다.

근육의 가장 작은 단위인 근세사(myofilament)를 이루고 근세사의 집단이 모여 근육다발을 이루며, 근육다발이 모여 눈으로 보이는 근육이 외형을 이룬다.

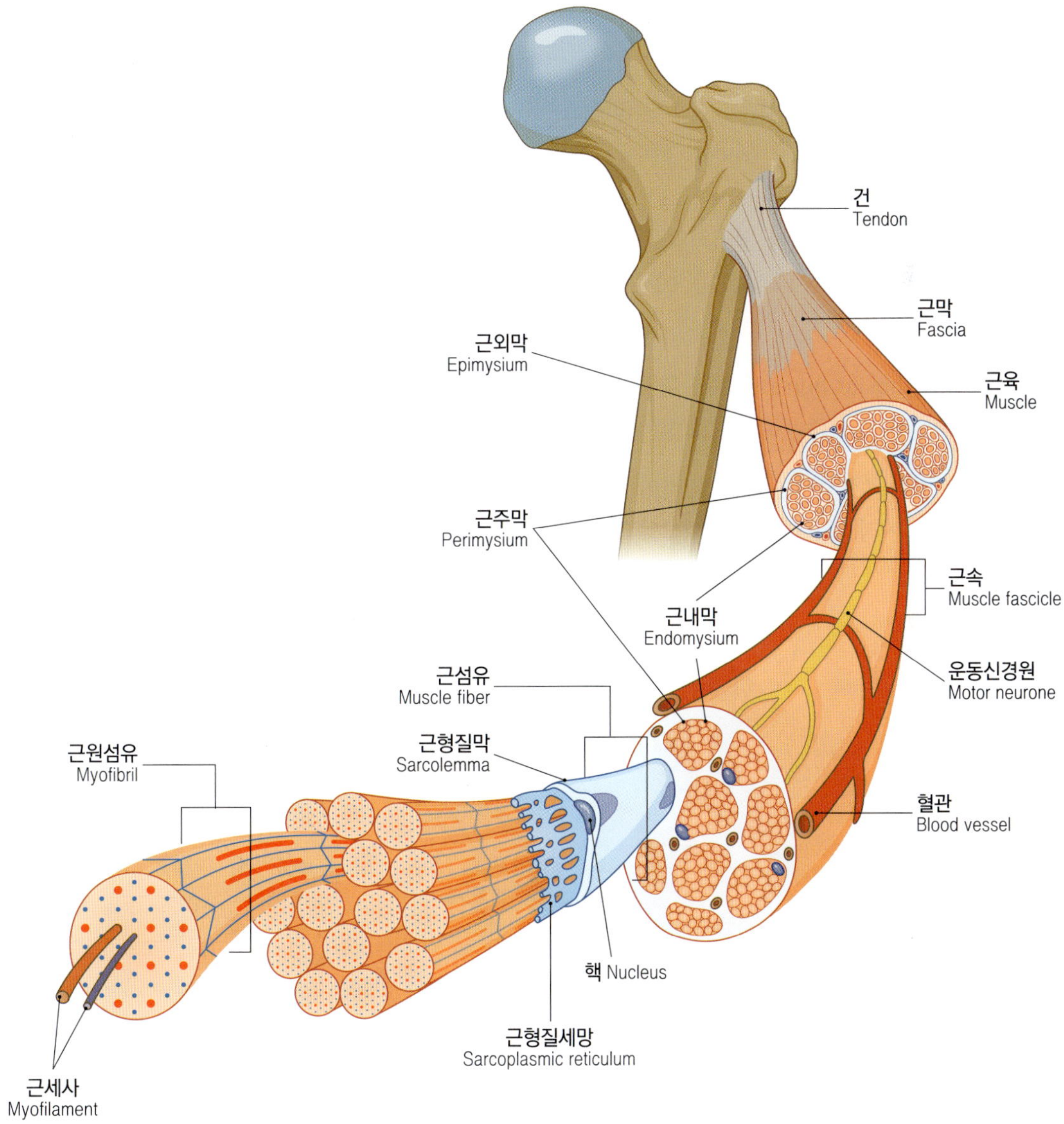

그림 10-1 골격근육의 구성

10.2 골격근육

학습 목표 ■ 골격근의 피복과 부속기관에 대해 알 수 있다.

골격근육의 결합조직 막(골격근의 피복)

근육세포는 골격근의 기본구조로 섬유성결합조직막에 의해 싸여 있는 근육섬유들로 구성되어 있으며, 하나의 근육섬유들이 모여 근육다발을 이룬다. 하나의 근육섬유를 싸고 있는 결합조직막을 근내막(근육섬유막, endomysium)이라 하고 근육다발을 싸고 있는 막을 근주막(근육다발막, perimysium)이라 하며 여러 근육다발, 즉 개별근육 전체를 싸고 있는 막을 근외막(근육바깥막, epimysium)이라고 한다(그림 10-2).

골격근육의 부속기관

근막. 거의 모든 근육들을 싸고 있는 질긴 섬유성결합조직막인 근막(fascia)은 천근막(얕은근막, superficial fascia: 피부와 피부 밑 조직 및 장기와 분리시킴), 심근막(깊은근막, deep fascia: 인대, 건 등을 형성하여 근육과 장기를 싸거나 연결시킴), 장막하근막(subserous fascia: 장막과 심근막을 분리시킴) 등 3종류로 나눌 수 있다(그림 10-3).

활액낭. 활액낭(윤활주머니, synovial bursa)은 마찰을 줄이고 윤활작용을 하여 근육과 건의 작용을 도와주는 주머니 모양의 막이다.

건과 건초. 건은 근육을 골막에 고정시키는 역할을 하며 건초(힘줄집, tendon sheath)는 건을 싸서 보호하는 주머니모양의 긴 막이다.

활차. 활차(도르래, trochlear)는 건의 방향을 바꾸는 역할을 하며 운동이 쉽게 일어나도록 도와주는 섬유지지대이다.

종자골. 종자골(sesamoid bone)은 건과 뼈의 마찰을 감소시키는 지렛대 역할을 한다.

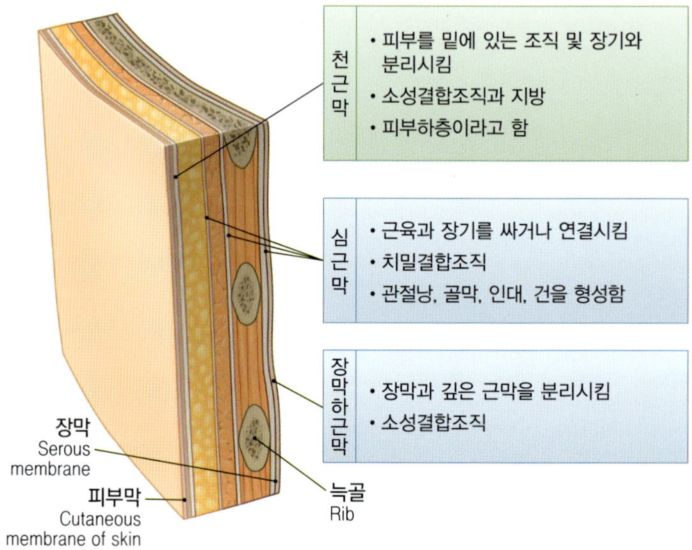

그림 10-3 근막

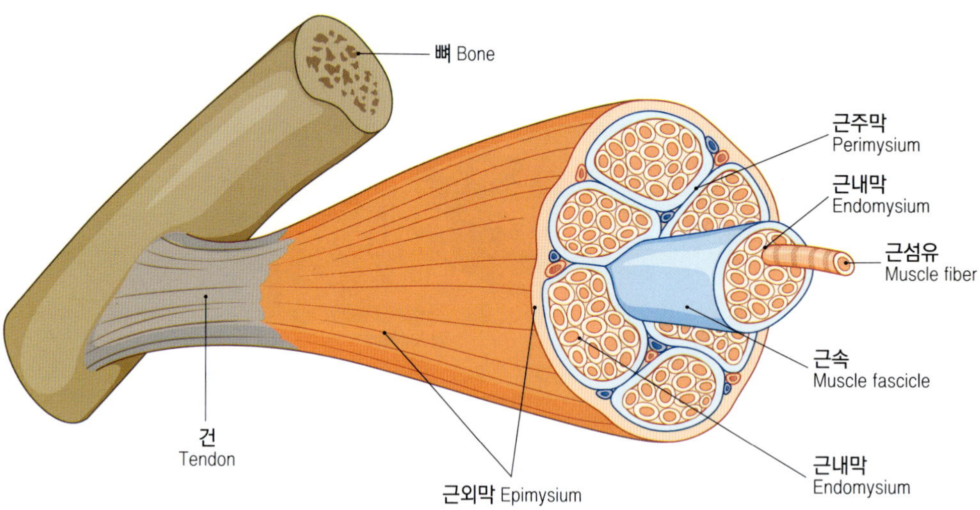

그림 10-2 골격근육의 피복

10.2 골격근육

학습목표 ■ 골격근의 미세구조에 대해 알 수 있다.

근육섬유의 미세구조와 횡문

근초(근섬유막, sarcolemma)에 싸여 있는 근원섬유(myofibril)는 근세사(근육잔섬유, myofilament)를 싸고 있는 근주막(perimyosium) 바깥으로 활동전압을 전달하기 위한 구조인 T-세관 1개와 Ca^{2+}을 저장하는 외측낭(가로세관, transverse tubules) 2개가 짝을 이룬 삼조체(세동이, triad)가 근원섬유 세로로 길게 뻗어있고, 삼조체에서 그물모양으로 뻗어나간 근형질세망(근육세포질그물, sarcoplasmic reticulum)이 근원섬유 전체에 뻗어있다. 근세사는 수축성단백질의 일종으로 미오신필라멘트(굵은근육잔섬유, myosin filament)와 액틴필라멘트(가는근육잔섬유, actin filament)가 있다. 미오신필라멘트와 액틴필라멘트는 서로 평행하게 놓여 있으며, 일부분은 겹쳐 있어 근수축과 관련된다.

안정 시 근원섬유를 현미경으로 관찰하면 어둡게 보이는 부분과 밝게 보이는 부분이 있다. 밝은 부분은 액틴필라멘트와 미오신필라멘트가 겹치지 않는 부위를 가리키며 I대(밝은띠, isotropic band)라 하고 I-band이다. 반대로 액틴필라멘트와 미오신필라멘트가 겹치는 부위를 A대(어두운띠, anisotropic band)라고 하며 A-band이다. 골격근의 기능상 기본 단위인 근절(근육원섬유마디, sarcomere)은 Z선과 Z선 사이에 있으며, Z선은 액틴필라멘트와 미오신필라멘트가 겹치지 않는 액틴필라멘트 중간에 알파벳 'Z'자 모양으로 생겨 붙여진 이름이다. A-band 사이에 Hessen's zone의 첫 자를 따서 H대라 하고 H대 중앙에는 부풀어 오른 점인 M선(M-line)이 있다(그림 10-4).

미오신필라멘트

미오신필라멘트는 골프채 모양으로 생긴 이중나선구조로 머리와 막대(rod) 부분으로 나눈다. 머리 부분은 에너지원인 ATP가 결합(ATP binding)하며 액틴필라멘트와 접촉하는 장소가 된다. 미오신필라멘트의 머리가 액틴필라멘트를 잡아당김으로써 근수축이 이루어지는데, 막대부분의 움직임은 없다.

액틴필라멘트

액틴필라멘트는 공 모양의 액틴분자(G-actin)로 된 이중나선구조(F-actin)로 되어 있다. 액틴분자에는 활성부위(active site)가 있는데 안정 시 트로포미오신(tropomyosin)이 활성부위를 덮고 있다. 트로포닌(troponin)은 3개의 소단위(subunit)로 구성된 단백질로 트로포닌 I, T, C로 구성되는데 특히 트로포닌 C는 근수축 과정에서 Ca^{2+}과 결합하면 액틴의 활성부위를 덮고 있던 트로포미오신을 걷어내어 활성부위를 노출시키고 미오신의 머리가 활성부위와 결합하게 됨으로써 근수축이 일어난다.

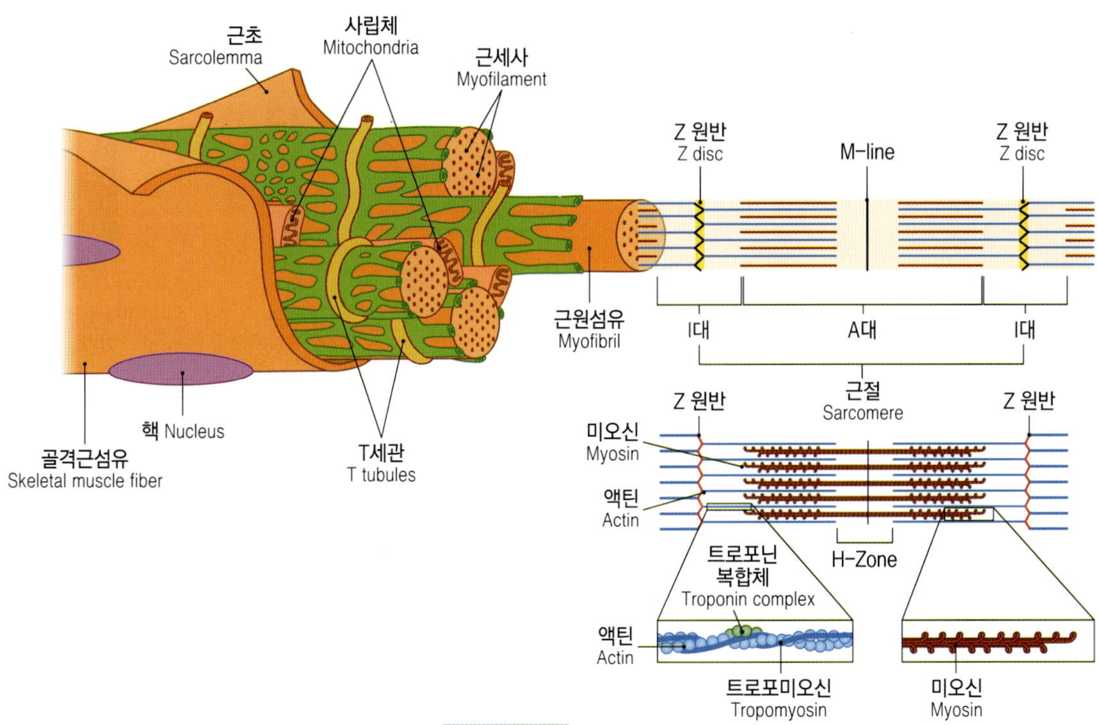

그림 10-4 골격근섬유의 미세구조

10.2 골격근육

학습 목표
- 골격근의 명명법과 형태에 대해 알 수 있다.

골격근육의 명명

인체의 골격근육의 명칭은 모양, 위치, 크기, 방향, 작용에 따라 이름이 붙여졌으며 표 10-2, 그림 10-5와 같다. 이 밖에 분기(division)에 따라 이두근(두갈래근, biceps muscle), 사두근(네갈래근, quadriceps muscle) 등으로 나눌 수 있고, 부착부(attachment)에 따른 예로 흉쇄유돌근(목빗근, sternocleidomastoid muscle), 견갑설골근(어깨목뿔근, omohyoid muscle)이 있으며, 작용에 따라 굴곡근, 신전근, 내전근, 외전근, 거근(올림근, levator muscle), 하제근(내림근, depressor) 등으로 나눌 수 있다.

표 10-2 골격근육의 생김새와 인체의 예

구분		인체의 예
모양	윤상(circular): 고리모양	항문괄약근, 안륜근, 구륜근
	승모(trapezoid): 세모모양/방형(quadratus): 네모모양 능형(rhomboidal): 마름모모양	삼각근, 승모근/대퇴방형근, 대 · 소능형근, 방형회내근
	방추(fusiform): 방추모양	상완이두근, 봉공근
	반우상(unipennate): 반깃털모양/우상(bipennate): 깃털모양/다복근(multipennate): 많은 깃털	장지신근/대퇴직근, 상완이두근/삼각근
방향	직(rectus), 횡(transverse) 등	복직근, 복횡근
위치	대퇴(femur), 상완(upper arm) 등	대퇴직근, 상완근
크기	대(maximal), 중(medial), 소(minimum) 등	대흉근, 중둔근, 소둔근
분기	이두(biceps), 삼두(triceps), 사두(quadriceps) 등	상완이두근, 상완삼두근, 대퇴사두근

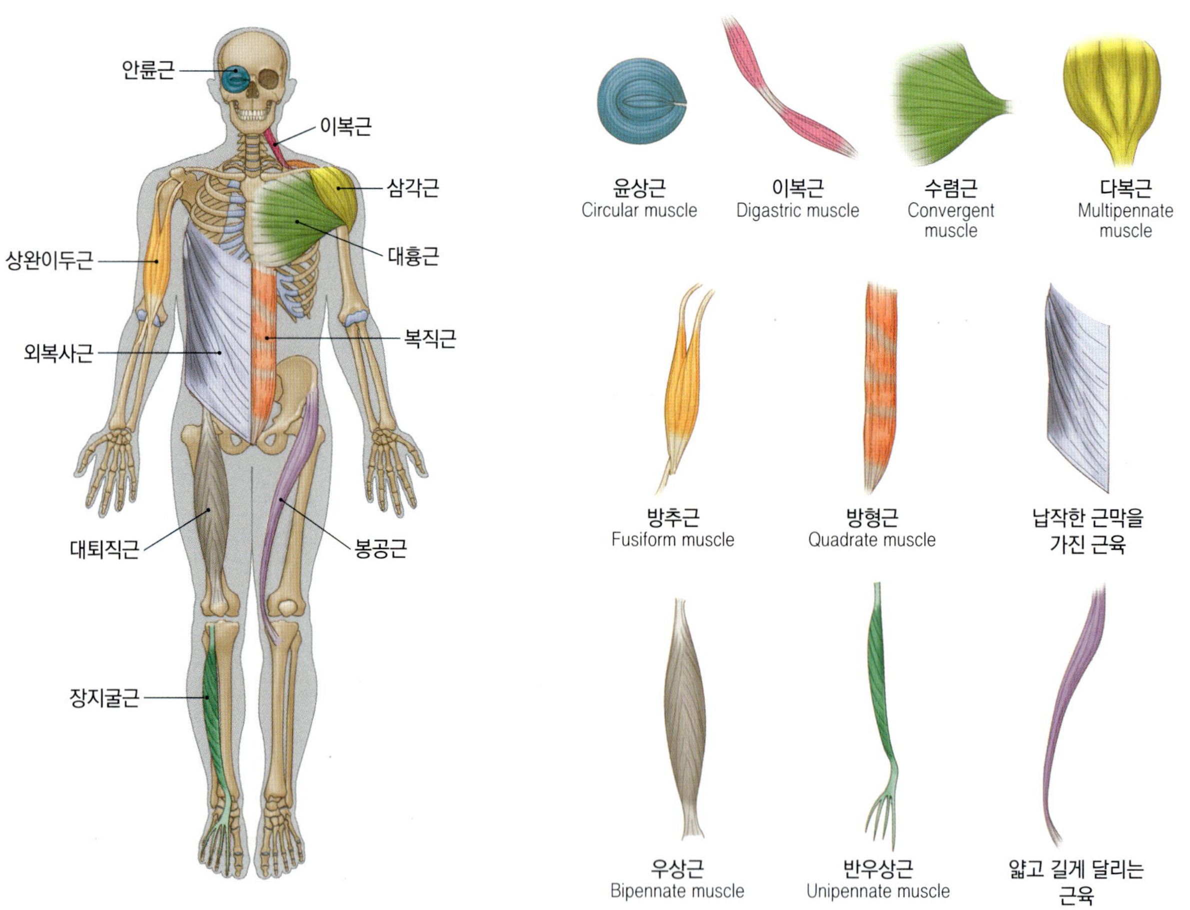

그림 10-5 골격근육의 모양

10.3 전신근육

학습 목표
- 전신근육의 위치와 명칭에 대해 알 수 있다.

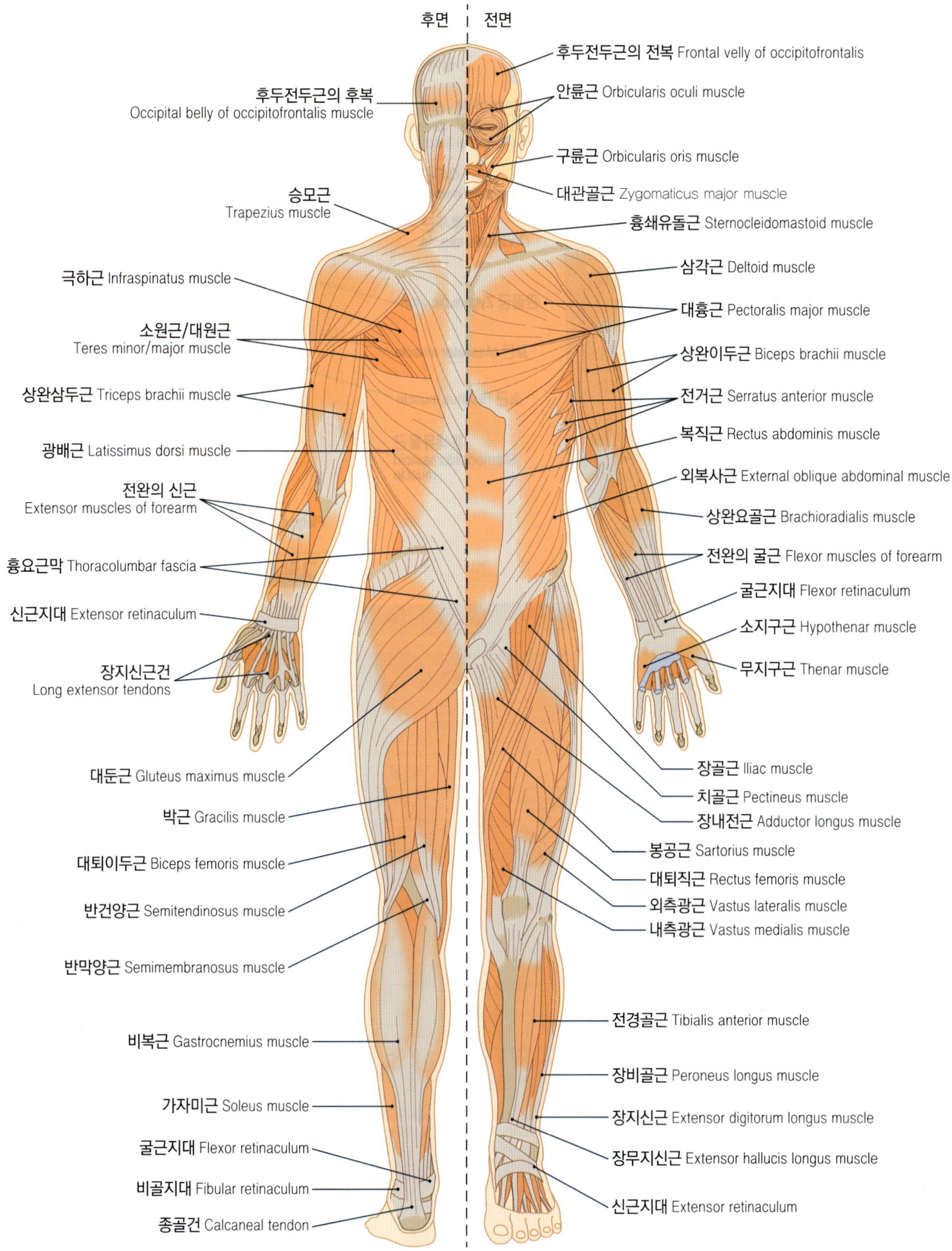

그림 10-6 전신의 근육

10.4 두부근육

학습 목표
- 표정근에 대해 알 수 있다.

두부의 근육은 표정근육에 해당하는 안면근(얼굴근육, facial muscle)과 음식물 등의 저작에 관여하는 저작근(씹기근육, masticatory muscle)으로 나눌 수 있다.

표정근육의 종류와 특징

표정근육 중 안면근은 두부근, 입주위근, 눈주위근이 있다. 두부근육은 두피근과 측두두정근(관자마루근, temporoparietalis muscle)으로 나눌 수 있으며, 입주위근육은 구륜근(입둘레근, orbicularis oris muscle), 협근(볼근, buccinator muscle), 대 · 소관골근(큰 · 작은광대근, zygomaticus major·minor muscle), 상순거근(위입술올림근, levator labii superioris muscle), 소근(입꼬리당김근, risorius muscle) 등이 있다. 눈주위 근육은 안륜근(눈둘레근, orbicularis oris muscle), 상안검거근(위눈꺼풀올림근, levator palpebrae superioris muscle) 등이 있으며, 얼굴 부위의 표정근은 그림 10-7과 표 10-3에 나타나 있다.

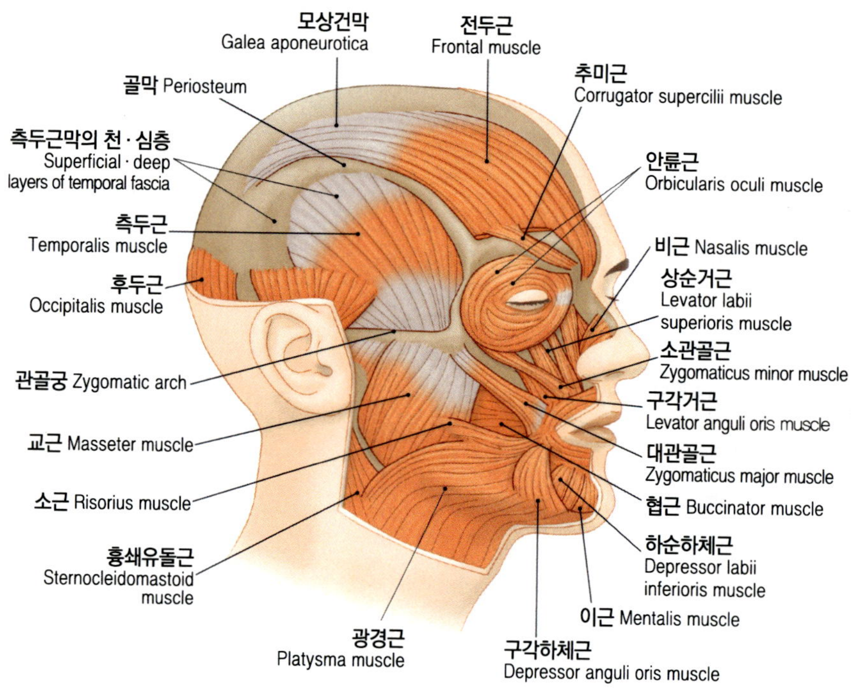

그림 10-7 표정근(측면)

표 10-3 표정근

근육명			기시	정지	작용	지배신경
두부근	두피근	전두근	모상건막	눈썹 주위	이마주름 형성	안면신경
		후두근	후두골후부	모상건막	두피를 뒤로 당김	
	측두두정근		모상건막	이개연골	모상건막을 옆으로 당김	
입주위근	구륜근		상악골과 하악골의 치조면	입주위 피부	입을 닫고 오므림	
	협근		상 · 하악골 치조돌기	구각	입술을 오므림	
	대관골근		관골궁		구각을 당겨 웃는 표정	
	소관골근		관골 전면	상순(윗입술) 외측	부정적표정 지음	
	상순거근		하안와면 내측	상순 내측	싫은 표정 지음	
	상순비익거근		상악골 전두돌기	상순	코에 주름 만듬	
	구각거근		상악골 전면	구각	구각을 위로 당김	
	소근		교근 외측근막		보조개를 만듬	
	구각하체근		이융기 외측부		슬픈 표정을 지음	
	하순하체근		하악골 이공부	하순	입을 삐죽 내밀게 함	
	이근		하악골 전면	턱의 피부	턱피부에 주름 만듬	
눈주위근	안륜근	안검부	안검인대	안검	눈을 살짝 감게 함	
		안와부	상악골 안와면		눈을 꼭 감게 함	
	미모하체근		안륜근 내안각	눈썹밑 피부	눈썹을 밑으로 당김	
	추미근		전두골 미궁	눈썹 피부	미간에 주름 만듬	
	상안검거근		총건륜	상안검 피부	상안검을 당겨 눈을 뜸	동안신경

10.4 두부근육

학습 목표 ■ 저작근에 대해 알 수 있다.

저작근의 특징과 종류

안면부위는 표정근과 저작근으로 나눈다. 앞에서 설명한 표정근은 VII번 뇌신경인 안면신경(얼굴신경, facial nerve)의 지배를 받지만 저작근(씹기근육, masticatory muscle)은 접형골의 대익(큰날개, greater wing)에 뚫린 난원공(타원구멍, oval foramen)을 빠져나온 V번 신경인 삼차신경(trigeminal nerve) 분지인 하악신경(아래턱신경, mandibular nerve)의 지배를 받는다. 저작근 중 교근(깨물근, masseter muscle)은 가장 강한 근육으로 측두근(관자근, temporalis muscle)과 함께 음식물을 저작하고 내 · 외측익돌근(안쪽 · 가쪽 날개근, medial · lateral pterygoid muscle)은 음식물을 연마하는 데 관여하며 외측익돌근은 저작근들 중 유일하게 입을 여는데 관여한다(그림 10-8, 표 10-4).

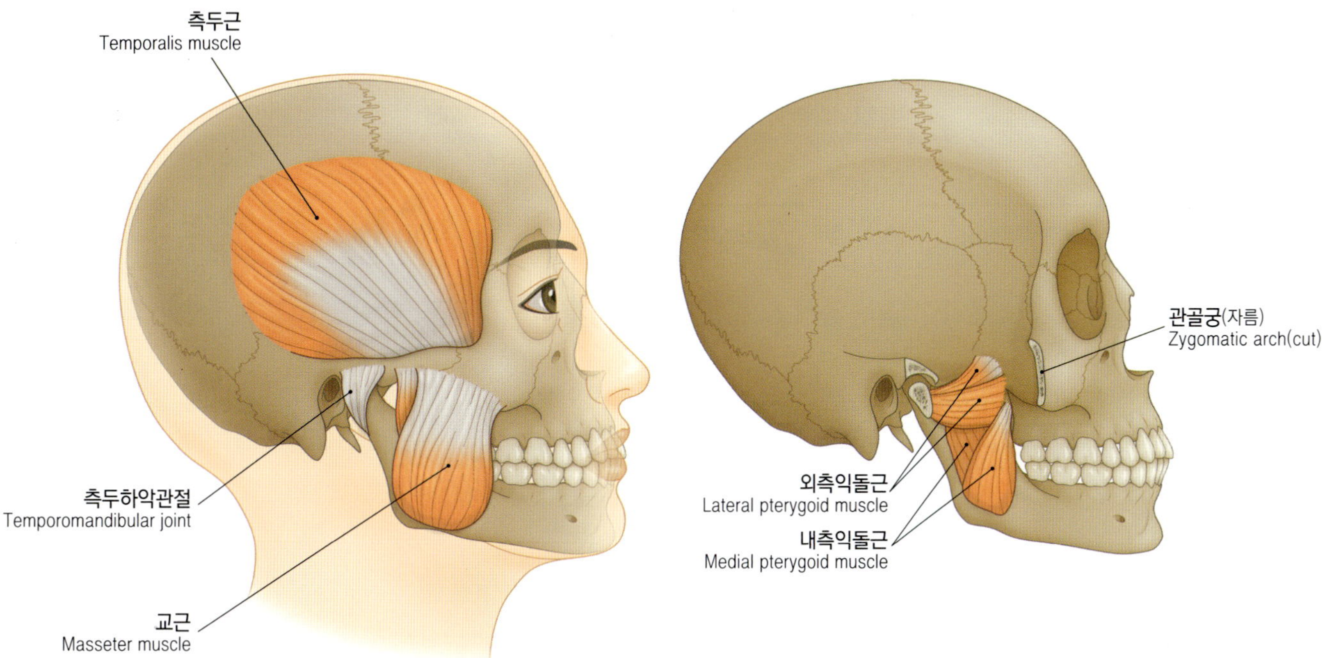

그림 10-8 저작근

표 10-4 저작근

근육명	기시	정지	작용	지배신경
교근	관골궁 전후면	하악각, 하악지	하악골을 상방으로 당김	하악신경
측두근	측두골 측두와	하악골 근돌기	하악골을 상 · 후방으로 당김	
내측익돌근	접형골 익상돌기 외측판	하악각 내면	하악골을 상 · 외측으로 당김	
외측익돌근		하악골 관절돌기	하악골을 전방으로 당겨 턱을 염	

안구근육

학습 목표
- 안구근과 움직임에 대해 알 수 있다.

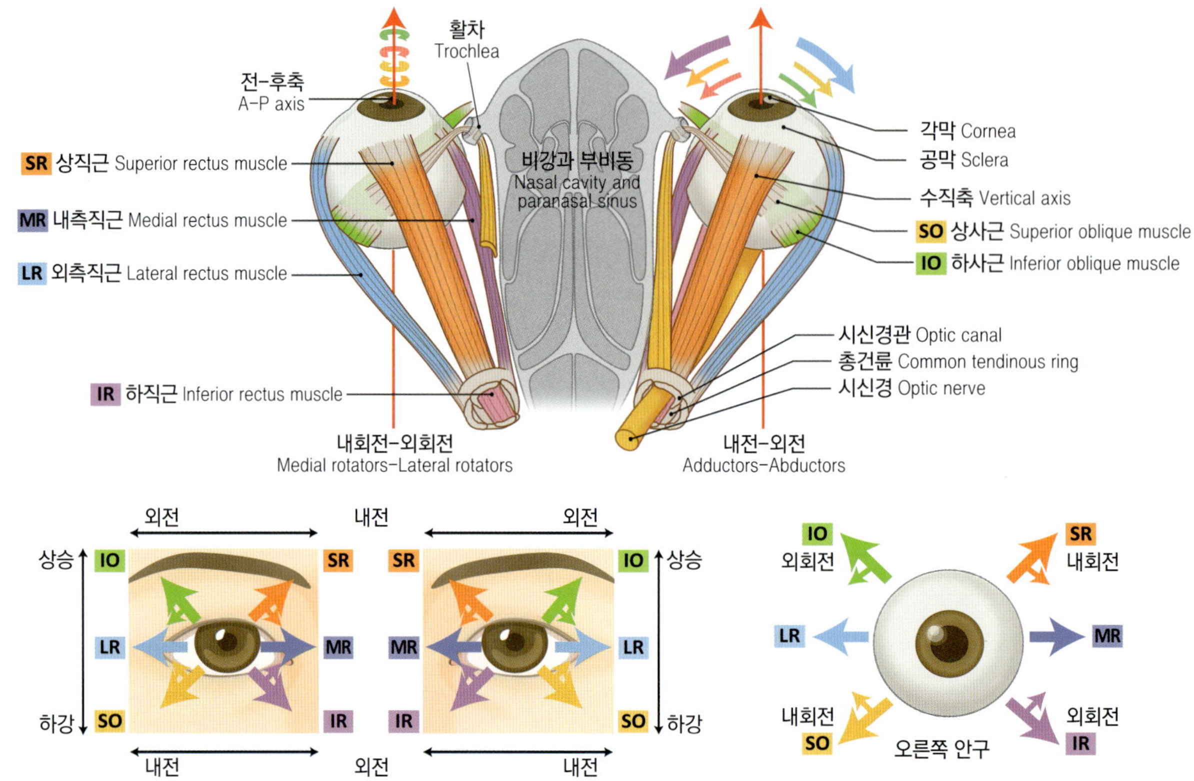

그림 10-9 안구근

안구근육의 종류와 특징

안구근육은 눈을 움직이는 데 관여하는 6종류의 근육으로 상직근(위곧은근, superior rectus muscle), 하직근(아래곧은근, inferior rectus muscle), 내측직근(안쪽곧은근, medeal rectus muscle), 외측직근(가쪽곧은근, lateral rectus muscle), 상사근(위빗근, superior obilique muscle), 하사근(아래빗근, inferior obilique muscle)이 있다.

눈의 움직임은 정중앙선을 중심으로 내전, 외전과 수평선을 중심으로 한 거상(올림, elevation)과 하제(내림, depression)가 있으며 축(axis)을 중심으로 한 외회전(external rotation)과 내회전(internal rotation)이 있다. 상사근은 활차(도르래, trochlea)에 걸려 방향을 바꾸어 주행하며, 하사근은 나머지 근육과 달리 안와 아래바닥에 기시한다. 외측직근과 하사근을 제외한 나머지 안구근육은 동안신경(눈돌림신경, oculomotor nerve)의 지배를 받는다. 상안검을 올리는데 관여하는 상안검거근(위눈꺼풀올림근, levator palpebrae superioris muscle)은 동안신경의 지배를 받는다.

표 10-5 안구근

근육명	기시	정지	작용	지배신경
상직근	총건륜	안구의 상, 내측표면	안구를 위로 당김	동안신경
하직근		안구의 하, 내측표면	안구를 아래로 당김	
내측직근		안구의 내측표면	안구를 모음	
외측직근		안구의 외측표면	안구를 벌림	외전신경
상사근		안구의 상, 내측표면	안구를 아래로 당기고 벌림	활차신경
하사근	안와 아래바닥	안구의 하, 외측표면	안구를 위로 당기고 벌림	동안신경

10.6 혀근육

학습목표 ■ 혀의 외래근과 내재근에 대해 알 수 있다.

혀(tongue)는 감각 기관인 동시에 운동기관이므로 제3의 눈이라고 할 수 있다. 혀를 움직이는 근육은 혀 바깥 뼈에서 일어나 혀에 부착되어 혀를 움직이는 혀의 외래근(extrinsic muscle)과 혀의 실질에서 일어나 혀 자체에 부착되어 혀의 모양을 변화시키는 혀의 내재근(intrinsic muscle)으로 나눌 수 있다.

혀의 외래근. 턱뼈 결합에서 일어나 설골(목뿔뼈, hyoid bone)에 부착하는 이설근(턱끝혀근, genioglossus muscle)은 혀를 아래로 잡아당겨 누르고 혀끝을 내미는 역할을 하며, 설골에서 일어나 혀의 옆면에 부착하여 혀를 뒤로 당기는 역할을 하는 설골설근(목뿔혀근, hyoglossus muscle), 연구개(물렁입천장, soft palate)에서 일어나 혀의 양가쪽 모서리에 부착하여 혀뿌리를 위로 당기는 구개설근(입천장혀근, palatoglossus muscle), 측두골(관자뼈)의 경상돌기(붓돌기, styloid process)에서 일어나 혀의 옆면에 부착하여 혀를 뒤위쪽으로 당기는 경상설근(붓혀근, styloglossue muscle)이 있다.

혀의 내재근. 상종설근(혀위세로근, superior longitudinal muscle of tongue), 하종설근(혀아래세로근, inferior longitudinal muscle of tongue)과 혀를 양쪽으로 나누는 혀중격(혀사이막, lingual septum)에서 일어나 혀를 좁고 길게 만드는 횡설근(혀가로근, lingual transverse muscle), 혀를 넓고 얇게 만드는 수직설근(혀수직근, lingual vertical muscle)이 있다.

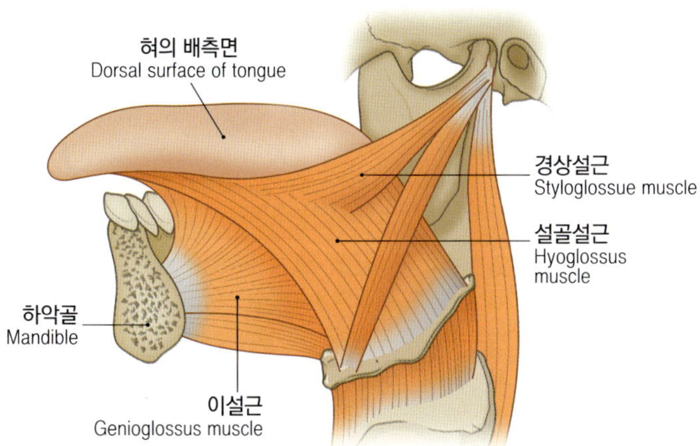

그림 10-10 혀의 외측근육

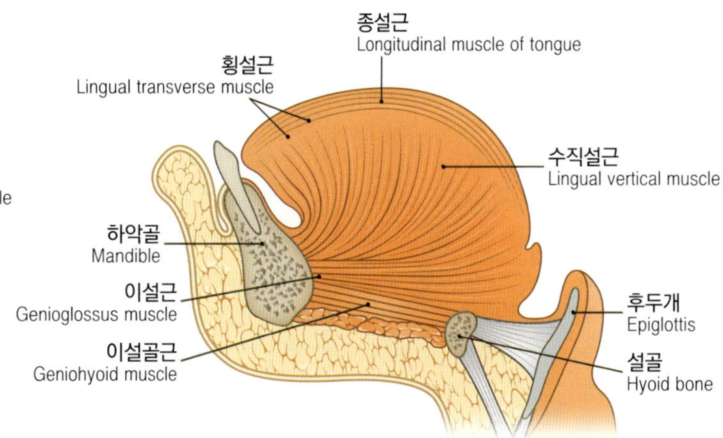

그림 10-11 혀의 자체근육

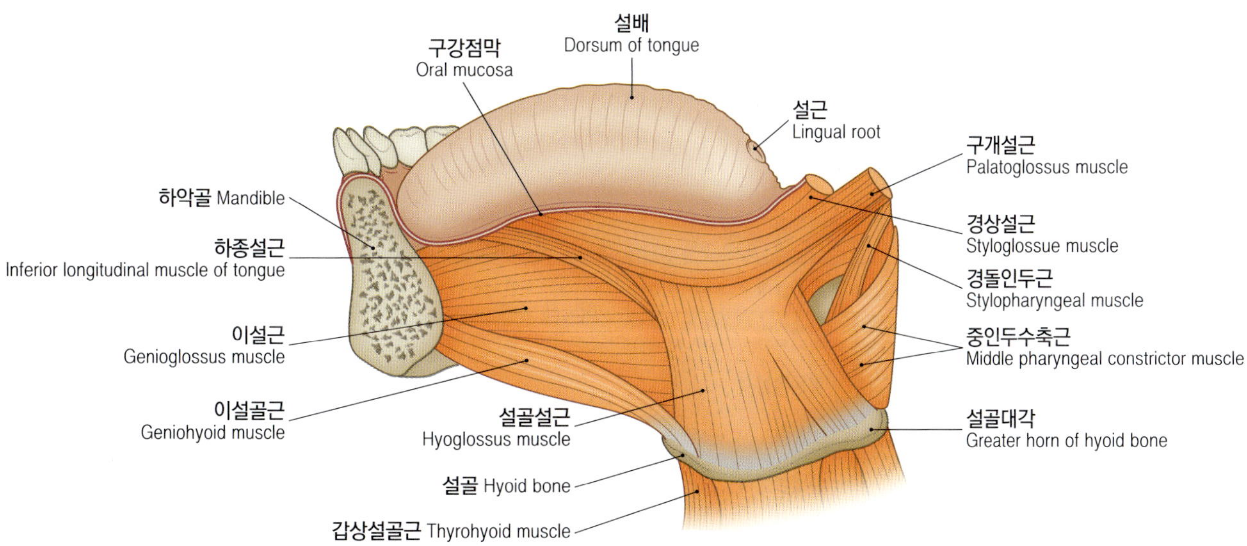

그림 10-12 혀근육

CHAPTER 10.7

경부의 구분과 근막

학습 목표
- 경부를 해부학적으로 구분할 수 있다.

경부의 구분

경부는 크게 전경삼각(앞목삼각, anterior triangle of neck)과 후경삼각(뒤목삼각, posterior triangle of neck)으로 나눌 수 있으며, 그림 10-13, 표 10-6과 같다.

경부의 근막

목의 천근막은 피부와 심근막 사이에서 장기를 분리하는 성긴 결합조직(loose connective tissue)과 지방이 섞여있는 막이다.

심근막은 근육표면을 직접 싸고있어 근육과 장기를 싸거나 연결시키며 근육간의 독립된 운동이 가능하다. 목의 심근막은 천층, 기관전층, 척주전층으로 나눌 수 있으며 천층은 천부근육인 광경근막의 내측, 흉쇄유돌근, 승모근을 둘러싸고 있으며, 기관전층은 후두와 기관, 갑상선 등의 앞을 덮고 있는 근막이다. 척추전층은 목의 깊은 근육인 전추골근과 외측추골근을 싸고 있다(그림 10-14). 장막하근막은 장막과 심근막을 분리시킨다.

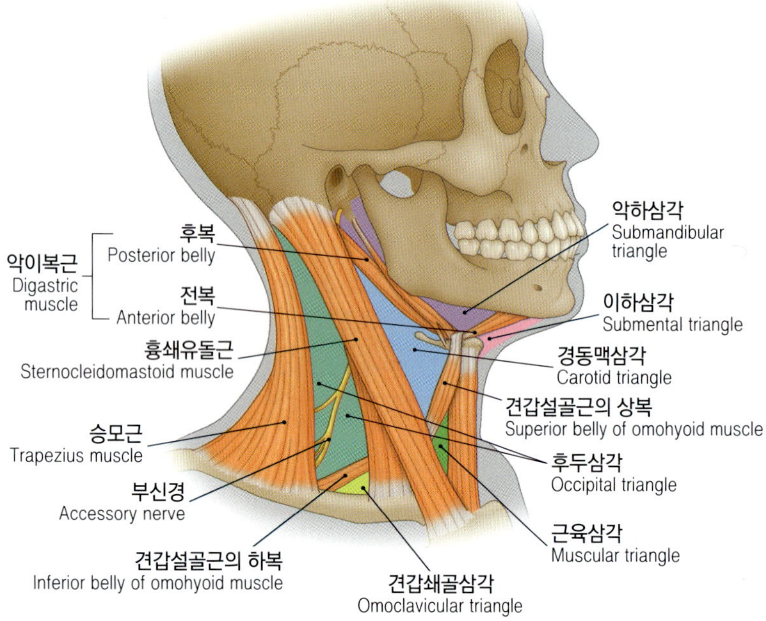

그림 10-13 경삼각

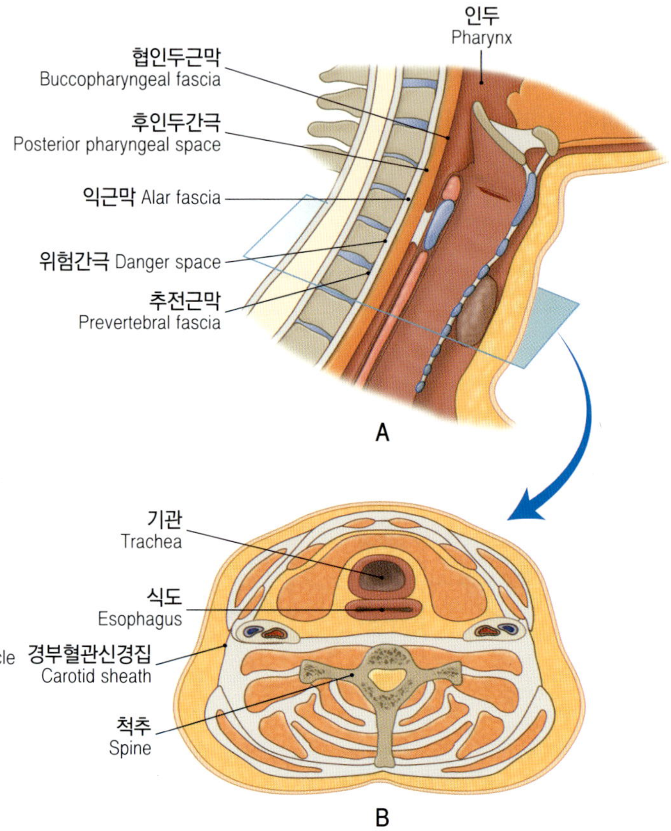

그림 10-14 경부의 근막. A: 외측단면, B: 횡단면

표 10-6 경삼각

구분	경계구조	종류	경계 근육	주요 특징
전경삼각	중앙: 정중선 아래: 하악골 외측: 흉쇄유돌근	악하삼각	이복근	악하선이 있으며 안면동맥이 통과
		이하삼각		-
		경동맥삼각	견갑설골근	경동 · 정맥, 경신경, 미주신경이 통과
		근삼각		-
후경삼각	내측: 흉쇄유돌근 아래: 쇄골 외측: 승모근	쇄골상삼각	견갑설골근	폐첨 부분이 있음
		후두삼각		완신경총, 액와동맥이 통과

CHAPTER 10.8 경부근육

학습목표
- 경부의 근육을 천부에서 심부까지 배열을 알 수 있다.
- 경부 전면 천부근육에 대해 알 수 있다.

경부 전면근육의 천층에서 심층까지의 근육과 기관 배열

천부근	중간부근		기관		심부근		기관
광경근	설골상근	악이복근	기관	식도	전면	경장근	척추
흉쇄유돌근		경돌설골근				두장근	
		악설골근				전두직근	
		이설골근				외측두직근	
	설골하근	흉골설골근			외측	전사각근	
		견갑설골근				중사각근	
		흉골갑상근				후사각근	
		갑상설골근					

경부의 천부근육

천부근은 가장 바깥쪽의 광경근(넓은목근, platysma muscle)은 목의 주름을 형성한다. 광경근 안쪽의 흉쇄유돌근(목빗근, sternocleidomastoid muscle)은 심 흡기 시 목을 고정시키는 역할을 하고 한쪽이 수축하면 목을 회전시키고, 양쪽이 작용하면 목을 굴곡과 신전에 관여한다. 흉쇄유돌근이 선천적으로 한쪽이 짧아진 선천성 사경(선천성기운목, congenital torticollis)이 사시(strabismus)를 유발할 수 있으며, 양쪽이 짧아지면 자라목(turtleneck)이 된다(그림 10-15).

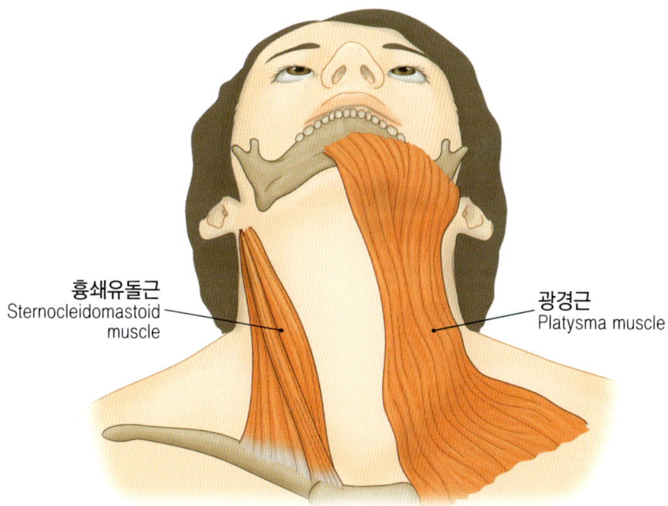

그림 10-15 경부의 천부근

표 10-7 천부 목근

근육명	기시	정지	작용	지배신경
광경근	경부과 흉부의 근막	하악골	목에 주름을 잡고 구각을 하방으로 당겨 슬픈 표정을 만듦	안면신경
흉쇄유돌근	흉골두: 흉골병의 전면 쇄골두: 쇄골의 흉골단	측두골의 유양돌기, 상항선	한 쪽 수축시: 반대쪽 머리회전 양쪽 수축시: 안면을 위로 올림	부신경 경신경

10.8 경부근육

학습 목표 ■ 경부 전면 중간부 근육에 대해 알 수 있다.

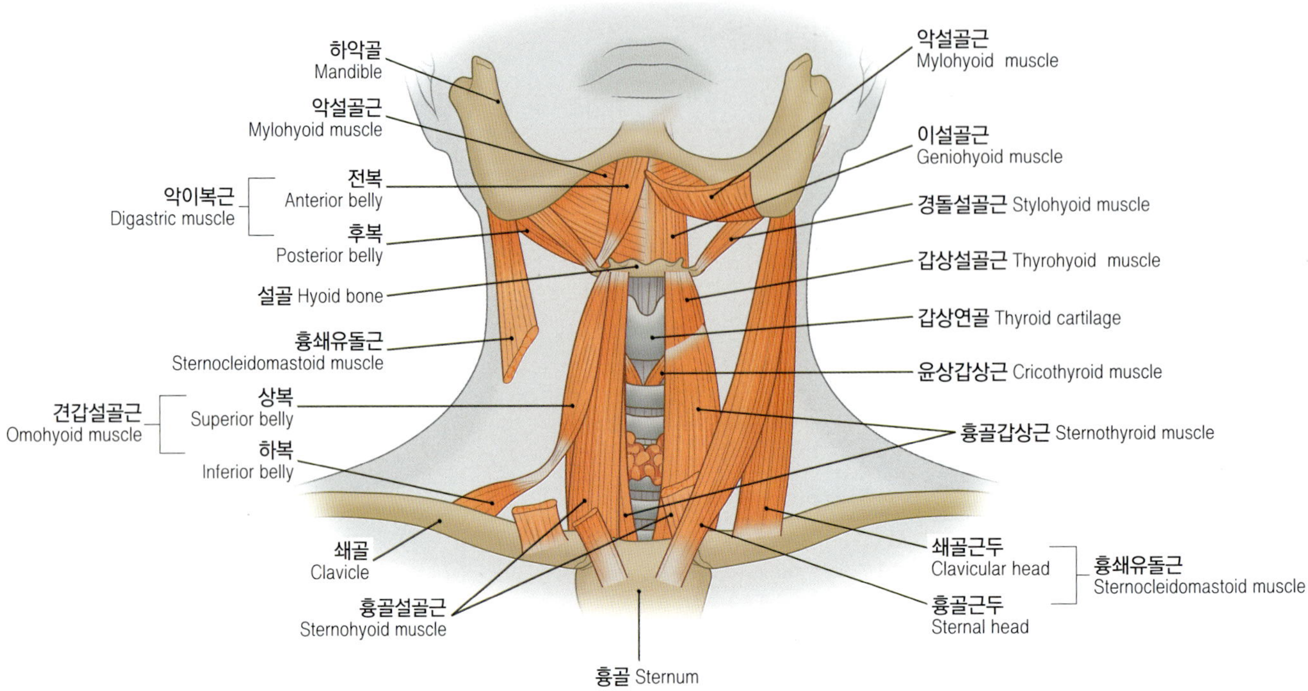

그림 10-16 경부의 전면 중간부 근육

경부의 중간부 근육은 천부근을 제거하면 관찰할 수 있는 근육으로 기관 앞쪽에 위치하며 경추 3번 높이에 해당하는 설골(목뿔뼈, hyoid bone)을 중심으로 설골상근(목뿔위근육, suprahyoid muscle)과 설골하근(목뿔아래근육, infrahyoid muscle)으로 나눌 수 있다. 설골상근은 악이복근(두힘살근, digastric muscle), 악설골근(턱목뿔근, mylohyoid muscle), 이설골근(턱끝목뿔근, geniohyoid muscle), 경돌설골근(붓목뿔근, stylohyoid muscle)이며, 설골하근은 흉골설골근(복장목뿔근, sternohyoid muscle), 견갑설골근(어깨목뿔근, omohyoid muscle), 흉골갑상근(복장방패근, sternothyroid muscle), 갑상설골근(방패목뿔근, thyrohyoid muscle)으로 나눌 수 있다(그림 10-16, 표 10-8). 견갑설골근은 전경삼각 중 경동맥삼각과 근육삼각을 나누는 기준이 되는 근육이다.

표 10-8 설골상근과 설골하근

근육명		기시	정지	작용	지배신경
설골상근	악이복근	전복: 하악골체 내면 후복: 유양돌기 내측	설골	설골과 혀를 위로 당기고 하악골을 밑으로 당김	전복: 하악신경 후복: 안면신경
	악설골근	하악골의 악설골근선		설골과 구강을 위로 당김	안면신경
	이설골근	하악골의 이극		설골을 위로 당기고 혀를 앞으로 당김	하악신경
	경돌설골근	측두골의 경상돌기		설골을 후상방으로 당김	경신경
설골하근	흉골설골근	흉골병의 후면		설골을 밑으로 당김	
	견갑설골근	상복: 중심건 하복: 견갑골상연		설골을 후하방으로 당김	
	흉골갑상근	흉골병의 후면		갑상연골을 밑으로 당김	
	갑상설골근	갑상연골		설골을 밑으로 당김	

10.8 경부근육

학습목표 ■ 경부의 전면 심부근육에 대해 알 수 있다.

경부의 전면 심부근은 전추골근(anterior vertebral muscle)과 외측추골근(lateral vertebral muscle)으로 나눈다(그림 10-17, 표 10-9). 외측추골근은 심호흡 시 늑골을 들어올려 흡기를 도우며, 전사각근과 중사각근 근육 사이로 완신경총(팔신경얼기, brachial plexus)이 팔의 피부와 근육을 지배하기 위해 빠져 나가며, 쇄골하동맥(빗장밑동맥, subclavian artery)이 통과한다.

전추골근은 척추 앞쪽에 짧게 붙은 4종의 근육으로 경장근(목긴근, longus colli muscle), 두장근(긴머리근, longus capitis muscle), 전두직근(앞머리곧은근, rectus capitis anterior muscle), 외측두직근(가쪽머리곧은근, rectus capitis lateralis muscle)으로 나눌 수 있다. 이들은 목과 머리를 굽히고 벌리는데 관여한다.

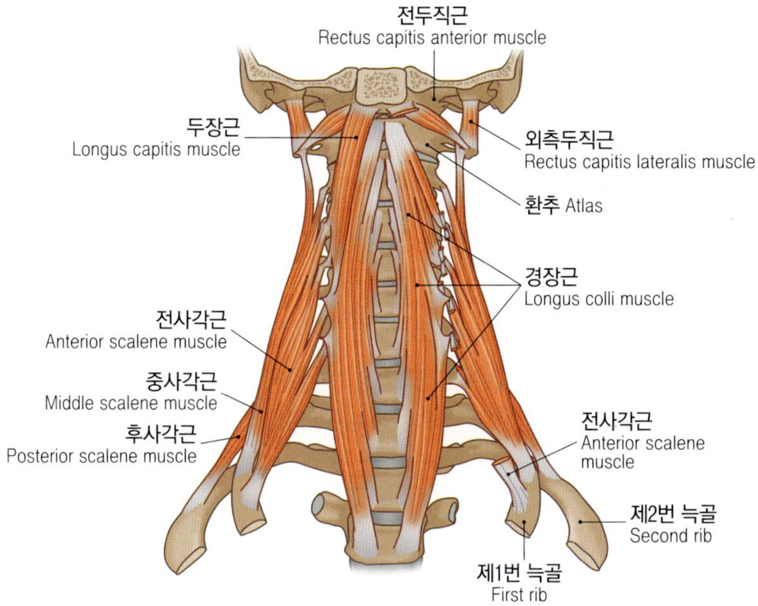

그림 10-17 전추골근

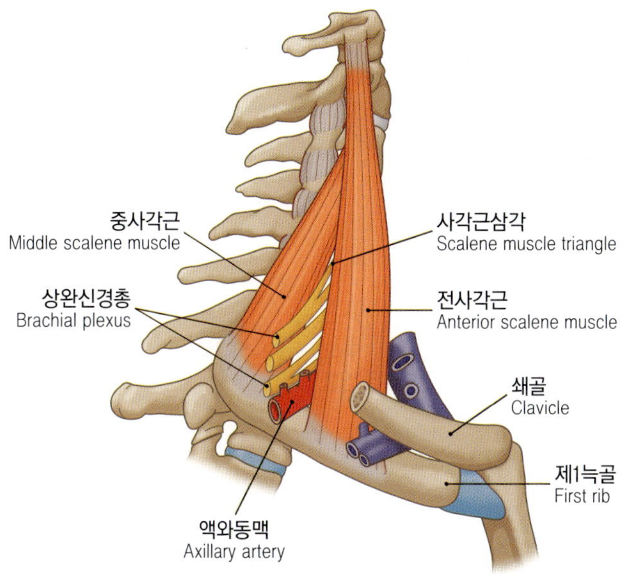

그림 10-18 외측추골근

표 10-9 전추골근

근육명	기시	정지	작용	지배신경
경장근	제1경추~제3흉추체와 횡돌기	제1~4경추체와 제5~6경추의 횡돌기	두부와 경부굴곡	경신경
두장근	제3~6경추의 횡돌기	후두골 저부	두부와 경부굴곡	
전두직근	환추의 외측괴	대공의 전면	두부굴곡	후두하신경
외측두직근	환추의 횡돌기	후두과 외측	두부의 외측굴곡	

표 10-10 외측추골근

근육명	기시	정지	작용	지배신경
전사각근	제3~6경추의 횡돌기	제1늑골	늑골을 위로 당겨 흉강을 넓힘 목의 외측굴곡	경신경
중사각근	모든 경추의 횡돌기			
후사각근	제4~6경추의 횡돌기	제2늑골		

10.8 경부근육

학습목표
- 경부 항부의 천부에서 심부까지의 근육 배열을 알 수 있다.
- 후두하근에 대해 알 수 있다.

경부의 후면근육의 천부에서 심부까지의 근육 배열

경부의 뒤쪽근육의 천부근 몸통부분에서 연장된 크기가 크거나 긴 근육이며, 심부근은 목의 운동과 관련된 근육으로 크기가 작거나 짧은 근육으로 되어 있다. 경부와 뒤쪽과 관련된 근육을 깊이에 따라 분류하였다(표 10-11).

후두하근

후두하근(뒤통수밑근육, suboccipital muscle)은 상두사근(위머리빗근, obliquus capitis superior muscle), 소후두직근(작은뒤머리곧은근, rectus capitis posterior minor muscle), 대후두직근(큰머리곧은근, rectus capitis posterior major muscle), 하두사근(아래머리빗근, obliquus capitis inferior muscle)이 있다. 대후두직근과 하두사근, 상두사근이 이루는 삼각을 후두하삼각(뒤통수밑삼각, suboccipital triangle)이라 하고 척추동맥과 후두하신경이 있다(그림 10-19).

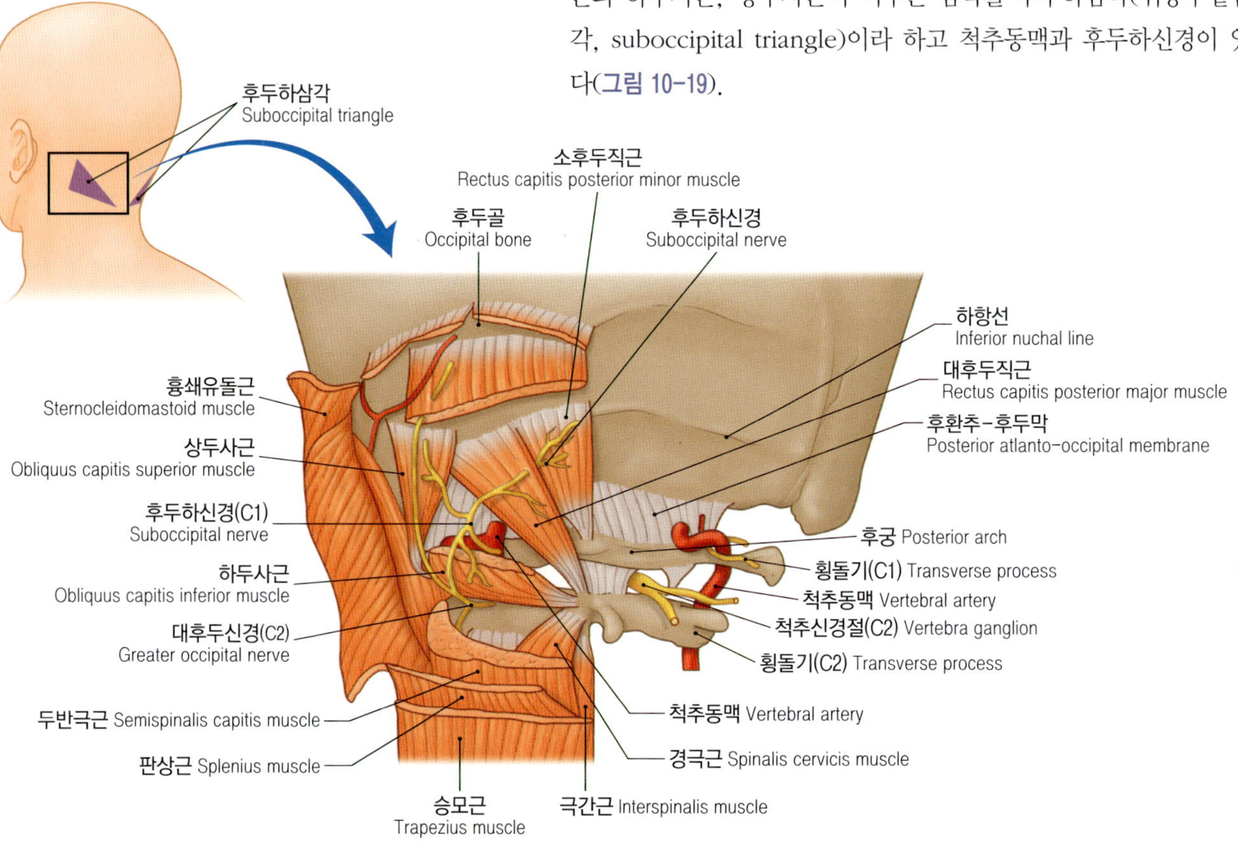

그림 10-19 후두하근

표 10-11 경부의 후면근의 천부에서 심부까지의 근육배열과 후두하근

천부	중간부	심부		기시	정지	작용	신경지배
승모근	판상근 (두 · 경)	두반극근					
		후두하근	상두사근	제1경추의 횡돌기	후두골의 하항선	머리신전, 외측굴곡	후두하신경
			소후두직근	제1경추의 후궁		머리신전	
	견갑거근		대후두직근	제2경추의 극돌기		머리신전, 회전	
			하두사근	제2경추의 극돌기	제1경추의 횡돌기	머리를 회전	

10.9 인두근육

학습목표 ■ 인두의 근육에 대해 알 수 있다.

인두의 근육(muscle of pharynx)은 안쪽의 인두를 수축시켜 조이는 3개의 인두수축근(pharyngeal constrictor muscle)과 바깥쪽의 인두를 위로 잡아당겨 올리는 3개의 거근(올림근, levator muscle) 등 모두 6개의 근육으로 되어 있다.

인두수축근에는 접형골(나비뼈)의 익상돌기(날개돌기) 부근의 머리뼈 바닥에서 일어나는 상인두수축근(위인두수축근, superior pharyngeal constrictor muscle)과 설골에서 일어나는 중인두수축근(중간인두수축근, middle pharyngeal constrictor muscle)과 갑상연골과 윤상연골에서 일어나는 하인두수축근(아래인두수축근, inferior pharyngeal constrictor muscle)이 있다. 하인두수축근이 가장 강하며, 중인두수축근은 상 · 하인두수축근과 겹쳐 있다.

거근에는 경돌인두근(붓인두근, stylopharyngeal muscle)과 이관인두근(귀관인두근, salpingopharyngeus muscle)과 구개인두근(입천장인두근, palatopharyngeus muscle)이 있다.

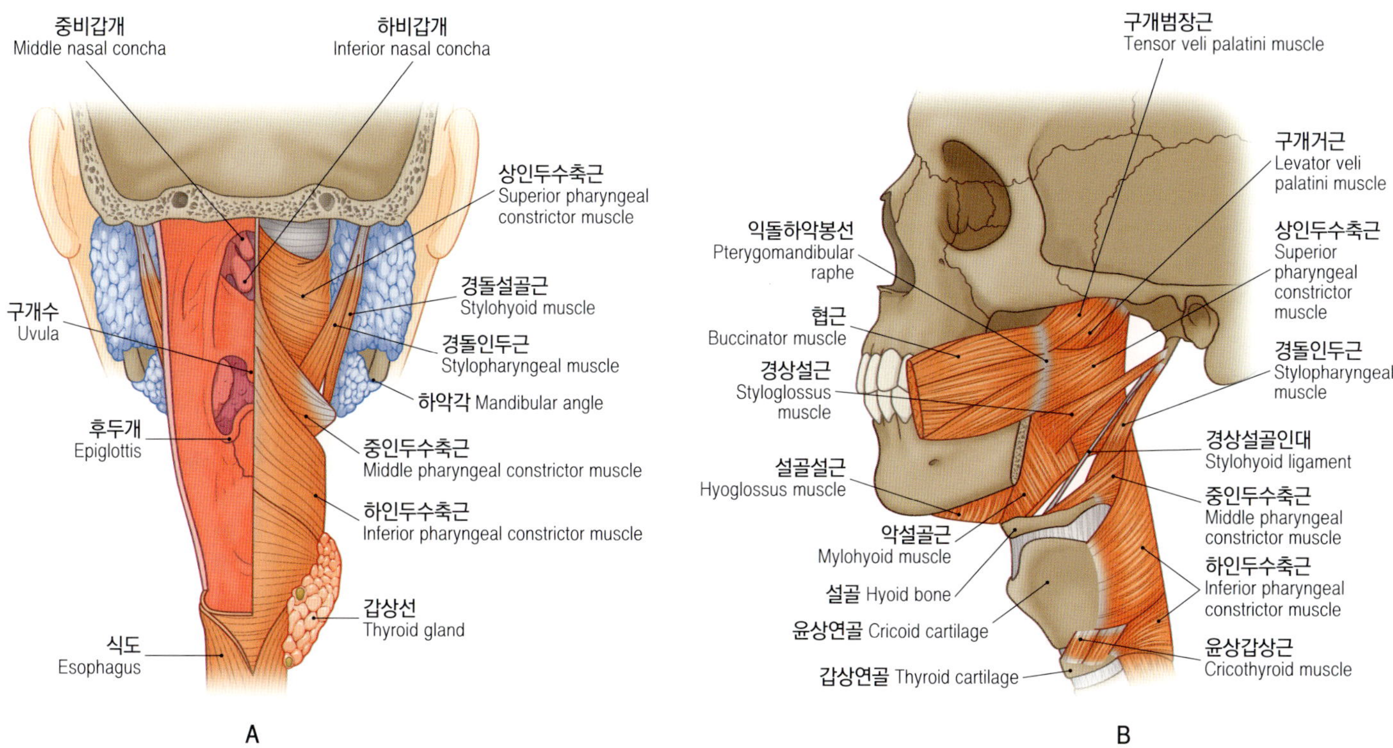

그림 10-20 인두근. A: 후면, B: 외측면

표 10-12 인두근

근육명	기시	정지	작용	지배신경
상인두수축근	접형골의 익상돌기, 하악골	인두봉선	삼킬 때 인두의 상부를 수축시킴	미주신경
중인두수축근	설골의 대각과 소각	인두봉선	삼킬 때 인두의 하부를 수축시킴	
하인두수축근	갑상연골, 윤상연골	인두봉선	삼킬 때 인두의 하부를 수축시킴	
경돌인두근	측두골의 경상돌기	갑상연골	인두와 후두를 위로 올림	설인신경
이관인두근	이관	구개인두근	인두를 위로 올림	미주신경
구개인두근	연구개	인두, 갑상연골	인두를 위로 올리고, 연구개를 아래로 끌어내림	

후두근육

학습목표
- 후두의 근육에 대해 알 수 있다.

후두의 근육(muscle of larynx)은 짧은 후두내부 근육과 후두외부의 근육으로 나눌 수 있다. 후두 외부의 근육은 설골상근(목뿔위근육, suprahyoid muscle), 설골하근(목뿔아래근육, infrahyoid muscle)과 이들 보다 좀 더 깊이 있는 전척추근(앞척추근, anterior vertebral muscle)이 있다. 후두 외부근육은 앞에서 설명하였으므로 여기에서는 후두 내부근육에 대해 설명하기로 한다.

후두근육은 후두의 연골을 움직여 발성에 관여하며, 앞쪽의 후두연골인 갑상연골(방패연골), 윤상연골(반지연골)이 있고, 뒤쪽으로 피열연골(모뿔연골), 설상연골(쐐기연골) 등이 있어 이들을 짧게 연결하는 근육들로 구성되어 있으며, 이들은 성대주름을 긴장시키거나 벌리며, 모으는 역할을 한다. 후두근육은 윤상갑상근(반지방패근, cricothyroid muscle), 후윤상피열근(뒤반지모뿔근, posterior cricoarytenoid muscle), 외측윤상피열근(가쪽반지모뿔근, lateral cricoarytenoid muscle), 횡피열근(가로모뿔근, transverse arytenoid muscle), 사피열근(빗모뿔근, oblique arytenoid muscle), 갑상피열근(방패모뿔근, thyroarytenoid muscle), 성대근(vocalis muscle)이 있다.

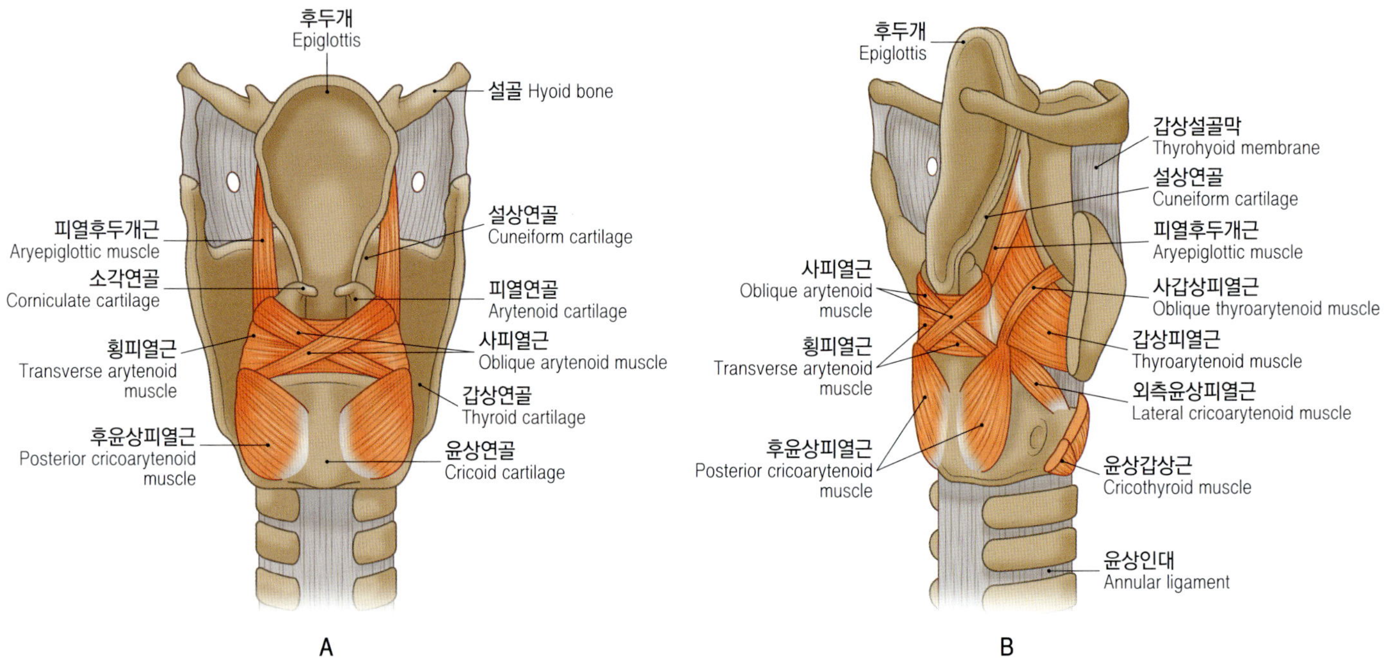

그림 10-21 후두근. A: 후면, B: 외측면

표 10-13 후두근

근육명	기시	정지	작용	지배신경
윤상갑상근	윤상연골	갑상연골	성대주름을 팽팽하게 함	상후두신경
후윤상피열근	윤상연골	피열연골	성대주름을 벌림	반회신경
외측윤상피열근	윤상연골궁	피열연골	성대주름을 모음	
횡피열근	피열연골	반대측 피열연골	성대주름을 모음	
사피열근	피열연골	반대측 피열연골	성대주름을 모음	
갑상피열근	갑상연골	피열연골	성대주름을 모음	
성대근	갑상피열근	성대인대	성대주름을 팽팽하게 함	

연관내용
ASSOCIATED CONTENT

골격근육 수축기전

근수축기전의 단계

신경근접합부(neuro–muscular junction)의 신경전달물질에 의한 활동전압 전달

① 축삭을 통해 종말단추까지 전달된 활동전압은 Ca^{2+} 이온을 신경막 안쪽으로 끌어온다.

② Ca^{2+} 이온은 소포에 싸여있는 신경전달물질인 아세틸콜린(Ach)을 간극으로 밀어낸다.

③ 아세틸콜린은 근세포막의 수용체(receptor)와 결합하여 Na^{+} 이온통로를 열어 활동전압을 발생시킨다.

④ 근세포의 막으로 활동전압이 흘러간다.

근세포의 활동전압과 Ca^{2+} 이온의 역할

⑤ 근세막의 활동전압은 T–세관을 타고 흘러간다.

⑥ T–세관의 활동전압은 외측낭(가쪽주머니)에 있던 Ca^{2+} 이온을 외측낭으로부터 유리한다.

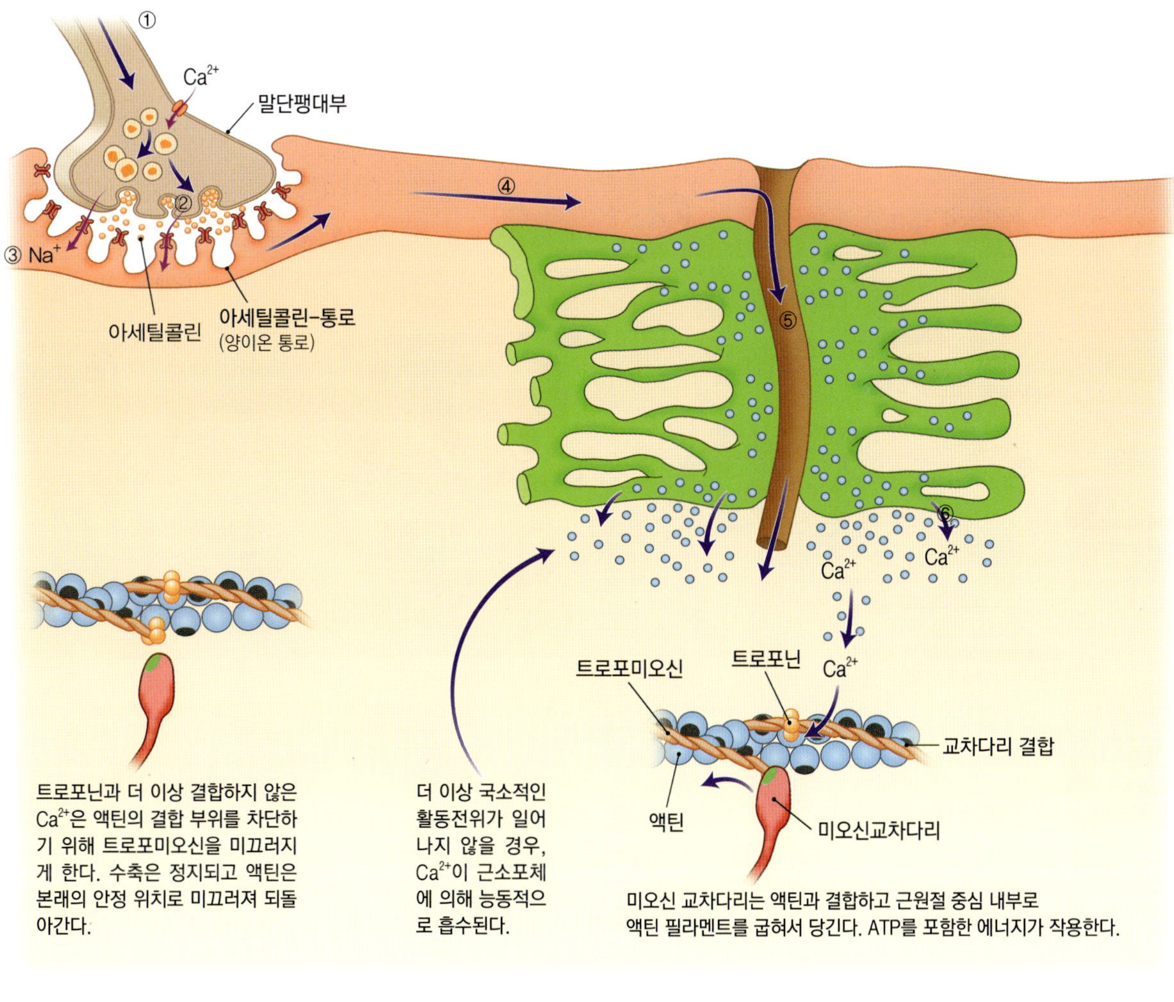

그림 10–22 근수축의 단계

근수축성 단백질과 근수축과 이완

⑦ 유리된 Ca^{2+} 이온은 액틴필라멘트의 트로포닌복합체 중 트로포닌-C와 결합하면 액틴의 활성면(active site)을 막고 있던 트로포미오신을 물리적으로 이동시키고 노출된 액틴의 활성면에 미오신이 액틴과 결합한다(결합).

⑧ ADP가 떨어져 나가고, 인산기(P_i)가 떨어져 나가는 과정에서 에너지를 발생시켜 미오신 머리가 꺾여 수축을 일으킨다(당김: 파워스트로크).-수축이 일어난 후 Ca^{2+} 이온은 ATP를 사용하여 외측낭으로 돌아간다. 사후강직은 Ca^{2+} 이온이 외측낭으로 돌아가지 못하여 계속 트로포닌에 머물러 있기 때문에 발생한다.

⑨ 꺾인 미오신 머리에 새로운 ATP가 붙으면 미오신이 꺾인 채로 액틴과 떨어진다(해리).

⑩ ATP가 ADP와 인산기(P_i)로 분해되면서 미오신 머리가 제자리로 돌아온다(에너지화).

근수축성 단백질의 작용을 100미터 달리기의 구령에 비유하면

① "준비"- 새로운 ATP가 미오신 머리에 붙어 미오신이 꺾인 채로 액틴과 떨어진 상태(해리)

② "제자리에"-ATP가 ADP와 인산기로 분해되면서 미오신 머리가 제자리에 돌아온 상태(에너지화)

③ "차렷"- Ca^{2+}이온이 트로포닌에 붙어 액틴과 미오신이 결합한 상태(결합)

④ "땅"- ADP와 인산기가 차례로 떨어져 나가면서 에너지를 사용하여 미오신이 액틴을 잡아당겨 수축이 일어나는 상태 (당김: 파워스트로크)

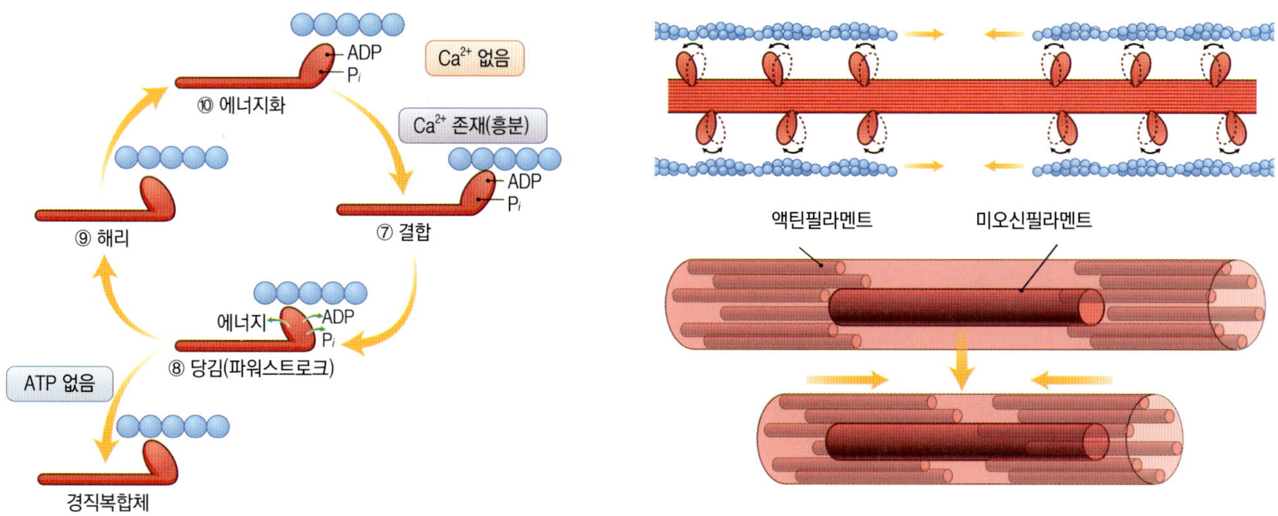

그림 10-23 근필라멘트의 수축과 이완의 순환도식

꼭 알아두기

TO KNOW ON TO

- 골격근, 심장근, 내장근의 분류와 특징 알아두기
- 골격근의 미세구조와 부속기관의 특징 알아두기
- 전신근육의 명칭 알아두기
- 표정근과 저작근의 명칭 알아두기
- 안구근과 안구의 움직임 알아두기
- 경삼각의 종류와 특징 알아두기
- 경부근의 천부에서 심부까지의 근육 명칭과 각각의 특징 알아두기
- 근수축기전에 대해 알아두기

요약정리

SUMMING-UP

- 골격근은 횡문근이며, 수의근으로, 다핵이며, 삼조체[T세관(1개) + 외측낭(2개)]로 되어 있고, 수축이 빠르며, 강직이 유발될 수 있고, 쉽게 피로하다.
- 심장근은 횡문근이며, 불수의근으로, 이조체[T세관(1개) + 외측낭(1개)]로 되어 있고, 수축이 약간 느리고 강직이 유발되지 않고 쉽게 피로하지 않는다.
- 내장근은 평활근이며, 불수의근으로 수축이 가장 느리고 강직이 유발될 수 있고, 쉽게 피로하지 않는다.
- 골격근의 미세구조 중 수축성 단백질은 가는 근세사인 액틴, 트로포닌, 트로포미오신과 굵은 근세사인 미오신이 있다.
- 골격근의 부속기관으로 근막, 활액낭, 건과 건초, 활차, 종자골 등이 있으며 근막은 천근막, 심근막, 장막하근막으로 나눌 수 있다.
- 안면근은 표정근과 씹기근으로 나눌 수 있다. 표정근은 입주위근과 눈주위근으로 나눌 수 있다. 대관골근은 웃는 표정을 짓는 작용을 하고, 소근은 보조개를 만들며, 협근은 입안의 압력을 유지하는 근육의 역할을 한다. 또한 구륜근은 입술을 오므리며, 안륜근은 눈을 꼭 감을 때 작용한다.
- 저작근은 가장 강한 교근이 있으며, 측두근, 내 · 외측익돌근이 있다.
- 6종류의 안구근은 상 · 하직근, 상 · 하사근, 내 · 외측직근이 있다. 상사근과 외측직근을 제외한 나머지 근육은 동안신경지배를 받는다. 상사근은 안구를 아래로 당기고 벌리는 작용을, 하사근은 안구를 위로 당기고 벌리는 작용을 한다.
- 경삼각은 정중선, 하악골, 흉쇄유돌근을 기준으로 한 전경삼각과 흉쇄유돌근, 쇄골, 승모근을 기준으로 한 후경삼각으로 나눌 수 있다.
- 전경삼각은 악하삼각과 이하삼각이 있고, 견갑설골근을 기준으로 경동맥삼각과 근육삼각으로 나눌 수 있다. 경동맥삼각에는 경동맥, 경정맥, 경신경, 미주신경이 지나간다.
- 경부의 전면 근육 중 가장 천부근육은 광경근과 흉쇄유돌근이다. 광경근은 목주름과 관계있고 안면신경의 지배를 받으며, 흉쇄유돌근은 한쪽 수축 시 반대쪽으로 머리를 회전하고 양쪽 수축 시 안면을 위로 들어올리는 작용을 하며, 뇌신경(부신경)과 척수신경(경신경)의 지배를 동시에 받는 근육이다.
- 경부의 전면 중간부 근육은 설골을 중심으로 4종의 설골상근과 4종의 설골하근으로 구분된다.
- 경부의 전면 심부근육은 전추골근과 외측추골근으로 나뉜다. 외측추골근은 전 · 중 · 후사각근으로 사각근 사이로 쇄골하동맥과 완신경총이 빠져나오며 늑골을 위로 올려 흡기에 관여하고 목의 외측굴곡 작용을 한다.
- 경부의 후면 심부근육은 4종의 후두하근으로 후두부와 환추 및 축추의 움직임에 관여한다.
- 골격근의 수축기전은 신경근 말단의 종말단추로 활동전압이 전달 → 칼슘이온이 이온통로를 통해 들어옴 → 칼슘이온은 소포에 싸여 있는 신경전달물질인 아세틸콜린을 신경근접합부의 간격으로 밀어냄 → 아세틸콜린 수용체에 아세틸콜린이 결합 → 나트륨이온 통로가 열리고 활동전압이 근세포막으로 흘러 들어감 → T-세관을 타고 들어감 → 근형질세망의 외측낭에 저장되어 있던 칼슘이온이 트로포닌 C와 결합 → 트로포미오신이 걷어져 액틴의 활성부위 노출 → 미오신 머리가 접촉하여 액틴을 당김(수축) → 칼슘은 ATP를 사용하여 외측낭으로 돌아가고 미오신 머리에 새로운 ATP가 붙으며 액틴과 미오신이 떨어짐 → ATP가 에너지화되면서 미오신 머리가 제자리로 돌아온다.

관련 질환과 중재

RELATED DISEASE & INTERVENTION

선천성 사경

신생아의 1~2% 정도에서 발견되는 선천성 사경(congenital torticollis)은 뚜렷한 원인이 없이 한쪽 목의 흉쇄유돌근이 경직되어 짧아짐으로 목이 기울어지고 한쪽으로 돌아가는 증상이 출생 후 10일~3주 사이에 나타나며, 초기에 교정하지 않으면 안면비대칭과 심해지면 사시(strabismus)가 발생할 수 있다(그림 10-24). 진단은 선천성 기형과 감별하기 위해 X-ray를 촬영해야 한다.

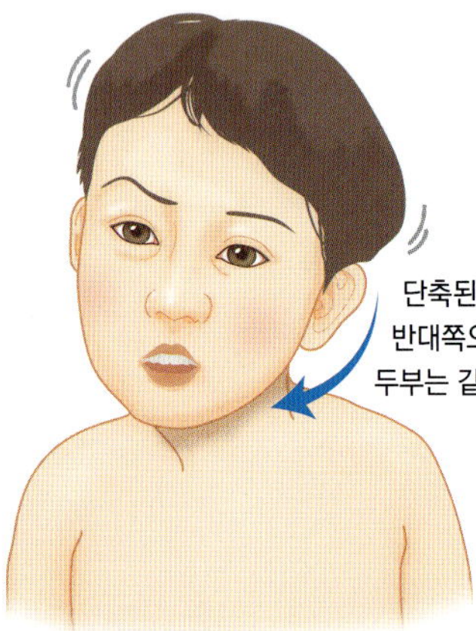

그림 10-24 선천성 근성사경(좌측)

치료는 대부분의 경우 90%가 자연 치유되나 목의 스트레칭 운동과 보조기 등의 재활치료를 요한다. 너무 과한 스트레칭을 하게 되면 아이가 치료를 회피하려고 하기 때문에 치료가 더 어려울 수 있으며, 근섬유화를 일으킬 수도 있으니 주의해야 한다. 이러한 노력에도 1년이 넘도록 교정되지 않으면 4.5세 이전에 흉쇄유돌근을 늘이는 수술적 치료방법을 고려해야 한다.

흉곽출구증후군

흉곽출구증후군(thoracic outlet syndrome, TOS)은 상완신경총이나 쇄골하동맥과 정맥이 목이나 흉곽에서 팔로 가기 위해 해부학적으로 복잡한 구조를 거쳐 빠져 나오는 과정에서 신경과 혈관포착(눌림 현상) 때문에 가슴, 목, 어깨에 상지에 저림 증상이나 부종이 발생하는 증후군을 말한다(그림 10-25). 이러한 원인은 해부학적 구조로 볼 때 크게 4가지로 구분된다. 첫째, 경늑증후군(cervical rib syndrome), 둘째, 늑쇄증후군(costoclavicular syndrome), 셋째, 사각근증후군(scalenus syndrome), 넷째, 소흉근증후군(pectoralis syndrome)이 있다. 이러한 신경과 혈관포착은 나이가 들면서 생기는 구부정한 자세 이외에도 최근에는 스마트폰의 사용 증가에 따른 자세 변화로 인한 흉곽출구의 문제를 일으킬 수 있다. 이학적 검사 방법으로 애드손 검사(Adson's test)가 있다.

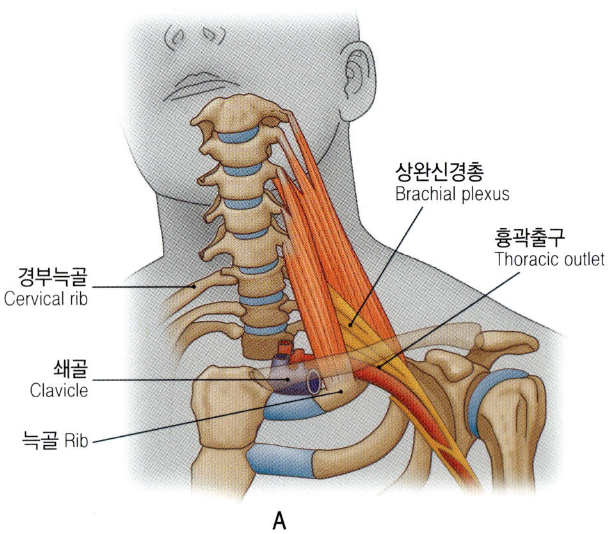

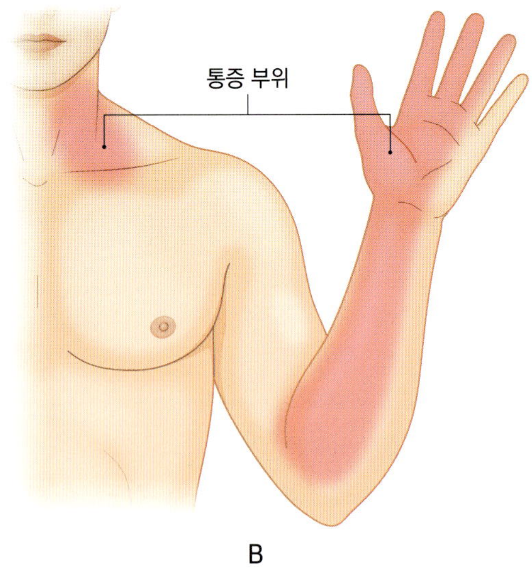

그림 10-25 흉곽출구증후군. A: 흉곽출구, B: 관련통 부위

학습목표에 대한 자기진단
SELF-DIAGNOSIS OF THE LEARNING OBJECTIVE

번호	학습목표	자기성취도(점)				
		90%(5)	70%(4)	50%(3)	30%(2)	10%(1)
1	근육계통의 특징에 대해 알 수 있다.					
2	골격근의 구성과 피복에 대해 알 수 있다.					
3	골격근의 부속기관에 대해 알 수 있다.					
4	골격근의 미세구조에 대해 알 수 있다.					
5	골격근의 형태에 대해 알 수 있다.					
6	표정근에 대해 알 수 있다.					
7	저작근에 대해 알 수 있다.					
8	안구근에 대해 알 수 있다.					
9	경부 전면 천부근 및 중간부 근육에 대해 알 수 있다.					
10	경부의 전면 심부근육에 대해 알 수 있다.					
11	경부의 후면(항부) 근육을 천부근육에서 심부근육까지 알 수 있다.					
12	후두하근에 대해 알 수 있다.					
계						
단원 합계		점				

주요용어 점검
CHECKING OF MEDICAL TERMS

골격근 skeletal muscle
심장근 cardiac muscle
내장근 visceral muscle
횡문근 striation muscle
평활근 smooth muscle
건막 aponeurosis
근막 fascia
활액낭 synovial bursa
건초 tendon sheath
근원섬유 myofibril
이두근 biceps muscle
사두근 quadriceps muscle
사각근 scalene muscle
구륜근 orbicularis oris muscle
협근 buccinator muscle
대 · 소관골근 zygomaticus major · minor muscle
저작근 masticatory muscle
교근 masseter muscle
광경근 platysma muscle
흉쇄유돌근 sternocleidomastoid muscle
설골상근 suprahyoid muscle
설골하근 infrahyoid muscle
후두하근 suboccipital muscle

테스트

TEST

■ 다음은 근육 전반에 대한 그림이다. 빈 칸에 알맞은 명칭을 쓰시오.

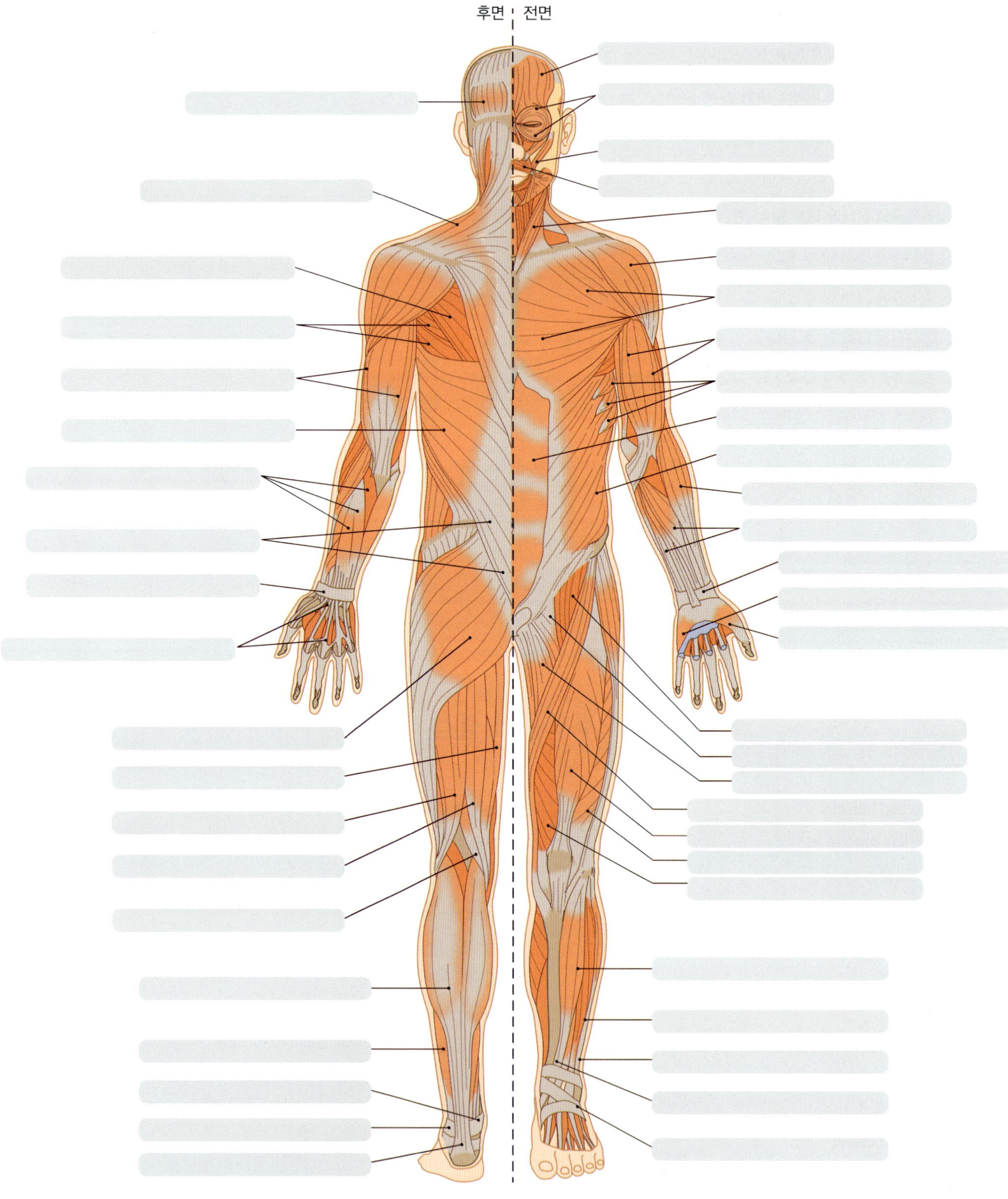

10.11 흉부근육

학습목표 ■ 흉부의 전체 근육배열과 천부근육에 대해 알 수 있다.

흉부의 천부에서 심부까지의 근육배열

천부근		심부근		기관
전면	대흉근	전면	외늑간근	심장, 폐
	소흉근		내늑간근	
	쇄골하근		최내늑간근	
외측	전거근		늑하근	
			늑골거근	
		후면	흉횡근	

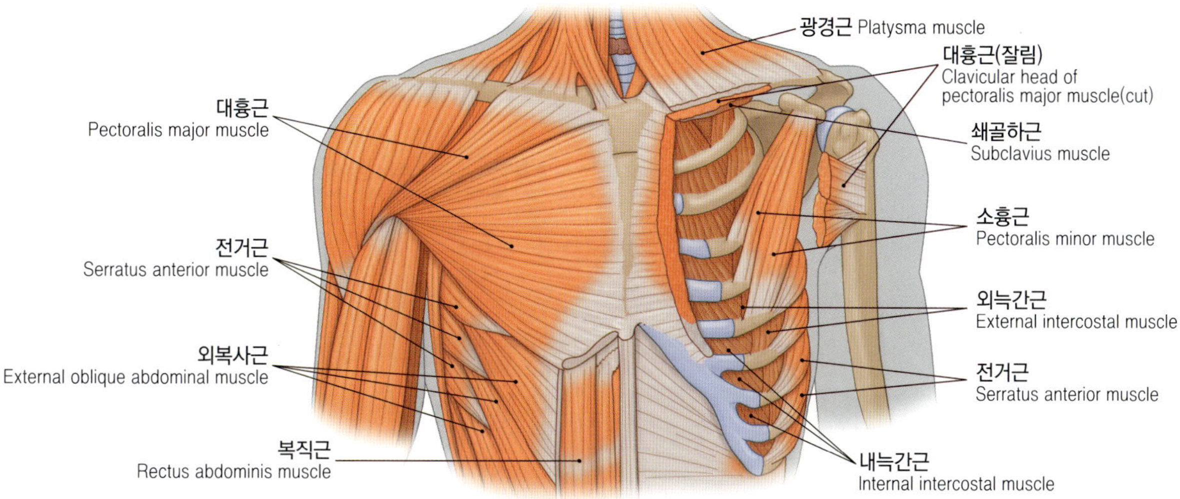

그림 10-26 흉부근육

흉부의 천부근

흉부의 천부근(superficial muscle)의 앞쪽에는 유방이 놓여 있는 대흉근(큰가슴근, pectoralis major muscle)과 그 속에 완신경총과 쇄골하동맥이 정지부쪽 밑으로 지나가는 소흉근(작은가슴근, pectoralis minor muscle), 쇄골하근(빗장밑근, subclavius muscle)이 있고, 전외측으로 전거근(앞톱니근, serratus anterior muscle)이 있다. 톱니모양의 전거근은 견갑골을 체벽에 붙게 하는 상지대의 안정근(stabilization muscle)이며, 전거근이 약하면 견갑골이 체벽에서 뜨게되는 익상견갑(winged scapula)이 된다. 늑골을 들어 올려 흉강을 넓히는 흡기근(inspiratory muscle)으로 작용한다.(그림 10-26, 표 10-14).

표 10-14 흉부의 천부근

근육명	기시	정지	작용	지배신경
대흉근	쇄골 안쪽 1/2 흉골 외측면과 제1~6늑연골 외복사근건막	상완의 대결절능선	상완의 내전과 내측회전 흉골과 늑골을 위로 당김	내 · 외측흉신경
소흉근	제3~5늑골 외측	견갑골 오훼돌기	견갑골을 전하방으로 당김	내측흉신경
쇄골하근	제1늑골 상면	쇄골의 내측 1/3	쇄골을 하방으로 당김	쇄골하신경
전거근	제1~9늑골 외측	견갑골 내측연	견갑골을 전방으로 당겨 체벽에 붙이고 회전시킴	장흉신경

10.11 흉부근육

학습목표 ■ 흉부의 심부근육에 대해 알 수 있다.

흉부의 심부근육

흉부의 심부근육은 늑골에 기시, 정지하는 근육으로 호흡작용근육이다. 가장 바깥쪽의 외늑간근(바깥갈비사이근, external intercostal muscle)은 늑골을 올려 흉강을 넓히는 흡기근(들숨근육, inspiratory muscle)이며, 그 속의 내늑간근(속갈비사이근, internal intercostal)은 호기근(날숨근육, expiratory muscle)이다(그림 10-27). 그 속에 최내늑간근(맨속갈비사이근, innermost intercostal muscle)이 있어 흡기를 보조하고 있으며, 늑하근(갈비밑근, subcostal muscle)이 있고, 흉횡근(가슴가로근, transversus thoracis muscle)은 흉부 안쪽에서 관찰되는 근육으로 호기근이며, 늑골거근(갈비올림근, levatores costarum muscle)은 늑골을 올리는 흡기근으로 작용한다(그림 10-28, 표 10-15).

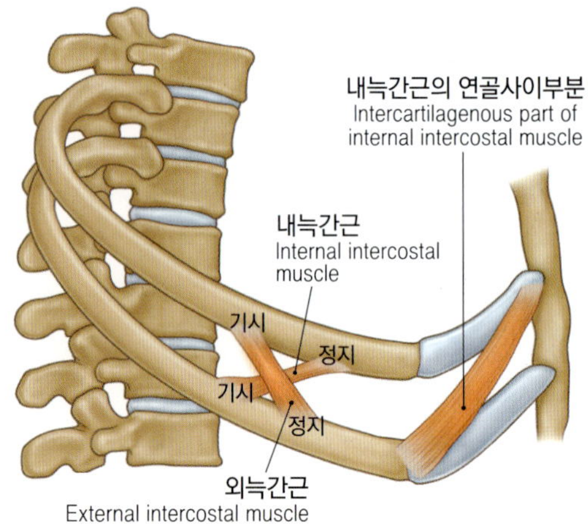

그림 10-27 외늑간근과 내늑간근

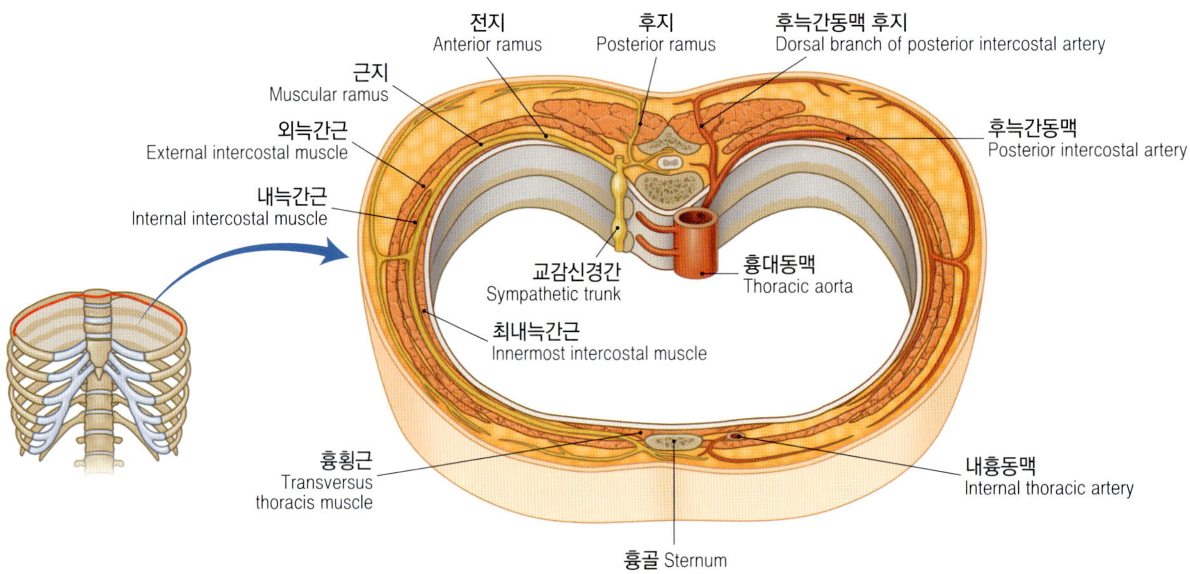

그림 10-28 흉부(횡단면)

표 10-15 심흉근

근육명	기시	정지	작용	지배신경
외늑간근	제1~11늑골 하연	하늑골 상연	늑골을 위로 당겨 흉강 넓힘	늑간신경
내늑간근	각 늑골 상연	상늑골 하연	늑골을 아래로 당겨 흉강 좁힘	
최내늑간근	제1~11늑골 상연	상늑골 하연	흡기 보조함	
늑하근	각 늑골각 상연, 내면	2~3개 하늑골의 내면	늑간극을 좁힘	
흉횡근	흉골체 아래, 검상돌기	제2~6늑연골	늑연골을 아래로 당겨 흉강 좁힘	
늑골거근	제7경추~제1흉추의 횡돌기	하늑골	늑연골을 위로 당겨 흉강 넓힘	척수신경 후지

횡격막

학습목표 ■ 횡격막에 대해 알 수 있다.

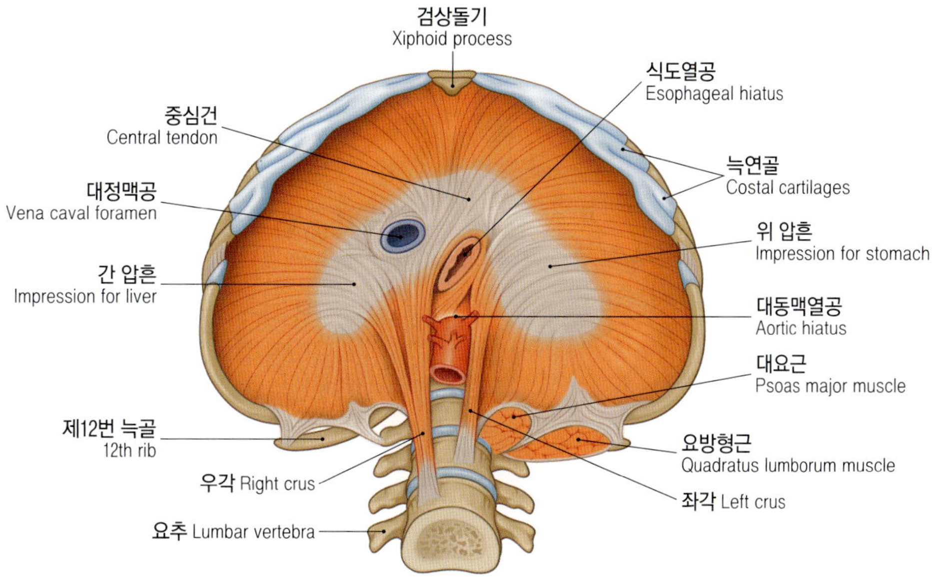

그림 10-29 횡격막(하면)

표 10-16 횡격막

근육명	기시	정지	작용	지배신경
횡격막	요추부분: 제1~4요추 전면 좌 · 우 띠 늑골부분: 제7~9늑골, 제11~12늑골 내면 흉골부분: 검상돌기 내면	중심건	흡기: 수축 호기: 이완	횡격신경(C3~C5)

횡격막의 특징

횡격막(가로막, diaphragm)은 흉부와 복부를 구분 짓는 돔(dome) 형태의 골격근이다. 3곳에 기시부가 있고 중심건(중심널힘줄, central tendon)에 정지한다. 횡격막의 수축은 흉강을 넓혀 흡식운동이 일어나며, 반대로 이완은 호식운동을 일으킨다. 횡격막은 둥근 지붕 모양으로 흉부와 복부 사이에 걸쳐 있기 때문에 각각 다른 높이에 구멍이 뚫려 있어 신경과 혈관 등이 위, 아래와 교통한다(그림 10-30, 표 10-17).

표 10-17 횡격막에 뚫린 구멍과 통과구조물

통과높이	명칭	통과구조물
흉추 8번	대정맥공	하대정맥, 우횡격신경
흉추 10번	식도열공	식도, 미주신경
흉추 12번	대동맥공	하행대동맥, 흉관, 기정맥, 교감신경총

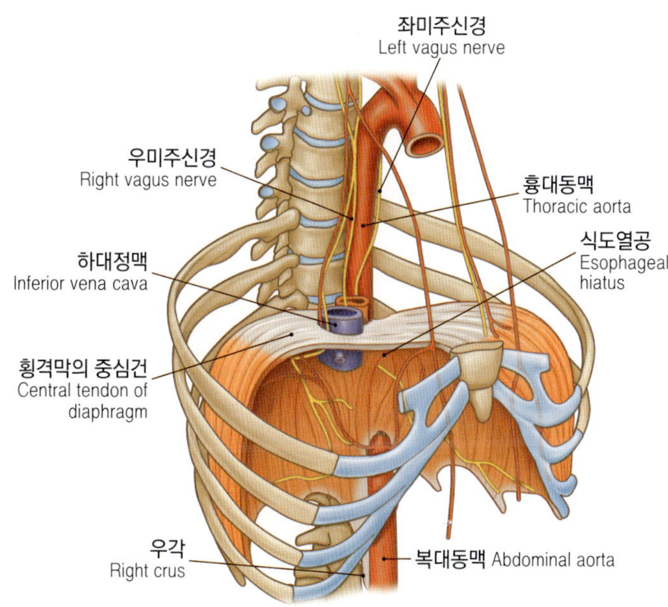

그림 10-30 횡격막의 통과 구조물

테스트

TEST

■ 다음은 흉부근에 대한 그림이다. 빈 칸에 알맞은 명칭을 쓰시오.

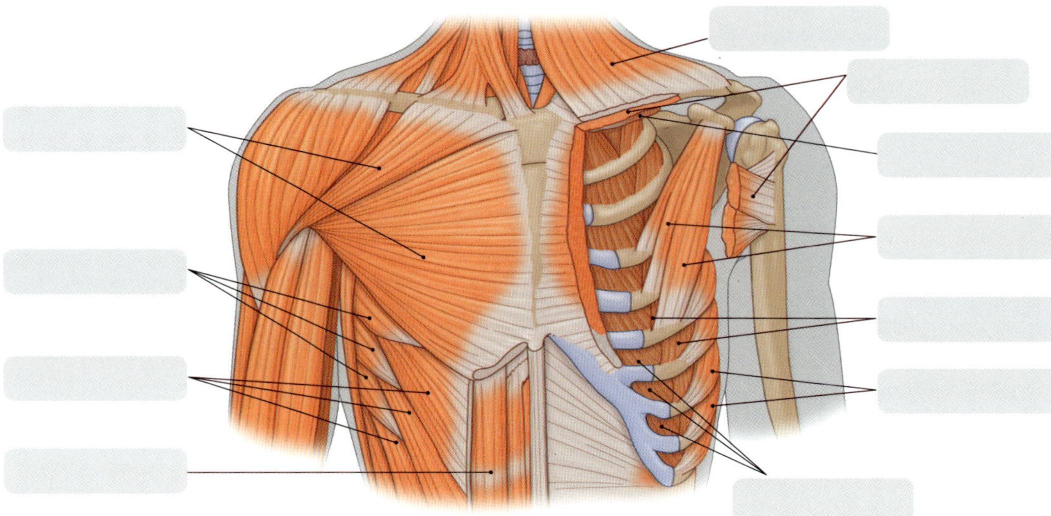

■ 다음은 횡격막에 대한 그림이다. 빈 칸에 알맞은 명칭을 쓰시오.

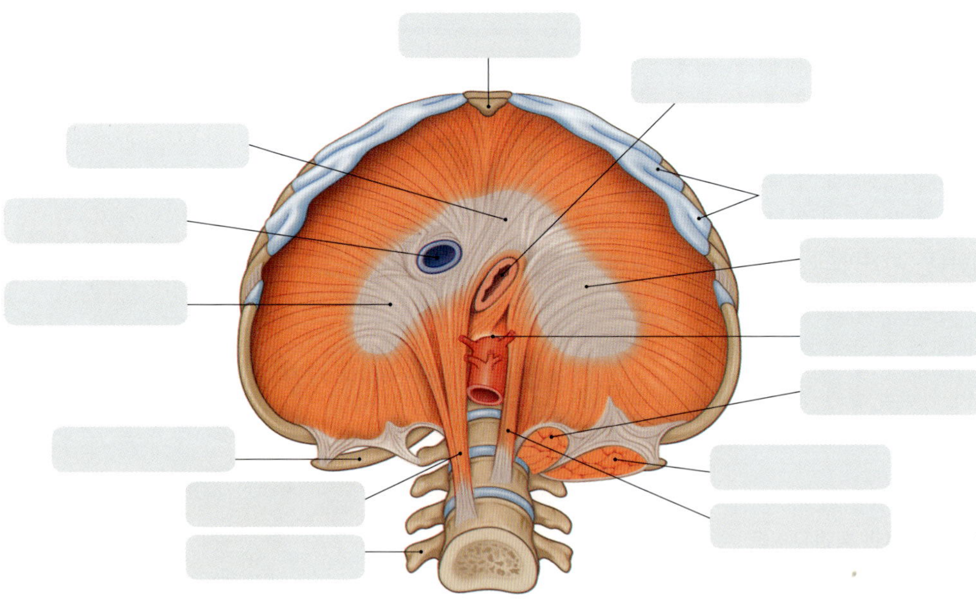

복부근육

학습 목표
- 복부의 전체근육 배열과 천부근육에 대해 알 수 있다.

복부근육의 천층에서 심층까지의 근육과 기관 배열

천부근		조직		기관	혈관	심부근	기관
전면	복직근	복횡근근막	복막	내장	대동맥 대정맥	장골근	척주
	추체근					대요근	
외측	외복사근					소요근	
	내복사근					요방형근	
	복횡근						

복부의 천부근

복부의 천부근은 반월선(semilunar line)을 기준으로 전복근(앞배근육, anterior abdominal muscle)과 외측복근(lateral abdominalis muscle)으로 나눌 수 있다. 전복근은 복직근(배곧은근, rectus abdominis muscle)과 추체근(배세모근, pyramidalis muscle)이 있다. 복직근초(배곧은근집, rectus sheath)에 싸여 있는 복직근은 양쪽을 나누는 백선(백색선, linea alba)과 근복(힘살, belly)을 나누는 건획(나눔힘줄, tendinous intersections)이 있다. 외측근은 가장 바깥쪽에서부터 외복사근(배바깥빗근, external oblique abdominal muscle), 내복사근(배속빗근, internal oblique abdominal muscle), 복횡근(배가로근, transvers abdominis muscle)의 순서로 되어 있다. 특히 복횡근은 다열근(뭇갈래근, multifidus muscle)과 함께 요통(허리통증, back pain)과 관련 깊은 근육이다(그림 10-31, 표 10-18).

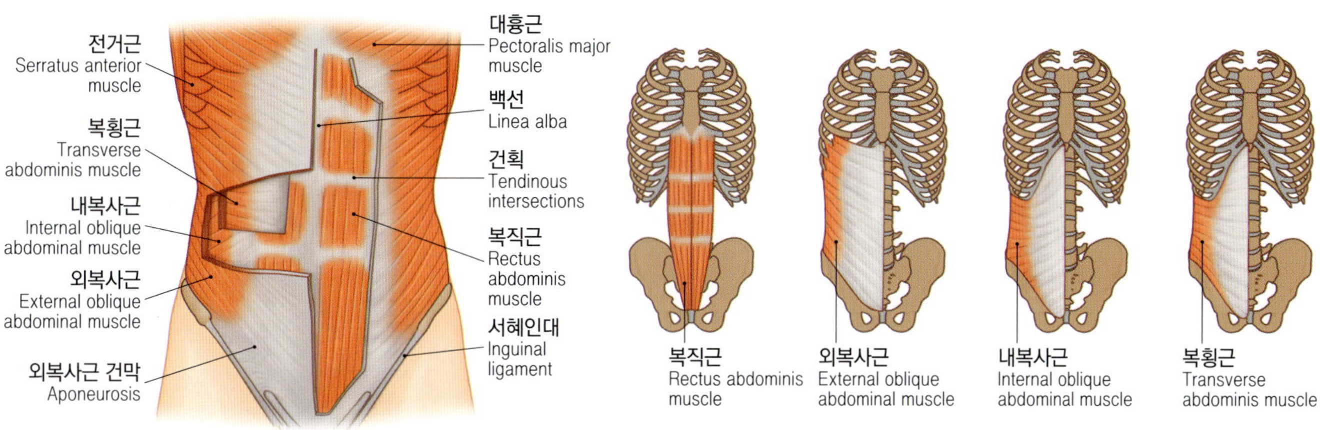

그림 10-31 복부 천부근

표 10-18 천복근

근육명	기시	정지	작용	지배신경
복직근	치골능, 치골결합	검상돌기, 제5~7늑연골	흉곽을 아래로 당기고, 골반을 위로 당김	늑간신경
추체근	치골의 상지	백선 하부	백선을 긴장시킴	
외복사근	제5~12늑골 외측면	백선, 서혜인대, 장골능	척주의 회전과 굴곡, 복부내장을 압박함	
내복사근	흉요근막, 장골능, 서혜인대	제10~12늑연골, 백선		
복횡근	제7~12늑연골 내면, 흉요근막, 장골능, 서혜인대 외측 1/3	검상돌기, 백선, 치골	장기의 압박과 지지함	

10.13 복부근육

학습목표 ■ 복부근육의 횡단면의 층에 대해 알 수 있다.

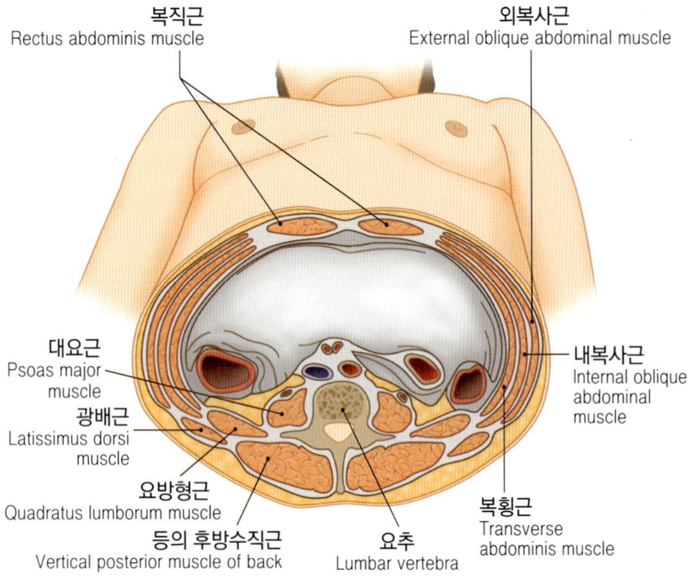

그림 10-32 복부의 횡단면

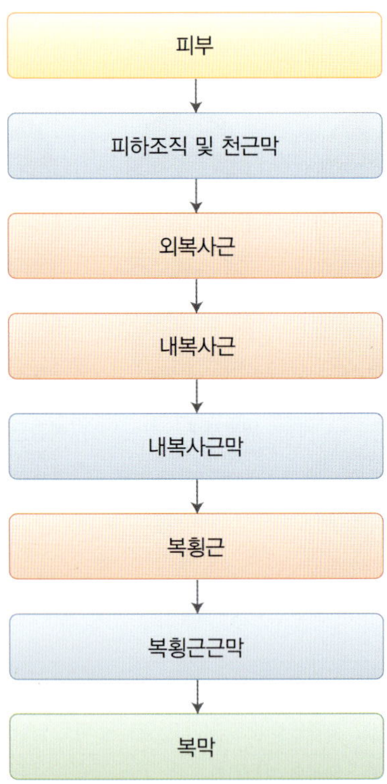

그림 10-33 전복부의 층

복부의 횡단면

복부 외측근육의 깊이는 외복사근, 내복사근, 복횡근의 순서로 3층 구조를 이루며, 그 안쪽으로 복횡근근막과 복막이 있다. 이들 세 근육의 근막은 2겹의 결합조직성 막인 복직근초(배곧은근집, rectus sheath)의 앞층과 뒤층을 형성하여 복부의 전면근육인 복직근을 앞·뒤로 싸고 있으나, 배꼽 아래쪽으로 갈수록 이들 세 근육의 근막이 앞쪽으로 주행하기 때문에 복직근 후면에는 복직근초가 결여되며, 결여된 부분의 경계는 궁상선(arcuate line)이 된다. 한편, 복직근초는 복직근 안쪽에서 만나 백선(linea alba)을 이룬다.

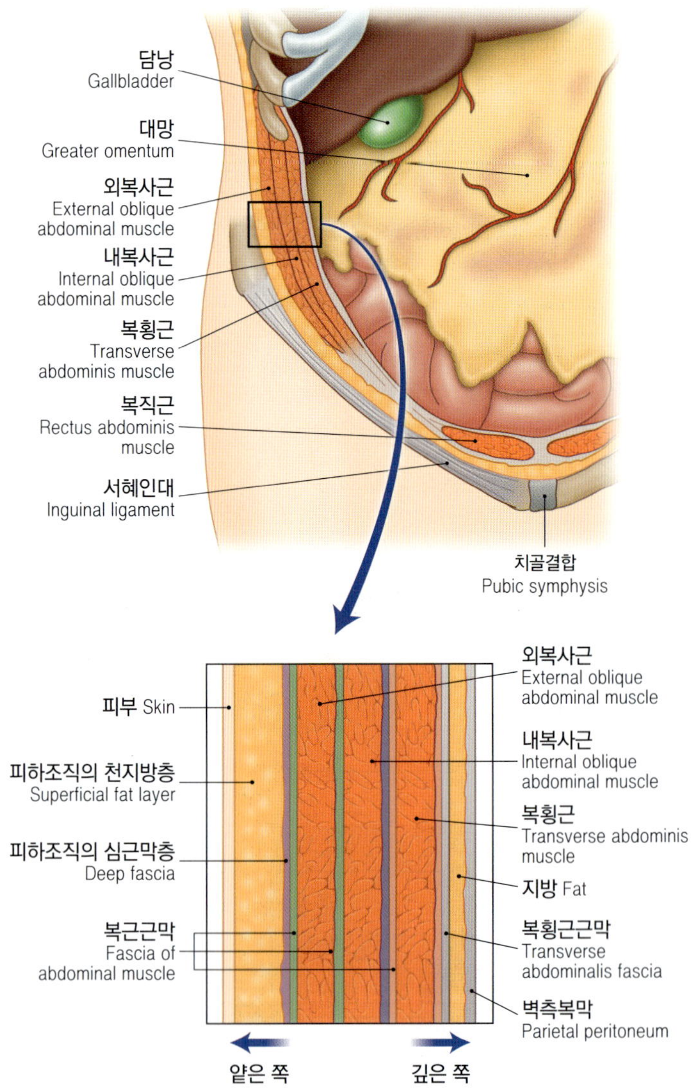

그림 10-34 복부근의 층

10.13 복부근육

학습목표 ■ 복부의 심부근육에 대해 알 수 있다.

복부의 심부근

복부의 내장을 제거하면 장골근(엉덩근, iliacus muscle)을 제외한 복부 후벽을 구성하는 3종의 근육은 척추에서 기시하는 깊은 근육으로 대요근(큰허리근, psoas major muscle), 소요근(작은허리근, psoas minor muscle), 요방형근(허리네모근, quadratus lumborum muscle)이 있다(그림 10-36). 장골근은 장골와(엉덩뼈오목, iliac fossa)에서 기시하여 대퇴골의 소전자(작은돌기, lesser trochanter)에 붙는 순수한 하지근육이다. 요방형근은 허리를 펴는 역할을 하고 나머지 근육들은 고관절 운동에 관여한다(표 10-19). 인체의 방형근은 모두 4곳에 분포하는데 요방형근을 비롯하여 손목부위의 방형회내근(네모엎침근, pronator quadratus muscle), 대퇴부위의 대퇴방형근(quadratus femoris muscle), 발바닥부 2층에 존재하는 족척방형근(발바닥네모근, quadratus plantae muscle) 등이 있다. 심복부근육은 천부근육에 속하나, 거의 대부분의 근육이 고관절운동에 관여하므로 둔부근(엉덩부근육, gluteus region muscle)인 하지근으로 분류하기도 한다.

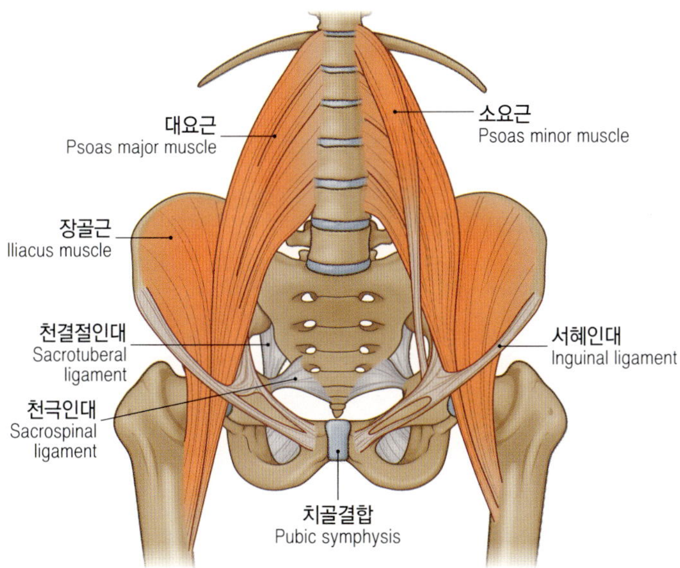

그림 10-35 심복근(요방형근 제외)

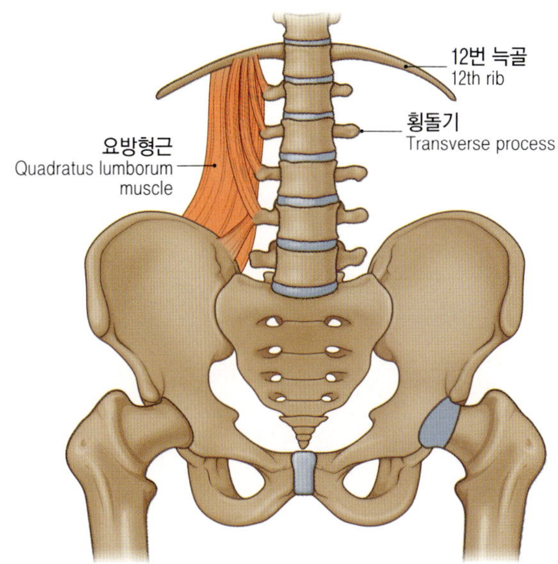

그림 10-36 심복근(요방형근)

표 10-19 심복근

근육명	기시	정지	작용	지배신경
장골근	장골와, 장골능	대퇴골 소전자	대퇴의 굴곡과 외회전	대퇴신경
대요근	제2흉추~제4요추체와 횡돌기			
소요근	제2흉추~제1요추체		요추굴곡	요신경
요방형근	장골능선	제1~4요추 횡돌기	허리의 외측굴곡과 신전	

CHAPTER 10.14

회음부근육

학습 목표 ■ 회음부의 근육에 대해 알 수 있다.

회음(샅, perineum)은 넓은 의미로는 골반출구(pelvic outlet)를 말하고, 좁은 의미로는 음부와 항문 사이를 말한다. 여성의 회음은 질전정의 후면과 항문 사이를 말하고 남성은 음낭과 항문 사이를 가리켜 남·여간의 차이가 크다. 회음부는 좌골결절 양쪽을 잇는 가상선을 중심으로 요도와 질을 포함하는 앞쪽의 비뇨생식삼각과 항문을 포함하는 뒤쪽의 항문삼각으로 구분할 수 있다.

비뇨생식삼각과 항문삼각은 각각 비뇨생식격막(urogenital diaphragm)과 골반격막(pelvic diaphragm)이라는 몇 개의 근육과 근막으로 덮여있으나, 결국 요도와 질이 있는 비뇨생식삼각이 항문이 있는 항문삼각보다 한 겹 더 감싸져 보호받고 있다. 골반저근(pelvic floor muscle)은 골반의 아래쪽 바닥을 받쳐주는 근육들로 천층에는 질, 요도, 항문 등의 구멍들을 조절할 수 있는 괄약근(조임근, sphincter)과 치골궁(치골과 치골가지로 이루어진 삼각형 부분)에 붙어서 요도와 질의 입구를 감싸는 회음막(perineal membrane)이 관찰된다. 이들 근육은 회음부의 중심건에서 교차하는 "8"자 모양의 근육이다. 골반격막의 가장 중심이 되는 근육 심층(골반 위에서 골반바닥을 내려다 볼 때 보이는 곳)에는 "U"자 형태의 항문거근(levator ani muscle)이 장기를 떠받치고 있는 형태로 장골미골근(iliococcygeus muscle)과 치골미골근(pubococcygeus muscle)을 합쳐 이룬 근육이다. 비뇨생식격막은 요도괄약근(urethral sphincter muscle), 좌골해면체근(궁둥해면체근, ischiocavernous muscle), 구해면체근(망울해면체근, bulbospongiosus muscle), 천·심회음횡근(얕은·깊은샅가로근, superficial · deep transverse perineus muscle) 등이 있다(그림 10-37, 표 10-20).

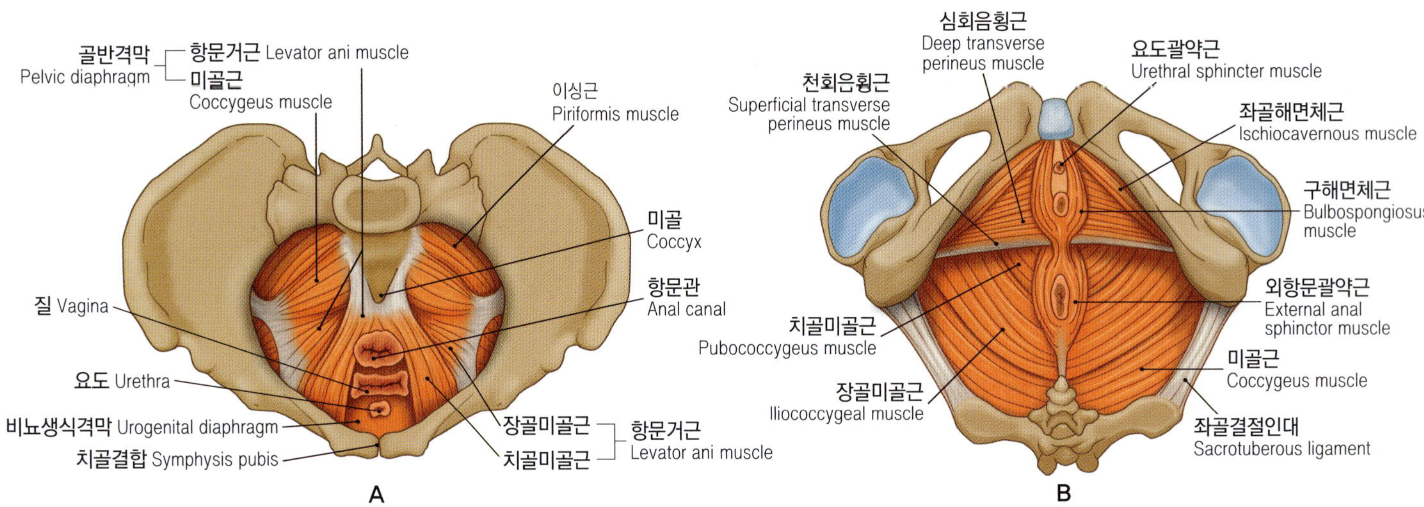

그림 10-37 골반저근. A: 골반 입구, B: 골반 출구

표 10-20 회음부근

구분	근육명		기시	정지	작용	지배신경
항문삼각	항문거근	장골미골근	좌골극, 치골	미골	골반의 장기 지지 하복부 압력 유지	천골신경
		치골미골근	치골내면			-
	미골근		좌골극, 천극인대	천골, 미골	골반의 장기 지지	
비뇨 생식 삼각	요도괄약근		요도 주위	중앙봉선	요생식격막 구성	음부신경
	심회음횡근		좌골지			
	천회음횡근		좌골결절	회음의 중심건	중심건 고정	
	구해면체근	남	음경저 중앙봉선	음경저부	음경의 발기 도움	
		여	회음의 중심건	음핵저부	음핵의 발기 도움	
	좌골해면체근		좌골결절	음경, 음핵	음경과 음핵 발기 유지	

테스트
TEST

■ 다음은 복부근의 횡단면에 대한 그림이다. 빈 칸에 알맞은 명칭을 쓰시오.

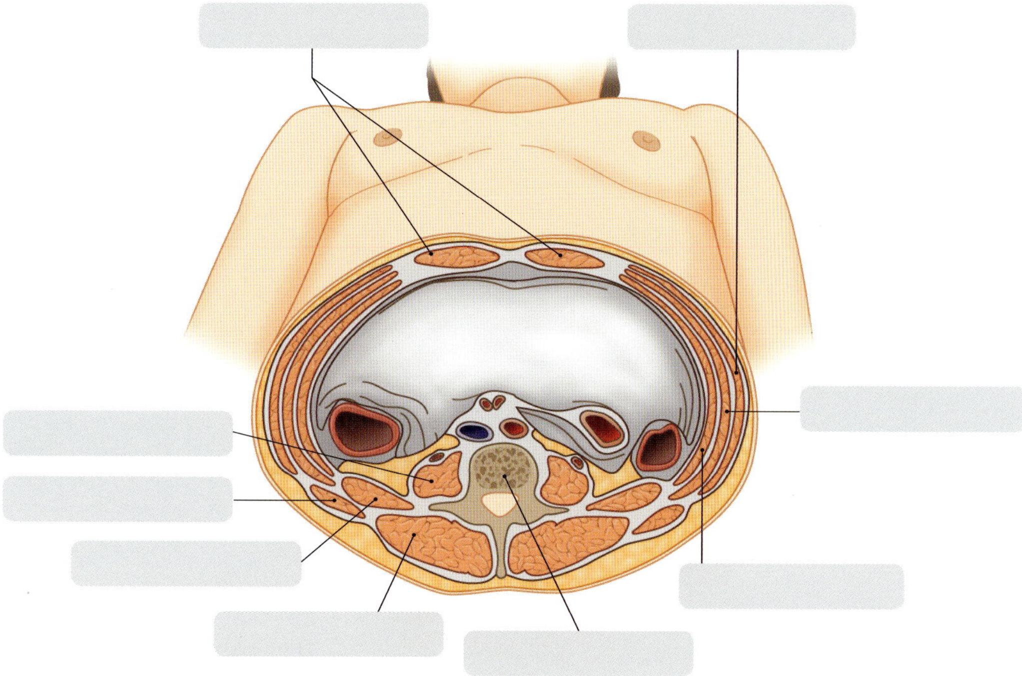

■ 다음은 회음부근에 대한 그림이다. 빈 칸에 알맞은 명칭을 쓰시오.

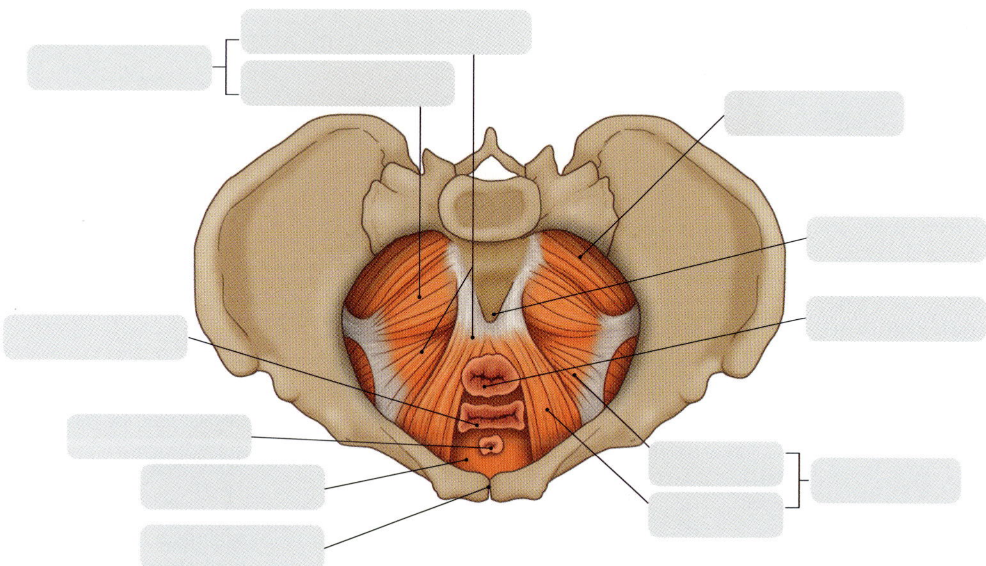

10.15 배부근육

학습목표 ■ 배부의 전체 근육 배열과 천부근육에 대해 알 수 있다.

배부근육의 천부에서 심부까지의 근육 배열

최천부근
승모근
광배근
견갑거근
대능형근
소능형근

천부근	
거근	상후거근
	하후거근
판상근	두판상근
	경판상근

중간부근		
척추 기립근	장늑근	요장늑근
		흉장늑근
		경장늑근
	최장근	흉최장근
		경최장근
		두최장근
	극근	흉극근
		경극근
		두극근

심부근		
횡돌극근	반극근	흉반극근
		경반극근
		두반극근
	다열근	
	회선근	
극간근		
횡돌간근		

천배부근

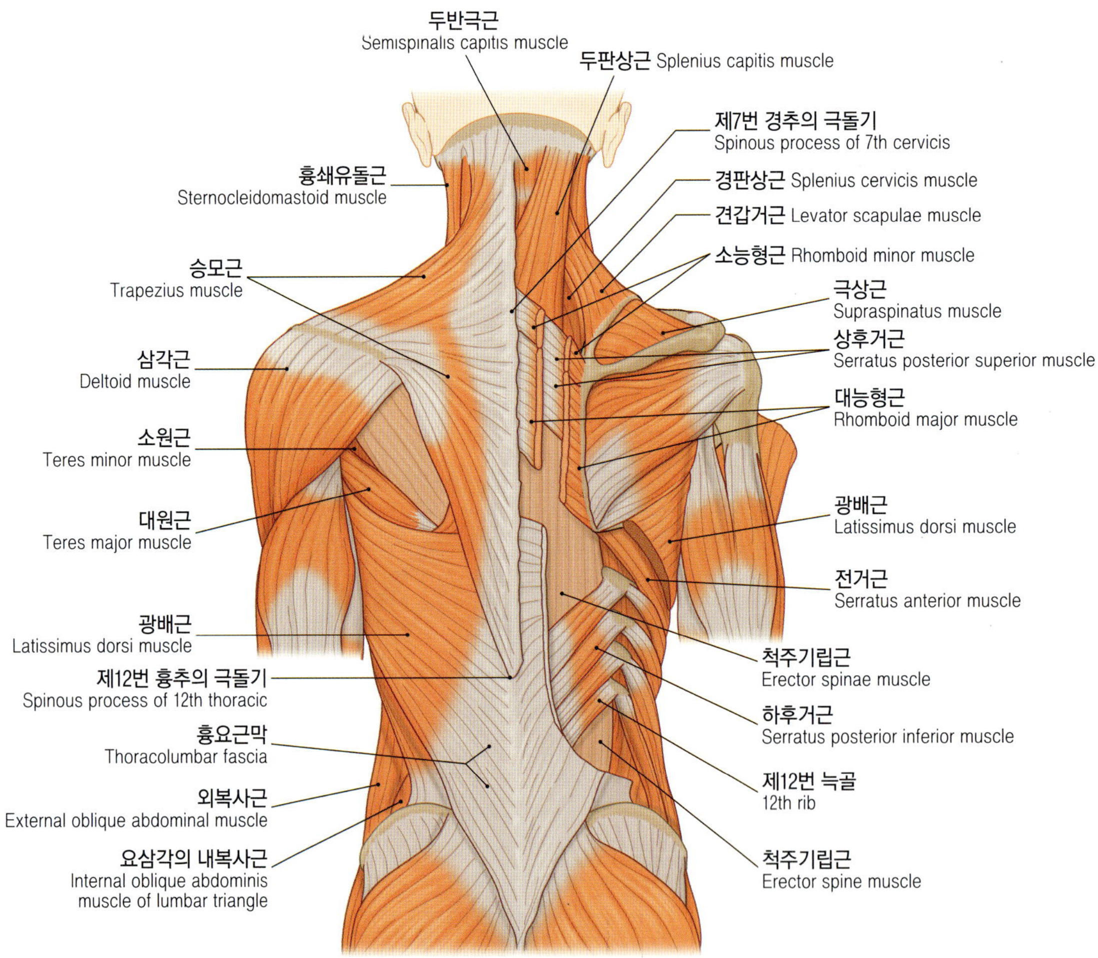

그림 10-38 배부근

10.15 배부근육

학습목표 ■ 배부의 천부근육에 대해 알 수 있다.

배부의 가장 천부근은 승모근(등세모근, trapezius muscle)과 광배근(넓은등근, latissimus dorsi muscle)이다.

승모근은 승려의 모자처럼 생겨 붙여진 이름이며, 뒤통수와 위쪽 등에 걸쳐 있는 표면근으로 상 · 중 · 하행부로 나누고 상완에 정지한다(그림 10-39).

광배근은 흉요근막(thoracolumbar fascia)에서 기시하여 상완의 소결절이나 소결절 능선에 정지하는 근육으로 등의 힘을 이용한 팔의 작용에 관여한다. 예를 들어 노젓기, 턱걸이, 배영, 장작패기 등이며 목발보행에 중요한 근육이다(그림 10-39). 흉요근막에서 기시하는 근육으로 광배근 이외에 내복사근, 복횡근, 하후거근이 있다. 광배근과 비슷한 곳에 정지하는 근육으로 견갑하근(어깨밑근, subscapularis muscle)과 대원근(큰원근, teres major muscle)이 있다. 이들은 광배근과 기시는 다르지만 같은 작용을 하며 액와(겨드랑, axilla)의 후벽을 공동으로 형성하는 근육이다.

승모근 밑의 견갑거근(어깨올림근, levator scapulae muscle)과 대 · 소능형근(큰 · 작은마름근, rhomboid major · minor muscle)은 견갑골의 상승과 내전 작용을 하며 신경지배 또한 같다(그림 10-40). 어깨를 구성하는 근육은 대체로 작용이 같으면 신경지배가 같은 경향을 가진다. 능형근 밑에 있는 상후거근(위뒤톱니근, serratus posterior superior muscle)은 늑골을 들어올려 흡기(inspiration)에 관여하며 광배근 밑에 있는 하후거근(아래뒤톱니근, serratus posterior inferior muscle)은 호기(expiration)에 관여한다.

천부근 중 가장 심부에 있는 판상근(널판근, splenius muscle)은 널판지 모양으로 생긴 근육이라 하여 붙여진 이름으로 두판상근(머리널판근, splenius capitis muscle)과 경판상근(목널판근, splenius cervicis muscle)이 있다. 이들은 목과 머리운동에 관여한다(그림 10-41, 표 10-21).

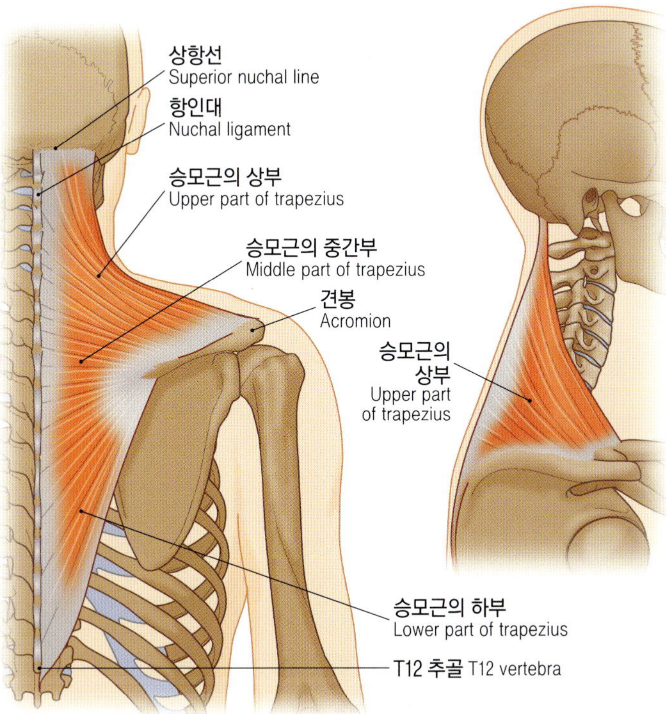

그림 10-39 승모근

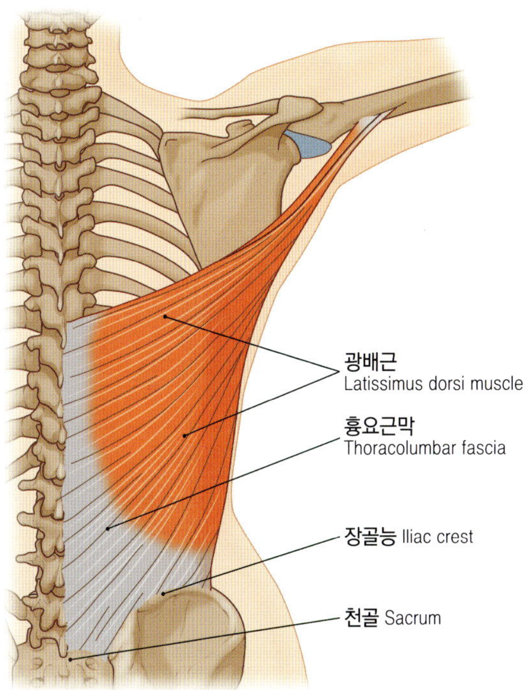

그림 10-40 광배근

10.15 배부근육

학습목표 ■ 배부의 천부근육에 대해 알 수 있다.

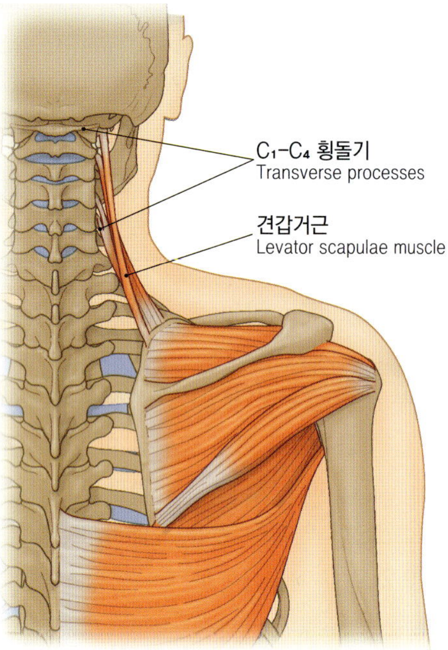

그림 10-41 견갑거근

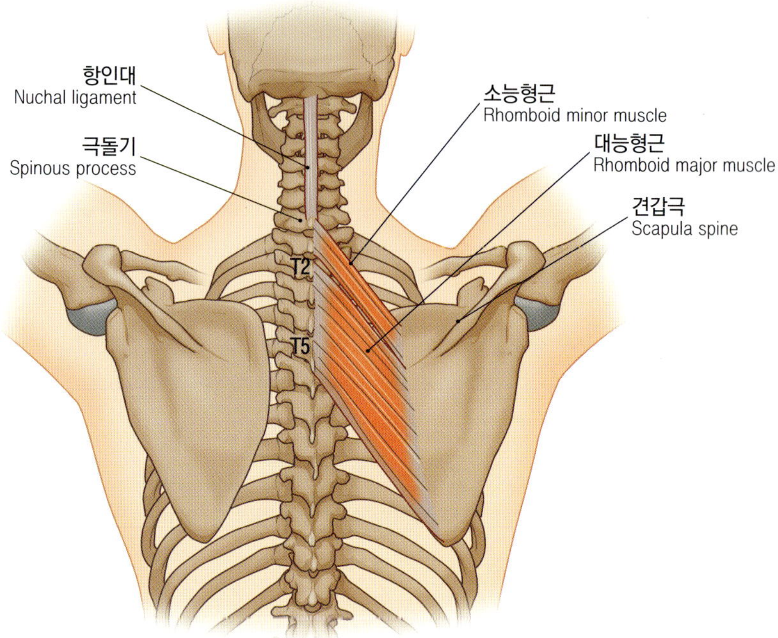

그림 10-42 능형근

표 10-21 천배근

근육명	기시	정지	작용	지배신경
승모근	후두골 상항선 외후두융기, 항인대 제7경추~제2흉추 극돌기	쇄골 외측 1/3 견갑골 견봉, 견갑극	견갑골을 상 · 하로 당김 견갑골 내전, 하제, 외측회전 머리를 뒤나 옆으로 굴곡	부신경 경신경
광배근	제7흉추~제5요추 극돌기, 흉요근막	상완골 소결절능선	상완의 내측회전과 내전	흉배신경
견갑거근	제1~4경추의 횡돌기	견갑골 상각	견갑골 위로 당김	견갑배 신경
소능형근	항인대, 제6~7경추 극돌기	견갑골 내측연상부	견갑골 내상방으로 당김	
대능형근	제1~4흉추 극돌기	견갑골 내측연하부		
상후거근	항인대, 제5경추~제2흉추 극돌기	제2~5늑골각	제2~5늑골을 위로 올림	늑간신경
하후거근	요배근막	제9~12늑골하면	제9~12늑골을 밑으로 당김	
두판상근	항인대, 제7경추~제6흉추 극돌기	측두골 유양돌기 후두골 상항선	한쪽 작용시에 작용한 쪽으로 안면을 회전 양쪽 작용시에 두경부를 신전	척수신경 후지
경판상근	제3~6흉추 극돌기	제1~4경추 횡돌기결절		

10.15 배부근육

학습 목표 ■ 배부의 중간부 근육에 대해 알 수 있다.

등쪽의 중간부 근육(intermediate layer muscle)은 척주기립근(척주세움근, erector spinae muscle)이 속한다. 척추기립근은 몸을 일으켜 세우는 신전근으로 중력에 대항하는 항중력근(antigravity muscle)들이다. 이들 근육은 천골에서 두개골까지 뻗어 있으며 등과 허리부위 아래쪽의 흉요근막(등허리근막, thoracolumbar fascia)에 덮혀 있고 목부위에서는 항근막(목덜미근막, nuchal fascia)에 덮여 있다.

척추 극돌기를 중심으로 운동장의 트랙을 형성하는 모양을 하고 있으며 가장 바깥쪽 근육은 장늑근(엉덩갈비근, iliocostalis muscle), 중간 근육은 최장근(가장긴근, longissimus muscle), 가장 안쪽의 극돌기에 붙어있는 극근(가시근, spinalis muscle)이다. 장늑근은 요·흉·경장늑근(허리·등·목엉덩갈비근), 최장근은 흉·경·두최장근(등·목·머리가장긴근), 극근은 흉·경·두극근(등·목·머리가시근)으로 나눈다(그림 10-43, 표 10-22).

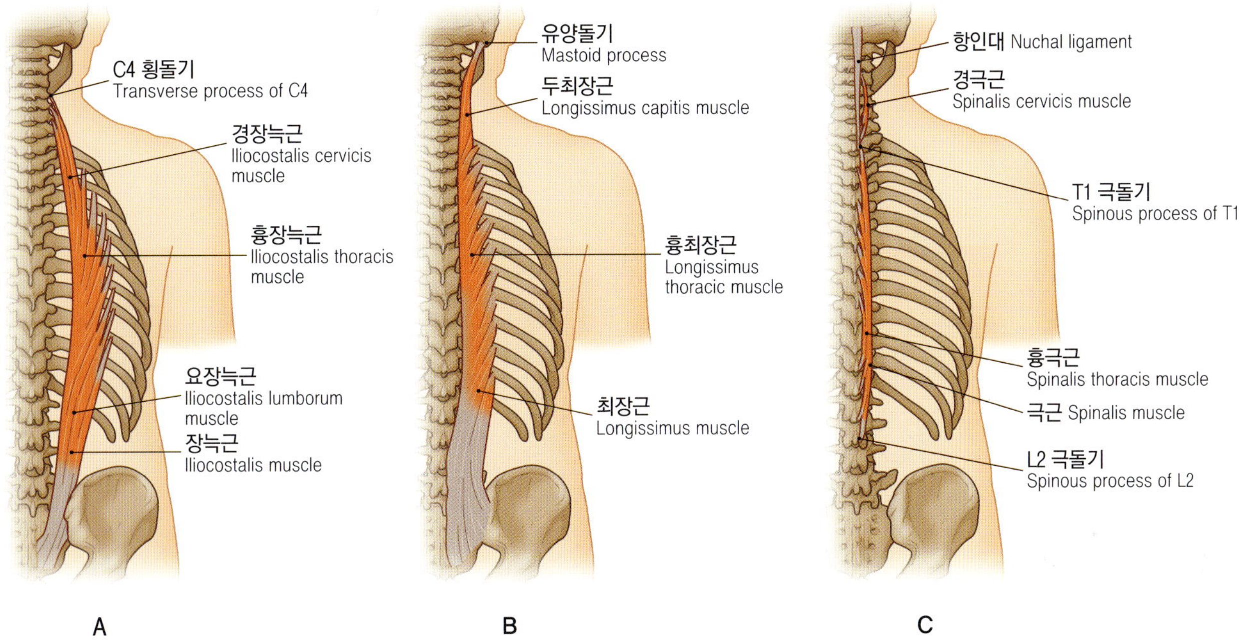

그림 10-43 척추기립근. A: 장늑근, B: 최장근, C: 극근

표 10-22 척추의 중간부근-척추기립근

<table>
<tr><th colspan="2">근육명</th><th>기시</th><th>정지</th><th>작용</th><th>지배신경</th></tr>
<tr><td rowspan="3">장늑근</td><td>요장늑근</td><td rowspan="9">장골능선의 뒤부분
천골의 뒤표면
요추의 가시돌기
흉·경추의 횡돌기
극상인대로부터 건막</td><td rowspan="3">섬유는 위로 달려
하늑골각 및 경추의 횡돌기</td><td rowspan="9">한쪽 작용 시: 척추를 외측으로 굴곡, 회전함
양쪽 작용 시: 척추와 두부를 신전시키고
늑골을 밑으로 당김</td><td rowspan="9">척수신경
후지</td></tr>
<tr><td>흉장늑근</td></tr>
<tr><td>경장늑근</td></tr>
<tr><td rowspan="3">최장근</td><td>흉최장근</td><td rowspan="3">섬유는 위로 달려
경·흉추의 횡돌기,
측두골의 유양돌기</td></tr>
<tr><td>경최장근</td></tr>
<tr><td>두최장근</td></tr>
<tr><td rowspan="3">극근</td><td>흉극근</td><td rowspan="3">섬유는 위로 달려
상흉부의 극돌기 및
머리로 달림</td></tr>
<tr><td>경극근</td></tr>
<tr><td>두극근</td></tr>
</table>

10.15 배부근육

학습목표
- 배부의 심부근육에 대해 알 수 있다.

배부의 가장 심부에 있는 근육들은 표층에 있는 근육들에 비해 크기와 길이가 작아 척추의 미세한 움직임을 조절하는데 관여한다. 심부근의 분포는 근육별로 다르기는 하나 천골에서 두개골까지 있다. 종류로는 횡돌기에서 기시하여 극돌기에 닿는 근육군으로 횡돌기극근(가로돌기가시근육, transversospinalis muscle)이 있으며 횡돌극근군으로 흉 · 경 · 두반극근(등 · 목 · 머리반가시근, semispinalis thoracis · cervicis · capitis muscle)이 있고 요통과 관련 깊은 근육인 다열근(뭇갈래근, multifidus)과 회선근(돌림근, rotator muscle) 등이 있다. 또한 횡돌기극근은 아니지만 심부에 있는 근육으로 극돌기 사이의 극간근(가시사이근육, interspinales muscle), 횡돌기간근(가로돌기사이근육, intertransverse muscles)이 있다(그림 10-44, 표 10-23). 배부의 횡단면의 척추기립근과 횡돌극근의 위치는 그림 10-45에 잘 나타나 있다.

배부근(back muscle)의 가장 외측은 승모근을 비롯해 광배근과 후거근 등이 있고 중간부에는 내측에서 외측으로 극근, 최장근, 장늑근 등의 척추기립근이 있으며 가장 심부에는 횡돌극근군의 근육인 반극근, 다열근, 회선근이 있으며 회선근은 가장 안쪽에 분포한다.

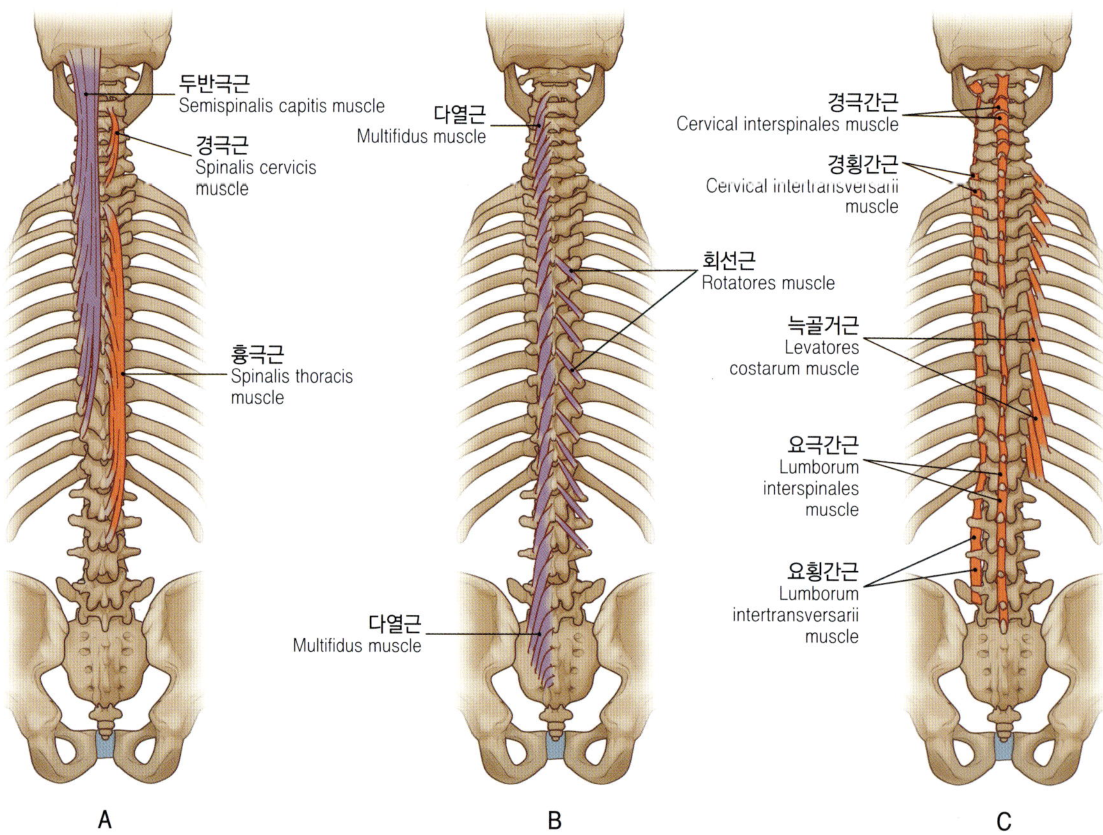

그림 10-44 배부의 심부근. A: 극근, B: 다열근, 회전근, C: 극간근

10.15 배부근육

학습 목표
- 배부의 심부근육에 대해 알 수 있다.

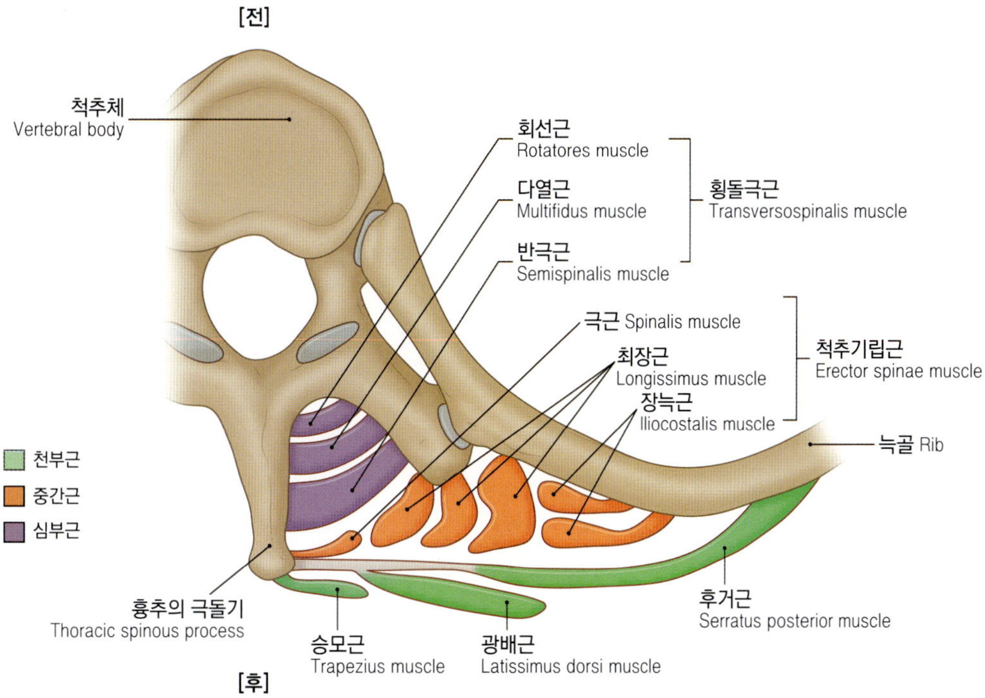

그림 10-45 배부근의 위치를 나타내는 횡단면

표 10-23 척추 심부근

<table>
<tr><th colspan="3">근육명</th><th>기시</th><th>정지</th><th>작용</th><th>지배신경</th></tr>
<tr><td rowspan="5">횡돌극근군</td><td rowspan="3">반극근</td><td>흉반극근</td><td>제5~10흉추 횡돌기</td><td>제6경추~제6흉추 극돌기</td><td rowspan="4">한쪽 작용 시: 척추 반대쪽 회전
양쪽 작용 시: 척추신전</td><td rowspan="7">척수신경 후지</td></tr>
<tr><td>경반극근</td><td>제1~6흉추 횡돌기</td><td>제2경추~제5경추 극돌기</td></tr>
<tr><td>두반극근</td><td>제4~7흉추 횡돌기</td><td>후두골 외면</td></tr>
<tr><td colspan="2">다열근</td><td>제4경추~흉추 횡돌기
요추, 천골후면</td><td>제2경추~제5요추 극돌기</td></tr>
<tr><td colspan="2">회선근</td><td>모든 추골 횡돌기</td><td>상위 추골의 추궁</td><td>척추회선</td></tr>
<tr><td colspan="3">극간근</td><td>각 추골 극돌기</td><td>기시 추골의 바로 위 극돌기</td><td>척추신전</td></tr>
<tr><td colspan="3">횡돌기간근</td><td>각 추골 횡돌기</td><td>기시 추골의 바로 위 횡돌기</td><td>척추외측굴곡</td></tr>
</table>

연관내용

ASSOCIATED CONTENT

서혜인대와 주변조직

외복사근의 뒷부분은 장골능(엉덩뼈능선, iliac crest)에 부착하여 서혜인대(샅고랑인대, inguinal ligament)를 이루며, 이는 배와 다리의 경계가 된다. 내복사근의 아래끝은 서혜관(inguinal canal)으로 들어가 고환거근(고환올림근, cremaster muscle)을 이룬다(그림 10-46). 대퇴관(femoral canal)은 서혜인대 하방의 타원형 개구부로써 복재정맥공(saphenous foramen)에서 대퇴관공(넙다리관구멍, femoral canal foramen) 사이에 형성된 1.5cm의 관으로 대복재정맥(greater saphenous vein)과 대퇴정맥(femoral vein)이 통과하며, 여성 탈장 호발부위이다. 복부와 서혜인대 주변 조직의 층에 대해서는 그림 10-47에 잘 나타나 있다.

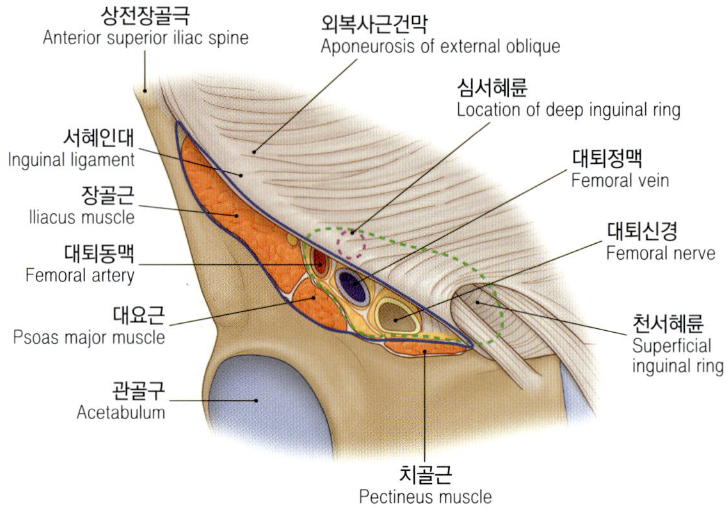

그림 10-46 서혜인대의 주변조직

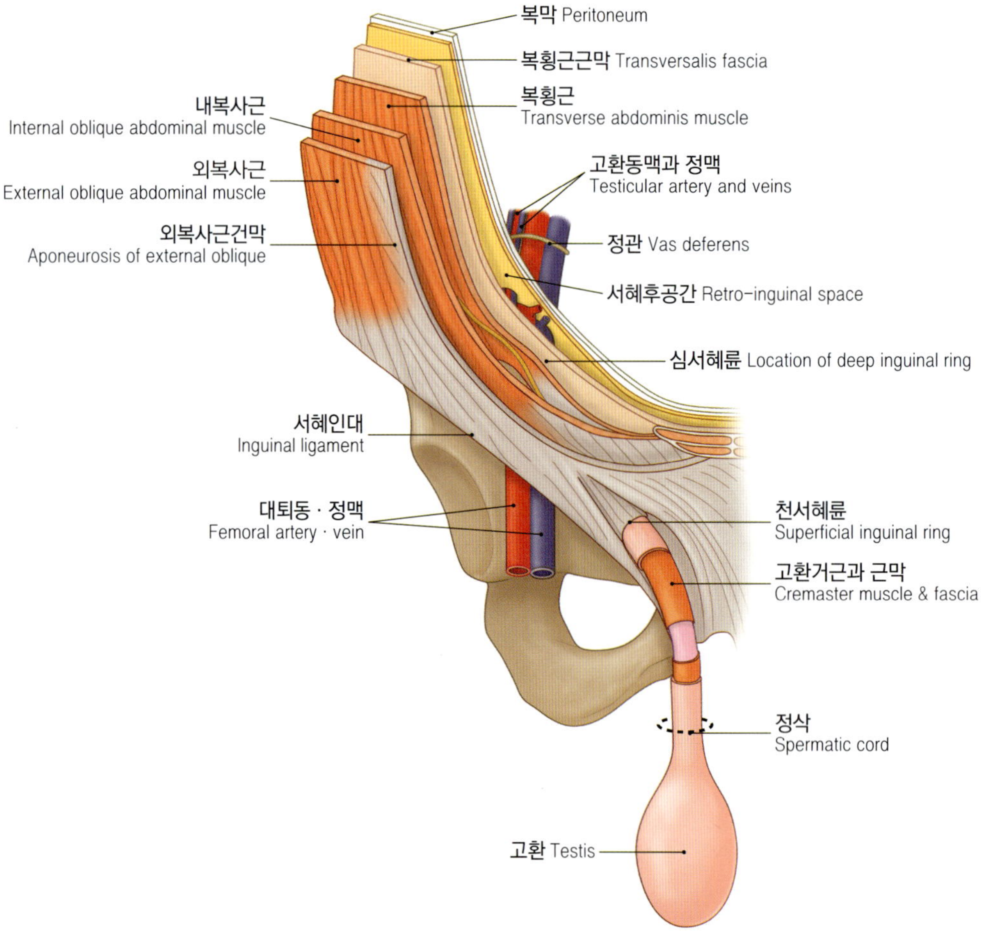

그림 10-47 복부의 층과 서혜륜 통과조직

꼭 알아두기

TO KNOW ON TO

- 흉부의 전체근육 배열 알아두기
- 흉부의 천부근과 심부근의 종류에 대해 알아두기
- 횡격막의 특징에 대해 알아두기
- 복부의 천부근과 심부근의 종류에 대해 알아두기
- 복부의 횡단면을 이루는 층에 대해 알아두기
- 회음부근에 대해 알아두기
- 배부의 전체근육 배열 알아두기
- 배부의 천부근과 중간부근 및 심부근에 대해 알아두기

요약정리

SUMMING-UP

- 흉부의 가장 천부근은 대흉근이며, 유방이 놓여 있다. 대흉근 아래에 소흉근과 늑하근, 일부 전거근이 놓여 있다.
- 톱니모양의 전거근은 견갑골을 체벽에 붙게 하는 역할을 하며, 전거근이 약할 때, 견갑골이 체벽에서 뜨는 익상견갑골이 일어난다.
- 흉부의 심부근은 늑골의 운동과 관련이 깊다. 늑골이 상승하면 흉강을 넓혀 흡기를 일으킨다.
- 외늑간근은 흉부의 심부근 중 가장 표면에 있고, 늑골을 상승시켜 흡기에 관여하는 주동근이다.
- 횡격막은 흉부와 복부를 나누는 원개상의 골격근이며, 횡격막의 구멍은 흉추 8번, 10번, 12번 높이에 뚫려 있다. 흉추 8번의 구멍을 대정맥공이라 하고 하대정맥과 우횡격신경이 통과한다. 흉추 10번의 구멍을 식도열공이라 하고 식도와 미주신경이 통과한다. 흉추 12번의 구멍을 대동맥공이라 하고 하대동맥, 흉관, 정맥의 측부순환로(곁순환로)인 기정맥과 교감신경총이 통과한다.
- 천배근육의 전면과 외측근육을 나누는 기준은 반월선이며, 외측근육은 가장 외측에서 외복사근, 내복사근, 복횡근의 순서로 되어 있다. 이 세 근육의 근막은 복직근초(rectus sheath)를 형성하여 전복근인 복직근을 싼다.
- 복직근을 좌우로 나누는 백선과 근복을 나누는 건획(tendinous intersections)이 있다.
- 외복사근막이 두꺼워져 생긴 구조물은 복부와 하지를 나누는 기준이 되는 서혜인대이다.
- 복횡근은 척추 심부근인 다열근과 함께 허리통증에 가장 중요한 근육이다.
- 복부의 심부근인 장요근(iliopsoas muscle)과 소요근, 요방형근은 하지근으로 분류하기도 한다.
- 장요근은 장골근과 대요근을 합쳐 이르는 근육으로 장골근은 장골능에서 대퇴골의 소전자에 정지하여 대퇴를 굴곡하고 외회전 하는 순수 하지근이다.
- 회음부는 골반출구를 말하며, 비뇨생식삼각과 항문삼각으로 구분할 수 있다. 이들 삼각은 비뇨생식격막과 골반격막으로 덮혀 있으며, 골반격막의 가장 중심이 되는 근육은 항문거근(levator ani muscle)이다.
- 비뇨생식격막의 구해면체근은 음경과 음핵의 발기를 돕는다.
- 배부근 중 가장 천부의 근은 승모근과 광배근으로 승모근은 머리와 견갑골의 운동에 관여한다.
- 광배근은 내복사근, 복횡근, 하후거근과 함께 흉요근막(thoracolumbar fascia)에서 기시하여 상완골에 정지하는 근육으로 견갑하근, 대원근과 함께 액와의 후벽을 형성하고, 목발보행, 노젓기, 턱걸이 등의 운동에 관여한다.
- 견갑거근과 능형근은 견갑배신경의 지배를 받고 견갑골 상승과 내상방으로 당기는 역할을 한다.
- 척추기립근은 척추를 세워 기립할 수 있게 하는 근육으로 항중력근으로 작용하며, 맨바깥쪽에서부터 장늑근, 최장근, 극돌기에 근접한 극근 순서로 배열되어 있다.
- 배부의 심부근 중 횡돌극근군은 반극근과 다열근, 회선근 등이 있다.
- 다열근과 복횡근은 허리통증에 중요한 근육이다.

관련 질환과 중재

RELATED DISEASE & INTERVENTION

요통

요통(back pain)은 인구의 80%가 경험할 정도로 흔한 질환 중 하나이다. 인간의 직립보행은 허리에 부하가 가해질 수밖에 없다. 서 있을 때 허리에 실리는 무게를 100kg으로 보았을 경우 똑바로 누웠을 때가 가장 적으며(25kg), 의자에 앉아서 물건을 들 때가 가장 높다(275kg). 이에 대응하기 위해 척주(vertebral column)는 만곡(굽이, curvature)이 있어 체중을 분산시키고, 추간판이 충격을 흡수하는 구조로 되어 있고, 인대 등이 단단히 고정하고 있으며, 근육활동으로 인해 허리를 보강하고 있다. 특히 근육 중 척추와 복부의 가장 심부근인 다열근과 복횡근은 요통에 가장 중요한 근육으로 알려져 있다(그림 10-48). 요통의 원인은 척추나 주위조직 자체 이상 이외에도 잘못된 자세와 습관에서 오는 골반변형, 출산, 노화, 운동부족, 내장기, 혈관, 신경, 심인성 등 다양하다. 이러한 요통을 줄이기 위해 수술이나 약물치료 방법 이외에도 요추굴곡과 신전운동과 복근강화운동, 골반세우기 운동 및 유연성 운동근력 및 지구력강화운동 등의 운동치료와 함께 바른 자세를 갖는 습관이 매우 중요하다(그림 10-49).

익상견갑

익상견갑(winged scapula)은 견갑골이 체벽에서 떠 있는 모양을 하고 있다. 이는 견갑골을 체벽에 붙게 하거나 늑골을 상승시키는 작용을 하는 전거근이 약하거나 전거근을 지배하는 장흉신경의 이상으로 인해 생길 수 있다. 목과 팔의 근육들은 견갑골의 부착점이 있는 경우가 대부분이기 때문에 견갑골의 부정렬이 있을 경우 목과 어깨의 변형 및 통증을 유발할 수 있다. 익상견갑골의 예방 및 운동치료는 전거근과 주위 근육을 강화하면 된다. 예를 들어 플랭크자세(팔꿈치로 지면을 지지하고 골반을 드는 자세), push-up 운동, 고무 밴드를 이용한 운동 등 다양한 운동이 있다.

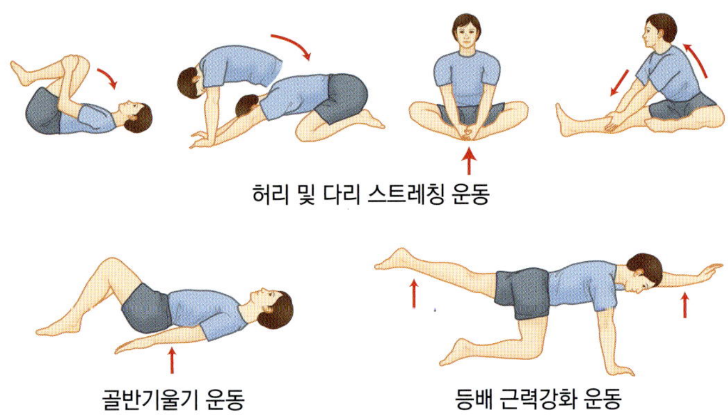

그림 10-49 요통의 운동

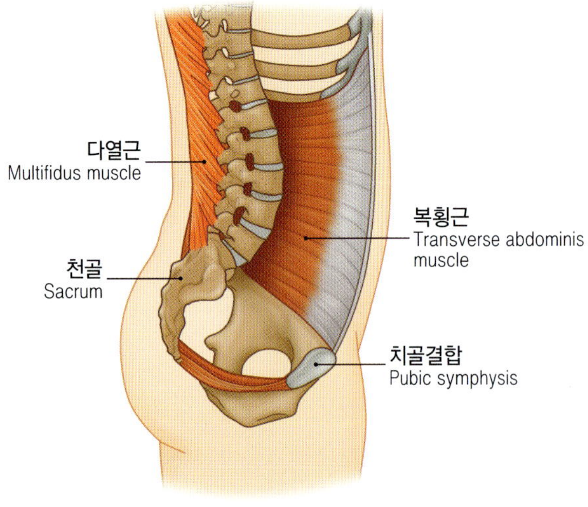

그림 10-48 다열근과 복횡근

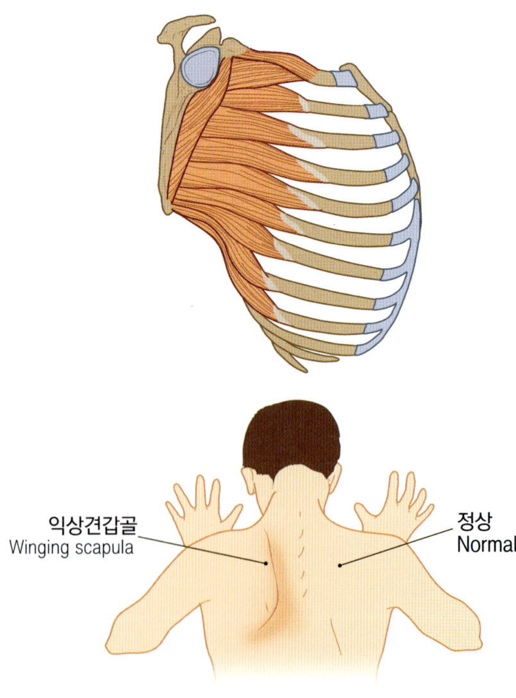

그림 10-50 전거근과 익상견갑골

학습목표에 대한 자기진단
SELF-DIAGNOSIS OF THE LEARNING OBJECTIVE

번호	학습목표	자기성취도(점)				
		90%(5)	70%(4)	50%(3)	30%(2)	10%(1)
1	흉부의 천부근육에 대해 알 수 있다.					
2	흉부의 심부근육에 대해 알 수 있다.					
3	횡격막에 대해 알 수 있다.					
4	복부의 천부근육에 대해 알 수 있다.					
5	복부근의 횡단면의 층에 대해 알 수 있다.					
6	복부의 심부근육에 대해 알 수 있다.					
7	회음부의 근육에 대해 알 수 있다.					
8	배부의 천부근육에 대해 알 수 있다.					
9	배부의 중간부근육에 대해 알 수 있다.					
10	배부의 심부근육에 대해 알 수 있다.					
11	배부의 횡단면의 층에 대해 알 수 있다.					
계						
단원 합계		점				

주요용어 점검
CHECKING OF MEDICAL TERMS

대흉근 pectoralis major muscle

전거근 serratus anterior muscle

광배근 latissimus dorsi muscle

외늑간근 external intercostal muscle

횡격막 diaphragm

복직근 rectus abdominis muscle

외복사근 external oblique abdominal muscle

내복사근 internal oblique abdominal muscle

복횡근 transverse abdominis muscle

장골근 iliacus muscle

대요근 psoas major muscle

요방형근 quadratus lumborum muscle

회음 perineum

테스트

TEST

■ 다음은 배부근에 대한 그림이다. 빈 칸에 알맞은 명칭을 쓰시오.

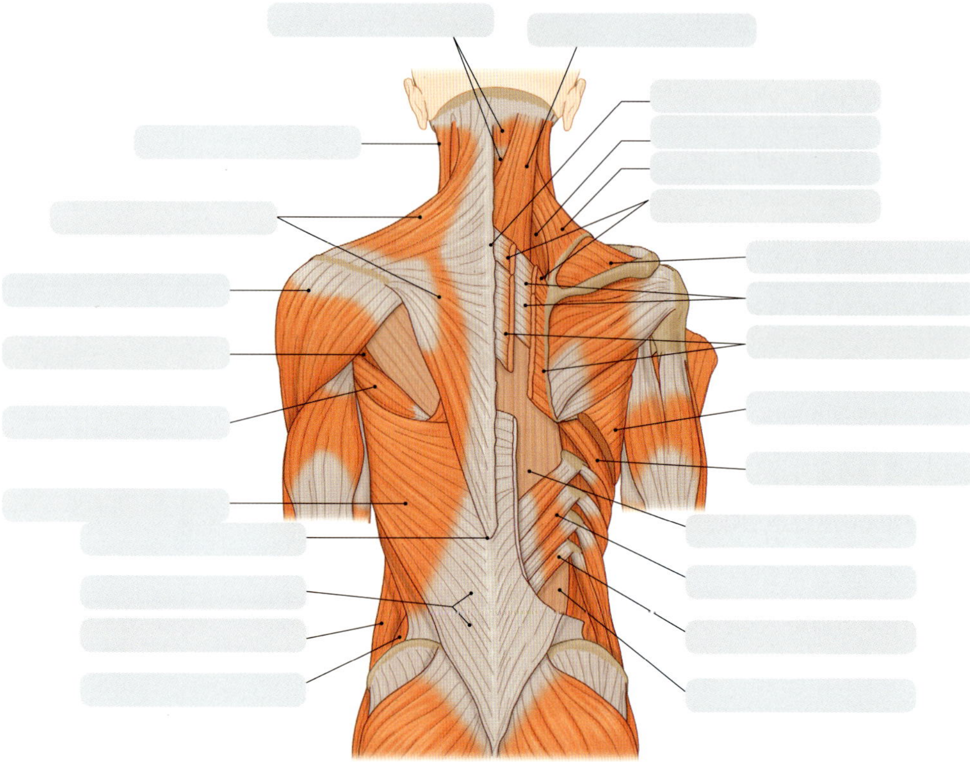

■ 다음은 복부의 층과 서혜륜 통과조직에 대한 그림이다. 빈 칸에 알맞은 명칭을 쓰시오.

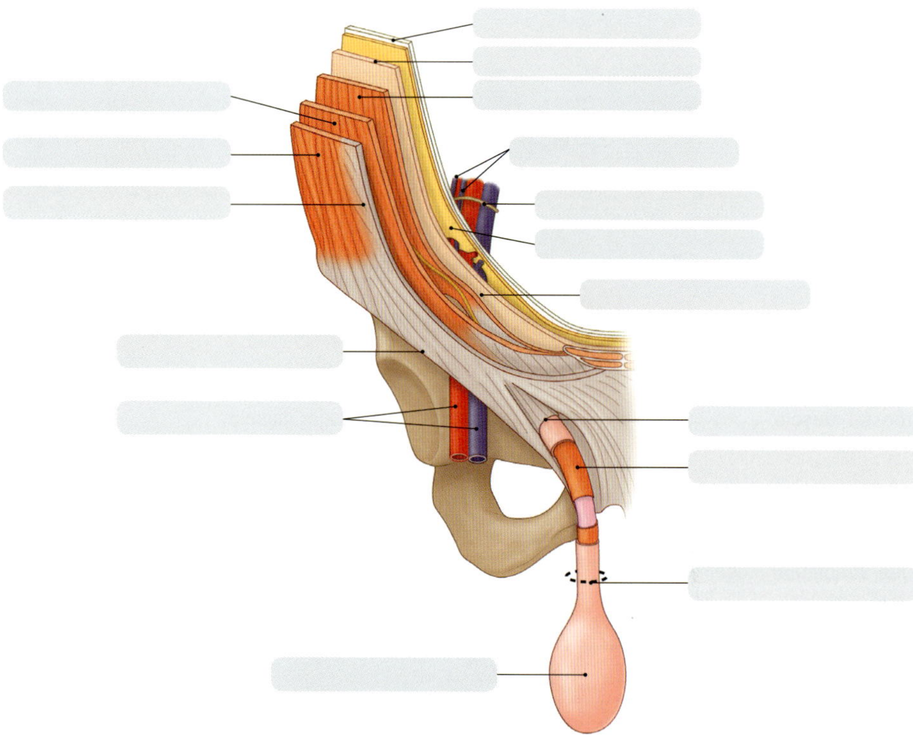

견부근육

학습목표
- 견부의 근육에 대해 알 수 있다.

상지근육의 특징

상지근육은 견부의 근육(6종), 상완의 근육(5종), 전완의 근육(19종), 손의 근육(11종)으로 모두 41종의 근육으로 구성되어 있다. 상지의 근위근(proximal muscle)은 원위근(distal muscle)에 비해 크고 면적이 넓다.

견부근육

견부근육(어깨부근육, shoulder muscle)은 견갑대(팔이음뼈, shoulder girdle)인 쇄골과 견갑골에서 기시하여 상완골에 정지하는 삼각근(어깨세모근, deltoid muscle), 소원근(작은원근, teres minor muscle), 극상근(가시위근, supraspinatus muscle), 극하근(가시아래근, infraspinatus muscle), 대원근(큰원근, teres major muscle), 견갑하근(어깨밑근, subscapularis muscle) 등의 근육으로 이루어져 있고 상완의 운동에 관여한다(표 10-24).

삼각근은 상지의 근육 중 가장 큰 근육이며 전부, 중부, 후부로 구성되어 있다(그림 10-51). 소원근은 극하근 밑에 있는 원뿔모양의 근육으로 삼각근과 신경지배가 같다. 극상근은 견갑골의 극상와에서 기시하여 견봉(acromion) 밑을 지나 상완골의 대결절(큰결절, greater tubercle)에 정지하므로 극상근이 지나는 통로에 염증이나 근육이상 등이 있을 때 끼임손상(impingement injury)으로 인한 충돌증후군(impingement syndrome)과 관련 깊은 근육이다. 견갑하근은 견갑골 내면에서 관찰되는 근육으로 촉지가 어렵다. 견갑하근은 광배근, 대원근과 함께 상완골의 소결절이나 소결절능에 붙어 상완을 내전, 내측회전하는 근육이다. 극상근, 극하근, 소원근, 견갑하근 등의 근육을 회전근개(근육둘레띠, rotator cuff)라고 한다(그림 10-52).

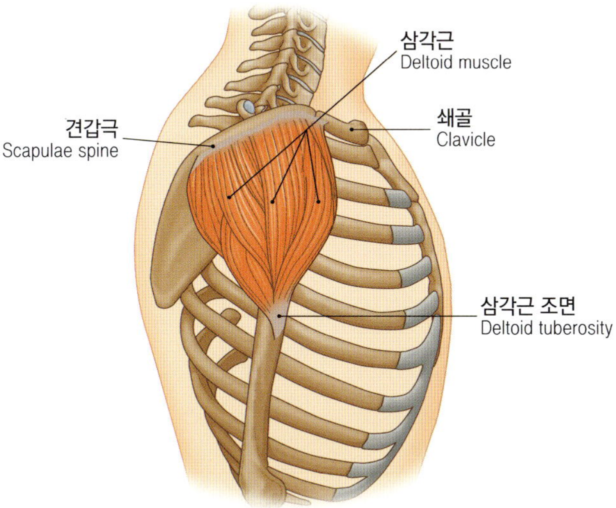

그림 10-51 삼각근

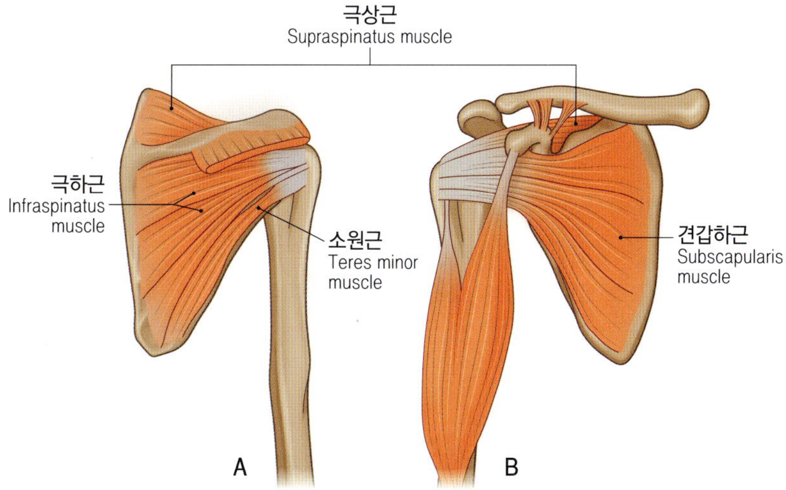

그림 10-52 회전근개. A: 후면, B: 앞면

표 10-24 견부근육

근육명	기시	정지	작용	지배신경
삼각근	쇄골 외측 견갑골 견봉과 견갑극	상완골 삼각근조면	상완의 굴곡과 신전 외전 및 내 · 외회전	액와신경
소원근	견갑골 외측연	상완골 대결절	상완의 내전 및 외측회전	액와신경
극상근	견갑골 극상와	상완골 대결절	상완의 외전 및 외측회전	견갑상신경
극하근	견갑골 극하와	상완골 대결절	상완의 외전 및 외측회전	견갑상신경
견갑하근	견갑골 견갑하와	상완골 소결절, 소결절능	상완의 내전 및 내측회전	견갑하신경
대원근	견갑골하각	상완골 소결절, 소결절능	상완의 내전 및 내측회전	견갑하신경

10.16 견부근육

학습목표 ■ 견부 횡단면의 근육에 대해 알 수 있다. ■ 회전근개에 대해 알 수 있다.

견부근육의 횡단면

견부의 횡단면은 근육의 위치와 혈관, 신경의 위치를 파악하기에 용이하다. 뒤쪽의 견갑골을 중심으로 가장 상부에 승모근(trapezius muscle)이 있고 극상근(supraspinatus muscle), 극하근(infraspinatus muscle), 소원근(teres minor muscle), 대원근(teres major muscle), 광배근(latissimus dorsi muscle)이 차례로 기시 또는 정지한다. 견갑골 전면에는 견갑하근이 있다. 앞쪽의 흉부에는 쇄골 상부의 견갑설골근(omohyoid muscle)과 쇄골하부의 쇄골하근(subclavius muscle)이 있고, 하부에 대흉근(pectoralis major muscle)이 위치하며 대흉근 내측에 소흉근(pectoralis minor muscle)이 관찰된다(그림 10-53).

회전근개

견관절은 운동범위가 크고 운동량이 많은 반면 인대나 근육 발달이 미비하여 탈구(dislocation)가 흔히 일어나기 쉬운 관절이다. 상완골두의 안정성에 기여하는 근육 중 회전근개(근육둘레띠, rotator cuff)의 극상근, 극하근, 소원근, 견갑하근의 건(tendon)은 상완골두를 소매처럼 둘러싸고 있어 회전근개를 형성한다(그림 10-54). 어깨의 위쪽에서 손으로 상완골을 감싸 듯 쥐었을 때 엄지에 해당하는 견갑하근, 검지에 해당하는 극상근, 중지에 해당하는 극하근과 약지에 해당하는 소원근 등이 상완골두를 감싸고 있는 듯한 모양을 취한다.

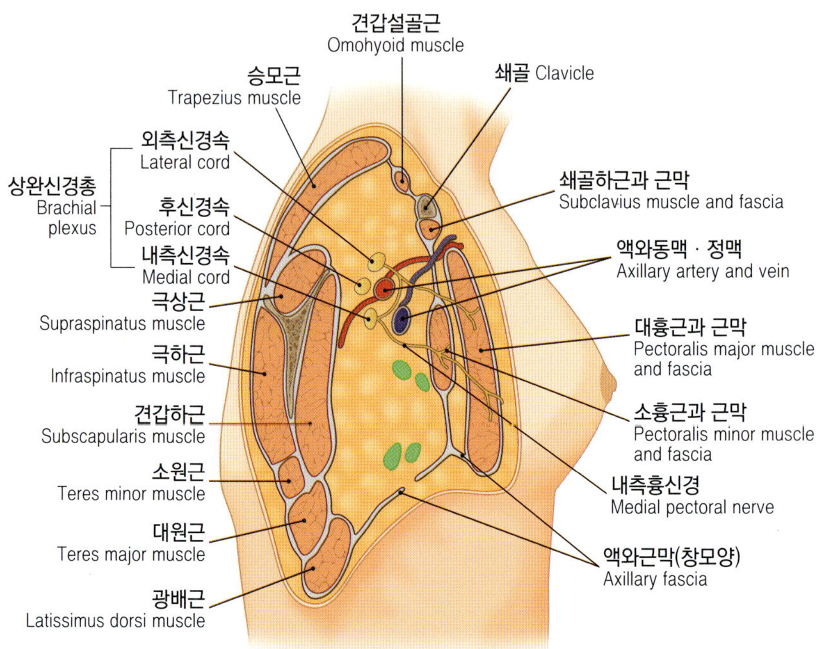

그림 10-53 견부(시상단면)

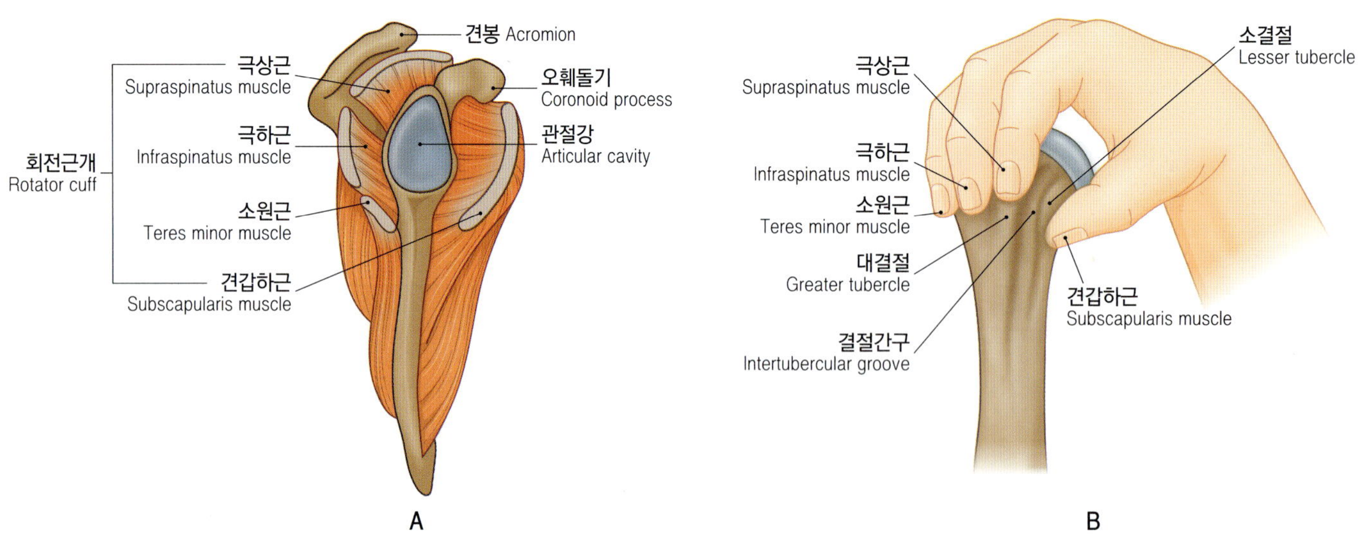

그림 10-54 회전근개. A: 외측면, B: 표식도

CHAPTER 10.17

상완근육

학습 목표 ■ 상완의 전부근육에 대해 알 수 있다.

상완부 근육

상완(위팔, arm)의 근육은 전면과 후면에 있는 근육으로 견관절과 주관절을 굽히거나 펴는 작용을 한다(표 10-25).

상완의 전부근육

상완이두근(위팔두갈래근, biceps brachii muscle)은 가장 표면에 위치하는 근육으로 장두(long head)와 단두(short head)로 나누고 밑으로 상완근(위팔근, brachialis muscle)과 오훼완근(부리위팔근, coracobrachialis muscle)이 있다. 상완이두근은 상지의 정맥펌프 역할을 하는 근육으로 장두와 단두로 나눈다. 상완근은 "일하는 말(work horse)"이라는 별칭이 있듯이 위팔의 근육 중 가장 강한 힘을 가지고 있다(그림 10-55).

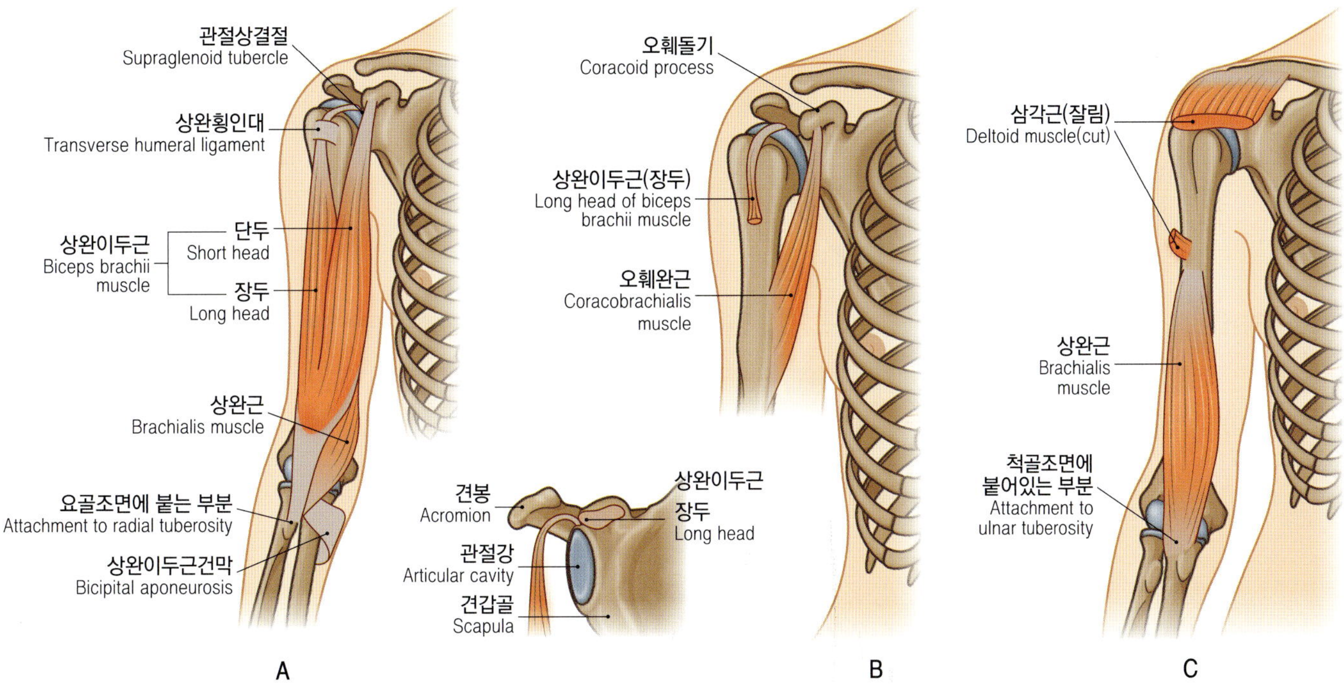

그림 10-55 **상완의 전부근육. A:** 상완이두근, **B:** 오훼완근, **C:** 상완근

표 10-25 상완의 전부근육

근육명	기시	정지	작용	지배신경
상완이두근	장두: 견갑골 관절상결절 단두: 견갑골 오훼돌기	요골조면	상완굴곡 및 내 · 외전 전완굴곡 및 회외	근피신경
상완근	상완골체 전면하부	척골조면	전완굴곡	
오훼완근	견갑골 오훼돌기	상완골체 내면	상완굴곡과 내전	

10.17 상완근육

학습 목표 ■ 상완의 후부근육에 대해 알 수 있다.

상완의 후부근육

상완의 후부근육은 상완삼두근(위팔세갈래근, triceps brachii muscle)과 주근(팔꿈치근, anconeus muscle)이 있다. 상완삼두근은 장두(긴갈래, long head), 외측두(가쪽갈래, lateral head), 내측두(안쪽갈래, medial head)가 있는데, 내측두는 장두 밑에 있어 장두를 제거했을 때 완전히 드러난다. 주근은 주관절 일차 신전근으로 작용하여 상완삼두근의 작용을 도와주는 역할을 한다(그림 10-56).

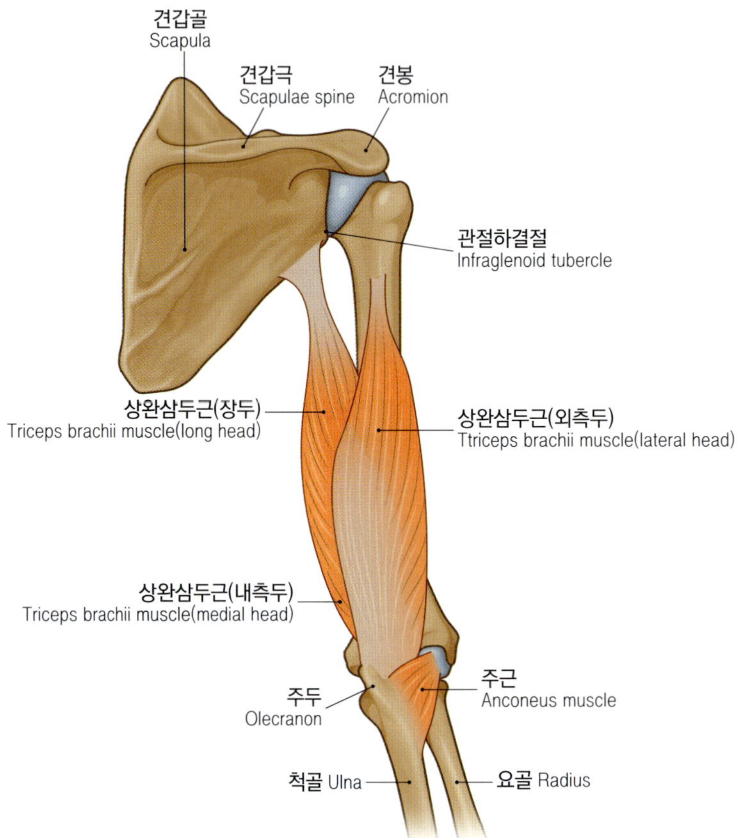

그림 10-56 상완의 후부근육

표 10-26 상완의 후부근육

근육명	기시	정지	작용	지배신경
상완삼두근	장두: 견갑골 관절하결절 외측두: 상완골 후측 외면 상부 내측두: 상완골 후면 내측하부	척골 주두	상완 및 전완 이차신전	요골신경
주근	상완골 외측상과 후면		전완 일차신전	

10.18 전완근육

학습목표 ■ 전완의 전부 1~4층까지의 근육에 대해 알 수 있다.

전완의 전부근육은 4층으로 나눌 수 있으며, 이들은 손목과 손가락을 굽히거나 회내(pronation) 등의 운동에 관여한다(그림 10-57, 표 10-27).

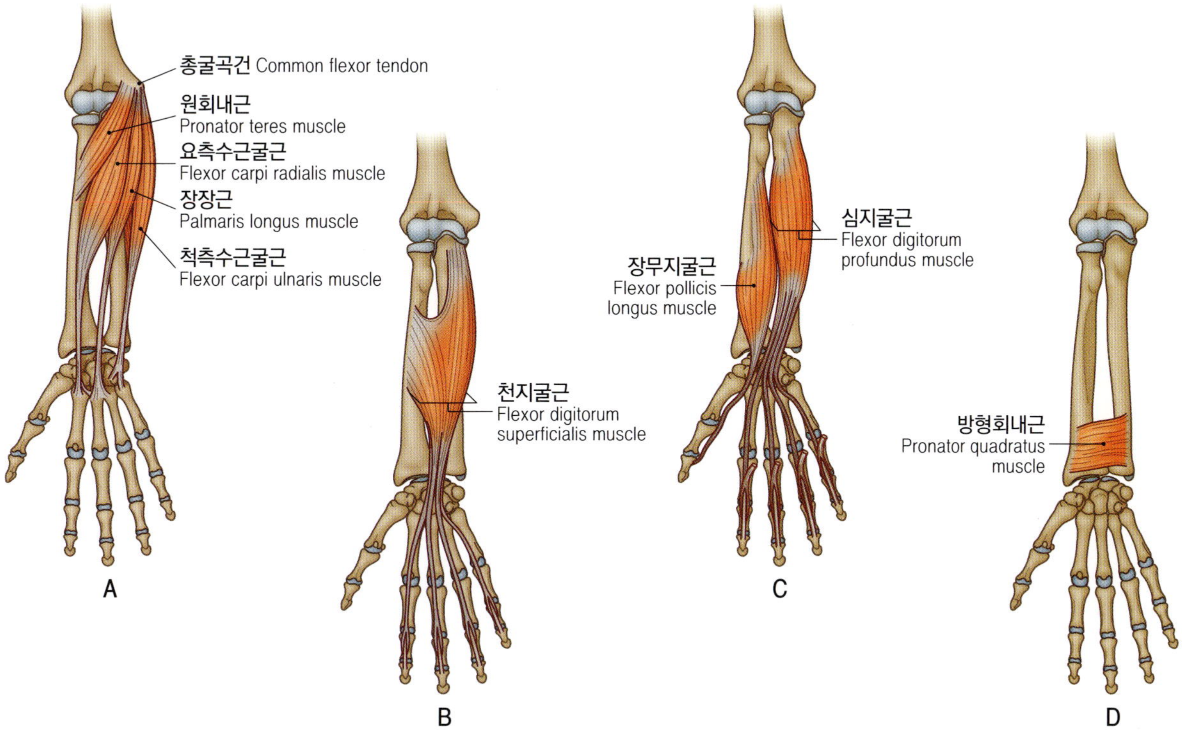

그림 10-57 전완의 전부근육의 층. A: 첫째층, B: 둘째층, C: 셋째층, D: 넷째층

표 10-27 전완의 전부근육

근육명	경로	역할 및 특징
첫째 층		
원회내근	상완골 내측상과 공통 기시	전완의 회내
요측수근굴근		전완굴곡과 수근외전
장장근		수근굴곡
척측수근굴근		수근굴곡과 내전
둘째 층		
천지굴근	상완골, 요골, 척골에서 기시. 굴근지대를 지남	제2~5지 중절골을 굴곡
셋째 층		
심지굴근	척골과 골간막에서 기시. 굴근지대를 지남	제2~5지 말절골을 굴곡
장무지굴근	요골, 골간막에서 기시. 굴근지대를 지남	무지손가락을 굴곡
넷째 층		
방형회내근	요골에서 기시	전완의 회내

10.18 전완근육

학습목표 ■ 전완의 전부근육의 특징에 대해 알 수 있다. ■ 상완과 전완근육의 횡단면에 대해 알 수 있다.

전완의 전부근육

전완부 전면에 있는 근육은 상완골 내측상과(medial epicondyle), 공통기시근인 원회내근(원엎침근, pronator teres muscle)과 요측수근굴근(노쪽손목굽힘근, flexor carpi radialis muscle), 장장근(긴손바닥근, palmaris longus muscle), 척측수근굴근(자쪽손목굽힘근, flexor carpi ulnaris muscle) 등이 있으며, 원회내근은 심부에 있는 방형근과 함께 전완의 회내에 관여하며, 장장근은 주먹을 꽉 쥔 상태에서 손목을 굽히면 손목 부위 중앙부에 건이 솟아오르는 근육으로 사람에 따라 존재하지 않을 수도 있다.

수근관(손목터널, carpal tunnel)을 통과하는 천지굴근(얕은손가락굽힘근, flexor digitorum superficialis muscle), 심지굴근(깊은손가락굽힘근, flexor digitorum profundus muscle)은 각각 손가락의 중절골과 말절골을 굴곡시키며, 심지굴근은 정중신경과 척골신경의 이중신경지배를 받는다(그림 10-58, 표 10-28). 수근관의 가장 깊이 있는 장무지굴근(긴엄지굽힘근, flexor pollicis longus muscle)은 손목 부위를 통과하면서 45° 정도 꺾여 무지의 말절골(phalanx tertia)로 향한다.

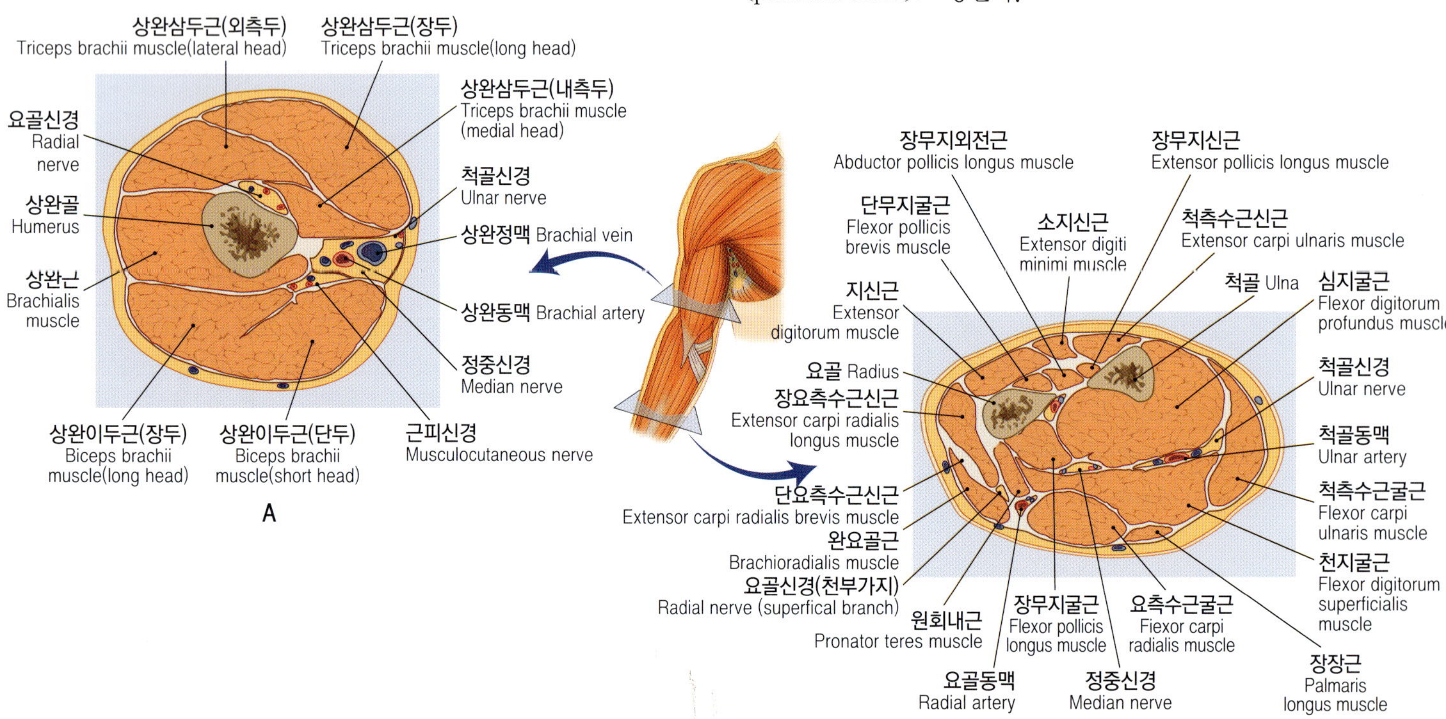

그림 10-58 상지근(횡단면). A: 상완, B: 전완

표 10-28 전완의 굴근

근육명	기시	정지	작용	지배신경
표층부의 근육				
원회내근	상완골 내측상과, 척골 구상돌기	요골체 외측면	전완 회내	정중신경
요측수근굴근	상완골 내측상과	제2~3지중수골	전완굴곡과 손목 외전	
장장근	상완골 내측상과	수장건막	수근굴곡	
척측수근굴근	상완골 내측상과, 척골 주두	두상골, 유구골, 제5지중수골	수근굴곡과 내전	척골신경
천지굴근	상완골 내측상과, 척골 구상돌기, 요골전연	제2~5지 중절골	제2~5지 중절골 굴곡	정중신경
심층부의 근육				
심지굴근	척골전면, 골간막	제2~5지 말절골	제2~5지 말절골 굴곡	정중신경, 척골신경
장무지굴근	요골전면, 골간막	무지의 말절골	무지 굴곡	정중신경
방형회내근	척골하단 전면	요골하단 전면	전완 회내	

10.18 전완근육

학습목표 ■ 전완의 후부근육의 표층부와 심층부 근육에 대해 알 수 있다.

전완부의 후부근육

전완의 후부근육은 표층과 심층으로 나눌 수 있으며, 손목과 손가락을 펴거나 회외(뒤침, supination) 등의 운동에 관여한다(그림 10-59, 표 10-29).

전완의 후부표층근. 완요골근(위팔노근, brachioradialis muscle)은 전완을 중립자세에서 굴곡시킨다. 장 · 단요측수근신근(긴 · 짧은노쪽손목폄근, extensor carpi radialis longus · brevis muscle), 지신근(손가락폄근, extensor digitorum muscle), 소지신근(새끼폄근, extensor digiti minimi muscle)과 척측수근신근(자쪽손목폄근, extensor carpi ulnaris muscle) 등이 표층근육이다.

전완의 후부심층근. 가장 위쪽에 회외근(손뒤침근, supinator muscle)이 있고, 해부학적 코담배갑(anatomical snuffbox) 근육들이 엄지에 분포한다(그림 10-60). 해부학적 코담배갑은 엄지손가락을 뒤로 힘껏 젖히면 엄지부위 손목 아래에 삼각형 모양의 오목한 공간이 나타나는데, 코담배는 가루담배의 일종으로 피우고 싶을 때 손등 위에 올려놓고 들이마신다고 하는데 이때 코담배를 올려놓은 손등 부위가 해부학적 코담배갑이다. 이 근육들은 엄지의 가장 바깥쪽에 장무지외전근(긴엄지벌림근, abductor pollicis longus muscle)과 안쪽에 단무지신근(짧은엄지폄근, extensor pollicis brevis muscle)이 있으며, 가장 안쪽에는 장무지신근(긴엄지폄근, extensor pollicis longus muscle)이 있다. 장무지신근은 무지 정복(물림, reposition)의 유일한 근육이다. 신근들 중 가장 깊이 시지신근(집게폄근, extensor indicis muscle)이 위치한다. 엄지를 제외한 시지와 소지의 손가락이 펴기 쉬운 것은 4개의 손가락을 펴는 지신근 뿐만 아니라 시지신근과 소지신근이 지신근과 함께 이중으로 펴는 작용을 하기 때문이다.

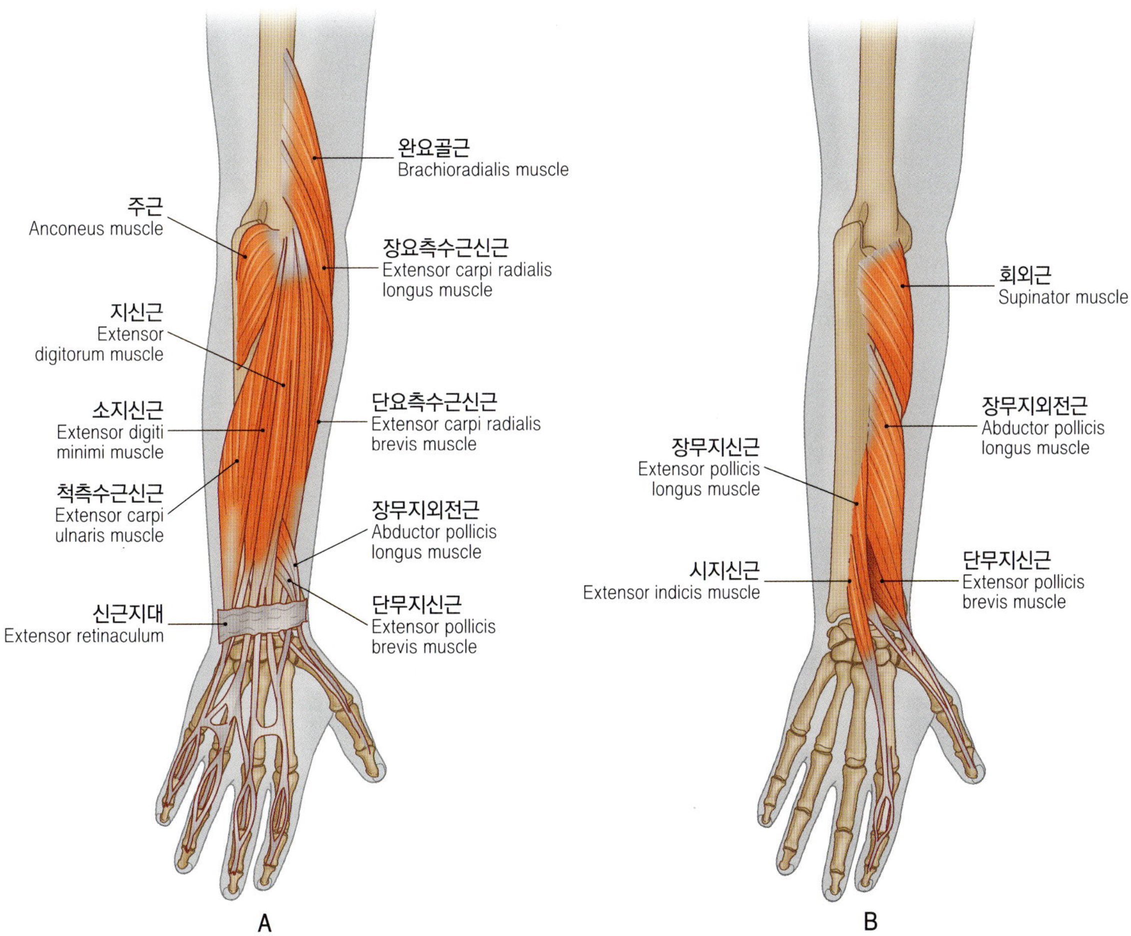

그림 10-59 전완의 근육(후면). A: 표층, B: 심층

10.18 전완근육

학습목표 ■ 전완의 후부근육의 표층부와 심층부 근육에 대해 알 수 있다.

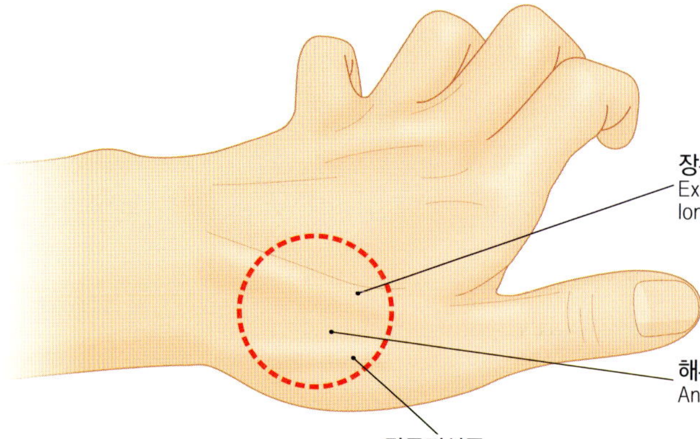

그림 10-60 해부학적 코담배갑

표 10-29 전완의 후부근육

근육명	기시	정지	작용	지배신경
표층부의 근육				
완요골근	상완골 외측과 상능선의 상부	요골 경상돌기	전완 굴곡	요골신경
장요측수근신근	상완골 외측과 상능선	제2중수골 배측면	수근신전과 외전	
단요측수근신근	상완골 외측상과	제3중수골 배측면		
지신근		제2~5지 신근건막	수근과 제2~5지의 신전	
소지신근		제5지 신근건막	제5지의 신전	
척측수근신근		제5중수골 배측면	수근 신전과 내전	
심층부의 근육				
회외근	척골후면	요골 외측면	전완의 회외	요골신경
장무지외전근	요골과 척골의 후면	제1중수골 저부	수근과 무지의 외전	
단무지신근	요골후면, 골간막	무지 기절골 저부	무지의 신전과 외전	
장무지신근	척골후면, 골간막	무지 말절골 저부		
시지신근		제2지 신근건막	제2지의 신전	

수부근육

학습목표 ■ 손목의 굴근지대와 수근관에 대해 알 수 있다. ■ 손목의 신근지대와 6개의 분획에 대해 알 수 있다.

손목의 굴근지대

손목의 굴근지대(굽힘근지지띠, flexor retinaculum)는 손바닥 쪽 두상골(콩알뼈, pisiform bone)과 유구골(갈고리뼈, hamate bone)에서 주상골과 대능형골 사이를 가로로 연결하여 굴근의 작용을 지지하여 지렛대 작용을 하는 굵은 섬유띠를 말한다. 해부학적으로 횡수근인대(가로손목인대, transverse carpal ligament)라고 하고 기능적으로는 굴근지대라고 한다. 굴근지대와 수근골 사이에 형성된 작고 둥근 통로를 수근관(손목터널, carpal tunnel)이라고 하는데 수근관으로 통과하는 조직은 4개의 천지굴근건, 4개의 심지굴근건, 장무지굴근건, 정중신경이 통과한다(그림 10-61). 수근관이 어떤 이유로 인해 좁아져 통과조직을 압박하게 되어 나타나는 증상을 수근관증후군(손목터널증후군, carpal tunnel syndrome)이라고 한다.

손목의 신근지대

손목의 신근지대(폄근지지띠, extensor retinaculum)는 손등 쪽 척골의 경상돌기(붓돌기, styloid process)와 요골의 외측연(가쪽 모서리, lateral border)을 가로로 연결하고 신근들을 지지하여 지렛대 작용을 하는 굵은 섬유띠를 말하며, 배측수근인대(등쪽손목인대, dorsal carpal ligament)라고도 한다. 신근지대는 6개의 분획이 있는데 1, 3구역은 해부학적 코담배갑을 구성하는 근육이며, 4구역은 4개의 손가락을 펴는 지신근, 5구역은 5번째 손가락인 새끼손가락을 펴는 소지신근, 2구역은 장 · 단요측수근신근, 6구역은 척측수근신근 순서로 익히면 쉽게 암기가 된다(그림 10-62).

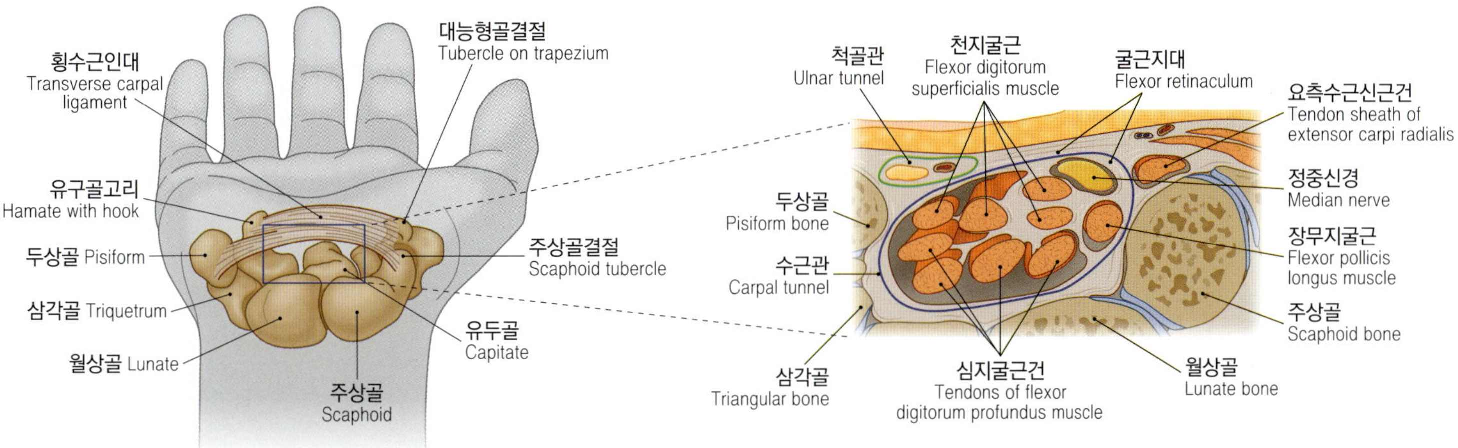

그림 10-61 손목의 굴근지대와 수근관

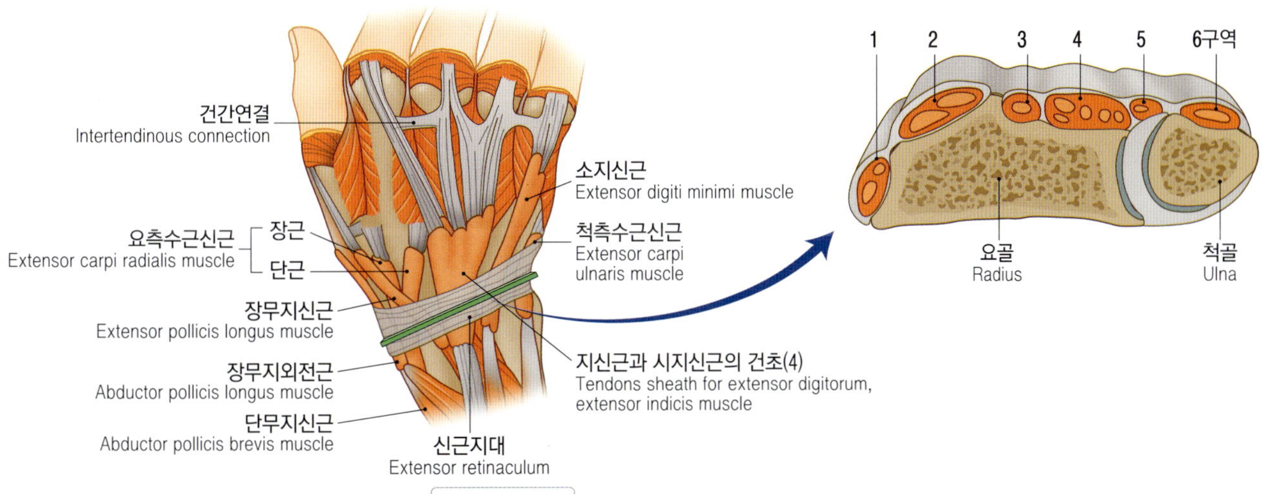

그림 10-62 손목의 신근지대와 6개 분획

10.20 손바닥근육

학습목표
- 손바닥 고유근에 대해 알 수 있다.

손바닥근육

손바닥의 근육은 전완에서 일어난 굴근들 외에 손바닥의 자체근육(손의 내재근, intrinsic muscle of hand)으로 이루어져 있으며(손등에는 내재근육이 없다), 대부분의 근육들은 손바닥의 수장건막(손바닥널힘줄, palmar aponeurosis) 밑에 위치하는 엄지측과 소지측에 있는 무지구근(엄지두덩근, thenar muscle)과 소지구근(새끼두덩근, hypothenar muscle)이 있고, 좀 더 깊은 곳에는 중간근육(intermediate muscle)이 위치한다(그림 10-63, 그림 10-64).

무지구근

무지구근(엄지두덩근, thenar muscle)들은 엄지손가락의 외전, 내전, 굴곡, 신전, 대립(맞섬, opponens), 정복(물림, reposition) 운동 등에 관여하는 3개의 근육들로 바깥쪽에서 안쪽으로 단무지외전근(짧은엄지벌림근, abductor pollicis brevis muscle), 단무지굴근(짧은엄지굽힘근, flexor pollicis brevis muscle), 무지대립근(엄지맞섬근, opponens pollicis muscle)이 있으며, 무지내전근(엄지모음근, adductor pollicis muscle)은 무지구근에서 제외시키는 경향이 있으며, 무지구근은 정중신경(median nerve)의 지배를 받는데 비해 무지내전근은 척골신경(ulnar nerve)의 지배를 받는다(표 10-30).

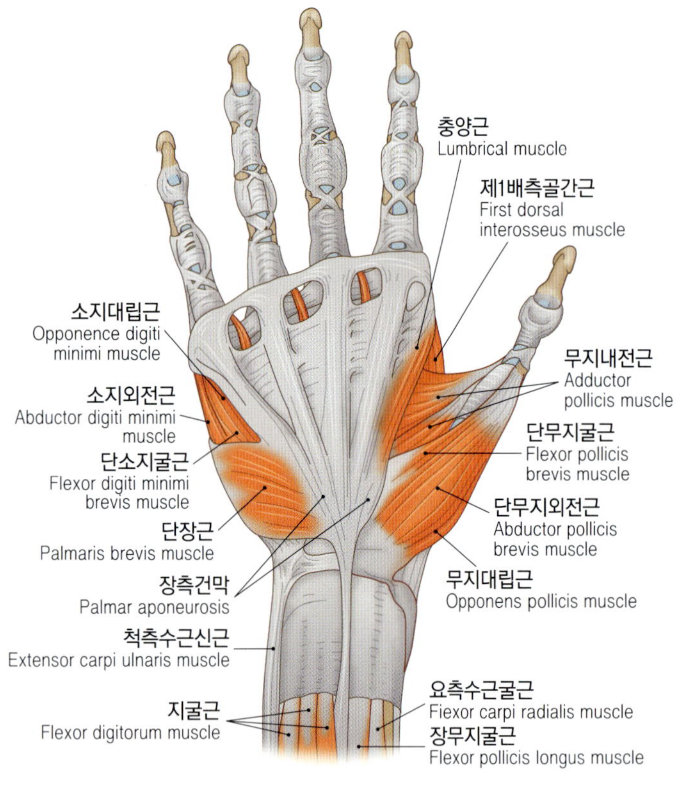

그림 10-63 손바닥의 표층근

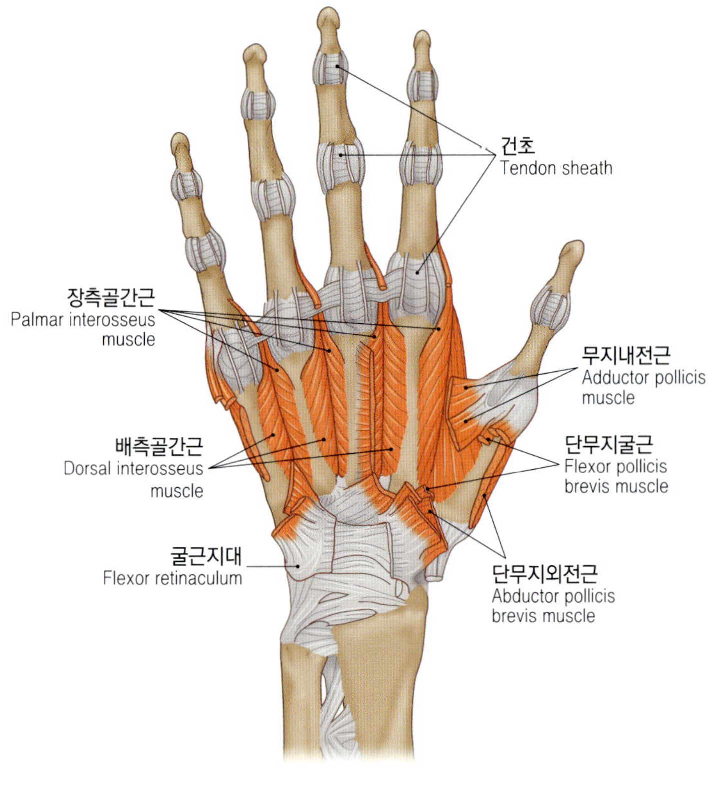

그림 10-64 손바닥의 중간근

표 10-30 무지구근

근육명	기시	정지	작용	지배신경
단무지외전근	주상골	무지 기저골 저부	무지 외전	정중신경
단무지굴근	대 · 소능형골, 유구골		무지 굴곡	
무지대립근	대능형골	제1중수골 외측	무지를 소지쪽으로 당김	
무지내전근	제2~3중수골	무지 기저골 저부	무지 내전	척골신경

10.20 손바닥근육

학습 목표 ■ 소지구근육 및 중간근육에 대해 알 수 있다.

소지구근

소지구근(새끼두덩근, hypothenar muscle)들은 새끼손가락의 굴곡, 신전, 외전, 대립운동에 관여하는 4개의 근육들로 바깥쪽에서 안쪽으로 소지외전근(새끼벌림근,abductor digiti minimi muscle), 단소지굴근(짧은새끼굽힘근,flexor digiti minimi brevis muscle), 소지대립근(새끼맞섬근,opponens digiti minimi muscle), 단장근(짧은손바닥근, palmaris brevis muscle) 등이다(표 10-31).

중간근

손바닥의 심부에 있는 중간근(intermediate muscles)은 손가락의 첫마디를 굽히고, 중간마디와 끝마디를 펴는 작용을 하며, 제 3지의 축선을 중심으로 외전과 내전을 하는 손바닥의 짧은 3종류의 근육인 4개의 충양근(벌레근, lumbrical muscle), 3개의 장측골간근(바닥쪽뼈사이근, palmaris interosseus muscle), 4개의 배측골간근(등쪽뼈사이근, dorsal interosseus muscle) 등이다(그림 10-65, 표 10-32). 충양근은 라틴어로 지렁이에서 유래된 명칭이다.

표 10-31 소지구근

근육명	기시	정지	작용	지배신경
소지외전근	두상골	제5지 기절골 저부	소지외전	척골신경
단소지굴근	유구골구		소지 기절골 굴곡	
소지대립근		제5중수골 내측연	소지를 무지쪽으로 당김	
단장근	수장건막	수장 척측연	소지구 긴장	

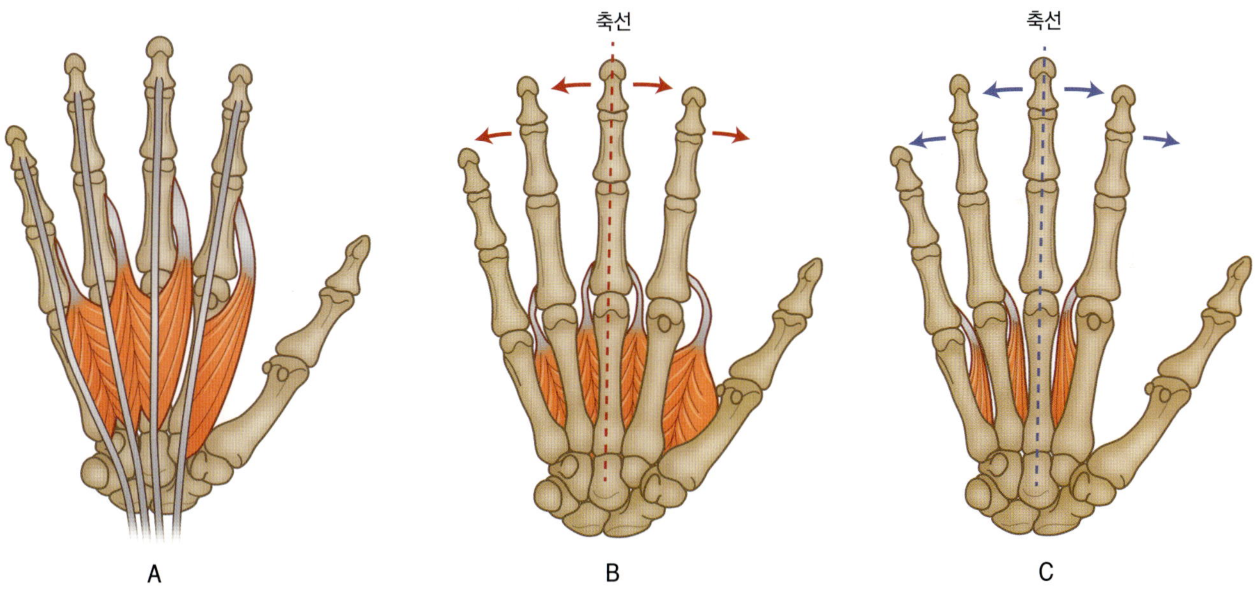

그림 10-65 손바닥의 중간근. A: 충양근(1~4), B: 배측골간근(1~4), C: 장측골간근(1~3)

표 10-32 손바닥의 중간근

근육명	기시	정지	작용	지배신경
충양근	심지굴근건	제2~5지 기절골 저부 건막	제2~5지 기절골 굴곡, 중절골과 말절골 신전	정중신경 척골신경
장측골간근	제2중수골 내측, 제4~5중수골 외측	제2, 4, 5지 기절골 저부 건막	기절골 굴곡, 중절골과 말절골 신전 및 손가락 내전	척골신경
배측골간근	제1~5중수골	제2~4지 기절골 저부 건막	기절골 굴곡, 중절골과 말절골 신전, 손가락 외전	

꼭 알아두기

TO KNOW ON TO

- 견부근육의 종류와 특징에 대해 알아두기
- 회전근개 근육의 종류 및 기시와 정지와 작용에 대해 알아두기
- 상완부 전 · 후면근육의 명칭 알아두기
- 전완부 전면 근육의 층별(1~4층) 분포 알아두기
- 전완부 후면근육의 표층근과 심층근의 종류 각각 알아두기
- 손목을 통과하는 굴근의 종류와 1~6구역의 신근 종류 알아두기
- 무지구근, 중간근, 소지구근의 종류 알아두기

요약정리

SUMMING-UP

- 상지의 근육 중 가장 큰 것은 삼각근이며 견부의 근육은 견갑골, 쇄골, 상완골과 관련이 있다.
- 회전근개는 극상근, 극하근, 견갑하근, 소원근 등이 있으며 이들은 상원골두를 감싸고 있다.
- 상완부 전면은 상완이두근, 상완근, 오훼완근 등 3개의 근육이며, 근피신경 지배를 받는다.
- 상완부 후부는 상완삼두근, 주근이 있고 전완을 신전시키는 역할을 하며, 요골신경 지배를 받는다.
- 전완의 전면근육의 1층에는 원회내근, 장장근, 척측수근굴근이 있고, 2층에는 천지굴근, 3층에는 심지굴근, 장무지굴근, 4층에는 방형회내근이 있다.
- 전완의 후면 표층근육은 완요골근, 요측수근신근, 척측수근신근과 손가락을 펴는 지신근이 있다.
- 전완의 후면 심층근육은 회외근과 해부학적 코담배갑의 근육의 장무지외전근, 단무지신근, 장무지신근이 있으며, 가장 깊이 시지신근이 있다.
- 손목의 굴근지대는 횡수근인대로 수근터널을 형성하고 수근관을 동과하는 구조로 정중신경, 천지굴근, 심지굴근, 장무지굴근이 있다.
- 손목의 신근지대는 6개의 구역으로 되어 있다. 제1구역과 3구역은 해부학적 코담배갑의 요측과 척측근육으로 되어 있고, 4구역은 지신근, 시지신근, 5구역은 소지신근, 6구역은 척측수근신근, 2구역은 요측수근신근으로 되어 있다.
- 손바닥근육은 무지구근과 중간근 및 소지구근으로 구성되며 무지구근에는 단무지외전근, 단무지굴근, 무지대립근이 있으며, 무지내전근은 무지구근에 속하지 않는 경향이 있다.
- 중간근에는 충양근과 골간근이 있으며, 소지구근에는 소지외전근, 단소지굴근, 소지대립근, 단장근이 있다.

관련 질환과 중재

RELATED DISEASE & INTERVENTION

충돌증후군

극상근(가시위근, supraspinatus muscle)은 쇄골과 견갑골 사이의 공간을 통해 상완골의 대결절에 정지하고 있으며, 상완골두가 견봉에 부딪히지 않게 한다. 즉 견갑골의 관절와(glenoid cavity)에 대해 상완골두의 구름(rolling)으로 인해 관절와 내에서 상완골두가 자연스럽게 회전할 수 있도록 해주는 역할을 한다.

충돌증후군(impingement syndrome)의 증상은 힘줄손상으로 인해 극상근의 정지부에 마찰이 발생하여 염증이 발생하고 관절면의 손상을 일으킨다면 팔을 머리위로 들어올리거나 옷을 갈아입을 때 통증이 발생한다. 통증은 약 70~120° 사이의 외전 중간부에서 일어나며, 외전의 시작부분과 끝부분에서는 통증이 없다(그림 10-66).

치료는 비수술적방법이 우선이며 주사치료와 약물치료 등으로 염증을 완화시키며 자가 운동요법으로 근육 작용의 반대인 어깨를 수평내전하고 내회전하면 되는 데 등 뒤에서 자가스트레칭을 할 경우 수건을 이용하여 시행한다. 수술적 방법은 관절내시경수술 등이 있다.

수근관증후군

컴퓨터나 스마트폰의 사용 등 과도한 손목 사용으로 인해 수근관을 지나가는 정중신경의 압박을 받게 되면 엄지와 검지, 중지 및 손바닥 부위의 저림과 손목통증이 발생하며 특히 야간에 심해지는 경향이 있고 증상이 심하고 계속될 경우 무지구근(엄지두덩근, thenar muscle)의 위축이 오기도 한다. 수근관증후군(carpal tunnel syndrome)의 진단방법은 손목터널을 임의로 좁히는 팔렌검사(Palen's test)(그림 10-68)가 있으며, 치료는 비수술적 방법으로 손목을 굽히는 것을 피하고 보조기나 부목을 이용하여 손목을 신전시켜 주거나 스트레칭 방법으로 손목을 최대로 신전시킨 상태에서 두팔을 양쪽으로 곧게 펴거나 반대방향으로 뻗어주는 방법 등이 있으며, 수술적인 방법으로 정중신경을 압박하는 횡수근인대(가로손목인대)를 제거하는 수술 등이 있다.

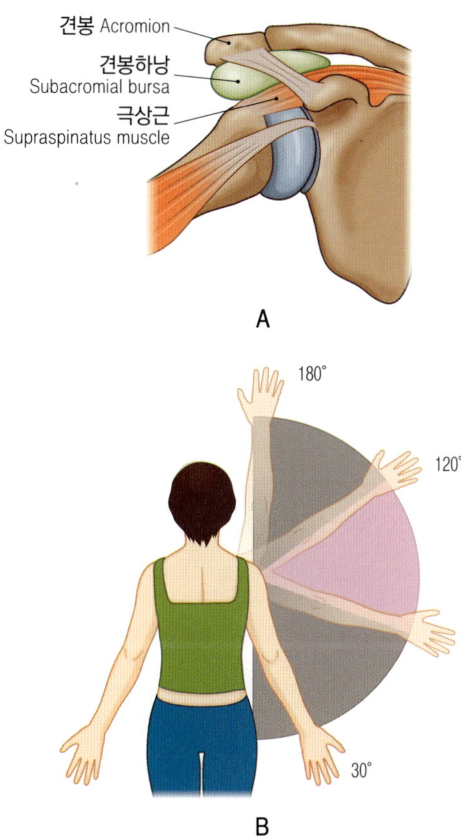

그림 10-66 충돌증후군의 진단(통증호)

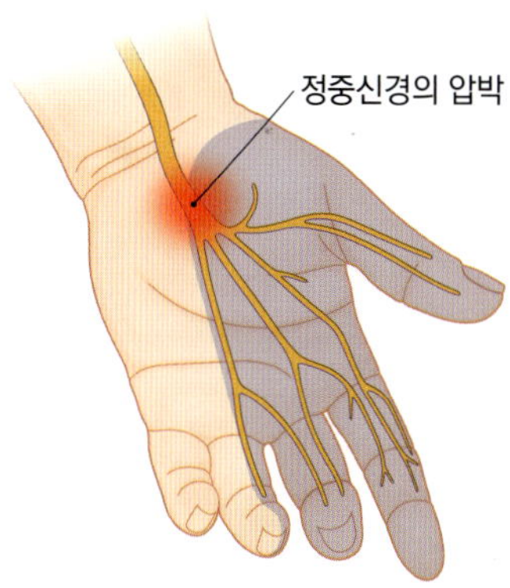

그림 10-67 수근관증후군

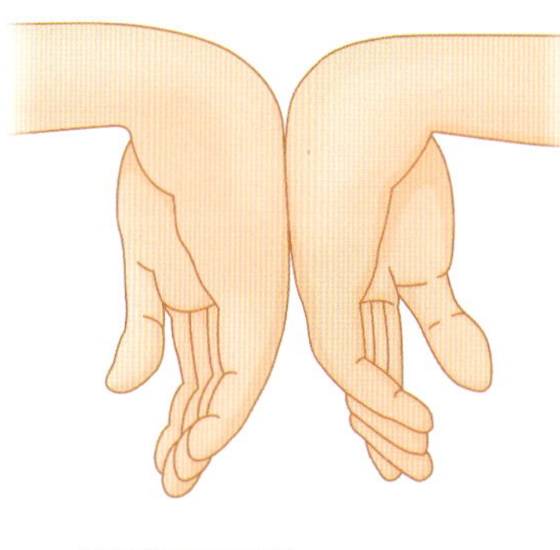

그림 10-68 팔렌 테스트

학습목표에 대한 자기진단

SELF-DIAGNOSIS OF THE LEARNING OBJECTIVE

번호	학습목표	자기성취도(점)				
		90%(5)	70%(4)	50%(3)	30%(2)	10%(1)
1	견부(어깨부)의 근육에 대해 알 수 있다.					
2	회전근개 근육에 대해 알 수 있다.					
3	상완부(위팔부) 근육에 대해 알 수 있다.					
4	전완부 전면근육의 1층~4층까지의 근육에 대해 알 수 있다.					
5	전완부 후면근육의 표층부와 심층부 근육에 대해 알 수 있다.					
6	손목의 굴근지대와 수근관에 대해 알 수 있다.					
7	손목의 신근지대와 6개의 분획에 대해 알 수 있다.					
8	손바닥 근육에 대해 알 수 있다.					
계						
단원 합계		점				

주요용어 점검

CHECKING OF MEDICAL TERMS

삼각근 deltoid muscle
소원근 teres minor muscle
극상근 supraspinatus muscle
극하근 infraspinatus muscle
대원근 teres major muscle
견갑하근 subscapularis muscle
회전근개 rotator cuff
상완이두근 biceps brachii muscle
상완근 brachialis muscle
오훼완근 coracobrachialis muscle
상완삼두근 triceps brachii muscle

주근 anconeus muscle
원회내근 pronator teres muscle
요측수근굴근 flexor carpi radialis muscle
장장근 palmaris longus muscle
척측수근굴근 flexor carpi ulnaris muscle
수근관 carpal tunnel
천지굴근 flexor digitorum superficialis muscle
심지굴근 flexor digitorum profundus muscle
장무지굴근 flexor pollicis longus muscle
완요골근 brachioradialis muscle
요측수근신근 extensor carpi radialis muscle

지신근 extensor digitorum muscle
소지신근 extensor digiti minimi muscle
척측수근신근 extensor carpi ulnaris muscle
해부학적 코담배갑 anatomical snuffbox
장무지외전근 abductor pollicis longus muscle
단무지신근 extensor pollicis brevis muscle
장무지신근 extensor pollicis longus muscle
시지신근 extensor indicis muscle
충양근 lumbrical muscle
장측골간근 palmaris interosseus muscle
배측골간근 dorsal interosseus muscle

테스트

TEST

■ 다음은 가슴부와 어깨주위 근육에 대한 그림이다. 빈 칸에 알맞은 명칭을 쓰시오.

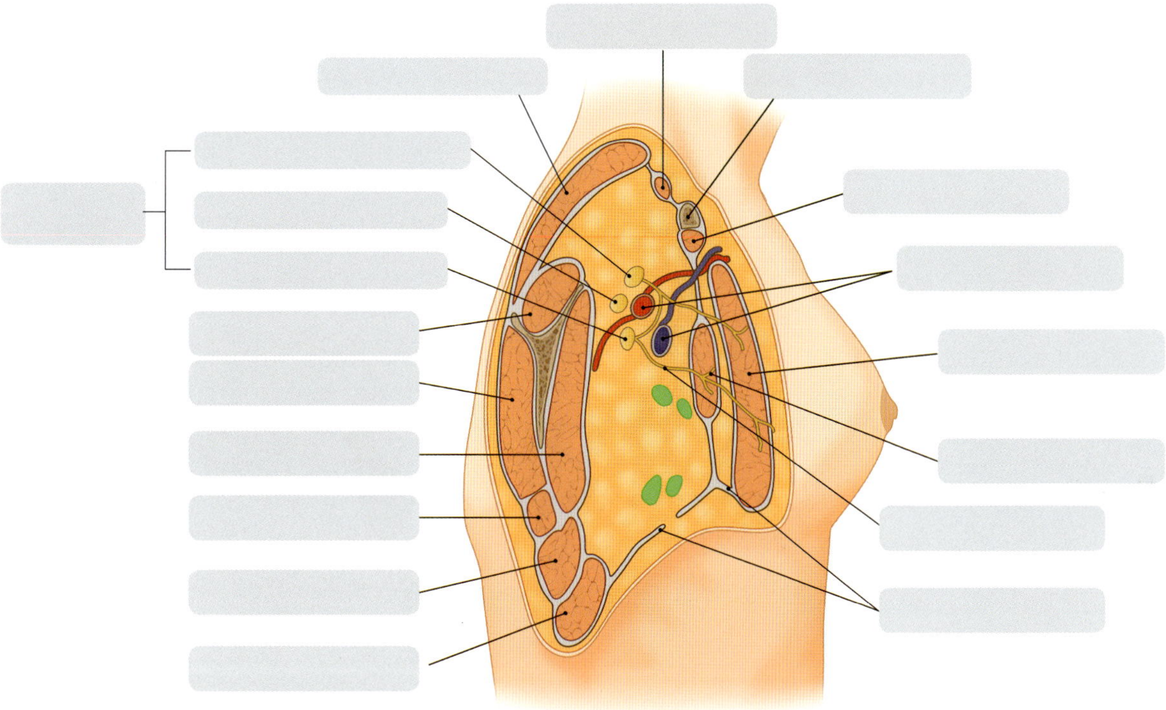

■ 다음은 수근관을 통과하는 근육에 대한 그림이다. 빈 칸에 알맞은 명칭을 쓰시오.

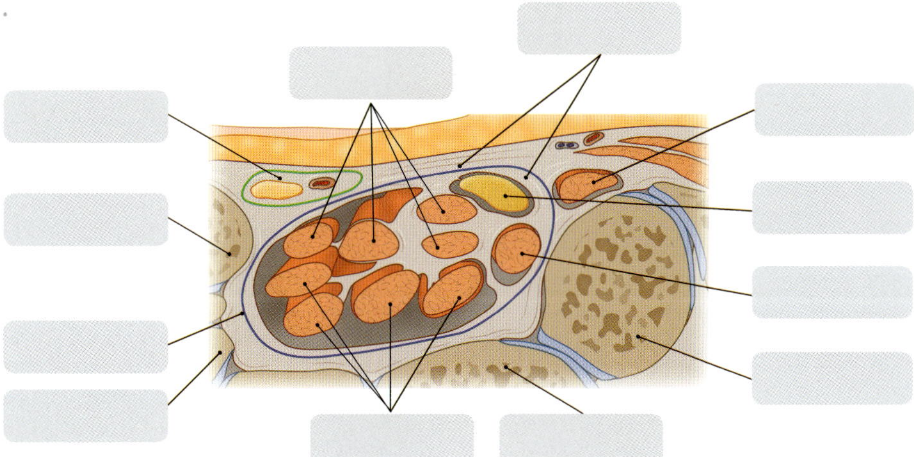

테스트

TEST

▪ 다음은 손바닥의 중간근을 나타낸 그림이다. 빈 칸에 알맞은 명칭을 쓰시오.

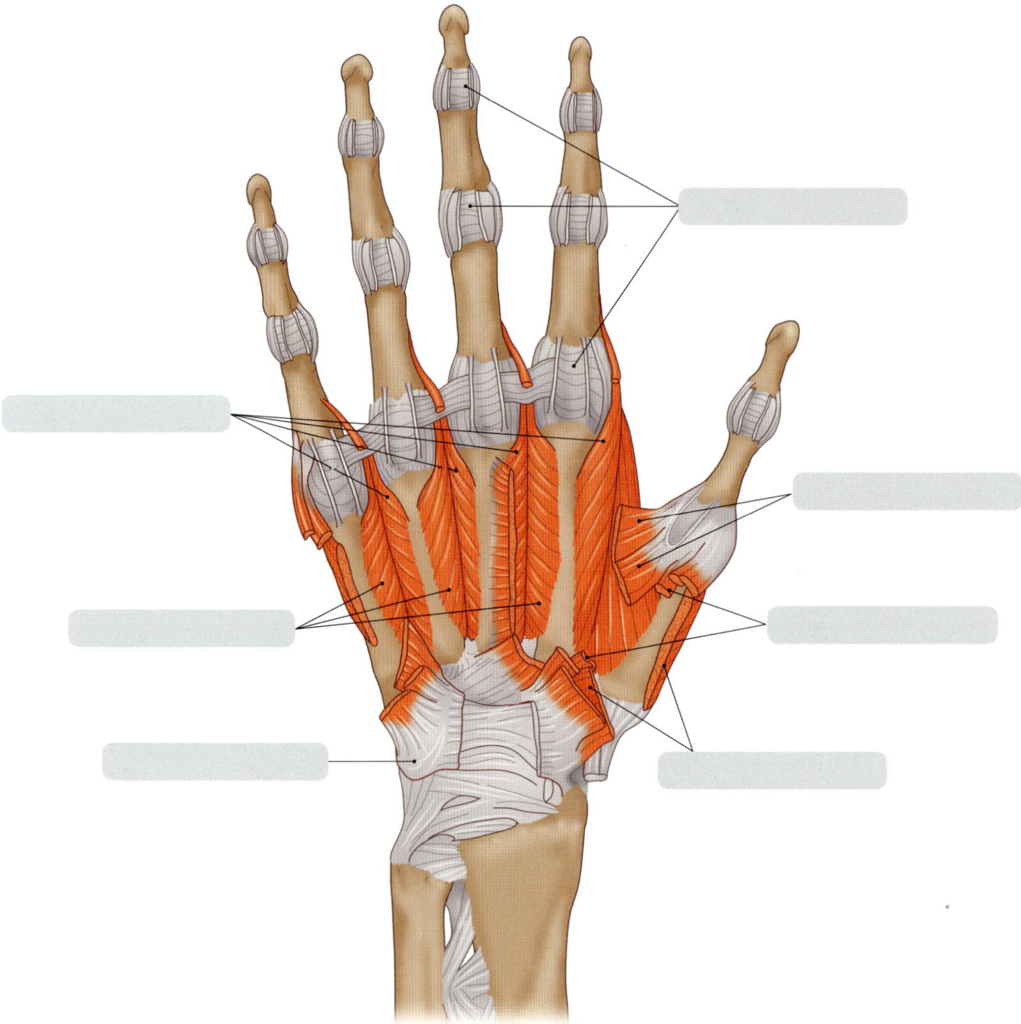

CHAPTER **10.21**

관골부근육

학습목표
- 하지근육의 특징과 둔부의 근육에 대해 알 수 있다.

하지근육의 특징

하지근육은 관골부(볼기부, hip region)와 둔부(엉덩부, gluteal region)의 근육(14종), 대퇴 부위의 근육(10종), 하퇴 부위의 근육(13종), 발 부위의 근육(12종)으로 모두 49종의 근육으로 나눌 수 있다. 하지근육 또한 상지근육과 마찬가지로 근위근(proximal muscle)은 원위근(distal muscle)에 비해 비교적 크기가 크고 면적이 넓다.

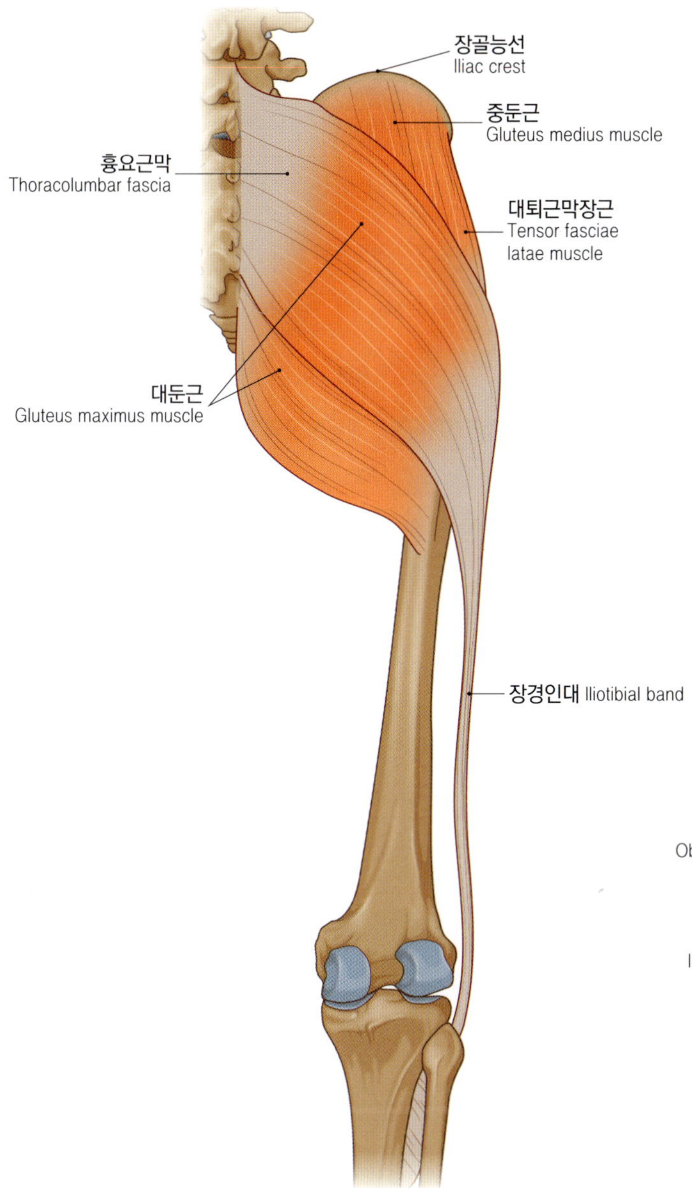

그림 10-69 관골부(표층근)

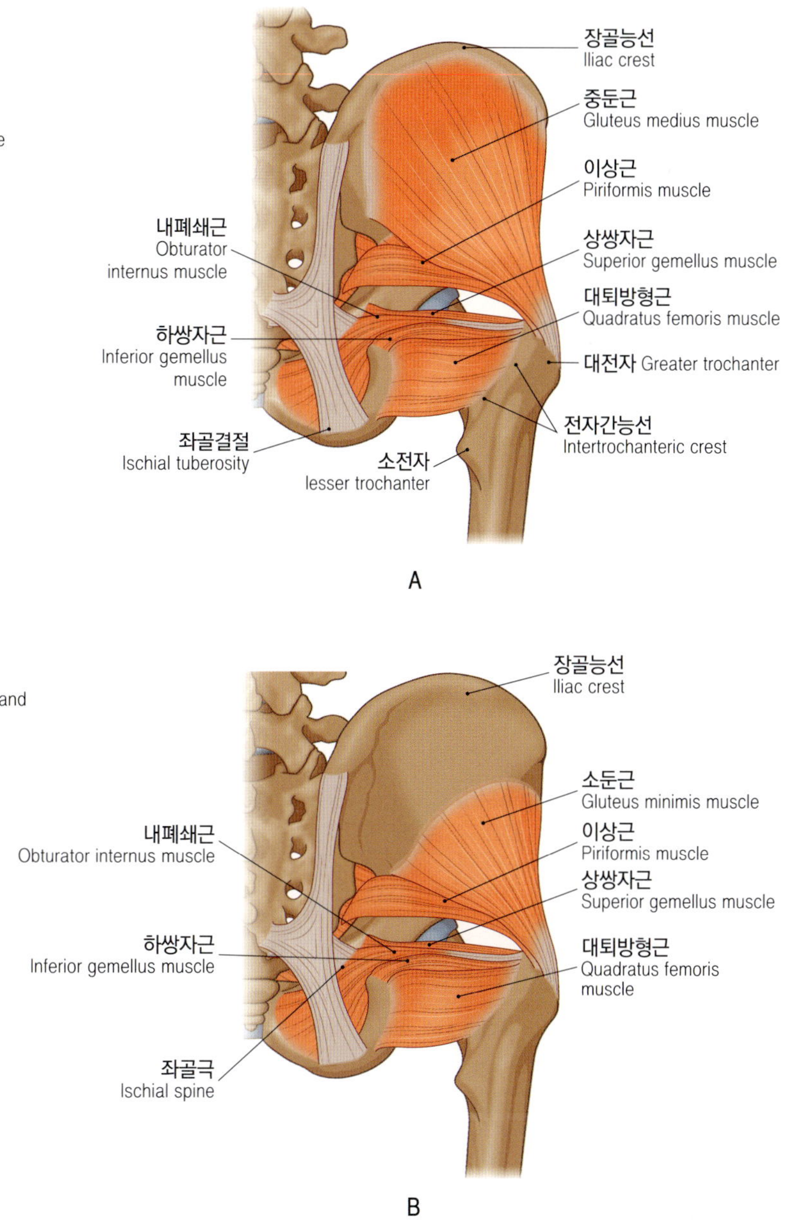

그림 10-70 관골부(심층근). A: 중둔근 제거 전, B: 중둔근 제거

10.21 관골부근육

학습목표 ■ 관골부근육에 대해 알 수 있다.

관골부근육의 특징

관골부근육(muscle of gluteal region)은 주로 대퇴를 신전하고 외전과 외측회전하는 근육으로 되어 있으며, 표층근육과 심층근육으로 나눌 수 있다(표 10-33).

표층근육. 표층근육은 관골부에서 가장 큰 대둔근(큰볼기근, gluteus maximus muscle)과 대퇴근막장근(넙다리근막긴장근, tensor fasciae latae muscle)이 있으며, 두 근육은 장경인대(엉덩정강근막띠, iliotibial band)를 이룬다. 장경인대는 대퇴근막이 두꺼워진 구조로 전상장골극(위앞엉덩뼈가시, anterior superior iliac spine, ASIS)과 경골(tibia)의 외측관절융기 사이에 있는 두꺼운 띠이다.

심층근육. 심층근육은 대둔근을 제거하면 관찰되는 근육으로 대둔근과 일부 겹쳐있는 중둔근(중간볼기근, gluteus medius muscle)과 중둔근을 제거하면 소둔근(작은볼기근, gluteus minimis muscle)이 있다. 이 근육들은 골반을 안성화시키는 근육으로 만일 한쪽에 약증(weakness)이 있으면 체중이 부하된 쪽의 골반이 반대편 골반보다 위로 올라가게 되는 트렌델렌버그 징후(Trendelenburg's sign)를 보이며, 양쪽에 약증이 있으면 오리걸음(waddling gait)을 하게 된다. 천극인대(엉치가시인대, sacrospinal ligament)에 의해 형성된 대좌골공(큰궁둥구멍, graeter sciatic foramen)으로 천골의 앞쪽에서부터 기시하여 대퇴골의 대전자에 정지하는 이상근(궁둥구멍근, piriformis muscle)이 있다. 이상근 위쪽과 아래쪽에 형성된 이상상공(위궁둥구멍, superior sciatic foramen)과 이상하공(아래궁둥구멍, inferior sciatic foramen)으로 신경과 혈관이 빠져 나오는 중요한 근육이다. 특히, 이상하공으로는 말초신경 중 가장 큰 신경인 좌골신경(궁둥신경, sciatic nerve)이 빠져나와 하지로 주행한다. 이 밖에 내 · 외폐쇄근(속 · 바깥폐쇄근, obturator internus · externus muscle)이 있고, 상 · 하쌍자근(위 · 아래 쌍둥이근, superior · inferior gemellus muscle)이 있으며, 가장 아래쪽 깊숙이 대퇴방형근(넙다리네모근, quaratus femoris muscle)이 있다(그림 10-72). 관골부 근육의 횡단면은 그림 10-71에 나타나 있다.

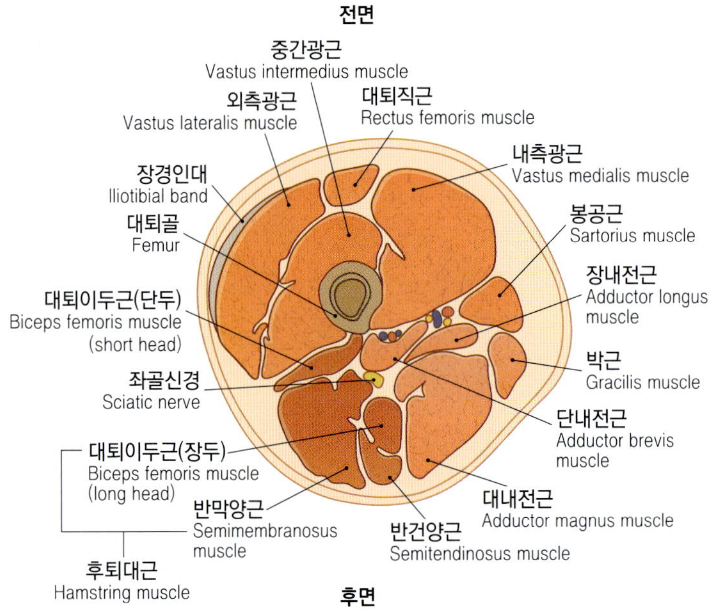

그림 10-71 관골부근의 횡단면

표 10-33 관골부근육

근육명	기시	정지	작용	지배신경
표층부의 근육(superficial layer muscles)				
대둔근	장골 둔근면, 천골과 미골후면	대퇴골둔근조면, 장경인대	대퇴의 신전과 외측회전	하둔신경
대퇴근막장근	장골능 전방	장경인대	대퇴의 굴곡과 외전	상둔신경
심층부의 근육(deep layer muscles)				
중둔근	장골 둔근면 상부	대퇴골 대전자	대퇴의 외전과 내측회전	상둔신경
소둔근	장골 둔근면 하부			
이상근	천골 전면		대퇴의 외전과 외측회전	천골신경
내폐쇄근	폐쇄공 내면		대퇴의 외측회전	
상 · 하 쌍자근	좌골극, 좌골결절			
대퇴방형근	좌골결절			

10.21 관골부근육

학습 목표 ■ 관골부근육의 시상단면과 근육작용에 대해 알 수 있다.

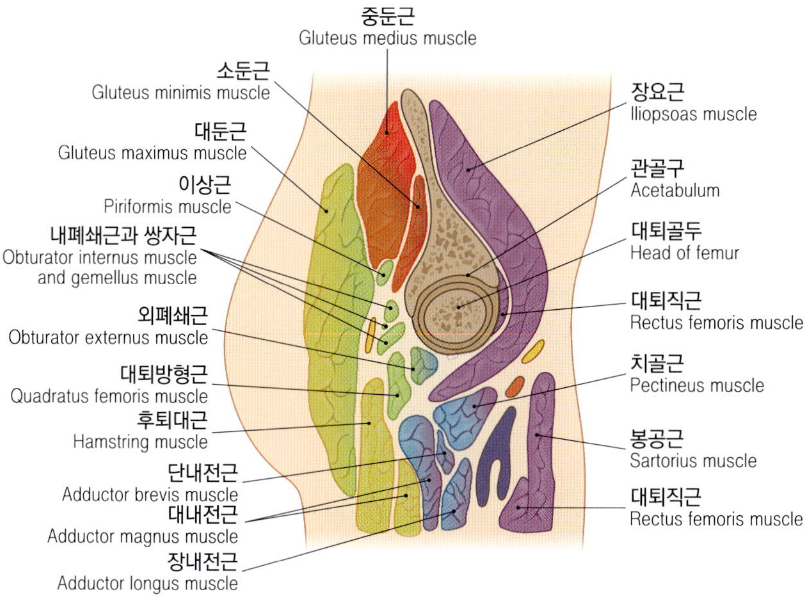

그림 10-72 관골부의 시상단면

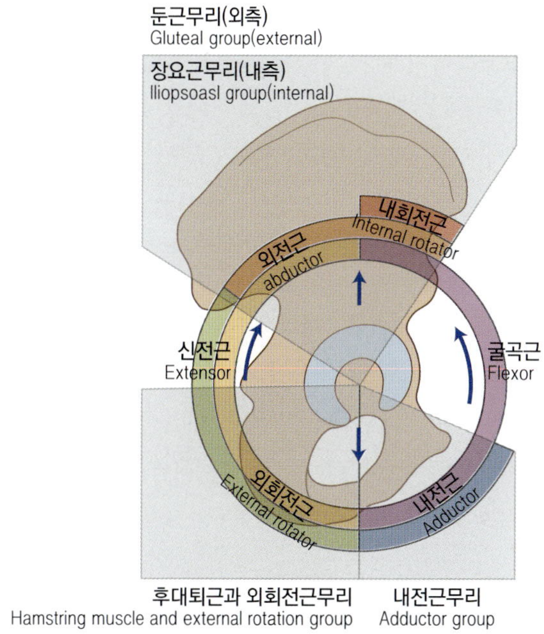

그림 10-73 관골부의 근육작용 모식도

표 10-34 고관절 근육들의 기능적 구분

근육명	주작용					
	굴곡	신전	외전	내전	내측회전	외측회전
장요근(엉덩허리근, iliopsoas muscle)	★					
대둔근(큰볼기근, gluteus maximus muscle)		★				★
중둔근(중간볼기근, gluteus medius muscle)			★		★	
소둔근(작은볼기근, gluteus minimis muscle)			★		★	
대퇴근막장근(넙다리근막긴장근, Tensor fasciae latae muscle)	★		★		☆	
외폐쇄근(바깥폐쇄근, obturator externus muscle)				★	★	
내폐쇄근(속폐쇄근, obturator internus muscle)						★
이상근(궁둥구멍근, piriformis muscle)			★			★
쌍자근(쌍둥이근, gemellus muscle)						★
대퇴방형근(넙다리네모근, quadratus femoris muscle)						★
치골근(두덩근, pectineus muscle)	★			☆	★	
봉공근(넙다리빗근, sartorius muscle)	★		★			★
대퇴직근(넙다리곧은근, rectus femoris muscle)	★					
반건양근(반힘줄근, semitendinosus muscle)		★			★	
반막양근(반막근, semimembranosus muscle)		★			★	
대퇴이두근(넙다리두갈래근, biceps femoris muscle)		★				★
장내전근(긴모음근, adducutor longus muscle)	☆			★		
단내전근(짧은모음근, adductor brevis muscle)	☆			★		
대내전근(큰모음근, adductor magnus muscle)	☆	☆		★	★	☆
박근(두덩정강근, gracilis muscle)	☆			★	★	

주: ★- 주동근 / ☆-보조근

대퇴근육

학습목표
- 대퇴의 전부근육에 대해 알 수 있다.

대퇴 전부근육의 특징

대퇴 전부근육은 대퇴를 굴곡하고 하퇴를 신전하는 근육이며 봉공근(넙다리빗근, sartorius muscle), 대퇴사두근(넙다리네갈래근, quadriceps femoris muscle)이 있다(표 10-35). 봉공근은 대퇴의 가장 표면에 있고, 대퇴를 가로지르는 인체에서 가장 긴 근육이며 일명 '양반자세근육'이라고 한다(그림 10-74). 대퇴사두근은 머리가 네 개인 근육으로, 대퇴직근(넙다리곧은근, rectus femoris muscle), 중간광근(중간넓은근, vastus intermedius muscle), 내측광근(안쪽넓은근, vastus medialis muscle), 외측광근(가쪽넓은근, vastus lateralis muscle)으로 나뉜다. 대퇴직근은 대퇴사두근 중 두 개의 관절을 거치므로 고관절을 굴곡하고 슬관절을 신전시킨다. 골격근의 형태에서 대퇴직근은 방추근(fusiform muscle)이며 나머지 대퇴사두근은 우상근(깃근, bipennate muscle)으로 오랫동안 체중을 지탱하기 위한 구조로 되어 있다. 대퇴직근 바로 아래에 중간광근의 근복(힘살, belly)은 짧으며, 중광근의 건이 대퇴직근을 수용하기 위해 오목하게 패여 있다. 중광근 양쪽 안쪽의 내측광근은 불용성위축(disuse atrophy)이 가장 심한 근육이며, 대내전근과 함께 내전근관을 이루는 근육으로 슬관절을 펼 때 마지막 10~15°에 관여한다(그림 10-75).

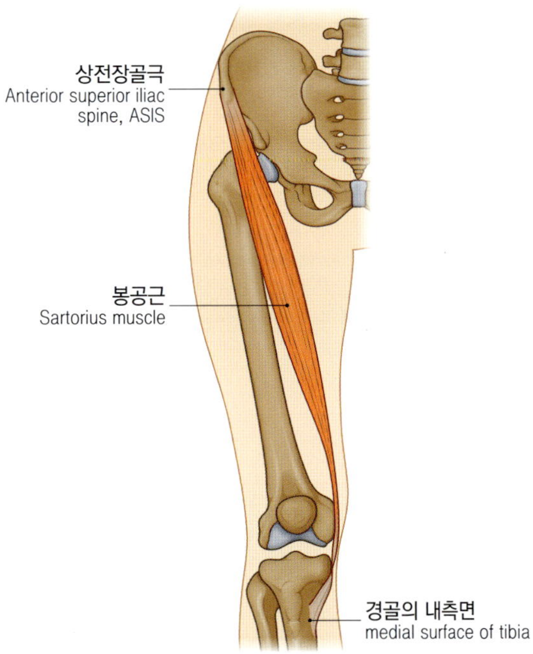

그림 10-74 봉공근

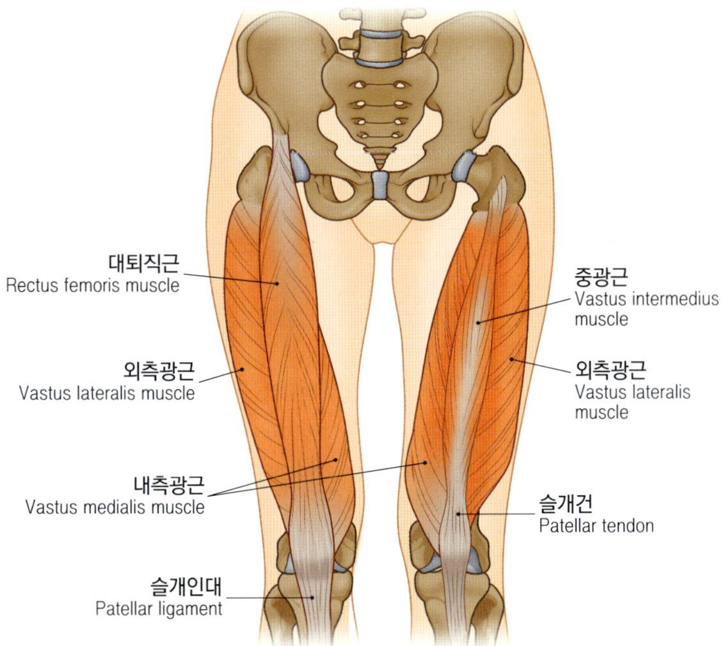

그림 10-75 대퇴사두근

표 10-35 대퇴전부근

근육명	기시		정지	작용	지배신경
봉공근	상전장골극(ASIS)		경골상단 내측면	대퇴 및 하퇴의 굴곡 외전, 외측회전 슬관절에서 하퇴 굴곡	대퇴신경
대퇴사두근	대퇴직근	하전장골극	서로 합쳐져 대퇴사두근건을 형성하여 슬개골 저부에 정지하고 간접적으로 경골조면에 닿음	대퇴굴곡과 하퇴 신전	
	외측광근	대퇴골 대전자하부 및 조선		하퇴 신전	
	중간광근	대퇴골 전외측면			
	내측광근	대퇴골 소전자 및 조선			

10.22 대퇴근육

학습 목표 ■ 대퇴의 내측근육에 대해 알 수 있다.

대퇴의 내측근육의 특징

대퇴의 내측근육(muscles of medial compartment of thigh)은 주로 대퇴를 굴곡하고 내전, 내회전하는 근육이다(표 10-36). 내측근육의 가장 표면에 있는 근육은 장내전근(긴모음근, adductor longus muscle)이다. 장내전근 밑으로 단내전근(짧은모음근, adductor brevis muscle)이 있으며(그림 10-76, 10-77), 대퇴골 조선(거친선, linea aspera) 전반에 걸쳐 있는 대내전근(큰모음근, adductor magnus muscle)이 있다. 대내전근과 대퇴전부근육인 내측광근이 이루는 내전근관(모음근굴, adductor cannel)은 대퇴동, 정맥이 슬와(오금, popliteal fossa)로 가기 위해 내전근관을 통과한다. 박근(두덩정강근, gracilis muscle)은 내측근육 중 가장 안쪽에 있는 근육으로 경골의 상단에 정지하는 봉공근, 반건양근과 함께 거위발건(pes anserinus tendon)을 이룬다. 치골근(두덩근, pectineus muscle)은 대퇴신경과 폐쇄신경의 이중신경지배(double innervation)를 받는 근육이며 외폐쇄근(obturator externus muscle)은 폐쇄공을 빠져나와 대퇴골의 대전자에 부착하는 근육이다(그림 10-78).

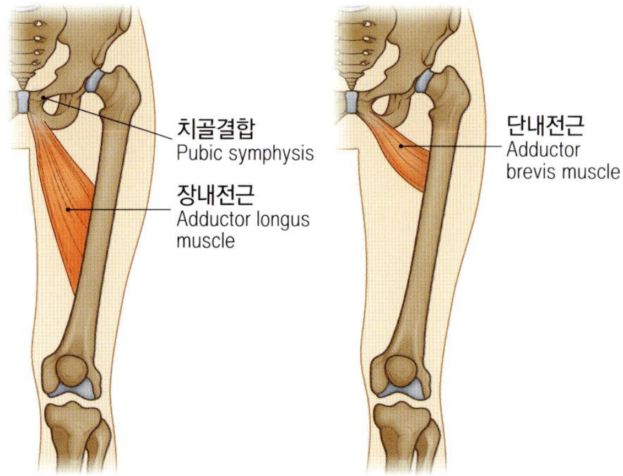

그림 10-77 장내전근과 단내전근

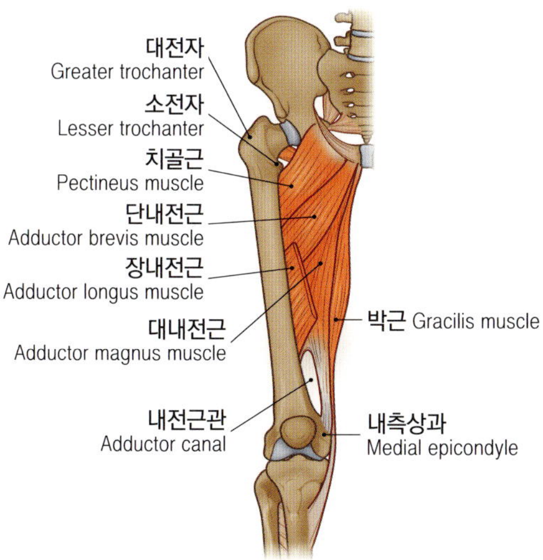

그림 10-76 대퇴내측의 근육

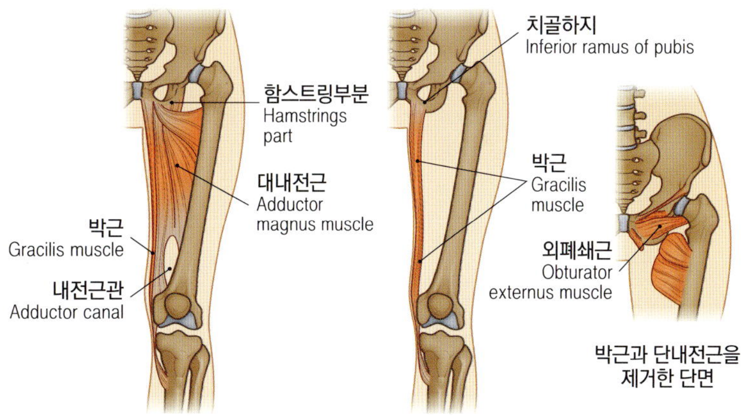

그림 10-78 대내전근과 박근과 외폐쇄근

표 10-36 대퇴내측근

근육명	기시	정지	작용	지배신경
치골근	치골 상지	대퇴골 소전자	대퇴굴곡, 내전, 내측회전	대퇴신경, 폐쇄신경
장내전근	치골능선 아래 치골체	대퇴골 조선	대퇴내전, 내측회전	폐쇄신경
단내전근	치골체, 치골하지		대퇴내전	
대내전근	치골하지, 좌골지, 좌골결절		대퇴굴곡, 내전, 내측회전	
박근	치골결합, 치골궁	경골 상단 내측	대퇴내전	
외폐쇄근	폐쇄공 테두리	대퇴골 대전자와	대퇴 외회전	

10.22 대퇴근육

학습목표 ■ 대퇴의 후부근육에 대해 알 수 있다.

대퇴 후부근육의 특징

대퇴 후부근육(muscles of anterior compartment of thigh)은 두 개의 관절에 걸쳐 있으므로 고관절의 신전과 슬관절을 굴곡 작용하는 근육으로 대퇴이두근(넙다리두갈래근, biceps femoris muscle)과 반건양근(반힘줄근, semitendinosus muscle), 반막양근(반막근, semimembranosus muscle)으로 나뉘며, 이 세 근육을 합쳐 후대퇴근(함스트링 근육, hamstring muscle)이라고 한다(표 10-37). 이 근육의 건(tendon)은 하퇴의 비복근(장딴지근, gastrocnemius muscle)과 함께 슬와(오금, popliteal fossa)을 이루는 근육이다. 슬와는 무릎 뒤쪽에 다이아몬드 모양으로 움푹 들어간 곳을 말하는데, 상변의 내측은 반건양근건과 반막양근건이, 외측은 대퇴이두근의 건이 이루며, 하변의 안쪽은 비복근의 내측두, 외측은 비복근의 외측두가 이루는 구조이다(그림 10-80).

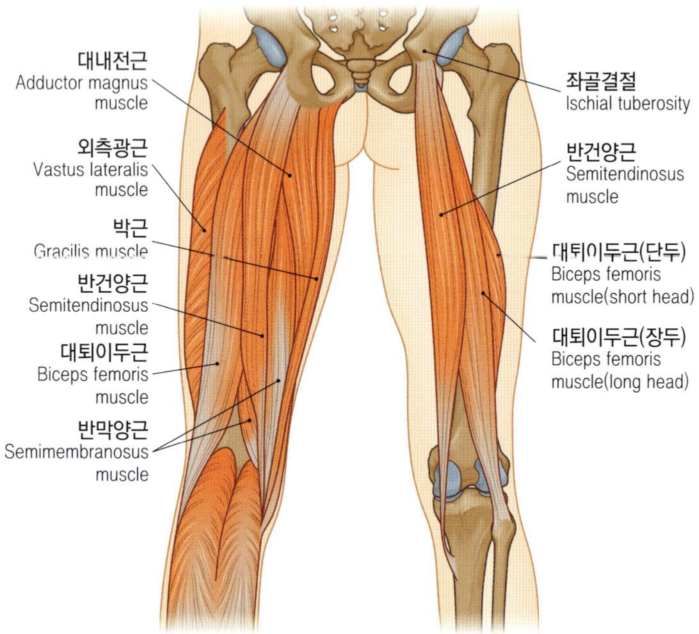

그림 10-79 대퇴 후부근

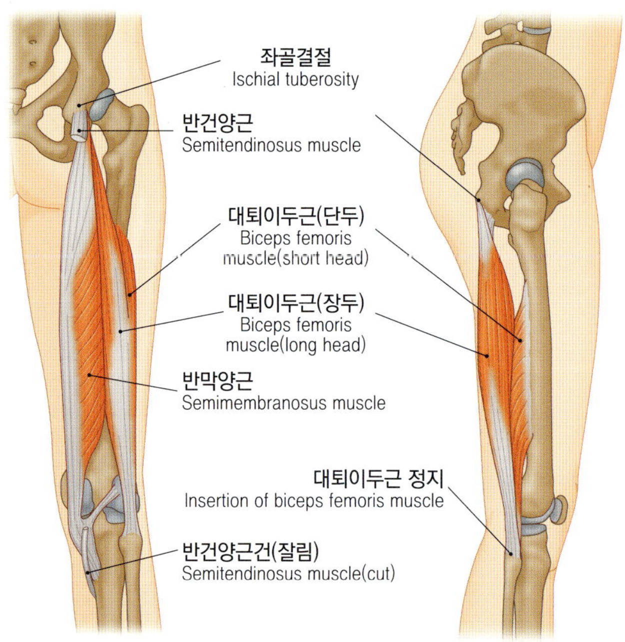

그림 10-80 대퇴이두근과 반막양근

표 10-37 대퇴 후부근

근육명	기시	정지	작용	지배신경
대퇴이두근	장두: 좌골결절 단두: 대퇴골 조선	비골두: 외측측부 인대에 의해 갈라짐	고관절 신전, 슬관절 굴곡, 하퇴 외측회전	장두: 경골신경 단두: 총비골신경
반건양근	좌골결절	경골상단 내측면	고관절 신전, 대퇴 내전 슬관절 굴곡, 하퇴 내측회전	경골신경
반막양근		경골의 내측과		

CHAPTER

10.23 하퇴근육

학습목표 ■ 하퇴의 전부근육에 대해 알 수 있다.

하퇴 전부근육

전경골근(앞정강근, tibialis anterior muscle)은 하퇴의 외측부분에서 기시하여 하퇴를 비스듬히 가로질러 안쪽 족근골(tarsal bone)과 중족골에 이르는 근육으로 발등의 배굴(발등굽힘, dorsi flexion)과 내번(안쪽번짐, inversion)에 관여하고 신경지배는 총비골신경(온종아리신경, common peroneal nerve)의 가지인 심비골신경(깊은종아리신경, deep peroneal nerve)의 지배를 받는다. 장무지신근(긴엄지폄근, extensor hallucis longus muscle), 장지신근(긴발가락폄근, extensor digitorum longus muscle) 그리고 제3비골근(셋째종아리근, peroneal tertius muscle)은 근복이 전내측에서 전외측으로 위치해 있어 구분하기가 쉽지 않으며 발의 내번과 외번(가쪽번짐, eversion)에 관여한다(그림 10-82, 표 10-38).

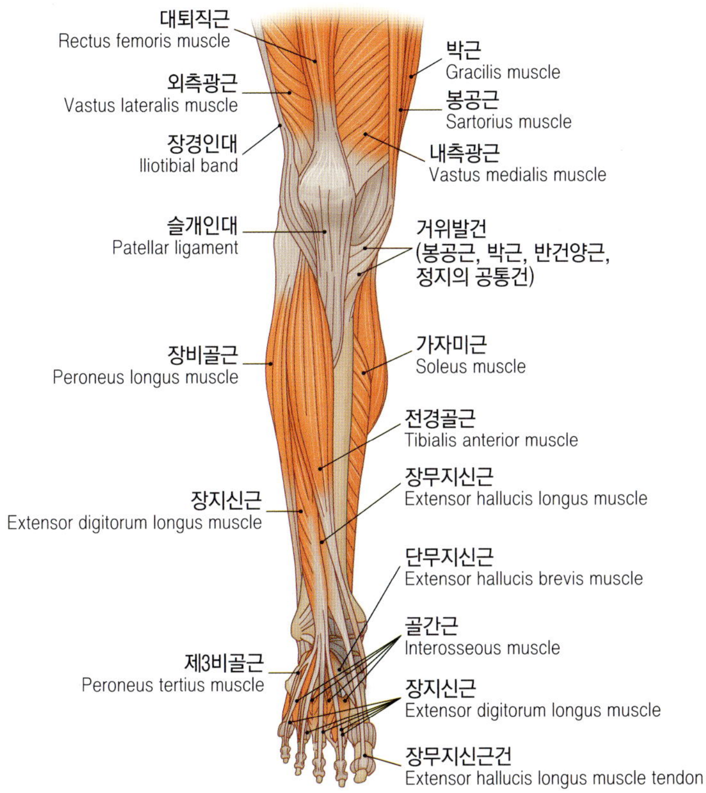

그림 10-81 하퇴 전부근육

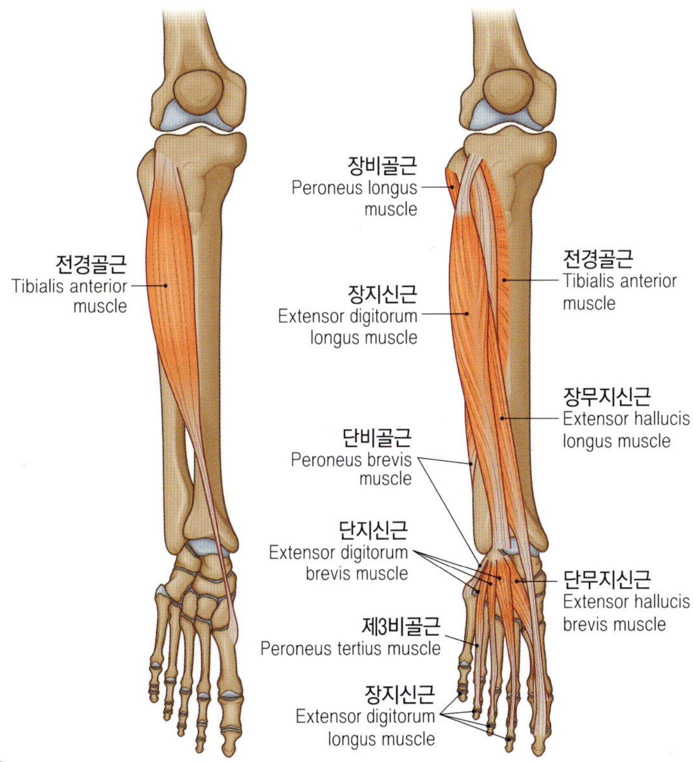

그림 10-82 전경골근과 장 · 단무지신근

표 10-38 하퇴 전부근육

근육명	기시	정지	작용	지배신경
전경골근	경골 외측과 및 외측면 상부와 골간막	제1설상골 내측면, 제1중족골 저부	발등의 배굴과 내번	심비골신경
장무지신근	비골 내측, 골간막	무지 말절골 저부	무지 신전, 발의 배굴과 내번	
장지신근	경골의 외측과 비골 전면, 골간막	제2~5지 중절골 및 말절골 배측저부	제2~5지의 신전, 발의 배굴과 외번	
제3비골근	비골하 1/3, 골간막	제5중족골 배측저부	발의 배굴, 외번보조	

10.23 하퇴근육

학습목표 ■ 하퇴의 외측부 근육에 대해 알 수 있다.

하퇴 외측부근육

하퇴의 외측부근육(muscles of lateral compartment of leg)은 발의 외번(가쪽번짐, eversion)과 족저굴곡(발바닥굽힘, plantar flextion)으로 운동에 관여한다(표 10-39). 장비골근(긴종아리근, peroneus longus muscle)과 단비골근(짧은종아리근, peroneus brevis muscle)이 있으며, 제3비골근은 하퇴 전부근육으로 분류하는 경향도 있다(그림 10-84).

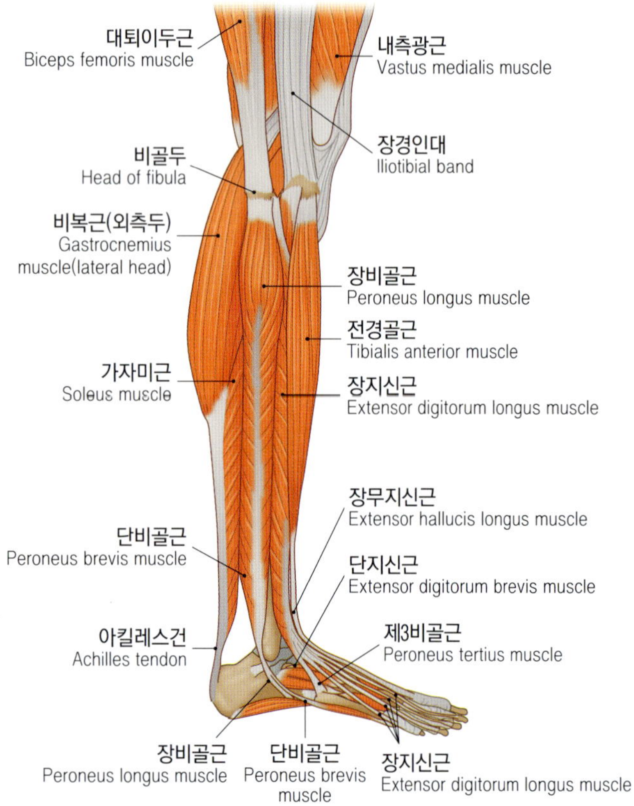

그림 10-83 하퇴 외측부근육

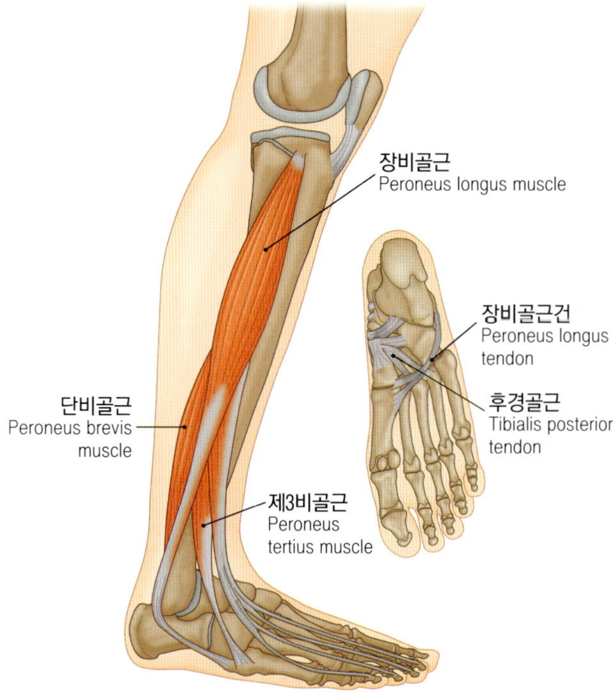

그림 10-84 장 · 단비골근

표 10-39 하퇴외측근

근육명	기시	정지	작용	지배신경
장비골근	비골두, 비골체 외측면	제1~2중족골, 제1설상골	발의 외번과 족저굴곡	천비골신경
단비골근	비골체 외측면	제5중족골 저부		

10.23 하퇴근육

학습목표 ■ 하퇴의 후부 표층근육에 대해 알 수 있다.

하퇴 후부 표층근육

하퇴 후부근육(muscles of posterior compartment of leg)은 주로 발의 족척굴곡(발바닥굽힘, plantar flextion)과 슬관절을 굽히며, 무지와 나머지 발가락을 굽히고 발의 내번(안쪽번짐, inversion)에 관여한다(표 10-40). 표층근육은 하퇴삼두근(종아리세갈래근, triceps surae muscle)으로 비복근(장딴지근, gastrocnemius muscle)과 가자미근(soleus muscle)이 있다. 비복근의 내측두와 외측두는 슬와(오금, popliteal fossa)를 구성하며 비복근의 두 갈래 사이로 정맥이 지나가므로 하지정맥을 가슴쪽으로 끌어올리는 정맥펌프 역할을 하는 근육이다. 가자미근은 비복근 아래에 있는 넓고 굵은 근육이다. 족척근(장딴지빗근, palntaris muscle)은 작은 근복(힘살, belly)을 가지며 긴 건(tendon)이 장딴지를 가로질러 종골에 이르는 근육이다(그림 10-85).

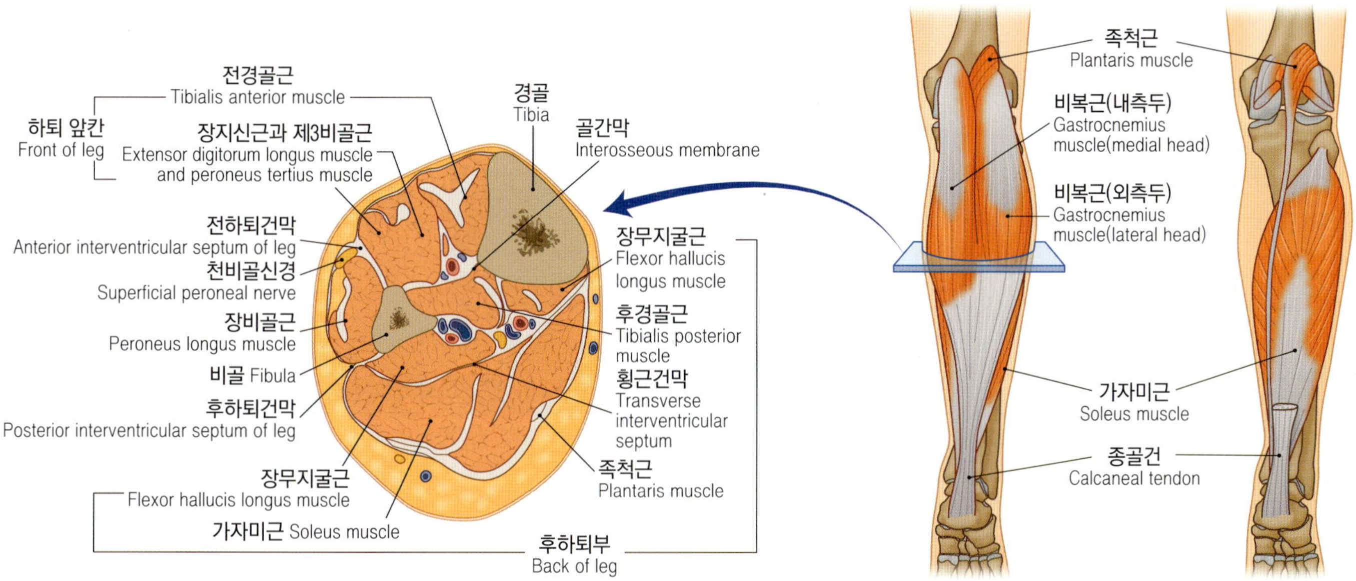

그림 10-85 하퇴 후부. A: 횡단면, B: 표층근

표 10-40 하퇴후부근

근육명		기시	정지	작용	지배신경
표층부의 근육					
하퇴 삼두근	비복근	내측두: 대퇴골 내측상과 외측두: 대퇴골 외측상과	종골융기	발의 족저굴곡과 슬관절 굴곡	경골신경
	가자미근	경골의 가자미근선, 비골 후면, 비골두 후면			
족척근		대퇴골 외측상과			
심층부의 근육					
슬와근		대퇴골 외측과	경골 후면	슬관절 굴곡과 하퇴의 내측회전	경골신경
장무지굴근		비골체 하부	제1지 말절골 저부	무지의 굴곡	
장지굴근		경골 후면	제2~5지 말절골 저부	제2~5지 굴곡	
후경골근		경골, 비골의 후면과 골간막	주상골, 입방골, 제2~4지 중절골 저부	발의 내번과 족저굴곡	

10.23 하퇴근육

학습목표 ■ 하퇴의 후부근육에 대해 알 수 있다.

하퇴 후부 심층근육

비복근과 가자미근의 심층부에 있는 근육들로 심층근육을 이룬다. 슬와근(오금근, popliteal muscle)은 슬와의 바닥을 이루는 근육이며, 후경골근(뒤정강근, tibialis posterior muscle), 장무지굴근(긴엄지굽힘근, flexor hallucis longus muscle), 장지굴근(긴발가락굽힘근, flexor digitorum longus muscle) 등은 내과(안쪽복사, medial malleolus)에서 종골융기를 잇는 굴근지대(굽힘근지지띠, flexor retinaculum)인 족근관(발목굴, tarsal tunnel)을 지나 족근골이나 발가락에 이르는 근육이다. 특히 장무지굴근과 장지굴근은 각각 바깥쪽의 비골과 안쪽의 경골에서 출발하지만 족근관을 지나면서 서로 교차되어 장무지굴근은 무지쪽(안쪽)으로, 장지굴근은 제2~5지쪽(바깥쪽)으로 향하게 된다(그림 10-86A).

후경골근은 하퇴 후부근육 중 가장 깊이 있는 근육으로 발의 내번과 족저굴곡(발바닥굽힘, plantar flexion) 작용을 한다(그림 10-86B).

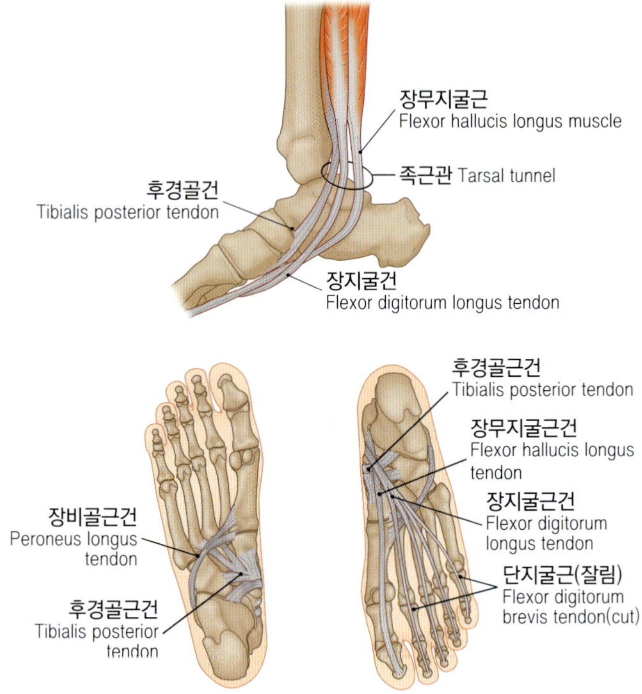

그림 10-87 하퇴 후부 심층근육의 족근관 통과

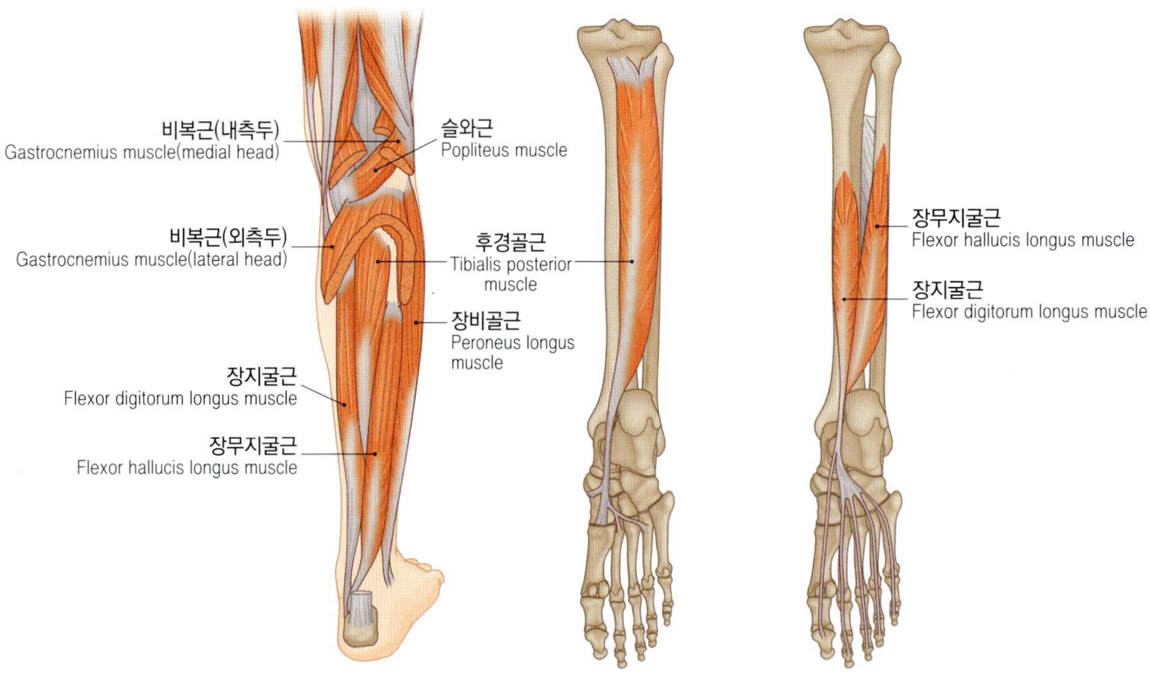

그림 10-86 하퇴 후부 심층근육. A: 후경골근, B: 장무지굴근, C: 장지굴근

족부근육

학습 목표
- 족배의 고유근육에 대해 알 수 있다.

족배의 고유근육

족배의 고유근육(dorsal intrinsic muscles of foot)이란 족관절 외부에서 이어져 발등에 분포하는 근육이 아닌 족관절 내부에만 있는 족배의 근육을 말하며 내재근이라고도 한다(그림 10-88). 족배의 전하퇴근(anterior muscle of leg)의 건들의 밑쪽에 위치하는 발등의 고유근육(intrinsic muscle of dorsal foot)은 엄지발가락과 나머지 발가락을 신전시키는 근육으로 이루어져 있다(표 10-41). 단무지신근(짧은엄지폄근, extensor hallucis brevis muscle)은 무지의 기절골에 정지하여 무지를 신전시키고, 단지신근(짧은발가락폄근, extensor digitorum brevis muscle)은 나머지 발가락들을 신전시키는 역할을 한다(그림 10-89).

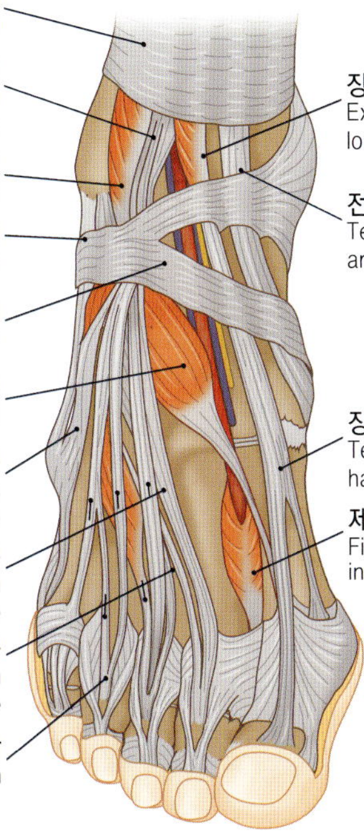

그림 10-88 족배의 건과 고유근

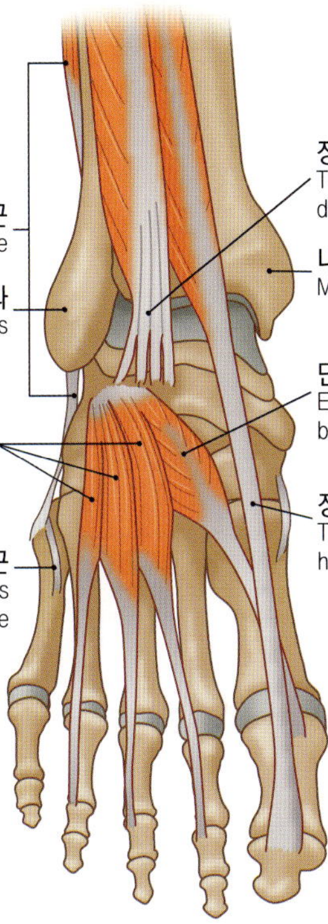

그림 10-89 단무지신근과 단지신근

표 10-41 족배의 고유근

근육명	기시	정지	작용	지배신경
단무지신근	종골 상면	무지 기절골	무지 신전	심비골신경
단지신근		제2~4지 기절골	제2~4지 신전	

10.24 족부근육

학습목표 ■ 족저의 내재 근육: 족저의 첫째층~넷째층까지의 근육에 대해 알 수 있다.

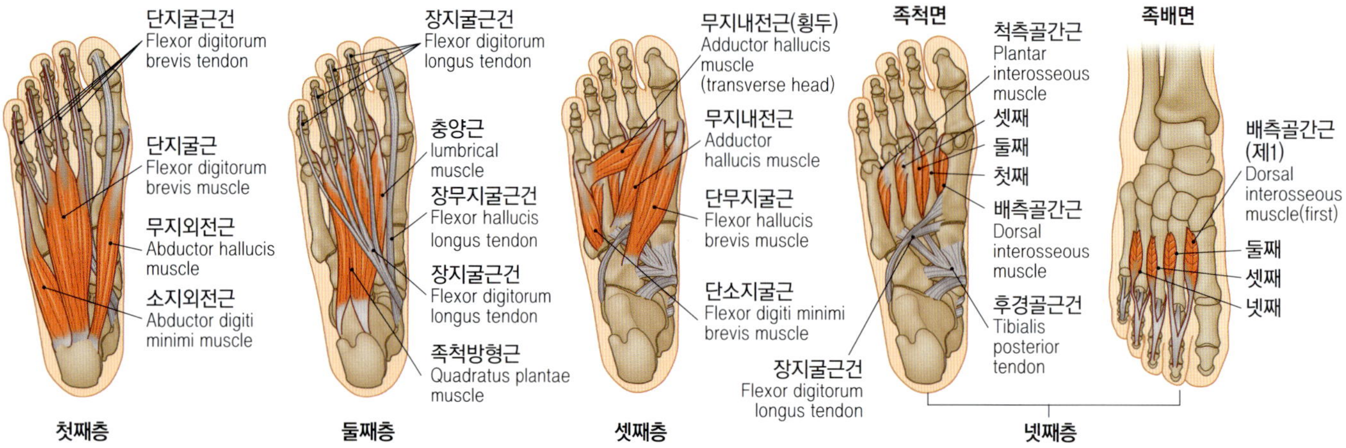

그림 10-90 족저의 각 층별 근육

표 10-42 족저근의 위치와 층별(1~4층) 위치

위치	내측	중간	외측
첫째층	무지외전근(엄지벌림근)	단지굴근(짧은발가락굽힘근)	소지외전근(새끼벌림근)
둘째층	-	족척방형근(발바닥네모근), 충양근(벌레근)	-
셋째층	단무지굴근(짧은엄지굽힘근)	-	단소지굴근(짧은새끼굽힘근)
넷째층	-	척측골간근(바닥쪽뼈사이근), 배측골간근(등쪽뼈사이근)	-

표 10-43 족저의 고유근

근육명	기시	정지	작용	지배신경
첫째층				
무지외전근	종골융기 내측	제1중족골두 내측	무지 외전	내측족척신경
단지굴근	종골융기 하면	제2~5지 중절골 저부	제2~5지 굴곡	
소지외전근	종골융기	제5기절골 저부	소지외전과 굴곡	외측족척신경
둘째층				
족척방형근	종골내측 하면	장지굴근의 건	장지굴근을 도움	외측족척신경
충양근	장지굴근의 건	장지신근의 건	제2~5지 기절골-굴곡 중절골 및 말절골-신전	내측족척신경 외측족척신경
셋째층				
단무지굴근	외측두: 입방골 내측두: 제1설상골	무지 기절골	무지 기절골 굴곡	내측족척신경
무지내전근	사두: 제2~4중족골 횡두: 제3~5지 척측중족지절 인대	제1중족골 및 기절골	무지 내전	외측족척신경
단소지굴근	제5중족골 저부	제5기절골 저부	소지 굴곡	외측족척신경
넷째층				
척측골간근	제3~5중족골 내측	제3~5지 기절골 저부	제3~5지 내전	외측족척신경
배측골간근	제1~5중족골의 마주보는 면	기절골 저부와 외측	제2지 외전	외측족척신경

10.24 족부근육

학습목표 ■ 족부의 횡단면에 대해 칸을 나눌 수 있다.

족부의 근막

발의 뼈와 근육은 족배심근막(발등깊은근막, dorsal deep fascia)과 족저심근막(발바닥깊은근막, planter deep fascia)으로 둘러싸여 있다. 발바닥의 얕은 부분과 깊은 부분은 족저심근막으로 나눌 수 있다. 얕은 부분은 골간 칸(interosseous compartment)이라고 하며, 깊은 부분은 족저건막(발바닥널힘줄, planter aponeurosis)과 중격(septum)에 의해 중앙 칸(central compartment)과 내측 칸(medial compartment)과 외측 칸(lateral compartment)으로 나눌 수 있다(그림 10-91).

족저의 근육구성

족저의 근육구성은 얕은 칸(1칸)과 깊은 칸(3칸) 등 모두 4칸으로 나누며, 얕은 칸과 깊은 칸은 족저심근막이 나눈다. 각각의 칸에 있는 근육은 다음과 같다.

천부 칸. 족저심근막이 나눈다. 골간 칸(뼈사이 격실, interosseous compartment)은 족배근막과 족저근막에 의해 둘러싸여 있는 부분으로 척측골간근과 배측골간근이 있다.

심부 칸. 족저건막과 중격에 의해 나눈다.

① 중앙 구역(central compartment):
배쪽(dosral)–무지내전근
중간(medial)–족저방형근, 충양근, 장지굴근의 건
바닥쪽(plantar)–단지굴근

② 내측 구역(medial compartment): 무지외전근, 단무지굴근, 장무지굴근의 건

③ 외측 구역(lateral compartment): 소지외전근, 소지굴근, 소지대립근

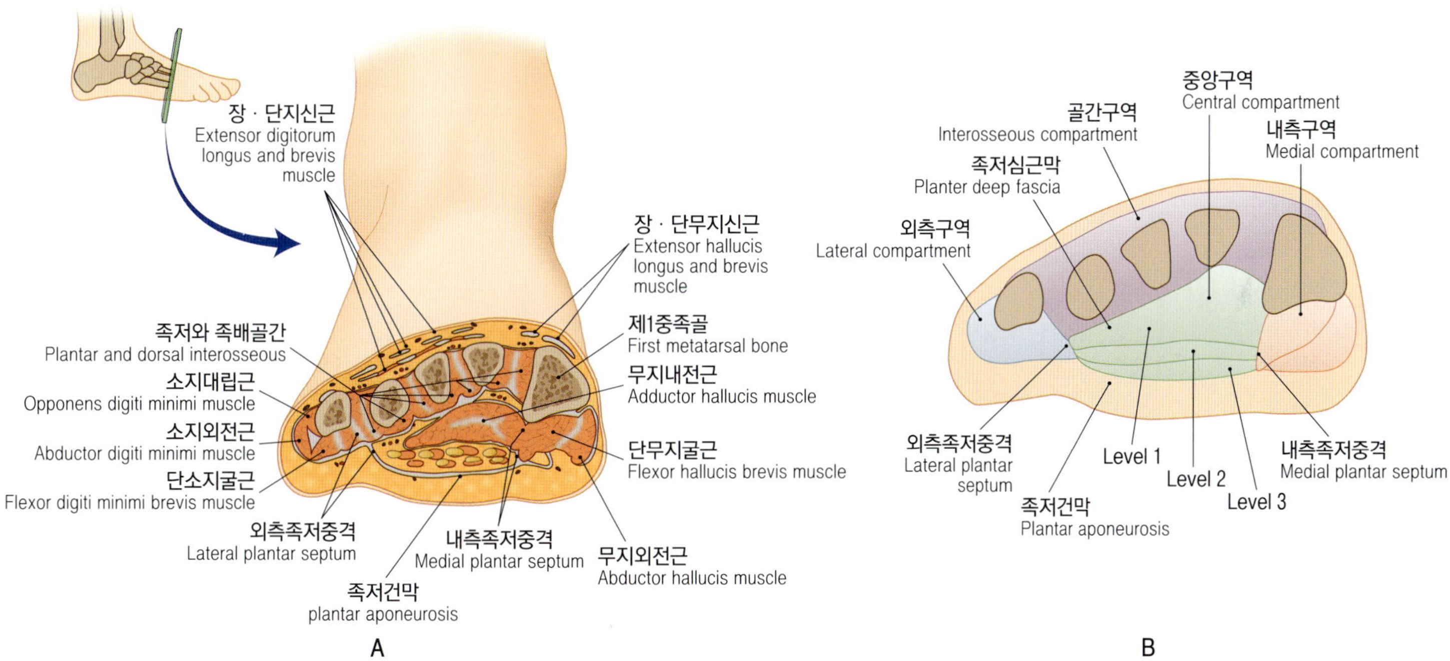

그림 10-91 족부. A: 관상단면, B: 모식도

족관절의 지대

학습목표 ■ 하퇴근육의 지대에 대해 알 수 있다.

하퇴근육 지대의 종류와 역할

손목부위에서와 마찬가지로 발목부위에는 하퇴근육의 작용을 원활히하기 위해 지렛대(lever) 역할을 하는 족관절지대(발목지지띠, retinaculum of ankle)가 있다. 발목 앞쪽에서 상 · 하 신근지대(위 · 아래폄근지지띠, superior · inferior extensor retinaculum)가 있어 하퇴 앞쪽근육들의 건을 지지하고, 발목 바깥쪽에는 상 · 하 비골근지대(위 · 아래 종아리근지지띠, superior · inferior peroneal retinaculum)가 있어 하퇴 외측근육들의 건을 지지하며, 발목 안쪽의 굴근지대(굽힘근지지띠, flexor retinaculum)는 족근관(발목굴, tarsal tunnel)이라고도 하며, 하퇴 뒤쪽근육, 즉 장무지굴근, 장지굴근, 후경골근 뿐만 아니라 경골신경(정강신경, tibial nerve), 후경골동맥(뒤정강동맥, posterior tibial artery) 등이 발바닥으로 가기 위한 중요한 통로가 된다.

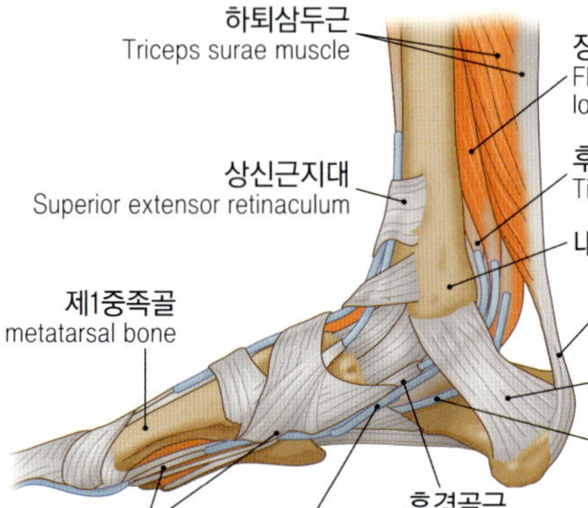

그림 10-93 굴근지대

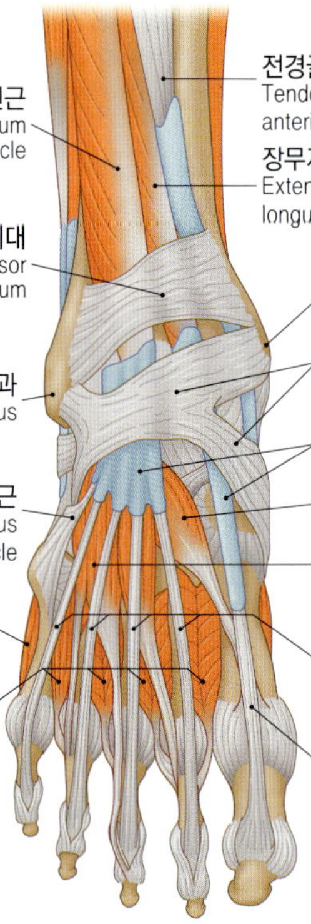

그림 10-92 신근지대

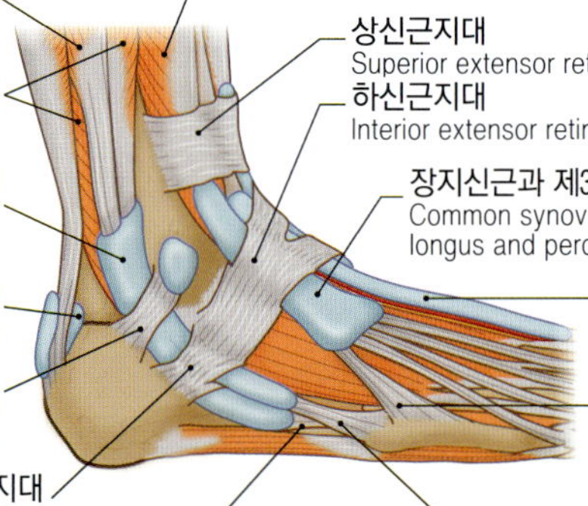

그림 10-94 비골근지대

표 10-44 족관절 부위의 지대의 종류와 역할

종류			관찰	연결	역할
신근지대	상		전부	경골과 비골	하퇴 전부근육의 건을 지지한다.
	하	상대		경골, 족근골과 종골	
		하대			
비골근지대	상		외측	비골의 외과와 종골	하퇴 외측근육의 건을 지지한다.
	하				
굴근지대			내측	경골의 내과와 종골	하퇴 후부근육의 건을 지지한다.

연관내용

ASSOCIATED CONTENT

대퇴삼각과 내전근관

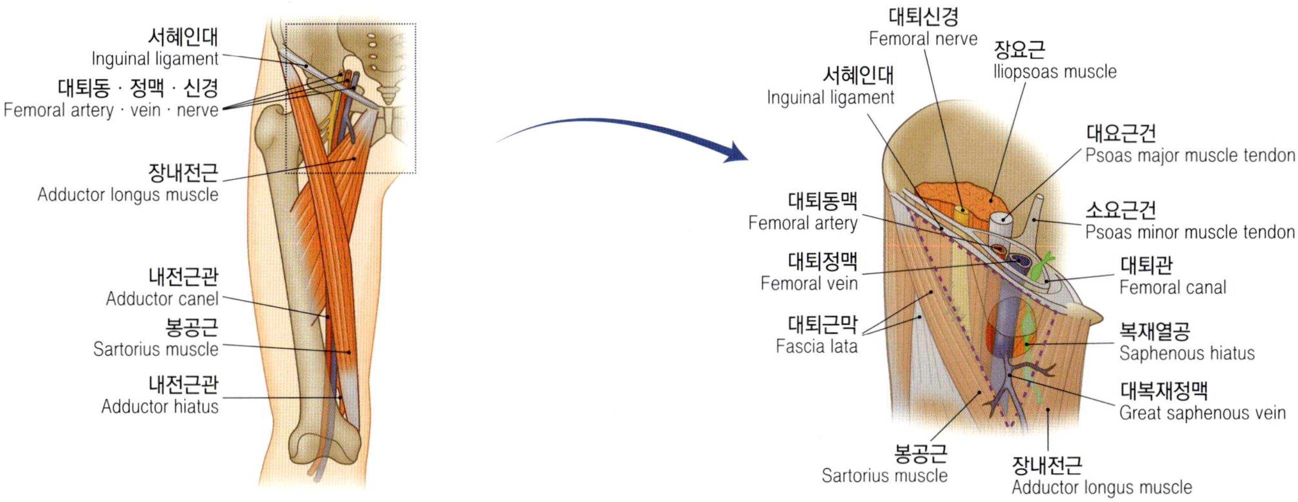

그림 10-95 대퇴삼각

대퇴삼각

대퇴삼각(넙다리삼각, femoral triangle)이란 서혜인대(샅고랑인대, inguinal ligament), 봉공근(넙다리빗근, sartorius muscle), 장내전근(긴모음근, adductor longus muscle)이 이루는 대퇴 부위의 삼각형 모양으로 대퇴신경과 대퇴동 · 정맥이 하지로 가기 위해 통과한다. 이 부위에는 서혜인대 아래쪽의 틈새로 대퇴근육 전체를 싸고 있는 깊은 근막으로 장경인대를 형성하는 대퇴근막(넙다리근막, fascia lata)이 결손되어 나타난 복재열공(두렁정맥구멍, saphenous hiatus)이 있어 대복재정맥(큰두렁정맥, greater sphenous vein)이 대퇴정맥으로 유입된다. 대퇴관(넙다리관, femoral cannel)은 복재열공과 작은구멍인 대퇴륜 사이에 형성되는 약 1.5cm의 관으로 서혜부 탈장 다음으로 여성에게서 탈장이 자주 일어나는 곳이다.

내전근관

내전근관(모음근굴, adductor canal)은 내측광근(안쪽넓은근, vastus medius muscle)과 대내전근(큰모음근, addutor magnum muscle)이 겹쳐져서 이루는 관으로 대퇴삼각을 통과한 대퇴동 · 정맥이 슬와로 가기 위해 통과하는 곳이다.

슬와

슬와(오금, popliteal fossa)는 무릎 뒤 마름모꼴의 오목한 부위로 상부는 대퇴이두근, 반건양근과 반막양근이, 하부는 하퇴삼두근과 족척근이 이루는 경계를 말한다. 대퇴동맥의 연장인 슬와동맥과 경골신경, 복재신경(두렁신경, saphenous nerve), 림프절이 위치한다.

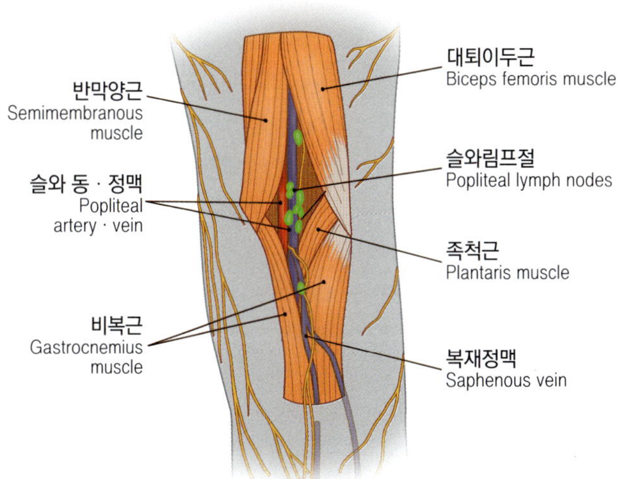

그림 10-96 슬와

꼭 알아두기

TO KNOW ON TO

- 관골부 근육을 천부와 심부로 나누어 알아두기
- 관골부 근육의 주요 작용 알아두기
- 대퇴근육(전, 후, 내측) 명칭 알아두기
- 하퇴근육(전, 후, 외측) 명칭 알아두기
- 발등의 고유근에 대한 명칭 알아두기
- 발바닥 근육의 1~4층별 근육 위치 알아두기
- 발의 횡단면에 대한 칸을 나누어 알아두기
- 발의 지대에 대해 알아두기

요약정리

SUMMING-UP

- 관골부의 천부근육은 대둔근과 대퇴근막장근이며, 이들은 대퇴심근막의 연장인 장경인대를 이룬다.
- 대퇴근막장근의 일명 "옆차기 근육"으로 고관절의 굴곡, 외전, 내회전, 슬관절의 신전에 관여한다.
- 중둔근은 골빈인정화에 관여하며 약증 시에는 트렌델렌버그징후나 오리걸음이 나타난다.
- 이상근의 위, 아래의 구멍인 이상상공과 이상하공에는 둔부와 하지로 가는 신경과 혈관이 통과하는데 특히 이상하공을 통해 하지로 가는 좌골신경은 인체에서 가장 큰 말초신경이다.
- 대퇴 전부근육인 봉공근은 인체에서 가장 긴 근육으로 대퇴삼각 중 가쪽변을 이루는 근육이며, 일명 "양반근육"이라고 하고 고관절의 굴곡, 외전, 외회전, 슬관절의 굴곡에 관여한다.
- 대퇴사두근은 대퇴직근, 중간광근, 내측광근, 외측광근을 말하며, 이 중 내측광근을 사용하지 않아 생기는 위축인 불용성 위축이 가장 심한 근육이며 대퇴동맥과 정맥이 통과하는 내전근관을 이룬다.
- 대퇴의 내측근육은 치골근, 장내전근, 단내전근, 대내전근, 박근 등이 있으며, 이 중 장내전근은 내측근육들 중 가장 표면에 있고 대퇴삼각의 안쪽변을 이룬다. 또한 박근은 내전근들 중 가장 안쪽에 위치해 있고 봉공근, 반건양근과 함께 경골내측면에 붙는 거위발건을 형성한다.
- 대퇴후부근육인 후대퇴근은 대퇴이두근, 반건양근, 반막양근을 말하며 함스트링근육이라고도 한다. 이들은 슬와의 위쪽 변을 이루는 근육이며 대퇴이두근은 고관절 신전과 슬관절을 굴곡과 하퇴의 외회전 근육으로 작용한다.
- 하퇴의 전부근육은 전경골근, 장무지신근, 장지신근, 제3비골근 등이며 족배굴곡(dorsiflexion), 내반(inversion) 작용을 하며, 무지와 나머지 발가락을 펴는 작용을 한다.
- 하퇴의 후부 천부근육은 비복근과 가자미근이 있으며, 심부근육은 후경골근, 장무지굴근, 장지굴근 등이 있다. 비복근의 내측두와 외측두는 슬와를 형성하고 정맥펌프로서의 중요한 역할을 한다.
- 후경골근, 장무지굴근, 장지굴근은 굴근지대를 통과하여 발바닥쪽에 정지한다. 후경골근은 족관절의 족저굴곡, 내반에 관여한다.
- 발바닥의 근육은 4층으로 이루어져 있다. 무지와 소지 쪽 근육은 발바닥 내측과 외측의 1, 3층에 위치해 있으며, 중간족척근들은 3층을 제외한 1, 2, 4층에 존재한다.
- 발의 근막은 얕은 칸(1칸)과 깊은 칸(3칸)으로 구성되어 있으며, 얕은 칸과 깊은 칸은 족저심근막으로 나누며, 깊은 칸은 중간, 내측, 외측 구역으로 나눈다.
- 발의 지대는 신근지대(상 · 하), 비골근지대, 굴근지대로 나누며 신근지대는 하퇴의 전부근육을 지지하고, 비골근지대는 하퇴의 외측부근육을 지지한다. 또한 굴근지대를 족근관이라고 하고, 하퇴심부근육 들인 후경골근, 장무지굴근, 장지굴근과 후경골동맥, 경골신경이 발바닥으로 가기 위해 족관절 안쪽의 지대를 통과하게 된다.
- 대퇴삼각을 서혜인대, 봉공근, 장내전근이 이루는 대퇴부위의 삼각모양으로 대퇴신경, 대퇴동맥, 대퇴정맥이 통과하며 복재열공은 대퇴근막이 결손된 구멍으로 대복재정맥이 대퇴정맥으로 유입된다.
- 내전근관은 내측광근과 대내전근이 이루는 관으로 대퇴동맥과 대퇴정맥이 통과한다.
- 슬와는 무릎 뒤의 오목하게 들어간 부위로 함스트링근육과 비복근이 이루는 부위이다.

관련 질환과 중재

RELATED DISEASE & INTERVENTION

트렌델렌버그 징후

골반부의 근육들 중 골반의 안정화(pelvic stabilization)와 관련 깊은 근육은 중둔근(gluteus medius muscle)이다. 중둔근은 구심성수축(concentric contraction)으로 반대편 골반을 끌어 올려 주는 역할을 한다. 그러므로 중둔근은 보행주기 중에 골반을 끌어올려 주어 자연스러운 보행이 가능해진다.

상둔신경(위볼기신경, superior gluteal nerve)은 이상근(piriformis muscle)의 윗구멍인 이상상공에서 빠져 나와 중둔근을 지배하게 되는데 만일 이상근증후군(piriformis muscle syndrome)에 의해 구멍이 좁아지게 되어 결과적으로 상둔신경 마비 등의 문제가 발생할 수도 있다. 이는 자연스런 보행주기 중 디딤기 시 손상 측으로 상체를 가쪽으로 굽히거나 반대편 골반이 떨어지는 징후를 나타내게 되는데 이를 트렌델렌버그징후(Trendelenburg's sign)라고 한다. 만일 양쪽의 중둔근 약증(weakness)이 나타나면 오리걸음(waddling gait)이 된다(그림 10-97).

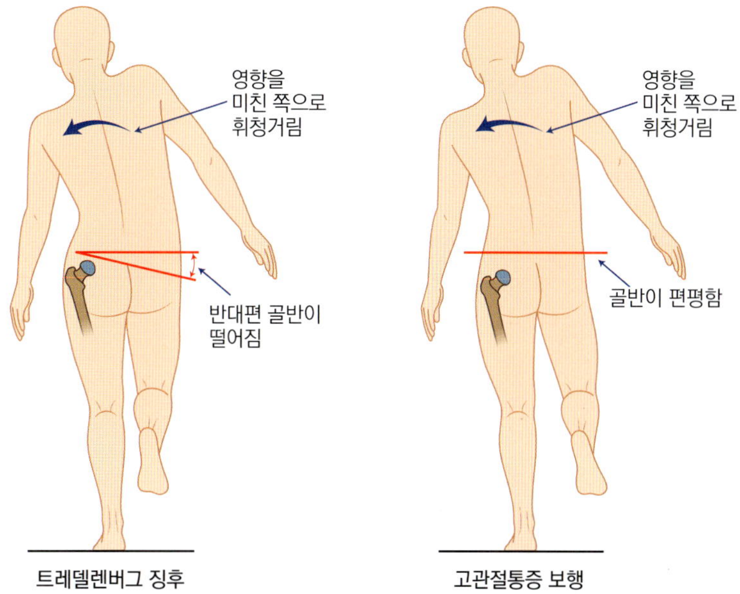

그림 10-97 트렌델렌버그 징후

족저건막염

발바닥의 전체 길이에 걸쳐 있는 족저근의 표면에 질긴 섬유성 구조의 건이 족저건이다. 족저건막염(plantar fasciitis)의 여러 가지 원인 중 과사용(overuse)으로 인해 역학적으로 가장 약한 부분인 종골(calcaneus) 부위의 건막이 찢어지거나 벗겨져 염증으로 인해 발뒤꿈치의 바닥면과 발의 안쪽면에 통증이 유발될 수 있다. 이것을 족저건막염이라고 한다. 족저건막염을 예방하기 위해서는 발바닥의 충격을 흡수할 수 있도록 하고 무리한 사용을 반복적으로 하지 않는 것이 가장 중요하다(그림 10-98).

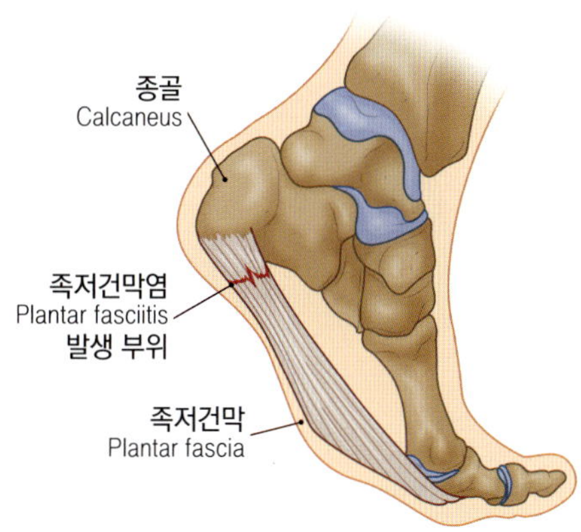

그림 10-98 족저건막염

학습목표에 대한 자기진단

SELF-DIAGNOSIS OF THE LEARNING OBJECTIVE

번호	학습목표	자기성취도(점)				
		90%(5)	70%(4)	50%(3)	30%(2)	10%(1)
1	하지근육의 특징과 둔부(볼기부위)의 근육에 대해 알 수 있다.					
2	관골부의 근육에 대해 알 수 있다.					
3	관골부 근육의 근육작용에 대해 알 수 있다.					
4	대퇴의 전부근육에 대해 알 수 있다.					
5	대퇴의 내측근육에 대해 알 수 있다.					
6	대퇴의 후부근육에 대해 알 수 있다.					
7	하퇴의 전부근육에 대해 알 수 있다.					
8	하퇴의 외측부 근육에 대해 알 수 있다.					
9	하퇴의 후부근육에 대해 알 수 있다.					
10	족배의 내재근육에 대해 알 수 있다.					
11	족저의 내재근육: 족저 첫째층~넷째층까지의 근육에 대해 알 수 있다.					
12	족부의 횡단면의 칸을 나눌 수 있다.					
13	하퇴근육의 지대(retinaculum)에 대해 알 수 있다.					
계						
단원 합계						점

주요용어 점검

CHECKING OF MEDICAL TERMS

대둔근 gluteus maximus muscle

대퇴근막장근 tensor fasciae latae muscle

장경인대 iliotibial band

중둔근 gluteus medius muscle

이상근 piriformis muscle

좌골신경 sciatic nerve

대퇴방형근 quaratus femoris muscle

봉공근 sartorius muscle

대퇴사두근 quadriceps femoris muscle

내측광근 vastus medius muscle

장내전근 adductor longus muscle

대내전근 adductor magnus muscle

내전근관 adductor cannel

박근 gracilis muscle

거위발건 pes anserine tendon

대퇴이두근 biceps femoris muscle

반건양근 semitendinosus muscle

반막양근 semimembranosus muscle

후대퇴근 hamstring muscles

전경골근 tibialis anterior muscle

장무지신근 extensor hallucis longus muscle

제3비골근 peroneus tertius muscle

장비골근 peroneus longus muscle

비복근 gastrocnemius muscle

족척근 palntaris muscle

후경골근 tibialis posterior muscle

장지굴근 flexor digitorum longus muscle

족저건막 plantar aponeurosis

대퇴삼각 femoral triangle

테스트

TEST

■ 다음은 대퇴전부에 대한 그림이다. 빈 칸에 알맞은 명칭을 쓰시오.

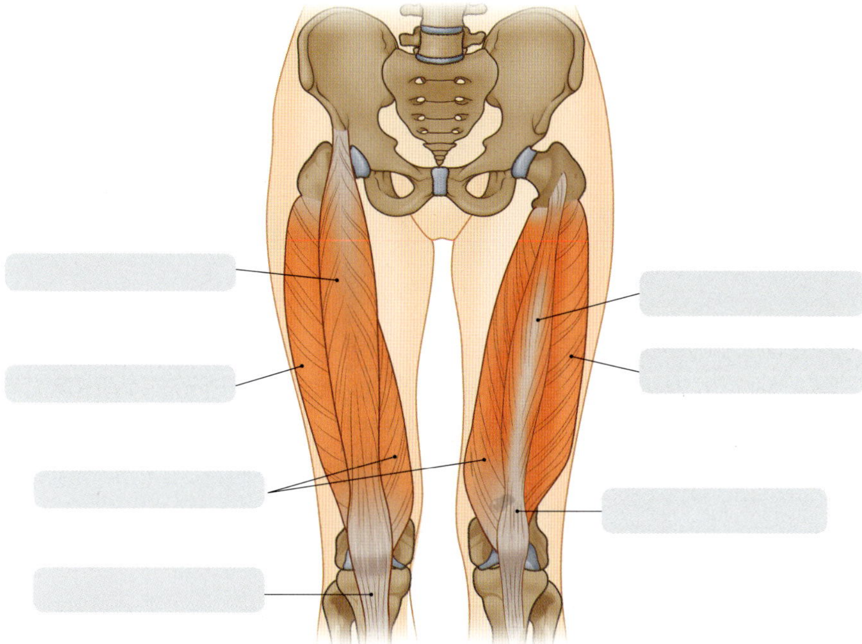

■ 다음은 하퇴후부에 대한 그림이다. 빈 칸에 알맞은 명칭을 쓰시오.

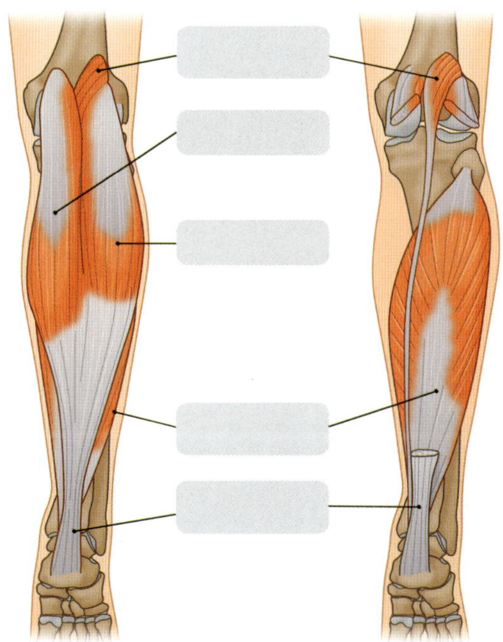

테스트

TEST

■ 다음은 족배의 고유근육에 대한 그림이다. 빈 칸에 알맞은 명칭을 쓰시오.

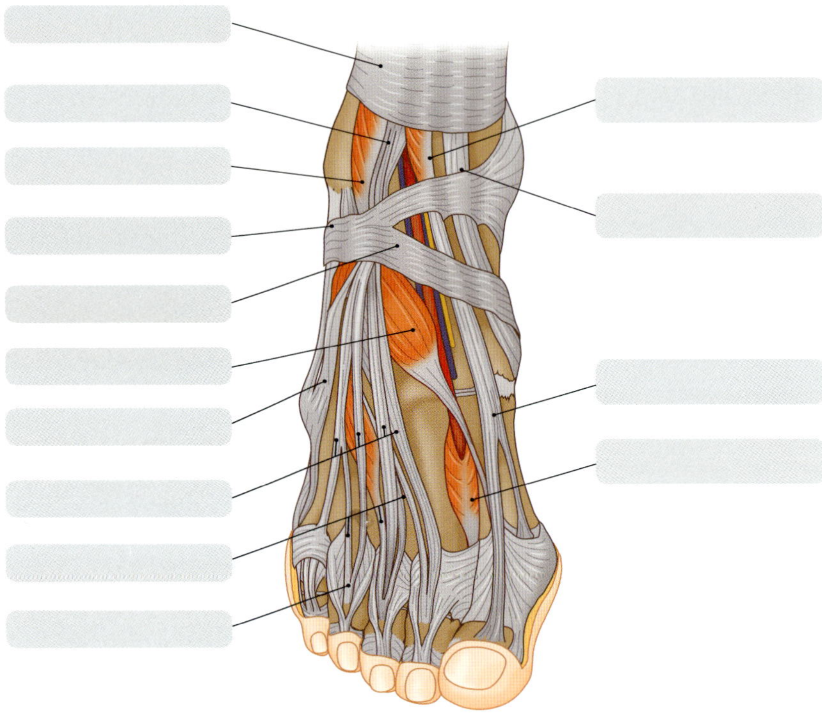

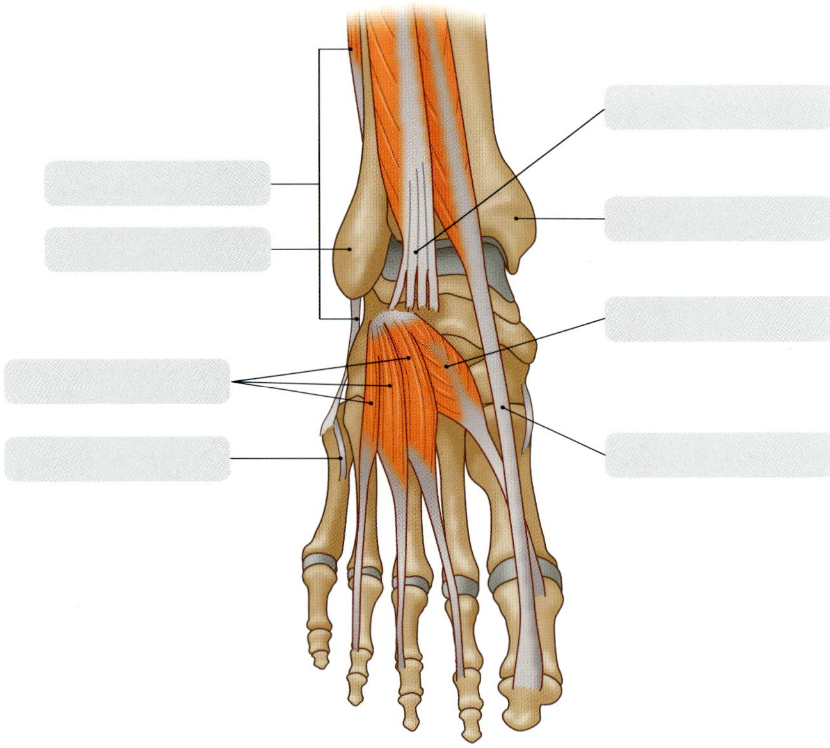

NERVOUS SYSTEM 신경계통

학습목표

- 중추신경계와 말초신경계를 구분할 수 있다.
- 신경조직의 구성에 대해 알 수 있다.
- 신경원의 구성에 대해 알 수 있다.
- 신경교세포의 종류와 기능에 대해 알 수 있다.
- 신경원을 모양과 기능에 따라 분류할 수 있다.
- 신경종말의 종류와 기능에 대해 알 수 있다.
- 근방추와 골지건기관에 대해 알 수 있다.
- 시냅스의 구조 및 종류에 대해 알 수 있다.
- 신경계통의 발생 과정에 대해 알 수 있다.
- 뇌의 발생 과정에 대해 알 수 있다.
- 척수의 발생 과정에 대해 알 수 있다.
- 척수의 표면 구조에 대해 알 수 있다.
- 척수의 내부구조에 대해 알 수 있다.
- 척수의 4가지 기능성분의 구성과 역할에 대해 알 수 있다.
- 상행성 신경로와 하행성 신경로에 대해 알 수 있다.
- 상행성 신경로에 대해 알 수 있다.
- 추체로에 대해 알 수 있다.
- 추체외로에 대해 알 수 있다.
- 뇌간의 구성에 대해 알 수 있다.
- 연수의 외형과 횡단면의 구조에 대해 알 수 있다.
- 교뇌의 외형과 횡단면의 구조에 대해 알 수 있다.
- 중뇌의 외형과 횡단면의 구조에 대해 알 수 있다.
- 소뇌의 특징에 대해 알 수 있다.
- 소뇌를 구분할 수 있다.
- 소뇌피질의 구조에 대해 알 수 있다.
- 소뇌의 핵에 대해 알 수 있다.
- 소뇌각과 신경연결에 대해 알 수 있다.
- 소뇌 각 부분의 기능적 연결에 대해 알 수 있다.
- 간뇌의 구조와 주위 구조물을 파악할 수 있다.
- 시상을 구분하고 시상핵의 기능을 알 수 있다.
- 시상상부와 하부를 구분할 수 있다.
- 시상하부의 기능을 알 수 있다.
- 시상하부의 주요 신경핵에 대해 알 수 있다.
- 기저핵의 발생유래를 이해한다.
- 기저핵의 구성과 기능을 설명할 수 있다.
- 대뇌반구를 구분할 수 있다.
- 외측면에서 대뇌엽의 구와 회를 구분할 수 있다.
- 대뇌엽의 구와 회에 대해 알 수 있다.
- 대뇌피질의 구조를 알 수 있다.
- 신피질의 6층구조에 대해 알 수 있다.
- 대뇌피질의 기능적 부위를 알 수 있다.
- 대뇌의 운동영역에 대해 알 수 있다.
- 대뇌의 감각영역과 고위기능영역에 대해 알 수 있다.
- 대뇌수질의 신경섬유속에 대해 알 수 있다.
- 변연계의 구조를 알 수 있다.
- 뇌와 척수의 경막에 대해 알 수 있다.
- 뇌와 척수의 지주막과 연막을 비교할 수 있다.
- 뇌실의 종류와 연결 관계에 대해 알 수 있다.
- 뇌의 혈관 분포를 알 수 있다.
- 척수의 혈관 분포를 알 수 있다.
- 말초신경계를 구분할 수 있다.
- 31쌍의 척수신경을 알 수 있다.
- 척수신경의 전지와 후지의 분포를 알 수 있다.
- 척수신경의 전지와 후지의 분포 영역에 대해 알 수 있다.
- 교감신경의 분지와 경로에 대해 알 수 있다.
- 경신경총의 가지를 알 수 있다.
- 완신경총의 갈래와 구성에 대해 알 수 있다.
- 완신경총 중 종말지 이전 분지에 대해 알 수 있다.
- 액와신경과 요골신경의 근지와 피지에 대해 알 수 있다.
- 근피신경의 근지와 피지에 대해 알 수 있다.
- 척골신경의 근지와 피지에 대해 알 수 있다.
- 정중신경의 경로와 분포에 대해 알 수 있다.
- 흉신경의 전지와 후지에 대해 알 수 있다.
- 요신경총의 주요 분지에 대해 알 수 있다.
- 대퇴신경과 폐쇄신경의 근지와 피지에 대해 알 수 있다.
- 천골신경총의 가지를 알 수 있다.
- 좌골신경의 가지를 알 수 있다.
- 경골신경 경로에 대해 알 수 있다.
- 총비골신경 경로에 대해 알 수 있다.
- 뇌신경의 개념과 기본적인 기능을 알 수 있다.
- 뇌신경의 신경성분을 알 수 있다.
- 후각신경로를 알 수 있다.
- 시각경로를 알 수 있다.
- 동안신경, 활차신경, 외전신경의 경로에 대해 알 수 있다.
- 삼차신경의 종류와 분포를 알 수 있다.
- 삼차신경가지인 안신경, 상악신경, 하악신경 경로에 대해 알 수 있다.
- 안면신경의 경로와 신경성분을 알 수 있다.
- 내이신경 경로에 대해 알 수 있다.
- 설인신경의 경로와 신경성분을 알 수 있다.
- 미주신경의 경로와 신경성분을 알 수 있다.
- 부신경과 설하신경의 경로와 분포에 대해 알 수 있다.
- 자율신경계의 종류와 분포 및 자율신경절에 대한 차이를 알 수 있다.
- 자율신경계의 절전섬유와 절후섬유의 분포와 교통지에 대해 알 수 있다.
- 자율신경계의 기능에 대해 알 수 있다.
- 자율신경계의 신경줄기에 대해 알 수 있다.

CHAPTER 11.1

신경계통의 개요

학습 목표 ■ 중추신경계와 말초신경계를 구분할 수 있다.

신경계통은 신체의 내부와 외부에서 일어나는 다양한 정보를 받아들여 이를 통합·분석하여 신체 활동을 상황에 알맞도록 조절하고 통제하는 고도로 발달된 특수 조직계통이다.

신경계통의 구성

중추신경계

중추신경계(central nervous system, CNS)는 대뇌(cerebrum), 간뇌(사이뇌, diencephalon), 뇌간(뇌줄기, brain stem) 및 소뇌(cerebellum), 척수(spinal cord)로 구성된다.

대뇌. 좌반구와 우반구로 나누고 감각과 운동에 관한 특정한 중추가 위치한다.

간뇌. 자율신경계와 내분비계의 중심이 되는 시상하부(hypothalamus), 말초신경을 통하여 들어온 감각의 중계핵인 시상(thalamus)과 시상상부(epithalamus), 시상저부(시상밑부, subthalamus)로 구성된다.

소뇌. 대뇌와 척수에 대한 정보를 받아 비교, 측정하여 운동의 오차를 교정한다.

뇌간. 중뇌(중간뇌, midbrain), 교뇌(다리뇌, pons), 연수(숨뇌, medulla oblongata)로 구성되며, 중뇌는 청각과 시각경로에 관여하고, 교뇌는 대뇌와 소뇌를 연결시켜주어 운동에 관여하며, 연수는 호흡과 심장박동 및 반사와 관련이 있다.

척수. 머리를 제외한 우리 몸의 감각과 운동을 담당하는 최종공통경로(final common pathway)이다.

말초신경계

말초신경계(peripheral nervous system, PNS)는 뇌신경(cranial nerve)과 척수신경(spinal nerve)으로 나누며, 수용기를 통해 들어온 정보는 뇌신경, 척수신경을 통하여 각각 뇌, 척수로 들어간다. 12쌍의 뇌신경은 머리 부분의 정보를 전달하고 31쌍의 척수신경은 머리를 제외한 몸 부분의 정보를 전달한다. 뇌에서 나온 운동명령은 말초신경계통을 통하여 효과기(effector)로 전달된다.

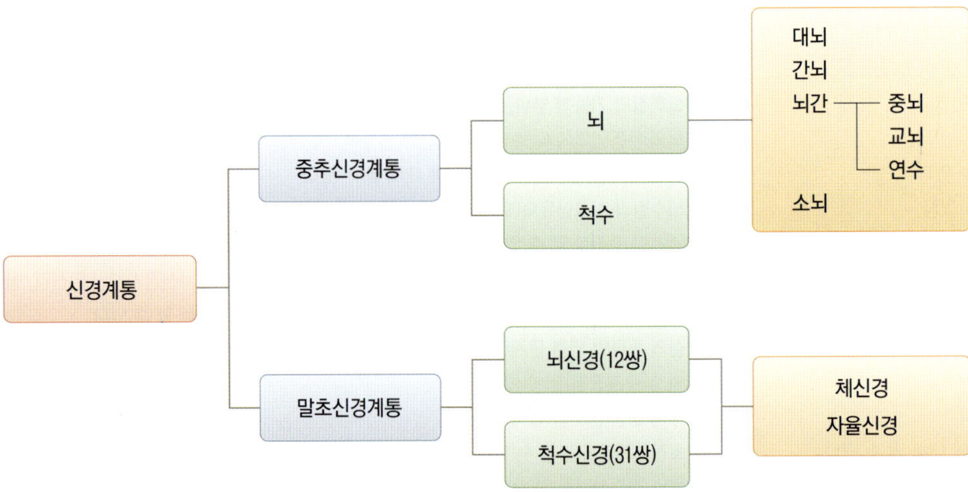

그림 11-1 신경계통의 구분

CHAPTER

11.2 신경조직

학습목표 ■ 신경조직의 구성에 대해 알 수 있다.

신경조직의 개요와 구성

우리 몸의 약 60조의 세포들 중 신경조직은 수천에서 수만 개의 연접(synapse)으로 이루어진 신경연결망(neuron network)으로 신경원(neuron) 혹은 신경세포(nerve cell)와 이를 지지하고 보호해주는 신경교세포(신경아교세포, neuroglial cell)로 구성된다. 신경원은 신경계통의 구조적, 기능적 최소 단위이며, 전기적 흥분을 전달하고 통합하고 조절하는 고도로 분화된 세포이다. 흥분성(irritability)과 전도성(conductivity)이 있다.

신경교세포(neuroglial cell)는 중추신경계와 말초신경계의 신경원에 영양분을 공급하거나 신경원의 대사산물을 청소한다.

신경원

신경원(neuron)은 몸통 부분인 신경세포체와 돌기(process) 부분으로 나뉘며, 돌기는 축삭(axon)과 수상돌기(가지돌기, dendrite)로 구성된다(그림 11-2).

신경세포체

신경세포체는 돌기를 제외한 부분으로, 대사가 이루어지는 중심부위이며 세포체의 크기는 다양하다.

세포체내에는 일반세포와 같이 세포소기관 외에 세포질과 세포돌기의 지지역할을 하는 신경세사(신경미세섬유, neurofilament), 대사산물의 운반과 세포체의 지지역할을 하는 미세소관(미세섬유, microfilament) 등이 있고, 일반세포와 달리 조면내형질세망(거친세포질그물, rough endoplasmic reticulum, rER)인 니슬소체(Nissle's body)는 세포체의 영양 공급과 재생 기능에 관여한다(그림 11-3).

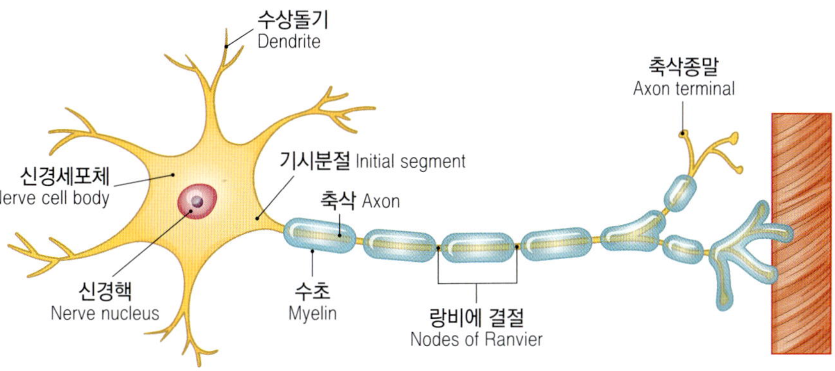

그림 11-2 신경원

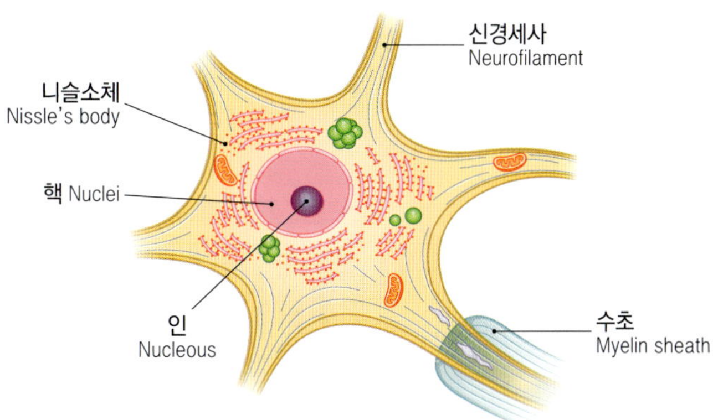

그림 11-3 신경세포체

11.2 신경조직

학습목표
- 신경원의 구성에 대해 알 수 있다.
- 신경교세포의 종류와 기능에 대해 알 수 있다.

축삭

축삭(axon)은 세포체로부터 흥분을 받은 후 자극을 다음 원심성 신경원(날신경성 신경원, efferent neuron)으로 전달하는 세포체의 한 부분으로, 활동전위(action potential)를 전달한다. 축삭에는 물질이동에 관련된 미소관(미세소관, microtubule)과 신경세사(신경미세섬유, neurofilament)가 풍부하다.

축삭의 시작 부위인 기시분절(시작분절, initial segment)은 세포체나 수상돌기에 비하여 활동전압을 일으키는 역치가 낮고 Na^+ 통로가 밀집되어 있어 세포체에서 종말단추(terminal button)쪽으로 흥분성과 억제성의 활동전압이 결정되는 곳이므로 방아쇠영역(trigger zone)이라고도 한다. 축삭의 끝은 부풀어진 종말단추 모양을 이루어 다른 조직과 연접(synapse)하고 있으며, 소포(vesicle)에는 신경전달물질이 들어 있다.

축삭과 신경섬유(nerve fiber)는 비슷하게 언급되지만, 신경섬유는 축삭과 축삭을 둘러싼 덮개(tegmentum)를 모두 포함하는 용어이며, 신경내막(신경속막, endoneurium)으로 싸여 있고, 신경내막이 모인 다발은 신경주막(perineurium)으로 싸여 있다. 신경다발들은 두꺼운 결합조직성의 신경외막(신경바깥막, epineurium)으로 싸여 있다.

수상돌기

수상돌기(가지돌기, dendrite)는 신경세포체에서 마치 나뭇가지처럼 뻗어 나온 비교적 짧은 돌기로, 각각의 수상돌기는 다른 신경원의 축삭종말 및 수상돌기와 연접되어 들어오는 자극을 받아들여 세포체에 전달하는 구심성(들신경성, afferent) 부분이다.

신경교세포

신경교세포(신경아교세포, neuroglial cell)는 신경세포를 지지하고, 보호하며, 신경세포의 다리역할을 하여 물질 교환에 관여하는 수초를 형성한다. 중추신경계의 신경교세포는 수초 형성에 관여하는 희돌기교세포(희소돌기아교세포, oligodendrocyte), 병원균과 손상된 세포를 탐식하는 미교세포(미세아교세포, microglia), 모세혈관과 신경세포 사이의 구조적 지지를 담당하는 성상세포(별아교, stellate cell), 뇌척수액 생성에 관여하는 상의세포(뇌실막세포, ependymal cell) 등이 있고, 말초신경계에는 중추신경계의 핍지교세포와 같이 수초 형성에 관여하는 신경집세포(슈반세포, Schwann's cell)가 있다(그림 11-4).

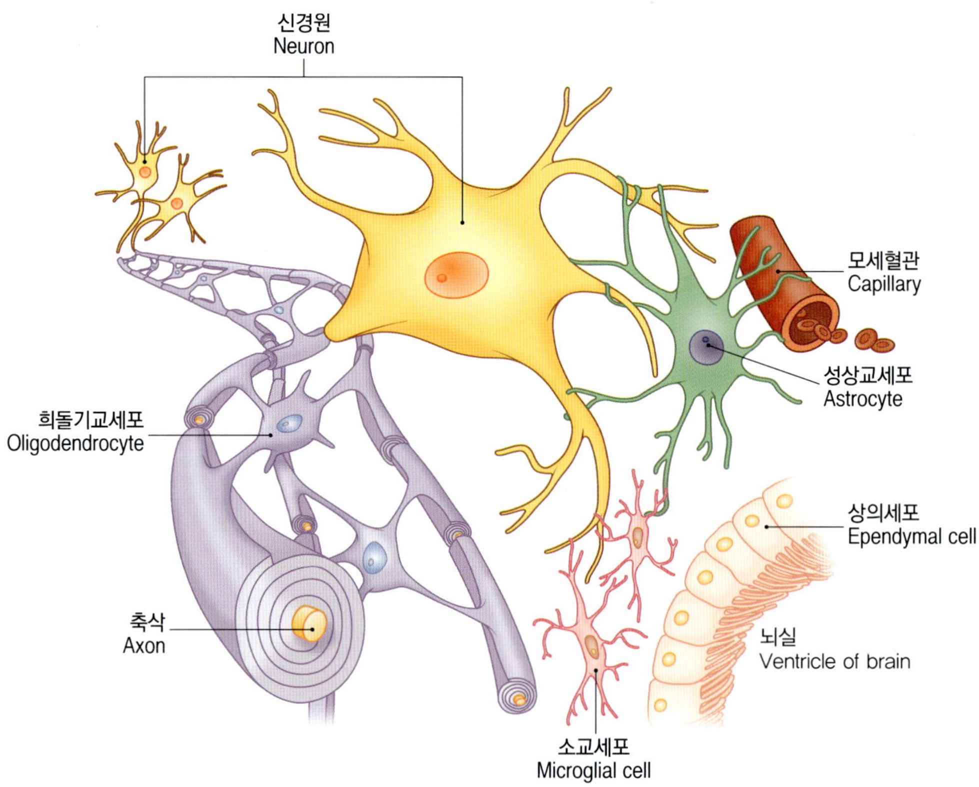

그림 11-4 신경교세포

11.3 신경원의 분류

학습목표
- 신경원을 모양과 기능에 따라 분류할 수 있다.

모양과 형태에 의한 신경원의 분류

단극신경원. 단극신경원(홑극신경세포, unipolar neuron)은 세포체에서 1개의 돌기가 나오는 신경세포이다. 단극신경원의 변형으로 1개의 돌기가 T자형으로 나누어지는 형태의 신경원을 위단극신경원(거짓홑극신경원, pseudo-unipolar neuron)이라고도 하며, 척수신경의 후근신경절(뒤뿌리신경절, dorsal root ganglion)에서 볼 수 있다.

양극신경원. 양극신경원(두극신경세포, bipolar neuron)은 신경세포체의 양극에서 각각 1개씩의 수상돌기와 축삭이 나오는 신경원으로 눈의 망막이나 귀의 와우신경절 등의 특수감각기를 구성하고 있다.

다극신경원. 다극신경원(뭇극신경세포, multipolar neuron)은 세포체로부터 다수의 수상돌기와 1개의 긴 축삭이 돌출되어 있는 신경원으로 골격근을 지배하는 운동신경원은 모두 이 형태로 되어 있다.

무극신경원. 무극신경원(anaxonic neuron)은 상대적으로 크기가 작고 여러 개의 수상돌기가 있지만 축삭이 없는 신경원으로 명확한 기능은 알려져 있지 않다.

기능에 의한 신경원의 분류

구심성 신경원. 구심성 신경원(들신경성 신경원, afferent neuron)은 감각신경원(sensory neuron)이라고도 하며, 말초수용기에서 중추신경계 혹은 하위 중추에서 상위 중추로 자극을 전달하는 신경원을 말한다.

원심성 신경원. 원심성 신경원(날신경성 신경원, efferent neuron)은 운동신경원(motor neuron)이라고도 하며, 중추신경계에서 근육이나 각종 선(gland)과 같은 효과기로 자극을 전달하거나 혹은 상위 중추에서 하위 중추로 자극을 전달하는 신경원을 말한다.

개재신경원. 개재신경원(intercalated neuron)은 연합신경원(association neuron)이라고도 하며, 뇌와 척수에서 구심성 신경원과 원심성 신경원 사이를 연결하는 신경원을 말한다.

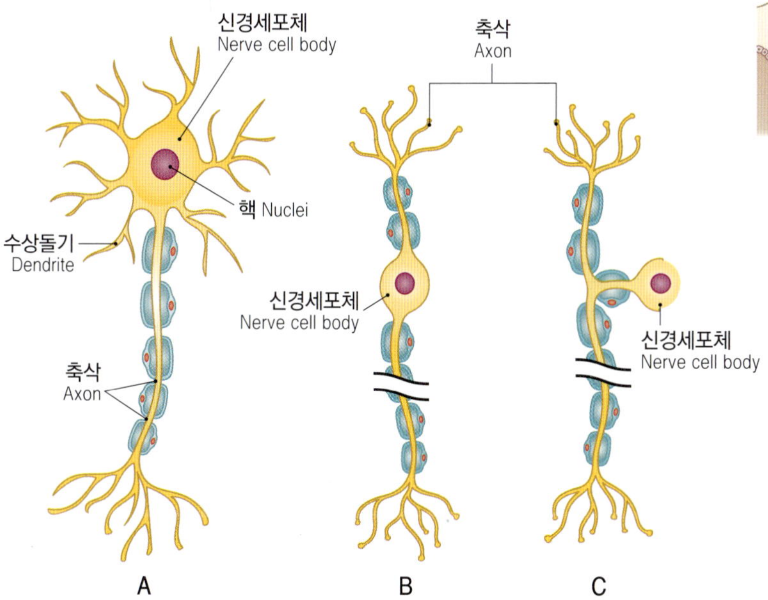

그림 11-5 모양에 의한 신경원 분류
A: 다극신경원, B: 양극신경원, C: 단극신경원

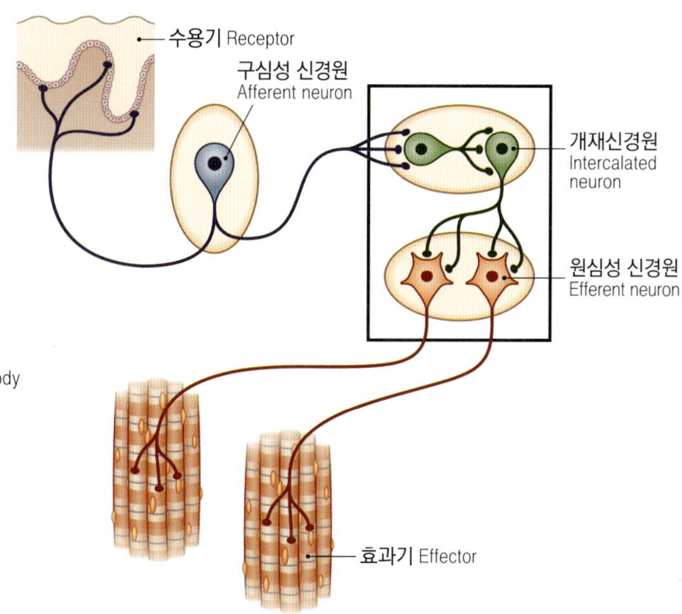

그림 11-6 기능에 의한 분류

11.4 신경종말

학습목표 ■ 신경종말의 종류와 기능에 대해 알 수 있다.

신경종말(nerve ending)은 신경돌기의 끝이 팽대된 부분으로 운동신경종말과 감각신경종말은 각각 특수한 형태를 갖고 있다.

운동신경종말

운동신경종말(motor nerve ending)은 일명 효과기(effector)라 하며, 골격근에서는 운동종판(운동종말판, motor end plate)이라는 독특한 구조의 종말장치로 연접한다. 이 신경섬유의 끝은 근형질이 모인 덩어리로 표면은 함몰되고 주름져 있어 운동종말판이라고 한다. 그러나 불수의근의 운동신경종말은 자유종말로 그친다.

감각신경종말

체외 및 체내에서 발생되는 각종 자극을 수용하는 감각신경종말(sensory nerve ending)은 신경원의 수상돌기에 해당되며 감각에 따라 수용기(receptor)의 형태는 다르다.

자유신경종말. 자유신경종말(free nerve ending)은 통각수용기(nociceptor)이며, 피부나 관절 등 신체 여러 곳에 존재하는 피막이 없는 상태로 상피조직, 결합조직, 근육조직 및 점막조직 내에 그치고 있다. 일부의 촉각이나 온각, 냉각 등의 수용기로도 작용한다고 여겨지고 있다.

마이스너소체. 마이스너소체(Meissner's corpuscle)는 진피의 유두층 내에 있는 촉각수용기(tactile receptor)이며, 털이 없는 손과 발, 입술, 혀의 점막 등에 많이 분포하고 있다. 또한 털이 있는 피부에 많이 분포하고 있는 촉각수용기로는 메르켈원반(Merkel's disk)이 있다.

메르켈원반. 메르켈원반(촉각원반, Merkel's disk)은 표피 기저층에 있는 질감 및 위치와 강도를 명확히 구분할 수 있는 분별성 촉각(discriminative touch sensation)을 감지하는 느린 수용기이다.

모낭수용기. 모낭수용기(hair follicle receptor)는 모낭의 기저부를 싸고 있는 신경말단으로, 털의 움직임을 감지하는 빠른 수용기이다.

파치니소체. 파치니소체(층판소체, Pacinian corpuscle)는 피하조직과 장막하조직 및 소성결합조직 내의 깊은 곳에 위치하는 압각수용기(heavier pressure receptor)이다. 모양은 여러 겹의 동심원 구조에 감지세포들이 있다.

크라우제종구. 크라우제종구 혹은 망울소체(Krause's end bulb)는 냉각수용기(cold receptor)로 온몸에 널리 퍼져 있다.

루피니소체. 루피니소체(Ruffini corpuscle)는 주로 온각을 감지하고, 촉각 · 압각도 감지한다. 피하조직 내에 분포하고 있으며, 모양은 방추형이다.

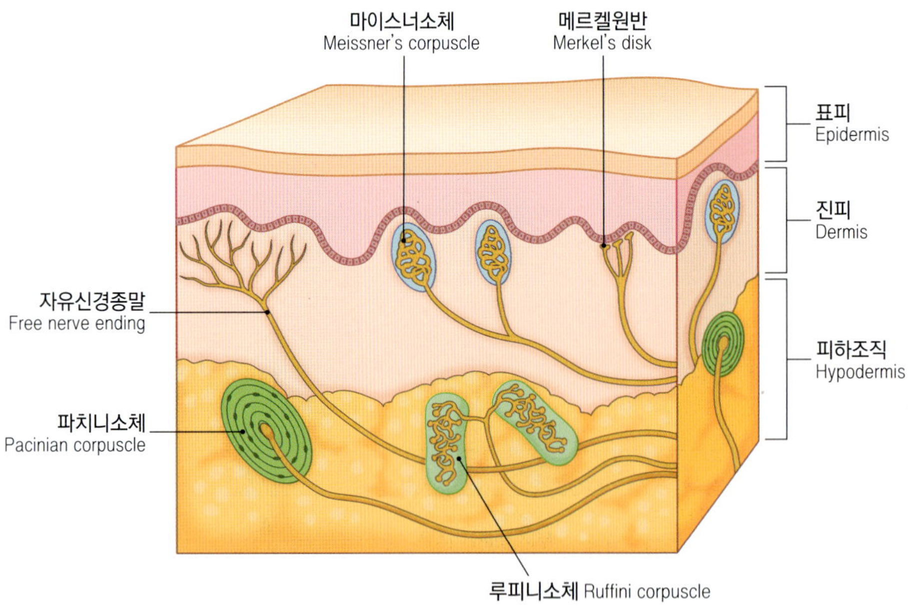

그림 11-7 피부의 감각신경종말

11.4 신경종말

학습 목표 ■ 근방추와 골지건기관에 대해 알 수 있다.

근방추. 근방추(근육방추, muscle spindle)는 골격근의 길이와 수축 속도를 감지하는 주머니 모양의 신경구조로, 감각신경이 휘감고 있는 방추내근섬유(방추속근육섬유, intrafusal muscle fiber)와 바깥의 일반적인 근섬유인 추외근섬유(방추바깥근육섬유, extrafusal muscle fiber)가 있다.

추외근 속에 있는 방추내근섬유는 근방추 속에 4~6개로 구성되어 있고 핵낭섬유(핵주머니섬유, nuclear bag fiber)와 핵사슬섬유(nuclear chain fiber)로 나눌 수 있으며, 짧고 얇은 핵사슬섬유는 긴 핵낭섬유의 한쪽 끝에서 다른 쪽 끝 부분에 붙어 있고 핵낭섬유의 한쪽 끝은 추외근섬유에 붙어있다. 핵사슬섬유는 근육방추가 주어진 시간에 얼마나 늘어났는지를 감지하고 정적감마운동신경원(static gamma motor neuron)에 의해 신경지배를 받는다. 핵낭섬유는 근육이 늘어나는 속도를 감지하고 동적감마운동신경원(dynamic gamma motor neuron)에 의해 신경지배를 받는다.

골지건기관. 골지건기관(골지힘줄기관, Golgi tendon organ)은 근섬유와 건(힘줄, tendon) 사이의 연결부위에 위치하는 감각수용기로 근육신장수용기(muscle stretch receptor)이다. 근육 수축시 발생되는 힘과 긴장도(tension)를 중추에 전달하는 기관이다. 길이는 약 1mm, 직경이 0.1mm 정도로 근방추보다 작고, 주머니에 의해 둘러싸여 있다. 근육이 과도하게 수축할 때 골지건기관이 늘어나면 아교섬유가 펴지면서 신경종말을 눌러 Ib 감각섬유를 활성화시켜 너무 강한 장력이 가해져 생기는 손상으로부터 건을 보호하는 역할을 한다.

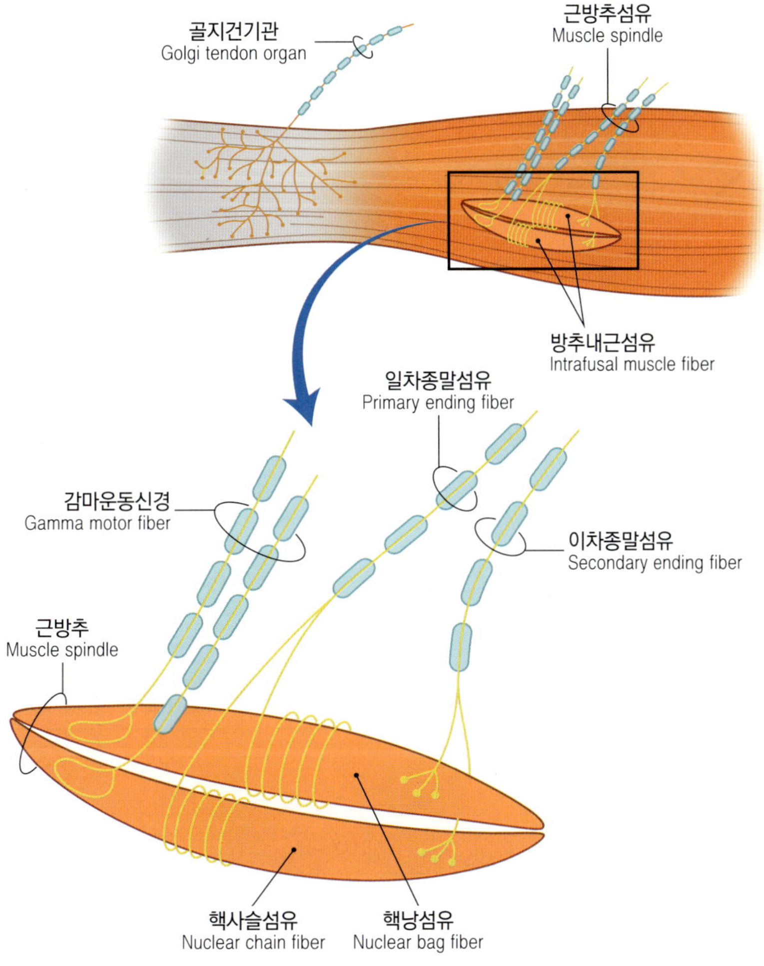

그림 11-8 근방추와 골지건기관

CHAPTER 11.5

시냅스

학습목표 ■ 시냅스의 구조 및 종류에 대해 알 수 있다.

시냅스의 개요

수많은 신경원은 서로 연락하여 복잡한 그물모양의 망(network)을 형성하고 있다. 하나의 신경세포가 다른 신경세포와 만나 형성되는 특수한 부위를 시냅스(연접, synapse)라 하며, 시냅스는 전시냅스막(presynaptic membrane)과 시냅스간격(synaptic cleft) 및 후시냅스막(postsynaptic membrane)으로 구성된다.

신경과 근육 사이의 시냅스는 일반적인 시냅스와 구별하기 위하여 신경근접합부(neuromuscular junction)라고 하며, 신경과 근육 사이에서는 보통 50~100nm 정도의 시냅스 간격이 있으며, 신경세포들 간의 시냅스 간격은 20~30mm 정도이다.

시냅스의 구분

연접 형태에 따라

축삭수상돌기시냅스(axodendritic synapse), 축삭세포체시냅스(axosomatic synapse), 축삭축삭시냅스(axoaxonic synapse) 등 여러 가지 연접방법이 있다.

자극의 전도방식에 따라

화학적 시냅스(chemical synapse)와 전기적 시냅스(electrical synapse)로 구분한다. 화학적 시냅스는 대부분의 신경계에 연접방법으로 여러 화학적 전령(chemical messenger)을 통하여 흥분을 전도한다. 전기적 시냅스(electrical synapse)는 간극이 매우 좁고 저항이 낮은 교통반(gap junction)이라는 통로를 통하여 이온들이 직접 이동함으로써 흥분이 전달되는 시냅스로 심장근 세포나 일부의 평활근 세포에서 관찰된다(그림 11-9).

전도성에 따라

흥분성 시냅스(excitatory synapse)와 억제성 시냅스(inhibitory synapse)가 있다.

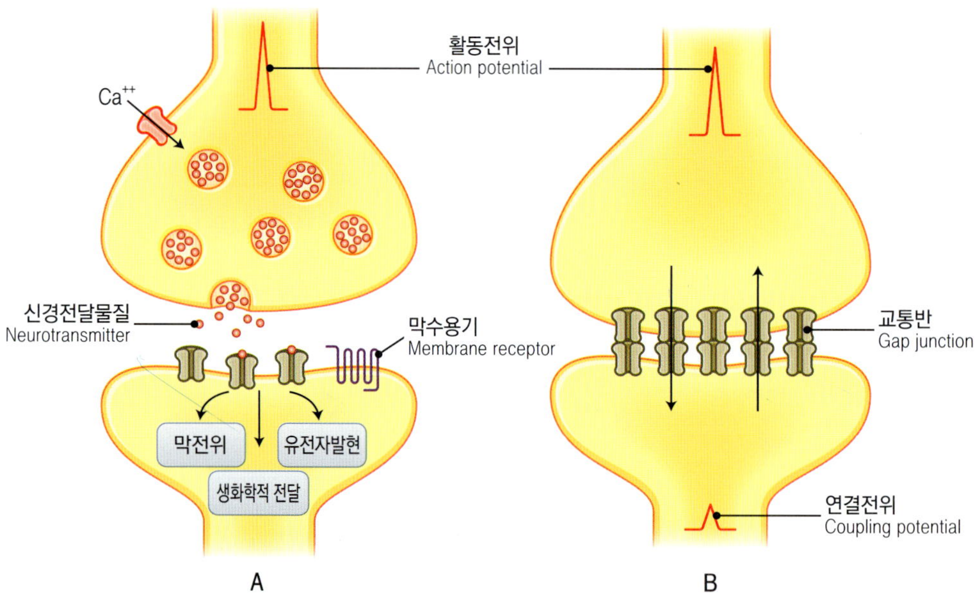

그림 11-9 시냅스. A: 화학적 시냅스, B: 전기적 시냅스

표 11-1 자극 전도 방식에 의한 시냅스의 구분

구분	시냅스 구성	시냅스 간격	전달 방향	지연 여부	관련 근육
전기적 시냅스	교통반, 채널	3.5nm	양방향	없음	심장근, 일부 내장근
화학적 시냅스	시냅스전막, 간격, 후막	330nm	단방향	있음	골격근

신경계의 발생

학습 목표
- 신경계통의 발생 과정에 대해 알 수 있다.

신경계의 발생

중추신경계의 발생

초기 배아의 외배엽에서 기원하는 단순한 관 모양의 구조를 신경관(neural tube)이라 하고, 이 신경관은 수정 후 18일 경 신경판(neural plate) 형성으로 시작된다. 신경관의 형성은 발생 3주 경에 시작하여 발생 4주 경에 완성된다.

배자 등쪽의 외배엽(ectoderm)이 세로로 비후하여 상피조직성 신경판(neural plate)을 형성하고, 이것이 분화되어 판상으로 양 언저리가 솟아올라 신경주름(neural fold)을 이루는데, 가운데의 도랑을 신경구(신경고랑, neural groove)라고 한다.

발생의 진행에 따라 신경주름은 정중앙에서 서로 붙어서 신경관(neural tube)을 형성한다. 이 신경관은 나중에 두부 쪽은 뇌가 되고, 미부 쪽은 척수로 분화하며 중심부의 공간은 뇌실과 척수의 중심관이 된다.

이와 같이 신경판으로부터 신경구, 신경주름, 신경관이 형성되는 과정을 신경배형성(neurulation)이라고 한다.

말초신경계의 발생

신경관이 외배엽으로부터 분리될 무렵에 일부 신경판의 세포들은 신경관 형성에 참여하지 못하고 신경관의 외측에 위치하게 되는데, 이들 세포군을 신경능(신경능선, neural crest)이라고 하며, 이들로부터 대부분의 말초신경계와 부신의 수질 등이 유래된다.

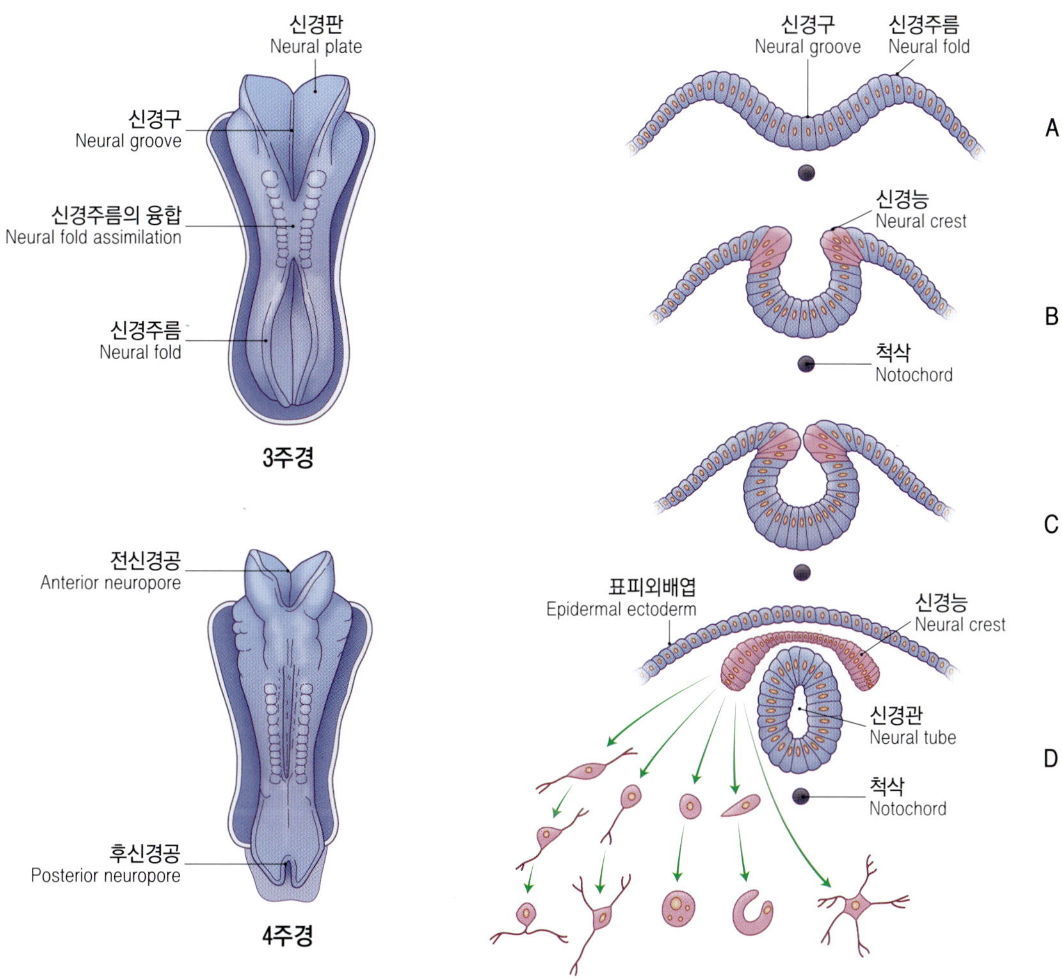

그림 11-10 신경계통의 발생 과정. A: 신경판 형성, B: 신경구 형성, C: 신경주름 형성, D: 신경관 형성과 신경능의 이주

11.6 신경계의 발생

학습 목표 ■ 뇌의 발생 과정에 대해 알 수 있다.

발생 4주경

신경관의 앞부분에 3곳의 팽대부가 나타나는데, 이를 일차뇌소포(primary brain vesicles)라고 하며, 각각 전뇌(앞뇌, prosencephalon), 중뇌(중간뇌, midbrain), 능뇌(마름뇌, rhombencephalon)로 구분한다. 또한 두 개의 굴곡(flexure)이 형성되는데 두부굴곡(머리굽이, cephalic flexure)은 전뇌와 중뇌 사이에 형성되어서 전뇌는 좀 더 앞으로 꺾이고, 경부굴곡(목굽이, cervical flexure)은 능뇌와 척수 사이에 뒤로 볼록하게 형성된다.

발생 5주경

전뇌는 다시 종뇌(끝뇌, telencephalon)와 간뇌(사이뇌, diencephalon), 능뇌는 후뇌(뒤뇌, metencephalon)와 연수(숨뇌, medulla oblongata)로 분화되지만 중뇌(중간뇌, midbrain)는 큰 변화가 없이 진행되어 총 5곳의 팽대부를 형성하는데, 이를 이차뇌소포(secondary brain vesicle)라고 한다. 이들 중 후뇌는 다시 뒤쪽의 소뇌(cerebellum)와 앞쪽의 교뇌(다리뇌, pons)로 발달하고, 연수(숨뇌, medulla oblongata)가 되며, 종뇌는 현저하게 발달되어 대뇌반구(cerebral hemisphere)를 이루게 된다. 교뇌굴곡(다리뇌굽이, pontine flexure)은 후뇌와 연수 사이에 앞쪽으로 볼록한 굴곡이다. 뇌의 속 공간은 뇌실을 형성하게 된다. 뇌간(뇌줄기, brain stem)은 척수와 마찬가지로 신경관(neural tube) 형태가 비교적 그대로 유지된다.

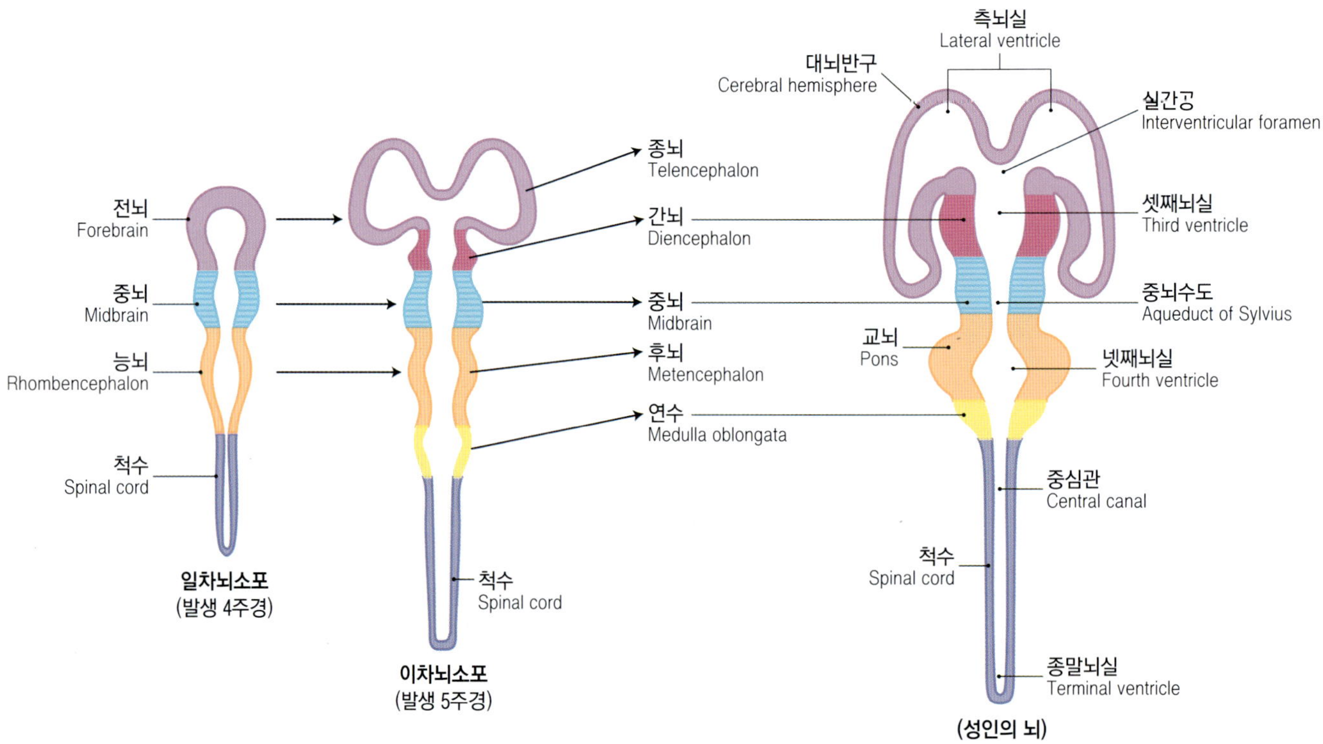

그림 11-11 신경관의 분화

11.6 신경계의 발생

학습목표 ■ 뇌의 발생 과정에 대해 알 수 있다.

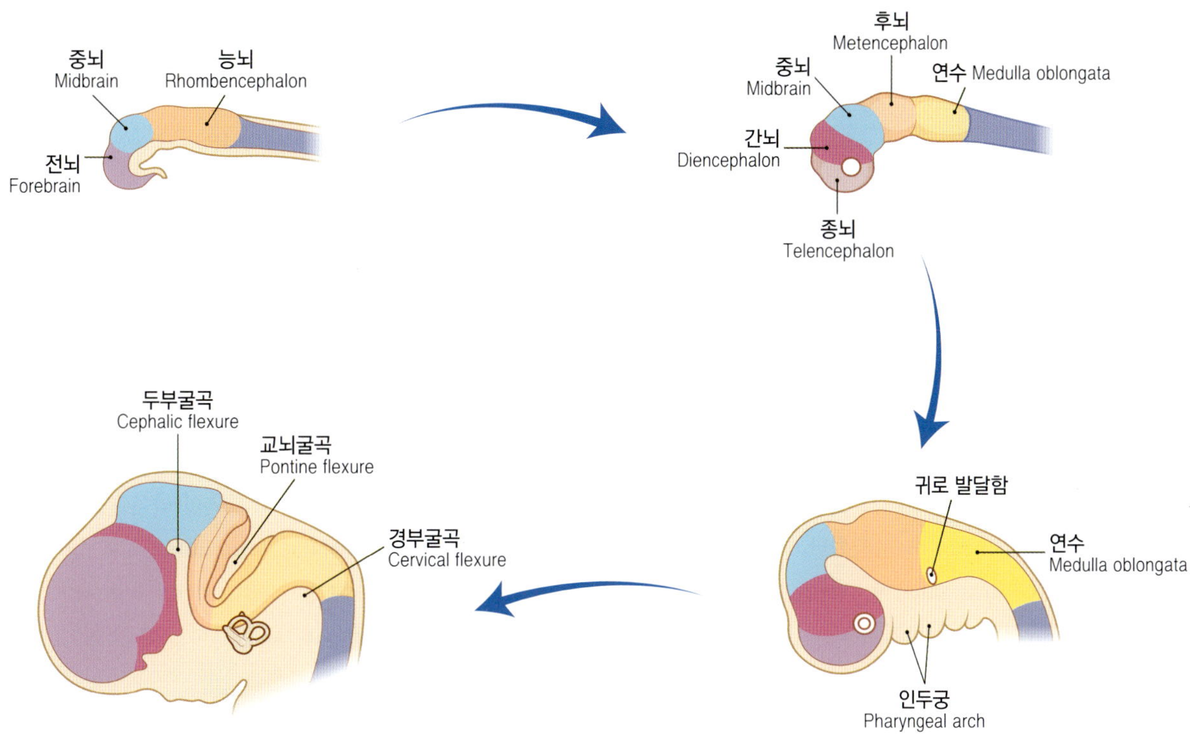

그림 11-12 뇌의 분화

표 11-2 신경관의 분화와 유래물

구분	일차뇌포	이차뇌포	유래물	신경관
뇌	전뇌	종뇌	대뇌반구, 선조체, 후뇌**	측뇌실
		간뇌	시상상부, 시상, 시상후부, 시상하부	셋째뇌실
	중뇌	중뇌	중뇌개, 피개, 대뇌각	중뇌수도
	능뇌	후뇌*	교뇌, 소뇌	넷째뇌실
		수뇌	연수	
척수	척수			중심관

*metencephalon, **rhinencephalon

11.6 신경계의 발생

학습 목표
- 척수의 발생 과정에 대해 알 수 있다.

척수(spinal cord)는 신경관(neural tube)의 미측(caudal)이 발달 · 성장하여 형성하는데, 뇌에 비하여 매우 원시적이고 미분화된 상태인 분절(segment) 형태를 취하고 있다.

신경관은 발생이 진행되면서 점차적으로 신경세포체(nerve cell body)들이 신경관의 안쪽에 모여 외투층(mantle layer)을 형성하며, 외투층에서 익상판과 기저판이 형성된다. 익상판(날개판, alar plate)은 신경관의 등쪽에 위치하며 감각세포(sensory cell)가 기원되며, 척수의 후각(뒤뿔, posterior horn)을 형성한다. 기저판(바닥판, basal plate)은 배쪽에 위치하며 운동세포가 기원되고, 전각(앞뿔, anterior horn)과 측각(가쪽뿔, lateral horn)을 형성한다. 익상판과 기저판 사이의 홈을 경계구(경계고랑, sulcus limitans)라고 한다. 외투층의 신경모세포의 돌기가 나와 변연층(가장자리층, marginal layer)을 형성하여 백질로 분화된다. 신경관의 속 공간은 나중에 척수의 중심관(central canal)이 되는데, 이는 넷째뇌실과 교통하여 뇌척수액 순환경로의 일부가 된다. 신경능(neural crest)에서 후근신경절(뒤뿌리신경절, dorsal root ganglion) 등을 형성한다.

척수는 발생 3개월 정도까지는 추골들이 이루는 척주관의 전장에 걸쳐 있지만, 그 이후로는 척주관이 척수보다 성장 속도가 빠르기 때문에 척주관 전체를 다 채우지 못하게 된다. 또한, 척수는 발생학적으로 체절(somite)의 흔적이라고 할 수 있는 약 31개의 분절적 배열(segmental arrangement)을 하고 있으며, 여기서 31쌍의 척수신경(spinal nerve)이 분지하고 있다.

척주관(spinal canal)과 척수(spinal cord)의 길이가 다르기 때문에 척수신경이 분지되는 곳과 양측의 추간공(척추사이구멍, intervertebral foramen)을 나가는 곳의 높이는 일치하지 않게 된다. 척수분절은 분지된 신경들이 어떤 추골이 형성하는 추간공을 통과하느냐에 따라서 위에서부터 경수절(목분절, cervical segments), 흉수절(가슴분절, thoracic segments), 요수절(허리분절, lumbar segments) 및 천수절(엉치분절, sacral segments), 미수절(꼬리분절, coccygeal segments)로 명확히 구분한다.

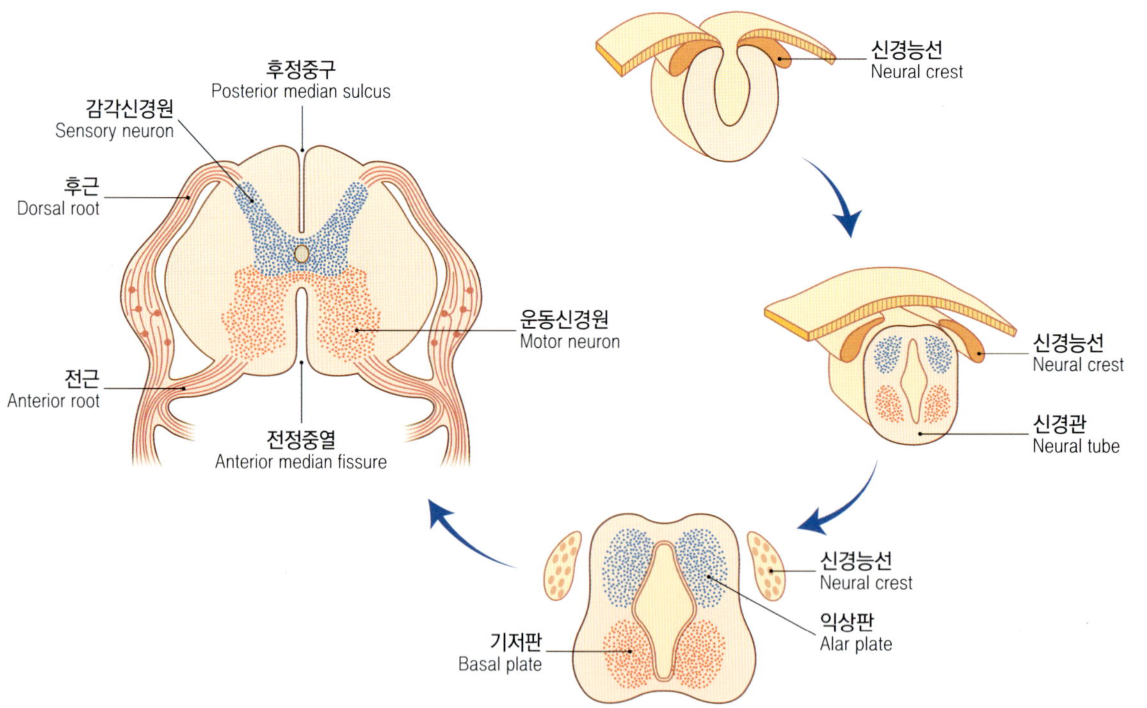

그림 11-13 척수의 발생

척수

학습 목표 ■ 척수의 표면 구조에 대해 알 수 있다.

척수는 뇌와 마찬가지로 척수막에 둘러싸여 있으며, 26개의 추골이 형성한 척주관(vertebral canal) 속에 들어 있는 길이 약 45cm, 무게 약 30g, 지름 약 1cm인 연한 백색 장기이다. 위로는 대후두공(큰구멍, foramen magnum)에서 연수와 연결되고, 아래로는 제1, 2요추 부위에서 척수원추(척수원뿔, conus medullaris)로 끝나는데, 척수원추의 아래 끝은 약 20cm로 길어져서 종사(종말끈, filum terminale)가 되어 미골의 후면까지 하행한다.

척수의 안쪽은 회백질이며, 바깥쪽은 백질로 구성되어 있고, 31개의 분절(segment)로 각 분절마다 척수신경(spinal nerve)이 기원한다(그림 11-14).

척수의 중앙 속공간에는 뇌척수액이 흐르는 중심관(central canal)이 위치하며, 위로는 넷째뇌실과 연결된다. 척수는 모든 부위가 똑같지 않고 2곳에서 다른 부위보다 조금 더 비후된 곳이 있는데 이를 각각 경팽대(목팽대, cervical enlargement; C3~T2)와 요팽대(허리팽대, lumbar enlargement; T9~T12)라고 한다.

척수의 표면 세로 방향의 패인 부분

- 전정중열(앞정중틈새, anterior median fissure)은 척수의 전면 중앙의 깊고 매우 뚜렷한 틈새이다.
- 전외측구(앞가쪽고랑, anterolateral sulcus)에서 전근(앞뿌리, anterior root)이 나온다.
- 후정중구(뒤정중고랑, posterior median sulcus)는 척수의 뒷면 중앙의 얕고 희미한 틈새이다.
- 후외측구(뒤가쪽고랑, posterolateral sulcus)에서 후근(뒤뿌리, posterior root)이 나온다.
- 후중간구(뒤중간고랑, posterior intermediate sulcus)는 제1번 경수절에서 제6번 흉수분절(C1~T6)에서만 관찰되며, 후정중구에 의해 후삭(뒤섬유단, posterior funiculus)은 내측의 박속(널판다발, gracile fasciculus)과 외측의 설상속(쐐기다발, cuneate fasciculus)으로 구분된다.

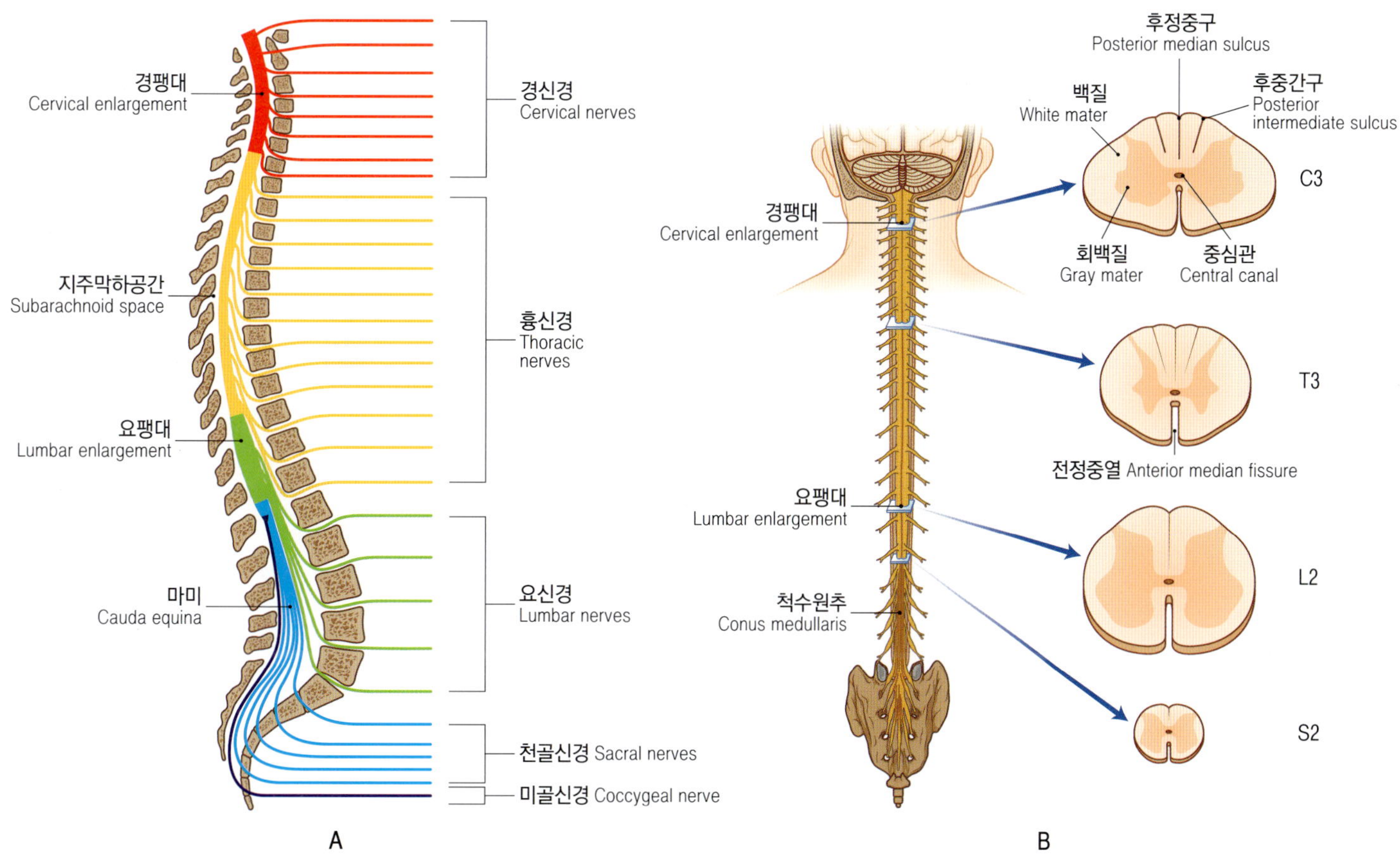

그림 11-14 척수. A: 척수 분절, B: 척수 단면

11.7 척수

학습 목표 ■ 척수의 내부구조에 대해 알 수 있다.

중심관 주위에는 H자 모양의 회백질이 있으며, 그 주위는 백질이 싸고 있다.

회백질 구조

회백질(회색질, gray mater)에는 전후방으로 돌출된 구조가 있는데, 이를 전각, 후각, 측각이라고 한다.

후각. 후각(뒤뿔, posterior horn)은 수용기에서 감지된 감각자극이 척수신경절(spinal ganglion)을 거쳐 들어오는 부위이다. 후근(뒤뿌리, posterior root)은 피부, 근육, 건 등에 분포하는 구심성 섬유의 중심돌기를 말한다.

전각. 전각(앞뿔, anterior horn)에는 운동신경핵(motor nuclei)이 위치하고, 이러한 운동신경핵에는 2종류의 운동신경세포인 알파운동신경세포(alpha motor neuron)와 감마운동신경세포(gamma motor neuron)가 있다. 전근(앞뿌리, anterior root)은 전각에서 나오는 체성운동섬유(somatic motor fiber)와 측각에서 나오는 자율신경계통의 절전섬유(신경절이전섬유, preganglionic fiber)를 말한다.

측각. 측각(가쪽뿔, lateral horn)은 제1흉수분절에서부터 제1 혹은 제2요수분절(T1~L1 혹은 L2 척수분절)에서 전각과 후각 사이에 돌출된 회백질구조이다. 교감신경계통의 절전세포의 세포체를 포함하고 있다.

백질 구조

백질(백색질, white mater)은 전 · 후각과 외부의 작은 홈인 전 · 후외측구(앞 · 뒤가쪽고랑, ant, post lateral sulcus)에 의하여 전삭(앞섬유단, anterior funiculus)과 측삭(가쪽섬유단, lateral funiculus) 및 후삭(뒤섬유단, posterior funiculus)으로 구분되는데, 이러한 백질은 척수의 좌 · 우를 교차하여 연결하는 교련섬유(맞교차섬유, commissural fibers), 같은 쪽 회백질을 연결하는 연합섬유(association fiber), 그리고 상 · 하로 종주하는 투사섬유(projection fiber)들의 집단이라고 할 수 있다. 위로 올라가는 투사섬유를 상행 경로(ascending pathway) 혹은 감각로(sensory pathway)라고 하며, 아래로 내려오는 투사섬유를 하행 경로(descending pathway) 혹은 운동로(motor pathway)라고 한다.

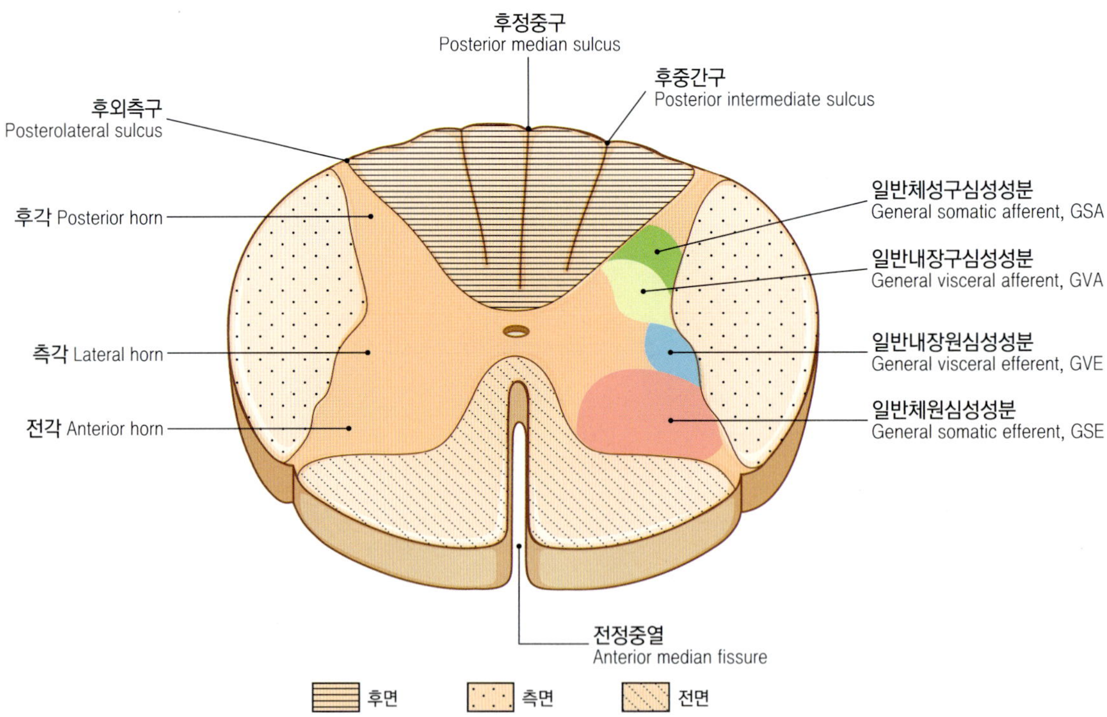

그림 11-15 척수의 내부 구조

11.7 척수

학습 목표 ■ 척수의 4가지 기능성분의 구성과 역할에 대해 알 수 있다.

척수는 일반체성성분과 일반내장성분의 감각과 운동의 4가지 성분으로 구성되어 있으나 뇌신경은 척수성분을 더해 특수내장감각과 운동, 특수체성감각성분 등 7가지 성분으로 구성되어 있다. 회백질의 후각에서 전각까지 일반체성구심성성분, 일반내장구심성성분, 일반체성원심성성분, 일반내장원심성성분 순서로 구성되어 있다.

일반체성구심성성분. 일반체성구심성성분(일반몸들신경성분, general somatic afferent, GSA)은 일반체성감각인 피부감각과 관절, 근방추, 건방추(GTO)의 수용기로부터 정보를 받아 전달하는 감각성분이다.

일반체성원심성성분. 일반체성원심성성분(일반몸날신경성분, general somatic efferent, GSE)은 골격근을 지배하는 운동성분이며, 신경세포체는 척수의 전각에 위치한다. 일반체성원심성성분은 직접 효과기에 가지만, 평활근을 지배하는 일반내장원심성분(GVE 성분)은 직접 효과기에 가지 않고 중간에 자율신경절을 한번 거친 후 효과기에 분포한다.

일반내장구심성성분. 일반내장구심성성분(일반내장들신경성분, general visceral afferent, GVA)은 일반내장감각을 담당(음식물을 먹었을 때 위가 늘어나거나, 방광에 오줌이 차있는 정도)하는 감각성분이며 신경세포체는 척수신경절(spinal ganglion)에 위치한다.

일반내장원심성성분. 일반내장원심성성분(일반내장날신경성분) general visceral efferent, GVE)은 자율신경계와 관련된 운동성분이며, 교감신경의 신경세포체는 척수의 첫 번째 흉수분절부터 두 번째 요수분절 측각(가쪽뿔, lateral horn)에 위치한 중간외측주(중간가쪽세포기둥, intermediolateral cell column)에 위치하며, 이곳에서 나온 축삭은 척추주위신경절(척추옆신경절, paravertebral ganglion) 혹은 척추전신경절(척추앞신경절, prevertebral ganglion)에서 신경연접이 이루어진 후 선조직, 평활근, 내장기관에 분포한다.

부교감신경의 신경세포체는 척수의 두 번째에서 네 번째 척수분절(S_2~S_4)의 천골부 교감신경핵(sacral autonomic nucleus)에 위치하며, 이곳에서 나온 축삭은 내장기관의 벽신경절(intramural ganglia)에서 신경연접한 후에 골반내장에 분포한다.

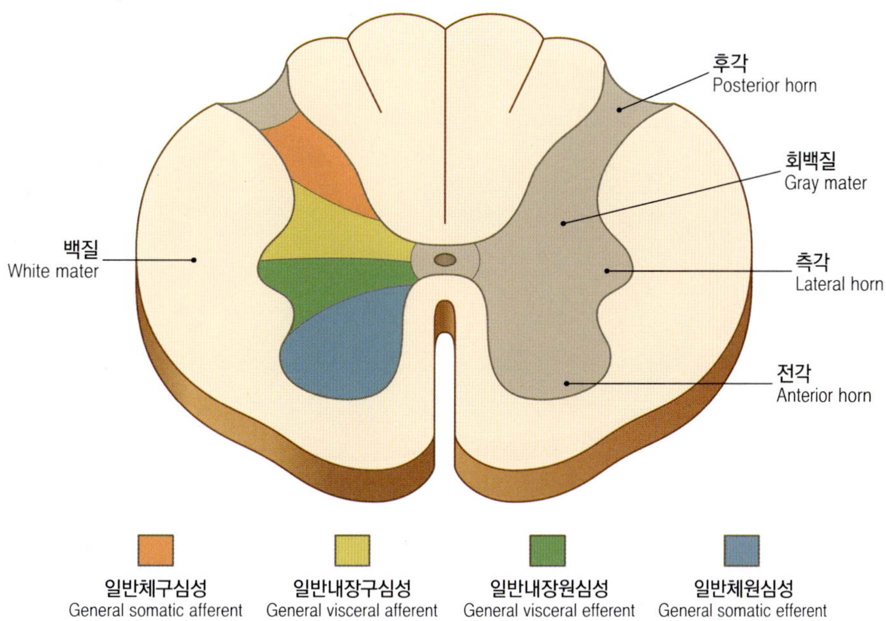

그림 11-16 척수의 4가지 성분

11.7 척수

학습 목표 ■ 상행성 신경로와 하행성 신경로에 대해 알 수 있다.

신경로(nerve tract)란 중추신경계의 여러 기능중추 사이를 연락하거나 중추신경계와 각 말초기관을 연락하는 모든 신경섬유다발을 말하는데, 이들 대부분은 시상과 렌즈핵(lentiform nucleus) 및 미상핵(꼬리핵, caudate nucleus) 사이인 내낭(속섬유막, internal capsule)을 통과하고 있다.

후각을 제외한 대부분 신경로는 최종 목적지에 이르기 전에 반대편에 정지한다. 예를 들어, 오른손의 감각은 오른손의 감각수용기에서 감지되어 왼쪽 대뇌피질의 체성감각영역으로 정보가 들어가고, 오른손을 움직이는 운동명령은 왼쪽 대뇌피질의 운동영역에서 명령이 나온다.

상행성 신경로

상행성 신경로(ascending tracts)의 주요 감각성 전도로에는 후삭-내측모대로(뒤기둥안쪽섬유띠계통, dorsal column-medial lemniscus system)와 척수시상로(spinothalamic tract), 삼차시상로(trigeminothalamic tract)가 있다. 이들 3개의 신경로는 일반체성감각(general somatic sense)을 전달한다(그림 11-17).

하행성 신경로

추체로. 중요 하행성 신경로(descending tracts)에는 피질척수로(겉질척수로, corticospinal tract)와 피질연수로 혹은 피질핵로(겉질숨뇌로 혹은 겉질핵로, corticobulbar tract 또는 corticonuclear tract)가 있다. 피질척수로는 척수의 운동신경핵에 작용하여 머리를 제외한 골격근을 움직이게 하며, 피질핵로는 뇌신경운동핵에 작용하여 머리부분의 골격근을 움직이게 한다. 피질척수로와 피질핵로를 합쳐 추체로(피라미드길, pyramidal tract)라고 명명한다.

추체외로. 추체로 이외에도 하행성 신경로가 있는데, 이를 추체외로(피라미드바깥길, extrapyramidal tract)라고 명명한다.

추체외로에는 적핵척수로(적색척수로, rubrospinal tract), 전정척수로(안뜰척수로, vestibulospinal tract), 망상체척수로(그물척수로, reticulospinal tract), 시개척수로(덮개척수로, tectospinal tract) 등이 있다. 추체외로는 주로 운동의 무의식적 반사를 도와주거나 운동을 조절하며, 자세유지, 보행 등에 관련되어 있다. 이들 추체외로는 기저핵(basal nuclei), 소뇌, 전정핵(안뜰핵, vestibular nucleus) 등에서 조절된다.

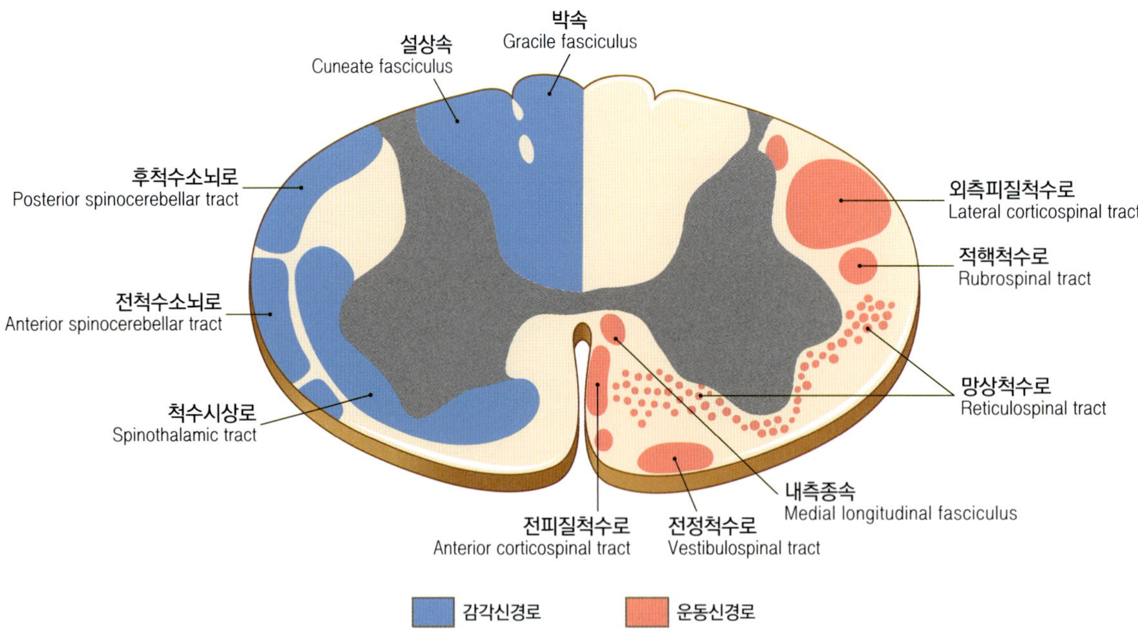

그림 11-17 척수신경로(횡단면)

11.7 척수

학습 목표 ■ 상행성 신경로에 대해 알 수 있다.

후삭-내측모대로(뒤기둥안쪽섬유띠계통)

박속(널판다발, gracile fasciculcus)은 몸의 하반신에서 오는 섬세한 촉각과 압각, 진동감각 및 고유감각을 대뇌피질에 전달하는 신경로로서 피부, 근육, 건 및 관절 등에 있는 수용기에서 감지한 흥분은 1차 신경원(척수신경절)을 통하여 척수로 들어와 같은 쪽 박속을 상행하여 연수의 박속핵(널판핵, gracile nucleus)에 있는 2차 신경원과 연접한 다음 반대쪽으로 교차하여 내측모대(안쪽섬유띠, medial lemniscus)를 이루면서 다시 상행하여 시상에 이르면 3차 신경원과 연접하고, 마지막으로 대뇌피질의 중심 후회(중심뒤이랑, pastcentral gyrus)에 정지한다.

설상속(쐐기다발, cuneate fasciculus)은 몸의 상반신에서 오는 섬세한 촉각과 압각, 진동감각 및 고유감각을 대뇌피질에 전달하는 신경로이다. 박속과 비슷한 경로를 갖고 있으며, 1차 신경원이 척수의 설상속을 상행하고 연수의 설상속핵(쐐기핵, cuneate nucleus)에 있는 2차 신경원과 연접한 다음 반대쪽으로 교차하여 내측모대를 이루면서 다시 상행하여 시상에 이르면 3차 신경원과 연접하고, 마지막으로 대뇌피질의 중심후회에 정지한다(그림 11-18).

척수시상로

척수시상로(spinothalamic tract)는 머리부분을 제외한 신체의 모든 통각과 온도감각을 전도하는 신경로이며, 척수 후각에서 기시한 2차 신경원은 반대쪽의 측삭(가쪽섬유단, lateral funiculus)으로 건너가 척수시상로를 이루어 상행하다가 시상에서 3차 신경원과 연접 후 대뇌피질로 중계된다(그림 11-19).

삼차시상로

삼차시상로(trigeminothalamic tract)는 두부의 일반감각을 전달하는 신경로이다.

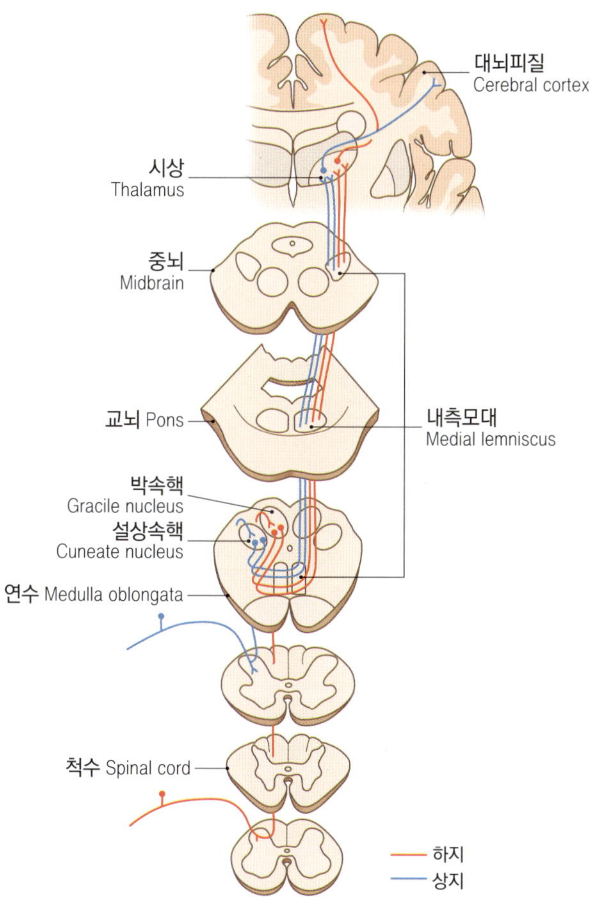

그림 11-18 후삭-내측모대로

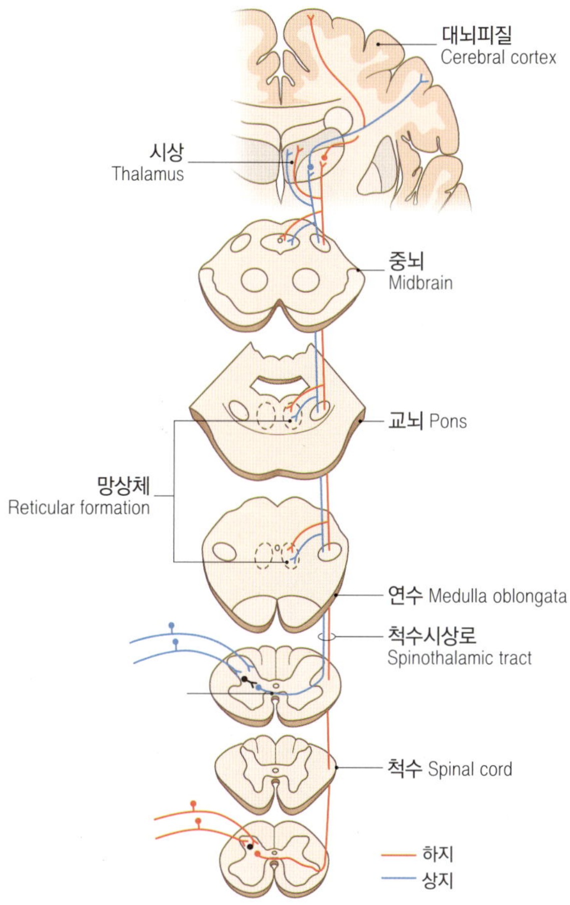

그림 11-19 척수시상로

척수시상로

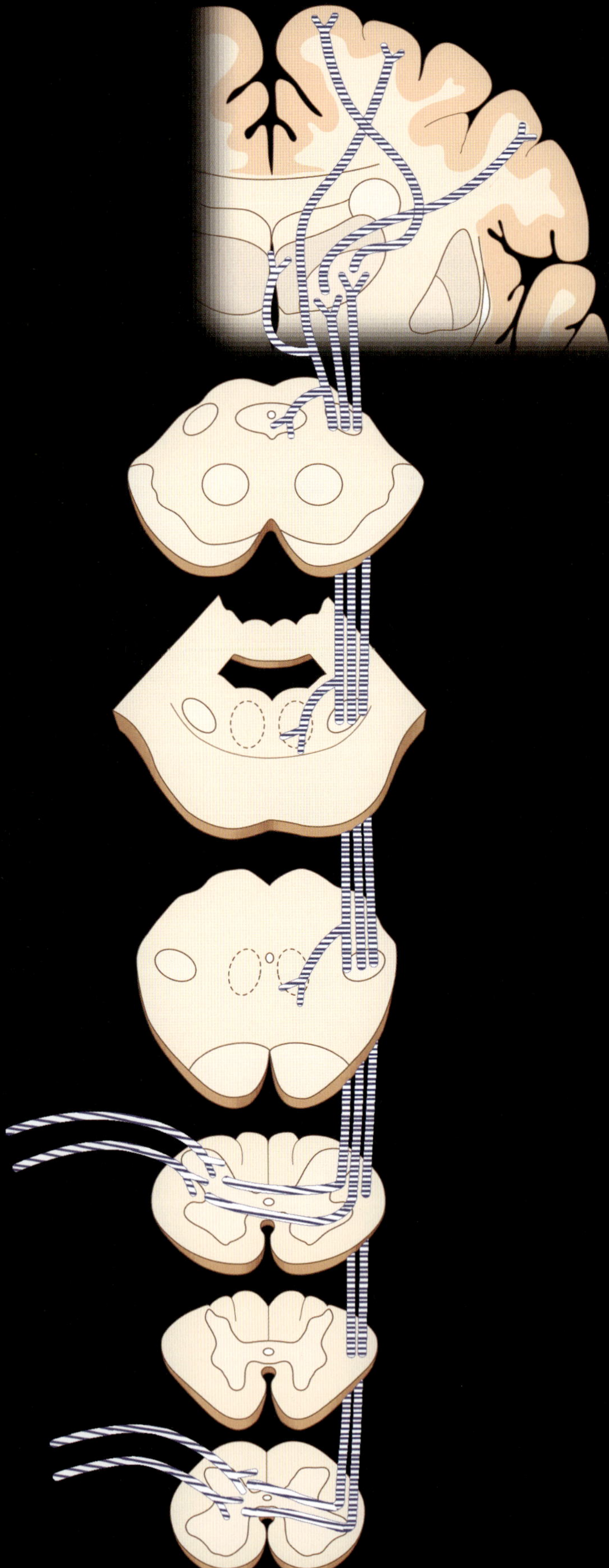

11.7 척수

학습목표 ■ 추체로에 대해 알 수 있다.

추체로

추체로(피라미드길, pyramidal tract)는 주로 대뇌피질의 운동영역인 중심전회(중심앞이랑, precentral gyrus)를 구성하고 있는 추체세포(피라미드세포, pyramidal cell)와 Betz 세포(giant cell of Betz)에서 기시하여 하행하여 연수의 추체교차(피라미드교차, pyramidal decussation)를 이룬 후 척수전각에 이르는 긴 섬유이다. 두경부 이외의 골격근의 운동을 지배하는 전도로를 피질척수로(corticospinal tract)라고 한다.

피질척수로. 피질척수로(겉질척수로, corticospinal tract)의 약 90%는 연수 하단에서 교차하여 반대편 팔, 다리의 운동에 관여하는 외측피질척수로와 약 10%는 교차하지 않고 같은 쪽 체간운동에 관여하는 전피질척수로가 있다.

피질핵로 혹은 피질연수로. 추체로는 내낭(속섬유막, internal capsule)을 지나고 중뇌의 대뇌각 중앙부를 하행하여 연수의 추체(피라미드, pyramid)에 이르게 된다. 이들 중 뇌신경 III~XII 신경핵에 짧은 섬유를 내보내어 두경부의 수의근 운동을 지배하는 신경로를 피질핵로 혹은 피질연수로(겉질숨뇌로, corticobulbar tract)라고 한다.

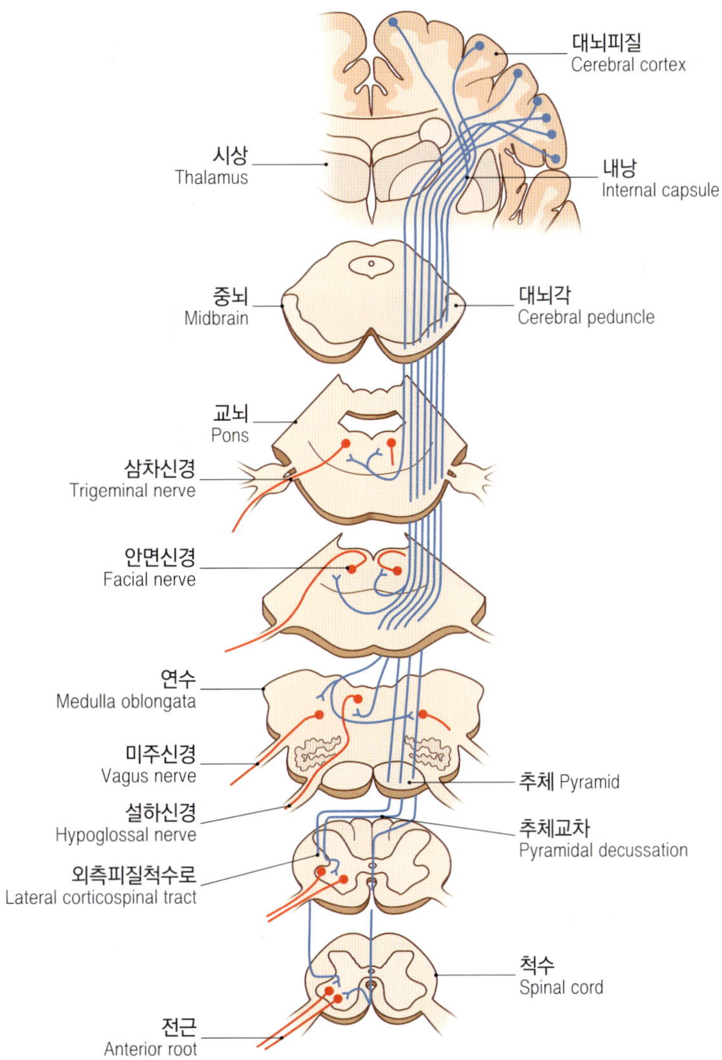

그림 11-20 추체로

추체로

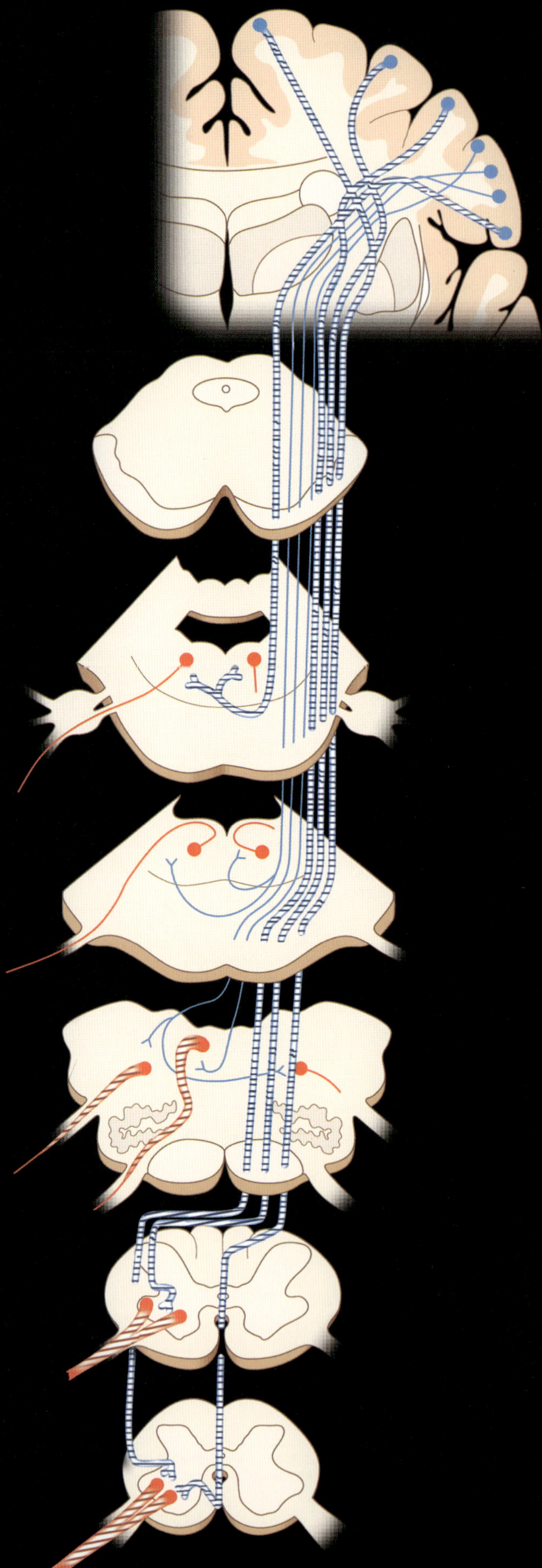

11.7 척수

학습 목표 ■ 추체외로에 대해 알 수 있다.

추체외로

추체외로(피라미드바깥로, extrapyramidal tract)는 추체로를 제외한 골격근의 운동이나 긴장 등을 반사적으로 지배하는 신경로의 총칭이다. 추체외로는 다음과 같이 분류한다.

적핵척수로. 적핵척수로(적색척수로, rubrospinal tract)는 중뇌의 적핵(red nucleus)에서 기시하여 척수 전각에 이르고 신체의 굴곡근들을 촉진시켜 보행조절에 관여한다.

망상체척수로. 망상체척수로(그물척수로, reticulospinal tract)는 뇌간의 망상체(그물체, reticular formation)에서 기시하여 척수전각에 이르고 굴곡근을 억제하고 신전근을 촉진하지만 상위 중추의 조절을 받는다.

시개척수로. 시개척수로(덮개척수로, tectospinal tract)는 중뇌의 상구(위둔덕, superior colliculus)에서 기시하여 척수전각에 이르고 시각에 따른 자세 반사에 관여한다.

전정척수로. 전정척수로(안뜰척수로, vestibulospinal tract)는 자세와 균형에 관여하는 내측전정척수로와 외측전정척수로로 구분할 수 있으며, 외측전정척수로는 넷째뇌실 바닥의 외측전정신경핵(lateral vestibular nucleus)에서 시작하여 척수의 하운동신경원과 연접하여 신근(extensor)을 촉진하고 굴근(flexor)을 억제한다.

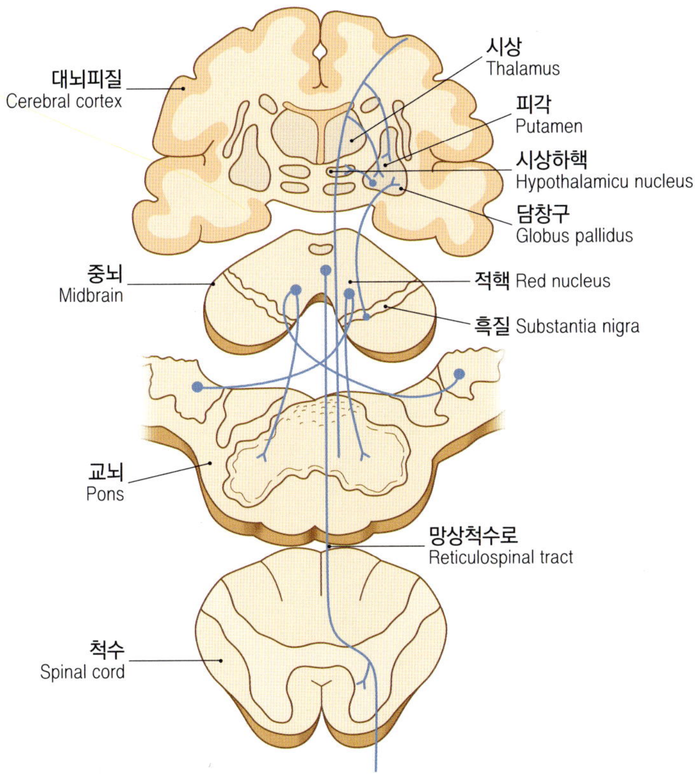

그림 11-21 추체외로

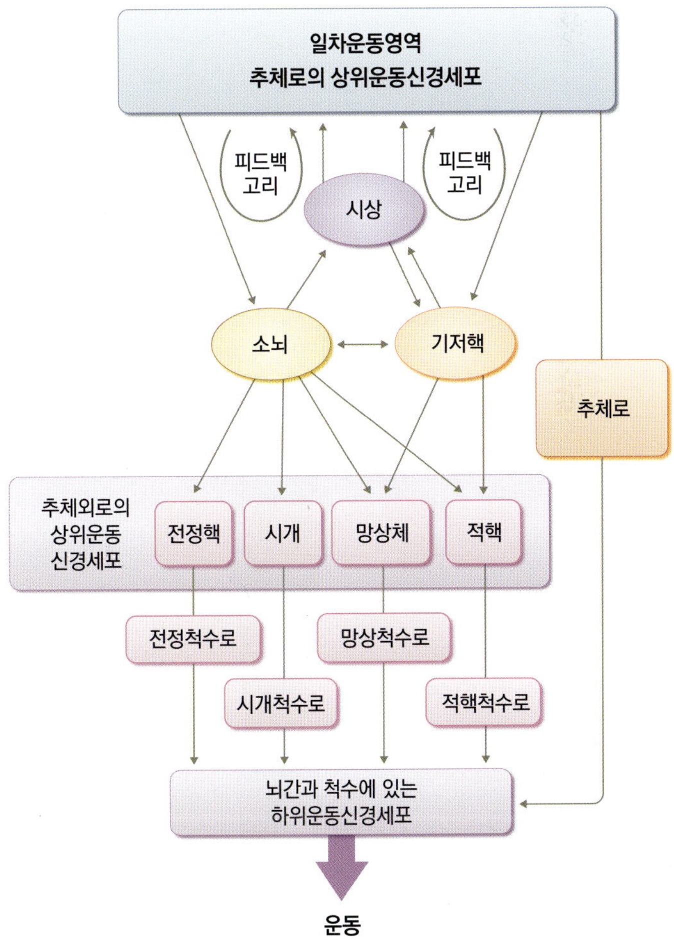

그림 11-22 추체외로계 모식도

연관내용
ASSOCIATED CONTENT

피부분절

척수분절(spinal segment)은 척수의 왼쪽과 오른쪽에 붙어 있는 한 쌍의 잔뿌리를 포함하는 척수 구조를 말한다.

하나의 척수신경이 일어나는 척수부위가 하나의 분절을 구성한다. 척수의 31쌍의 분절은 경수절(cervical segments) 8쌍, 흉수절(thoracic segments) 12쌍, 요수절(lumbar segments) 5쌍, 천수절(sacrum segments) 5쌍, 미수절(coccygeal segments) 1쌍으로 나뉜다. 각 척수분절은 하나의 피부분절을 지배하지만 척수분절이 빠져나오는 척수의 몸통(척추체, vertebral body)과 일치하는 것은 아니다. 다시 말해서 척수는 요추 2번 아래로는 존재하지 않으며, 척수가 요천수부 척추를 빠져 나올 때는 해당분절보다 아래에 있는 추간공(척수사이구멍, intervertebral foramen)으로 신경근이 비스듬히 지나게 되므로 척수분절과 척추 사이의 불일치는 아래로 내려갈수록 심해지는 경향이 있다. 따라서 외상 등에 의한 척추손상 시 손상된 척추와 척수분절의 위치를 정확히 아는 것이 중요하다. 척수분절이 임상적으로 중요한 이유는 각 척수분절이 해당 피부영역으로부터 후근(뒤뿌리, posterior root)을 통해 감각을 받고 그에 해당하는 근육을 전근을 통해 지배하기 때문에 피부와 근육 어느 부위에 장애가 나타나는지 관찰함으로써 손상된 척수분절의 수준(level)을 파악할 수 있기 때문이다. 피부분절(dermatome) 지도는 척수와 후근의 손상부분을 파악하는데 중요한 진단도구로 활용된다(그림 11-23).

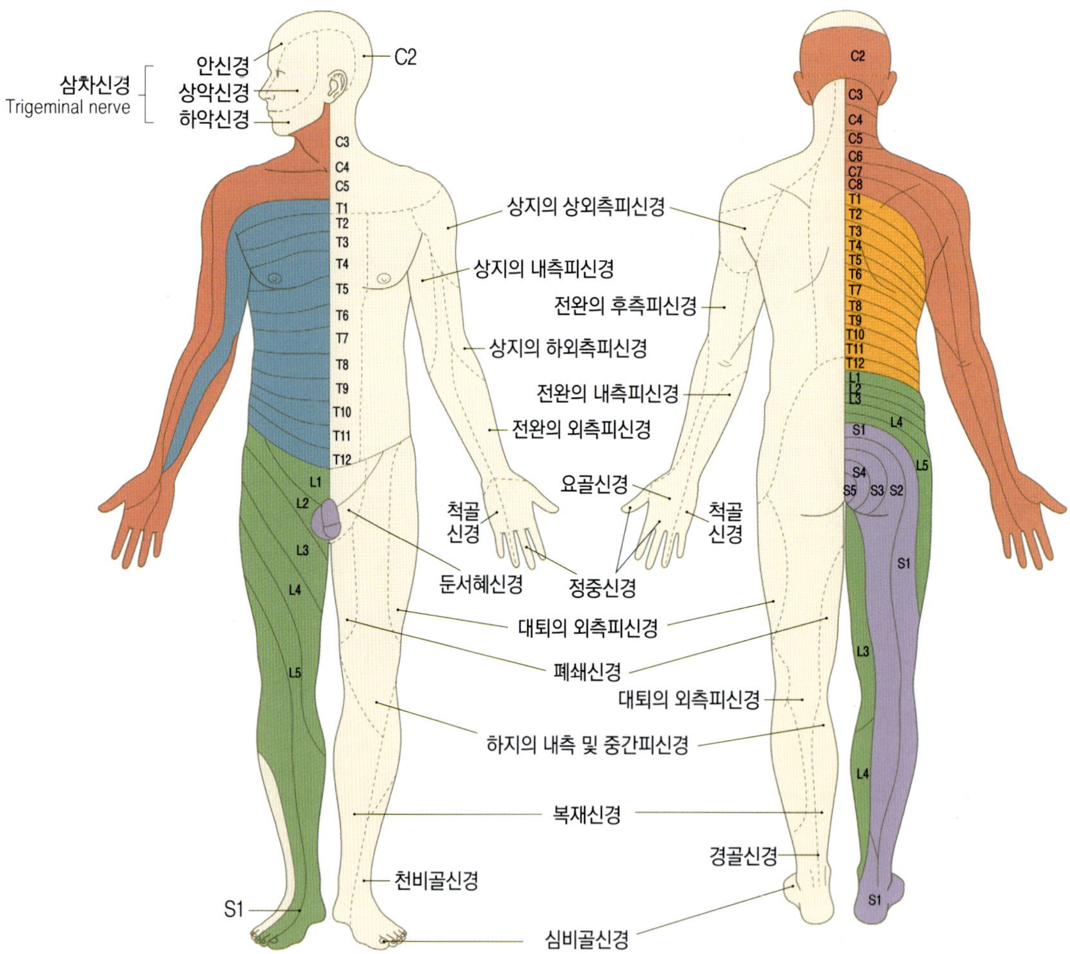

그림 11-23 피부분절 지도

꼭 알아두기

TO KNOW ON TO

- 중추신경계와 말초신경계를 구분하고 구성요소 알아두기
- 신경조직의 구성과 특징 알아두기
- 신경교세포의 종류와 특징 알아두기
- 신경종말의 종류와 기능 알아두기
- 시냅스의 개념과 종류와 특징 알아두기
- 뇌와 척수의 발생과정 알아두기
- 척수의 표면구조와 내면구조 알아두기
- 상행성신경로와 하행성신경로의 종류와 전달경로 알아두기

요약정리

SUMMING-UP

- 중추신경계는 뇌와 척수로 구성되고 말초신경계는 12쌍의 뇌신경과 31쌍의 척수신경으로 구성된다.
- 신경조직은 신경원과 신경교세포로 구성된다.
- 신경원은 세포체와 돌기인 수상돌기와 축삭(돌기)으로 구성되며, 축삭은 세포체로 흥분을 받아들인 자극을 원심성으로 전달하는 부분으로 활동전위를 생성하고 전달한다.
- 신경교세포는 신경원을 지지하고, 보호하며, 물질이동 등에 관여하며 중추신경계의 신경교세포는 말이집을 형성하는 희돌기교세포, 식작용에 관여하는 미교세포, 성상세포, 상의세포 등이 있으며, 말초신경계의 신경교세포는 말이집을 형성하는 신경집세포(슈반세포)와 위성세포가 있다.
- 모양에 따라 신경원을 분류하면 무극, 단극, 이극, 다극신경원으로 분류할 수 있으며, 골격근을 지배하는 운동신경원은 다극신경원이다.
- 신경종말은 운동신경종말과 감각신경종말이 있으며, 각각 효과기와 수용기의 역할을 한다.
- 신경종말 중 근방추는 근육의 길이와 속도를 감지하고, 골지건기관은 힘과 근긴장도를 감지한다.
- 시냅스란 하나의 신경세포가 다른 신경세포와 만나 형성되는 특수 부위이며, 전도방식에 따라 전기적 시냅스와 화학적 시냅스로 나눌 수 있다.
- 전기적 시냅스는 심장근, 평활근의 연접방식이며, 연접지연 없이 양방향 전달이 가능하다.
- 신경배 형성이란 신경판→신경구→신경주름→신경관이 형성되는 과정을 말한다.
- 신경관에서 중추신경계인 뇌와 척수가 발생하고, 신경능선에서 말초신경계가 발생한다.
- 뇌의 발생은 발생 4주경 1차 뇌포인 전뇌, 중뇌, 능뇌가 형성되고, 발생 5주경에 2차 뇌포인 종뇌, 간뇌, 중뇌, 후뇌, 수뇌가 발생한다.
- 척수의 발생은 외투층에서 회백질의 익상판과 기저판이 발생하고 외투층의 신경모세포에서 돌기들이 나와 변연층이 형성되어 백질로 분화한다.
- 척수의 안쪽은 회백질로, 바깥쪽은 백질로 구성되어 있다. 31개의 분절(segment)로, 각 분절마다 척수신경(spinal nerve)이 기원한다.
- 상행성신경로는 감각성신경로이며, 촉각과 압각, 진동감각 및 고유감각을 전달하는 후삭내측모대로와 통각과 온도감각을 전달하는 척수시상로가 있다.
- 하행성신경로는 운동성신경로이며, 추체로와 추체외로로 나눌 수 있으며, 추체로는 사지와 몸통의 골격근의 움직임과 관련있는 피질척수로와 두부의 골격근의 움직임과 관련있는 피질핵로로 나눌 수 있다. 추체외로는 추체로를 제외한 골격근의 움직임이나 긴장 등을 반사적으로 지배하는 신경로이며 적핵척수로, 망상체척수로, 시개척수로, 전정척수로 등이 있다.

관련 질환과 중재

RELATED DISEASE & INTERVENTION

척수손상

완전척수손상

완전척수손상은 척수가 완전히 절단되거나 척수혈관의 완전 파괴에 의해 손상부위를 기점으로 상 · 하행성 신경로가 완전히 단절되는 것을 의미한다. 따라서 손상받은 척수 부위 이하의 완전한 운동이나 감각상실이 있다는 것을 의미한다.

불완전척수손상

불완전척수손상은 손상 부위 이하에서 운동 또는 감각기능이 부분적으로나마 남아있는 경우를 말하며 다음과 같이 분류할 수 있다.

전척수손상증후군. 전척수손상증후군(anterior cord syndrome)은 주로 허혈 및 굴곡손상(flexion injury)이나 외상에 의해 발생할 수 있다. 전척수동맥의 차단으로 인해 척수의 앞쪽 2/3 손상을 받는다. 증상으로는 병터 이하의 통각과 온도감각 및 운동조절 능력이 상실되나 뒤쪽의 신경로는 건재하므로 촉각, 압각, 진동감각 및 고유감각은 보존된다.

후척수손상증후군. 후척수손상증후군(posterior cord syndrome)은 선택적으로 후섬유단이 손상된 경우로 전척수증후군과 상반되는 경우이다. 즉 손상 받은 쪽의 분별촉각, 압각, 진동감각은 소실된다.

중심척수증후군. 척수공동증(척수물구멍증, syringomyelia)이라고도 하는 중심척수증후군(central cord syndrome)은 척수 중심관에 관 형태의 팽대부가 발생하는 척수중심부의 질병이다. 경수분절의 척추관협착증(spinal stenosis)이 있는 노인에게서 흔히 발생한다. 척수 중앙부위에서 손상이 시작되어 점차 말초부위로 확산되어 주변 신경조직을 파괴한다.

브라운-세카르증후군(외측척수증후군). 브라운-세카르증후군(Brown-Sequard syndrome)은 척수의 한쪽 반이 절단되어 발생한다. 손상부위 아래에서는 상위운동신경세포 증후군과 손상 받은 쪽의 분별촉각, 진동감각이 소실되지만 척수시상로는 척수 안에서 반대편으로 가로지르기 때문에 반대쪽에서 오는 통각과 온도감각이 소실되는 해리성감각소실(dissociated sensory loss)이 발생한다.

전각세포증후군. 척수회백수염 또는 소아마비(poliomyelitis)가 대표적 질환인 전각세포증후군(ventral horn cell syndrome)은 전각에 있는 운동신경세포만 선택적으로 손상되는 질환이므로 같은 쪽 전각손상이 일어난 부위에서만 지절의 마비가 일어난다.

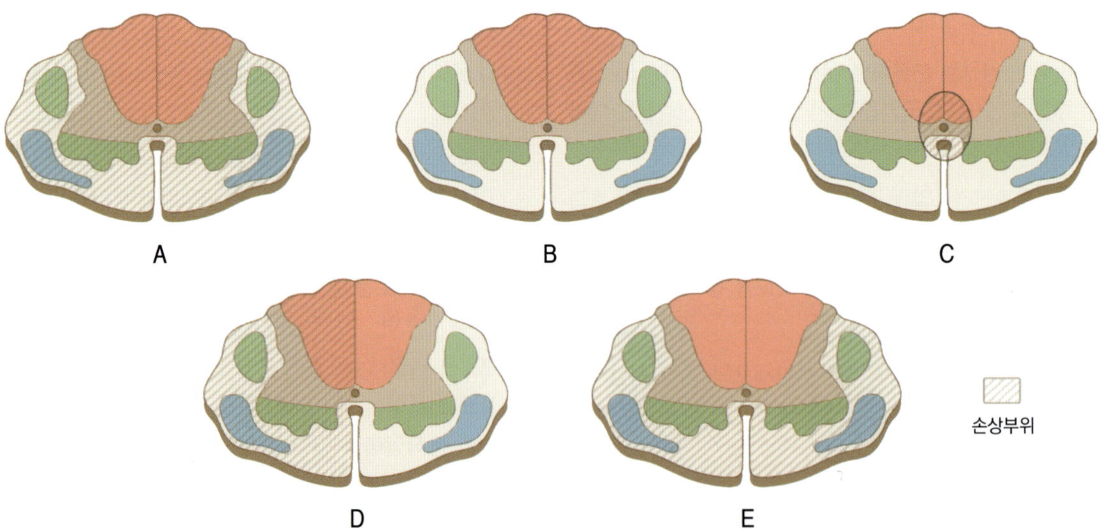

그림 11-24 다양한 형태의 척수손상. A: 완전척수손상, B: 후척수손상, C: 중앙척수손상, D: 브라운-세카르손상, E: 전척수손상

학습목표에 대한 자기진단

SELF-DIAGNOSIS OF THE LEARNING OBJECTIVE

번호	학습목표	자기 성취도(점)				
		90%(5)	70%(4)	50%(3)	30%(2)	10%(1)
1	중추신경계와 말초신경계를 구분할 수 있다.					
2	신경원의 구성과 신경교세포의 종류와 기능을 알 수 있다.					
3	신경종말의 종류와 기능에 대해 알 수 있다.					
4	시냅스의 개념과 종류에 대해 알 수 있다.					
5	중추신경계와 말초신경계의 발생 과정에 대해 알 수 있다.					
6	척수의 회백질과 백질의 구조에 대해 알 수 있다.					
7	상행성전도로에 대해 알 수 있다.					
8	하행성전도로에 대해 알 수 있다.					
계						
단원 합계						점

주요용어 점검

CHECKING OF MEDICAL TERMS

중추신경계 central nervous system

대뇌 cerebrum

간뇌 diencephalon

뇌간 brain stem

소뇌 cerebellum

척수 spinal cord

중뇌 midbrain

교뇌 pons

연수 medulla oblongata

말초신경계 peripheral nervous system

신경교세포 neuroglial cell

축삭 axon

수상돌기 dendrite

구심성 신경원 afferent neuron

감각신경종말 sensory nerve ending

자유신경종말 free nerve ending

근방추 muscle spindle

골지건기관 Golgi tendon organ

시냅스 synapse

신경배형성 neurulation

경팽대 cervical enlargement

회백질 gray mater

척수신경절 spinal ganglion

전각 anterior horn

후삭-내측모대로 dorsal column-medial lemniscus system

추체로 pyramidal tract

척수시상로 spinothalamic tract

추체외로 extrapyramidal tract

테스트

TEST

■ 다음 그림은 신경계통의 구분이다. 빈 칸에 알맞은 용어를 쓰시오.

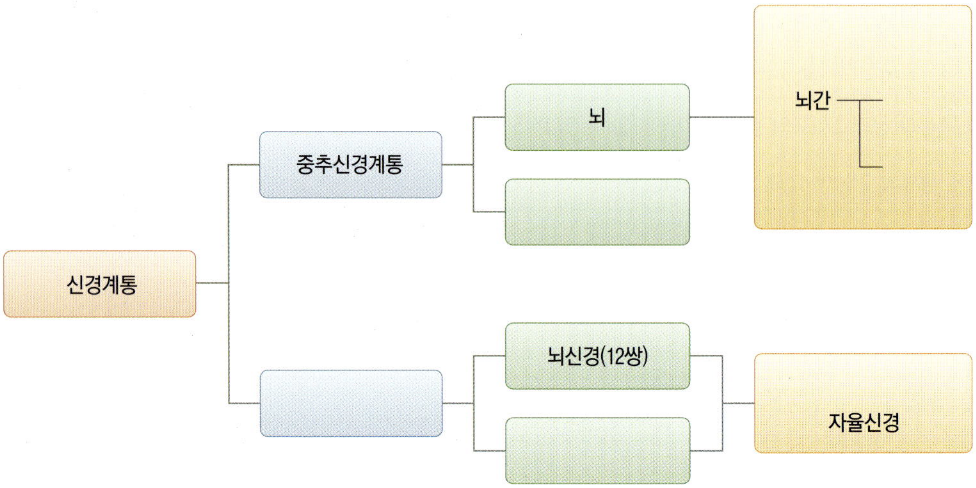

■ 다음 그림은 척수의 횡단면이다. 빈 칸에 알맞은 용어를 쓰시오.

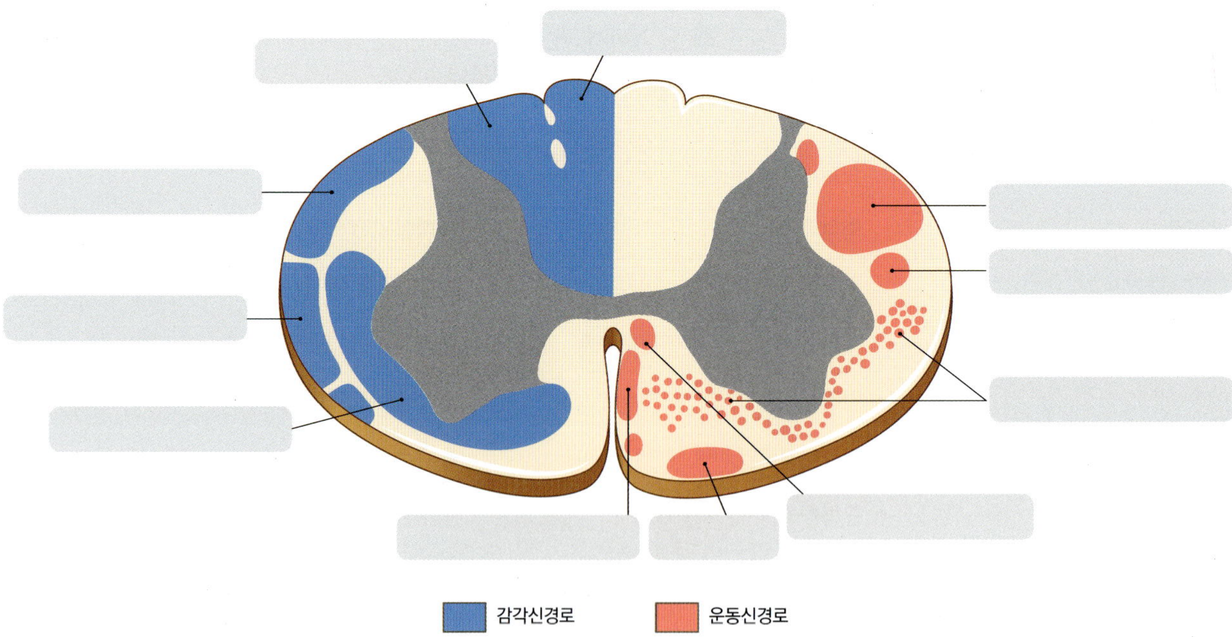

CHAPTER

11.8 뇌간

학습목표

- 뇌간의 구성에 대해 알 수 있다.

대뇌반구 바닥에 위치하는 뇌간(brain stem)은 위쪽으로부터 중뇌(midbrain), 교뇌(pons), 연수(medulla oblongata)로 구성되고, 중뇌 위쪽으로는 대뇌(cerebrum), 교뇌 뒤쪽으로는 소뇌(cerebellum), 연수 아래쪽으로는 척수(spinal cord)가 위치한다. 연수는 생명중추라고도 하며 기능적으로 주로 척수와 연관성을 가지며, 교뇌는 주로 가로섬유로 되어 있어 주로 소뇌와 연관성을 가지고, 중뇌는 대뇌에 있는 구조물과 기능적 연관성을 갖는다. 뇌간은 상행경로(ascending pathway)와 하행경로(descending pathway)가 복잡하게 얽혀있는 줄기와 같은 구조로 신경로핵, 중계핵, 뇌신경핵 등 신경핵들이 있어 다른 구조물들은 안, 밖으로 연결한다. 뇌간에 있는 특이한 구조인 망상체(그물체, reticular formation)는 중추신경계 여러 곳을 아래 · 위로 연결하는 다중연결신경망(multiple neural connection)으로 신경로와 핵들이 망상체를 둘러싸거나 묻혀있다.

뇌간은 상위중추와 하위중추를 연결하여 정보를 통합하거나 통로로써의 역할을 할 뿐만 아니라 운동패턴 호흡과 심장혈관의 활동 및 의식수준 조절과 같은 다양한 통합기능을 수행한다고 할 수 있다.

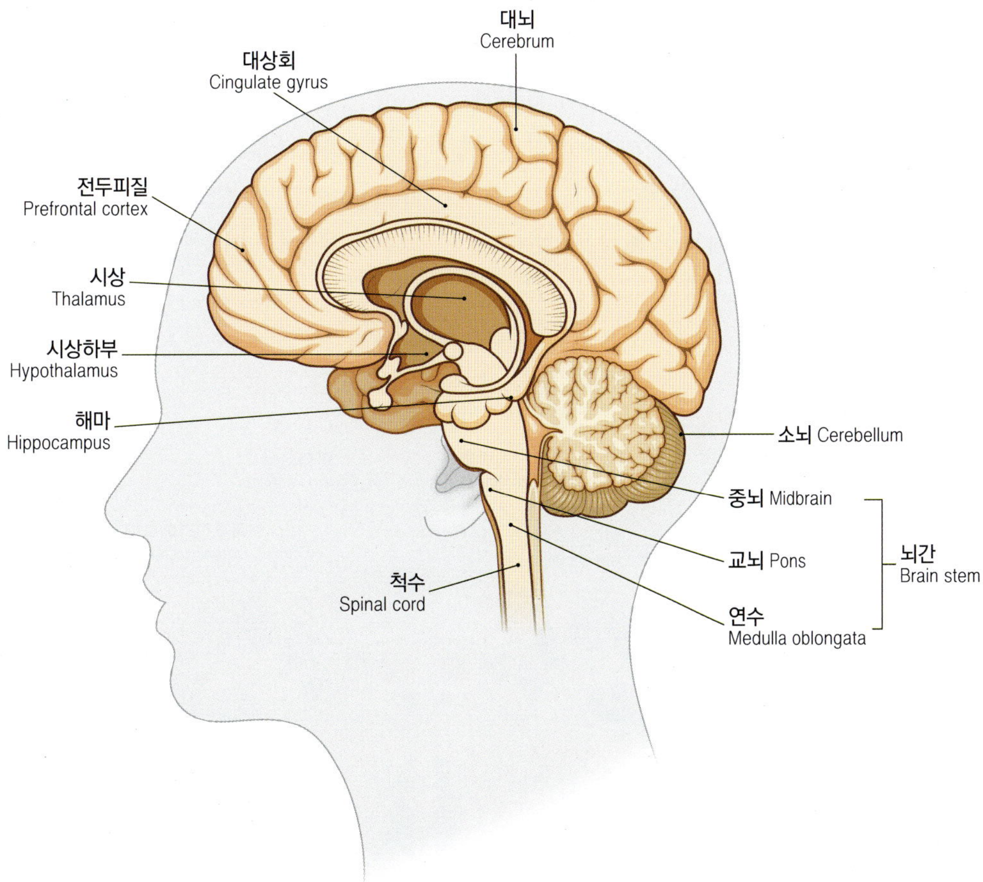

그림 11-25 뇌간

연수

학습목표 ■ 연수의 외형과 횡단면의 구조에 대해 알 수 있다.

연수(숨뇌, medulla oblongata)는 뇌간의 끝 부위로 대공(큰구멍, foramen magnum) 높이에서 명확한 경계 없이 척수와 연결된 길이 약 3cm, 무게 6~7g의 작은 부위이다. 연수에는 생명유지에 필수적인 심장 · 호흡 및 소화 등에 관한 중요한 반사중추가 있다. 설인신경, 미주신경, 부신경, 설하신경과 연관된 신경핵이 위치하며, 하소뇌각(아래소뇌다리, inferior cerebellar peduncle)을 통하여 소뇌와 연결된다.

연수의 외형

연수는 상부가 넓고 하부가 좁은 콘 모양이며, 척수의 중심관은 연수에서 넷째뇌실로 이행된다. 연수의 외면에는 척수처럼 전정중열(앞정중틈새, anterior median fissure)과 전외측구(앞가쪽고랑, anterolateral sulcus), 후정중구(뒤정중고랑, posterior median sulcus) 그리고 후외측구(뒤가쪽고랑, posterolateral sulcus)라는 홈이 있는데, 전외측구로는 설하신경이 나오고, 후외측구에서는 뇌신경인 설인신경과 미주신경 및 부신경이 나온다.

연수의 전면. 연수의 전면 전정중열 양측에는 추체(피라미드, pyramid)라는 한 쌍의 팽대부가 있는데, 이는 피라미드 모양을 하고 있기 때문에 붙여진 이름이다. 추체의 내부에는 피질척수로가 위치한다.

연수의 후면. 교뇌와 함께 넷째뇌실의 바닥인 능형와(마름오목, rhomboid fossa)를 이루고 있으며, 후정중구 양측에는 박속(널판다발, gracile fasciculus)이 위치하고, 박속의 외측에 설상속(쐐기다발, cuneate fasciculus)이 위치한다.

연수의 횡단면. 횡단면을 이해하기 위해서는 먼저 신경관의 발생과정을 알아야 한다. 신경관의 속공간은 경계구(경계고랑, sulcus limitans)를 기준으로 익상판과 기저판으로 구분된다. 경계구를 중심으로 외측의 익상판과 전면의 기저판으로 되어 있다.

익상판에서 유래된 구조로는 박속핵, 설상속핵, 하올리브핵, 삼차신경척수핵, 고속핵(고립로핵, solitary nucleus), 전정핵, 와우핵(달팽이핵, cochlear nucleus)이 있으며, 경계구의 외측에 위치한다.

기저판에서 유래된 구조로는 설하신경핵, 의핵(의문핵, nucleus ambiguus), 미주신경배측핵(dorsal nucleus of vagus nerve)이 있으며 경계구의 내측에 위치한다(그림 11-26).

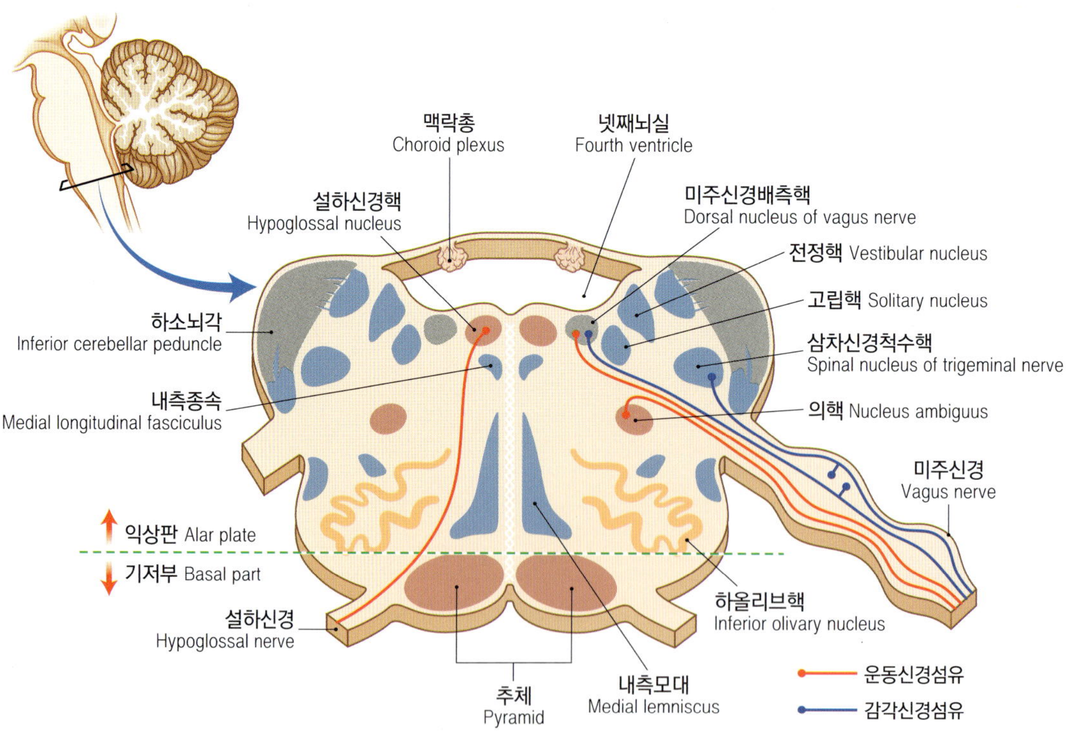

그림 11-26 연수(횡단면)

11.10 교뇌

학습목표 ■ 교뇌의 외형과 횡단면의 구조에 대해 알 수 있다.

교뇌의 구성

교뇌(다리뇌, pons)는 중뇌와 연수 사이에 볼록하게 튀어나온 부위로서, 표면은 가로로 달리는 많은 신경섬유로 되어 있으며 기저부와 피개(덮개, tegmentum) 두 부분으로 구성된다.

교뇌 기저부. 세로로 달리는 신경섬유집단인 피질핵로(cotriconuclear tract)와 피질척수로(corticospinal tract)가 위치하고, 가로로 달리는 신경섬유집단으로는 피질교뇌로(corticopontine tract)가 위치하며, 교뇌핵(pontine nucleus)이 위치한다.

교뇌 피개. 구조적으로 연수 및 중뇌의 중뇌개(중간뇌덮개, tectum of midbrain)구조와 비슷하며, 뇌신경핵, 망상체(그물체, reticular formation) 상행성 신경로가 위치한다.

중소뇌각(중간소뇌다리, middle cerebellar peduncle)을 통하여 소뇌와 연결된다. 청각경로에 관계된 중계핵과 평형감각에 관계된 신경핵이 위치한다. 삼차신경, 외전신경, 안면신경, 내이신경의 신경핵이 위치한다.

교뇌의 외형과 횡단면

교뇌의 전면. 교뇌의 전면의 중앙에는 뇌저구(basilar sulcus)가 있고, 전외측에 삼차신경의 뿌리 중 가장 큰 감각근(sensory root)이 위치하고, 내측에는 운동근(motor root)이 있다. 연수와 교뇌의 경계부위에서 외전신경, 안면신경, 내이신경이 나온다.

교뇌의 후면. 소뇌에 의하여 덮여 있는 후면은 넷째뇌실의 바닥인 능형와(마름오목, rhomboid fossa)의 상부를 형성한다. 후면의 중앙에는 정중구(median sulcus)가 위치하고, 정중구의 외측에 내측융기(medial eminence)가 위치한다. 내측융기의 하단을 안면신경구(facial colliculus)라고 한다.

교뇌의 횡단면. 교뇌의 회백질 성분은 연수와 마찬가지로 익상판과 기저판에서 기원된다. 외측의 익상판에서 기원된 것으로는 고속핵(고립로핵, solitary nucleus), 와우핵(달팽이핵, cochlear nucleus), 삼차신경척수핵(spinal nucleus of trigeminal nerve), 삼차신경주감각핵(principal sensory nucleus of trigeminal nerve), 교뇌핵(pontine nucleus)이 존재하며, 내측의 기저판에서 기원한 것으로는 삼차신경운동핵(trigeminal motor nucleus), 외전신경핵(abducens nucleus), 상타액핵(위침분비핵, superior salivatory nucleus), 하타액핵(아래침분비핵, inferior salivatory nucleus)이 있다. 교뇌의 백질 성분은 추체로와 피질교뇌핵로(corticopontine nucleus tract), 그리고 소뇌로 향하는 횡단섬유인 교뇌소뇌로(pontocerebellar tract)로 이루어져 있다.

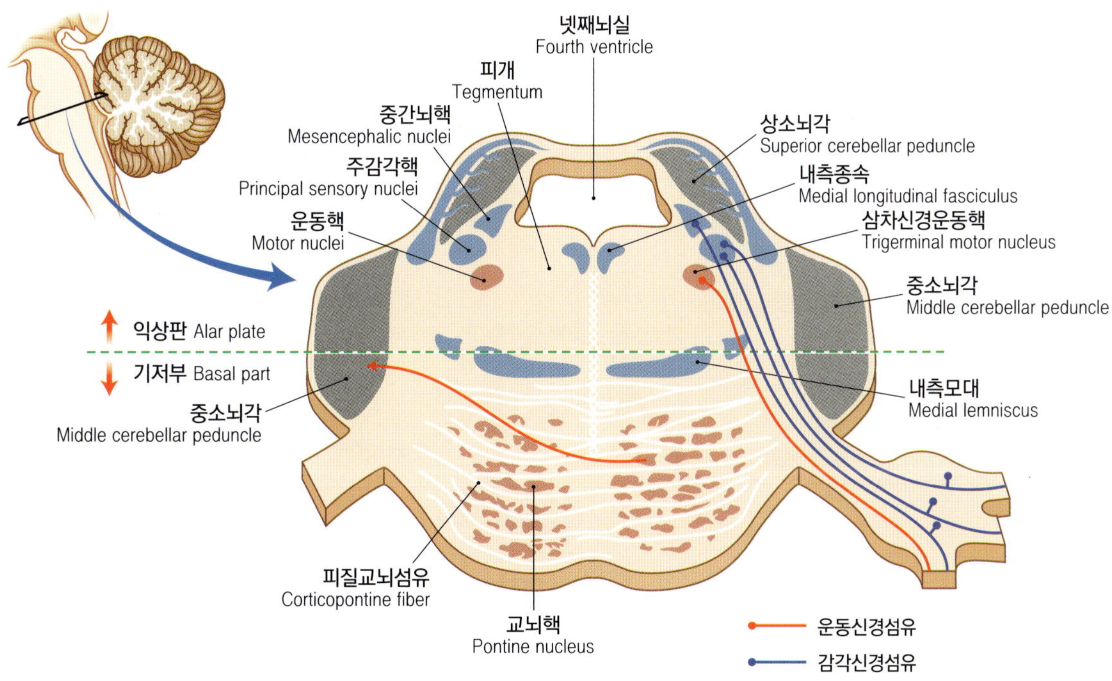

그림 11-27 교뇌(횡단면)

중뇌

학습 목표 ■ 중뇌의 외형과 횡단면의 구조에 대해 알 수 있다.

중뇌(중간뇌, midbrain)는 대뇌와 교뇌 및 소뇌를 연결하는 뇌간의 잘록한 곳으로, 천막절흔(tentorial notch) 높이에 해당된다. 여러 전도로의 통로와 중계소가 되며, 시각 및 청각의 반사중추와 안구 운동과 동공수축의 운동중추가 있다. 동안신경(눈돌림신경, oculomotor nerve)과 활차신경(도르래신경, trochlear nerve)의 신경핵이 위치한다.

중뇌의 외형

중뇌의 후면에는 상구(위둔덕, superior colliculus)와 하구(아래둔덕, inferior colliculus)의 4개의 융기가 위치하며, 하구의 아래부위에서 활차신경이 나온다.

중뇌의 전면에는 정중앙부위에 깊게 패인 부위를 각간와(대뇌다리사이오목, interpeduncular fossa)라고 하며, 양옆에 대뇌각이 위치하고, 각간와에서 많은 혈관이 통과한 흔적을 후유공질(뒤관통질, posterior perforated substance)이라고 한다. 동안신경은 각간와의 양옆에서 나온다.

중뇌의 횡단면

대뇌각. 대뇌피질의 운동섬유들이 통과하며, 중뇌개(중간뇌덮개, tectum of midbrain)와 경계부인 흑질(흑색질, substantia nigra)은 추체외로의 일부로 작용하며 도파민(dopamine)을 분비한다.

피개. 동안신경핵과 활차신경핵이 관찰되며, 적핵이라는 특이한 핵이 위치하는데, 적핵에서 나온 신경섬유는 추체외로를 구성하며, 소뇌 치상핵(치아핵, dentate nucleus)과 연결하여 근 긴장 및 직립보행의 조절에 관계한다.

중뇌개. 상구와 하구로 불리는 위 · 아래 2개씩의 회백질 덩어리가 융기되어 있는 부위로 상구는 시각반사의 중추이고, 하구는 청각반사의 중추인데, 이들을 총칭하여 사구체(네둔덕, corporaquadrigemina)라고 한다.

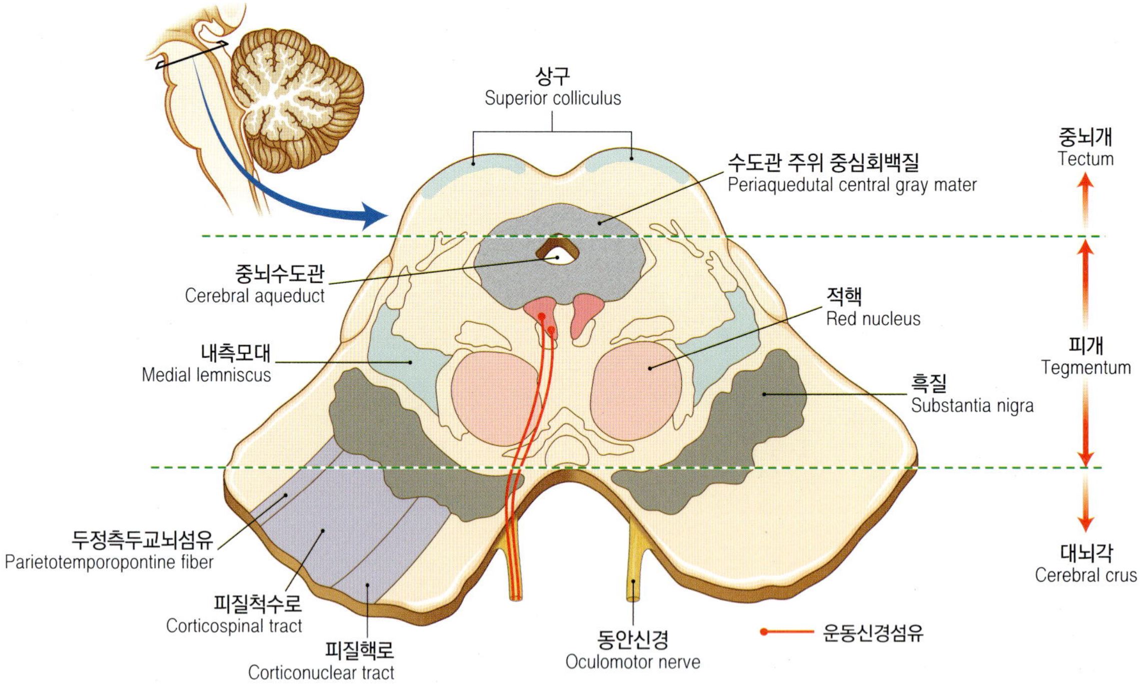

그림 11-28 중뇌(횡단면-상구 기준)

소뇌

학습목표
- 소뇌의 특징에 대해 알 수 있다.
- 소뇌를 구분할 수 있다.

소뇌(cerebellum)는 무게가 약 120g이며, 뇌전체 용적 중 10%에 불과하지만, 뇌에 있는 신경세포의 70% 이상이 소뇌에 존재할 정도로 많다. 교뇌와 연수의 뒤쪽에 위치함으로써 넷째뇌실의 지붕을 이룬다. 소뇌는 피부, 관절, 근육으로부터 감각 정보를 받아들이는 감각계통으로써의 기능과 움직임과 균형 간에 협응(coordination)된 조절을 위해 근육의 긴장도와 타이밍(timing) 등을 조절하여 대뇌나 뇌간으로 되먹임하는 자문기구이다. 소뇌각(소뇌다리, cerebellar peduncle)에 의하여 뇌간과 연결되고, 대뇌 후두엽은 소뇌천막(tentorium cerebelli)에 의해 서로를 격리시키고 있다.

소뇌는 좌 · 우로 팽대한 소뇌반구(cerebellar hemisphere)와 정중부의 충부(벌레구역, vermis)로 구분되며, 표면에는 가로로 달리는 많은 소뇌구(소뇌고랑, cerebellar fissures)와 소뇌회(소뇌이랑, cerebellar folia)에 의하여 주름이 있다.

소뇌의 구분

소뇌를 구분하는 방법에는 첫째, 소뇌에 있는 구(고랑, sulcus)와 회(이랑, gyrus)를 중심으로 한 해부학적 구분과, 둘째, 해부학적인 소뇌 구조가 다른 뇌의 구조와 어떻게 연결되어 있는지에 대한 기능적 구분과, 셋째, 소뇌의 발생에 따른 계통발생학적 구분이다. 소뇌의 구분은 표 11-3과 같다.

표 11-3 소뇌의 구분과 기능

<table>
<tr><th colspan="4">해부학적 구분</th><th>기능적 구분</th><th>계통발생적 구분</th><th>관련핵</th><th>기능</th></tr>
<tr><td rowspan="3">소뇌 몸통</td><td>좌 · 우 구분</td><td colspan="2">충부 소뇌반구</td><td rowspan="2">척수소뇌:
전엽의 충부와 충부옆구역</td><td rowspan="2">구소뇌</td><td rowspan="2">중간위치핵
(구상핵, 전상핵)</td><td rowspan="2">근육긴장도 조절</td></tr>
<tr><td rowspan="2">상 · 하 구분</td><td rowspan="2">제1열</td><td>전엽</td></tr>
<tr><td>후엽</td><td>대뇌소뇌:
후엽과 외측구역</td><td>신소뇌</td><td>치상핵</td><td>대뇌 기능조절을 통한
미세움직임</td></tr>
<tr><td colspan="4">후외측열</td><td></td><td></td><td></td><td></td></tr>
<tr><td>편엽 소절엽</td><td colspan="3">타래, 결절</td><td>전정소뇌: 편엽소절엽</td><td>원시소뇌</td><td>실정핵</td><td>몸의 평형 유지</td></tr>
</table>

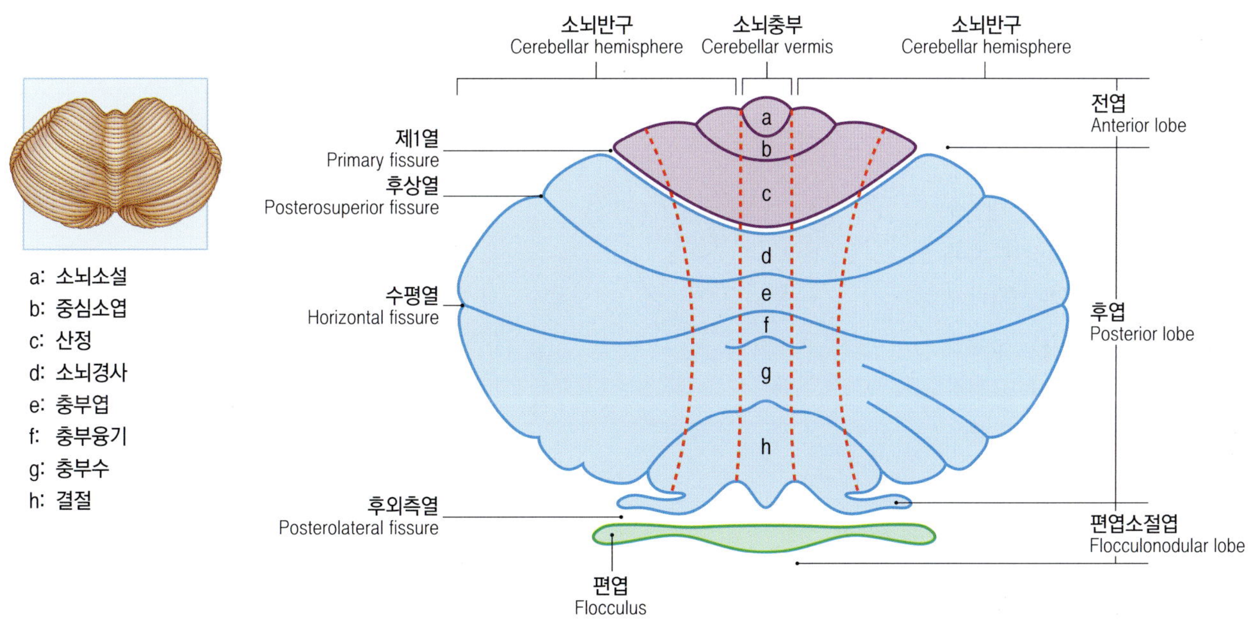

그림 11-29 소뇌(종단면)

11.12 소뇌

학습목표
- 소뇌피질의 구조에 대해 알 수 있다.
- 소뇌의 핵에 대해 알 수 있다.

소뇌피질

소뇌피질(소뇌겉질, cerebellar cortex)은 세 개의 층과 다섯 종류의 신경세포들로 구성되어 있다. 두께 0.5~0.7mm의 회백질이며, 가로로 많은 주름을 이루고 있다.

외층은 분자층(molecular layer, 두께 약 300μm)으로 다극성의 성상세포(stellate cell)와 바구니세포(basket cell)로 되어 있고, 중간층은 조롱박세포(푸르킨예세포, Purkinje cell, 두께 약 100μm) 층으로 플라스크 모양의 세포가 단층으로 배열되어 있으며, 소뇌피질의 유일한 원심성섬유층이다. 내층은 과립층(granular layer, 두께 약 200μm)으로 적갈색을 띠는 다수의 과립세포(granule cell)와 연합신경세포인 골지세포(Golgi cell)로 되어 있다. 소뇌피질과 대뇌피질의 가장 중요한 차이점은 소뇌활동은 의식에 직접적으로 참여하지 않는다는 것과 소뇌반구는 같은 쪽 몸부위를 지배한다는 것이다.

소뇌피질로 가는 모든 구심성 정보는 하올리브핵(inferior olivary nucleus)에서 오는 등상섬유(오름섬유, climbing fiber)와 교뇌, 척수, 전정계통에서 오는 태상섬유(이끼섬유, mossy fiber)를 통하여 전달되며, 이러한 정보는 소뇌피질의 조롱박세포의 축삭을 통하여 나간다.

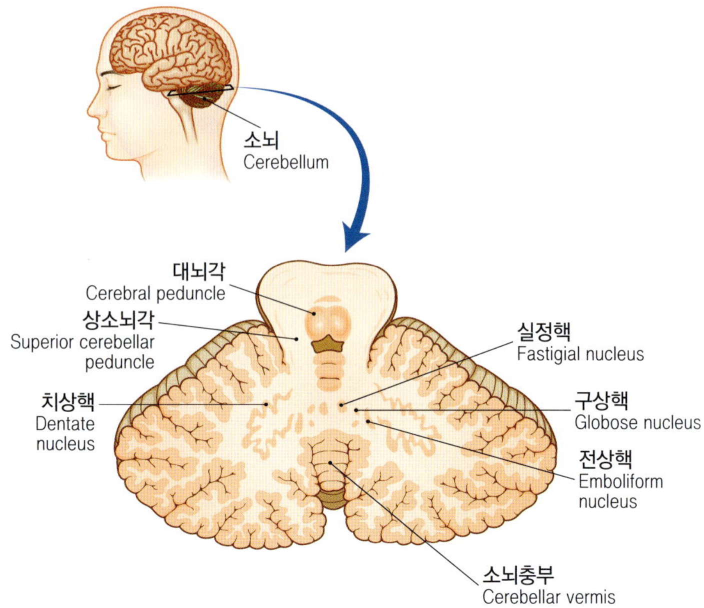

그림 11-30 소뇌핵

소뇌수질의 소뇌핵

소뇌 내부인 수질은 백질이지만, 대뇌와 같이 곳곳에 회백질 덩어리인 소뇌핵(cerebellar nuclei)이 있다. 소뇌핵은 양쪽에 4개씩 있는데, 밖으로부터 충부쪽으로 치상핵(치아핵, dentate nucleus), 전상핵(마개핵, emboliform nucleus), 구상핵(둥근핵, globose nucleus), 실정핵(꼭지핵, fastigial nucleus) 순으로 위치하고 있다. 전상핵과 구상핵을 합쳐 중간위치핵(interposed nucleus)이라고 한다.

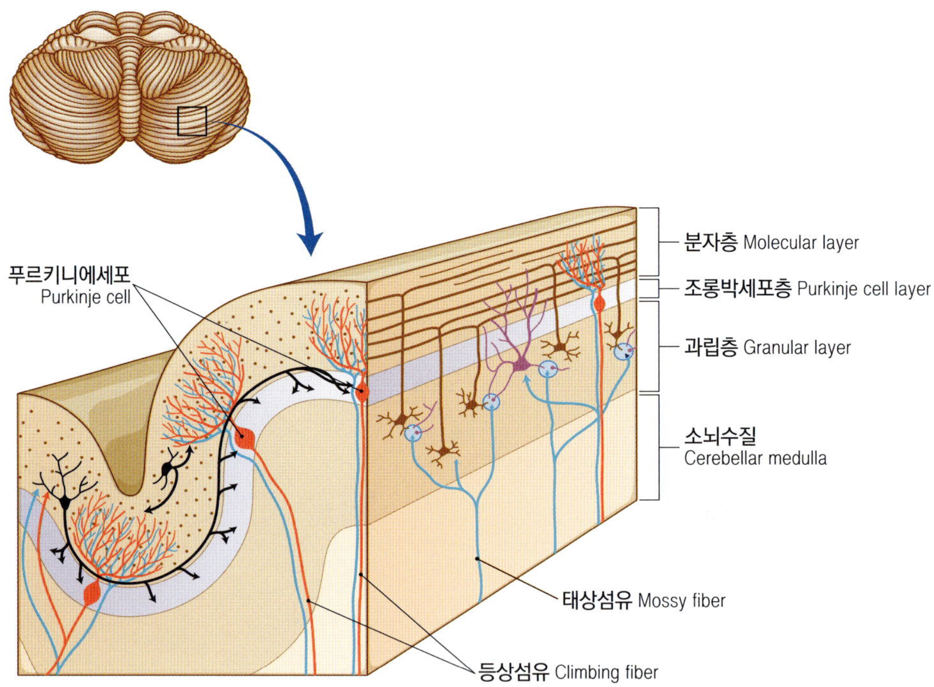

그림 11-31 소뇌의 층과 세포

11.12 소뇌

학습목표
- 소뇌각과 신경연결에 대해 알 수 있다.

소뇌각

소뇌의 전면은 넷째뇌실의 천장을 이루며 뇌간 사이에 상 · 중 · 하 소뇌각(소뇌다리, cerebellar peduncle)이라는 짧은 신경섬유의 연결로가 있다.

상소뇌각. 상소뇌각(위소뇌다리, superior cerebellar peduncle)은 소뇌핵에서 기시된 섬유를 적핵(red nucleus)이나 간뇌 시상으로 연결하는 전도로로 주로 원심성 섬유다발이며, 구심성섬유도 포함되어 있다.

중소뇌각. 중소뇌각(중간소뇌다리, middle cerebellar peduncle)은 대뇌피질에서 발생한 흥분을 교뇌핵(pontine nucleus)을 통해 전도받는 구심성 섬유다발이다.

하소뇌각. 하소뇌각(아래소뇌다리, inferior cerbellar peduncle)은 말초부터 오는 고유감각을 척수와 연수를 거쳐 받아들이는 전도로로 주로 구심성 섬유다발이며 원심성섬유도 포함되어 있다.

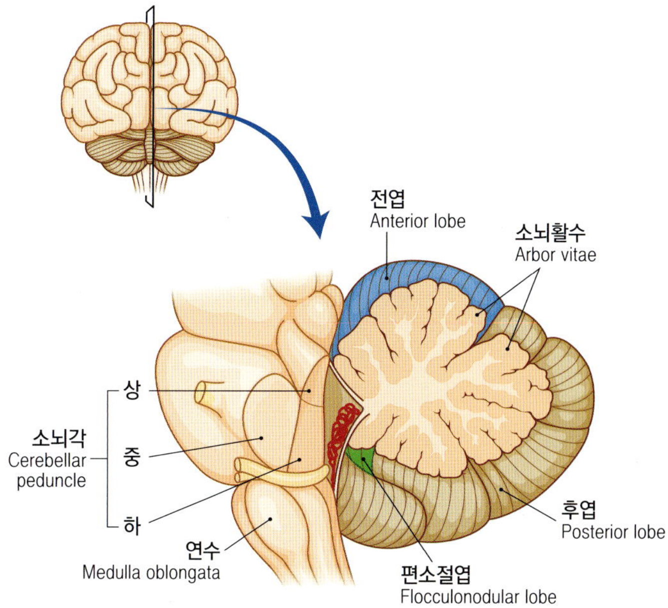

그림 11-33 소뇌(시상단면)

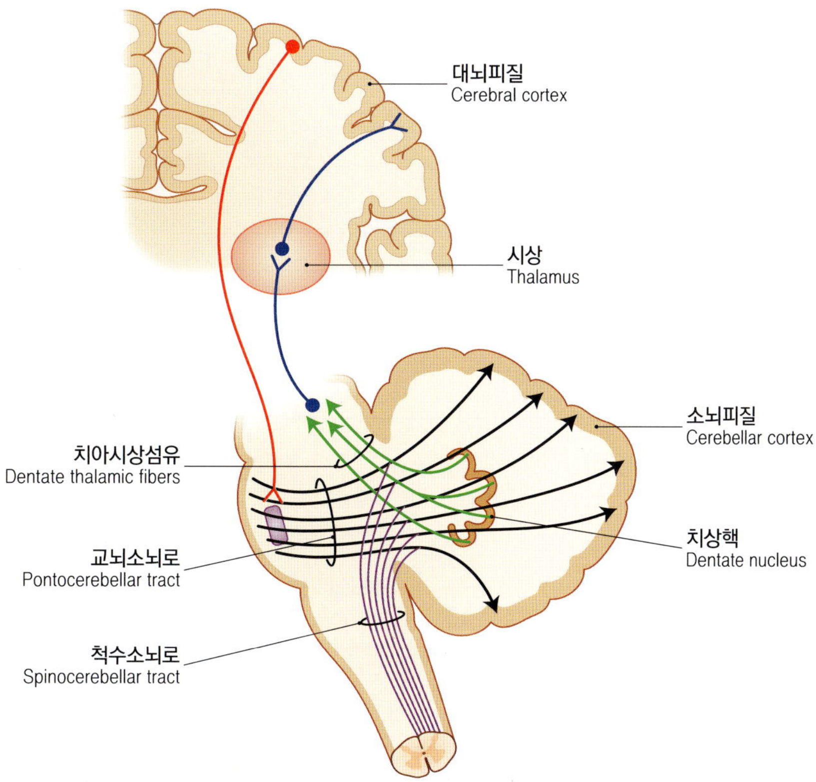

그림 11-32 소뇌각을 통한 신경연결

11.12 소뇌

학습목표 ■ 소뇌 각 부분의 기능적 연결에 대해 알 수 있다.

소뇌의 기능적 연결

소뇌의 기원은 교뇌와 함께 신경관의 익상판(날개판, alar plate)에서 기원한다. 즉 감각과 관련이 있다. 운동에 대한 명령은 소뇌와는 무관하게 대뇌의 운동영역에서 시작된다. 운동이 진행되면서 많은 감각정보가 등상섬유와 태상섬유를 통하여 소뇌피질로 입력되어 최종적으로는 조롱박세포를 통하여 정보가 출력되며, 대뇌운동영역에 정보를 보내어 원활한 운동이 일어난다.

전정소뇌. 전정소뇌(안뜰소뇌, vestibulocerebellum)는 편엽소절엽에 해당되며, 편엽소절엽은 전정핵(안뜰핵, vestibular nucleus)에서 정보를 받고, 전정핵을 통해 상구(위둔덕, superior colliculus)에서도 시각에 대한 정보를 받는다. 결론적으로, 전정소뇌는 평형감각에 관한 정보가 편엽소절엽으로 들어오고, 이때 시각에 대한 정보도 들어와서 전정핵에서는 안구를 움직이거나 팔, 다리를 움직여서 자세, 균형, 안구운동의 조절에 관여하게 된다.

척수소뇌. 척수소뇌(spinocerbellum)는 충부구역에 해당되며, 체성감각(somatic sense)에 관한 정보를 받는다. 척수소뇌에서 나온 정보는 척수, 시상에 정보를 제공한다. 시상으로 들어간 정보는 대뇌피질의 운동영역으로 가서 근긴장도(muscle tonus)에 영향을 미친다.

교뇌소뇌. 교뇌소뇌(다리뇌소뇌, pontocerebellar)는 소뇌외측반구에 해당되며, 피질교뇌소뇌(겉질다리소뇌로, corticopontocerebellar tract)를 통하여 반대편 대뇌피질의 운동영역과 감각영역에서 정보를 받는다. 결론적으로 운동하면서 얻어지는 감각과 운동에 대한 정보가 대뇌피질로 가고 반대편 소뇌로 간 뒤, 다시 반대편 대뇌피질의 운동영역으로 간다. 이와 같은 과정을 거치면서 원하는 운동의 시작, 계획, 적절한 시간배분이 가능하게 된다.

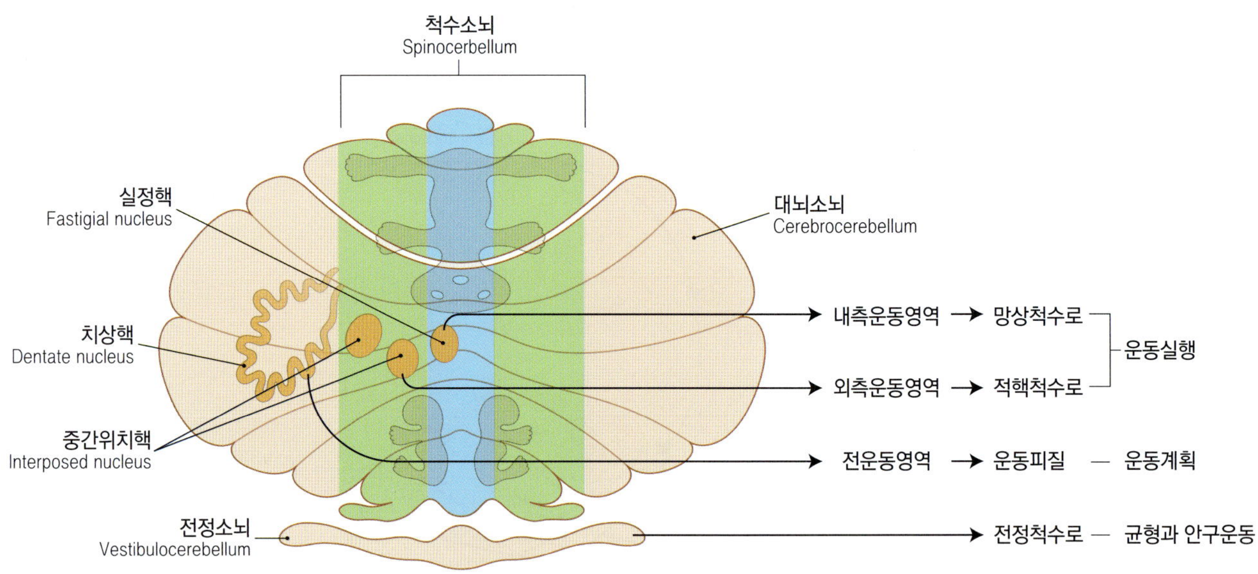

그림 11-34 소뇌의 기능적 연결

CHAPTER 11.13

간뇌

학습 목표
- 간뇌의 구조와 주위 구조물을 파악할 수 있다.

간뇌의 개요

간뇌(사이뇌, diencephalon)는 대뇌반구(cerebral hemisphere)와 중뇌 사이에서 셋째뇌실을 둘러싸고 있는 부분으로, 대뇌반구에 의하여 덮여 있으므로 하방에서만 그 일부가 관찰될 뿐이다.

일반적으로 가장 큰 신경핵집단인 시상(thalamus)을 중심으로 시상저부 혹은 하시상부(배쪽시상, ventral thalamus), 시상상부(epithalamus) 및 시상하부(hypothalamus)로 구분된다. 간뇌의 배측(dorsal)에는 시상과 시상상부가 위치하고, 복측(ventral)에는 시상하부와 시상후부가 위치한다. 시상저부는 기능상 선조체(줄무늬체, corpus striatum)에 속한다. 간뇌는 시신경(optic nerve)과 연관되어 있다.

간뇌와 주위 구조물과의 위치관계

- 상부에는 뇌량(뇌들보, corpus callosum)이 위치한다.
- 하부는 뇌저(뇌바닥, basilar of brain)의 중앙을 형성한다.
- 전면의 경계는 실간공(뇌실사이구멍, interventricular foramen)과 시교차(시각교차, optic chiasm)이다.
- 외측경계는 내낭(속섬유막, internal capsule)이다.
- 내측경계는 셋째뇌실의 외측벽(lateral wall of 3rd ventricle)이다.
- 뒤쪽경계는 후교련(뒤맞교차, posterior commissure)이다.

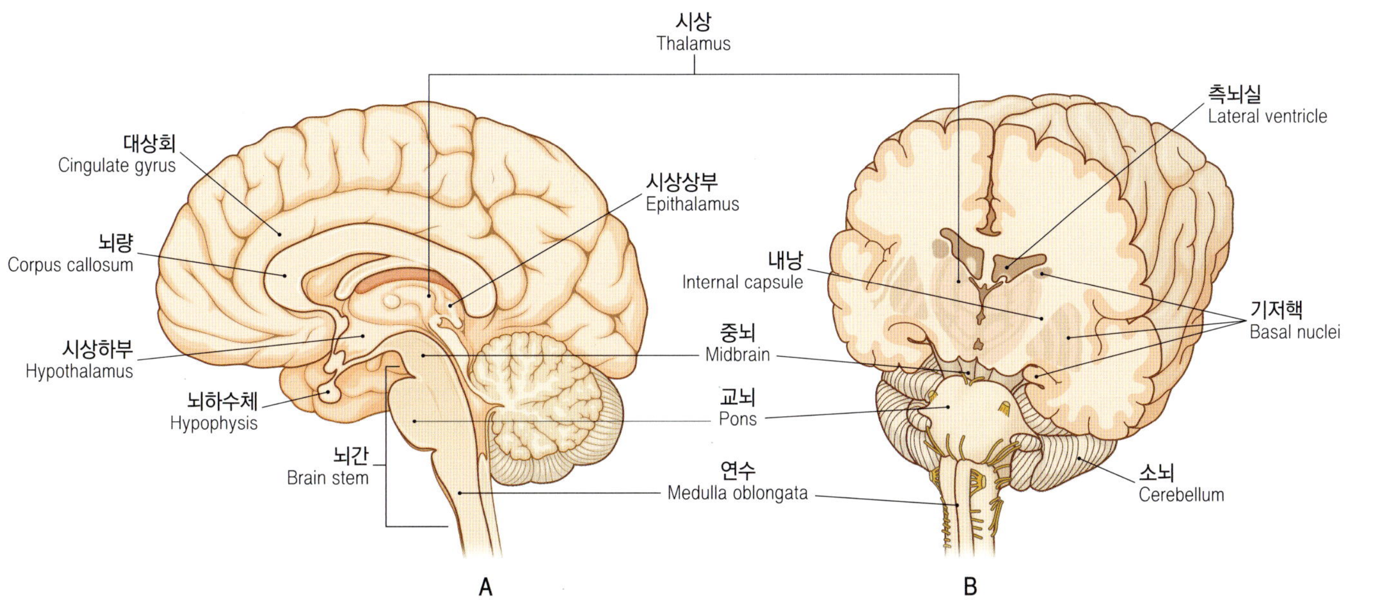

그림 11-35 간뇌. A: 시상단면, B: 관상단면

시상

학습목표 ■ 시상을 구분하고 시상핵의 기능을 알 수 있다.

시상의 개요

시상(thalamus)은 셋째뇌실의 양 측벽에 있는 큰 타원형의 회백질이며, 양쪽 시상은 시상간교(시상사이붙음, interthalamic adhesion)에 의해 연결되어 있으며 간뇌 중에서 가장 큰 부분이다.

후각 이외의 모든 감각성분은 시상으로 들어온 후, 대뇌피질의 감각영역으로 들어간다. 그 외에도 시상은 대뇌피질, 기저핵, 시상하부, 뇌간과 연결되어 감각과 운동계의 융합에 관여한다.

외측면은 내낭의 후각(속섬유막의 뒤다리, posterior limb of internal capsule)에 접하고 내면은 셋째뇌실의 외측벽이며, 하면은 시상하구(시상밑고랑, hypothalamic sulcus)에 의해 시상하부와 구분된다.

시상의 내부는 내측시상수판(안쪽시상수판, lamina medullaris interna)에 의해 시상핵은 여러 신경핵집단으로 구분된다.

시상핵의 종류와 기능

시상전핵. 시상전핵(시상앞핵, anterior nuclei)은 해마(hippocampus)와 유두체(mammillary body)에서 정보를 받아서 변연계와 연관을 갖는다.

전복측핵. 전복측핵(앞배쪽핵, ventral anterior nucleus)은 기저핵(basal nuclei), 흑질(substantia nigra)에서 정보를 받아 운동영역에 정보를 보낸다.

외측복측핵. 외측복측핵(가쪽배쪽핵, ventrolateral nucleus, VL)은 기저핵, 흑질, 소뇌에서 정보를 받아 운동영역에 정보를 보낸다.

후외측복측핵. 후외측복측핵(뒤가쪽배쪽핵, posterolateral ventral nucleus, VPL)은 척수시상로와 내측모대에서 정보를 받고 대뇌피질의 일차체성감각영역으로 정보를 보낸다.

후내측복측핵. 후내측복측핵(뒤안쪽배쪽핵, posteromedial ventral nucleus, VPM)은 삼차시상로에서 정보를 받고, 또한 맛, 평형감각에 대한 정보도 받아서 일차체성감각영역으로 정보를 보낸다.

침핵. 침핵(베개핵, pulvinar nucleus)은 대뇌피질의 감각연합영역과 상호연결로 인해 여러 감각의 융합에 관여한다.

외측슬상체핵. 외측슬상체핵(가쪽무릎핵, lateral geniculate nucleus)은 시각경로의 중계핵이다.

내측슬상체핵. 내측슬상체핵(안쪽무릎핵, medial geniculate nucleus)은 청각경로의 중계핵이다.

외측핵. 외측핵(가쪽핵, lateral nucleus)과 내측핵(안쪽핵, medial nucleus)은 변연계와 관계를 갖는다.

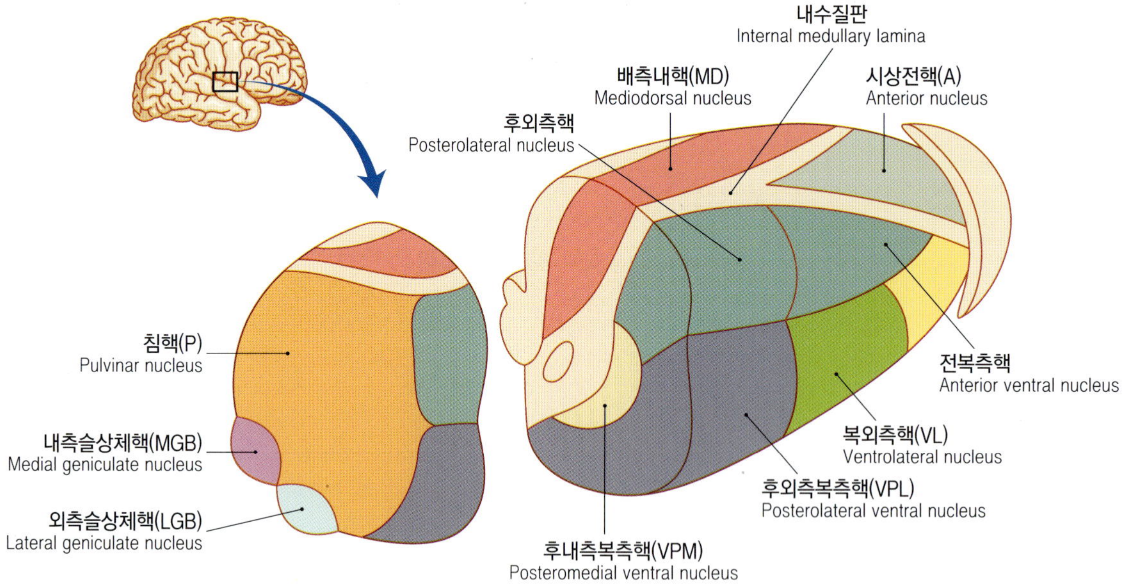

그림 11-36 시상의 구분

CHAPTER 11.15 시상상부, 시상하부

학습목표
- 시상상부와 하부를 구분할 수 있다.
- 시상하부의 기능을 알 수 있다.

시상상부

시상상부(epithalamus)는 시상의 후상부에 위치하며, 셋째뇌실의 후벽을 이루며, 송과체(솔방울샘, pineal gland), 수강핵(고삐핵, habenular nucleus) 등으로 구성된다. 송과체는 솔방울 모양의 길이 5~8mm, 폭 약 4mm의 소체로, 성 기능과 생체 리듬에 관여하는 멜라토닌(melatonin)을 분비하는 내분비선으로 알려지고 있다. 수강핵은 변연계(limbic system)에 관계한다.

시상하부

위치

시상하부(hypothalamus)는 셋째뇌실의 바닥을 이루는 무게 약 4g의 회백질이다. 시상하구(시상아래고랑, hypothalamic sulcus)에 의하여 시상과 경계를 이룬다.

기능

시상하부는 변연계(limbic system), 뇌간에서 정보를 받는다. 이러한 정보는 뇌간과 척수의 자율신경핵에 전달되며 변연계와도 밀접한 관계를 갖는다. 뇌하수체의 호르몬 분비에 영향을 미쳐 인체의 항상성 유지에 중요한 역할을 수행한다. 따라서 시상하부는 수분 전해질균형(water-electrolyte balance), 음식물 섭취조절, 체온조절, 혈압조절, 수면 각성 조절(sleep-waking mechanism)에 관여하고, 생체리듬을 유지시킨다.

구분

시상하부의 뒤부분에는 시상과 중뇌를 잇는 한 쌍의 융기인 유두체(mammillary body)가 위치한다. 유두체의 전방에는 누두의 후벽에 해당되는 회색융기(회백융기, tuber cinereum)가 위치한다. 회색융기와 시신경교차 사이에 깔때기 모양의 오목한 곳을 깔때기 혹은 누두(깔때기, infundibulum)라고 한다. 누두는 시상하부와 뇌하수체의 후엽을 연결시킨다. 누두의 아래 끝은 타원형의 뇌하수체(hypophysis)가 매달려 있고, 전방에는 시신경이 교차하여 이루는 시신경교차(시각신경교차, optic chiasm)가 있다. 시상하부의 맨 앞쪽에는 시신경교차전야(시각교차앞구역, preoptic area)가 위치하며 시상하부의 내부는 뇌궁(뇌활, fornix)과 유두시상로(mamillothalamic tract)가 시상하부를 가로질러 통과하며, 이것들에 의해 시상하부는 내측구역(segmentum mediale)과 외측구역(lateral segmentum)으로 나뉜다.

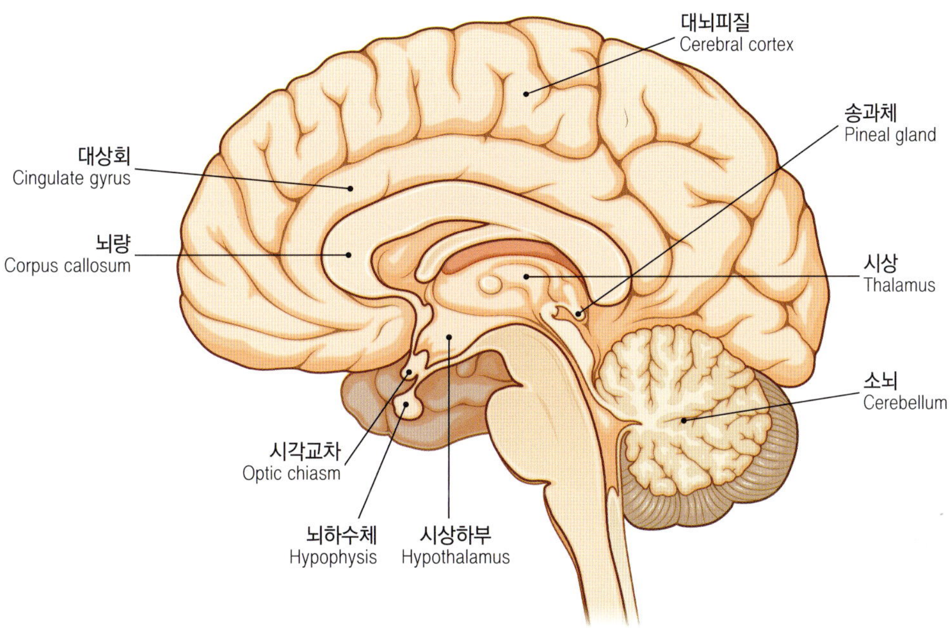

그림 11-37 시상과 시상하부

11.15 시상상부, 시상하부

학습목표 ■ 시상하부의 주요 신경핵에 대해 알 수 있다.

주요 신경핵

복외측핵. 복외측핵(등쪽가쪽핵, dorsolateral nucleus)은 외측구역에 위치하는 섭식중추(feeding center)이며, 복내측핵(배쪽안쪽핵, ventromedial nucleus)은 내측구역에 위치하는 포만중추(satiety center)이다.

내측시삭전핵. 내측시삭전핵(안쪽시각로앞핵, medial preoptic nucleus)은 시신경교차전야에 위치한다.

시삭상핵. 시삭상핵(시각로위핵, supraoptic nucleus)에서 옥시토신, 항이뇨호르몬(ADH, vasopressin)을 생성한다. 손상시 요붕증(diabetes insipidus)이 발생한다.

시교차상핵. 시교차상핵(시각교차위핵, suprachiasmatic nucleus)은 밤낮주기 리듬(circadian rhythms)을 조절한다.

전핵. 전핵(anterior nucleus)은 온도조절에 관여한다.

유두핵. 유두핵(nucleus of mammillary body)은 내측구역에 위치하며, 해마에서 뇌궁(뇌활, fornix)을 통하여 정보가 들어오고, 유두시상로(mamillothalamicus tract)를 통하여 시상으로 정보를 주며, 유두핵의 손상 시 기억력에 장애가 올 수 있다.

궁상핵. 궁상핵(활꼴핵, arcuate nucleus)은 내측구역에 위치하며, 방출인자(releasing factor)를 생성하여 뇌하수체 분비를 조절한다.

후핵. 후핵(posterior nucleus)은 온도조절에 관여한다.

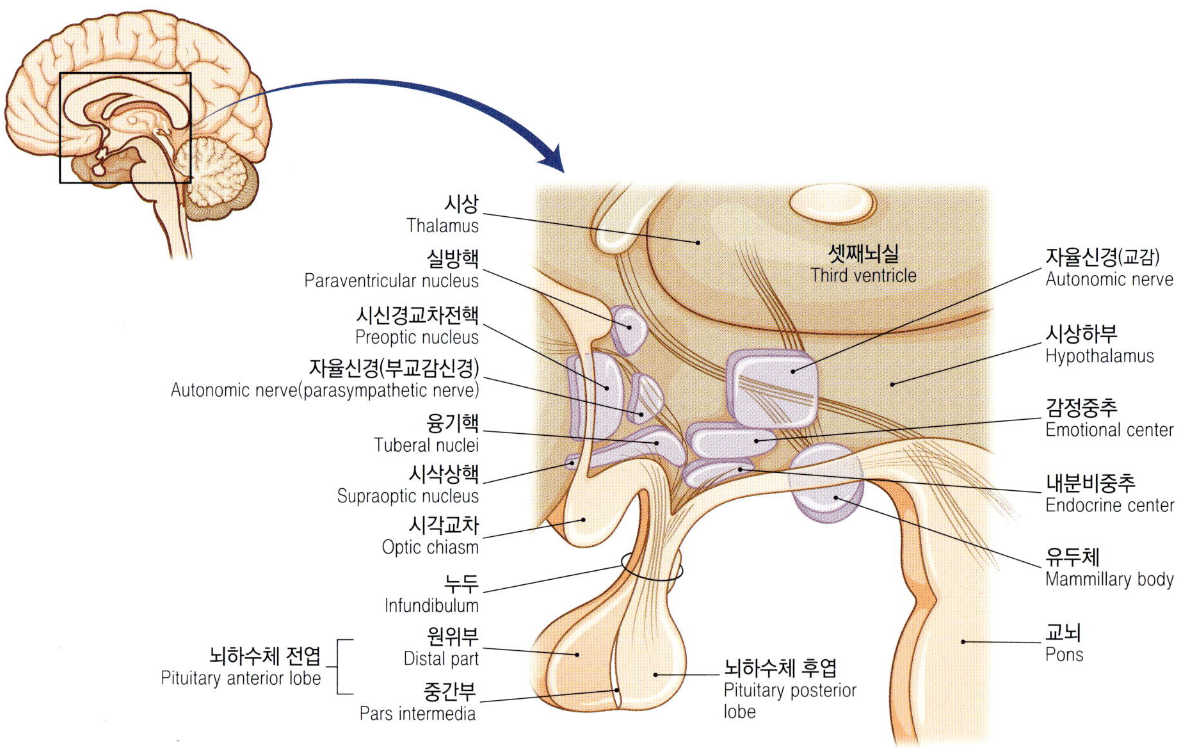

그림 11-38 시상하부핵

CHAPTER

11.16 기저핵

학습목표
- 기저핵의 발생유래를 이해한다.
- 기저핵의 구성과 기능을 설명할 수 있다.

기저핵 발생의 유래

척수에서는 신경관의 초기 형태가 그대로 유지되어 척수의 내측은 회백질, 외측은 백질이지만 대뇌에서는 내측의 외투층세포가 가장자리층의 바깥으로 이동하여 대뇌에서는 외측이 회백질이 되고, 내측은 백질이 된다. 이때 모든 외투층세포가 이동되는 것은 아니며, 이동되지 않고 그대로 남아있는 구조는 기저핵(바닥핵, basal nuclei)이 되어 대뇌의 백질(white mater) 속에 위치하게 된다.

기저핵의 구성과 기능

기저핵에는 미상핵(꼬리핵, caudate nucleus), 피각(조가비핵, putamen)과 담창구(창백핵, globus pallidus)와 기능적으로 시상저부핵(시상밑핵, subthalamic nucleus)과 흑질(substantia nigra)이 포함된다.

대뇌피질의 신경섬유가 아래로 확장되어 발달하는 과정에서 기저핵에 줄무늬를 내게 되어 발생학적으로 선조체(줄무늬체, corpus striatum)는 구선조(옛줄무늬체), 신선조(새줄무늬체)로 나누고, 구선조는 담창구, 신선조는 미상핵과 피각을 말한다.

피각과 담창구를 합하여 렌즈처럼 생겼다고 하여 렌즈핵(lentiform nucleus)이라고 하고, 담창구는 내측과 외측핵으로 나눈다. 기저핵에 손상이 오면, 운동이상이 올 수 있으며, 기저핵은 뇌의 다른 부분과도 연결되어 있어서 인지기능, 지각기능 및 정신활동에도 손상을 줄 수가 있다.

기저핵은 대뇌피질과 정보를 공유하고, 시상에 정보를 전달하는데, 시상과 대뇌 운동영역 사이의 정보흐름을 조절하여 운동에 관여하게 된다.

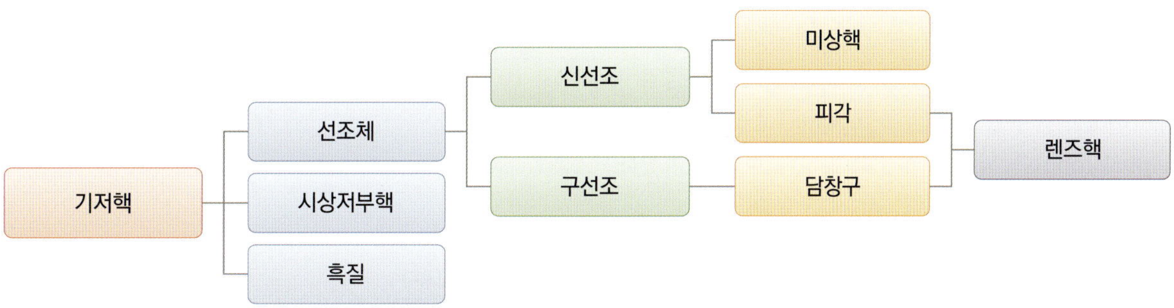

그림 11-39 기저핵의 구분

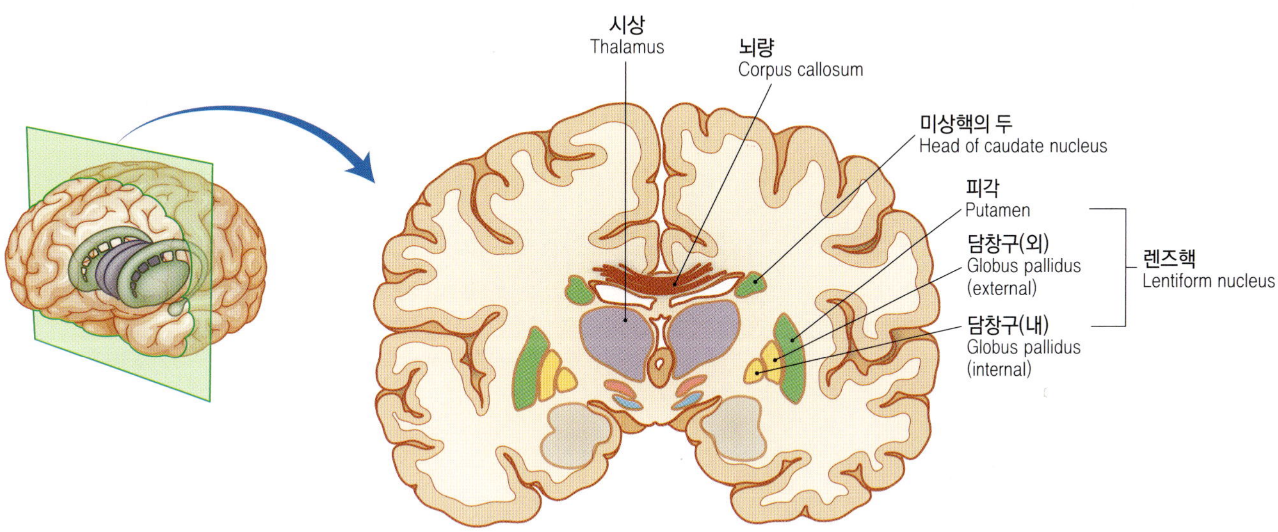

그림 11-40 기저핵

CHAPTER 11.17

대뇌

학습 목표
- 대뇌반구를 구분할 수 있다.

신경세포가 신경계에 모여 있을 때, 신경세포의 수상돌기와 세포체가 모여서 회백질(gray mater)을 형성하고, 축삭이 모여서 백질(white mater)을 형성한다.

대뇌에서 외관상 가장 먼저 눈에 띄는 것은 많은 융기와 패임이다. 융기된 부위를 회(이랑, gyrus), 패인 부분을 구(고랑, sulcus)라 하며, 열(틈새, fissure)은 가장 깊은 형태의 고랑을 가리킨다. 대뇌는 종열(세로틈새, longitudinal fissure)에 의해 좌우의 반구로 나누어진다. 좌우반구는 거의 분리되어 있으나, 중앙 부위의 아래쪽 부분은 뇌량(뇌들보, corpus callosum)이라는 구조에 의해 서로 연결되어 있다.

대뇌반구의 구분

대뇌반구(cerebral hemisphere)는 2개의 깊은 구에 의해 4개의 주요 엽(lobe)으로 나뉘며, 각 엽은 다시 많은 회(gyrus)들로 구성된다.

대뇌엽의 명칭은 각각 전두엽(이마엽, frontal lobe), 두정엽(마루엽, parietal lobe), 측두엽(관자엽, temporal lobe), 후두엽(뒤통수엽, occipital lobe)을 덮는 두개골의 명칭에 따라 붙여졌다. 또한 성인의 완성된 뇌의 외측구(가쪽고랑, lateral sulcus) 심부에는 도(뇌섬, insula)라는 대뇌의 다섯째 엽은 전두엽, 두정엽 및 측두엽에 의하여 덮여 있어 보이지 않는다.

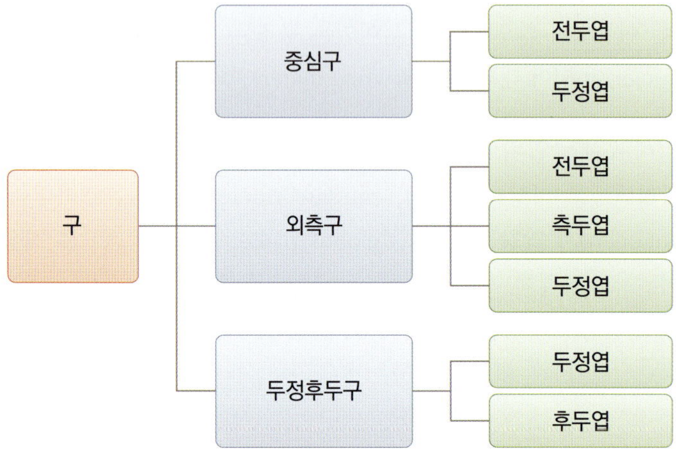

그림 11-42 구에 의한 뇌의 구분

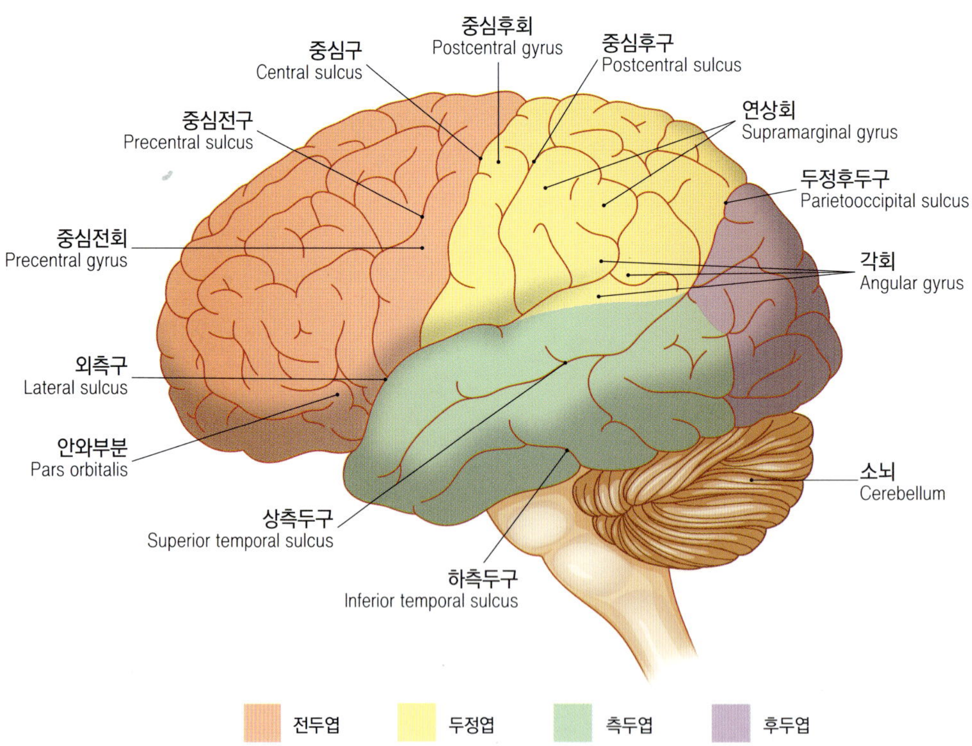

그림 11-41 대뇌반구(외측면)

11.17 대뇌

학습목표 ■ 외측면에서 대뇌엽의 구와 회를 구분할 수 있다.

대뇌구(대뇌고랑, sulcus)와 대뇌회(대뇌이랑, gyrus)는 개인에 따라 차이가 심하여 일괄적으로 기술하기가 어려우므로 보편적인 내용으로 설명한다.

외측과 하면에서 볼 수 있는 구와 회

중심구. 중심구(중심고랑, central sulcus)는 롤란도열(Rolandic fissure)이라고도 하며 전두엽과 두정엽을 나누는 구로 운동영역과 감각영역을 구분한다.

외측구. 외측구(가쪽고랑, lateral sulcus)는 전두엽과 측두엽을 나누는 구이다.

중심전구. 중심전구(중심앞고랑, precentral sulcus)는 중심구의 전방에서 중심구와 거의 나란히 주행한다. 중심전구의 앞쪽 전두엽은 상전두구(위이마고랑, superior frontal sulcus)와 하전두구(아랫이마고랑, inferior frontal sulcus)에 의해 상 · 중 · 하전두회(위 · 중간 · 아래이마이랑, superior · middle · inferior frontal gyrus)로 구분된다.

중심전회. 중심전회(중심앞이랑, precentral gyrus)는 중심전구와 중심구 사이의 운동영역이다.

중심후구. 중심후구(중심뒤고랑, postcentral sulcus)는 중심구 후방에서 중심구와 거의 나란히 주행한다.

중심후회. 중심후회(중심뒤이랑, postcentral gyrus)는 중심구와 중심후구 사이이며, 체성 감각영역이다.

연상회. 연상회(모서리위이랑, supramarginal gyrus)는 두정엽에서 외측구의 끝을 둘러싸는 부위이다.

각회. 각회(모이랑, angular gyrus)는 두정엽에서 상측두구(위관자고랑, superior temporal sulcus)를 둘러싸는 부위이다.

상측두구(위관자고랑, superior temporal sulcus)와 하측두구(아래관자고랑, inferior temporal sulcus)에 의해 측두엽은 상 · 중 · 하측두회(위 · 중간 · 아래관자이랑, superior · middle · inferior temporal gyrus)로 나뉜다.

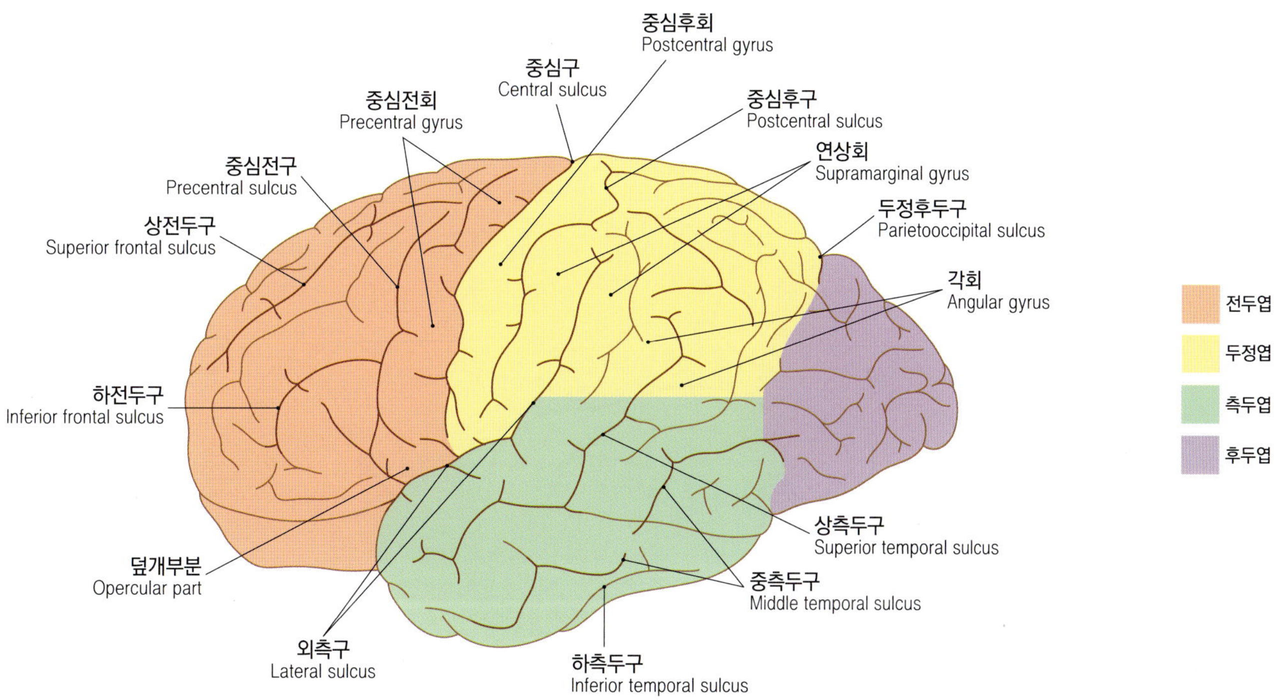

그림 11-43 대뇌의 구분

11.17 대뇌

학습목표 ■ 대뇌엽의 구와 회에 대해 알 수 있다.

내측면에서 볼 수 있는 구와 회

뇌량구. 뇌량구(뇌들보고랑, callosal sulcus)는 뇌량과 반구 사이의 홈으로 뇌량 상면에 밀착되어 있다.

해마구. 해마구(해마고랑, hippocampal sulcus)는 뇌량구의 연속으로 치상회와 해마방회의 경계가 된다.

대상구. 대상구(띠고랑, cingulate sulcus)는 뇌량의 상부에서 뇌량에 평행하게 달리는 홈이다.

두정후두구. 두정후두구(마루뒤통수고랑, parietooccipital sulcus)는 안쪽면의 후상방에서 전하방으로 주행하며, 두정엽과 후두엽의 경계가 된다.

조거구. 조거구(새발톱고랑, calcarine sulcus)는 후두극(뒤통수극, occipital pole)에서 시작하여 거의 수평으로 주행하다 두정후두구와 합쳐진다.

대상회. 대상회(띠이랑, cingulate gyrus)는 뇌량구와 대상구 사이의 뇌구이다.

해마방회. 해마방회(해마곁이랑, parahippocampal gyrus)는 해마구와 측부구(곁고랑, collateral sulcus) 사이의 뇌구이며, 앞쪽이 후외측으로 굽어 구상회(갈고리이랑, uncus)를 이루고 있다.

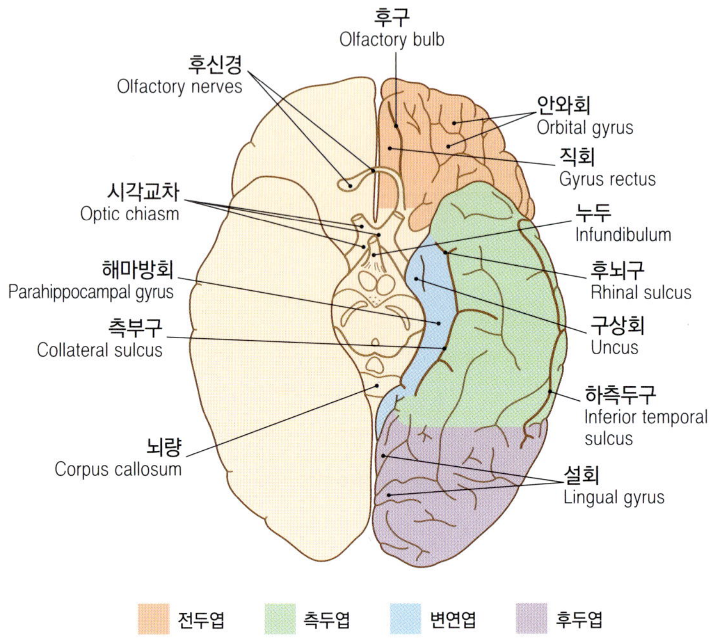

그림 11-45 대뇌반구(하면)

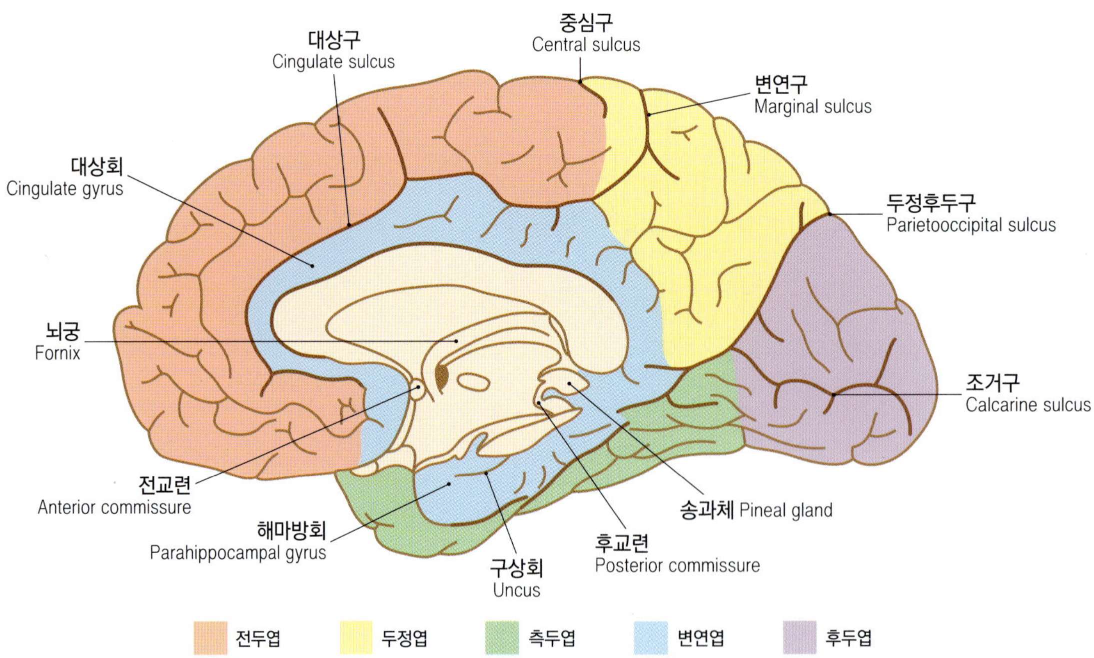

그림 11-44 대뇌반구(내측면)

11.17 대뇌

학습목표 ■ 대뇌피질의 구조를 알 수 있다. ■ 신피질의 6층구조에 대해 알 수 있다.

대뇌피질은 대뇌반구 표층을 이루는 2~4mm의 회백질 부위이며, 계통 발생적으로 원시피질(archicortex), 구피질(paleocortex) 및 신피질(neocortex)로 구분된다.

원시피질

3층으로 구성되며, 해마형성체(hippocampal formation)가 속한다.

구피질

3~5층으로 구성되며, 후각계통의 대뇌피질이 속한다. 인간과 같은 고등동물일수록 신피질이 현저하게 발달되어 대부분을 차지하고 있다. 또한 원시피질과 구피질을 이루는 층은 일정하지가 않아 이종피질(부등걸질, allocortex)이라고도 한다.

신피질

일정하게 6층 구조로 되어 있어 동종피질(등걸질, isocortex)이라고도 한다. 흔히 대뇌피질이라고 함은 신피질을 말하는데, 그 표면적은 약 2,200cm^{2}이고, 평균 두께는 약 2.5mm이다.

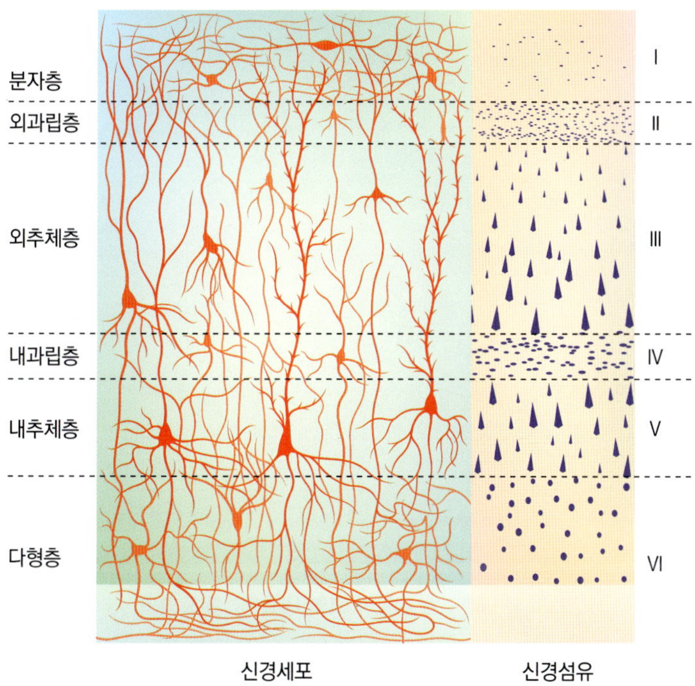

그림 11-46 대뇌피질의 층

신피질의 조직학적 6층 구조

동종피질로서 구성 세포들은 추체세포(피라밋세포, pyramidal cell)와 성상세포(stellate cell)가 주된 세포이고, 일부의 방추세포(fusiform cell)와 카알(Cajal)의 수평세포(horizontal cell) 및 마르티노티(Martinotti) 세포 등이 있다.

분자층. 분자층(molecular layer; 제1층)은 가장 바깥의 좁은 층으로 산재성의 수평세포를 함유하고 있다.

외과립층. 외과립층(바깥과립층, external granular layer; 제2층)은 과립세포와 작은 추체세포를 함유하고 있다.

외추체층. 외추체층(바깥피라밋층, external pyramidal layer; 제3층)은 큰 추체세포, 과립세포 및 마르티노티 세포를 함유하고 있다. 추체세포에서 나온 축삭은 대뇌의 같은 반구를 연결하는 연합섬유(association fibers)와 반대쪽 대뇌를 연결하는 교련섬유(맞교차섬유, commissural fibers)를 구성한다.

내과립층. 내과립층(속과립층, internal granular layer; 제4층)은 많은 과립세포와 횡방향으로 달리는 섬유로 이루어져 있다. 이곳은 시상을 통하여 대뇌피질로 정보가 들어오는 부분이다.

내추체층. 내추체층(속피라밋층, internal pyramidal layer; 제5층)은 여러 가지 크기의 추체세포, 성상세포 및 마르티노티 세포로 이루어지는데, 특히 중심전구에는 Betz 거대 추체세포(giant cell of Betz)가 있다. 이곳의 추체세포에서 나온 축삭은 기저핵, 뇌간, 척수 등으로 가는 투사섬유(projection fiber)가 된다.

다형층. 다형층(뭇모양층, multiform layer; 제6층)은 방추세포와 다형세포를 함유하고 있다.

11.17 대뇌

학습목표
- 대뇌피질의 기능적 부위를 알 수 있다.
- 대뇌의 운동영역에 대해 알 수 있다.

대뇌피질의 기능적 부위

대뇌의 특정한 기능은 특정 부위의 피질에서 이루어지므로 해당 부위를 그 기능의 중추(center)라고 하며, 대뇌피질의 일정한 영역을 차지하고 있기 때문에 기능영역(functional area)이라고도 한다. 이러한 기능영역은 크게 신체의 운동을 주관하는 운동영역(motor area)과 체성 및 특수감각을 감지하는 감각영역(sensation area), 그리고 이들 사이를 연결하는 연합영역(association area) 및 변연계통영역으로 이루어져 있다. 감각영역은 중심구 뒤쪽에 위치하는 피질영역으로 두정엽(체성감각), 후두엽(시각), 측두엽(청각)이 있다. 운동영역은 중심구 앞쪽에 위치하고 일차운동영역, 전운동영역, 전두안구운동영역 등이 있다. 연합영역은 추론, 계획, 언어인지 기능 등과 관련된 부위로 감각영역과 운동영역을 제외한 부위이다. 변연영역은 대뇌반구 안쪽 대부분을 차지하며 시각, 청각, 촉각 정보를 저장하고 인출할 수 있도록 해준다.

브로드만(Brodmann)은 이러한 대뇌의 기능적 차이와 세포의 구조적 차이 등을 고려하여 대뇌피질은 47개 영역, 대뇌수질은 5개 영역으로 구분하여 총 52개 영역으로 나누고 영역별로 Brodmann 번호를 사용하여 기능영역을 표기하였다.

운동영역

일차운동영역. 일차운동영역(primary motor area; Brodmann 4)은 중심구 앞쪽의 중심전회에 있으며 Betz 거대추체세포(giant pyramidal cell)를 함유하고 있다. 이곳에서 골격근의 수의운동을 담당하는 추체로가 시작되며, 주로 정밀한 운동이 요구되는 신체 원위부의 근육운동을 조절한다.

이차운동영역. 이차운동영역(전운동영역, premotor area; Brodmann 6)은 상·중·하전두회(위·중간·아래이마이랑 superior·middle·inferior frontal gyrus)에 걸쳐있는 영역으로 추체로와 추체외로에 영향을 주어 간접적으로 운동기능을 조절하며, 두정엽과 연결되어 있다.

보조운동영역. 보조운동영역(supplemental motor area; Brodmann 6)은 상전두회(위이마이랑, superior frontal gyrus)의 내측면에 위치하며 운동의 유형과 순서에 관여한다.

전두안구운동영역. 전두안구운동영역(frontal eye field; brodmann 8)은 외측면의 중전두회(중간이마이랑, middle frontal gyrus)에 위치하며 안구의 물체 움직임 추적과 관계가 있다.

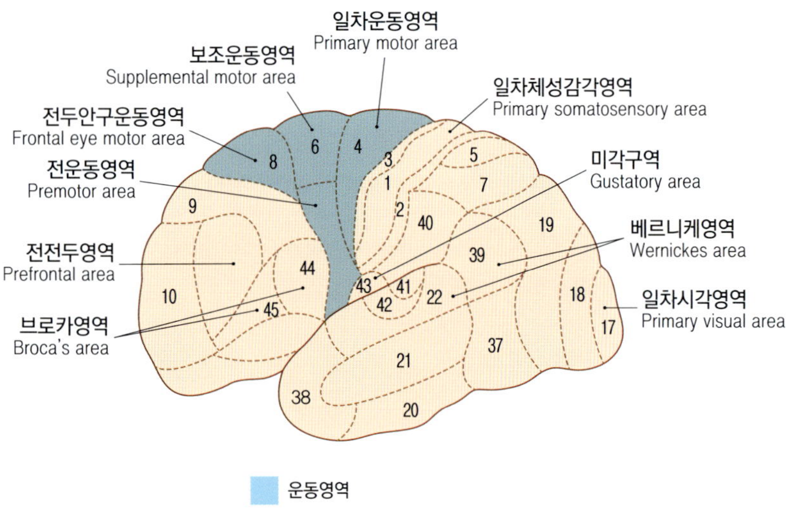

그림 11-47 브로드만 영역(외측면): 운동영역

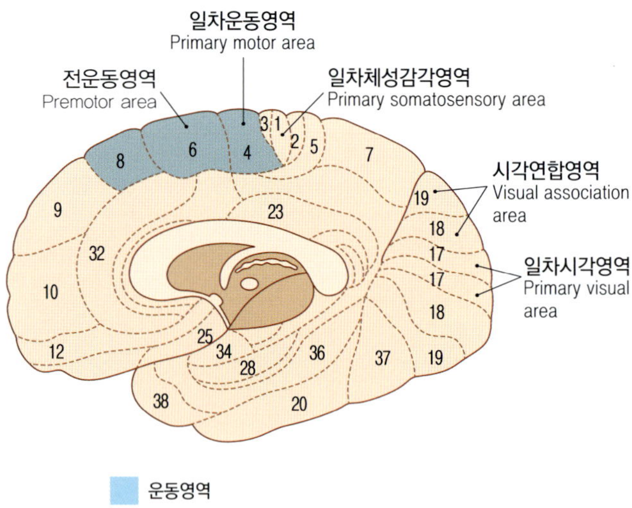

그림 11-48 브로드만 영역(내측면): 운동영역

11.17 대뇌

학습 목표
- 대뇌의 감각영역과 고위기능영역에 대해 알 수 있다.

감각영역

일차체성감각영역. 일차체성감각영역(일차몸감각영역, primary somatosensory area; Brodmann 3, 1, 2)은 중심구 뒤쪽의 중심후회에 있는 중추로써 주로 시상을 거쳐 들어오는 피부의 일반감각인 온각, 냉각, 촉각 및 압각 등과 근육의 심부감각을 받는 곳이다.

체성감각연합영역. 체성감각연합영역(몸감각연합영역, somatosensory association area; Brodmann 5, 7)은 중심후회 바로 뒤쪽의 두정엽에 위치하며 일차체성감각영역에서 느낀 감각의 종류를 종합·분석하여 판단하는 장소가 된다. 이 부분의 손상시 인식불능증(실인증, agnosia)이 올 수 있다. 예를 들면, 동전을 손으로 만졌을 때, 동전이라고 못 느끼고 단지 둥그런 쇠로 인식된다.

일차청각영역. 일차청각영역(primary auditory area; Brodmann 41, 42)은 측두엽의 상부에 위치한 상측두구에 있으며, 내이의 와우관에서 일어난 흥분이 투사되는 곳으로 음의 고저와 음조 등을 판별한다.

청각연합영역. 청각연합영역(auditory association area; Brodmann 22)은 일차청각영역을 둘러싸고 있는 부위로 음의 소재나 의미 등을 판별한다.

일차시각영역. 일차시각영역(primary visual area; Brodmann 17)은 후두엽의 내측면 후부에 위치하는 조거구(새발톱고랑, calcarine sulcus)의 양측에 있고, 일부분은 외측면에 있는데, 망막에서 일어난 흥분이 간뇌의 외측슬상체(가쪽무릎체, lateral geniculate body)를 거쳐 입사되는 부위로 물체의 색과 크기, 모양 및 움직임 등을 인지한다.

시각연합영역. 시각연합영역(visual association area; Brodmann 18, 19)은 과거의 경험을 바탕으로 보는 것을 이해하고 기억하는데 관여한다.

일차미각영역. 일차미각영역(primary taste area; Brodmann 43)은 두정엽의 중심후회 아래에 위치한다.

후각영역. 후각영역(olfactory area)은 측두엽의 내측면에 위치한다.

고위기능영역

전전두영역. 전전두영역(이마앞영역, prefrontal area; Brodmann 9, 10, 11)은 일종의 연합피질로서 특히 인간에서 발달되어 있는데 이곳은 판단 및 예견과 같은 고위정신기능들에 기초하여 행동과 운동을 조절하는 곳으로 알려지고 있다.

운동성언어영역. 운동성언어영역(motor speech area; Brodmann 44)에서 언어는 감각영역과 운동영역 등의 종합적이고 통합적인 활동을 필요로 하는데, 외측구(lateral sulcus) 앞의 전두엽에 있는 제 44영역은 일명 브로카 영역(Broca area)이라고도 하며, 언어에 필요한 종합적인 운동을 지배하는 곳이다. 이 부위에 장애가 일어나면 언어는 이해하지만 발음이 불가능하게 되는 운동성실어증(motor aphasia)이 유발된다.

감각성언어영역. 감각성언어영역(motor speech area; Brodmann 22, 39, 40)은 일명 베르니케 영역(Wernickes area)이라고도 하며 측두엽 후방에서 두정엽의 일부에 있다. 이 부분에 장애가 일어나면 언어의 발음은 가능하나 뜻을 이해할 수 없는 감각성실어증(sensory aphasia)이 유발된다.

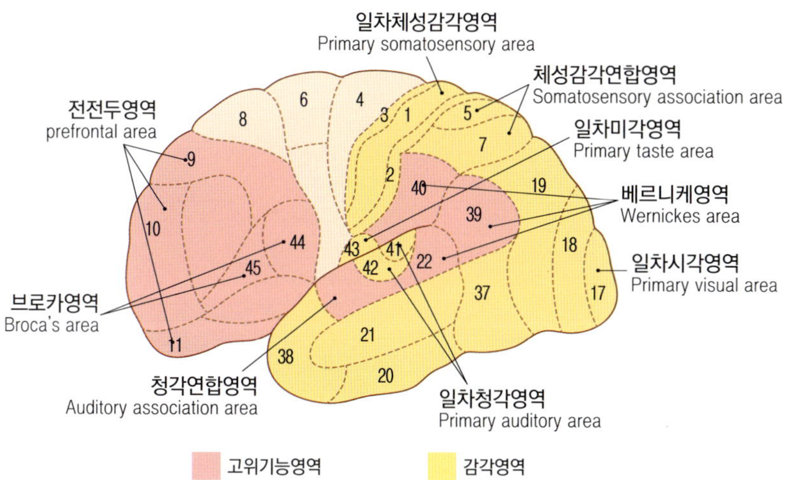

그림 11-49 브로드만 영역(외측면): 감각영역과 고위기능영역

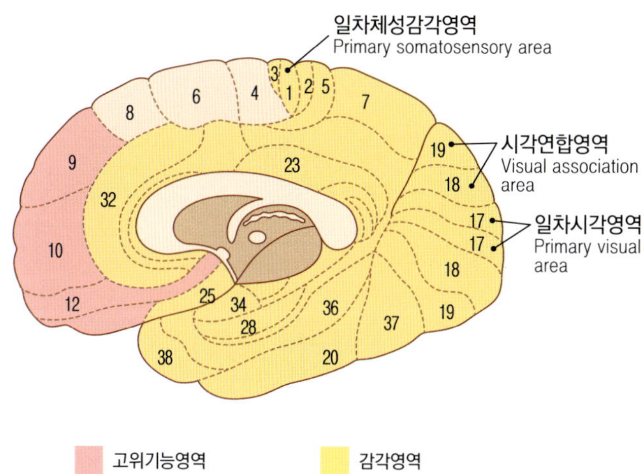

그림 11-50 브로드만 영역(내측면): 감각영역과 고위기능영역

11.17 대뇌

학습목표 ■ 대뇌수질의 신경섬유속에 대해 알 수 있다.

대뇌수질

대뇌수질(대뇌속질, cerebral medulla)의 대부분은 신경전도로인 유수신경섬유로 되어 있기 때문에 흰색을 띠는 백질(white mater)이며, 이러한 백질 속에 몇 개의 회백질 덩어리가 위치하는데, 이를 대뇌핵(cerebral nucleus) 혹은 기저핵이라고 한다.

대뇌수질의 백질을 구성하고 있는 신경섬유속(신경섬유다발, fasciculus)은 그 경로에 따라 연합섬유, 교련섬유 및 투사섬유로 구분한다.

연합섬유. 연합섬유(association fiber)는 같은 쪽 대뇌반구 내의 피질을 연락하는 섬유이며, 측두엽 전방으로부터 도(뇌섬, insula)의 하면을 지나서 전두엽 하면 사이를 연결하는 구상속(갈고리다발, uncinate fasciculus), 대뇌반구 내측면 대상회의 심부를 지나 뇌량 주변을 따라 전두엽에서 측두엽의 구상회(갈고리이랑, uncus)까지 뻗어 해마방회(해마곁이랑, parahippocampal gyrus) 주위에 연결되는 대상속(띠다발, cingulum), 대뇌반구 외측면 가까이에서 전두엽과 두정엽 및 후두엽을 연락하는 상종속(위세로다발, superior longitudinal fasciculus), 측두엽과 후두엽을 연결하는 하종속(아래세로다발, inferior longitudinal fasciculus), 그리고 같은 쪽 대뇌반구의 여러 뇌회(gyrus) 사이를 연결하는 궁상섬유(활꼴다발, arcuate fibers)가 있다.

교련섬유. 교련섬유(맞교차섬유, commissural fibers)는 좌 · 우 대뇌반구의 피질을 연결하는 섬유이며, 교련섬유 중에서 가장 크면서 좌 · 우 대뇌반구의 신피질을 연결하는 뇌량(뇌들보, corpus callosum), 측두엽과 두정엽 사이를 연결하는 전교련(앞맞교차, anterior commissure) 등이 있다.

투사섬유. 투사섬유(projection fiber)란 대뇌피질과 하위중추인 뇌간 및 척수를 연결하는 섬유들을 말하는데, 이들은 대뇌피질에서는 부채꼴로 퍼져 있어 방사관(대뇌부챗살, corona radiata)이라고 하며, 대뇌수질에서는 서로 모여 단단한 띠(band)를 이루고 있어, 내낭(속섬유막, internal capsule)이라고 한다.

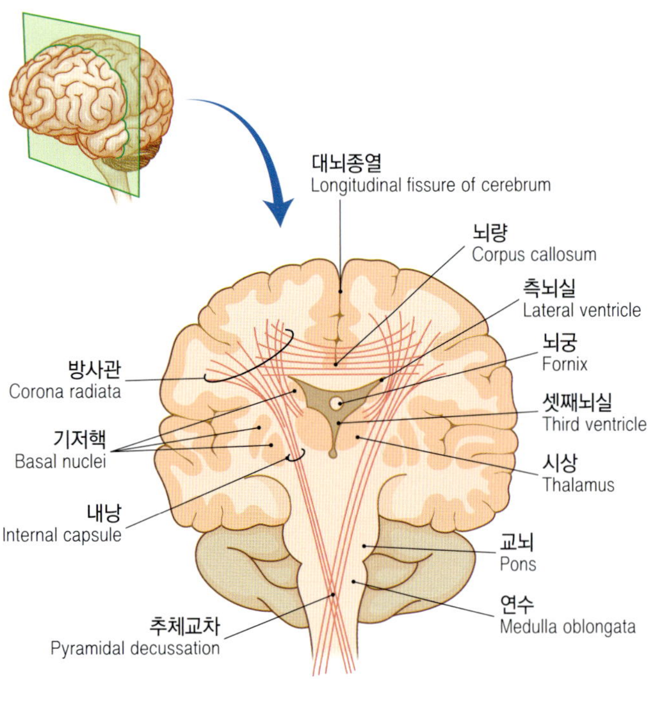

그림 11-51 신경섬유속, 투사섬유

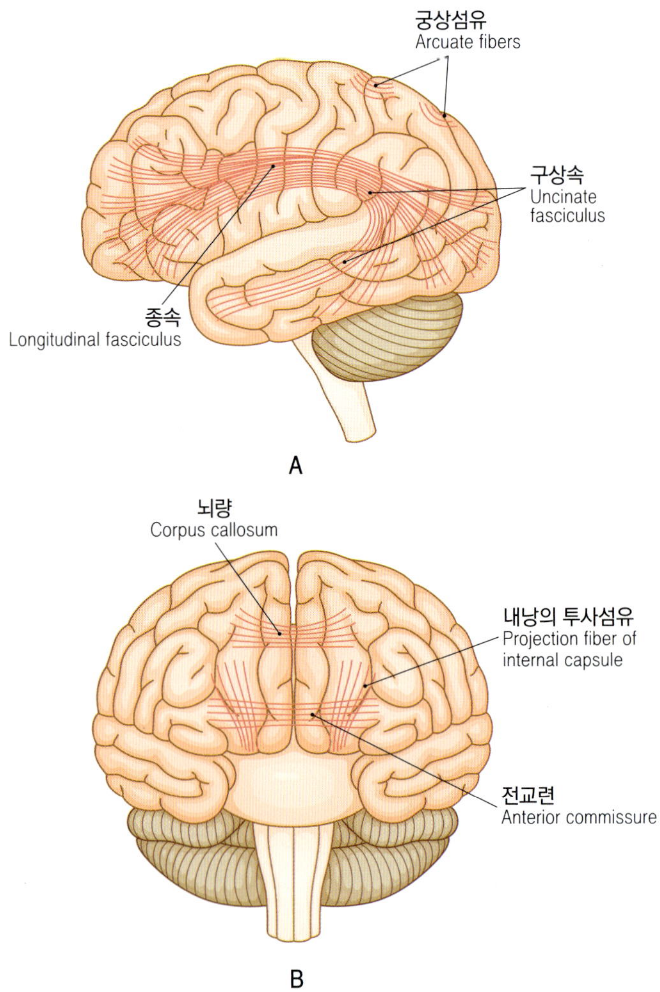

그림 11-52 신경섬유속, A: 연합섬유, B: 교련섬유

CHAPTER 11.18

변연계

학습목표 ■ 변연계의 구조를 알 수 있다.

1878년 P. Broca가 포유동물의 뇌에서 공통적으로 뇌간을 둘러싸고 있는 가장자리 피질영역을 볼 수가 있어, 이를 변연계(둘레계통, limbic system)라고 명명한 데서 비롯되었다. 변연계는 변연피질과 그 아래 있는 피질하핵군(subcortex nucleus group)으로 구성된다.

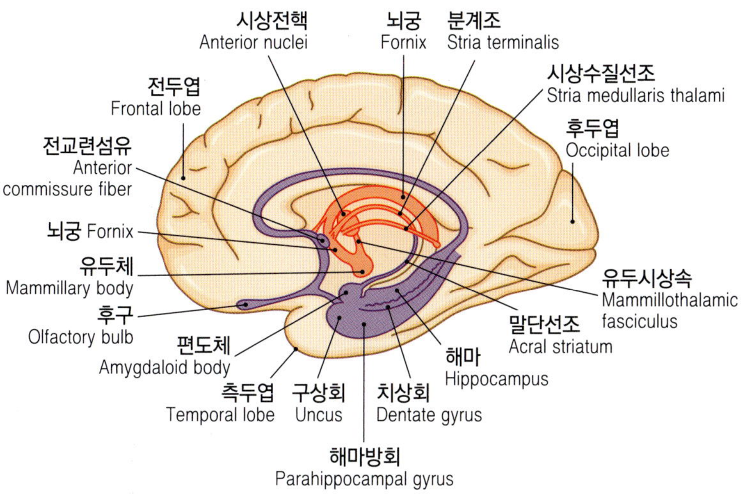

그림 11-53 변연계

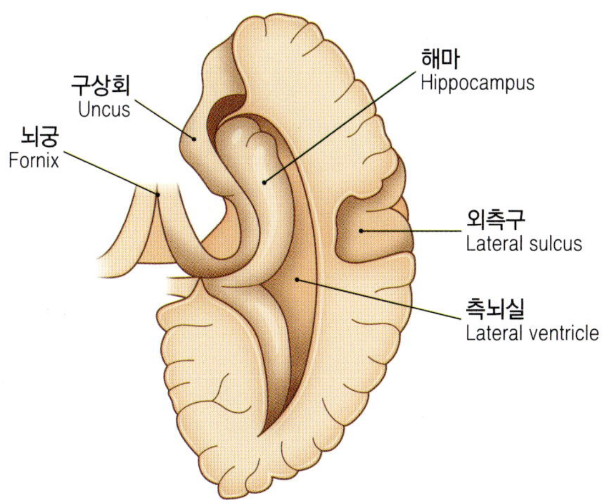

그림 11-54 해마

변연피질은 해마(hippocampus), 시상핵(thalamic nucleus), 이상엽, 대상회(띠이랑, cingulate gyrus) 등으로 되어 있고, 피질하핵군으로는 편도핵(amygdaloid nucleus), 중격핵(septal nucleus), 시상전핵군(anterior thalamic nucleus) 그리고 기저핵의 일부가 포함되며 변연피질에 의하여 둘러싸여 있다. 해마는 측두엽 내측 종말부분이 확장된 구조로 외측뇌실 바닥을 일부 형성하고 기억의 형성 및 학습에 관여한다. 편도체(amygdaloid body)는 측두엽쪽의 갈고리(uncus) 피질 밑에 있는 회백질로 크게 4개의 핵으로 구성되며 기능은 감정과 정서 등에 관여한다.

대뇌피질은 이성행동을 주재하는 데 반하여, 변연계(둘레계통, limbic system)는 본능적 행동과 정서반응을 주재하는 기구로서 행동의 의욕, 학습 및 기억과정에도 깊이 관여하는 곳으로 알려지고 있다.

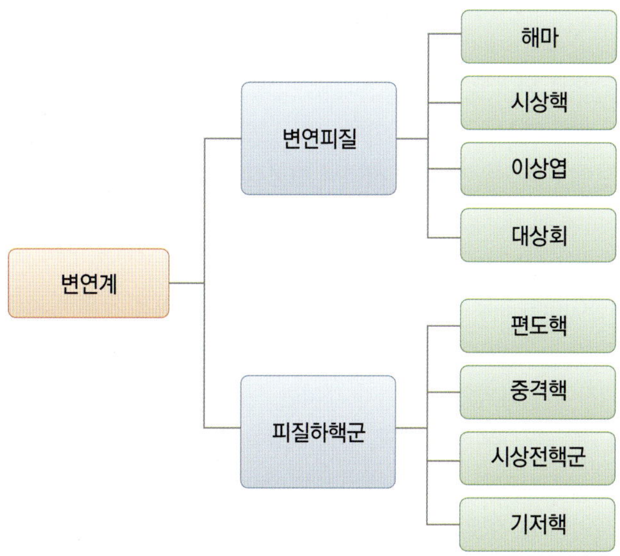

그림 11-55 변연계의 구분

CHAPTER 11.19

뇌척수막

학습목표
- 뇌와 척수의 경막에 대해 알 수 있다.

뇌와 척수를 두개골과 척추뼈 내에서 고정하고 보호하는 구조로 뇌척수막(meninges)은 안쪽에서 외측으로 연막(연질막, pia mater), 지주막(거미막, arachnoid mater), 경막(경질막, dura mater)의 3층으로 구성된 구조이다. 뇌척수막은 뇌와 척수를 보호하고 무게를 감소시키며, 혈관이 지나는 통로를 제공해주고, 정맥동(정맥굴, venous sinus)의 벽을 형성하며, 뇌척수액이 순환되는 장소를 제공해준다.

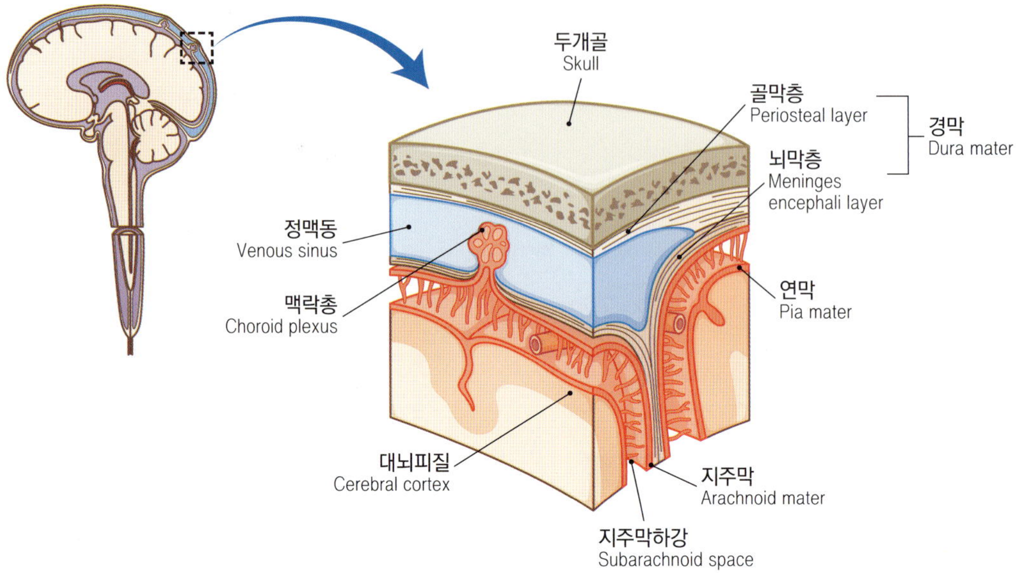

그림 11-56 뇌막

뇌경막과 척수경막

뇌경막

뇌경막(cranial dura mater)은 두껍고 튼튼한 피막으로 외판인 골막층(periosteal layer)과 내판인 수막층(뇌막층, meningeal layer)으로 되어 있다. 외판은 혈관이 많이 분포되어 있으며 두개강의 내면을 덮는 골막으로 이행하고, 내판은 뇌신경의 피막을 형성한다. 대부분 외판과 내판 사이에 빈공간인 경막정맥동(경질막정맥굴, sinus of dura mater)이 형성되어 있다.

경막의 수막층은 골막과 분리되어 뇌의 여러 부분을 나누는 경막주름(dural infolding)을 형성하여 뇌가 흔들리는 것을 방지해준다. 이러한 뇌경막은 큰 주름을 형성하는데 즉, 좌측과 우측의 대뇌반구 사이의 격벽으로 들어가 대뇌반구를 좌 · 우로 구분하는 낫모양의 주름을 대뇌겸(대뇌낫, falx cerebri)이라고 하며, 대뇌 후두엽과 소뇌 사이의 주름은 소뇌천막(tentorium cerebelli), 소뇌의 좌 · 우반구를 경계짓는 경막 주름은 소뇌겸(소뇌낫, falx cerebelli)이라고 한다. 천막절흔(천막패임, tentorial notch)은 소뇌천막의 오목한 전내측 모서리이며, 이곳 주위에 중뇌(midbrain)가 위치한다.

척수경막

척수경막(spinal dura mater)은 뇌경막과 달리 내판으로만 되어 있으며 뇌경막의 외판에 상당하는 추골의 골막 사이에 생긴 경막상강(경질막바깥공간, epidural cavity)에는 지방조직과 정맥총이 있으며 마취과 영역에서 중요시하고 있다. 척수경막의 하단은 제2번천추 높이에 위치한다.

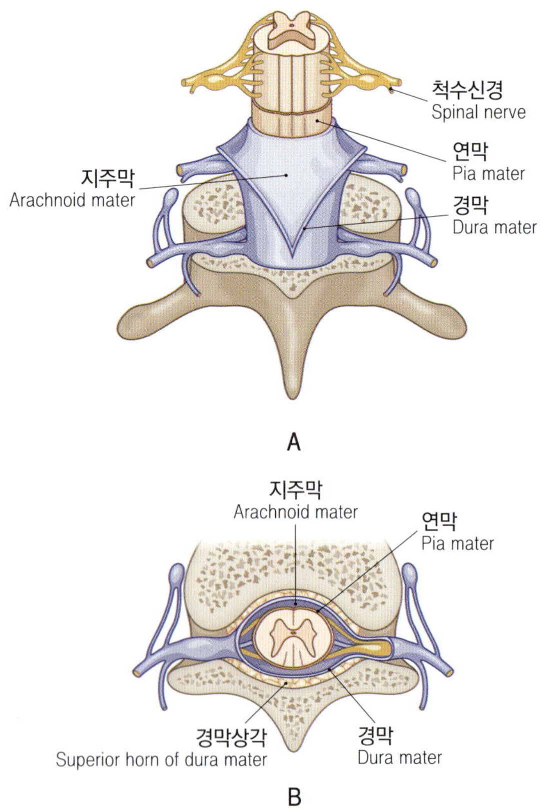

그림 11-57 척수막

11.19 뇌척수막

학습목표 ■ 뇌와 척수의 지주막과 연막을 비교할 수 있다.

뇌와 척수의 지주막

뇌지주막. 지주막(거미막, arachnoid mater)은 경막 바로 내측의 얇은 막으로, 신경의 분포가 미약하고 고유혈관이 없는 막인데, 경막과의 사이에는 좁은 경막하강(경질막밑공간, subdural space)을 이루고, 연막과의 사이에는 넓은 지주막하강(거미막밑공간, subarachnoid space)을 형성하여 뇌척수액(cerebrospinal fluid)을 수용하고 있다.

뇌의 지주막하강은 일정 부위에서 넓어져 지주막하조(거미막밑수조, subarachnoid cistern)를 형성하는데, 소뇌와 연수 사이의 소뇌연수조(소뇌숨뇌수조, cerebellopontine cistern)는 가장 크기 때문에 대조(큰수조, cisterna magna)라고 하며, 임상에서 수조천자(cisternal punture) 부위로 이용된다. 이외에도 대뇌외측조(대뇌가쪽오목수조, cistern of lateral fossa of cerebrum), 시신경교차 주위에 있는 교차조(교차수조, chiasmatic cistern), 각간조(다리사이수조, interpeduncular cistern) 등이 있다.

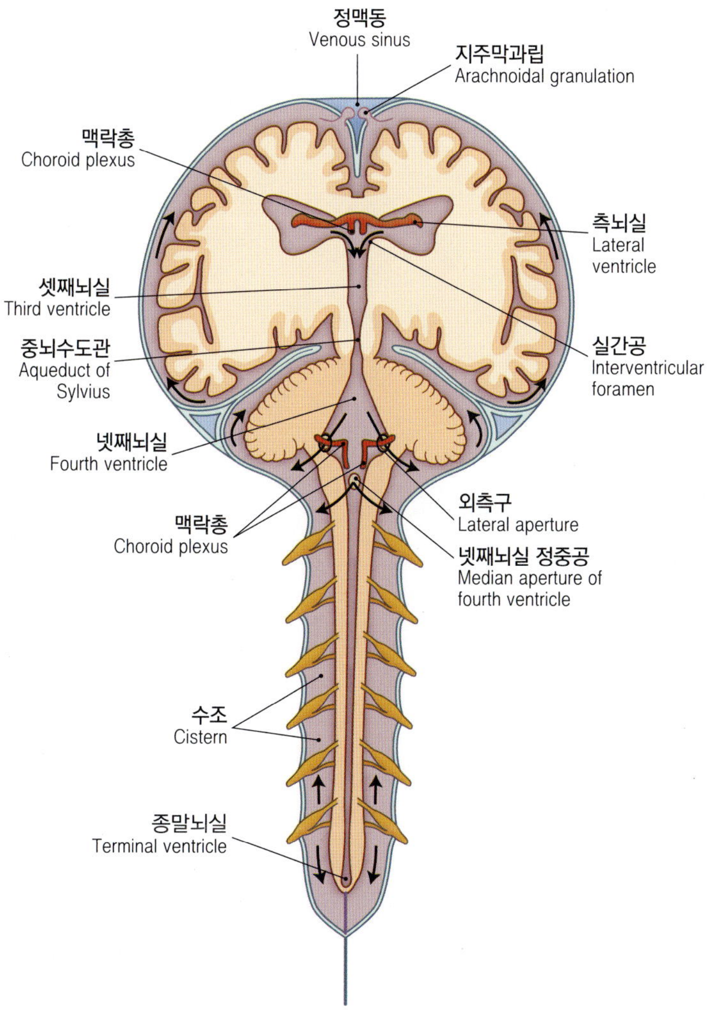

그림 11-58 뇌척수액

척수지주막. 척수지주막은 뇌지주막처럼 소조(수조, cistern)를 형성하지 않으나 연막과의 사이에 형성되는 지주막하강은 요추천자(허리천자, lumbar puncture) 부위로 이용되는데, 천자 부위로는 제3~4요추간에서 행해지며 좌·우의 장골능 최고점의 연결선상인 Jacob's line이 선택된다.

뇌와 척수의 연막

뇌연막. 연막(pia mater)은 얇으나 혈관이 풍부한 막으로 뇌실질 표면에 밀착되어 있고, 지주막으로부터 다수의 작은 기둥이 나와서 연막의 표층에 연결되어 있다.

연막의 주름은 셋째뇌실, 넷째뇌실의 배측면과 외측뇌실의 내측면으로 들어가 맥락조직을 이루고 혈관이 풍부한 맥락총(맥락얼기, choroid plexus)을 형성하여 뇌척수액을 분비한다.

척수연막. 척수연막도 뇌 연막처럼 척수의 실질 표면에 부착되어 있으며 연막으로부터 좌·우 및 전·후근 사이에 20여 쌍의 치상인대(치아인대, denticulate ligaments)가 나와 경막에 부착하여 척수를 고정하고 있다.

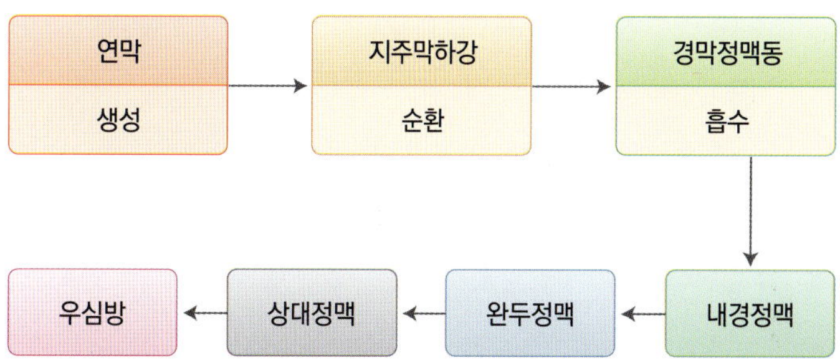

그림 11-59 뇌척수액의 순환

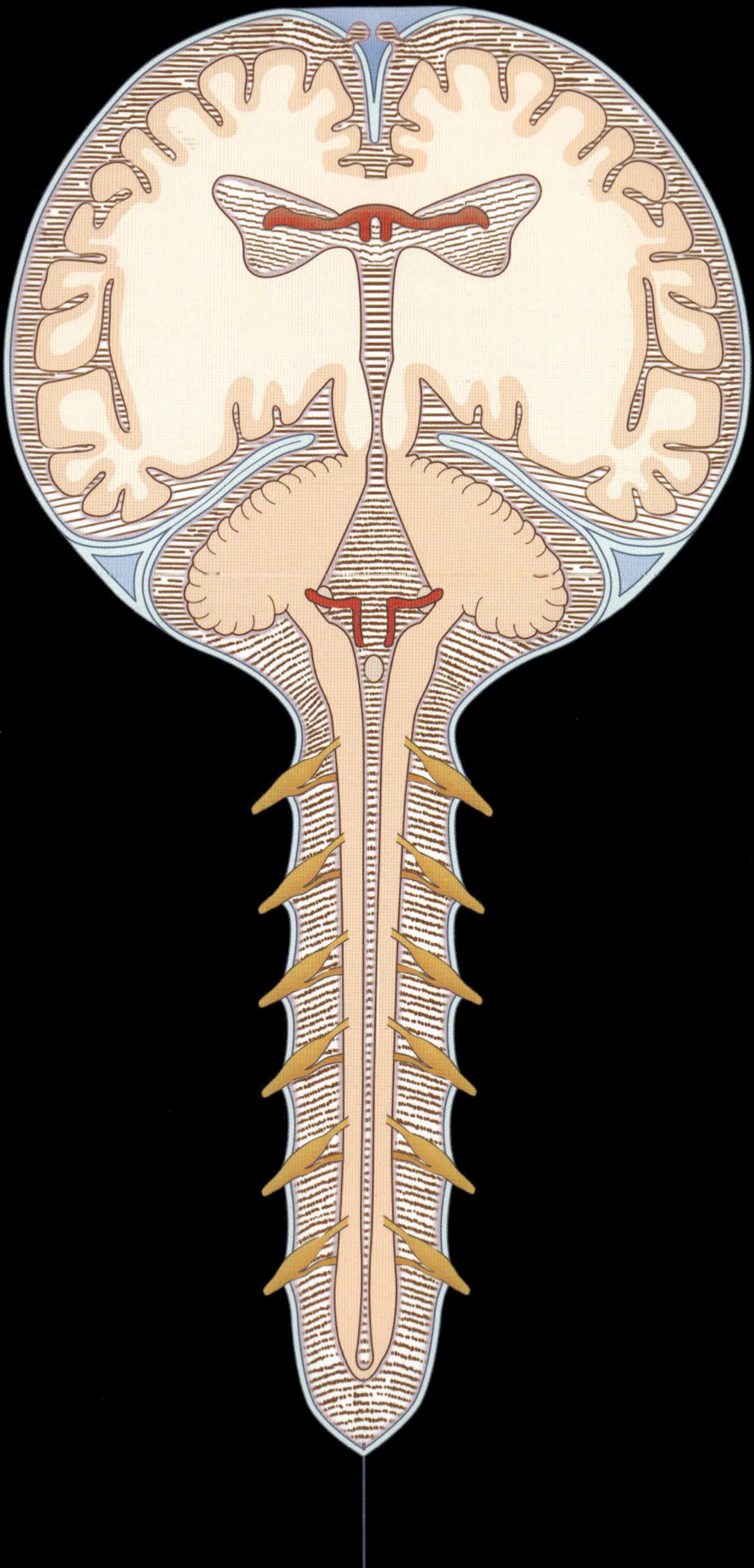

CHAPTER 11.20

뇌실과 뇌척수액

학습목표 ■ 뇌실의 종류와 연결 관계에 대해 알 수 있다.

뇌실의 개요와 종류

뇌실(ventricle)은 신경관의 속공간에서 기원되며, 내부에는 뇌척수액(CSF)이 존재한다.

맥락총(맥락얼기, choroid plexus)에서 뇌척수액을 분비하며 넷째뇌실의 3개의 구멍을 통하여 지주막하공간과 연결된다.

뇌의 대뇌반구에는 외측뇌실이, 간뇌에는 셋째뇌실이, 중뇌에는 중뇌수도관 그리고 교뇌와 연수에는 넷째뇌실이 위치한다.

측뇌실. 측뇌실(가쪽뇌실, lateral ventricle)은 양쪽 대뇌반구의 속에 위치한 C자 모양의 불규칙한 공간이다. 두 개의 측뇌실은 정중앙의 투명중격(septum pellucidum)에 의해 분리되며, 각각의 외측뇌실은 실간공(뇌실사이구멍, interventricular foramen)을 통하여 셋째뇌실과 통한다.

셋째뇌실. 셋째뇌실(third ventricle)은 양쪽 간뇌 사이에서 수직적인 틈새모양의 뇌실이다. 뒤쪽으로 중뇌수도관(aqueduct of sylvius)에 이어진다. 중뇌수도는 셋째뇌실이 중뇌 부위로 아주 좁게 연장된 것으로, 아래로는 넷째뇌실과 연속된다. 길이는 대략 2cm 정도이며, 맥락총이 없다.

넷째뇌실. 교뇌와 연수 부위에 위치하며, 천장부분은 텐트 모양의 큰 뇌실이다. 아래로 척수의 중심관(central canal)에 연속된다.

넷째뇌실(fourth ventricle)과 소조(수조, cistern) 사이에는 한 개의 정중공(정중구멍, median aperture)이 양쪽의 외측구(가쪽구멍, lateral aperture)를 통하여 연결되어 있다.

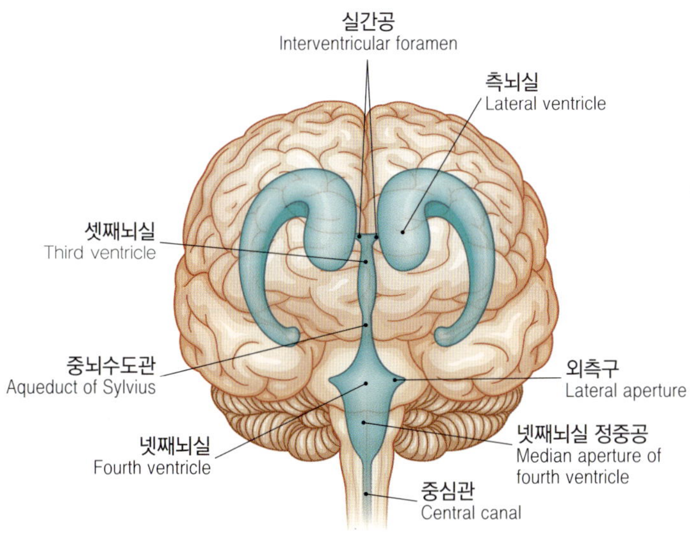

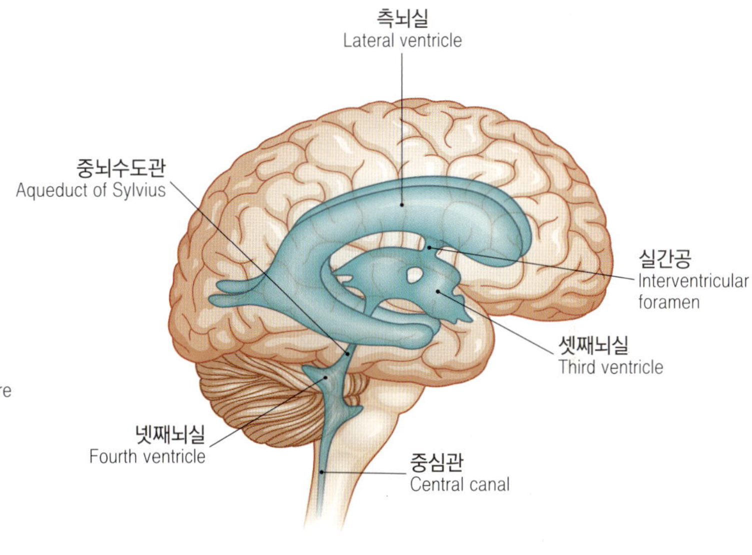

그림 11-60 뇌실. A: 전면, B: 측면

뇌척수의 혈관

학습 목표
- 뇌의 혈관 분포를 알 수 있다.

뇌의 혈관

뇌의 동맥

대동맥궁(대동맥활, aortic arch)에서 분지한 총경동맥(온목동맥, common carotid artery)의 분지인 내경동맥(속목동맥, internal carotid artery)과 쇄골하동맥(빗장밑동맥, subclavian artery)의 분지인 척추동맥(vertebra artery)에서 온 분지가 문합(anastomosis)하여 대뇌동맥륜(대뇌동맥고리, cerebral arterial circle; Willis circle)을 뇌저에서 형성한다.

내경동맥. 내경동맥(internal carotid artery)은 경동맥관을 통하여 두개강 속으로 들어온 후 외측뇌실의 맥락총으로 가는 전맥락동맥(anterior choroid plexus artery), 대뇌반구 내측 표면에 분포하는 전대뇌동맥(anterior cerebral artery, ACA), 후대뇌동맥과 중대뇌동맥을 연결하는 후교통동맥(posterior communicating artery), 대뇌 외측구를 따라 상후방으로 주행하는 중간대뇌동맥(middle cerebral artery)을 분지한다.

척추동맥. 척추동맥(vertebral artery)은 후두골의 대공을 통하여 두개강 속으로 들어온 후 합쳐져서 기저동맥(뇌바닥동맥, basilar artery)이 된다. 이어서 소뇌의 전하면에 분포하는 전하소뇌동맥(앞아래소뇌동맥, anterior inferior cerebellar artery), 교뇌가지(pontine rami), 소뇌 상면으로 가는 상소뇌동맥(위소뇌동맥, superior cerebellar artery) 등을 분지하고, 다시 교뇌의 전연에서 좌 · 우의 후대뇌동맥(posterior cerebral artery, PCA)으로 나누어져 대뇌동맥륜 형성에 관여한다.

뇌의 정맥

뇌의 정맥은 일반 기관과 달리 동맥과의 주행 방향이 일치하지 않으며, 주로 두개강 내에 경막정맥동(sinus of dura mater)을 형성하여 여기에 모인 정맥혈을 내경정맥으로 내보낸다.

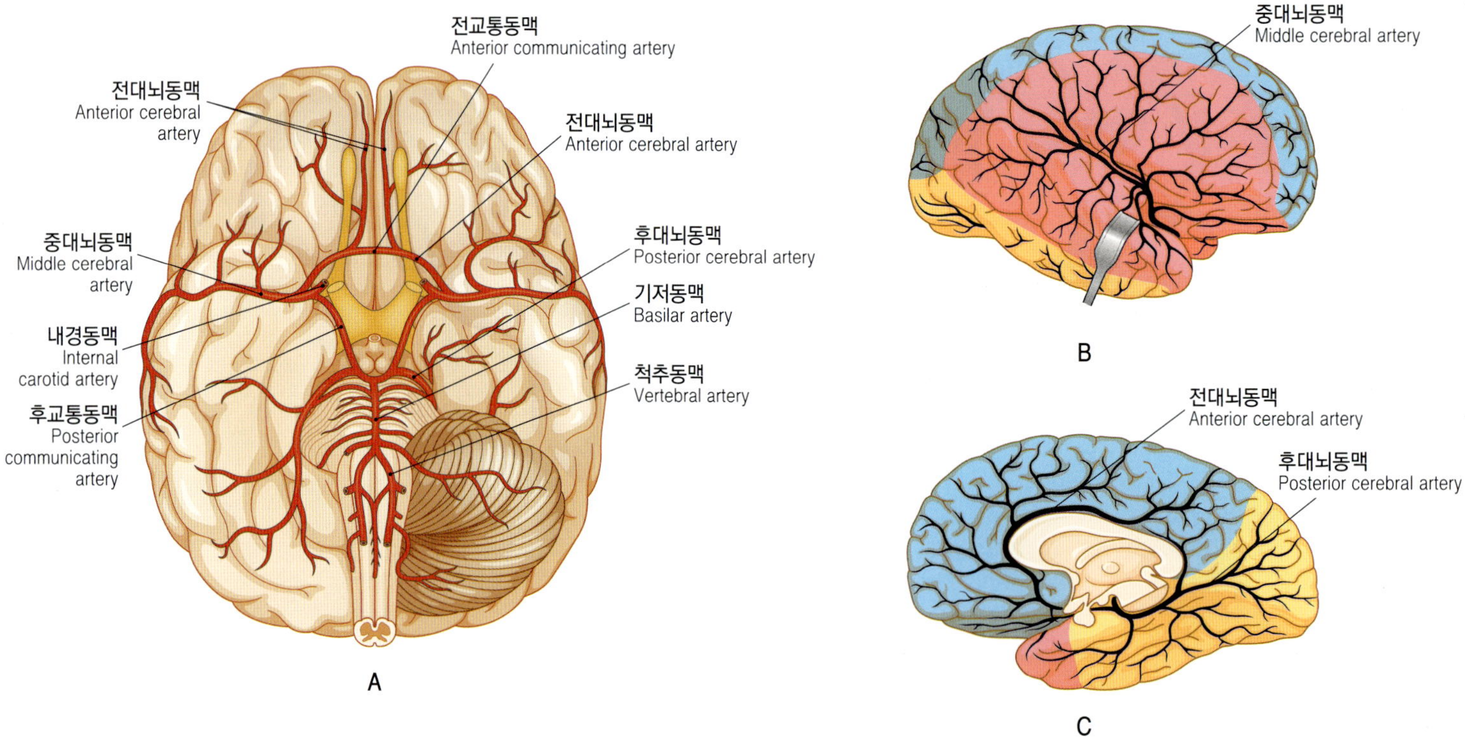

그림 11-61 뇌의 혈관 분포. A: 하면, B: 외측면, C: 내면

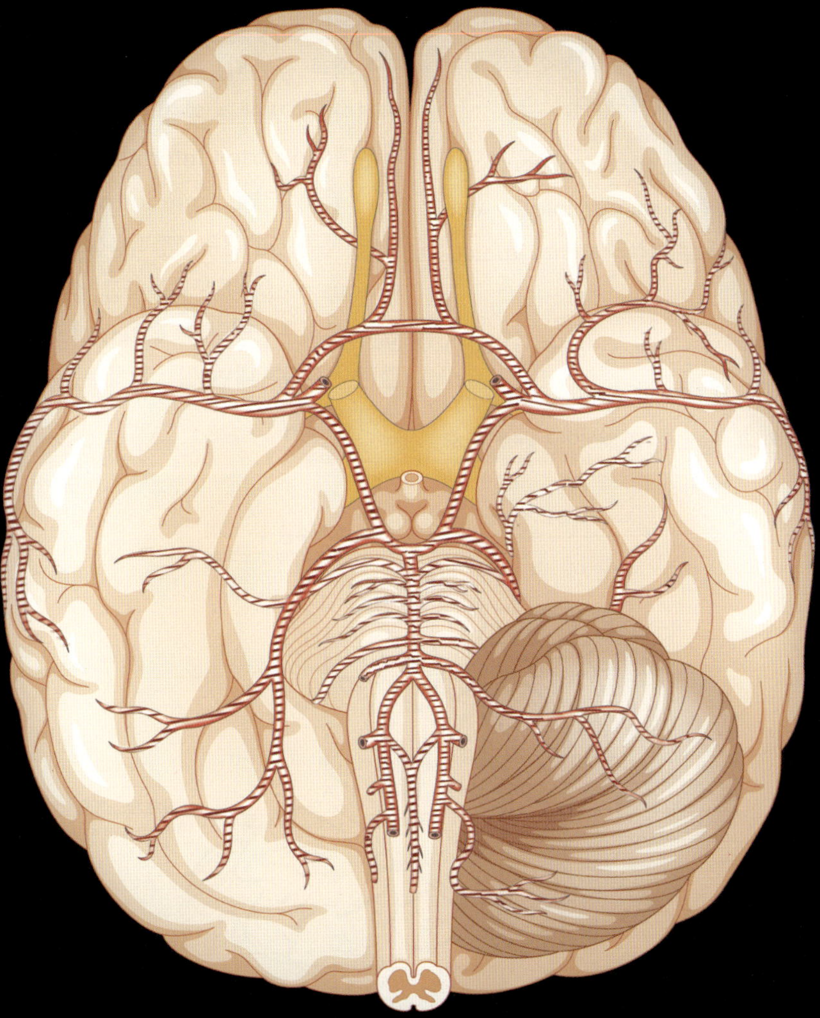

11.21 뇌척수의 혈관

학습 목표
- 척수의 혈관 분포를 알 수 있다.

척수의 동맥

척수의 동맥은 척추동맥에서 분지된 세로로 길게 뻗은 세 개의 척수동맥(spinal artery)과 추간공(intervertebral foramen)을 빠져나와 척수의 후근(posterior root)과 전면에 분포하는 근동맥(radicular artery)에 의해 혈액을 공급받는다.

전척수동맥(anterior spinal artery). 좌 · 우 척추동맥에서 각각 하나의 분지가 나와 형성되며 전정중열을 따라 세로로 뻗어 있으며, 전정중격막을 따라 중심관(central canal)까지 뻗어있는 전정중열가지(sulcal branch)와 중심가지는 척수내부에 분포한다.

후척수동맥(poterior spinal artery). 후외측구(posterolateral sulcus)를 따라 세로로 달리며 후하소뇌동맥(posterior inferior cerebellar)이나 척추동맥에서 기원하며, 후섬유단(posterior funiculus)에 혈액을 공급한다.

소근동맥(뿌리동맥, radicular artery). 척추동맥 등 여러 동맥에서 기원되어 척수의 각 분절로 들어오는 분절동맥(segmental artery)의 연속으로 추간공을 통해 들어온 후 둘로 갈라져 전근동맥과 후근동맥을 형성한다. 소근동맥과 척수동맥은 서로 연결(anastomosis)되어 수질공급동맥(mudullary feeder artery)이 되며, 또한 일부는 척수의 측면과 후면에서는 서로 연결되어 동맥총(동맥얼기, arterial plexus)을 형성한다.

척수의 정맥

척수의 정맥은 대체로 동맥과 나란히 주행한다. 척수의 전면에는 척수동맥과 동반되는 종정맥(세로정맥, longitudinal vein), 소근동맥과 동반되는 소근정맥(뿌리정맥, radicular vein)으로 이어진다. 후면에는 후정중정맥(posterior medial vein)과 후중간정맥(posterior intermediate vein)이 있다. 전 · 후척수정맥(앞 · 뒤척수정맥, anterior·posterior spinal veins)은 서로 문합하여 척주관의 내추골정맥총(속척추정맥얼기, internal vertebral venous plexus)과 교통하고, 척추사이정맥을 통하여 외추골정맥총(바깥척추정맥얼기, external vertebral venous plexus)과 연결된다. 척수 내면에는 전척수동맥에 동반되는 같은 이름의 정맥 가지들이 있다.

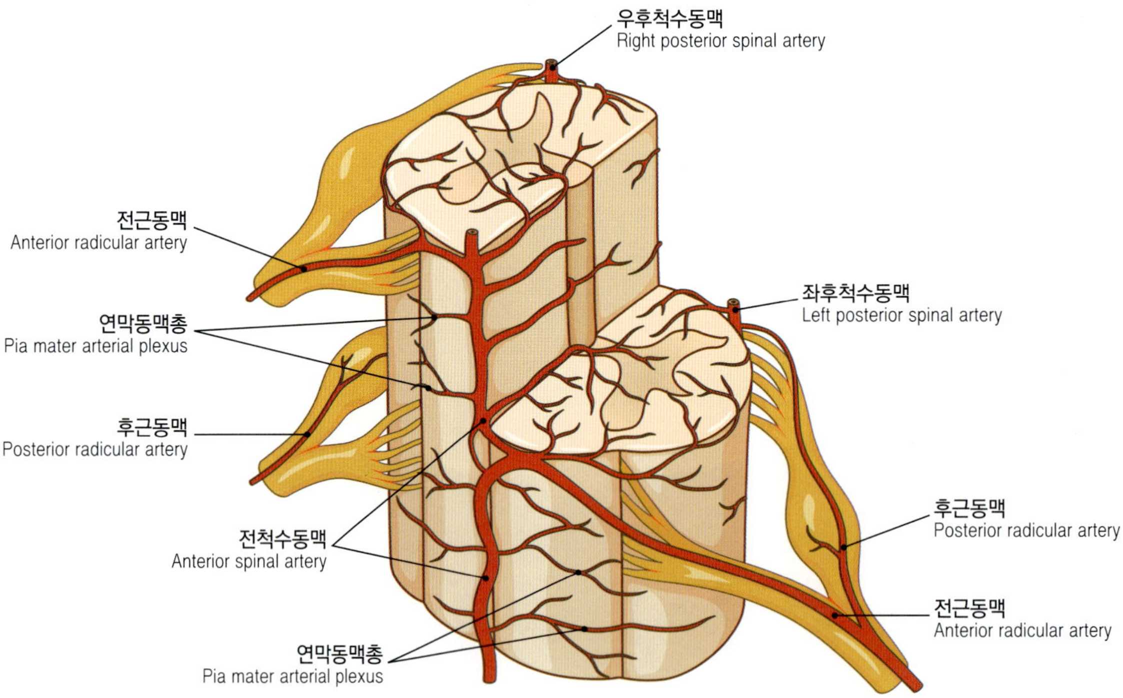

그림 11-62 척수의 혈관

연관내용

ASSOCIATED CONTENT

대상회

대상회(띠이랑, cingulate gyrus)는 변연계의 일부로 전두엽과 두정엽에 걸쳐 띠처럼 형성되어 있고 위로는 대뇌피질과 아래로는 뇌량 사이에 있으며 전두엽 중앙의 심층부를 세로로 자르면 대상회가 나타난다. 대상회는 전대상회, 중간영역, 후대상회로 구분할 수 있다.

전대상회는 비교, 예측, 판단에 관계되는 배외측전전두엽(등쪽가쪽앞이마엽, dorsolateral prefrontal cortex), 운동의 순서를 결정하는 보완운동영역(SMA)과 연결되어 있어 인지(cognition)와 정서처리에 중요한 피질로 한 가지 생각과 행동에서 다른 생각과 행동으로 전환하게 하는 뇌피질이다. 다니엘 G. 에이멘은 대상회에 대해 '인지적 융통성'이란 말을 사용하였는데 인지적 융통성은 변화에 적응하고 새로운 문제를 해결하고 대인관계에서도 중요한 역할을 하는 능력을 의미한다. 만일 대상회가 비정상적일 때는 주위를 이동시켜 생각의 확장성을 넓히는데 어려움을 겪어 같은 생각을 반복하는 경향을 보이며, 한 가지 생각의 집착으로 인해 강박행동을 하는 경향을 보인다. 전대상회는 기억과 관계되는 파페츠회로의 일부로도 작용을 한다. 후대상회는 시각 청각, 체성감각의 연합영역과 연결되어 있어 경험 자극을 기억의 형성과 관계있는 해마로 보낸다. 중간영역은 골격운동 효과기(skeletomotor effector)로 작용한다. 대상회는 크게 전전두엽, 두정엽, 측두엽, 기억을 형성하는 해마, 감정(emotion)과 관련있는 편도체, 중격영역(septum area)과 연결되어 있어 인지작용과 정서작용에 모두 관여한다.

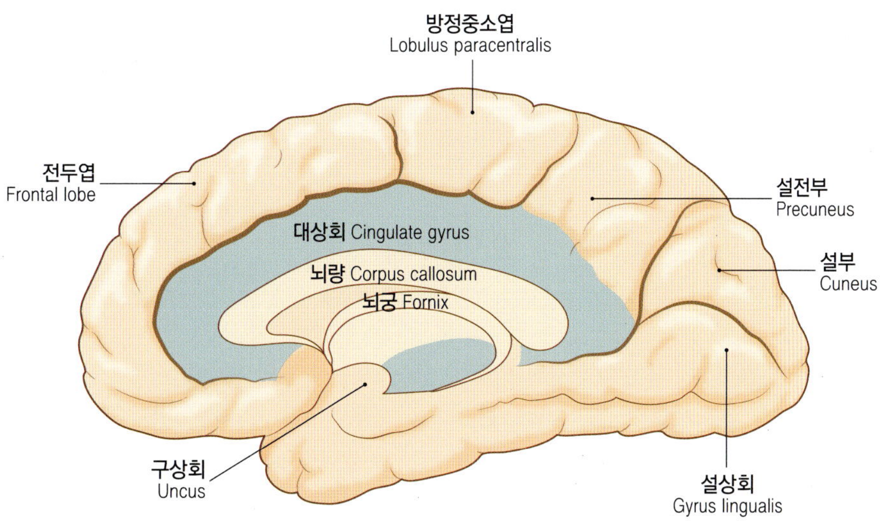

그림 11-63 대상회

꼭 알아두기

TO KNOW ON TO

- 뇌간의 구성과 횡단면의 구조에 대해 알아두기
- 소뇌를 해부학적, 기능적, 계통발생학적으로 구분하고 각 소뇌의 기능 알아두기
- 소뇌피질의 3층 구조와 소뇌수질의 핵에 대해 알아두기
- 소뇌각과 기능적 연결에 대해 알아두기
- 간뇌를 구분하고 각 부분의 구성요소 알아두기
- 시상핵의 종류와 기능 알아두고, 시상하부의 위치와 기능 알아두기
- 기저핵의 구성과 기능 알아두기
- 대뇌반구의 구와 회를 중심으로 구분하기
- 대뇌피질의 운동영역과 감각영역의 위치와 기능 알아두기
- 대뇌수질의 신경섬유다발에 대해 알아두기
- 변연계의 구조 알아두기
- 뇌와 척수막에 대해 알아두기
- 뇌실의 종류와 뇌척수액 순환 알아두기

요약정리

SUMMING-UP

- 연수는 대공 높이에서 명확한 경계 없이 척수와 연결되고 생명유지에 필수적인 심장 · 호흡 및 소화 등에 관한 중요한 반사중추가 있다. 설인신경, 미주신경, 부신경, 설하신경과 연관된 신경핵이 위치한다.
- 연수의 횡단면은 경계구를 중심으로 외측이 익상판과 전면의 기저판으로 나눌 수 있다.
- 교뇌는 중뇌와 연수 사이에 볼록하게 튀어나온 부위로서, 기저부와 피개의 두 부분으로 구성되고 삼차신경, 외전신경, 안면신경, 내이신경의 신경핵이 위치한다.
- 중뇌는 대뇌와 교뇌 및 소뇌를 연결하는 뇌간의 잘록한 곳으로, 여러 전도로의 통로와 중계소가 되며, 시각 및 청각의 반사중추와 안구운동과 동공수축의 운동중추가 있다. 동안신경과 활차신경의 신경핵이 위치한다.
- 소뇌는 교뇌와 연수의 뒤쪽에 위치함으로써 넷째뇌실의 지붕을 이룬다. 소뇌는 피부, 관절, 근육으로부터 감각 정보를 받아들이는 감각계통으로써의 기능과 움직임과 균형간의 협응(coordination) 조절을 위해 근육의 긴장도와 타이밍(timing) 등을 조절하여 되먹임하는 운동계통으로써의 기능을 함께 수반한다.
- 소뇌는 해부학적으로 후외측열을 중심으로 소뇌체와 편엽소절엽으로 나눌 수 있으며, 소뇌체는 제1열을 중심으로 전엽과 후엽으로 나누고 충부를 중심으로 좌엽과 우엽으로 나눈다.
- 소뇌의 피질은 3층 구조인 분자층, 푸르키니에세포층, 과립층으로 되어있고 푸르키니에세포층에서 원심성섬유를 소뇌핵으로 보낸다.

요약정리

SUMMING-UP

- 소뇌의 핵은 실정핵, 중간위치핵(전상핵, 구상핵), 치상핵이 있으며 치상핵은 상소뇌각을 통해 대뇌 의지운동에 관여한다.
- 간뇌는 대뇌반구와 중뇌 사이에서 셋째뇌실을 둘러싸고 있는 부분으로 시상을 중심으로 시상밑부, 시상상부 및 시상하부로 구분된다.
- 시상은 셋째뇌실의 양측벽에 있는 여러 핵들로 이루어진 큰 타원형의 회백질이며, 양쪽 시상은 시상간교에 의해 연결되어 있으며 간뇌 중에서 가장 큰 부분이다.
- 시상상부는 시상의 후상부에 위치하며, 셋째뇌실의 후벽을 이루며, 송과체, 수강핵 등으로 구성된다. 송과체는 성 기능과 생체리듬에 관여하는 멜라토닌(melatonin)을 분비하는 내분비선이다.
- 시상하부는 셋째뇌실 바닥을 이루고, 수분 전해질균형, 음식물 섭취조절, 체온조절, 혈압조절, 수면 각성조절에 관여하고, 생체리듬을 유지시킨다.
- 복외측시상하부핵은 외측구역에 위치하는 섭식중추이며, 복내측시상하부핵은 내측구역에 위치하는 포만중추이다.
- 기저핵에는 미상핵, 피각과 담창구와 기능적으로 시상밑핵과 흑질로 구성된다. 선조체는 구선조(옛줄무늬체), 신선조(새줄무늬체)로 나누고, 구선조는 담창구, 신선조는 미상핵과 피각을 말한다.
- 피각과 담창구를 합하여 렌즈핵이라고 한다.
- 대뇌반구는 2개의 깊은 구에 의해 4개의 주요 엽으로 나뉘며, 각 엽은 구와 구사이에 볼록하게 솟아있는 회(gyrus)들로 구성된다.
- 중심구는 전두엽과 두정엽을 나누며, 외측구는 전두엽, 측두엽, 두정엽으로 나누며 두정후두구는 두정엽과 후두엽을 나눈다.
- 신피질은 6층 구조로 분자층, 외과립층, 외추체층, 내과립층, 내추체층, 다형층으로 구분된다.
- Brodmann은 대뇌피질은 47개 영역, 대뇌수질은 5개 영역으로 구분하여 총 52개 영역으로 나누고 Brodmann 번호를 사용하여 기능영역을 표기하였다. 대뇌피질은 감각영역, 운동영역 연합영역 변연영역으로 나눌 수 있다.
- 대뇌수질은 백질이며 백질을 구성하고 있는 신경섬유속은 그 경로에 따라 대뇌반구의 같은 쪽을 연결하는 연합섬유, 반대쪽 대뇌반구를 연결하는 교련섬유 및 대뇌피질과 하위중추인 뇌간 및 척수를 연결하는 투사섬유로 구분한다.
- 변연계는 둥근 변연피질과 그 아래 있는 피질하핵군으로 구성된다. 변연계는 본능적 행동과 정서반응을 주재하는 기구로서 행동의 의욕, 학습 및 기억과정에 관여한다.
- 뇌척수막은 내측에서 외측으로 연막, 지주막, 경막의 3층으로 구성되어 있다.
- 뇌, 척수막의 특징

구분	혈관	특징	뇌척수액
경막	보통	경막상강 - 정맥, 지방, 임파관 경막하강 - 임파액	흡수 - 뇌의 경막정맥동
지주막	고유혈관 없음	지주막하강	순환 - 지주막하강
연막	혈관풍부	맥락총 형성	생성 - 맥락총

- 대동맥궁에서 분지한 총경동맥의 분지인 내경동맥과 쇄골하동맥의 분지인 척추동맥에서 온 분지가 문합(anastomosis)하여 대뇌동맥륜(cerebral arterial circle)을 뇌저에서 형성한다.
- 대뇌동맥륜은 뇌의 측부순환로로 내경동맥의 분지인 중대뇌동맥(MCA), 전대뇌동맥(ACA), 후교통동맥, 전교통동맥과 쇄골하동맥의 분지인 후대뇌동맥(PCA)이 이루는 고리이다.
- 척수동맥은 척추동맥에서 분지된 세로로 길게 뻗은 세 개의 척수동맥과 소근동맥에 의해 혈액을 공급받는다.

관련 질환과 중재
RELATED DISEASE & INTERVENTION

대뇌 고위기능 영역의 손상

운동언어영역과 감각언어영역은 대뇌반구의 같은 쪽을 연결하는 섬유인 상종속(위세로다발, superior longitudinal fasciculus)과 궁상속(활꼴다발, arcuate fasciculus)에 의해 연결되어 있으며, 이 연결을 통해 다른 사람의 말을 듣고 그대로 말할 수 있다. Wernicke-Geschwind는 뇌에서 일어나는 언어처리 과정의 모델을 제시하였는데 이 모델의 핵심은 브로카영역, 베르니케영역, 궁상속, 각회(모이랑, angular gyrus)이다. 만일 이 영역들의 신경연결에 손상이 발생하면 다음과 같은 질환이 생길 수 있다.

전도성 실어증(1)

전도성 실어증(conduction aphasia)은 이해력과 표현력이 비교적 양호하나 상대방의 말을 따라하지 못하는 특징을 보이며 이러한 원인은 브로카영역과 베르니케영역 사이를 이어주는 궁상속의 손상에 기인하는 것으로 알려졌다.

시각실어증(2)

시각실어증(optic aphasia)은 한 번에 한 글자씩은 읽을 수 있으나 단어 자체는 읽지 못한다. 이러한 원인은 몸의 감각, 청각, 시각정보를 서로 연관시키는데 관여하는 각상회(모서리위이랑, supramarginal gyrus)와 일차시각영역 사이의 신경연결의 손상에 기인한 것으로 알려져 있다.

순수실독증(3)

순수실독증(pure alexia)은 글을 읽을 수는 없으나 쓸 수는 있는 장애로, 순수 단어맹 또는 실서증 없는 실독증이라고도 불린다. 이러한 원인은 시각정보를 종합하여 베르니케감각영역으로 중계하는데 관여하는 각회와 일차시각영역 사이의 신경연결의 손상에 기인한 것으로 알려져 있다.

실행증

실행증(apraxia)은 운동능력 및 감각능력에 장애가 없고 환자가 지시자의 말을 충분히 이해하고 수행할 수 있을 정도의 의식수준을 유지하고 있음에도 불구하고, 운동계획과 관련있는 전운동영역 사이의 신경연결 손상에 기인한 것으로 이미 학습되어 할 수 있는 운동이나 몸짓을 못하는 장애를 말한다.

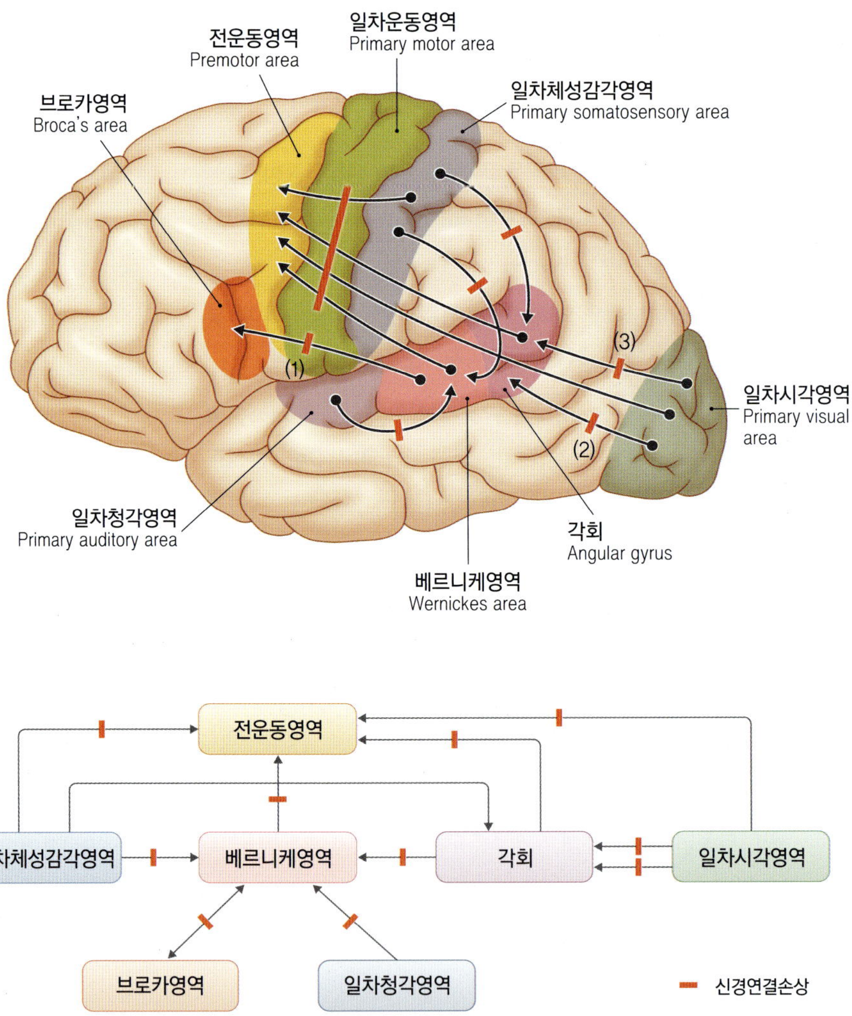

그림 11-64 언어관련 영역과 손상

학습목표에 대한 자기진단
SELF-DIAGNOSIS OF THE LEARNING OBJECTIVE

번호	학습목표	자기성취도(점)				
		90%(5)	70%(4)	50%(3)	30%(2)	10%(1)
1	연수의 횡단면 구조에 대해 알 수 있다.					
2	교뇌의 횡단면 구조에 대해 알 수 있다.					
3	중뇌의 횡단면 구조에 대해 알 수 있다.					
4	소뇌피질의 구조와 소뇌핵에 대해 알 수 있다.					
5	소뇌의 기능적 연결에 대해 알 수 있다.					
6	간뇌를 구분하고, 시상하부의 기능을 알 수 있다.					
7	기저핵의 구성과 기능에 대해 알 수 있다.					
8	대뇌반구를 구분할 수 있다.					
9	대뇌를 브로드만 영역으로 나눌 수 있다.					
10	대뇌수질의 신경섬유다발의 종류와 기능을 알 수 있다.					
11	변연계의 구성에 대해 알 수 있다.					
12	뇌와 척수의 막에 대해 알 수 있다.					
13	뇌의 주요 혈관분포에 대해 알 수 있다.					
계						
단원 합계						점

주요용어 점검
CHECKING OF MEDICAL TERMS

시상 thalamus
기저핵 basal nuclei
선조체 corpus striatum
대뇌반구 cerebral hemisphere
신피질 neocortex
운동영역 motor area
감각영역 sensory area

연합영역 association area
브로카 영역 Broca's area
베르니케 영역 Wernicke's area
연합섬유 association fiber
교련섬유 commissural fibers
투사섬유 projection fiber
변연계 limbic system

대상회 cingulate gyrus
편도핵 amygdaloid nucleus
뇌경막 cranial dura mater
뇌실 ventricle
대뇌동맥륜 cerebral arterial circle

테스트

TEST

■ 다음 그림은 뇌간의 구조이다. 빈 칸에 알맞은 용어를 쓰시오.

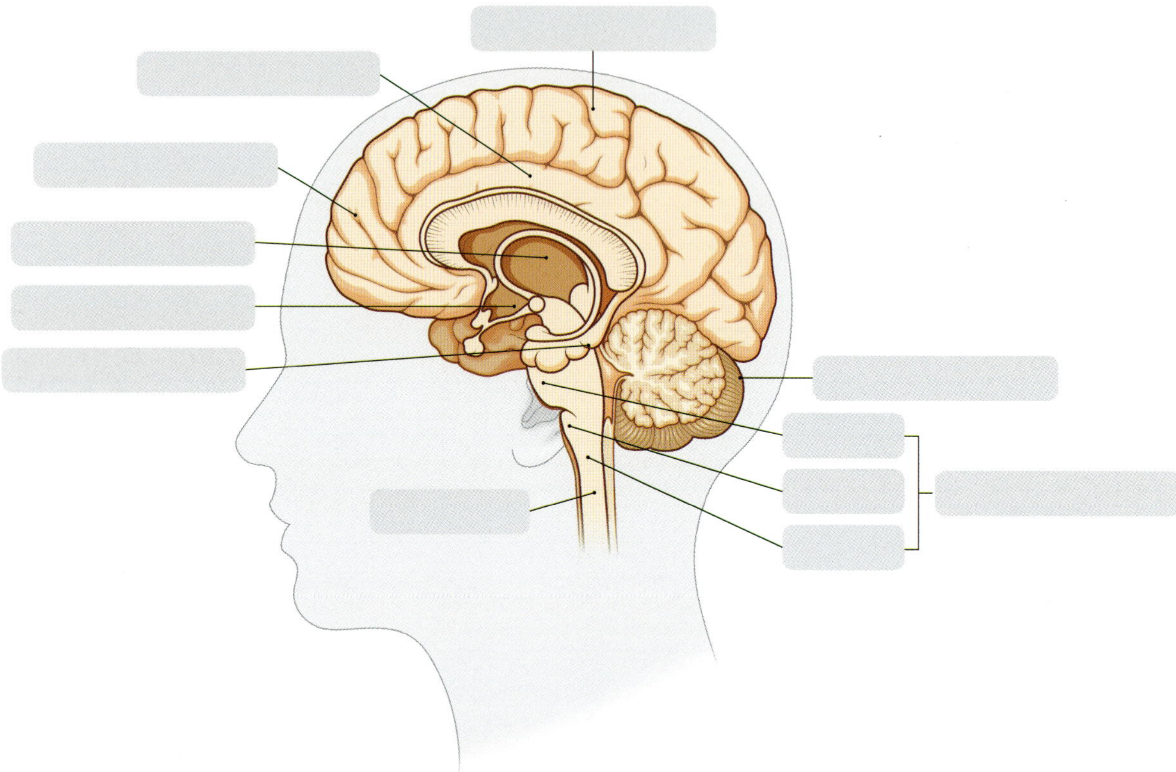

■ 다음 그림은 중뇌의 횡단면이다. 빈 칸에 알맞은 용어를 쓰시오.

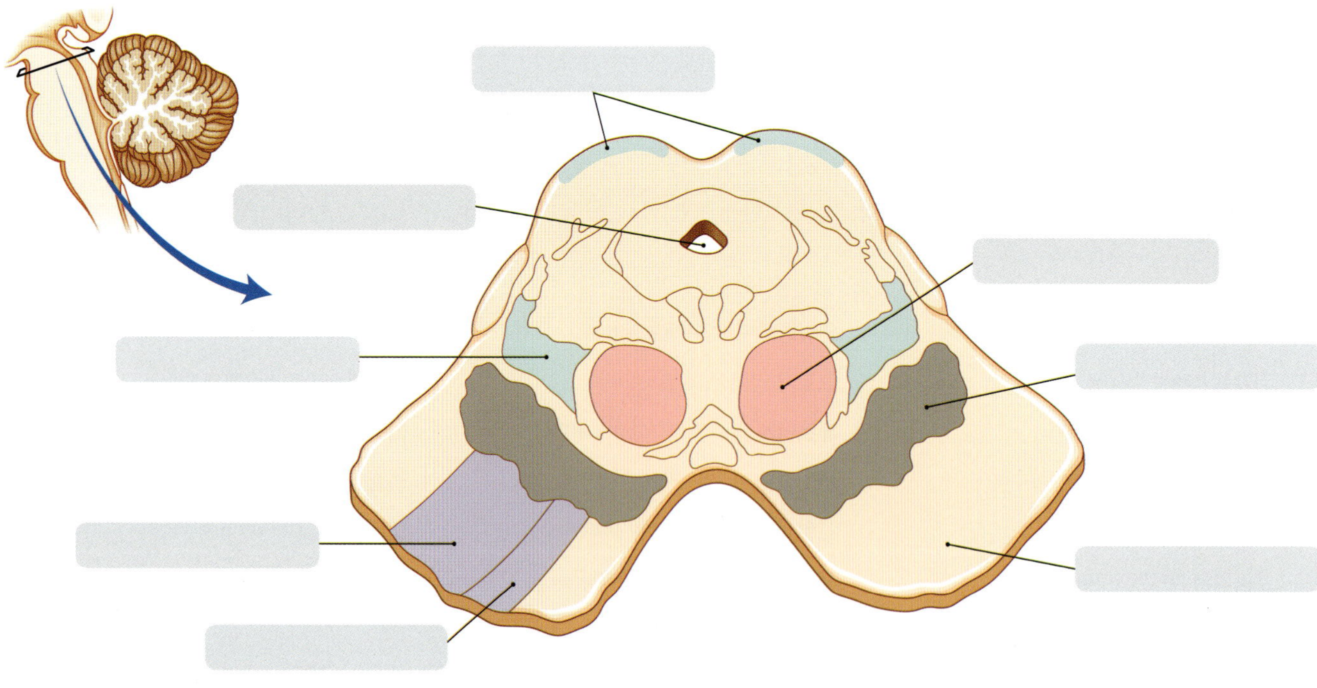

테스트

TEST

■ 다음 그림은 소뇌의 단면이다. 빈 칸에 알맞은 용어를 쓰시오.

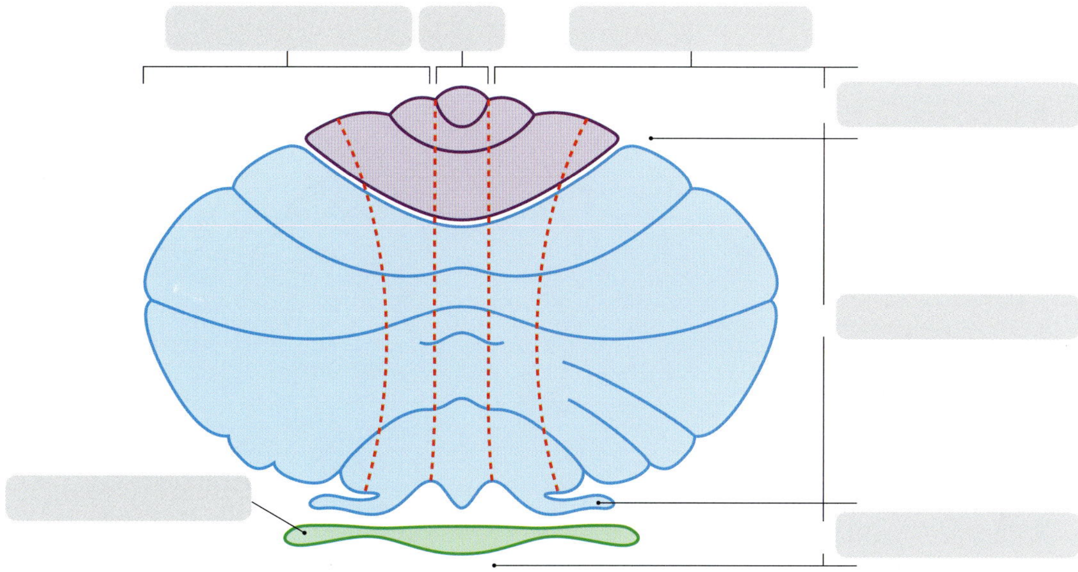

■ 다음 그림은 기저핵을 나타낸 것이다. 빈 칸에 알맞은 용어를 쓰시오.

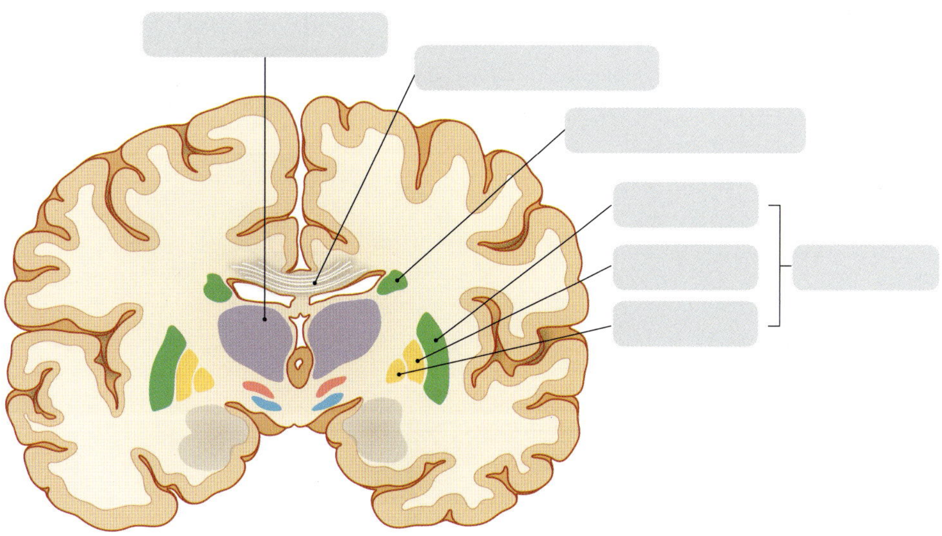

테스트

TEST

■ 다음 그림에서 대뇌피질의 구와 회의 명칭을 쓰시오.

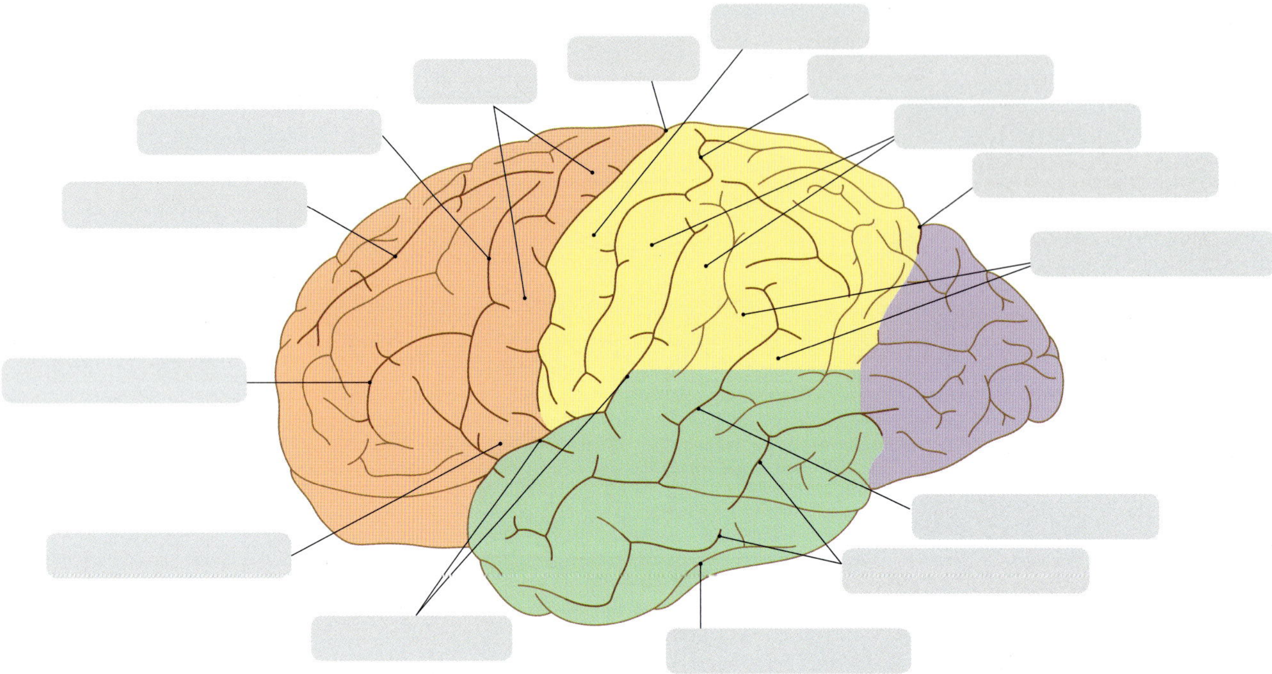

■ 다음 그림에서 뇌실의 구조이다. 빈 칸에 알맞은 용어를 쓰시오.

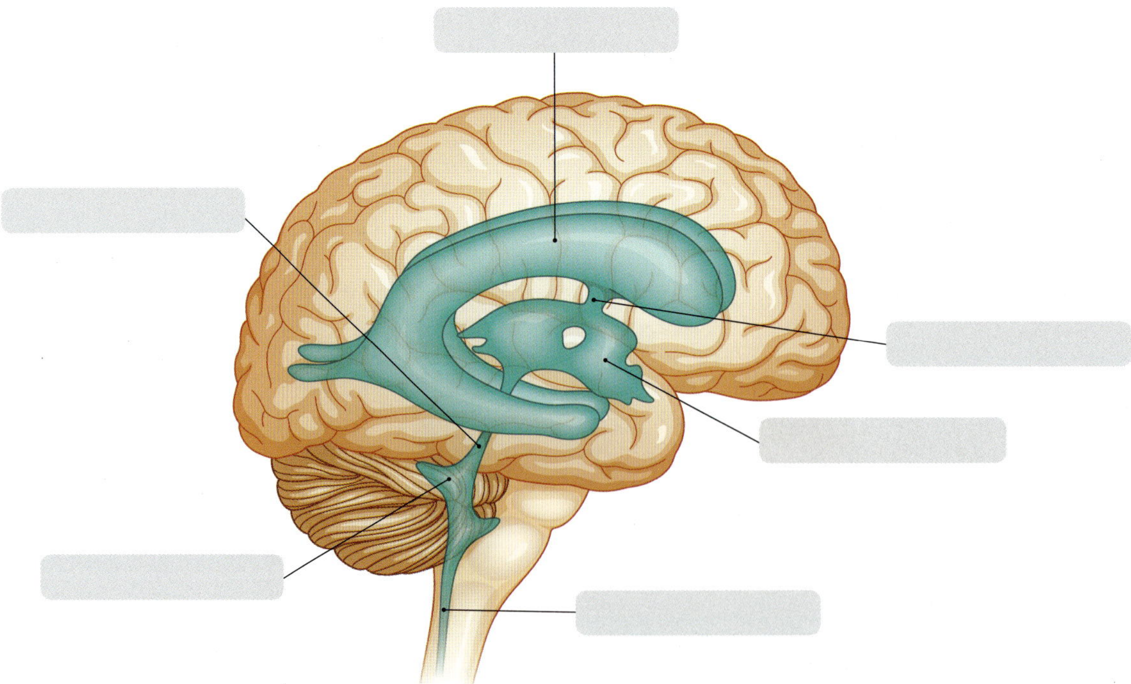

말초신경계

학습 목표 ■ 말초신경계를 구분할 수 있다.

해부학적 구분

말초신경계(peripheral nervous system)는 기능에 따라 인체의 골격근 운동을 지배하는 체성신경계(somatic nervous system, SNS)와 내장, 혈관 및 각종 선 등에 분포하여 이들 기관들의 기능을 일상생활에 필요한 정도로 무의식 혹은 반사적으로 조절해 주는 자율신경계(autonomic nervous system, ANS)로 구분된다. 해부학적으로 연결된 부분에 따라 12쌍의 뇌신경(cranial nerve)과 31쌍의 척수신경(spinal nerve)으로 구분된다. 말초신경계는 신체의 각 부위의 감각 정보를 중추신경계로 전달하여 주고, 중추신경계의 명령을 신체의 각 부위로 전달하는 역할을 한다.

기능학적 구분

신체 각 부위의 감각기관에서 받아들인 자극을 중추신경계인 뇌와 척수에 전달하는 구심성 신경부(afferent division)와 여기서 통합 · 조정되어 일으키는 반응을 신체의 골격근과 내장근 및 각종 선에 전달하는 원심성 신경부(efferent division)로 구분할 수 있다. 또한, 축삭(axon)의 다발인 신경(nerve)과 신경세포체의 집단인 신경절(ganglion)로 구성된다. 척수신경절(spinal ganglion) 혹은 후근신경절(뒤뿌리신경절, dorsal root ganglion)은 추간공(척추사이구멍, intervertebral foramen) 근처에서 감각세포들이 집단을 이루어 형성한 것이며, 머리 부분을 제외한 우리 몸의 일반감각은 감각수용기를 거친 후 척수신경절로 들어간다. 그러므로 척수신경절은 일반감각을 담당하는 첫 번째 신경원이 된다.

중추신경계와는 달리 말초신경계는 보호해 주는 구조가 부족하다. 예를 들면, 두개골과 척추에 의해 보호되지 못하고, 뇌척수막에 의해서도 보호를 받지 못하며, 뇌-혈관장벽(brain-blood barrier)에 의해서도 보호를 받지 못한다. 또한 외부 독성물질이나 혹은 기계적 손상에 의한 위험에 노출되어 있다.

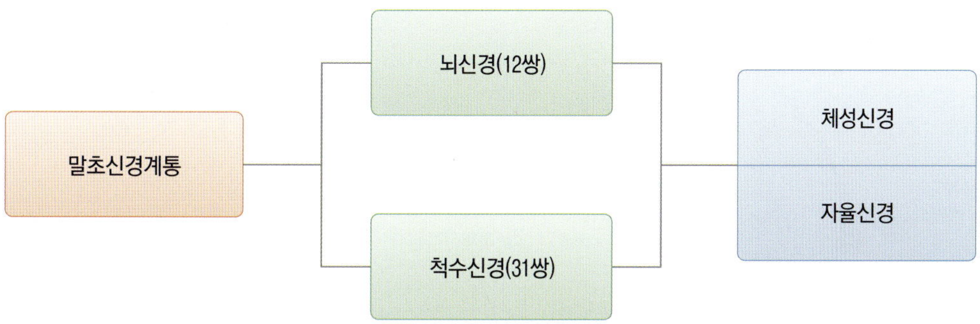

그림 11-65 말초신경계의 구분

11.23 척수신경

학습목표
- 31쌍의 척수신경을 알 수 있다.
- 척수신경의 전지와 후지의 분포를 알 수 있다.

척수(spinal cord)는 31개의 분절로 구성되어 있고, 31쌍의 척수신경은 척수의 각 분절(segment)에서 나오며, 8쌍의 경신경(목신경, cervical nerves), 12쌍의 흉신경(가슴신경, thoracic nerves), 5쌍의 요신경(허리신경, lumbar nerves), 5쌍의 천골신경(엉치신경, sacral nerves), 1쌍의 미골신경(꼬리신경, coccygeal nerves)으로 구성된다.

각각의 척수신경(spinal nerve)은 운동성인 전근(앞뿌리, anterior root)과 감각성인 후근(뒤뿌리, posterior or dorsal root)으로 구성되는데, 후근은 전근과 만나 척수신경을 형성함으로써 혼합신경이 된다. 척수신경은 추간공을 나온 후 전지(앞가지, anterior ramus)와 후지(뒤가지, posterior ramus)로 나누어지며, 또한 척수 경막에 분포하는 경막지(meningeal branch)와 교감신경계와 연락하는 교통지(교통가지, com-muicating branch)로 분지된다. 모든 척수신경이 추간공을 통해서 척주관을 나오지는 않고 첫째 경신경은 후두골과 첫째 경추 사이에서 나오고, 천골신경은 천골공(엉치뼈구멍, sacral foramen)을 통해 나오므로 척수와 높이 차이가 있다.

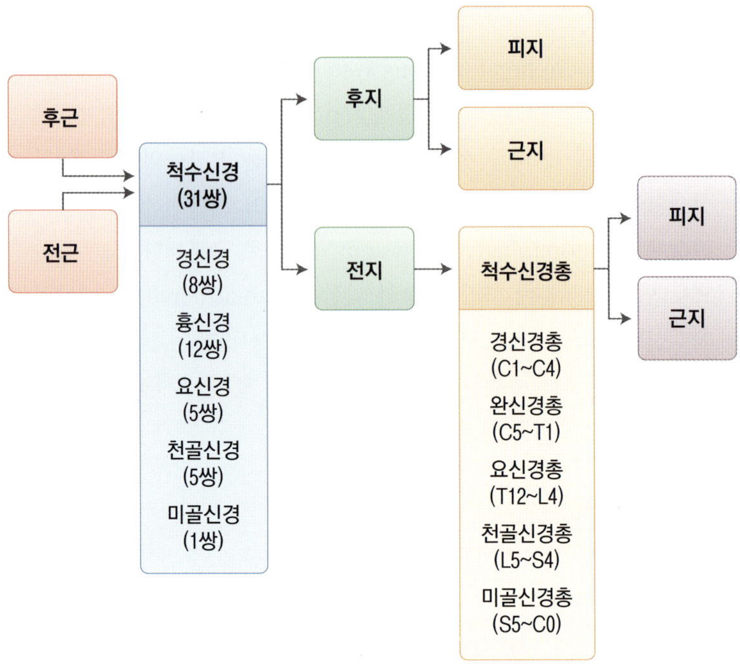

그림 11-67 척수신경의 분지

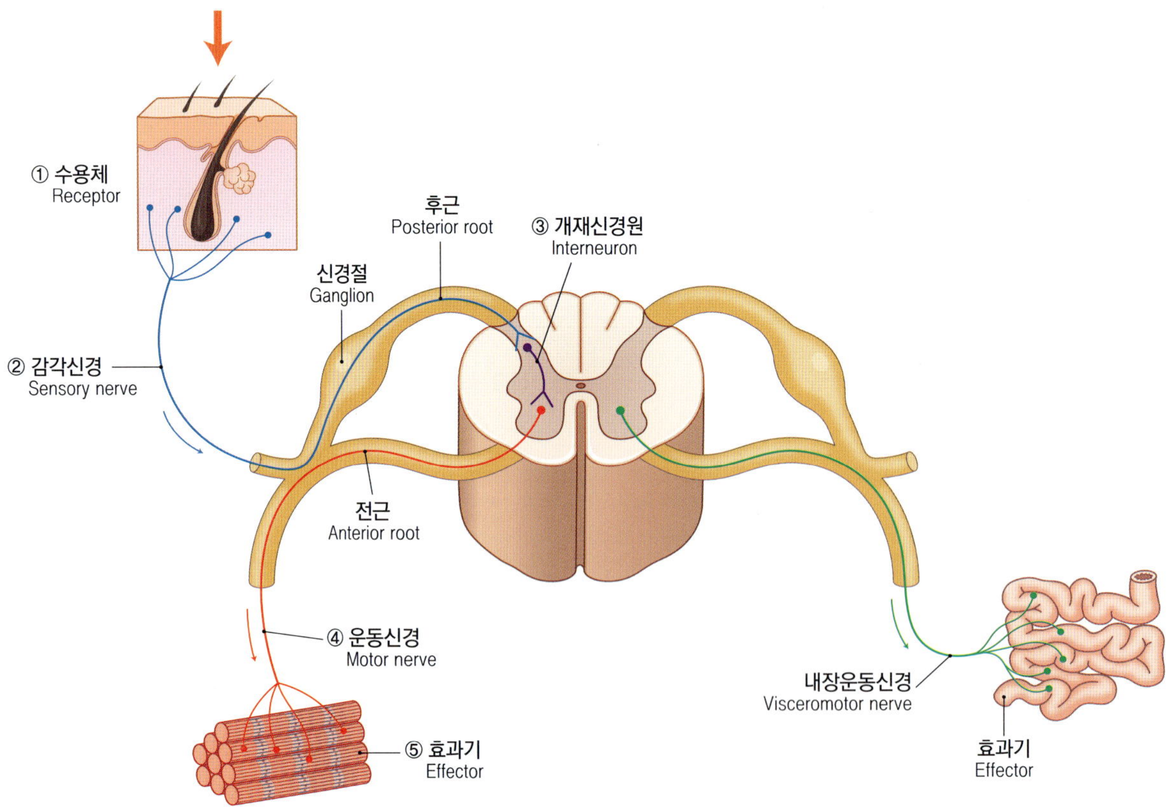

그림 11-66 척수신경의 구분

11.23 척수신경

학습목표 ■ 척수신경의 전지와 후지의 분포 영역에 대해 알 수 있다.

척수신경의 전지

전지(앞가지, anterior branch)는 대부분 후지보다 크며, 그 분포 영역도 넓어서 목의 앞쪽 및 가쪽, 몸통의 앞쪽 및 가쪽, 팔과 다리 모든 부분의 피부와 근육에 분포하여 감각과 운동을 담당한다.

추간공(척추사이구멍, intervertebral foramen)을 나온 후 다시 척주의 외측에서 서로 문합하여 신경총(신경얼기, nerve plexus)을 형성하며, 위치에 따라 경신경총(목신경얼기, cervical plexus; C1~C4), 완신경총(팔신경얼기, branchial plexus; C5~T1), 요신경총(허리신경얼기, lumbar plexus; T12~L4), 천골신경총(엉치신경얼기, sacral plexus; L5~S4), 미골신경총(꼬리신경얼기, coccygeal plexus; S5~C0)으로 구분된다.

대부분의 흉신경(가슴신경, thoracic nerves)의 전지는 신경총을 형성하지 않고, 제1흉신경에서 제11흉신경까지는 늑간신경(갈비사이신경, intercostal nerves)이 되어 늑골사이를 빠져나간다. 제12흉신경을 늑하신경(갈비밑신경, subcostal nerve)이라고 한다.

척수신경의 후지

일반적으로 전지(anterior branch)보다 발달이 덜한 후지(posterior ramus)들은 횡돌기사이를 뒤로 나와 내측 및 외측지(안쪽가지와 가쪽가지, medial and lateral branches)로 나뉜다. 주로 목의 뒤쪽, 몸통 뒤쪽의 피부와 골격근에 분포하여 감각과 운동을 담당한다. 대부분 척수신경의 후지는 전지보다 작다.

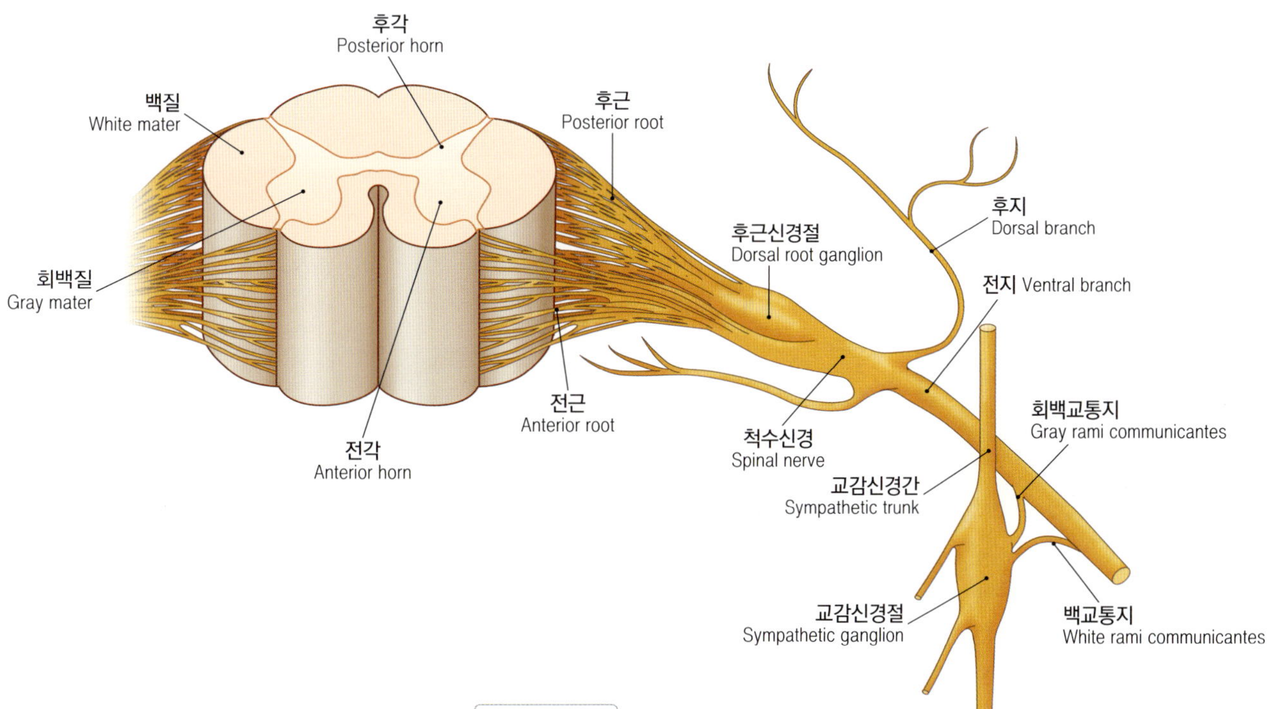

그림 11-68 척수신경의 분지

11.23 척수신경

학습목표 ■ 교감신경의 분지와 경로에 대해 알 수 있다.

척수신경과 교감신경계와의 관계

척수신경(spinal nerve)은 백교통지와 회백교통지에 의해 교감신경절과 연결된다. 우리 몸에서 교감신경계의 신경세포체가 위치하는 곳은 제1흉수분절(thoracic spinal segment)에서 제2요수분절(lumbar spinal segment) 사이의 척수의 측각(가쪽뿔, lateral horn)이다.

백교통지. 백교통지(백색교통가지, white rami communicantes)는 교감신경의 신경세포체에서 나온 절전교감신경섬유(신경절이전교감신경섬유, preganglionic sympathetic fiber)가 교감신경절로 가는 신경섬유를 의미하며, 백교통지는 제1흉수분절에서 제2요수분절 사이의 척수에서만 관찰된다.

회백교통지. 회백교통지(회색교통가지, gray rami communicantes)는 교감신경절에서 시작된 절후교감신경섬유(신경절이후교감신경섬유, postganglionic sympathetic fiber)가 척수신경으로 가는 신경섬유를 의미하며, 회백교통지는 모든 척수신경에서 관찰된다. 회백교통가지는 척수신경이 분포하는 영역에 동반되어 분포하며, 평활근과 선(gland) 등에 분포한다.

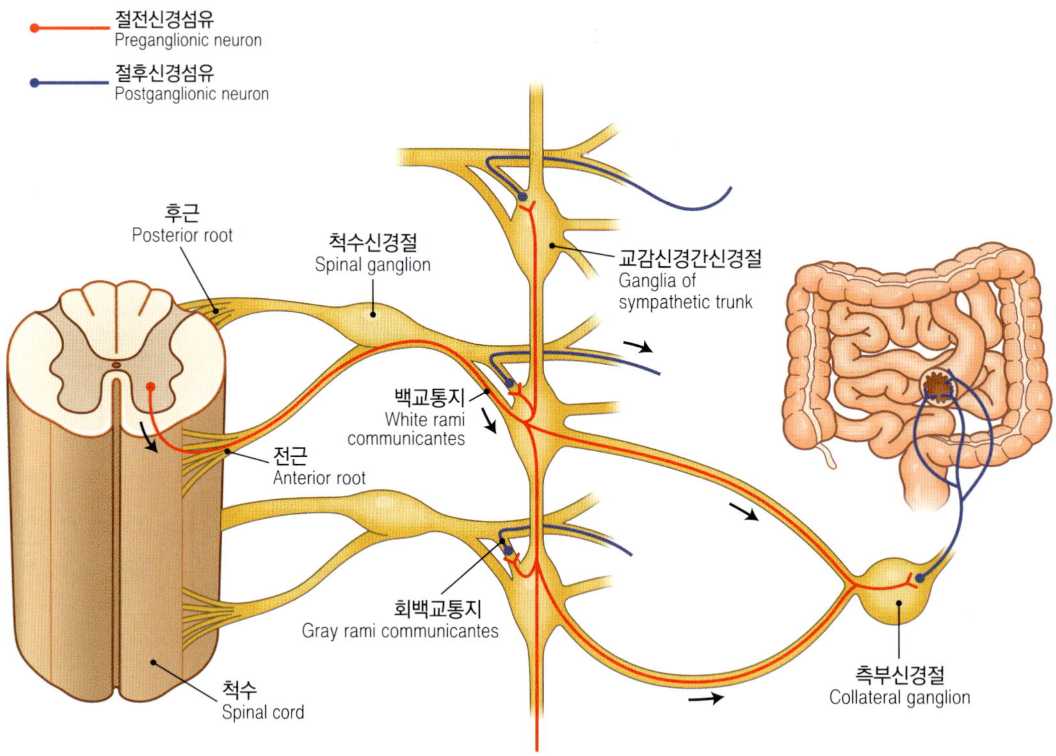

그림 11-69 척수신경과 교감신경의 분지

CHAPTER

11.24 경신경총

학습 목표
- 경신경총의 가지를 알 수 있다.

경신경총(C1~C4)

위쪽의 경신경의 전지(C1~C4)는 경신경총(목신경얼기, cervical plexus)을 형성한 후, 감각섬유인 피지(감각가지, cutaneous branch)와 근지(운동가지, muscular branch)인 근육가지를 내보내어 피부와 근육에 분포한다.

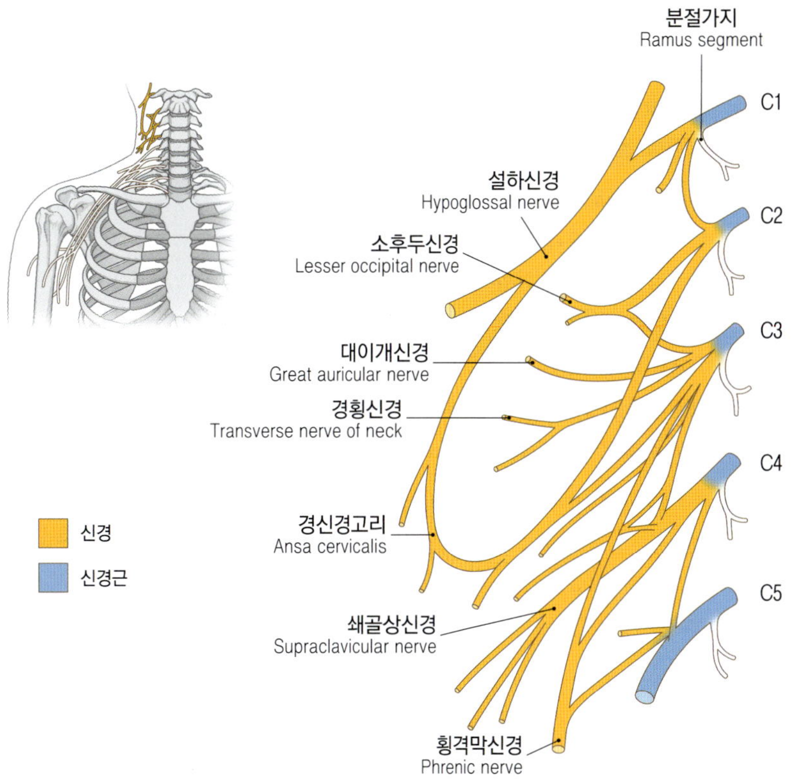

그림 11-70 경신경총

피지

소후두신경. 소후두신경(작은뒤통수신경, lesser occipital nerve)은 귀 후부의 피부에 분포한다.

대이개신경. 대이개신경(큰귓바퀴신경, greater auricular nerve)은 이하선(귀밑샘, parotid gland) 부위의 피부와 유양돌기(꼭지돌기, mastoid process)의 피부에 분포한다.

경횡신경. 경횡신경(가로목신경, transverse nerve of neck)은 목의 전부 및 외측 부분의 피부에 분포한다.

상쇄골신경. 상쇄골신경(빗장위신경, supraclavicular nerve)은 쇄골 아래부위, 어깨부위의 피부에 분포한다.

근지

경신경고리. 경신경고리(ansa cervicalis)는 갑상설골근(방패목뿔근, thyrohyoid muscle), 견갑설골근(어깨목뿔근, omohyoid muscle), 흉골설골근(복장목뿔근, sternohyoid muscle), 흉골갑상근(복장방패근, sternothyroid muscle)의 운동을 담당한다.

횡격막신경. 횡격막의 운동 및 감각을 담당하는 횡격막신경(가로막신경, phrenic nerve)이 있다.

경신경근지 일부는 목의 중간부 근육과 심부근육, 즉 두직근(머리곧은근, rectus capitis muscle), 두장근(긴머리근, longus capitis muscle), 경장근(긴목근, longus colli muscle), 이설골근(턱끝목뿔근, geniohyoid muscle)에 분포한다.

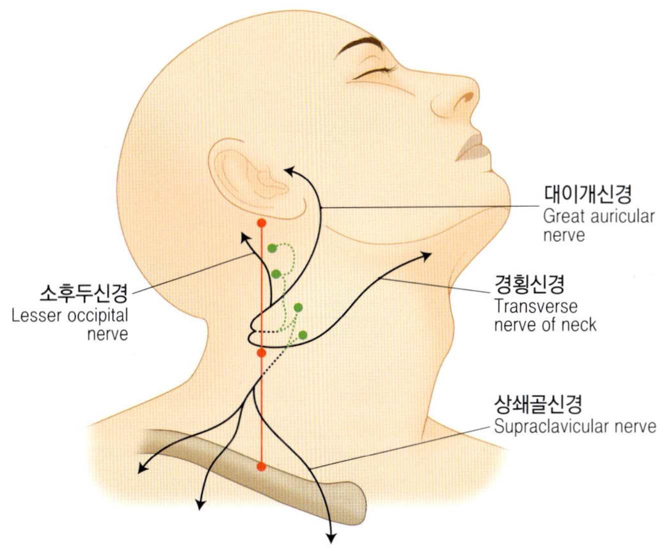

그림 11-71 경신경총의 가지 분포

11.25 완신경총

학습목표 ■ 완신경총의 갈래와 구성에 대해 알 수 있다.

완신경총(C5~T1)

완신경총(팔신경얼기, branchial plexus)은 상지 전체를 지배하는 큰 신경총이며 목의 외측에서 나와서 액와(겨드랑, axilla fossa)를 거쳐 쇄골하동맥(빗장밑동맥, subclavian artery)과 액와(겨드랑, axilla fossa)를 에워싸듯이 형성되어 있다.

구분

경수 C5에서 흉수 T1의 척수신경 전지들은 서로 합쳐졌다가 다시 나뉘면서 근(뿌리, root), 간(줄기, trunk), 부(갈래, divisions), 속(다발, cord), 종말지(terminal branch)로 구분된다.

C5와 C6의 신경근(신경뿌리, nerve root)은 서로 결합하여 상신경간(위신경줄기, superior trunk)을 이루고, C7의 신경근은 그대로 연장되어 중신경간(중간신경줄기, middle trunk)이 된다. 그리고 C8과 T1의 신경간은 합쳐져서 하신경간(아래신경줄기, inferior trunk)을 형성한다. 이들 신경간은 각각 다시 전분지(앞신경갈래, anterior divisions)와 후분지(뒤신경갈래, posterior divisions)로 나누어진 후 서로 얽혀서 신경속(신경다발, fascicles)을 이룬다. 즉 신경근 3개의 후지가 합쳐져서 후신경속(뒤다발, posterior cord)을 형성하며, 그 종말지로서 요골신경(노신경, radial nerve)과 액와신경(겨드랑신경, axillary nerve)을 분지하고, 상신경간과 중간신경간의 전지가 합쳐져서 이룬 외측신경속(가쪽다발, lateral cord)에서는 근피신경(근육피부신경, musculocutaneous nerve)이 분지한다.

또한 하신경간의 전지는 내측신경속(안쪽다발, medial cord)을 만들어 종말지인 척골신경(자신경, ulnar nerve)과 피지인 내측전완피부신경(안쪽아래팔피부신경, medial antebrachial cutaneous nerve of forearm) 및 내측상완피부신경(안쪽위팔피부신경, medial antebrachial cutaneous nerve)을 분지하며, 내 · 외측신경속에서 나온 신경섬유들은 합쳐져서 정중신경(median nerve)이 된다.

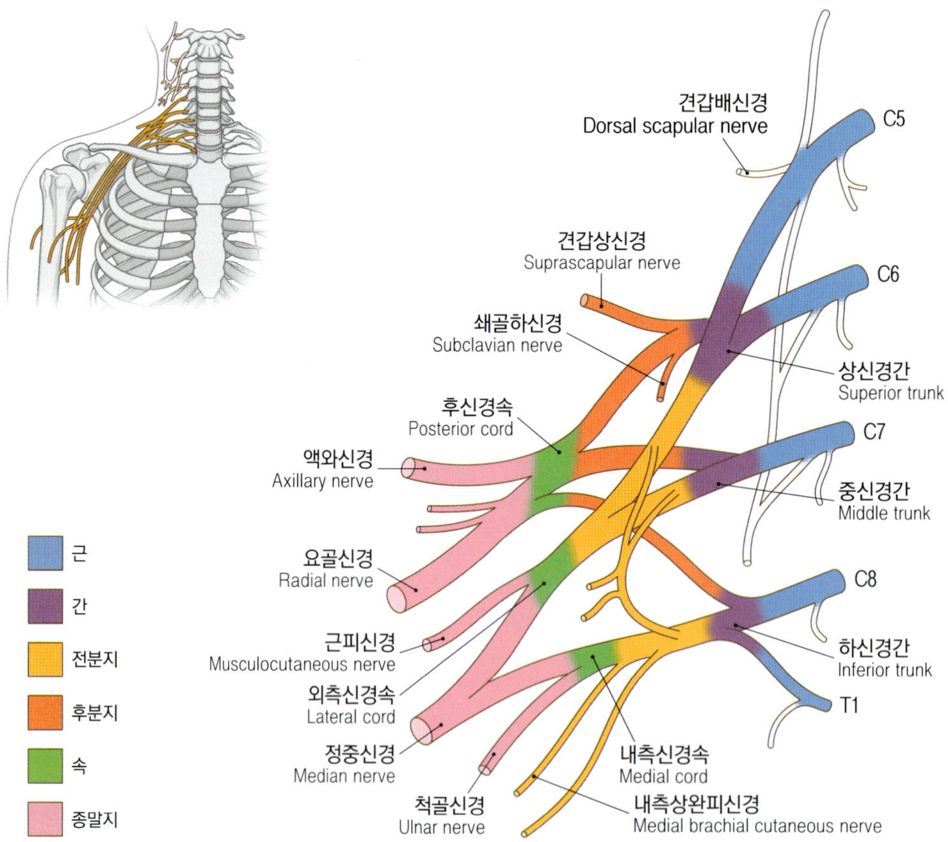

그림 11-72 완신경총

완신경총

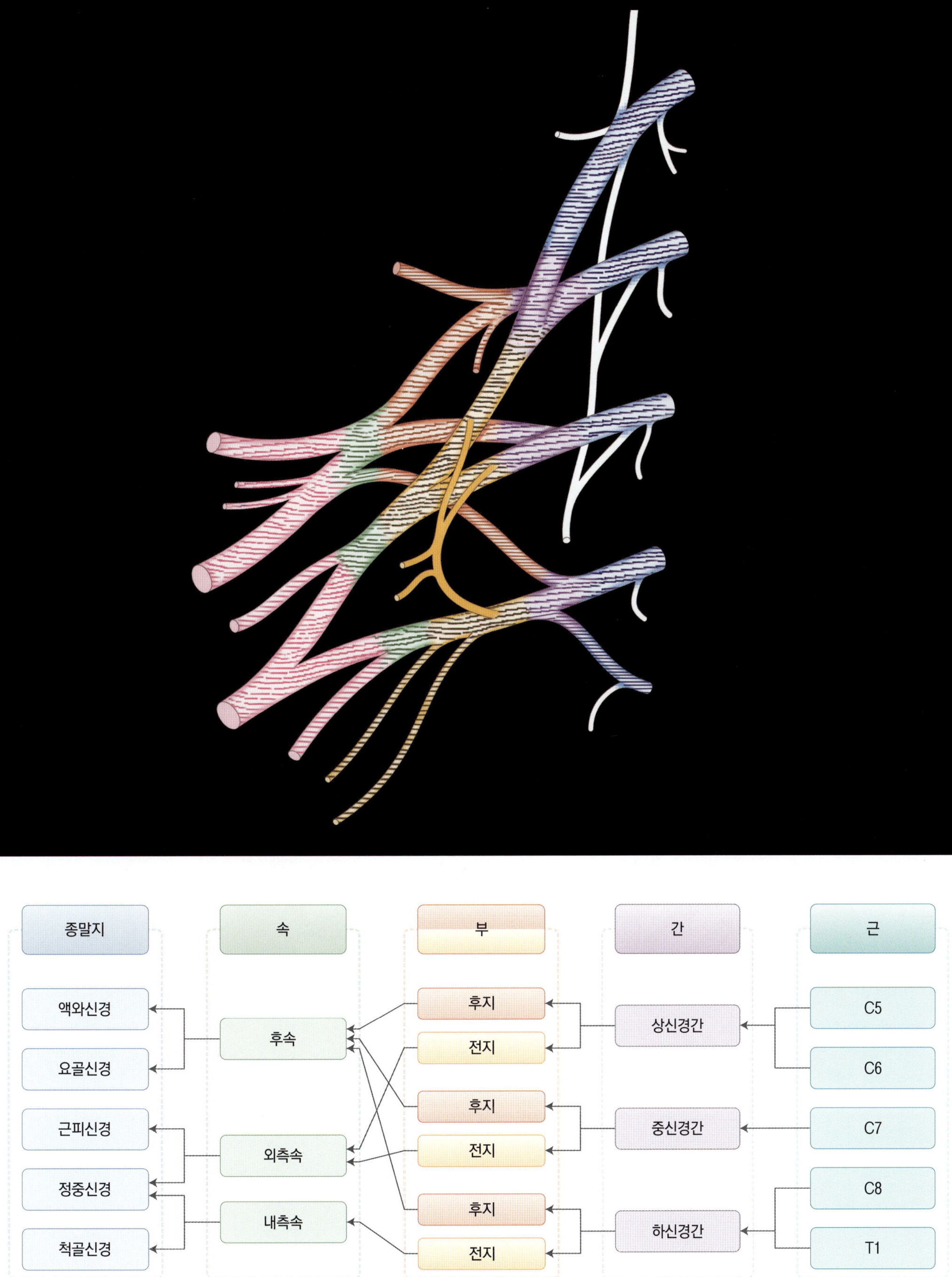

그림 11-73 완신경총의 분지

11.25 완신경총

학습 목표 ■ 완신경총 중 종말지 이전 분지에 대해 알 수 있다.

완신경총 중 종말지 이전 분지

종말지가 나오기 이전에 완신경총의 신경근(nerve root)과 신경간(nerve trunk) 및 신경속(fascicles)에서 다수의 신경들이 분지된다(그림 11-72).

- 내측 · 외측흉근신경(안쪽 · 가쪽가슴근신경, medial · lateral pectoral nerves; C5~C8)이 대흉근(큰가슴근, pectoralis major muscle)과 소흉근(작은가슴근, pectoralis minor muscle)을 지배한다.
- 장흉신경(긴가슴신경, long thoracic nerve; C5~C7)이 전거근(앞톱니근, serratus anterior muscle)을 지배한다(그림 11-74).
- 견갑배신경(어깨등신경, dorsal scapular nerve; C5)이 견갑거근(어깨올림근, levator scapulae muscle)과 능형근(마름근, rhomboid muscle)을 지배한다.
- 견갑상신경(어깨위신경, suprascapular nerve; C5~C6)이 사각근(목갈비근, scalene)과 극상근(가시위근, supraspinatus muscle) 및 극하근(가시아래근, infraspinatus muscle)을 지배한다(그림 11-75).
- 견갑하신경(어깨밑신경, subscapular nerve; C5~C7)이 견갑하근(어깨밑근, subscapularis muscle)과 대원근(큰원근, teres major muscle)을 지배한다.
- 흉배신경(가슴등신경, thoracodorsal nerve; C6~C8)이 광배근(넓은등근, latissimus dorsi muscle)을 지배한다.
- 쇄골하신경(빗장밑신경,subclavian nerve; C5)이 쇄골하근(빗장밑근, subclavius muscle)을 지배한다.

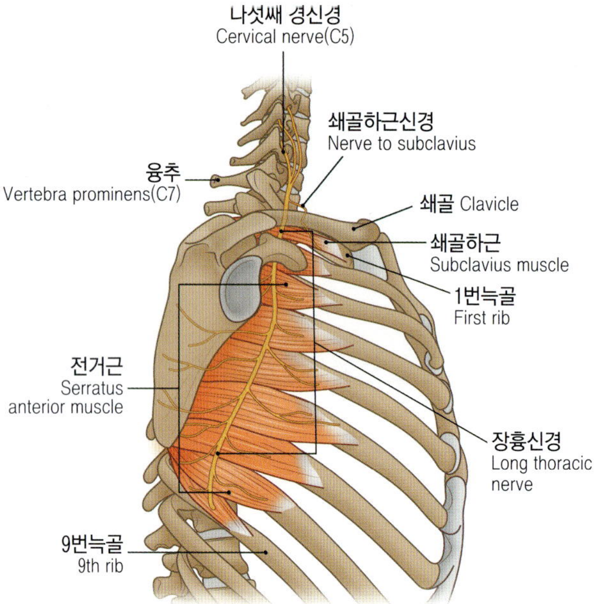

그림 11-74 장흉신경

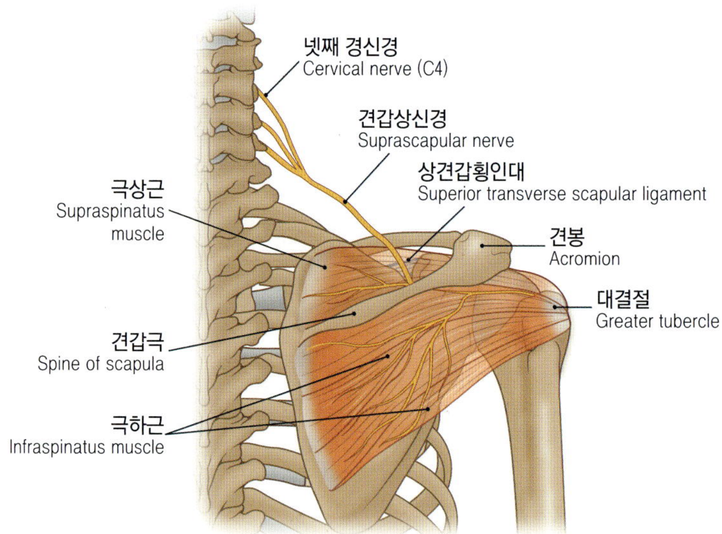

그림 11-75 견갑상신경

11.25 완신경총

학습 목표 ■ 액와신경과 요골신경의 근지와 피지에 대해 알 수 있다.

후속에서 분지되는 신경

액와신경

근지. 삼각근(어깨세모근, deltoid muscle)과 소원근(작은원근, teres minor muscle)을 지배한다.

피지. 상외측상완피부신경(위가쪽위팔신경, superior lateral brachial cutaneous nerve)으로써 상완 외측부위의 피부에 분포한다.

요골신경

완신경총에서 가장 큰 신경으로 후신경속에서 종말지로 나오며 상완골의 요골신경구(노신경고랑, radial groove)를 따라서 상완의 깊은 부위를 지나고, 전완의 외측을 따라 하행하여 손등에 이른다.

근지. 팔의 모든 신근(extensor)이나 신근작용근육을 지배하는데, 요골신경의 마비는 팔꿈치가 펴지지 않고 손목과 손가락이 구부러지며, 손목이 축 늘어지는 수근하수(wrist drop) 상태가 야기된다.

피지. 후상완피부신경(뒤위팔피부신경, posterior cutaneous nerve of arm)과 하외측상완피부신경(아래가쪽위팔피부신경, inferior lateral cutaneous nerve of arm) 및 후전완피부신경(뒤아래팔피부신경, posterior cutaneous nerve of arm)은 상완 및 전완의 후부 그리고 손등의 외측 1/2에 분포한다.

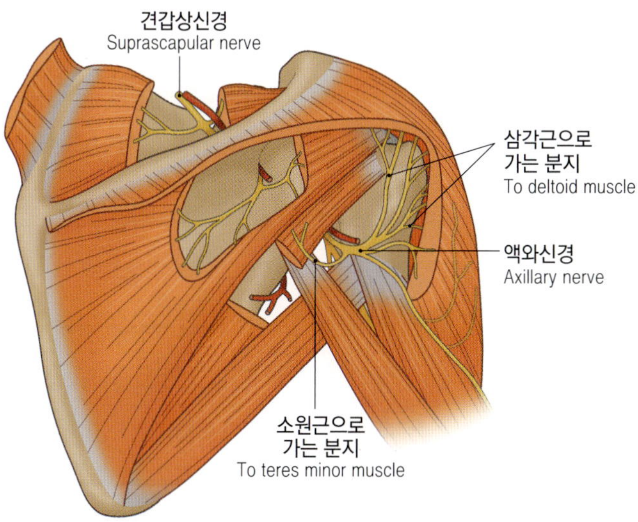

그림 11-76 액와신경과 통로

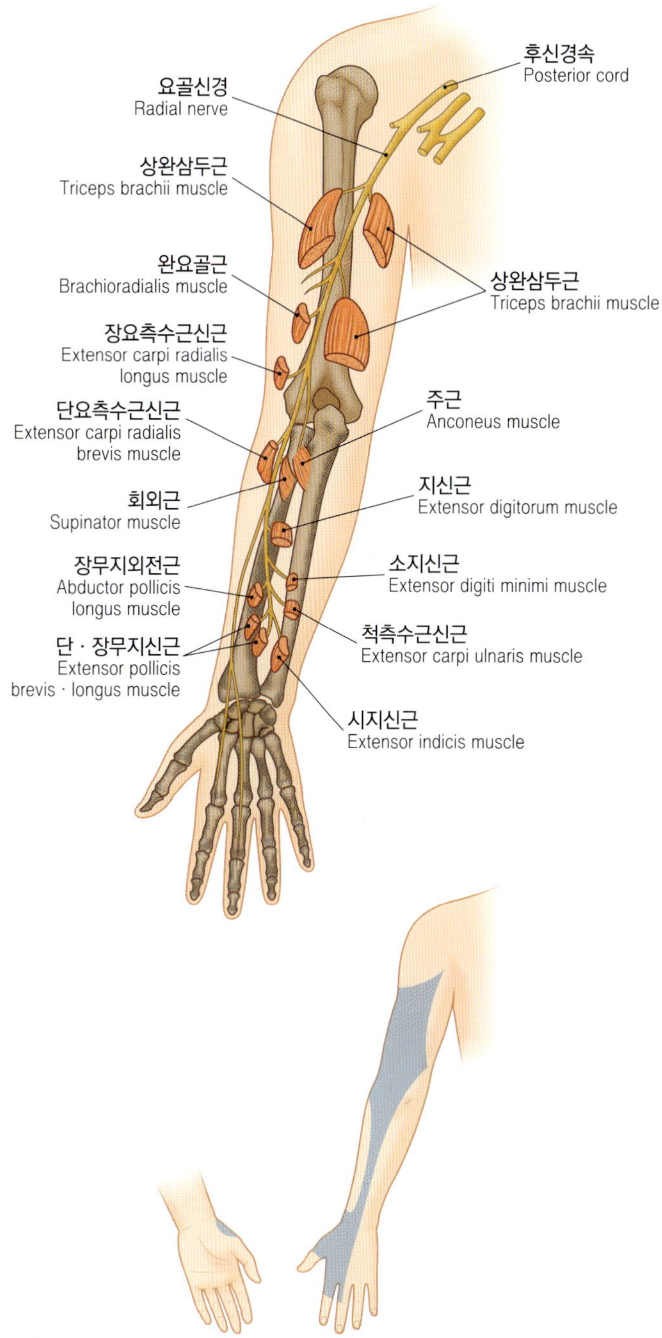

그림 11-77 요골신경의 근지와 피지

11.25 완신경총

학습 목표 ■ 근피신경의 근지와 피지에 대해 알 수 있다. ■ 척골신경의 근지와 피지에 대해 알 수 있다.

외측속에서 분지되는 신경

근피신경

근지. 상완이두근(위팔두갈래근, biceps brachii muscle)과 상완근(위팔근, brachialis muscle) 및 오훼완근(부리위팔근, coracobrachialis muscle) 등의 상완의 굴근을 지배한다.

피지. 외측전완피신경(가쪽아래팔피부신경, lateral antebrachial cutaneous nerve)이 되어 전완의 외측 피부에 분포하는데, 근피신경(musculocutaneous nerve)의 장애 시 주관절(팔꿉관절, elbow joint)의 굴곡이 불가능해진다.

내측속에서 분지되는 신경

척골신경

척골신경(자신경, ulnar nerve)은 상완의 내측을 상완동맥 및 정중신경과 함께 하행하며, 상완의 하단에서 내측상과(안쪽위관절융기, medial epicondyle)의 후부에 있는 척골신경구(자신경고랑, groove for ulnar nerve)를 지나지만, 다시 전완 전면의 내측을 하행하여 손과 손가락에 이른다.

근지. 척측수근굴근(자쪽손목굽힘근, flexor carpi ulnaris muscle) 및 심지굴근(깊은손가락굽힘근, flexor digitorum profundus muscle) 등의 전완굴근과 손바닥의 소지의 근육들을 지배한다. 손가락에서는 3개의 고유장측지신경이 되어 제3지 중앙에서 제5지까지 분포한다. 척골신경마비는 손가락 끝마디가 굴곡위가 되고, 손가락의 내전과 외전이 불가능하게 되어 갈퀴손(claw hand)이 된다.

피지. 손바닥과 손등의 안쪽 1/2에 분포한다.

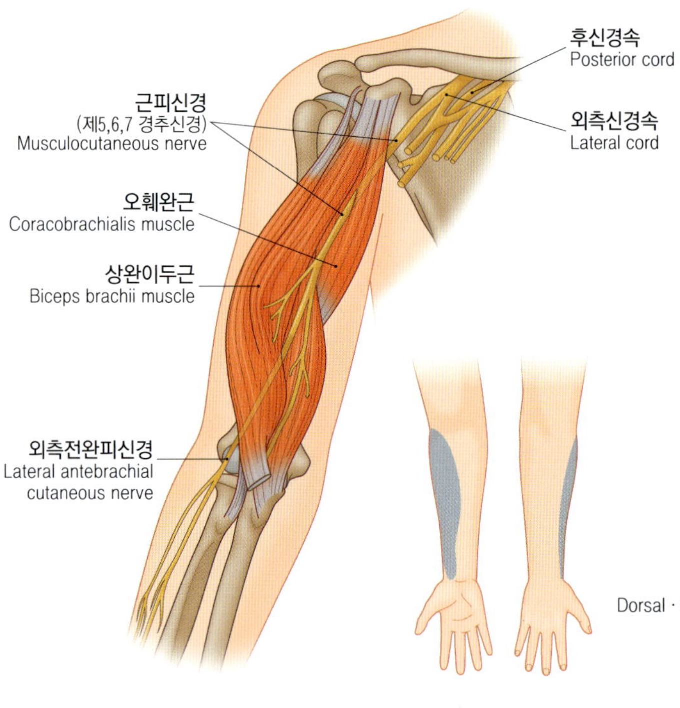

그림 11-78 근피신경의 근지와 피지

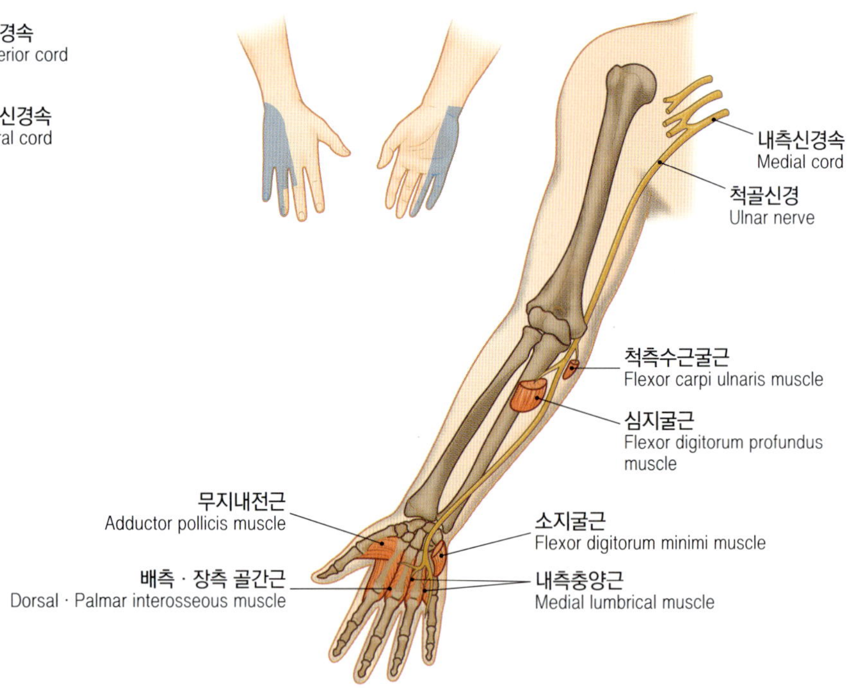

그림 11-79 척골신경의 근지와 피지

11.25 완신경총

학습 목표 ■ 정중신경의 경로와 분포에 대해 알 수 있다.

외측속과 내측속을 합친 것에서 분지되는 신경

정중신경

정중신경(median nerve)은 상완동맥(위팔동맥, brachial artery)과 같이 상완의 안쪽을 따라 하행하여 주맥와(팔오금, cubital fossa)에 이른 후, 천지굴근(얕은손가락굽힘근, flexor digitorum superficialis muscle)의 밑을 지나 손바닥으로 나온다.

근지. 전완굴근(flexor muscles of forearm)들과 회내근(엎침근, pronator) 및 무지의 근육을 지배한다. 손가락에서는 7개의 고유장측지신경(고유바닥쪽손가락신경, proper palmar digital nerves)이 되어 제4지의 외측면에서부터 제1~3지까지 분포하고 있다. 정중신경의 마비는 손의 회내(pronation), 손목 및 손가락의 굴곡과 무지 외전이 안 되어, 이를 원숭이손(ape hand)이라고 한다.

피지. 손바닥 피부의 외측 1/2을 지배한다.

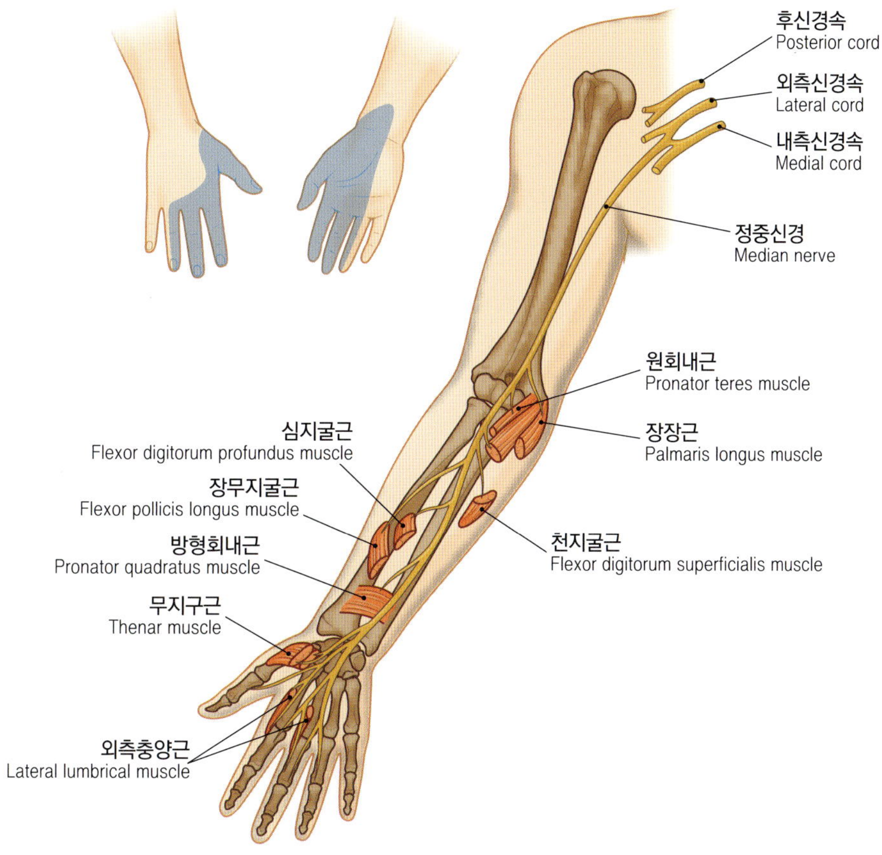

그림 11-80 정중신경의 근지와 피지

CHAPTER

11.26 흉신경

학습목표
- 흉신경의 전지와 후지에 대해 알 수 있다.

흉신경(가슴신경, thoracic nerve)은 신경총을 형성하지 않고 늑간신경이 되어 늑골 사이를 빠져 나간다.

전지. 전지는 늑간신경(갈비사이신경, intercostal nerve)이 되어 늑간근(갈비사이근, intercostal muscle), 상·하후거근(위·아래뒤톱니근, serratus posterior superior·inferior muscle) 및 전복벽근(앞배벽근육, muscles of anterior abdominal wall)과 흉부의 피부에 분포하는데, 늑간신경은 늑간동·정맥(intercostal artery·vein)과 함께 후·아래에서는 늑골(rib)의 하면을 따라 달리지만, 앞쪽에서는 하위 늑골이 만드는 늑골궁(갈비활, costal arch)의 주행에 관계없이 분절상으로 지배한다. 제12번늑골신경은 제12늑골 밑에 위치하므로 늑하신경(갈비밑신경, subcostal nerve)이라고 한다.

후지. 후지는 흉부의 후벽을 구성하는 고유배근(intrinsic muscle of back)인 척주기립근(척주세움근, erector spinae muscle)들을 지배하며, 그와 같은 근육이 분포하는 피부의 영역까지 분포한다.

늑하신경의 피지는 전거근을 따라 나오는 외측피지(lateral cutaneous branch)와 흉골연(복장뼈모서리, sternal border)을 따라 나오는 전피지(anterior cutaneous branch) 등이 있고, T2~T4에서는 유선에 분포하는 유선지(젖샘가지, mamillary branch)가 나온다.

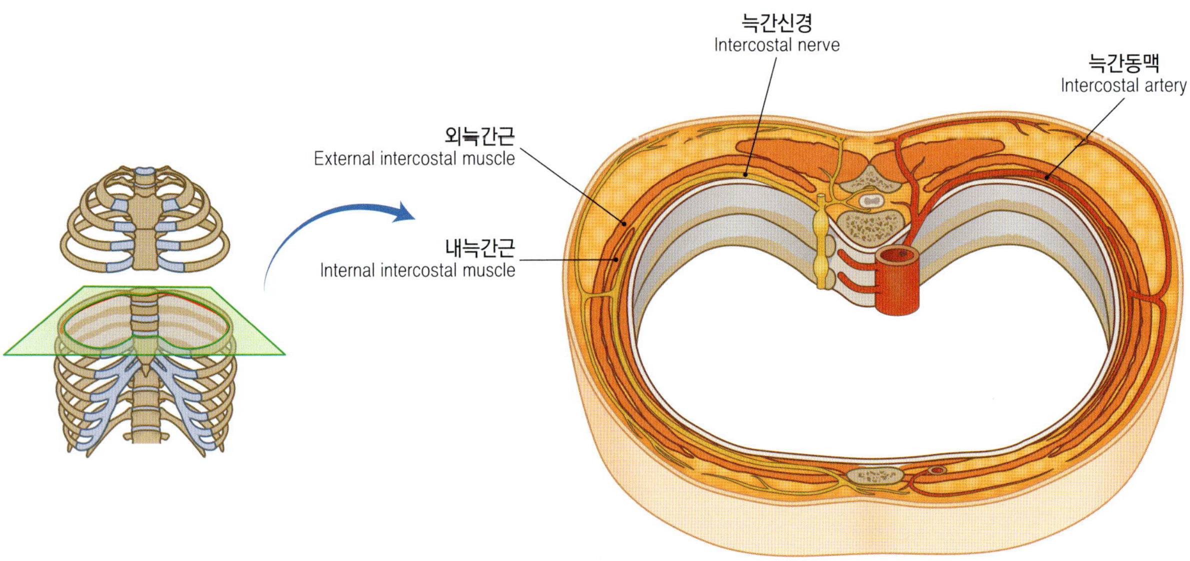

그림 11-81 흉신경

요신경총

학습목표
- 요신경총의 주요 분지에 대해 알 수 있다.

요신경총(허리신경얼기, lumbar plexus; T12~L4)

제12흉신경~제4요신경의 전지들이 요추(lumbar vertebra)의 양측에서 합쳐져 신경총을 형성한다. 피지는 서혜부(inguinal region), 외음부, 대퇴부의 전면과 내측, 하퇴의 내측에 분포하고, 근지는 복부의 하부, 골반근, 대퇴의 전면과 내측 근육을 지배한다.

요신경총의 주요분지

장골하복신경. 장골하복신경(엉덩아랫배신경, iliohypogastric nerve; T12~L1)은 늑하신경과 나란히 전하방으로 주행하여 복부의 근육과 피부, 둔부 등에 분포한다.

장골서혜신경. 장골서혜신경(엉덩샅굴신경, ilioinguinal nerve; L1)은 장골하복신경 바로 밑을 주행하며 하복부의 근육과 피부, 남성의 음낭과 여성의 대음순 등에 분포하여 외음부를 지배한다.

음부대퇴신경. 음부대퇴신경(음부넙다리신경, genitofemoral nerve; L1~L2)은 여성의 경우에 자궁원삭(자궁원인대, round ligament of uterus)을 따라 음순에, 남자는 고환거근(고환올림근, cremaster muscle)을 따라 음낭 내에 분포하는 음부가지(genital branch)와 대퇴부 위쪽에 분포하는 대퇴지(넙다리가지, femoral branch)로 갈라진다. 특히, 남성의 대퇴부 상내측의 피부를 문지르면 그 쪽의 고환이 올라가는 고환거근반사(cremasteric reflex)가 있다.

외측대퇴피신경. 외측대퇴피신경(가쪽넙다리피부신경, lateral femoral cutaneous nerve; L2~L3)은 서혜인대(inguinal ligament)의 아래를 지나 대퇴의 외측 피부에 분포하는 감각신경이다.

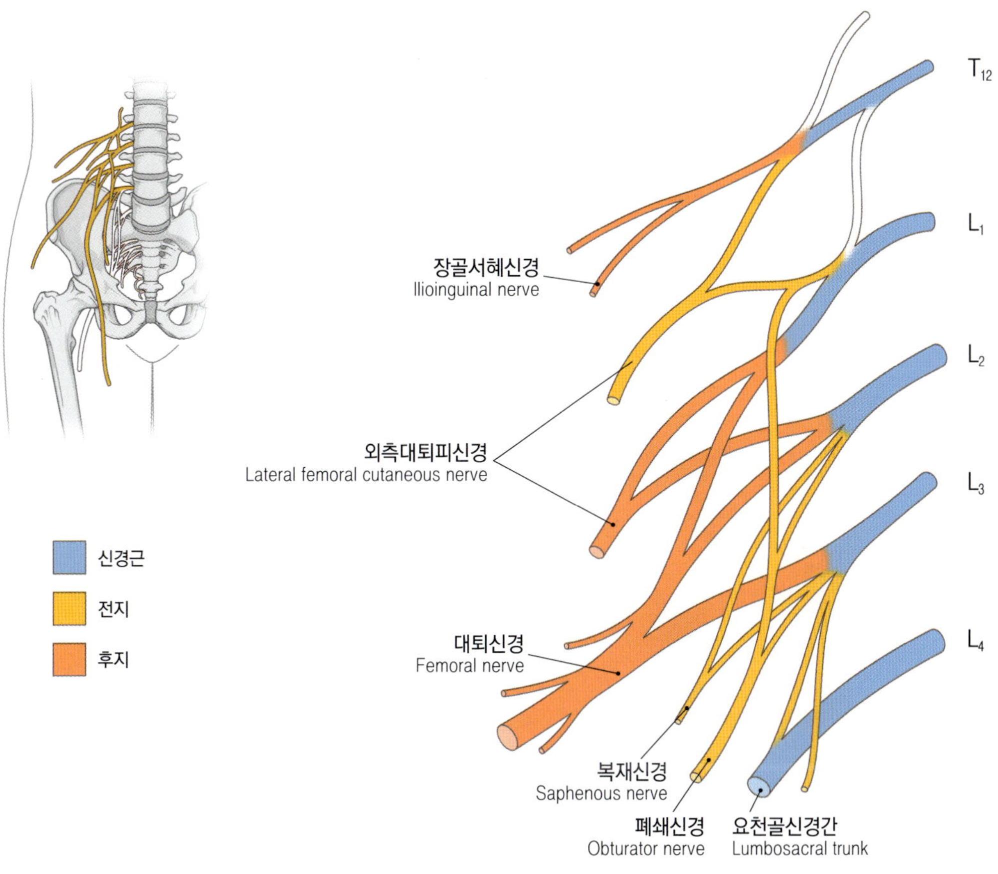

그림 11-82 요신경총

11.27 요신경총

학습목표 ■ 대퇴신경과 폐쇄신경의 근지와 피지에 대해 알 수 있다.

대퇴신경. 대퇴신경(넙다리신경, femoral nerve; L1~L4)은 요신경총의 분지 중 가장 큰 신경으로 피지는 대퇴부의 피부에 분포하는데, 특히 복재신경(두렁신경, saphenous nerve)은 피정맥(피부정맥, cutaneous vein)인 복재정맥(두렁정맥, saphenous vein)과 함께 하퇴 내측에서 족배 내측까지 하행하여 분포한다. 근지는 대퇴부 전면부의 근육인 대퇴사두근(quadriceps femoris muscle)과 봉공근(넙다리빗근, sartorius muscle)을 지배한다.

폐쇄신경. 폐쇄신경(obturator nerve; L2~L4)은 폐쇄동·정맥과 함께 골반 안의 외측에서 폐쇄관(obturator canal)을 지나서 전지와 후지로 나누어지며, 피지는 대퇴부의 내측과 고관절 부위의 피부에 분포하고, 근지는 대퇴부의 내전근(adductor muscle)에 분포한다.

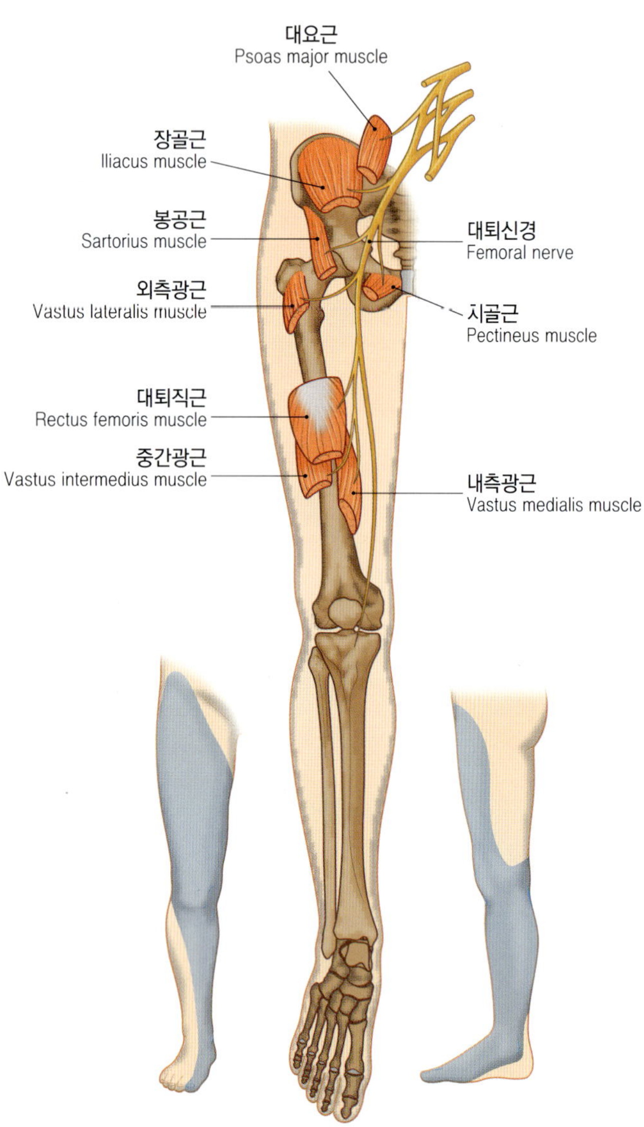

그림 11-83 대퇴신경의 근지와 피지

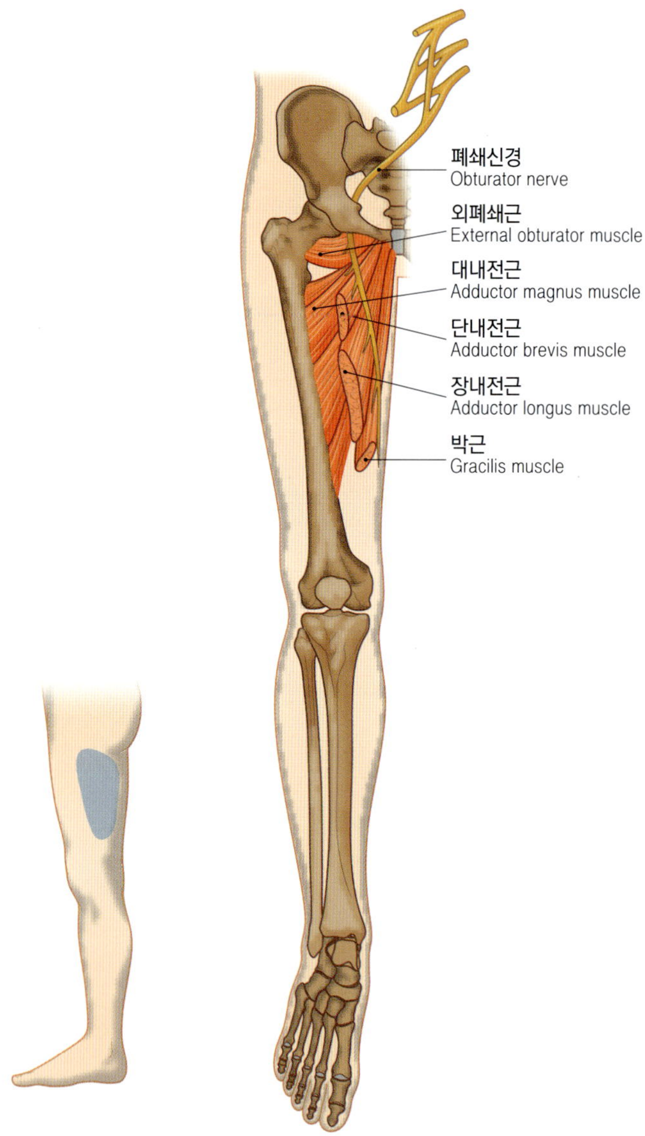

그림 11-84 폐쇄신경의 근지와 피지

CHAPTER 11.28 천골신경총

학습목표
- 천골신경총의 가지를 알 수 있다.
- 좌골신경의 가지를 알 수 있다.

천골신경총(L5~S4)

제5요신경~제4천골신경의 전지들이 전천골공(pelvic sacral foramina)을 나와 천골신경줄기와 합쳐져서 천골신경총(엉치신경얼기, sacral plexus)을 만들고, 대퇴부 전면을 제외한 하지 전체에 분지를 내보낸다. 주요분지는 다음과 같다.

상둔신경. 상둔신경(위볼기신경, superior gluteal nerve; L4~S1)은 좌골신경(궁둥신경, sciatic nerve)과 함께 대좌골공을 나와 중둔근(중간볼기근, gluteus medius muscle)과 소둔근(작은볼기근, gluteus minimus muscle) 및 대퇴근막장근(넙다리근막긴장근, tensor fasciae latae muscle) 등에 분포한다.

하둔신경. 하둔신경(아래볼기신경, inferior gluteal nerve; L5~S2)은 이상근(궁둥구멍근, piriformis muscle) 밑에서 대좌골공을 나와 대둔근(큰볼기근, gluteus maximus muscle)에 분포한다.

후대퇴피부신경. 후대퇴피신경(뒤넙다리피부신경, posterior femoral cutaneous nerve; S1~S3)은 하둔신경과 같이 대좌골공을 지나 대둔근 밑에서 피부 밑으로 나와 대둔근 주변, 회음, 음낭의 외부, 대퇴부, 슬관절 뒤쪽의 피부에 분포한다.

음부신경. 음부신경(pudendal nerve; S2~S4)은 대좌골공(greater sciatic foramen)을 나오지만 다시 소좌골공(작은궁둥구멍, lesser sciatic foramen)을 통하여 골반안의 외측에 위치한 좌골직장와(궁둥항문오목, ischioanal fossa) 속으로 들어가 항문부와 회음 및 외음부에 신경가지를 분지한다. 특히 음부신경 마비는 항문괄약근(항문조임근, anal sphincter)의 폐쇄부전으로 대변의 실금(incontinence)이 일어난다. 음부신경의 분지로는 하직장신경(아래곧창자신경, inferior rectal nerve), 회음신경(샅신경, perineal nerve), 음경배신경(등쪽음경신경, dorsal nerve of penis), 음핵배신경(등쪽음핵신경, dorsal nerve of clitoris) 등이 있다.

좌골신경. 좌골신경(궁둥신경, sciatic nerve; L4~S3)은 지름이 새끼손가락 정도이고, 길이는 약 1m나 되는 전신에서 가장 큰 말초신경이다. 이 신경은 L4~S3로 구성된 경골신경(tibial nerve)과 L4~S2로 구성된 총비골신경(온종아리신경, common peroneal nerve)이 합쳐져서 이룬 섬유다발인데, 대좌골공(큰궁둥구멍, great sciatic foramen)을 지나 대퇴 뒤쪽으로 나와서 대퇴 굴곡군에 일부 가지를 내보내고, 계속 하행하여 슬와(다리오금, popliteal fossa)의 위쪽에 이르러 안쪽의 경골신경과 외측의 총비골신경으로 갈라진다. 좌골신경 마비에 의한 운동장애는 골반근과 대퇴굴곡근들의 마비를 가져와 대퇴의 외전이나 슬관절의 굴곡이 불가능하게 된다.

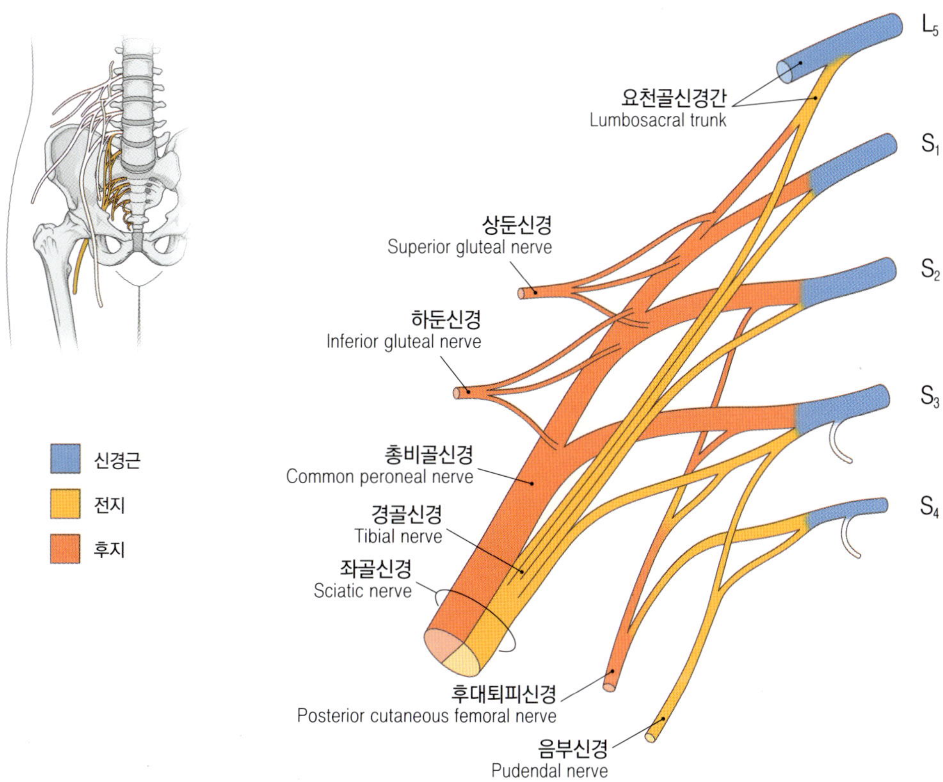

그림 11-85 천골신경총

11.28 천골신경총

학습 목표 ■ 경골신경 경로에 대해 알 수 있다.

경골신경. 경골신경(정강신경, tibial nerve)은 슬와 중앙선을 따라 종아리로 내려가서 후경골동맥(뒤정강동맥, posterior tibial artery)과 같이 넙치근(가자미근, soleus muscle)의 하방을 지나고 경골 내과(안쪽복사, medial malleolus)의 뒤쪽을 거쳐 발바닥에 이르러 내 · 외측족척신경(안쪽 · 가쪽발바닥신경, medial · lateral plantar nerve)과 척측지신경(바닥쪽발가락신경, plantar digital nerves)으로 나누어진다. 경골신경의 피지는 총비골신경의 피지와 종아리의 중앙에서 서로 교통하여 비복신경(sural nerve)을 형성하여 하퇴의 후면과 발의 외측면에 분포하고, 근육가지는 하지의 모든 굴곡근과 발바닥의 근육들을 지배한다. 경골신경 마비는 후경골근(뒤정강근, tibialis posterior muscle)과 하퇴삼두근(종아리세갈래근, triceps surae muscle) 및 장지굴근(긴발가락굽힘근, flexor digitorum longus muscle) 등의 통제 상실로 발가락의 족저굴곡(발바닥굽힘, plantar flexion)이 불가능하게 된다.

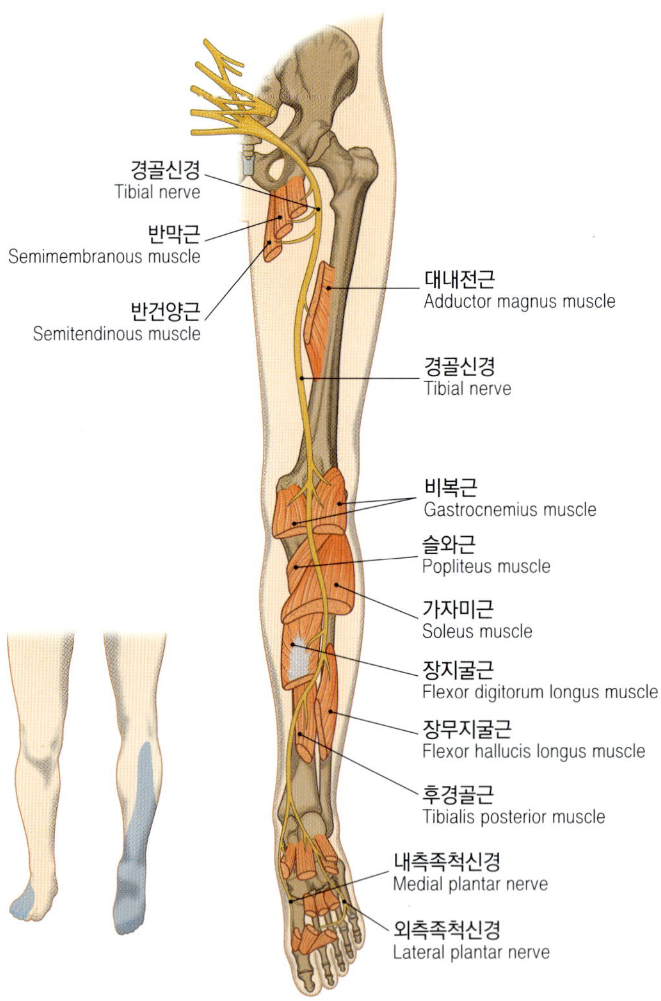

그림 11-86 경골신경의 근지와 피지

11.28 천골신경총

학습 목표 ■ 총비골신경 경로에 대해 알 수 있다.

총비골신경. 총비골신경(온종아리신경, common peroneal nerve)은 하퇴의 상외쪽에서 비골두(head of fibula)를 돌아 나와서 천비골신경과 심비골신경(얕은 · 깊은종아리신경, superficial peroneal nerve and deep peroneal nerve)으로 갈라진다. 천비골신경은 하퇴 외측의 비골근(peroneal muscle)에 근지를 내보내고, 피지는 하퇴 아래쪽의 피부에 분지하여 내측 · 중간족배신경(안 · 중간발등피부신경, medial and intermediate dorsal cutaneous nerve)이 된다. 심비골신경은 하퇴의 깊은 부분을 하행하여 하퇴와 발등의 근육을 지배한다.

경골에서 분지된 내측비복피신경(안쪽장딴지피부신경, medial sural cutaneous nerve)과 총비골신경에서 분지된 외측비복피신경(가쪽장딴지피부신경, lateral sural cutaneous nerve)이 결합하여 비복신경(장딴지신경, sural nerve)이 된다. 이러한 비골신경의 마비는 전경골근(앞정강근, tiabialis anterior muscle)과 장지신근 및 비골근 등의 마비로 발의 족배굴곡(발등굽힘, dorsiflexion)이 불가능하게 된다.

미골신경총. 미골신경총(꼬리신경얼기, coccygeal plexus; S5~C0)은 제4~5미골신경 및 미골신경 사이의 교통으로 형성된 신경총으로 사람에서는 그 흔적만으로 되어 있다.

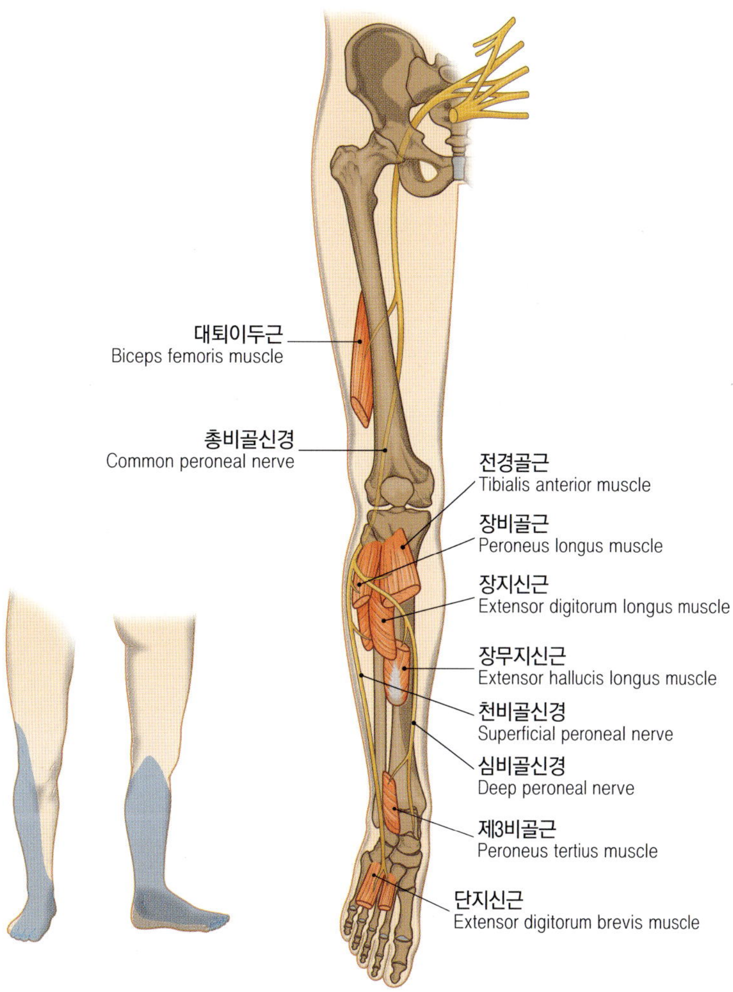

그림 11-87 총비골신경의 근지와 피지

CHAPTER 11.29

뇌신경

학습목표 ■ 뇌신경의 개념과 기본적인 기능을 알 수 있다.

뇌에서 기원되는 말초신경으로 뇌표면 각 부위와 연결되어 있는 12쌍으로 된 뇌신경(cranial nerve)은 두개골의 전면과 하면에 뚫린 구멍을 빠져나와 얼굴, 목, 심장, 내장 등의 각 부위에 도달한다. 뇌신경은 뇌의 앞에서 나오는 순서에 따라 로마자 번호와 고유명칭이 명명되어 있으며, 기능에 따라 운동신경과 감각신경으로 나누고 이 둘을 모두 포함하는 혼합신경(mixed nerve)으로 구별할 수 있으며 자율신경을 포함하는 뇌신경도 있다(그림 11-88, 표 11-4).

12 뇌신경의 종류와 기본 기능

- 제I뇌신경(후신경, olfactory nerve/감각신경): 후각에 관여한다.
- 제II뇌신경(시신경, optic nerve/감각신경): 시각에 관여한다.
- 제III뇌신경(동안신경(눈돌림), oculomotor nerve/운동신경/부교감): 안구의 움직임과 눈반사에 관여한다.
- 제IV뇌신경(활차신경(도르래), trochlear nerve/운동신경): 안구의 움직임과 눈반사에 관여한다.
- 제V뇌신경(삼차신경, trigeminal nerve/혼합신경): 얼굴, 혀, 목구멍, 치아의 감각과 저작근 운동에 관여한다.
- 제VI뇌신경(외전신경(갓돌림) abducens nerve/운동신경): 안구의 움직임에 관여한다.
- 제VII뇌신경(안면신경(얼굴), facial nerve/혼합신경/부교감): 얼굴, 두피, 목, 혀 등의 감각과 운동에 관여한다.
- 제VIII뇌신경(내이신경(속귀), vestibulocochlear nerve/감각신경): 청각과 평형감각에 관여한다.
- 제IX뇌신경(설인신경(혀인두), glossopharyngeal nerve/혼합신경/부교감): 타액선, 혀, 경동맥 등 혀와 인두에 분포한다.
- 제X뇌신경(미주신경, vagus nerve/혼합신경/부교감): 귀, 인두, 폐, 식도, 내장 등의 감각과 운동에 관여한다.
- 제XI뇌신경(부신경(더부), accessory nerve/운동신경): 목 근육의 운동에 관여한다.
- 제XII뇌신경(설하신경(혀밑), hypoglossal nerve/운동신경): 혀의 운동에 관여한다.

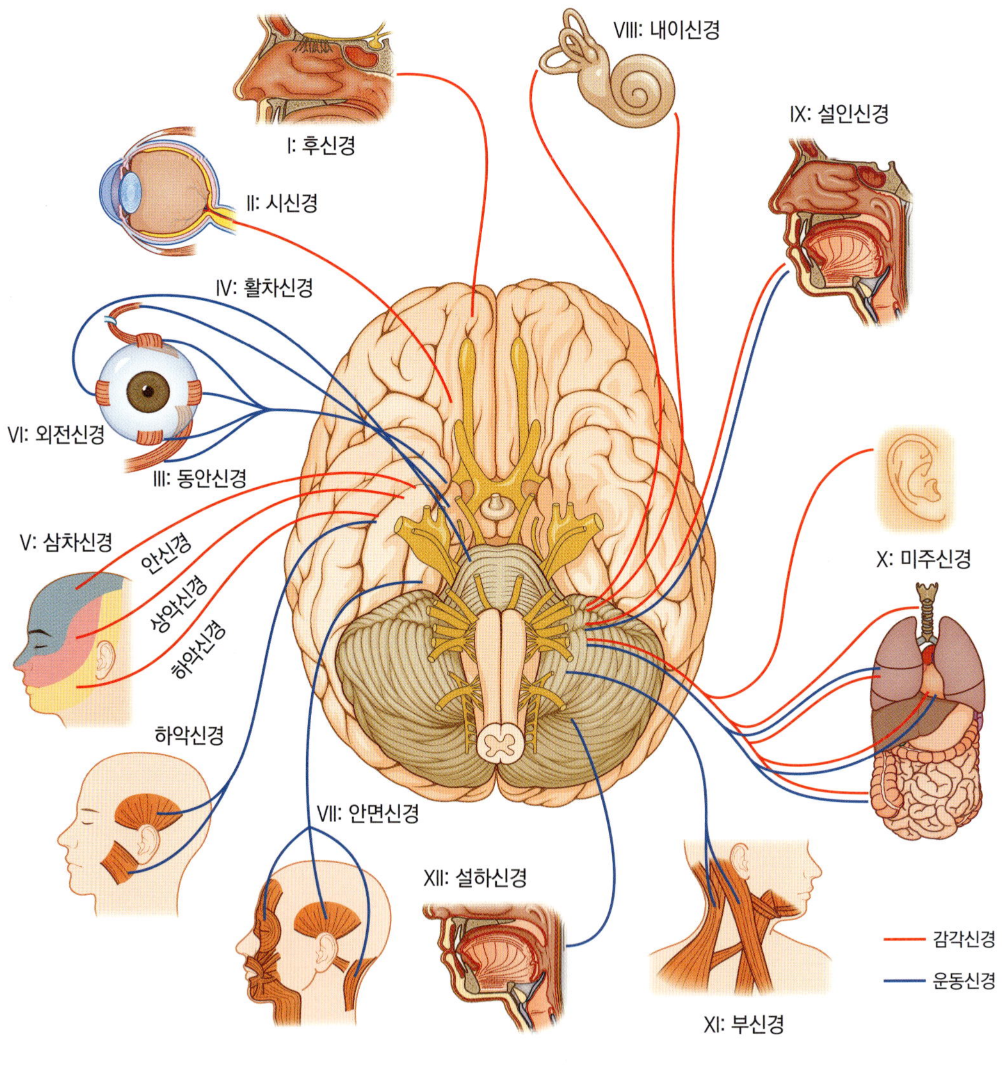

그림 11-88 뇌신경

11.29 뇌신경

학습목표
- 뇌신경의 개념과 기본적인 기능을 알 수 있다.

표 11-4 뇌신경: 뇌의 연결부위, 일반적 기능 및 분포

<table>
<tr><th colspan="2">뇌신경</th><th rowspan="2">두개골
통과부위</th><th colspan="2" rowspan="2">신경이 들고나는
중추신경계 부위</th><th colspan="2" rowspan="2">신경섬유 성분</th><th rowspan="2">주요
신경분포</th></tr>
<tr><th>번호</th><th>이름</th></tr>
<tr><td>I</td><td>후신경
(olfactory)</td><td>사골의 체판</td><td rowspan="2">전뇌
(forebrain)</td><td>종뇌
(telencephalon)</td><td colspan="2" rowspan="2">감각</td><td>코의 후각점막</td></tr>
<tr><td>II</td><td>시신경
(optic)</td><td>시신경공</td><td>간뇌
(diencephalon)</td><td>눈의 망막</td></tr>
<tr><td>III</td><td>동안신경
(oculomotor)</td><td>상안와열</td><td colspan="2" rowspan="2">중뇌(midbrain)</td><td colspan="2">운동(부교감)</td><td>상안검거근, 상직근, 하직근,
하사근, 내측직근(홍채)</td></tr>
<tr><td>IV</td><td>활차신경
(trochlear)</td><td>상안와열</td><td colspan="2">운동</td><td>상사근</td></tr>
<tr><td rowspan="3">V</td><td rowspan="3">삼차신경
(trigeminal)</td><td>상안와열</td><td rowspan="11">뇌간
(brainstem)</td><td rowspan="3">교뇌
(pons)</td><td rowspan="3">혼합</td><td>운동근
(하악신경)</td><td>저작근</td></tr>
<tr><td>정원공</td><td rowspan="2">감각근
(안신경상악신경,
하악신경)</td><td rowspan="2">안와, 이마감각, 혀의 옆 2/3촉각, 압각</td></tr>
<tr><td>난원공</td></tr>
<tr><td>VI</td><td>외전신경
(abducens)</td><td>상안와열</td><td rowspan="4">교뇌-연수
연결부</td><td colspan="2">운동</td><td>외측직근</td></tr>
<tr><td rowspan="2">VII</td><td rowspan="2">안면신경(facial)</td><td rowspan="2">내이공</td><td rowspan="2">혼합</td><td>운동근</td><td>표정근</td></tr>
<tr><td>중간신경(부교감)
(intermediate nerve)</td><td>혀의 옆 2/3 미각(악하선,
설하선)</td></tr>
<tr><td>VIII</td><td>내이신경
(vestibulocochlear)</td><td>내이공</td><td colspan="2">감각</td><td>내이의 콜티나선기, 전정</td></tr>
<tr><td rowspan="2">IX</td><td rowspan="2">설인신경
(glossopharyngeal)</td><td rowspan="5">경정맥공</td><td rowspan="4">연수
(medulla
oblongata)</td><td rowspan="4">혼합</td><td>운동근</td><td>경돌인두근(연하작용)</td></tr>
<tr><td>감각근(부교감)</td><td>경동맥동, 경동맥소체, 인두,
혀의 뒤 1/3미각(이하선)</td></tr>
<tr><td rowspan="2">X</td><td rowspan="2">미주신경(vagus)</td><td>운동근</td><td>인두수축근, 구개근,
식도의 위 2/3</td></tr>
<tr><td>감각근(부교감)</td><td>혀의 뒤끝, 인두~기관지,
심장, 식도, 위(관상동맥,
심장)</td></tr>
<tr><td>XI</td><td>부신경
(accessory)</td><td colspan="2">위쪽 척수
(superior spinal cord)</td><td colspan="2">운동</td><td>흉쇄유돌근, 승모근</td></tr>
<tr><td>XII</td><td>설하신경
(hypoglossal)</td><td>설하신경관</td><td>뇌간
(brainstem)</td><td>연수
(medulla
oblongata)</td><td colspan="2">운동</td><td>혀근육</td></tr>
</table>

뇌신경의 기능성분

학습목표 ▪ 뇌신경의 신경성분을 알 수 있다.

일반체구심성분. 일반체구심성성분(일반몸들신경성분, general somatic afferent; GSA)은 머리부분의 일반몸감각인 촉각(touch), 통각(pain), 온도감각(temperature), 고유감각(proprioception)을 담당한다. 이러한 신경성분은 삼차신경에 존재하지만, 안면신경, 설인신경, 미주신경도 머리부분의 일부에서 GSA를 담당한다.

일반체원심성분. 일반체원심성성분(일반몸날신경성분, general somatic efferent; GSE)은 머리와 목의 골격근에 분포하여 운동신경성분이다. 이러한 신경성분은 동안신경, 활차신경, 외전신경, 부신경, 설하신경에 존재한다.

일반내장중심성성분. 일반내장원심성성분(일반내장들신경성분, general visceral afferent; GVA)은 동맥압의 변화를 감지하는 압력수용기(baroreceptor), 혈액 중의 산소 및 이산화탄소의 변화를 감지하는 화학수용기(chemoreceptor), 창자의 팽창, 내장의 통증 등을 담당한다. 이러한 신경성분은 설인신경, 미주신경에 존재한다.

일반내장원심성성분. 일반내장원심성성분(일반내장날신경성분, general visceral efferent; GVE)은 자율신경계에 관계하며, 우리 몸의 평활근과 심장근의 운동신경성분이다. 이러한 성분은 동안신경, 안면신경, 설인신경, 미주신경에 존재한다.

특수체구심성성분. 특수체구심성성분(특수몸들신경성분, special somatic afferent; SSA)은 특수감각인 청각 및 시각에 관여한다. 이러한 신경성분은 시신경, 내이신경에 존재한다.

특수내장구심성성분. 특수내장원심성성분(특수내장들신경성분, special visceral afferent; SVA)은 특수감각인 후각과 미각을 담당한다. 후각은 후신경이 담당하고, 미각은 안면신경, 설인신경, 미주신경이 담당한다.

특수내장원심성성분. 특수내장원심성성분(특수내장날신경성분, special visceral efferent; SVE)은 인두궁(pharyngeal arch)에서 기원한 골격근의 운동신경성분이다. 이러한 신경성분은 삼차신경, 안면신경, 설인신경, 미주신경에 존재한다.

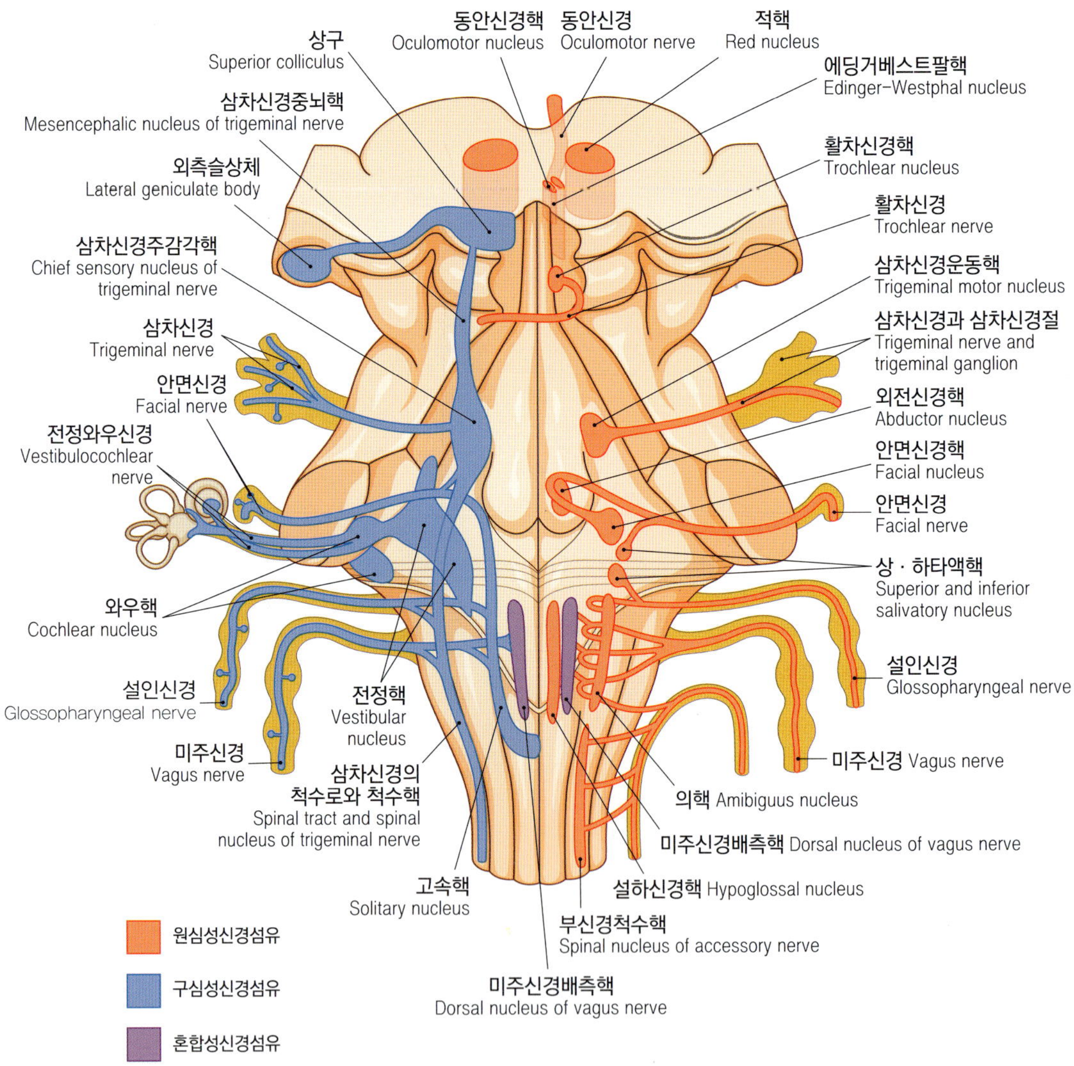

그림 11-89 뇌신경의 핵

뇌신경의 종류

학습 목표
- 후각신경로를 알 수 있다.

후신경(CN I)

후신경(후각신경, olfactory nerve)은 냄새를 전달하는 감각신경이다(SVA). 비강 상부의 점막상피조직에 있는 후세포(olfactory cell)에서 기시한 20여 개의 작은 신경다발이 사골의 사판(체판, cribriform plate)에 뚫려 있는 작은 구멍을 지나 후각신경이 되어 체판 위에 있는 후구(후각망울, olfactory bulb)로 들어간다. 이어서 후삭(후각로, olfactory tract)을 이루고 후각로삼각(olfactory trigone)을 거쳐 대뇌 측두엽의 후각중추 및 편도주위피질(periamygdaloid cortex)로 유입된다. 우리 몸의 감각은 대뇌피질의 감각영역으로 가기 전에 시상을 거친다. 그러나 후각은 시상을 거치지 않고 직접 후각중추로 들어가며, 피로(fatigue)에 가장 취약한 감각이다.

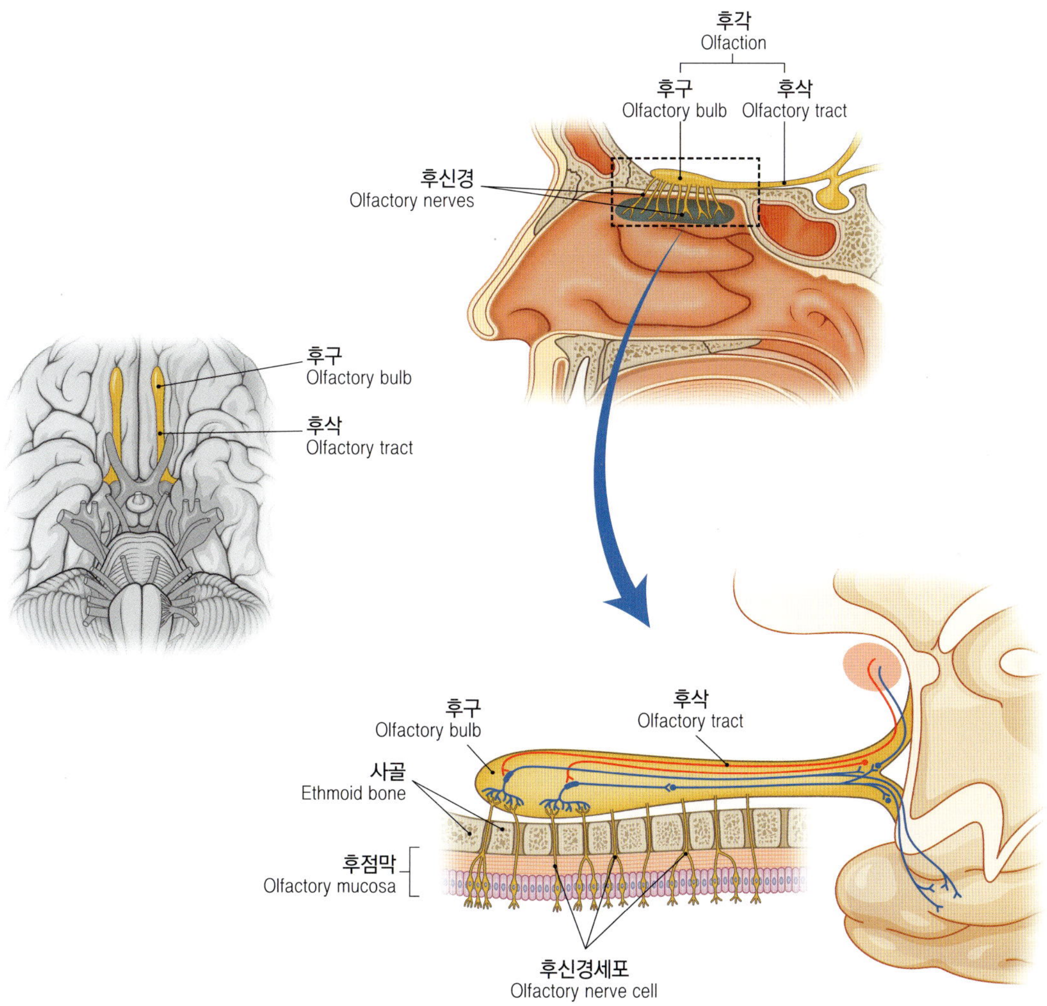

그림 11-90 후신경의 경로

11.31 뇌신경의 종류

학습 목표 ■ 시각경로를 알 수 있다.

시신경(CN II)

시신경(시각신경, optic nerve)은 시각을 전달하는 감각신경(SSA)이며 시각세포(visual cell)에서 기시하여 시신경관(optic canal)을 지나 두개강으로 들어간다. 이어서 약 절반 정도는 좌·우의 것이 만나 시신경교차(optic chiasm)를 이루고, 나머지는 같은쪽에서 각각 시각로(optic tract)를 형성하여 일부는 중뇌(midbrain)의 상구(위둔덕, superior colliculus)에 들어가고, 대부분은 간뇌의 외측슬상체(가쪽무릎체, lateral genicalate body)에 정지한다. 여기서 시방사(시각로부챗살, optic radiation)가 되어 대뇌 후두의 조거구(새발톱고랑, calarine sulcus)를 거쳐 시각피질(브로드만 영역 17)에서 끝나며, 물체의 크기, 색깔 등을 인식하는 시각연합영역(브로드만 영역 18, 19)으로 투사된다.

일부 시각 정보는 양쪽 눈의 에딩거베스트팔핵(Edinger-Westphal nucleus)에 신경연접하고, 이곳에서 나온 신경섬유는 모양체신경절(섬모체신경절, ciliary ganglion)로 가며, 모양체신경절에서는 동공괄약근에 가는 신경섬유가 나온다. 이러한 이유로 한쪽 눈에 손전등으로 비추면 동공은 수축되고, 반대편 눈에도 동공의 수축이 일어나는 반사를 대광반사(동공빛반사, light reflex)라 하고 시신경은 이러한 반사를 일으키는 부교감 신경핵인 에딩거 베스트팔핵을 가지고 있다.

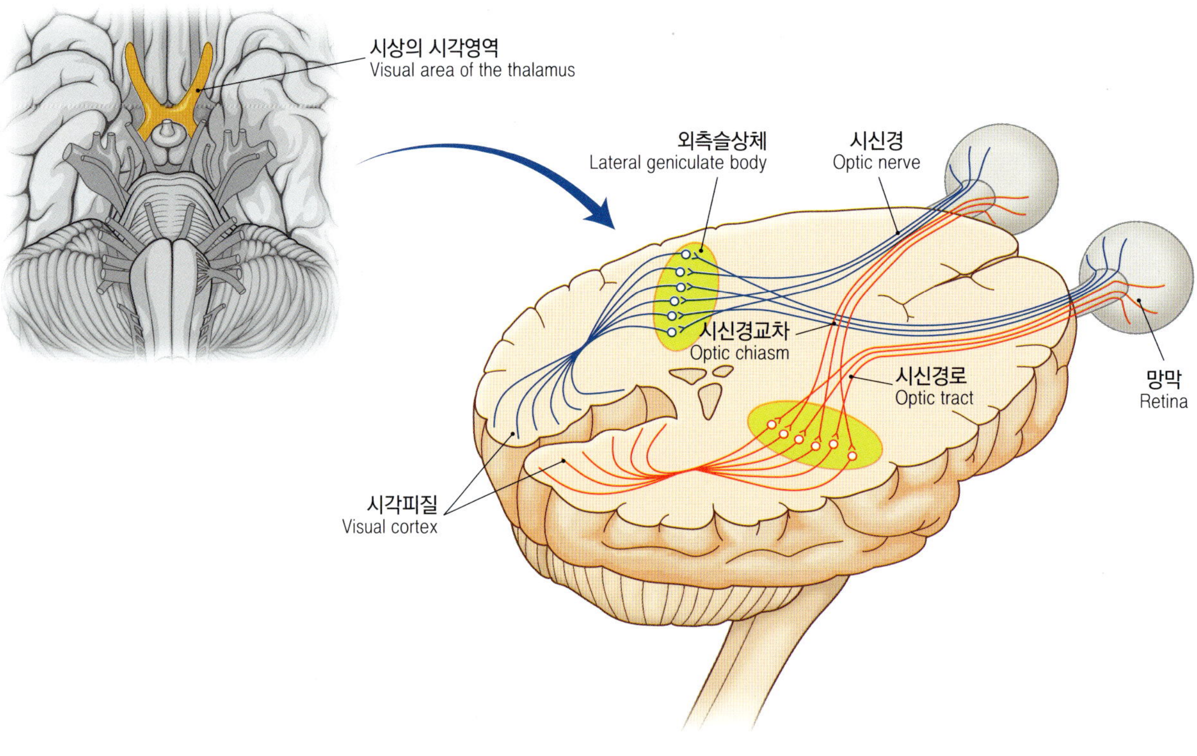

그림 11-91 시신경의 경로

11.31 뇌신경의 종류

학습 목표 ■ 동안신경, 활차신경, 외전신경의 경로에 대해 알 수 있다.

동안신경. 동안신경(눈돌림신경, oculomotor nerve; CN III)은 중뇌의 동안신경핵에서 기시하여 상안와열(위눈확틈새, superior orbital fissure)을 통과한 후 안와로 들어와 분포하여 일반체성원심성섬유(GSE)와 일반내장원심성섬유(GVE)로 작용한다.

일반체성원심성 운동성분은 안구의 상직근(위곧은근, superior rectus muscle) 및 하직근(아래곧은근, inferior rectus muscle)과 내측직근(안쪽곧은근, medial rectus muscle), 하사근(아래빗근, inferior oblique muscle), 그리고 눈을 뜨게 하는 데 관여하는 상안검거근(눈꺼풀올림근, levator palpebrae superioris muscle)에 분포하는 신경이다.

일반내장원심성 성분은 동안신경의 에딩거-베스트팔핵(Edinger Westphal nucleus)에서 기시하는 부교감신경섬유이며, 이것은 동안신경과 함께 안와로 들어와 모양체신경절에 종지한 후, 절후신경섬유는 짧은 모양체신경을 이루어 동공괄약근과 모양체근을 지배하여 수정체를 볼록하게 하며, 동공을 축소시킨다.

활차신경. 활차신경(도르래신경, trochlear nerve; CN IV)은 뇌신경 중 가장 작으며, 유일하게 뇌간의 뒤쪽에서 나오는 신경이다.

일반체성원심성 운동성분은 중뇌에서 기시한 후 중뇌수도 주위를 돌아 상수범(위숨뇌천장, superior medullary velum)에서 교차한다. 교차된 신경섬유는 상안와열을 지나 안와(orbit)로 들어와 상사근(위빗근, superior oblique muscle)에 분포한다.

외전신경. 외전신경(갓돌림신경, abducens nerve, CN VI)은 동안신경, 활차신경과 함께 안구 운동에 관여하는 순수 운동신경이다. 교뇌(pons)의 후방 외전신경핵(abducens nucleus)에서 기시하며 상안와열을 통과하여 외측직근(바깥곧은근, lateral rectus muscle)에 분포한다.

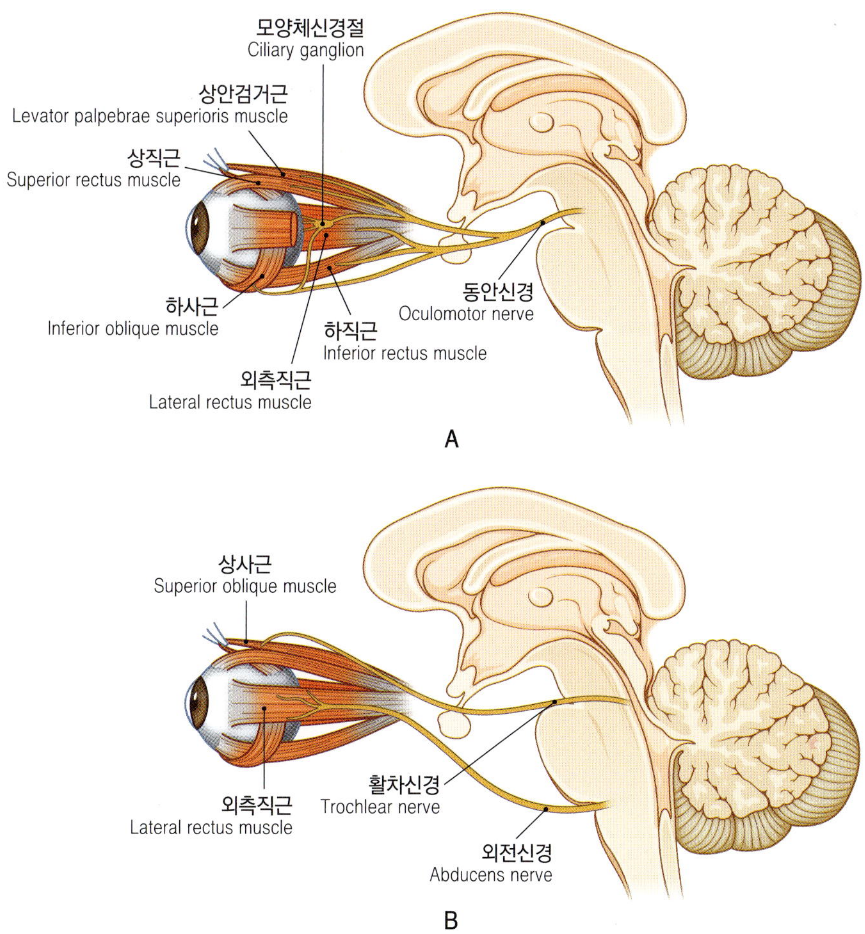

그림 11-92 뇌신경. A: 동안신경, B: 활차신경과 외전신경

11.31 뇌신경의 종류

학습목표 ■ 삼차신경의 종류와 분포를 알 수 있다.

삼차신경(CN V)

삼차신경(trigeminal nerve)은 교뇌(다리뇌, pons)의 외측부위에서 기시하는 혼합신경이며, 뇌신경중 가장 큰 뇌신경이다.

삼차신경은 뇌 밖으로 나온 후 측두골의 암양부(petrous portion) 끝부분에 있는 삼차신경압흔(삼차신경절오목, trigeminal fossa) 위에 삼차신경절(trigeminal ganglion) 혹은 반월신경절(semilunar ganglion or Gasserian ganglion)을 만들고, 여기서 안신경(눈신경, ophthalamic nerve), 상악신경(위턱신경, maxillary nerve), 하악신경(아래턱신경, mandibular nerve)의 세 가지로 나누어진다. 안신경은 눈부위와 이마의 감각을 담당하고, 상악신경은 눈부위와 위턱부위의 감각을, 하악신경은 아래턱부위의 감각과 저작근의 운동을 담당하는 혼합신경이다.

안신경과 상악신경, 하악신경에는 일반체성구심성(GSA) 성분이며, 하악신경에는 특수내장원심성(SVE) 성분이 추가적으로 존재한다.

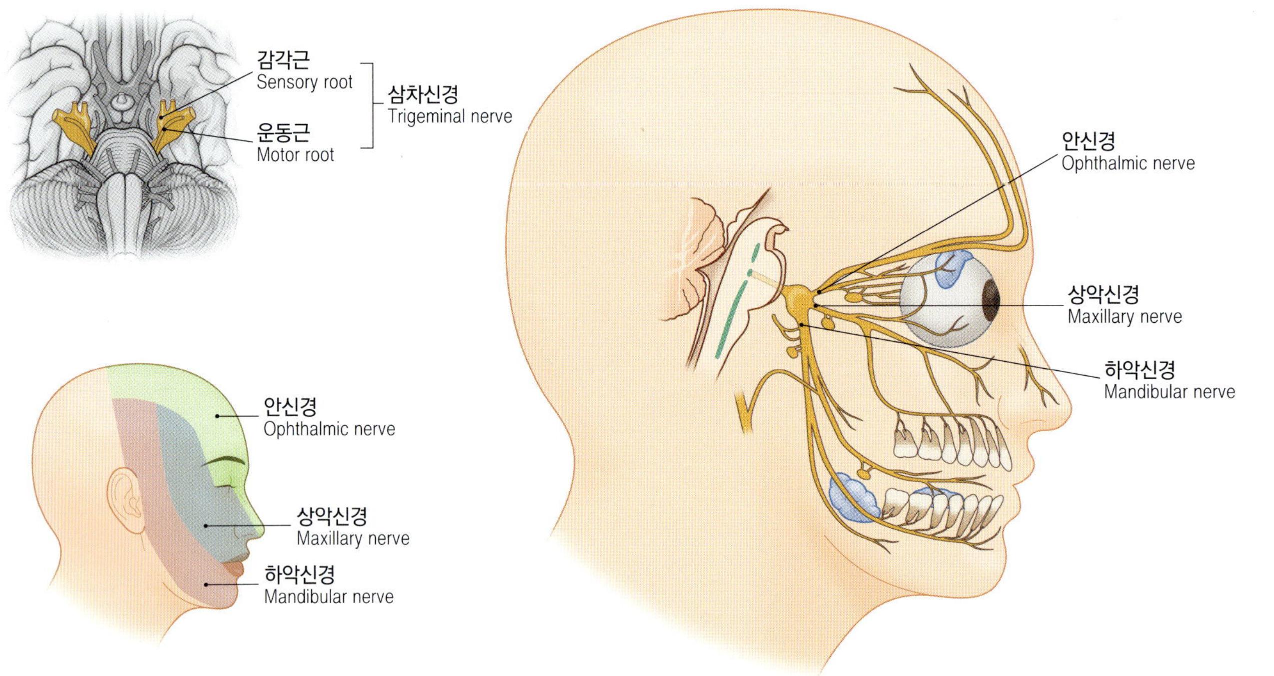

그림 11-93 삼차신경의 경로와 분포

11.31 뇌신경의 종류

학습목표 ■ 삼차신경가지인 안신경, 상악신경, 하악신경 경로에 대해 알 수 있다.

안신경

안신경(눈신경, ophthalamic nerve)은 삼차신경의 첫 번째 가지로 상안와열을 지나 안와로 들어와 안구, 결막, 전전두 및 비점막 등에 분포하는 감각신경이다.

안신경 가지인 누선신경(눈물샘신경, lacrimal nerve)은 상안와열을 통해서 안신경 가지인 안와로 들어간 후 누선(눈물샘, lacrimal gland)에 분포하고, 전두신경(이마신경, frontal nerve)은 상안와열을 통하여 안와로 들어가서 안와상신경(눈확위신경, supraorbital nerve)과 활차상신경(도르래위신경, supratrochlear nerve)으로 갈라진다.

상악신경

상악신경(위턱신경, maxillary nerve)은 감각신경으로 삼차신경의 두 번째 가지이며, 삼차신경절에서 나와 접형골의 정원공(foramen rotundum)을 통하여 익구개와(날개입천장오목, pterygopalatine fossa)를 가로질러 하안와열(아래눈확틈새, inferior orbital fissure)을 거쳐 안와의 바닥으로 들어가 안와하신경(눈확아래신경, infraorbital nerve)이 되며, 상악골의 안와하공(infraorbital foramen)을 통과하여 얼굴로 나와서 하안검과 상치, 협부, 구개, 상순 및 상악동 등에 분포한다.

상악신경 가지인 익구개신경(날개입천장신경, pterygopalatine nerve)은 안면신경에서 나온 대이개신경과 함께 익구개신경절(pterygopalatine ganglion)을 형성한다.

하악신경

하악신경(아래턱신경, mandibular nerve)은 삼차신경의 세 번째 가지로, 운동과 감각섬유가 혼합된 혼합신경이다. 접형골의 난원공을 통하여 측두하와(관자아래우묵, infratemporal fossa)로 나온다.

운동섬유는 저작근(씹기근육, muscles of mastication)과 설골상근(Suprahyoid muscle) 일부와 고막장근(고막긴장근, tensor tympani muscle) 및 구개범장근(입천장긴장근, tensor veli palatini muscle) 등에 분포하고, 감각섬유는 측두 부위와 외이, 볼, 아랫입술, 턱, 치아 등에 분포한다.

주요 가지인 설신경(혀신경, lingual nerve)은 안면신경에서 분지된 고삭신경(고실끈신경, chorda tympani nerve)과 결합하여 혀의 2/3 앞쪽 미각과 악하선과 설하선의 분비작용을 지배하고, 하악공(턱뼈구멍, mandibular foramen)으로 들어간 하치조신경(아랫이틀신경, inferior alveolar nerve)은 아랫니에 감각을 담당한다.

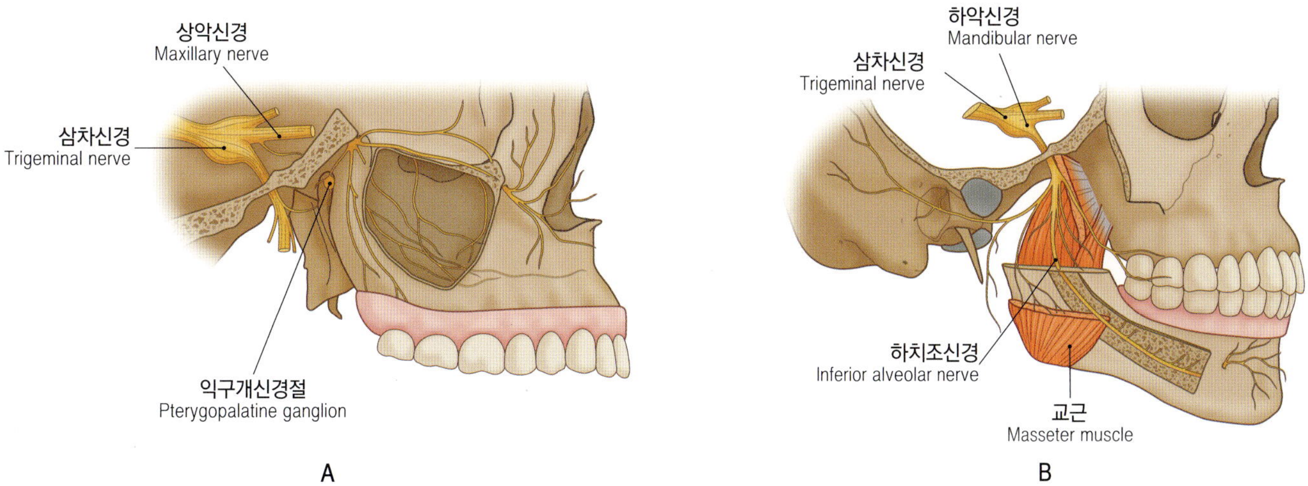

그림 11-94 삼차신경. A: 상악신경, B: 하악신경

11.31 뇌신경의 종류

학습목표 ▪ 안면신경의 경로와 신경성분을 알 수 있다.

안면신경(CN VII)

안면신경(얼굴신경, facial nerve)은 얼굴의 표정근을 지배하는 운동섬유와 미각에 관여하는 감각섬유가 섞인 혼합신경이며, 악하선과 설하선 및 누선에 분포하는 부교감신경섬유를 포함하고 있다.

운동섬유. 교뇌의 하면 가쪽의 안면신경핵에서 나와 내이신경과 함께 내이도를 통과하여 측두골의 안면신경관(얼굴신경관, facial canal) 속으로 들어가고, 그 말초가지는 경유돌공(붓꼭지구멍, stylomastoidal foramen)을 지나 얼굴로 나온다. 얼굴에서 이하선신경총(귀밑샘신경얼기, parotid plexus)을 만들고, 여기서 관골가지(광대가지, zygomatic branch), 하악지 및 경지(목가지, cervical branch) 등을 분지하여 얼굴의 표정근을 지배한다.

감각섬유. 혀로 가는 감각섬유와 타액선이나 누선에 분포하는 분비섬유를 혼합하고 있는데, 이를 중간신경(intermediate nerve)이라고 하며, 내이도 바닥에서 슬신경절(무릎신경절, geniculate ganglion)을 형성한다. 슬신경절의 종말지인 고삭신경(고실끈신경, chorda tympani nerve)은 고실 속을 통과한 후 하악신경의 설신경과 문합하여 혀의 2/3 앞쪽 미각을 지배한다.

부교감신경섬유. 교뇌의 상타액핵(superior salivary nucleus)에서 기시한 누선 분비섬유인 대이개신경은 익구개신경절을 형성하여 누선에 분포한다. 감각섬유와 같은 경로를 거쳐 악하신경절(submandibular ganglion)을 형성한 후 분지를 내어 악하선과 설하선에 분포한다.

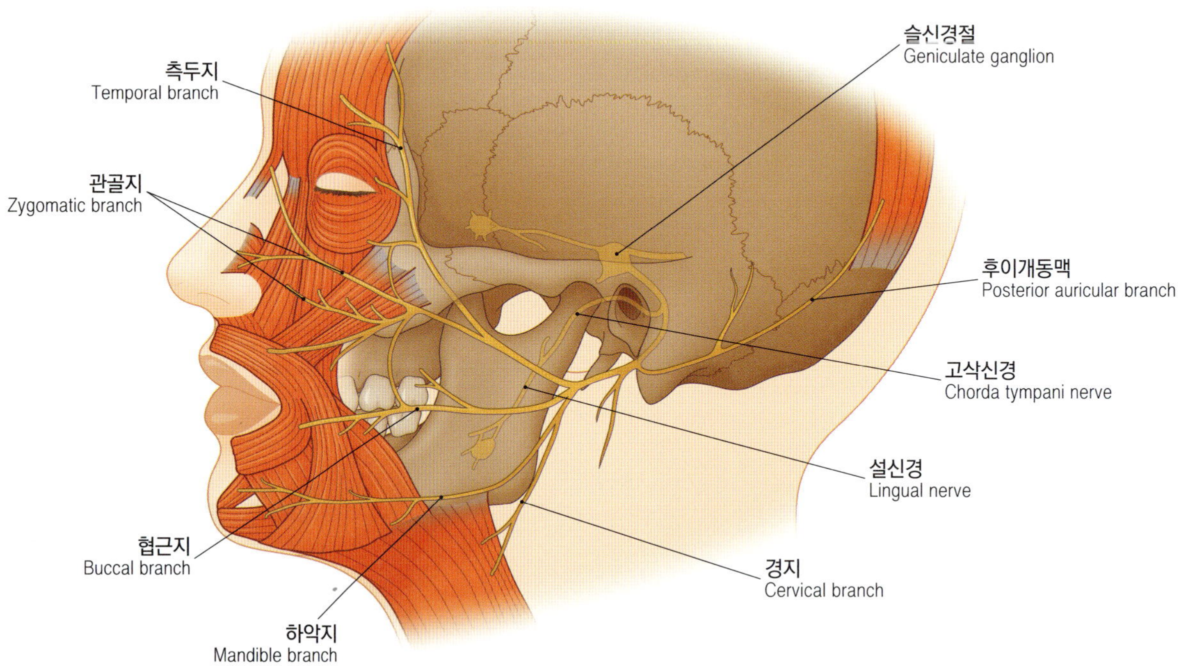

그림 11-95 안면신경

11.31 뇌신경의 종류

학습목표 ■ 내이신경 경로에 대해 알 수 있다.

내이신경(CN VIII)

뇌신경 중 여덟 번째인 내이신경(속귀신경, vestibulocochlear nerve)은 특수감각인 청각과 평형감각을 지배하는 감각신경이다.

청각. 교뇌와 연수의 경계부근의 안면신경 외측에서 나와 내이공(속귀구멍, internal acoustic pore)을 통해 내이도(속귀길, internal acoustic meatus)에 들어가 와우신경(달팽이신경, cochlear nerve)과 전정신경(안뜰신경, vestibular nerve)으로 나누어진다. 따라서 이 신경은 일명 전정와우신경(안뜰달팽이신경, vestibulocochlear nerve)이라고도 한다. 청각을 전도하는 와우신경은 와우의 코르티기관에 연결되고, 와우신경절(cochlear ganglion)을 거쳐 와우핵에 연접을 이룬 후 반대편으로 교차하여 뇌간을 거치면서 외측모대(lateral lemniscus)를 형성하여 중뇌의 하구(아래둔덕, inferior colliculus)에 종지하고, 대부분은 시상의 내측슬상체(안쪽무릎체, medial geniculate body)를 거쳐 대뇌측두엽에 전달된다.

평형각. 평형각을 전도하는 전정신경은 반규관의 팽대부능과 난형낭(타원주머니, utricule)과 구형낭(둥근주머니, saccule)의 평형반(macula statica)에 있는 감각상피에 연결된다. 평형반의 모세포(hair cell)에서 전정신경절(vestibular ganglion)에 연접한 후 넷째뇌실 바닥에 있는 전정핵(vestibular nucleus)으로 들어가 전정소뇌를 거쳐 소뇌로 들어가 평형을 담당한다.

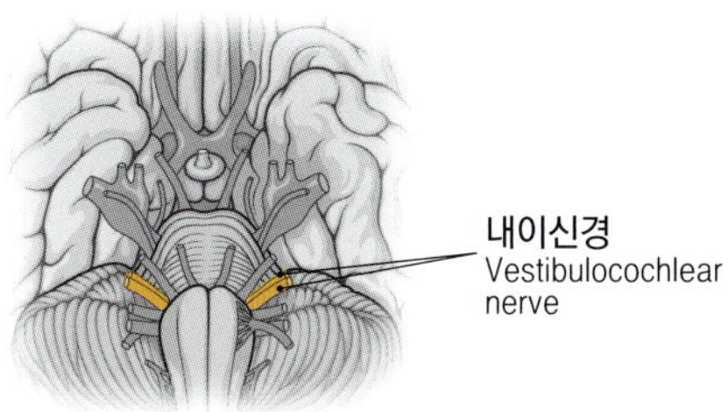

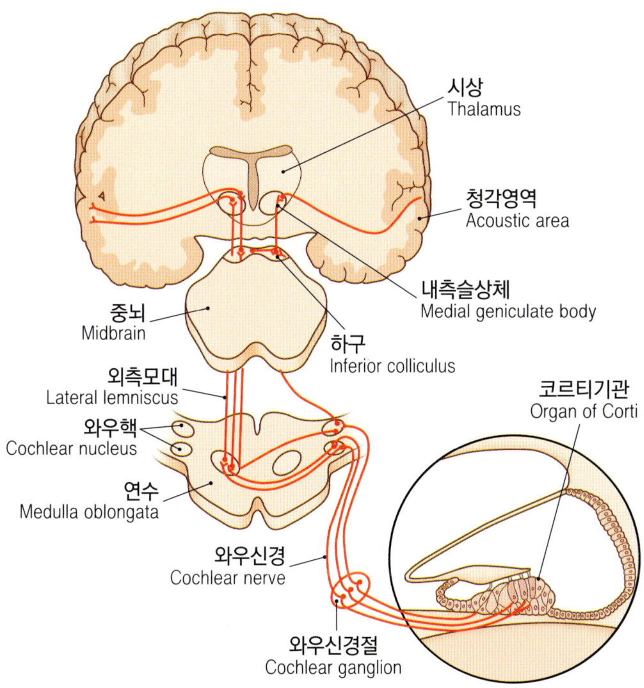

그림 11-96 청각의 전도

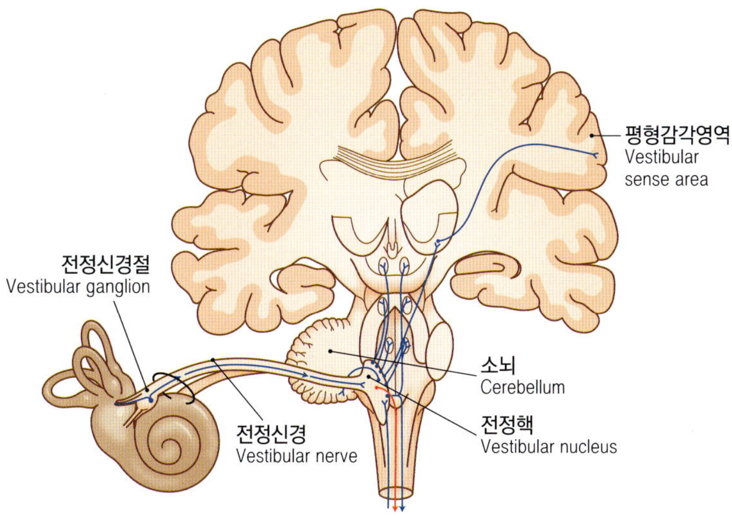

그림 11-97 평형각의 전도

11.31 뇌신경의 종류

학습목표 ■ 설인신경의 경로와 신경성분을 알 수 있다.

설인신경(CN IX)

설인신경(혀인두신경, glossopharyngeal nerve)은 혀와 인두에 분포하여 감각과 운동을 지배하는 혼합신경이며, 이하선(귀밑샘, parotid gland)의 분비에 관여하는 부교감신경섬유를 포함하고 있다.

연수의 올리브 뒤에서 나와서 경정맥공(목정맥구멍, jugular foramen)을 통해 두개골 밖으로 나오고, 내경동맥의 외측으로 내려가 설지(혀가지, lingual branch)와 인두지(pharyngeal branch)로 나누어진다.

운동섬유

의핵(의문핵, ambiguus nucleus)에서 나와 연하작용에 관여하는 경돌인두근(붓인두근, stylopharyngeal muscle)을 지배한다.

감각섬유

인두와 구개편도 및 혀의 감각을 전도하는데, 특히 특수감각섬유인 설지는 혀의 후방 1/3의 점막에 분포하여 미각과 일반감각을 전도한 뒤 하신경절(inferior ganglion)을 지나 고립핵(고립로핵, solitary nucleus)에 연접한다. 또한 경동맥동지(목동맥팽대가지, carotid sinus branch)는 내경동맥 기시부의 경동맥동(carotid sinus)에 분포하여 미주신경과 함께 감압신경(depressor nerve)으로 반사적으로 혈압을 조절하는 기능을 가지고 있다.

부교감신경섬유

연수의 하타액분비핵(아래침분비핵, inferior salivatory nucleus)에서 시작하여 이신경절(귀신경절, otic ganglion)을 통해 이하선에 분포한다.

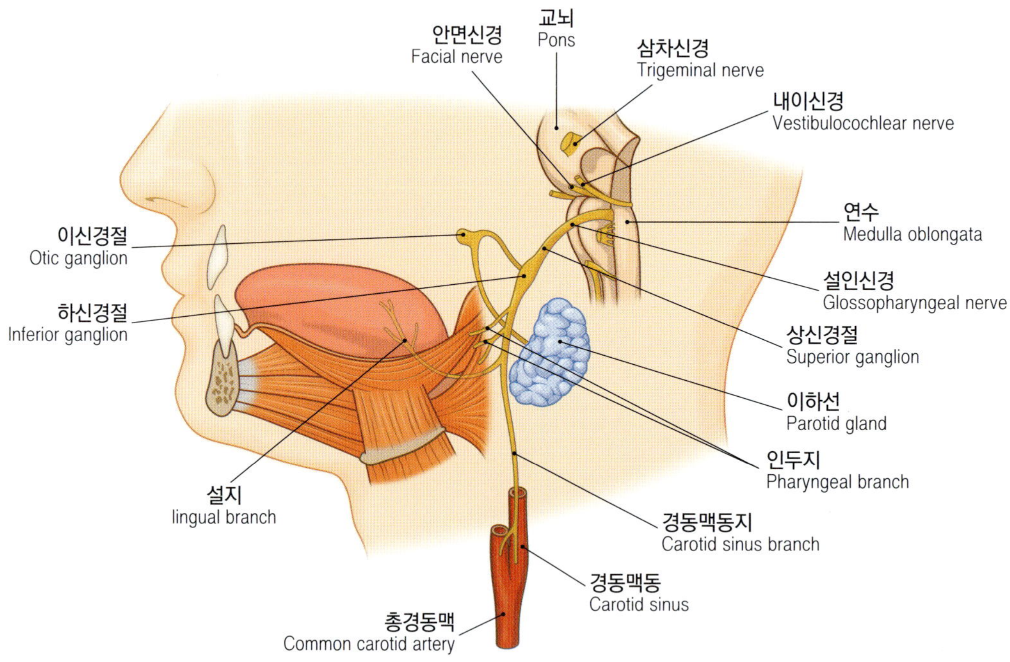

그림 11-98 설인신경

11.31 뇌신경의 종류

학습목표 ■ 미주신경의 경로와 신경성분을 알 수 있다.

미주신경(CN X)

미주신경(vagus nerve)은 경부와 흉부 및 복부의 내장에 분포하여 감각과 운동 및 분비를 조절하는 혼합신경이며, 부교감신경과 관련된 성분을 가지고 있다.

미주신경(vagus nerve)의 경로는 연수의 외측에서 기시하여 경정맥공(목정맥구멍, jugular foramen)을 통해 두개골 바닥으로 나온다.

총경동맥과 내경동맥 사이를 하행하여 식도를 지나 횡격막을 관통한 후 복강까지 주행한다. 주행중에 미주신경은 다시 후두로 되돌아가는 반회신경(되돌이후두신경, recurrent nerve)이 되어 후두에 분포하여, 후두근(laryngeal muscle)의 운동인 발성을 조절한다. 우미주신경은 우쇄골하동맥(오른빗장밑동맥, right subclavian artery)을 감고 돌아서 되돌아가고, 좌미주신경은 대동맥궁을 감고 돌아서 되돌아간 후 반회신경(recurrent nerve)이 된다.

식도를 따라 하행하면서 좌미주신경은 식도의 전면, 우미주신경은 식도의 뒷면에 위치하여 식도열공(식도구멍, esophageal hiatus)을 통해 복강으로 나오면, 각각 전미주신경간(앞미주신경줄기, anterior vagal trunk)과 후미주신경간이 되고, 여기서 많은 가지를 내어 복강동맥 주위에 복강신경총(celiac plexus)을 비롯한 몇 개의 신경총을 형성하여 골반을 제외한 복강내 장기인 위, 대장, 소장, 간, 췌장, 비장, 신장 등에 분포한다.

운동섬유

인두근과, 후두근 일부를 지배한다.

감각섬유

후두개 부근의 미각은 고립핵(solitary nucleus)에 연접하여 하신경절을 거쳐 뇌로 들어가고, 목과 머리의 일반감각섬유는 상신경절을 거쳐 삼차신경로에 합류한다.

부교감 신경핵

연수의 미주신경배쪽핵(dorsal nucleus of vagus nerve)에서 나와 경부와 흉강 및 복강에 있는 장기를 자율적으로 지배한다.

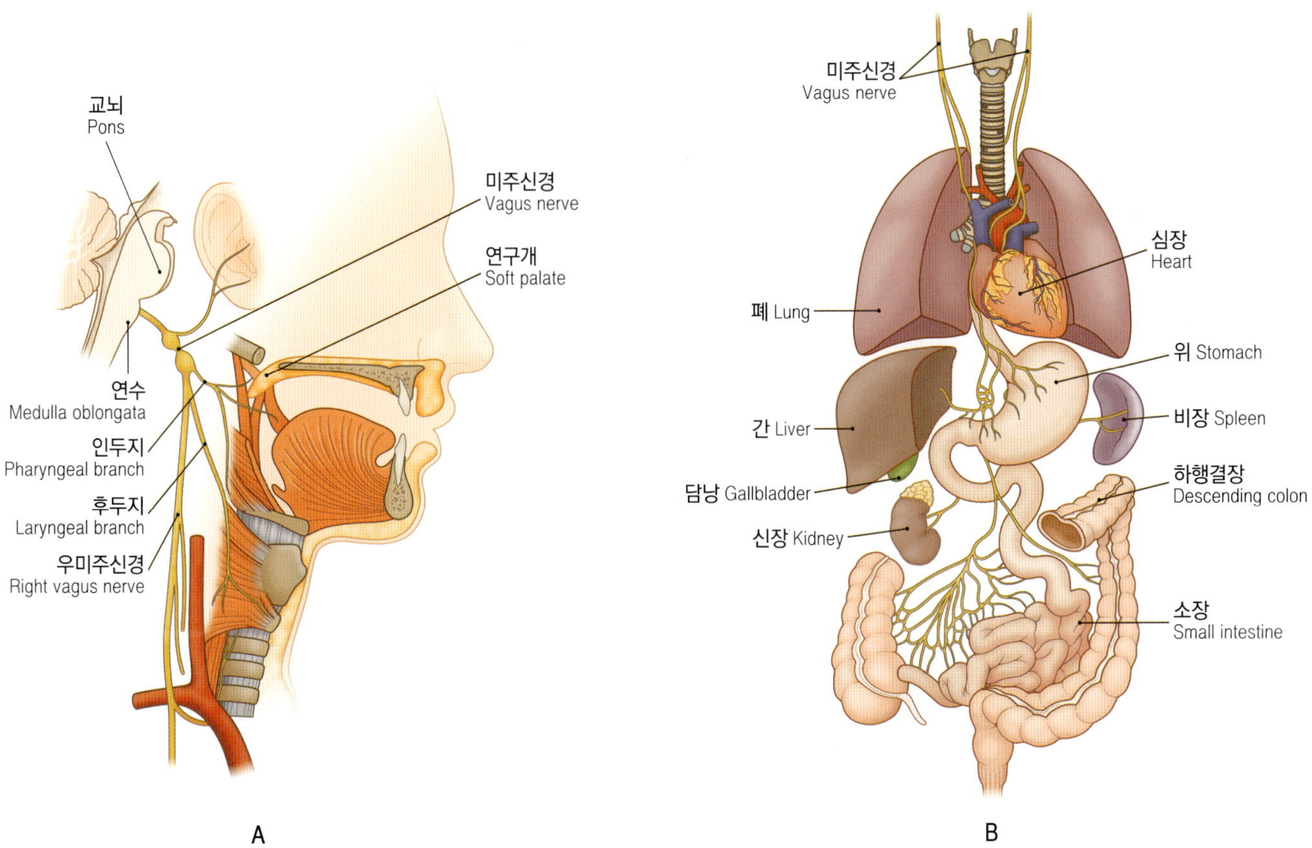

그림 11-99 미주신경. A: 두부와 경부의 분포, B: 복부와 내장분포

11.31 뇌신경의 종류

학습 목표 ■ 부신경과 설하신경의 경로와 분포에 대해 알 수 있다.

부신경(CN XI)

부신경(더부신경, accessory nerve)은 연수에서 나오는 섬유와 척수에서 나오는 섬유가 한줄기가 되어 경정맥공을 지나가는 운동신경이다. 뇌근(뇌뿌리, cranial root)의 신경섬유는 경정맥공을 나오면서 미주신경과 혼합하여 구개근육과 인두근에 분포하는 분지가 된다. 척수근(척수뿌리, spinal root)은 경수분절(C1-C5)에서 기시하여 위로 상행하고, 대공(큰구멍, foramen magnum)을 지나 두개강 내로 들어가 뇌근과 합쳐진 후 경정맥공으로 나온다. 두개강을 나온 척수근의 말초는 흉쇄유돌근(목빗근, sternocleidomastoid muscle)과 승모근(등세모근, trapezius muscle)에 분포한다.

설하신경(CN XII)

설하신경(혀밑신경, hypoglossal nerve)은 연수의 설하신경핵(혀밑신경핵, hypoglossal nucleus)에서 기시하는 10~15개의 섬유다발이다.

설하신경은 후두의 설하신경관(혀밑신경관, hypoglossal canal)을 통하여 두개골 밖으로 나오고, 내경동 · 정맥 사이를 지나 전하방으로 주행하여 혀의 설하면에서 여러 개의 분지를 설근에 내보내어 혀의 운동을 지배하는 신경이다.

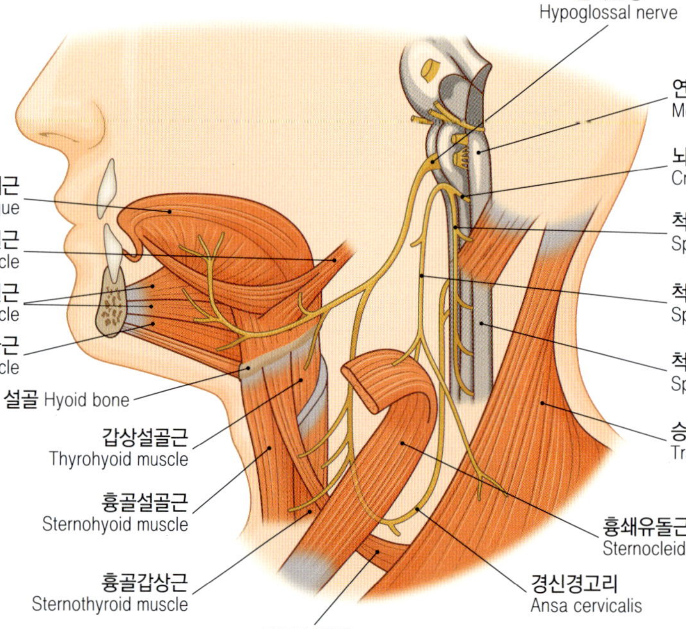

그림 11-100 부신경과 설하신경

꼭 알아두기

TO KNOW ON TO

- 말초신경계를 구분하기
- 척수신경의 분지 알아두기
- 경신경총의 전지와 후지의 분포 알아두기
- 완신경총의 5개의 종말지에 대해 알아두기
- 후속에서 분지된 액와신경과 요골신경의 근지와 피지에 대해 알아두기
- 내측속에서 분지된 척골신경과 경로와 근지와 피지에 대해 알아두기
- 내측과 외측속이 합쳐 분지된 정중신경의 경로와 근지와 피지에 대해 알아두기
- 외측속에서 분지된 근피신경의 경로와 근지와 피지에 대해 알아두기
- 요신경총의 주요분지인 대퇴신경과 폐쇄신경의 경로와 근지와 피지에 대해 알아두기
- 천골신경총의 주요분지에 대해 알아두기
- 좌골신경의 경로와 총비골신경, 경골신경의 근지와 피지에 대해 알아두기
- 12뇌신경의 경로와 특징에 대해 알아두기

요약정리

SUMMING-UP

- 말초신경계는 31쌍의 척수신경과 12쌍의 뇌신경으로 구분할 수 있다.
- 척수와 연결된 후근과 전근이 합쳐 척수신경이 되고 척수신경은 후지와 전지로 나누며 복측과 사지로 가는 전지는 신경총을 이루고 피지와 근지가 된다.
- 척수신경은 백교통지와 회백교통지에 의해 교감신경절과 연결된다.
- 경신경총(cervical plexus; C1~C4)의 피지는 귀 후부, 이하선부위 목의 전부 및 외측부 쇄골 아래 부위 등에 분포하고 근지는 목의 중간부 근육과 심부근육과 횡격막의 운동 및 감각을 담당한다.
- 완신경총(branchial plexus; C5~T1)은 상지 전체를 지배하는 큰 신경총으로 목의 외측에서 나와서 액와를 거쳐 쇄골하동맥과 액와동맥을 에워싸듯이 형성되고 경수 C5에서 흉수 T1의 척수신경의 전지들은 서로 만났다가 다시 나뉘면서 근(root), 간(trunk), 부(divisions), 속(cord), 종말신경(terminal nerve)으로 구분된다.
- 후속에서 분지되는 신경으로 액와신경의 근지는 삼각근과 소원근을 지배하고 피지는 외측상완피부신경으로서 상완 외측 부위의 피부에 분포한다. 요골신경은 완신경총에서 가장 큰 신경으로 상완골의 요골신경구(radial groove)를 따라서 상완의 깊은 부위를 지나고, 전완의 외측을 따라 하행하여 손등에 이르며, 근지는 팔의 모든 신근(extensor)이나 신근작용근육을 지배하는데, 요골신경의 마비는 주관절 신전이 어려우며 손가락이 구부러지며, 손목이 축 늘어지는 수근하수(wrist drop)가 일어난다. 피지는 상완 및 전완의 후부, 그리고 손등의 외측 1/2에 분포한다.
- 외측속에서 분지되는 신경으로 근피신경의 근지는 상완이두근과 상완근, 오훼완근 등의 상완의 굴근을 지배한다. 피지는 외측전완피신경이 되어 전완의 외측 피부에 분포하는데, 근피신경의 장애시 주관절의 굴곡이 불가능해진다.
- 내측속에서 분지되는 신경으로 척골신경은 상완의 내측을 상완동맥 및 정중신경과 함께 하행하며, 상완의 하단에서 내측상과(medial epicondyle)의 후부에 있는 척골신경구(groove for ulnar nerve)를 지나 전완 전면의 내측을 하행하여 손과 손가락에 이른다. 근지는 척측수근굴근 및 심지굴근 등의 전완굴근과 손바닥의 소지의 근육들을 지배하여 척골신경 마비는 갈퀴손(claw hand)이 된다. 피지는 손바닥과 손등의 안쪽 1/2에 분포한다.
- 외측속과 내측속을 합친 것에서 분지되는 신경으로 정중신경(median nerve)은 상완동맥과 같이 상완의 안쪽을 따라 하행하여 주맥와(cubital fossa)에 이른 후, 천지굴근의 밑을 지나 손바닥으로 나온다. 피지는 손바닥 피부의 외측 1/2을 지배하고, 근지는 전완굴근(flexor muscles of forearm)들과 회내근 및 무지의 근육을 지배한다. 손가락에서는 제4지의 외측면에서부터 제1~3지까지 분포하고 있다. 정중신경 마비를 원숭이 손(ape hand)이라고 한다.

요약정리

SUMMING-UP

- 흉신경은 신경총을 형성하지 않고 늑간신경이 되어 늑골을 빠져나간다.
- 요신경총(lumbar plexus; T12~L4)은 제12흉신경~제4요신경의 전지들이 요추의 양측에서 합쳐져서 신경총을 형성한다. 피지는 서혜부(inguinal region), 외음부, 대퇴부의 전면과 내측, 하퇴의 내측에 분포하고, 근지는 복부의 하부, 골반근, 대퇴의 전면과 내측의 근육을 지배한다. 주요분지로 대퇴신경과 폐쇄신경이 있다.
- 대퇴신경은 요신경총의 분지 중 가장 큰 신경으로 피지는 대퇴부의 피부에 분포하는데, 특히 복재신경(saphenous nerve)은 하퇴 내측에서 발등 내측까지 하행하여 분포하고 근지는 대퇴부 전면부의 근육인 대퇴사두근과 봉공근을 지배한다.
- 폐쇄신경은 골반 안의 외측에서 폐쇄관을 지나서 전 · 후지로 나누어지며, 피지는 대퇴부의 내측과 고관절부위의 피부에, 근지는 대퇴부의 내전근들에 분포한다.
- 천골신경총(sacral plexus; L5~S4)은 제5요신경~제4천골신경의 전지들이 전천골공(anterior sacral foramen)을 나와 천골신경간과 합쳐져서 천골신경총을 만들고, 대퇴부 전면을 제외한 하지 전체에 분지를 내보낸다. 주요분지는 중둔근과 소둔근 및 대퇴근막장근 등에 분포하는 상둔신경, 대좌골공을 나와 대둔근에 분포하는 하둔신경, 소좌골공을 통하여 골반안의 외측에 위치한 좌골직장와 속으로 들어가는 음부신경이 있다. 특히 음부신경 마비는 항문괄약근의 폐쇄부전으로 대변실금(fecal incontinence)이 일어난다.
- 좌골신경(sciatic nerve; L4~S3)은 전신에서 가장 큰 말초신경으로 경골신경(tibial nerve)과 총비골신경이 합쳐져서 이룬 섬유다발이다. 대좌골공을 지나 대퇴 뒤쪽으로 나와서 대퇴 굴곡군에 일부 가지를 내보내고, 계속 하행하여 슬와(popliteal fossa)의 위쪽에 이르러 안쪽의 경골신경과 외측의 총비골신경으로 갈라진다.
- 경골신경은 슬와 중앙선을 따라 종아리로 내려가서 넙치근의 하방을 지나고 경골 내과(medial malleolus)의 뒤쪽을 거쳐 발바닥에 이르러 내 · 외측족척신경과 척측지신경으로 나누어진다. 피지는 총비골신경의 피지와 종아리의 중앙에서 서로 교통하여 비복신경(sural nerve)을 형성하여 종아리의 후면과 발의 외측면에 분포하고, 근지는 하지의 모든 굴근과 족저의 근육들을 지배한다. 경골신경 마비는 발가락의 족저굴곡(plantar flexion)이 불가능하게 된다.
- 총비골신경은 하퇴의 상외측에서 비골두(head of fibula)를 돌아 나와서 천비골신경과 심비골신경으로 갈라진다. 천비골 신경은 하퇴 외측의 비골근(peroneal muscle)에 근지를 내보내고, 피지는 하퇴 아래쪽의 피부에 분지하여 내측 · 중간족배신경이 된다. 심비골 신경은 하퇴의 깊은 부분을 하행하여 하퇴와 발등의 근육을 지배한다. 비골신경의 마비는 발의 족배굴곡(dorsiflexion)이 불가능하게 된다.
- 제I뇌신경(후신경, olfactory nerve/감각신경)-후각에 관여한다.
- 제II뇌신경(시신경 optic nerve 감각신경)-시각에 관여한다.
- 제III뇌신경(동안신경, oculomotor nerve 운동신경/부교감)-안구의 움직임과 반사에 관여한다.
- 제IV뇌신경(활차신경, trochlear nerve 운동신경)-안구의 움식임과 반사에 관여한다.
- 제V뇌신경(삼차신경, trigeminal nerve 혼합신경)-얼굴, 혀, 치아의 감각과 저작근 운동에 관여한다.
- 제VI뇌신경(외전신경, abducens nerve 운동신경)-안구의 움직임에 관여한다.
- 제VII뇌신경(안면신경, facial nerve 혼합신경/부교감)-얼굴, 두피, 목, 혀 등의 감각과 운동에 관여한다.
- 제VIII뇌신경(내이신경, vestibulocochlear nerve 감각신경)-청각과 평형감각을 조절한다.
- 제IX뇌신경(설인신경, glossopharyngeal nerve 혼합신경/부교감)-타액선, 혀, 경동맥 등 혀와 인두에 분포한다.
- 제X뇌신경(미주신경, vagus nerve 혼합신경/부교감)-귀, 인두, 폐, 식도, 내장 등의 감각과 운동에 관여한다.
- 제XI뇌신경(부신경, accessory nerve 운동신경)-목 근육의 운동에 관여한다.
- 제XII뇌신경(설하신경, hypoglossal nerve 운동신경)-혀의 운동에 관여한다.

관련 질환과 중재

RELATED DISEASE & INTERVENTION

좌골신경

좌골신경통(sciatica)은 질병명이 아니라 증상을 일컫는다. 요신경 4번에서 천골신경 3번의 신경총이 대좌골공(큰궁둥구멍, greater sciatic foramen)을 통과하면서 좌골신경(sciatic nerve)이 되고 이상근하공(궁둥구멍근 아래구멍)을 통과하여 슬와 근처에서 총비골신경과 경골신경으로 나누어져 하지에 분포하는 신경으로 요천추 신경과 관련된 추간판 탈출증(HIVD)이나 척추관 협착증(spinal stenosis) 또는 이상근증후군(priformis sydrome)에 의해 둔부에서부터 대퇴부 후면과 다리까지 뻗치는 방사통(radiating pain)이 생길 수 있다.

증상은 대개 4가지 경우로 압축할 수 있는데 첫째, 통증이 나타나지 않는 경우, 둘째, 허리 부위에만 통증이 있는 경우, 셋째 종아리 부위에만 저리거나 당기는 경우, 넷째, 허리와 다리 부위의 통증과 함께 화끈거리거나 저린 느낌이 방사되는 경우이다. 좌골신경통은 기침을 하거나 무거운 물건을 들거나 배변할 때 척추의 내압이 올라가 신경을 압박할 수 있으므로 주의해야 한다.

그러므로 좌골신경통은 예방이 무엇보다도 중요한데 골반이 틀리게 다리를 꼬고 앉는 나쁜습관은 피하는 것이 좋고, 물건을 들 때는 허리만 굽히지 말고 무릎을 함께 굽혀 드는 것이 좋으며, 한 자리에 오랫동안 앉아 있지 말고, 앉을 때는 허리를 곧게 펴고 바른 자세로 앉는 것이 좋다.

치료는 정확한 감별진단 후에 보존적 치료인 약물치료와 물리치료를 병행하는 것이 좋으며, 수술적 치료를 요구하는 경우도 있어 의사의 진단이 필요하며, 물리치료를 할 경우 운동치료는 반드시 물리치료사의 지도에 따라 운동을 병행하는 것이 바람직하다.

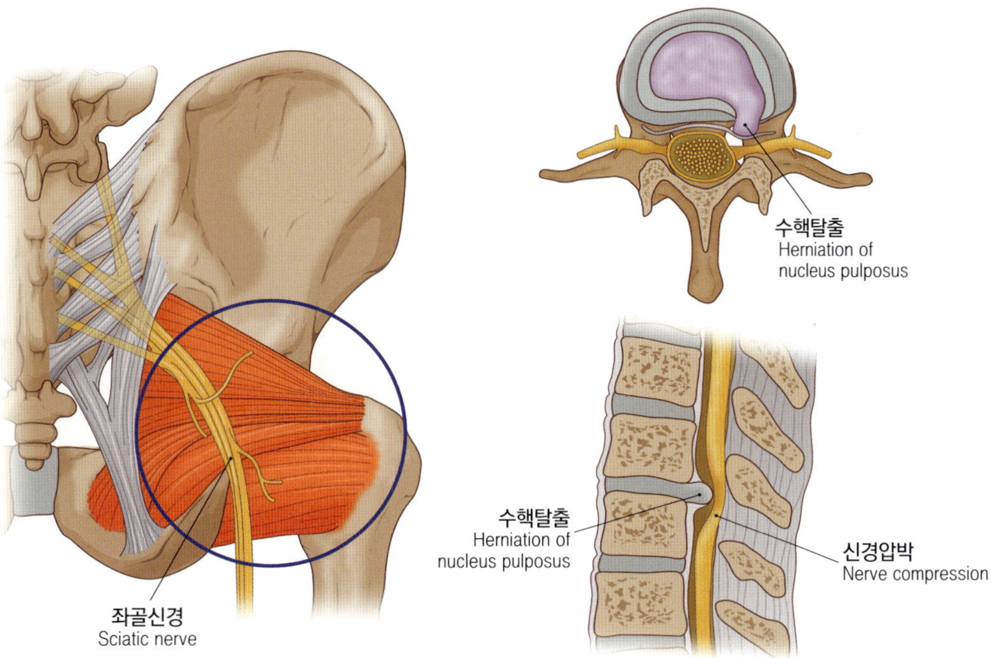

그림 11-101 좌골신경 압박

학습목표에 대한 자기진단
SELF-DIAGNOSIS OF THE LEARNING OBJECTIVE

번호	학습목표	자기 성취도(점)				
		90%(5)	70%(4)	50%(3)	30%(2)	10%(1)
1	말초신경계를 구분할 수 있다.					
2	척수신경의 전지와 후지의 분포를 알 수 있다.					
3	경신경총의 피지와 근지에 대해 알 수 있다.					
4	완신경총을 근, 간, 부, 속, 종말신경으로 구분할 수 있다.					
5	액와신경, 요골신경의 경로와 피지와 근지에 대해 알 수 있다.					
6	척골신경의 경로와 피지와 근지에 대해 알 수 있다.					
7	정중신경과 근피신경의 경로와 피지와 근지에 대해 알 수 있다.					
8	요신경총의 주요분지에 대해 알 수 있다.					
9	천골신경총의 주요분지에 대해 알 수 있다					
10	대퇴신경과 폐쇄신경의 경로와 피지와 근지에 대해 알 수 있다.					
11	경골신경과 총비골신경의 경로와 피지와 근지에 대해 알 수 있다.					
12	12뇌신경의 종류와 기본 기능에 대해 알 수 있다.					
계						
단원 합계		점				

주요용어 점검
CHECKING OF MEDICAL TERMS

말초신경계 peripheral nervous system

척수신경 spinal nerve

회백교통지 gray rami communicantes

완신경총 brachial plexus

액와신경 axillary nerve

요골신경 radial nerve

근피신경 musculocutaneous nerve

척골신경 ulnar nerve

정중신경 median nerve

대퇴신경 femoral nerve

폐쇄신경 obturator nerve

좌골신경 sciatic nerve

테스트

TEST

■ 다음은 척수와 척수신경을 나타낸 그림이다. 명칭을 쓰시오.

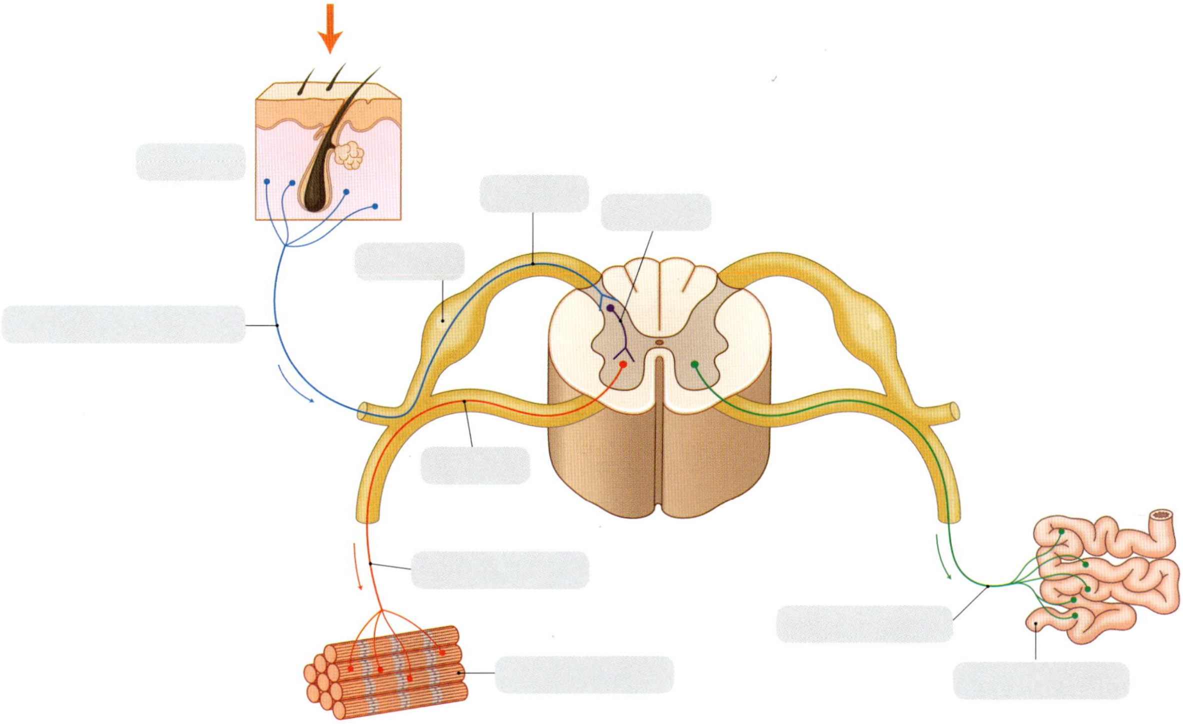

■ 다음은 완신경총의 종말분지를 나타낸 것이다. 알맞은 명칭을 쓰시오.

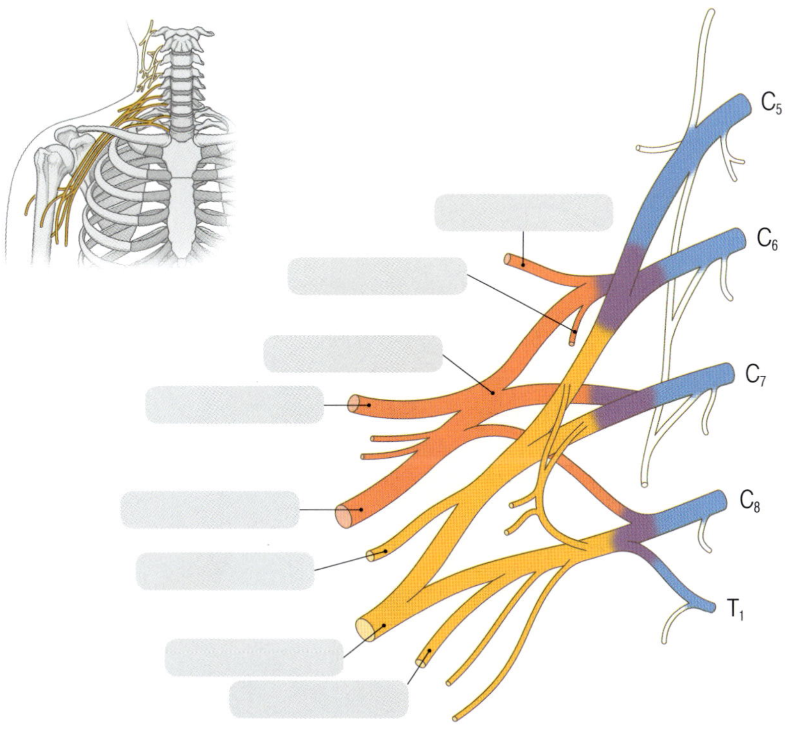

테스트

TEST

■ 다음은 천골신경총의 종말분지를 나타낸 것이다. 알맞은 명칭을 쓰시오.

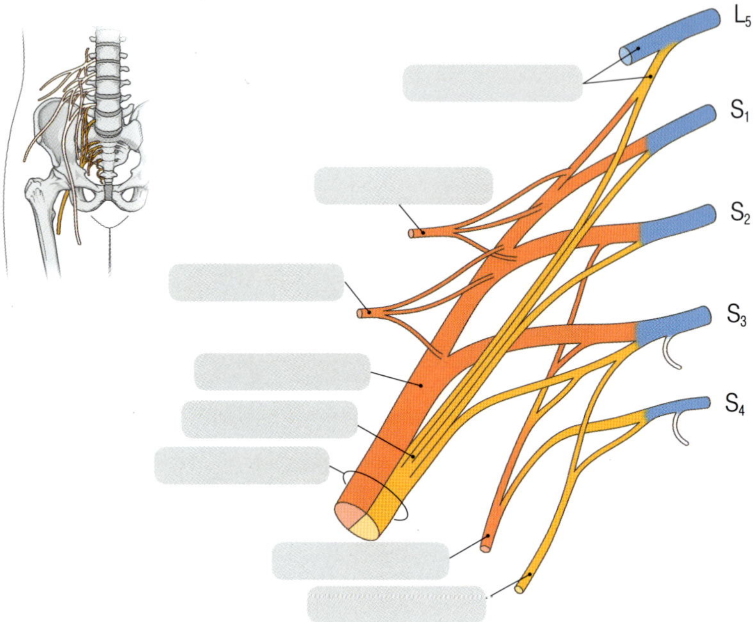

■ 각각의 부위에 알맞는 뇌신경의 명칭을 쓰시오.

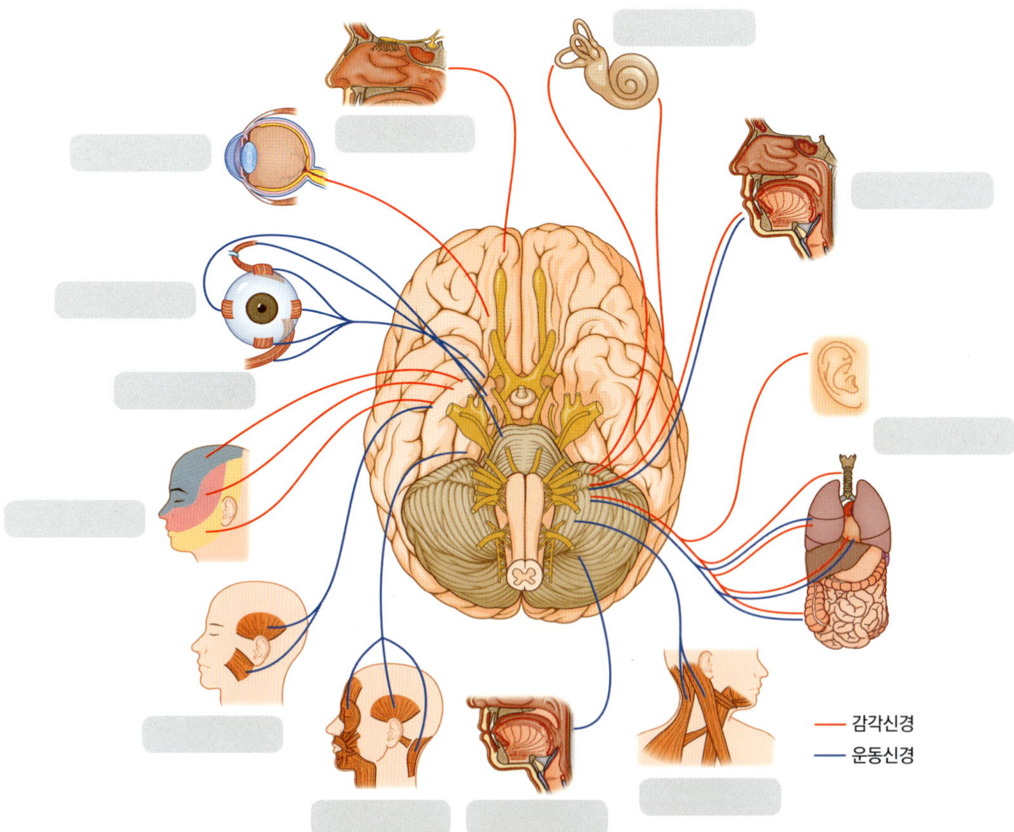

CHAPTER 11.32

자율신경계

학습목표 ■ 자율신경계의 종류와 분포 및 자율신경절에 대한 차이를 알 수 있다.

자율신경계의 개요

체성신경계의 골격근을 지배하는 운동신경은 운동핵에서 나온 축삭이 직접 골격근을 수의적으로 지배하지만, 자율신경계에서는 자율신경핵에서 나온 축삭이 자율신경절을 거친 후에 효과기인 내장, 혈관 및 선 등에 분포하며 이들 기관의 기능을 무의식 혹은 반사적으로 조절해 주고 있어 일명 식물신경계(vegetative nervous system)라고도 한다.

자율신경계의 종류와 분포

자율신경계는 교감신경계(sympathetic nerve system)와 부교감신경계(parasympathetic nervous system)로 구분하는데, 교감신경의 신경세포체는 척수의 제1흉수분절~제2요수분절 사이의 측각(가쪽뿔, lateral horn)에서 위치하기 때문에 흉·요수부(가슴·허리부분, thoracolumbar division)라고 하고, 부교감신경의 신경세포체는 동안신경과 안면신경, 설인신경 및 미주신경, 그리고 척수신경인 천골신경(제2~4엉치신경, sacral nerve)에 위치하기 때문에 두·천수부(머리·엉치부분, craniosacral division)라고 한다.

자율신경절

교감신경이나 부교감신경 모두 뇌와 척수에서 기시한 1차 신경원의 축삭이 해당 장기에 가려면 반드시 도중에 위치하는 신경절(ganglion)에서 2차 신경원으로 연접되어야 하는데, 신경절에 이르기 전의 신경섬유는 절전섬유(신경절이전섬유, preganglionic fiber)라고 한다.

교감신경 신경절. 교감신경 신경절에는 척주 양측을 따라 상하로 종주하는 교감신경간(교감신경줄기, sympathetic trunk) 사이에 형성된 20여 개의 교감신경간(sympathetic trunk) 혹은 추골주위신경절(척추옆신경절, paravertebral ganglion)이 있고, 또한 교감신경간신경절보다 척추에서 멀리 떨어져 복대동맥의 가지 근처에 형성되어 있는 것을 추골전신경절(척추앞신경절, prevertebral ganglion) 또는 중간신경절(intermediate ganglion)이라고 하며, 추골전신경절에는 복강신경절(celiac ganglion), 상장간막신경절(위창자간막신경절, superior mesenteric ganglion) 및 하장간막신경절(아래창자간막신경절, inferior mesenteric ganglion)이 있다.

부교감신경절. 부교감신경 신경절에는 부교감신경이 지배하는 장기 근처에 위치하는 종말신경절(terminal ganglion)에는 모양체신경절(섬모체신경절, ciliary ganglion), 익구개신경절(날개입천장신경절, pterygopalatine ganglion), 악하신경절(턱밑신경절, submandibular ganglion), 이신경절(귀신경절, otic ganglion)이 있다.

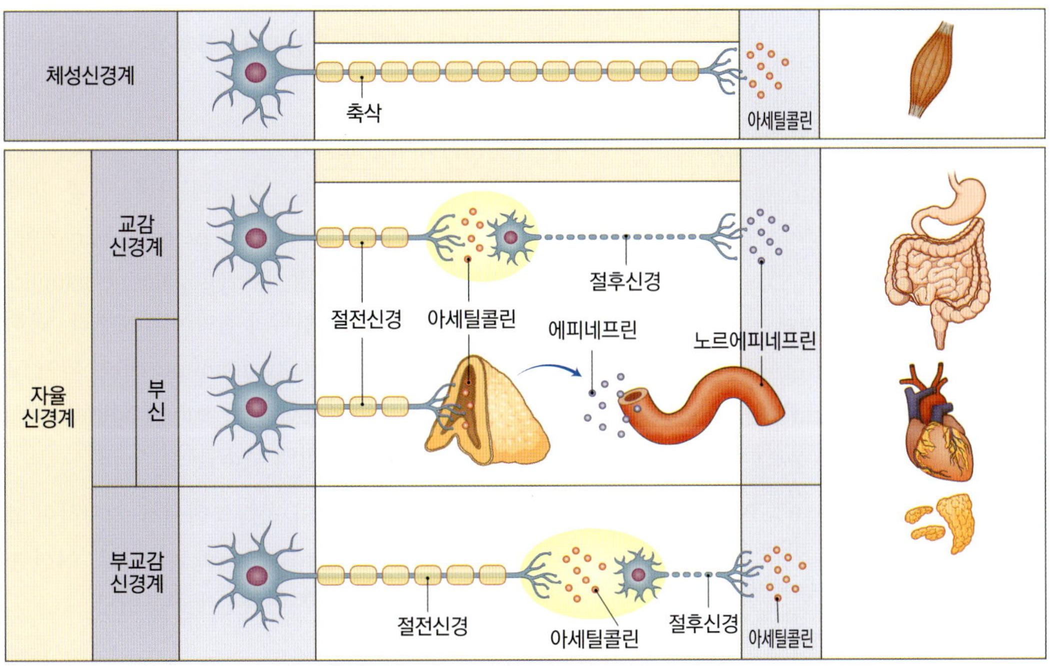

그림 11-102 체성신경계와 자율신경계의 비교

11.32 자율신경계

학습목표 ■ 자율신경계의 절전섬유와 절후섬유의 분포와 교통지에 대해 알 수 있다.

교감신경계

절전섬유. 척수의 측각에서 나온 절전섬유는 운동섬유인 전근(anterior root)과 같이 척수에서 나오며, 다시 교감신경 절전섬유들만 척수신경에서 분리되어 교감신경절로 들어가서 신경연접을 형성한다. 이러한 교감신경절의 절전섬유는 추골주위신경절과 추골전신경절이 있으며, 추골주위신경절 혹은 추골전신경절에서 한 번만 신경연접한다. 추골전신경절에서 신경연접할 절전섬유는 추골주위신경절에서 신경연접하지 않는다. 척추전신경절에서 신경연접한 절전섬유는 주로 배 안의 장기에 분포한다.

절후섬유. 교감신경절에서 신경연접한 절후섬유는 부교감신경분지와 합쳐 자율신경총(autonomic plexus)을 만들면서 지배 장기로 향하고, 추골주위신경절에서 나온 절후섬유는 그들과 상응하는 척수신경과 다시 만나 피부의 혈관, 모낭 및 한선을 지배하게 된다.

교통지. 척수의 측각에서 나와 추골주위신경절과 연결되는 절전섬유는 유수신경으로 구성되어 있어 희게 나타나므로 백교통지(white rami communicantes)라고 하고, 추골주위신경절에서 기시하여 척수신경과 다시 교통하는 절후섬유는 무수신경섬유로 구성되어 회백색을 띄므로 회백교통지(gray rami communicantes)라고 한다.

신경줄기. 두 · 경부의 교감신경 목의 외측 깊은 곳을 주행하며 위쪽에서는 내경동맥신경총(속목동맥신경얼기, internal carotid plexus)이 되어 동맥과 함께 두개강 속으로 들어가고, 아래쪽에서는 흉부의 교감신경간에 이어지는데, 이곳에서 3개의 상 · 중 및 하경신경절(위 · 중간 · 아랫목신경절, superior · middle & inferior cervical ganglion)을 형성한다. 상경신경절은 제3~4번 경추 높이, 중간신경절은 제6번 경추 높이, 그리고 하신경절은 제7번 경추 높이에 위치하는데, 이들은 두 경부의 선(샘, gland)과 평활근에 분지하여 타액선, 누선(lacrimal gland) 등을 지배하며, 3개의 심장신경을 내보내어 심장신경절(cardiac ganglia)을 형성한 후 심근과 관상동맥(coronary artery)에 분포한다.

흉 · 복부의 교감신경은 흉부 척주의 양측을 하행하여 그 경로 중에 10~20쌍의 흉신경절(가슴신경절, thoracic ganglia)을 형성하여 기관과 폐, 식도, 심장 및 대동맥 등에 말초가지를 내보내는 한편, 대 · 소내장신경(greater · lesser splanchnic nerves)이 분지되어 횡격막을 관통하여 복강 내로 나와 복강신경총(celiac plexus)과 상장간막신경총(위창자간막신경얼기, superior mesenteric plexus)으로 들어간다. 이들 신경총에서 나온 절후섬유는 동맥을 따라 각 장기에 분포한다. 또한 복부의 교감신경간에 있는 4~5쌍의 요신경절(허리신경절, lumbar ganglia)의 분지들은 하장간막신경총(아래창자간막신경얼기, inferior mesenteric plexus)과 하복신경총(아랫배신경얼기, inferior hypogastric plexus)을 형성하여 복부 및 골반의 내장에 분포한다.

골반부의 교감신경 천추 전면에, 4~5쌍의 천골신경절(엉치신경절, sacral ganglion)을 형성하고, 하단은 양측의 교감신경간이 합쳐져 홑신경절(ganglion impar)이 된다. 말초가지는 부교감신경인 골반내장신경과 함께 직장과 방광 주변에서 골반신경총(pelvic plexus)을 형성하여 골반 내 장기 및 생식기 등에 분포한다.

부교감신경계

부교감신경과 관련된 뇌신경들은 동안신경, 안면신경, 설인신경 및 미주신경과 척수신경인 제2~4천수신경 내에 혼합되어 있다.

뇌신경들의 부교감신경가지들은 중뇌, 교뇌, 연수 및 척수의 천수에서 기시되어 절전신경섬유를 형성하며, 부교감신경절은 지배장기 근처에 위치한다. 그래서 절후섬유는 교감신경보다 좀 더 짧고, 반면에 절전섬유는 교감신경보다 좀 더 길다.

동안신경(Ⅲ). 중뇌의 에딩거-베스트팔핵에서 기시한 절전섬유는 모양체신경절을 형성하고, 절후섬유는 모양체근과 동공괄약근에 분포한다.

안면신경(Ⅶ). 교뇌의 상타액핵에서 기시하여 두 갈래로 나누어지는데, 하나는 안면신경과 함께 안면신경관 앞에서 갈라져서 대추체신경(큰바위신경, greater petrosal nerve)이 되고, 익구개신경절(날개입천장신경절, pterygopalatine ganglion)을 형성하여 누선, 비강, 구개 및 인두의 점막에 분포한다. 다른 하나는 고삭신경(고실끈신경, chorda tympani nerve)이 되어 고실내를 관통한 후에 악하신경절(턱밑신경절, submandibular ganglion)을 형성하며, 악하선과 설하선에 분포한다.

설인신경(Ⅸ). 연수의 하타액핵에서 기시하여 소추체신경(작은바위신경, lesser petrosal nerve)이 되고, 이신경절(귀신경절, otic ganglion)을 이룬 후 이하선에 분포한다.

11.32 자율신경계

학습목표
- 자율신경계의 기능에 대해 알 수 있다.

미주신경(X). 연수의 미주신경배측핵(미주신경등쪽핵, dorsal motor nucleus of vagus nerve)에서 기시하여 경부와 흉부 및 복부의 내장에 분포한다.

천골신경. 천수의 천골자율신경핵(엉치자율신경핵, sacral autonomic nucleus)에서 나오는 절전섬유가 전근을 지나 제2~4천골 속으로 들어가서 골반내장신경(pelvic splanchnic nerve)이 되어 하행결장과 S상결장, 직장, 방광, 생식기 등 골반내장에 분포하여 주로 분비를 촉진시키고 생식기의 발기와 흥분을 일으킨다.

표 11-5 자율신경계통의 기능

장기, 장관 또는 계통		교감신경 자극 효과	부교감신경 자극 효과
눈	동공 모양체	동공확대(멀리 떨어진 구조물의 정확도를 증가시키기 위해 빛의 양을 증가시킴)	동공수축(지나치게 밝은 빛으로부터 동공보호) 모양체근을 수축하여 수정체를 두껍게 조절
피부	입모근 말초혈관 한선	털을 세움(소름, 닭살) 혈관수축(피부 · 입을 희게, 손가락 끝을 푸르게 한다) 땀분비 증가	효과 없음(도달하지 않음) 효과 없음(도달하지 않음) 효과 없음(도달하지 않음)
다른 샘	누선 타액선	분비가 약간 감소 분비량 감소, 진하고 좀 더 끈적이게 함[e]	분비증진 분비량 증가, 묽은 분비물 분비 촉진
심장		박동수와 수축력 증가; 부교감신경의 효과를 억제하여 심장혈관 이완	심박동수와 수축력 감소(에너지 보존); 심장혈관 수축
폐		부교감신경계통이 효과를 억제하여 기관지확장, 분비 감소, 기체교환 극대화	기관지수축(에너지 보존)과 기관지분비 증가
소화기관		연동운동 억제, 소화관의 혈관 축소로 골격근의 혈류 원활; 내항문괄약근을 수축하여 배변 억제	연동운동과 소화액분비 자극 직장 수축, 내항문괄약근 수축을 억제하여 배변 유도
간과 쓸개		글리코겐을 포도당으로 분해 촉진(증가된 에너지 위해)	글리코겐 생성과 보존 촉진; 담즙분비 증가
비뇨기관		신장혈관의 수축으로 요형성 지연; 방광의 내괄약근 수축으로 배뇨 억제	방광의 내괄약근 수축억제, 방광벽근육 수축으로 배뇨 유발
생식기계통		사정과 혈관수축으로 발기 완화	외부생식기관의 발기 유발
부신수질		아드레날린을 혈중으로 분비	효과 없음(신경분포 없음)

11.32 자율신경계

학습 목표 ■ 자율신경계의 신경줄기에 대해 알 수 있다.

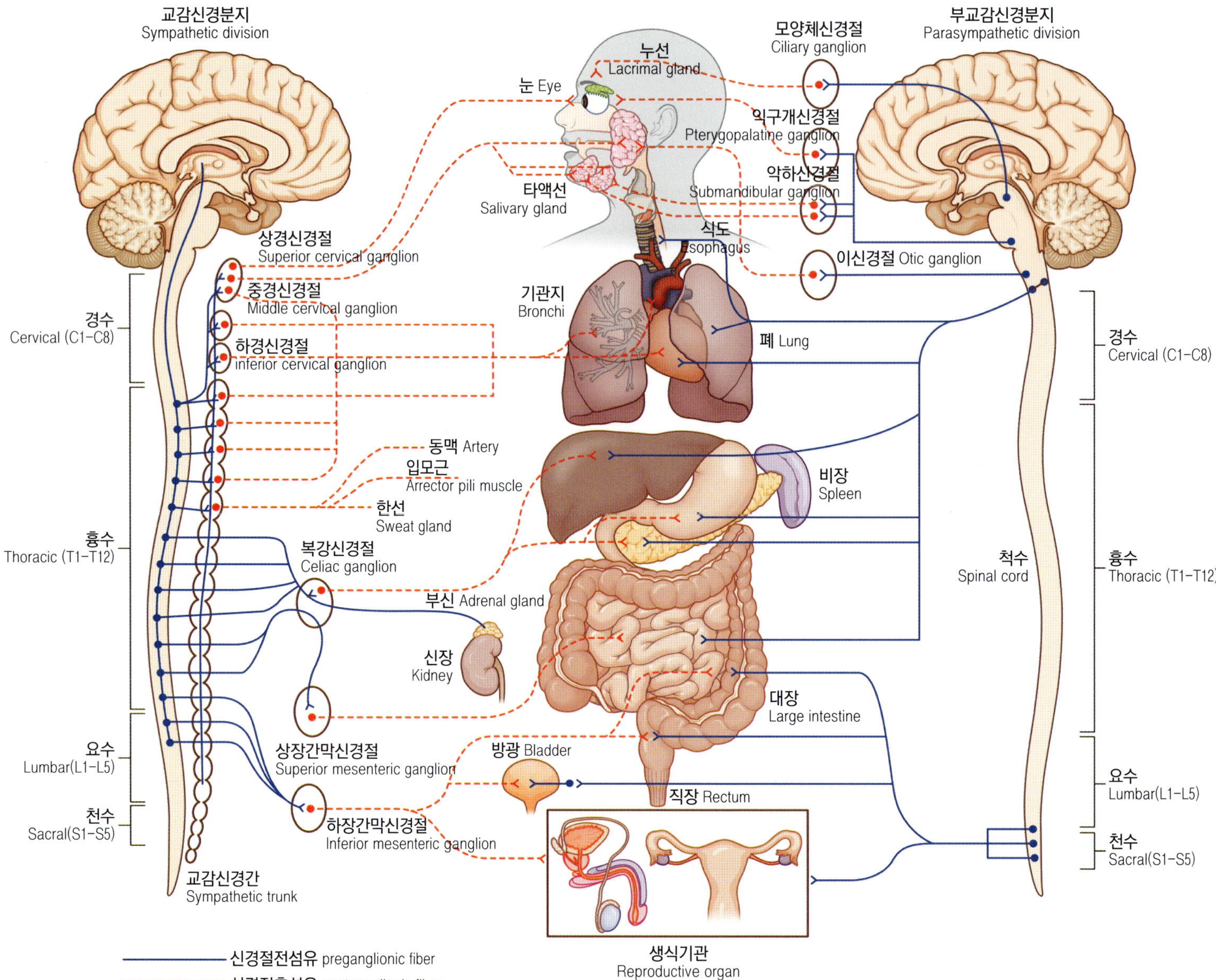

그림 11-103 자율신경계의 기원과 신경절

꼭 알아두기
TO KNOW ON TO

- 체성신경계와 자율신경계의 차이 알아두기
- 교감신경계와 부교감신경계의 차이 알아두기
- 교감신경계의 신경절과 신경분포에 대해 알아두기
- 부교감신경계의 신경절과 신경분포에 대해 알아두기

요약정리
SUMMING-UP

- 자율신경계는 자율신경핵에서 나온 축삭이 자율신경절을 거친 후에 효과기인 내장, 혈관 및 선 등에 분포하며 이들 기관의 기능을 무의식 혹은 반사적으로 조절해 주고 있다.
- 자율신경계는 교감신경계와 부교감신경계로 구분하는데, 교감신경의 신경세포체는 척수의 제1흉수분절~제2요수분절 사이의 측각에서 위치하기 때문에 흉 · 요수부(가슴 · 허리부분, thoracolumbar division)라고 하고, 부교감신경의 신경세포체는 동안신경과 안면신경, 설인신경 및 미주신경, 그리고 척수신경인 천골신경(S2~S4)에 위치하기 때문에 두 · 천수부라고 한다.
- 교감신경 신경절에는 척주 양측을 따라 상하로 종주하는 교감신경간(sympathetic trunk) 사이에 형성된 20여 개의 교감신경간(sympathetic trunk) 혹은 추골옆신경절(척추옆신경절, paravertebral ganglion)과 추골전신경절(prevertebral ganglion)과 중간신경절(intermediate ganglion)이 있으며, 추골전신경절에는 복강신경절(celiac ganglion), 상장간막신경절(superior mesenteric ganglion) 및 하장간막신경절(inferior mesenteric ganglion)이 있다.
- 부교감신경 신경절은 부교감신경이 지배하는 장기 근처에 위치하는 종말신경절(terminal ganglion)에는 모양체신경절(ciliary ganglion), 익구개신경절(pterygopalatine ganglion), 악하신경절(submandibular ganglion), 이신경절(otic ganglion)이 있다.
- 부교감신경과 교감신경의 특성을 요약하면 다음과 같다.

구분		부교감신경	교감신경
기시		뇌신경(Ⅲ, Ⅶ, Ⅸ, Ⅹ), 천수분절(S2~S4)	흉수분절(T1~T12), 요수분절(L1~L3)
신경절		종말신경절	교감신경간신경절, 중간신경절
절전섬유	섬유길이	길다	짧다
	신경전달물질	아세틸콜린(acetylcholine)	아세틸콜린(acetylcholine)
절후섬유	섬유길이	짧다	길다
	신경전달물질	아세틸콜린(acetylcholine)	노르에피네프린(norepinephrine)
효과기		평활근, 심장근, 각종 선	평활근, 심장근, 각종 선
효과기 수용체		무스카린(muscarinic)	α, β

- 교감신경과 부교감신경의 주요 장기 자극효과

장기	교감신경 자극 효과	부교감신경 자극 효과
눈	동공확대	동공수축
심장	박동수와 수축력 증가	심박동수와 수축력 감소
기관지	기관지확장	기관지수축
소화기관	연동운동 억제, 배변억제	연동운동과 소화액분비 자극, 배변 유도
비뇨기관	방광의 내괄약근 수축으로 배뇨억제	방광의 내괄약근 수축억제
생식기계통	사정과 혈관수축으로 발기완화	외부생식기관의 발기 유발
부신수질	아드레날린을 혈중으로 분비	효과 없음(신경분포 없음)

관련 질환과 중재

RELATED DISEASE & INTERVENTION

자율신경 반사부전증

정상적인 경우 시상하부(hypothalamus)의 조절하에 자율신경계는 상호보완작용에 의해 신체의 항상성을 조절하며, 내부장기들을 불수의적(involuntary)으로 통제한다. 그러나 흉수 6번 이상의 척수손상(spinal cord injury)이 발생하면 자율신경계의 상호보완작용이 일어나지 않아 자율신경반사부전증(자율신경과반사, autonomatic dysreflexia)이 일어난다. 교통사고나, 산업재해 등의 외상이나 기타 척수손상 환자의 합병증으로 인해 사망하는 경우가 많다.

자율신경반사부전증의 증상은 갑작스런 혈압상승과 얼굴홍조, 동공확대, 창백해짐, 두통, 심장박동의 불규칙과 서맥, 실신 등의 자율신경계 집단반사 반응(mass reflex reaction)을 일으키는 일종의 교감신경계의 반사기능 부전증을 말한다.

가장 일반적인 원인은 장팽창과 카테터가 막히거나 요도괄약근의 조절 이상에 의한 방광팽창이며 그 밖에 혈전증, 폐색전증, 욕창, 골절, 약물중독 등이 있다.

발생기전은 방광의 비정상적 팽창과 통각자극 등 유해자극이 척수로 전달되고 이것과 연결된 내장(splanchnic)에서 맥관수축을 일으키고 자율신경조절 실패와 심혈관계의 부적응이 발생한다.

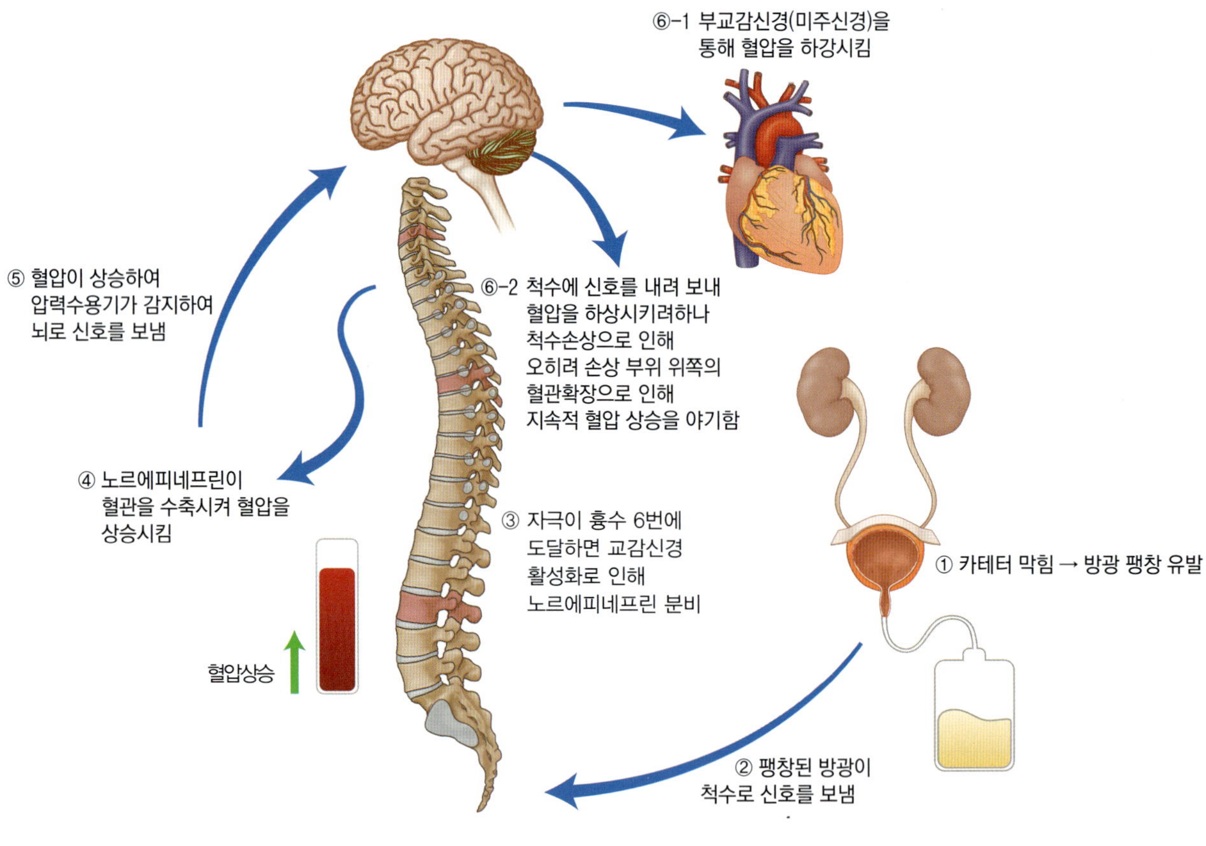

그림 11-104 자율신경 반사부전 발생기전

학습목표에 대한 자기진단

SELF-DIAGNOSIS OF THE LEARNING OBJECTIVE

번호	학습목표	자기 성취도(점)				
		90%(5)	70%(4)	50%(3)	30%(2)	10%(1)
1	자율신경계의 종류와 자율신경절에 대해 알 수 있다.					
2	교감신경의 기원과 주행 및 신경분포에 대해 알 수 있다.					
3	부교감신경의 기원과 주행 및 신경분포에 대해 알 수 있다.					
4	교감신경과 부교감신경의 특성에 대해 알 수 있다.					
5	교감신경과 부교감신경의 주요 장기 자극효과에 대해 알 수 있다.					
계						
단원 합계		점				

주요용어 점검

CHECKING OF MEDICAL TERMS

제 I뇌신경(후신경) olfactory nerve

제 II뇌신경(시신경) optic nerve

제 III뇌신경(동안신경) oculomotor nerve

제 IV뇌신경(활차신경) trochlear nerve

제 V뇌신경(삼차신경) trigeminal nerve

제 VI뇌신경(외전신경) abducens nerve

제 VII뇌신경(안면신경) facial nerve

제 VIII뇌신경(내이신경) vestibulocochlear nerve

제 IX뇌신경(설인신경) glossopharyngeal nerve

제 X뇌신경(미주신경) vagus nerve

제 XI뇌신경(부신경) accessory nerve

제 XII뇌신경(설하신경) hypoglossal nerve

교감신경계 sympathetic nervous system

부교감신경계 parasympathetic nervous system

교감신경간 sympathetic trunk

중간신경절 intermediate ganglion

모양체 신경절 ciliary ganglion

익구개신경절 pterygopalatine ganglion

악하신경절 submandibular ganglion

이신경절 otic ganglion

테스트

TEST

■ 다음 빈 칸에 알맞은 말을 쓰시오.

구분		부교감신경	교감신경
기시			흉수분절(T1~T12), 요수분절(L1~L3)
신경절		종말신경절	
절전섬유	섬유길이	길다	짧다
	신경전달물질		
절후섬유	섬유길이	짧다	길다
	신경전달물질		
효과기		평활근, 심장근, 각종 선	
효과기 수용체			α, β

장기	교감신경 자극 효과	부교감신경 자극 효과
눈	동공확대	
심장		심박동수와 수축력 감소
기관지	기관지확장	기관지수축
소화기관		
비뇨기관	방광의 내괄약근 수축으로 배뇨억제	
생식기계통		외부생식기관의 발기 유발
부신수질	아드레날린을 혈중으로 분비	효과 없음(신경분포 없음)

CHAPTER 12

SENSORY SYSTEM

감각계통

학습목표

- 일반감각과 특수감각을 분류할 수 있다.
- 수용기의 종류를 알 수 있다.
- 외피의 기본구조에 대해 알 수 있다.
- 피부의 층에 대해 알 수 있다.
- 피부의 부속기관의 종류와 특징에 대해 알 수 있다.
- 안구의 구조와 구성에 대해 알 수 있다.
- 안구벽의 구조(섬유막과 혈관막)에 대해 알 수 있다.
- 안구벽의 구조(신경막)에 대해 알 수 있다.
- 굴절질 종류와 특징에 대해 알 수 있다.
- 시각의 전도경로를 이해한다.
- 시야가 망막에 맺히는 과정을 이해한다.
- 안구근육의 종류와 움직임을 알 수 있다.
- 안검, 결막, 눈물기관의 구조를 알 수 있다.
- 눈물의 분비경로를 알 수 있다.
- 외이의 구조에 대해 알 수 있다.
- 중이의 구성과 고막과 고실의 구조에 대해 알 수 있다.
- 이소골과 이관의 특징을 알 수 있다.
- 내이의 구조와 특징에 대해 알 수 있다.
- 막미로의 구성과 특징에 대해 알 수 있다.
- 평형감각의 전도과정을 알 수 있다.
- 청각의 전도과정을 알 수 있다.
- 후각기관의 구성에 대해 알 수 있다.
- 후각의 전도과정을 알 수 있다.
- 미각을 담당하는 신경을 알 수 있다.
- 미각의 전도과정을 알 수 있다.

12.1 감각의 종류

학습목표
- 일반감각과 특수감각을 분류할 수 있다.
- 수용기의 종류를 알 수 있다.

일반감각

감각은 외부환경에서 오는 자극을 수용하여 몸을 보호하는 역할을 하며 자극원과 수용체의 성질에 따라 일반감각과 특수감각으로 나눌 수 있다.

일반감각(general sense)은 우리 몸의 모든 부위에서 느낄 수 있는 감각이며 촉각(touch sense), 통각(pain sense), 온도감각(temperature sense) 그리고 고유감각(proprioception)이 있다. 촉각은 분별촉각과 비분별촉각으로 나눌 수 있으며, 분별촉각은 자극계에 대한 위치와 강도를 알 수 있는 촉각을 말한다. 고유감각은 근방추(muscle spindle), 건, 관절수용기 등에서 오는 감각이며, 근육의 길이, 장력과 관절의 위치를 감지한다.

일반감각은 일반체성감각(general somatic afferent, GSA)과 일반내장감각(general visceral afferent, GVA)으로 나뉠 수 있다. 일반체성감각은 피부, 근육, 관절의 상태를 감지하는 것이며, 일반내상삼삭은 내장의 상태를 감지하는 것이다. 가령, 음식물을 먹었을 때 위가 늘어난 정도, 방광에 오줌이 차 있는 정도를 말한다.

특수감각

특수감각(special sense)은 우리 몸의 특정부위에서 느낄 수 있는 감각이며 시각, 청각, 평형감각, 후각 그리고 미각이 있다. 시각, 청각, 평형감각은 특수체성감각(speical somatic affernet, SSA)이며, 후각과 미각은 특수내장감각(speical visceral afferent, SVA)이다.

감각기관의 분류

감각기관은 일반감각기관(general sense organ)과 특수감각기관(special sense organ)으로 구분한다(표 12-1).

일반감각기관은 전신에 광범위하게 분포하는 매우 작은 크기의 수용기로, 통각이나 촉각 등의 자극을 감지한다. 특수감각기관은 눈과 같이 크고 복잡한 장기의 형태로 나타나기도 하고, 비점막(nasal mucosa)이나 혀의 국한된 영역에 무리지어 나타나는 특수감각수용기(special sense receptor)의 형태로 나타나기도 한다.

맛(taste)과 냄새(smell)를 감지하는 수용기는 화학자극에 의해 활성화되고(화학수용기, chemoreceptor), 눈의 망막(retina)에 있는 수용기는 빛을 감지한다(광수용기, photoreceptor). 그 외에도 물리적 손상이나 상해(통증수용기, pain receptor), 온도변화(온도수용기, thermoreceptor) 또는 기계적 자극(기계수용기, mechanoreceptor)에 반응하는 수용기가 있다.

표 12-1 감각의 종류와 수용기

감각			수용기
일반감각	피부감각	촉각 압각 통각, 온도감각	마이스너소체 파치니소체 자유신경종말
	고유감각	관절운동 근육의 길이 근육의 장력	관절주위의 수용기 근육방추 골지건기관
	내장감각	혈압 폐포 혈액의 CO_2 분압 혈액의 O_2 분압 혈액삼투압 혈당치	경동맥동과 대동맥궁의 압력수용기 폐포벽 경동맥소체, 대동맥소체 연수의 흡식중추 시상하부 시상하부, 췌장 β세포
특수감각	시각 청각 후각 미각 평형감각		망막의 간상세포와 원추세포 내이의 나선기관(코르티기관) 비점막의 후세포 혀의 미뢰 내이의 반규관, 난형 · 구형낭

CHAPTER

12.2 외피

학습목표 ■ 외피의 기본구조에 대해 알 수 있다.

외피

외피(integument)는 동물체의 체표면을 둘러싸고 있는 구조로 체중의 약 18%를 차지하며, 외부의 자극으로부터 우리 몸을 보호하고 수용하여 전달하거나, 흡수, 분비 및 조절 및 비타민 D 저장 등의 기능을 하는 외피는 피부(skin)와 부속기관으로 구분할 수 있다. 피부는 4층 구조로 된 외층의 표피(epidermis)와 그 내층인 2층 구조로 된 진피(dermis) 및 피하조직(피부밑조직, hypodermis)으로 되어 있고, 부속기관은 털, 손톱, 발톱, 한선(땀샘, sweat gland), 피지선(기름샘, sebaceous gland), 유선(젖샘, mamillary gland) 등이 있다(표 12-2, 그림 12-1).

표 12-2 외피의 구분

구분	조직	
피부	표피	각질층 투명층 과립층 종자층(극세포층, 기저층)
	진피	유두층 망상층
	피하조직	
부속기	털, 손 · 발톱, 피부선(한선, 피지선), 유방의 유선	

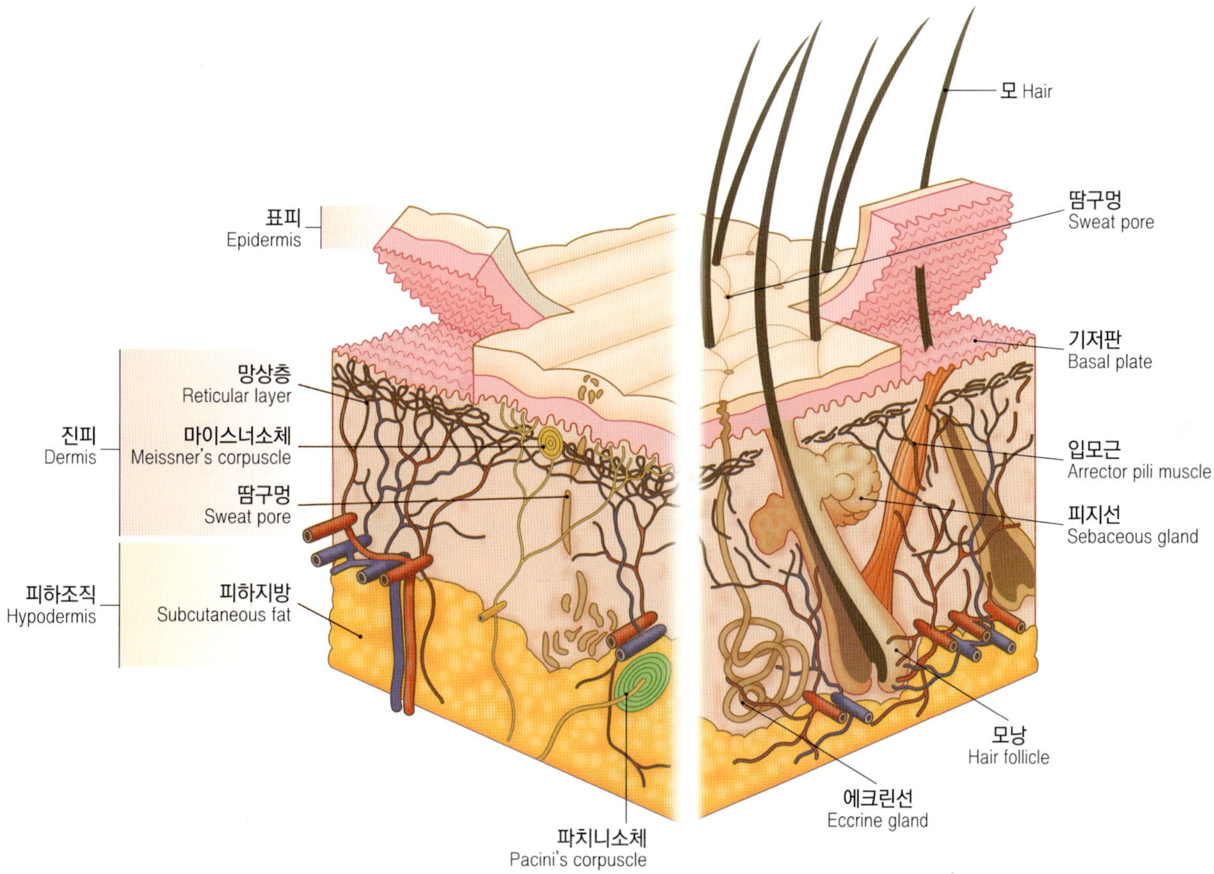

그림 12-1 외피

12.2 외피

학습목표
- 피부의 층에 대해 알 수 있다.

표피

표피(epidermis)는 피부의 가장 외층으로 피부의 3개의 층 중 가장 얇은 층(~100㎛)으로 바깥에서부터 안쪽으로 핵이 없는 각질층, 투명층, 과립층 및 핵이 있는 종자층의 순서로 되어 있다.

각질층. 각질층(horny layer)은 가장 바깥에 위치하며, 기저층에서 점차 각질층으로 세포가 이동되어 핵이 없어지면서 생명력을 잃고 표면에서 각질세포(keratinocyte)가 되어 박리 · 박탈된다.

투명층. 투명층(clear layer)은 손바닥과 발바닥에서만 볼 수 있으며 반유동성 엘라이딘(elaidin)으로 차있다.

과립층. 과립층(granular layer)은 투명층 아래에 위치하고 각질유리질(keratohyalin granule)이 존재한다.

종자층. 종자층(germinative layer)은 윗층인 극세포층(가시층, spinous layer)과 아래층인 기저층(바닥층, basal layer)으로 나뉜다. 특히 기저층은 단층 원주상피로 되어 있고, 세포분열로 인해 피부의 재생을 일으키는 곳으로 멜라닌색소(melanin pigment)를 함유하고 있어 뇌하수체 중엽의 멜라닌 색소호르몬의 자극을 받아 피부의 색을 결정하는 층이다.

진피

진피(dermis)는 표피 바로 아래에 있는 유두층과 망상층으로 나누며, 결합조직(connective tissue)이 불규칙하고 치밀하게 배열되어 있고 신경과 혈관이 풍부하게 분포되어 있다.

유두층. 유두층(papillary layer)은 진피의 표층으로 혈관이 풍부한 혈관유두(vascular papillary)와 감각신경종말이 풍부한 신경유두(nerve papilla)로 나눈다. 손 · 발바닥에서 유두가 일정한 모양으로 배열되어 있고 이에 따라 융기선이 특수한 무늬를 낸다. 이를 손가락에서는 지문(finger print)이라 하고, 손바닥에서는 장문(손금, palmar print), 발바닥에서는 족척문(족문, foot print)이라고 한다.

망상층. 망상층(그물층, recticular layer)은 진피의 심층으로 피부분할선(line of cleavage)인 랑거선(Langer line)이 있다. 이는 아교성 섬유다발의 주행방향이 각 부위의 기능에 맞도록 위치에 따라 각각 다른 주름을 형성하기 때문에 생긴 선이다(그림 12-2).

피하조직

피하조직(피부밑조직, hypodermis tissue)은 소성결합조직(성긴결합조직(loose connective tissue)이 그물모양을 이루는 층으로 다량의 지방세포(fat cell)가 분포되어 있다.

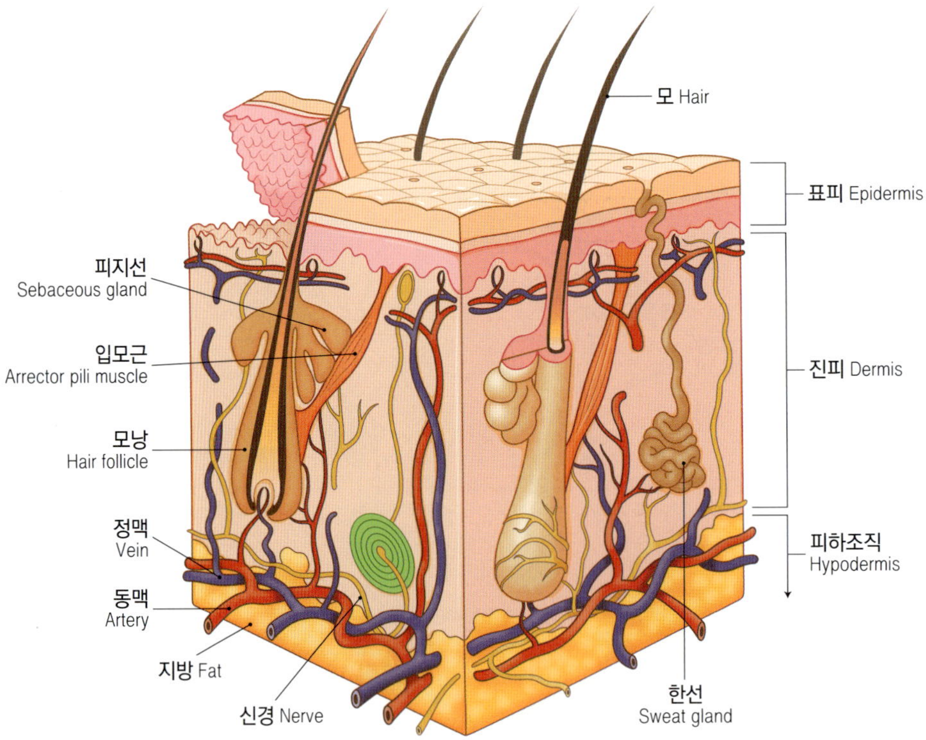

그림 12-2 피부

피부의 부속기관

학습 목표
- 피부의 부속기관의 종류와 특징에 대해 알 수 있다.

피부부속기관(skin appendage)은 표피의 각화물로 손 · 발톱, 모발(털), 피부선인 한선, 피지선, 유선 등이 있다.

손 · 발톱. 손 · 발톱(nail)은 밖으로 노출된 부분을 조체(몸통, nail body), 피부 속에 묻혀있는 부분을 조근(뿌리, nail root)이라 하고, 이들을 받치고 있는 부분을 조상(손톱바닥, nail bed)이라고 한다. 조근부 아랫층을 조기질(nail matrix)이라고 하며, 손 · 발톱의 성장과 재생을 주관한다. 반월(lunula)은 조체와 조근의 경계부에 있고, 영양 상태와 계절에 따라 개인차를 보인다(그림 12-3).

모발. 모발(털, hair)은 피부 밖으로 노출된 부분을 모간(털줄기, hair shaft), 피부내의 모근(털뿌리, root of hair)이라 하고, 중심부를 이루는 3층 구조인 수질(털속질, medulla), 피질(털겉질, cortex), 모각피(털껍질, hair cuticle)로 되어 있다. 모근은 2겹의 피막인 모낭(털주머니, hair follicle) 속에 박혀있다. 모낭의 팽대된 하단부를 모구(털망울, hair bulb)라고 한다. 모낭의 기울어진 쪽에는 입모근(털세움근, arrector pili muscle)이 있다. 모발은 입술, 손, 발바닥, 귀두, 소음순, 유두를 제외한 대부분의 피부에 존재한다(그림 12-4).

한선. 한선(땀샘, sweat gland)은 전신에 분포하는 일반적인 한선인 에크린선(샘분비땀샘, eccrine gland)과 외이도, 액와, 유륜, 음부, 항문 주위에 분포하는 아포크린선(부분분비땀샘, apocrine gland)으로 나눈다. 아포크린선은 액와, 음부, 유륜 등에 있는 대한선(큰땀샘, large sweat gland)으로 모낭과 연결되어 있고, 이곳의 분비물로 인해 특유의 냄새가 난다(그림 12-5).

피지선. 피지선(기름샘, sebaceous gland)은 모낭의 상부에 개구되어 털과 모낭 사이의 피부표면으로 나오며 피지(기름, sebum)를 분비하여 피부를 보호하는 단일포상선으로 손 · 발을 제외한 전신에 분포한다. 특히 두피나 안검에 많다.

유선. 유선(젖샘, mamillary gland)은 변형된 한선으로 유두를 중심으로 주위에 유륜(젖꽃판, areola)이 있고, 15~20개의 유선엽으로부터 유관이 나와 유륜 밑에서 젖이 고이는 유관동(젖샘관팽대, lactiferous sinus)을 이룬 후 유공으로 나온다(그림 12-6).

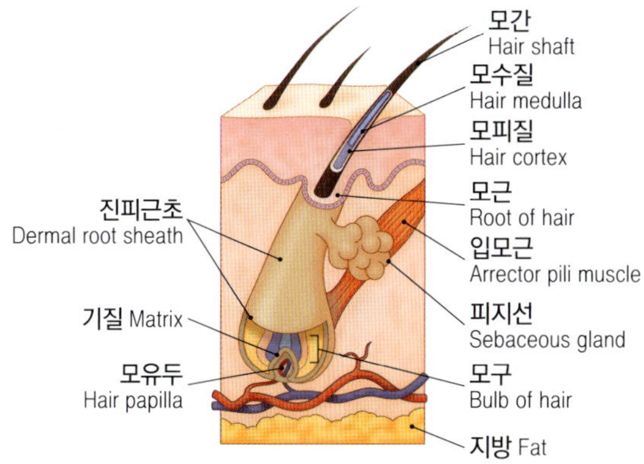

그림 12-4 모발

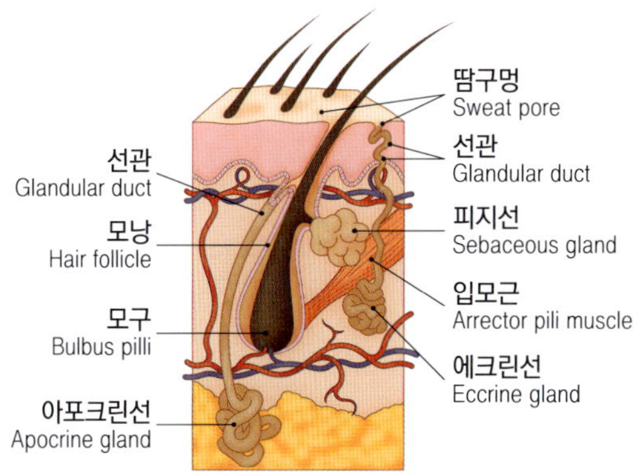

그림 12-5 한선

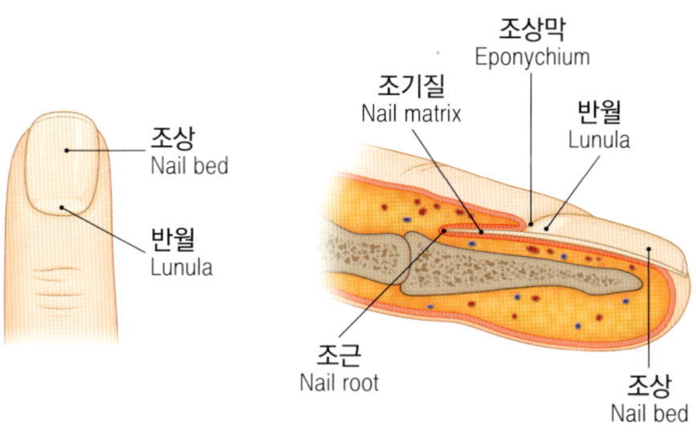

그림 12-3 손 · 발톱

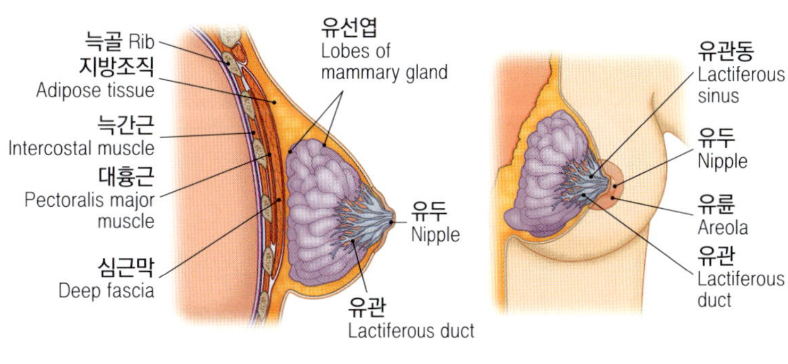

그림 12-6 유방

CHAPTER 12.4

시각기관: 눈

학습 목표 ■ 안구의 구조와 구성에 대해 알 수 있다.

눈

눈은 시각기관이며, 안구(eyeball)와 시신경(시각신경, optic nerve)이 위치하며, 그 외에 안구근육, 안검(눈꺼풀, eyelid), 결막(conjunctiva), 눈물기관 등과 같은 부속기관(appendage)으로 구성되어 있다(그림 12-7).

안구

안구(eyeball)는 안와(눈확, orbit) 내에 지방조직으로 보호되어 있으며, 후부에는 시신경이 연결되어 있고 안구근육들이 부착하며 안구를 움직인다.

안구는 3층의 피막인 안구벽(coat of the eyeball)과 투명한 내용물인 굴절질(refractory media)로 구성되어 있다. 안구벽은 외층의 섬유막(fibrous coat), 중간층인 혈관막(vascular coat) 그리고 내층의 신경막(nervous coat)으로 구성되어 있다(그림 12-8). 안축(optical axis)은 각막의 중앙인 전극(anterior pole)과 공막 후면의 중앙인 후극(posterior pole)을 잇는 가상의 선이다.

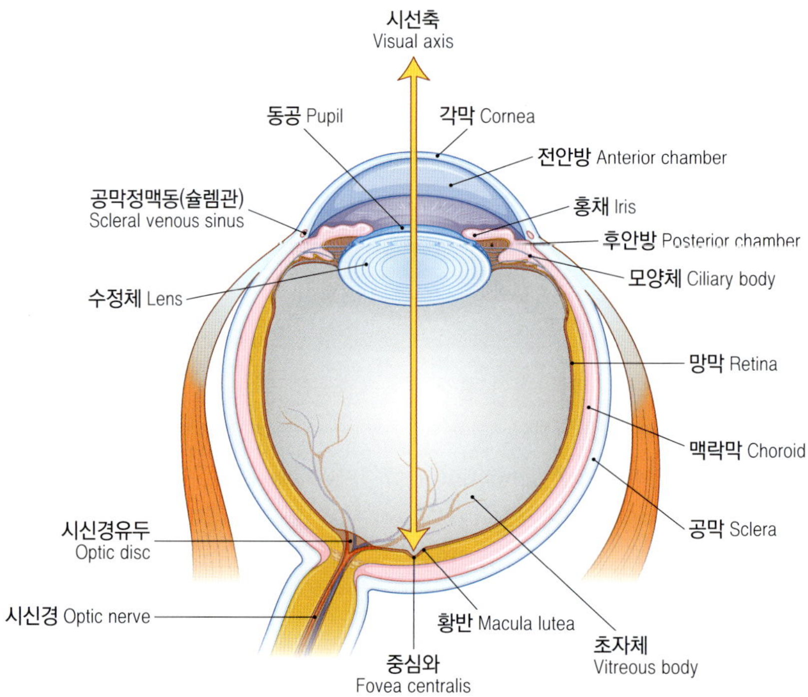

그림 12-7 안구

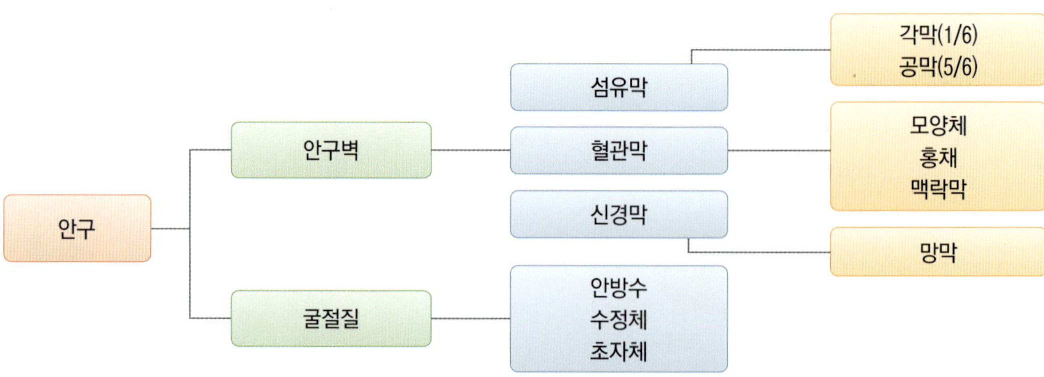

그림 12-8 안구 구분

12.4 시각기관: 눈

학습목표 ■ 안구벽의 구조(섬유막과 혈관막)에 대해 알 수 있다.

안구벽의 구조

섬유막

섬유막(fibrous coat)은 안구의 가장 외층을 이루는 피막이며, 탄력성이 있어 안구의 형태 유지와 내용물을 보호하는 역할을 담당하고 있는데, 안구의 전면을 싸고 있는 부분을 각막(cornea)이라고 하고, 후부를 싸고 있는 부분을 공막(sclera)이라고 한다.

각막. 빛의 굴절기구인 각막(cornea)은 안구의 전방 1/6을 이루는 투명한 막으로 혈관분포가 없어 이식이 가능한 장기이다. 각막의 표면이 고르지 못하면 난시(astigmatism)가 유발된다.

공막. 공막은 안구 뒤쪽 5/6를 이루는 단단한 결합조직성의 백막(흰자위)으로 안구근육들이 부착되어 있고, 각막 경계 부위에 공막정맥동(공막정맥굴, scleral venous sinus: 슐렘관, Schlemm's canal)이 있어 안방수가 흡수된다.

혈관막

혈관막(vascular coat)은 섬유막과 신경막인 망막 사이에 있는 층으로 전부의 모양체 및 홍채와 후부의 맥락막으로 구분한다. 혈관분포가 잘 되어 있고 멜라닌색소가 풍부하여 안구의 암실을 만들고, 광선투과량을 조절하는 데 기여한다.

모양체. 모양체(섬모체, ciliary body)는 맥락막의 앞쪽에 비후된 곳인 모양체돌기(섬모체돌기, ciliary process)에 수정체와 연결되는 가느다란 섬유인 모양체소대(섬모체띠, ciliary zonule), 지지인대(걸이인대, suspensory ligament)가 있다. 모양체 속에는 평활근인 모양체근이 있어 수정체의 만곡을 조절하는 역할을 한다. 부교감신경에 의해 모양체근육이 수축되면 모양체띠(섬모체띠, ciliary zonule)의 장력이 약해져서 수정체는 볼록하게 된다.

홍채. 홍채(iris)는 색소성 결합조직으로 수정체 전면에 있는 원판상의 기관이며, 중앙에 있는 빈 틈새를 동공(pupil)이라고 한다. 이 멜라닌색소의 함유량 차이로 종족과 개인에 따라 눈 색깔이 달라진다. 또한, 각막과의 사이에 전안방(앞방, anterior chamber)을 만들고, 수정체와의 사이에 후안방(뒷방, posterior chamber)을 이룬다(그림 12-10). 홍채의 수축과 이완에 의해 빛의 양이 조절된다.

맥락막. 맥락막(choroid)은 공막의 내면을 덮고 있는 막으로 혈액과 멜라닌색소가 다량으로 함유되어 있으며, 망막의 색소상피층과 밀착되어 있어 망막에 상이 맺힐 수 있도록 암실을 만드는 역할을 한다. 플래쉬를 터트리며 사진을 찍을 때 간혹 눈이 빨갛게 보이는 적목현상(red eye effect)이 나타난다.

동공. 동공(pupil)은 빛이 통과하는 구멍으로 둘레에 2종의 평활근, 즉 윤상의 동공괄약근(동공조임근, sphincter pupillae muscle)과 방사상의 동공산대근(동공확대근, dilator pupillae muscle)이 있어서 동공의 크기가 조절되므로 광선의 투과량이 결정된다. 부교감신경의 자극에 의해 윤상의 동공괄약근이 수축되어 동공이 작아진다.

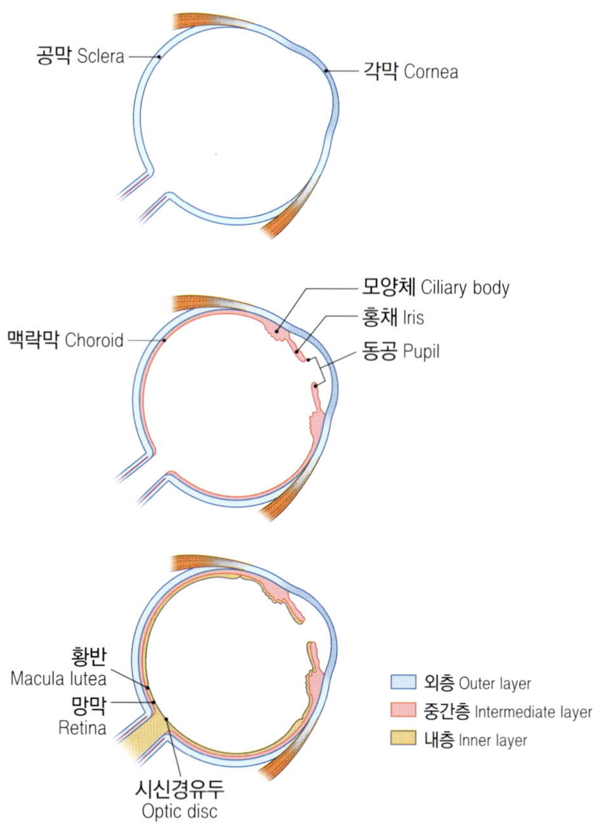

그림 12-9 안구벽

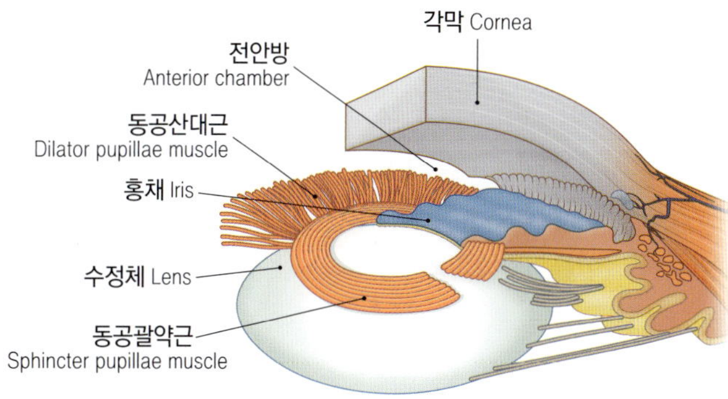

그림 12-10 홍채

12.4 시각기관: 눈

학습목표 ■ 안구벽의 구조(신경막)에 대해 알 수 있다.

신경막

망막의 층. 가장 안쪽층인 신경막은 빛의 감수기인 망막으로 10층 구조이다. 멜라닌색소과립을 함유한 색소상피층(pigmented layer)이 있고, 광선을 수용하는 간상세포(막대세포, rod cell)와 원추세포(원뿔세포, cone cell)로 이루어진 신경상피층(photoreceptor layer), 작은 구멍들이 있는 망상의 외경계막(external limiting membrane), 시세포의 핵으로 이루어진 외핵층(outer nuclear layer), 시세포의 축삭이나 평형세포 등이 이루는 외망상층(outer plexiform layer), 주로 이극세포의 핵으로 구성된 내핵층(inner nuclear layer), 이극세포의 축삭이나 무축삭세포 등이 이루는 내망상층(inner plexiform layer), 신경절세포의 핵이 있는 신경절세포층(ganglionic layer), 신경섬유들로 이루어진 신경섬유층(layer of nerve fiber), 그리고 망막 내면의 초자양막인 내경계막(internal limiting membrane) 순으로 되어 있다.

신경상피층. 신경상피층에는 광수용기인 간상세포와 원추세포가 있다. 간상세포는 로돕신(rhodopsin)을 함유하고 있으며, 가시광선 파장에 예민하여 색조감각이 없어 밤눈보기에 적응되어 있고, 밝은 곳에서 작용하며 색조를 인식하는 원추세포는 아이오돕신(iodopsin)이라는 물질이 있으며 낮눈보기에 적응되어 있다.

감각상피세포층. 감각상피세포층의 제1신경원(primary neuron), 간상세포와 원추세포로부터 흥분을 받아 시각신경세포층에 보내는 역할을 하는 이극세포층인 제2신경원(secondary neuron), 그리고 세포들의 축삭들이 망막을 지나 시신경원판에 모여 시신경을 이룬 다음, 뇌로 이어지는 시신경세포층인 제3신경원(third neuron)으로 배열되어 있다.

망막의 구분. 망막(retina)은 맥락막 내면을 덮고 있는 상부는 감각상피가 있기 때문에 시각부분(visual part)이라 하고 이를 망막이라 지칭한다.

시신경원반. 망막의 후방에는 시신경과 망막중심동·정맥이 안구로 출입하는 직경 1.5mm의 시신경원판(시각신경원반, optic disc) 또는 시신경유두(optic pupilla)라고도 하며, 이곳에는 빛 수용기가 없으므로 맹점(blind spot)이라고도 한다.

중심와 맹점의 외측(약 3mm 정도)에는 노란 반점의 구조가 있는데, 이곳에는 원추세포가 많이 분포하며, 물체의 상이 가장 선명하게 맺히는 곳을 황반(macula lutea)이라고 하는데, 그 중심부가 오목하게 들어가 있어 중심와(중심오목, fovea centralis)라고 한다.

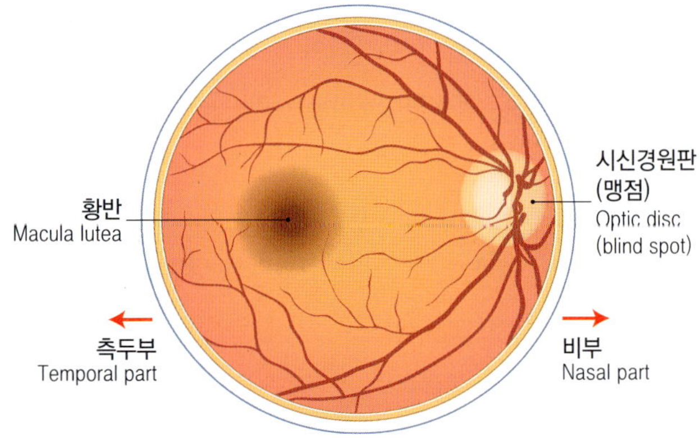

그림 12-11 시신경원반과 황반

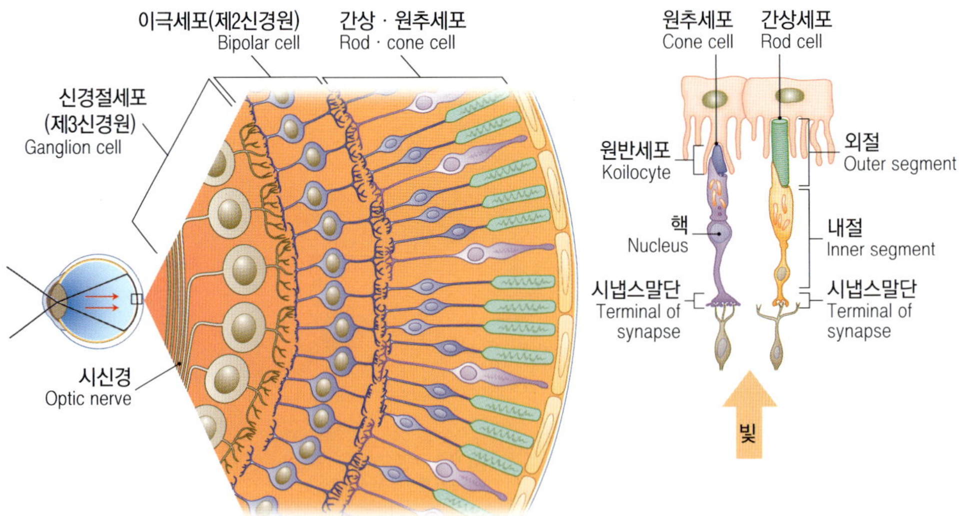

그림 12-12 망막의 층

12.4 시각기관: 눈

학습목표 ■ 굴절질 종류와 특징에 대해 알 수 있다.

굴절질

굴절질(refracting media)은 빛이 망막에 도달하기 위해서는 각막을 지나 안구의 내용물인 안방수(aqueous humor) → 수정체 → 초자체를 통과하면서 각각의 굴절률에 따라 굴절된다.

안방수. 안방수(aqueous humor)는 각막과 홍채 사이 및 홍채와 수정체 사이를 가득 채운 투명한 액체이며, 림프의 일종으로 모양체돌기에서 분비되어 후안방 → 전안방 → 홍채각막간극에 이르고, 이어서 각막공막 결합부에 있는 공막정맥동에 흡수되어 정맥으로 유입된다. 안방수의 순환장애로 인하여 안방수가 증가하면 안압이 상승하여 녹내장(glaucoma)이 발생한다(그림 12-13).

수정체. 수정체(lens)는 투명한 볼록렌즈 모양의 구조물로 주변부에 모양체돌기에서 나온 모양체소대(섬모체띠, ciliary zonule)가 부착되어 있기 때문에 모양체근의 수축과 이완에 의하여 만곡도가 조절된다. 젊은 사람들의 수정체는 투명하고 유연하나 나이가 들면서 그 중심부로부터 혼탁해지고 두께도 얇아지는데, 혼탁이 심하여 시력장애가 야기되는 경우를 백내장(cataract)이라고 한다(그림 12-14).

초자체. 초자체(유리체,vitreous body)는 수정체와 망막 사이의 넓은 공간을 채우고 있으며, 안구내압을 유지하는 투명한 젤리상의 조직으로, 그 대부분은 수분으로 되어 있으나 약간의 섬유와 세포도 포함되어 있다.

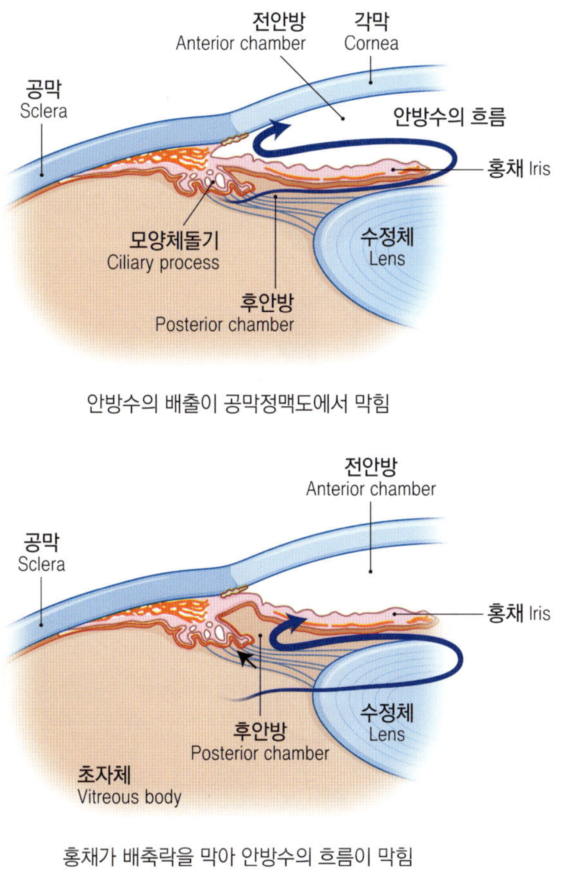

그림 12-13 안방수의 흐름

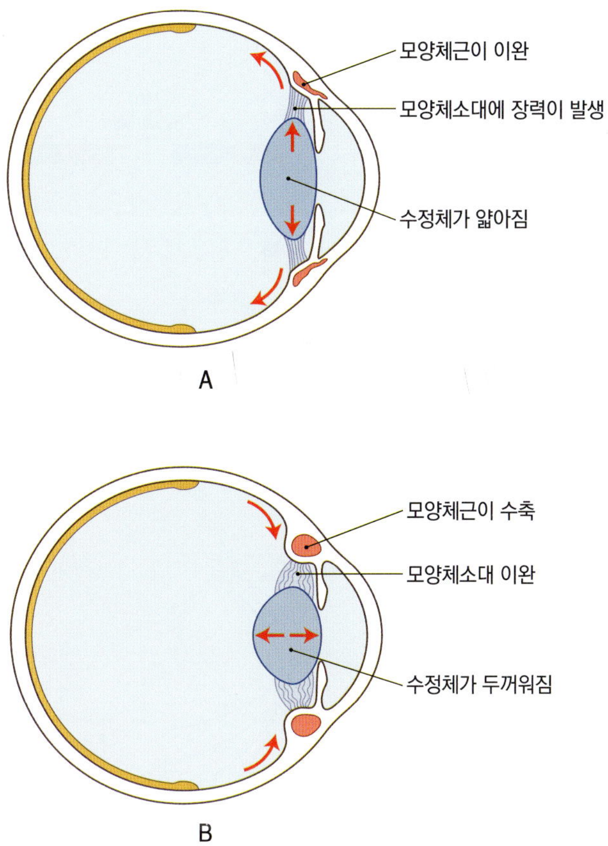

그림 12-14 수정체의 조절. A: 먼 곳을 볼 때, B: 가까운 곳을 볼 때

12.4 시각기관: 눈

학습목표
- 시각의 전도경로를 이해한다.
- 시야가 망막에 맺히는 과정을 이해한다.

시각의 전도

시각(vision)은 자궁속에서 자극을 받지 못하는 유일한 감각이다. 신생아는 겨우 20cm 안의 물체만 흐릿하게 보다가 신경회로가 형성됨에 따라 6개월이 되면 물체의 깊이나 색을 구분하고, 생후 1년 경에는 시력조정이 끝나 3차원의 세계가 완성된다. 뇌의 발달과 함께 이루어지는 시각의 전도(neural pathway of vision)는 망막의 시신경 세포층에서 나온 시신경이 시신경교차(시각교차, optic chiasm)를 거친 후 시삭(시각로, optic tract)을 거쳐 간뇌 외측슬상체(가쪽무릎체, lateral geniculate body)에 들어간다. 여기서 시방사(시각로부챗살, optic radiation)를 통해 대뇌피질 후두엽의 조거구(새발톱고랑, calcarine sulcus)와 주변에 있는 시각영역(visual area)에 정지한다. 이런 경로를 통하여 망막에 맺혀진 상이 시각전도로를 거쳐서 대뇌피질에 전달되고, 대뇌는 양쪽 눈에 맺혀진 상을 분석하여 물체를 인식하게 된다.

보이는 영역을 시야(visual field)라고 하며, 좌측 그리고 우측 시야가 있다. 좌측 그리고 우측 시야는 각각 측두부쪽(temporal part)과 비부(nasal part)로 나뉜다. 각 시야는 눈에 좌우 그리고 상하가 뒤집혀 맺힌다. 우측 시야의 비부는 우측 망막의 측두부에 맺힌다.

각 망막에 맺힌 이미지 중에서 망막의 비부 즉 시야의 측두부는 시신경교차에서 교차하여 외측슬상체로 가고, 망막의 측두쪽 즉 시야의 비부부분은 교차하지 않고 같은쪽 외측슬상체로 간다. 한편, 시신경의 일부는 시각로를 거치는 동안 중뇌(midbrain)의 상구(위둔덕, superior colliculus)로도 들어가 시각반사에 관여한다.

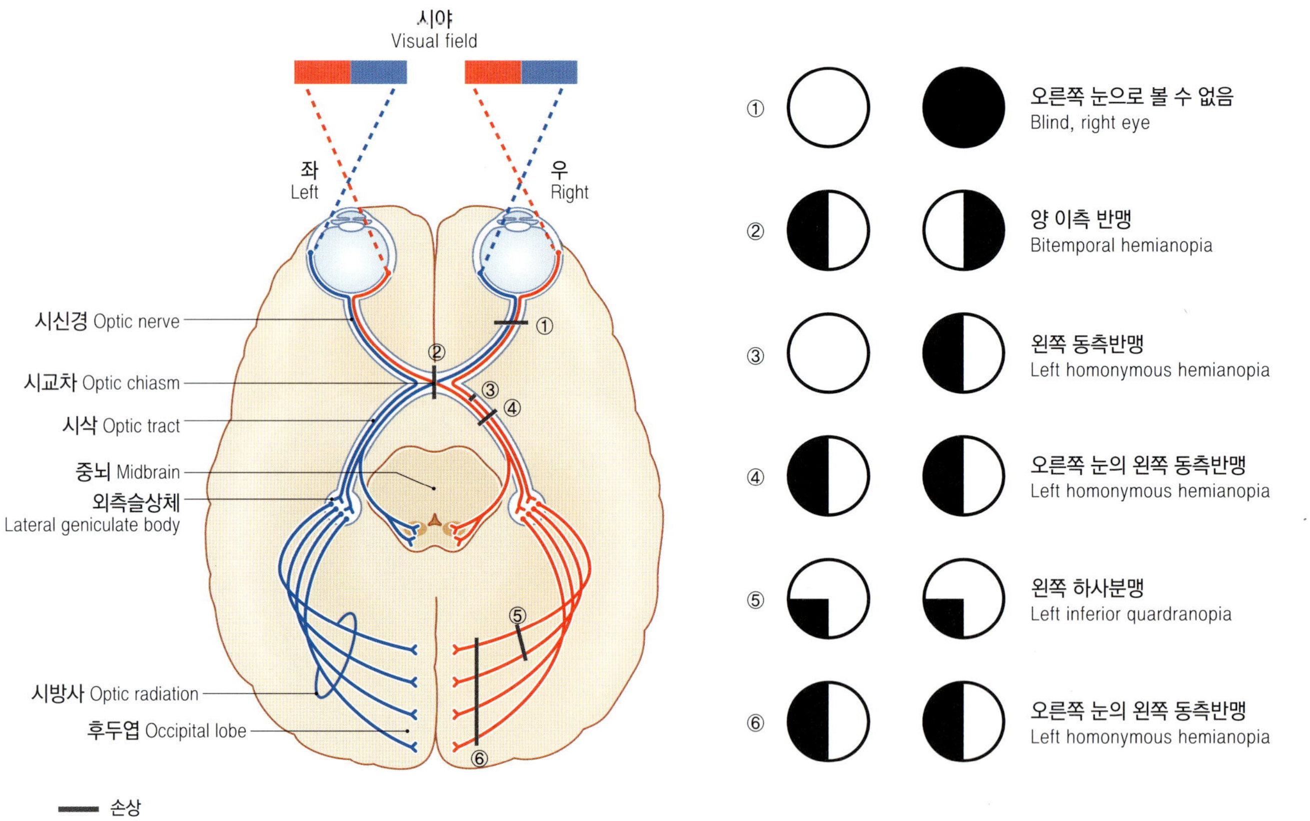

그림 12-15 시각로와 손상

안구의 부속기관

학습 목표
- 안구근육의 종류와 움직임을 알 수 있다.

안구의 부속기관

안구의 부속기관(appendage of the eyeball)에는 안구의 운동에 관여하는 안구근육과 안구를 보호하는 안검, 결막 및 눈물기관 등이 있다.

안구근육

안구근육(eyeball muscle)은 상직근(위곧은근, superior rectus muscle)과 하직근(아래곧은근, inferior rectus muscle), 내측직근(안쪽곧은근, medial rectus muscle), 외측직근(가쪽곧은근, lateral rectus muscle), 상사근(위빗근, superior oblique muscle) 및 하사근(아래빗근, inferior oblique muscle)으로 6개의 근육과 상안검을 올리는 데 관여하는 상안검거근(눈꺼풀올림근, levator palpebrae superioris muscle)을 합하여 안구근육이라고 할 수 있다.

상직근과 하직근, 내측직근, 외측직근, 상사근은 후방의 시신경관(시각신경관, optic canal)을 둘러싼 윤상의 힘줄인 총건륜(온힘줄고리, common tendinous ring)에서 기시하여 공막의 가장자리 부근에 정지하는데, 상사근은 활차(trochlea)에 의해 방향이 바뀐다. 하사근은 이들과는 달리 안와의 아래바닥에서 기시한다.

상사근은 활차신경의 지배를 받고 외측직근은 외전신경의 지배를 받고 있으며, 나머지는 모두 동안신경의 지배를 받는다. 또한 상안검을 올리는 데 관여하는 상안검거근은 동안신경의 지배를 받고 있다.

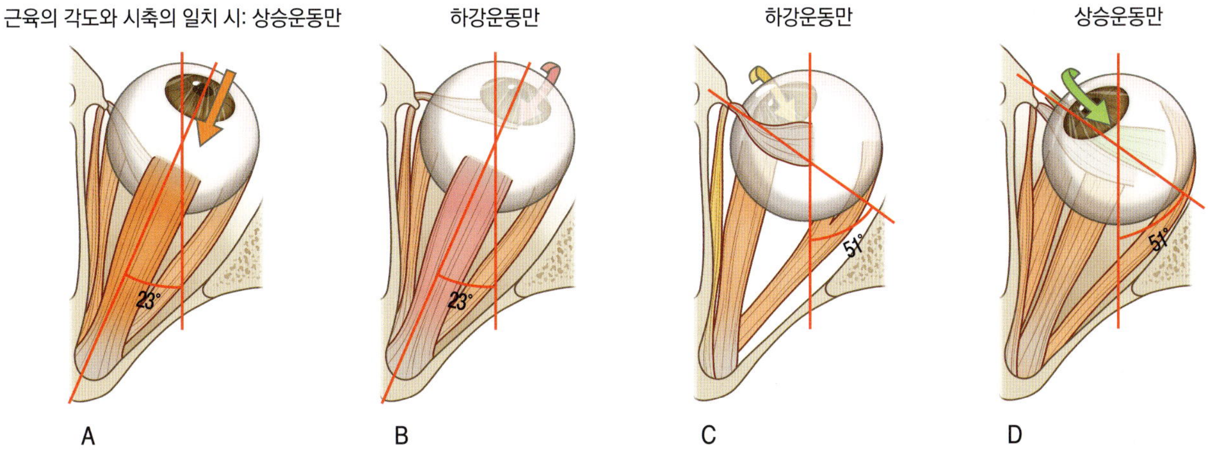

그림 12-16 안구근육의 움직임. A: 상직근, B: 하직근, C: 상사근, D: 하사근

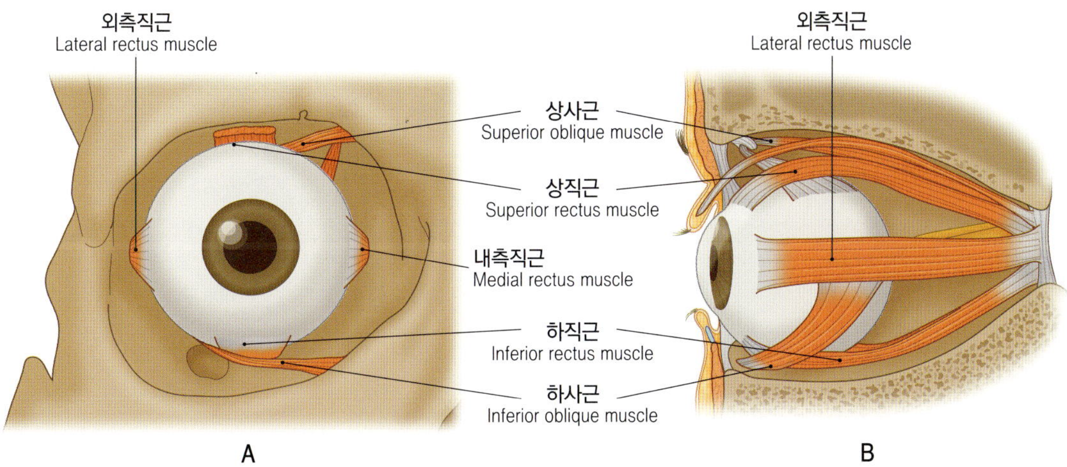

그림 12-17 안구의 근육. A: 전면, B: 외측면

12.5 안구의 부속기관

학습목표
- 안검, 결막, 눈물기관의 구조를 알 수 있다.
- 눈물의 분비경로를 알 수 있다.

안검

안검(눈꺼풀, eyelid or palpebra)은 안구의 전면을 덮는 상 · 하안검(위 · 아래눈꺼풀, upper · lower eyelid)이 있고, 이들 사이의 틈을 안검열(눈꺼풀틈새, palpebral fissure)이라고 한다. 안검은 움직이는 주름으로 속은 안검결막으로 덮여 있어 외상이나 강한 광선으로부터 눈을 보호하며, 눈물을 넓게 퍼뜨림으로써 각막의 건조를 방지해준다.

상안검거근의 일부는 평활근으로 구성되어 교감신경의 지배를 받는다. 이러한 이유로 교감신경의 손상 시 눈꺼풀이 처지게 된다(호너증후군, Horner's syndrome).

안검의 자유면에는 첩모(속눈썹, eyelashes)가 있고, 또, 안검의 내측면에는 누유두(눈물유두, lacrimal papilla)가 있어 눈물을 비루관(코눈물관, nasolacrimal duct)으로 연결된다. 눈물은 비루관을 통하여 비강으로 흐른다.

검판(눈꺼풀판, tarsus)은 치밀한 결합조직으로 된 반월상의 판으로 여기에는 검판선(눈꺼풀판샘, tarsal or Meibomian gland)이라는 큰 피지선이 세로로 배열되어 있는데, 이 선의 염증을 맥립종(다래끼)이라고 한다.

결막

결막(conjunctiva)은 안검의 후면과 공막의 앞면을 덮고 있는 얇고 투명하나 혈관 분포가 풍부한 막으로 눈꺼풀을 덮고 있는 부분을 안검결막(눈꺼풀결막, palpebral conjunctiva), 안구를 덮고 있는 부분을 안구결막(bulbar conjunctiva)이라고 한다.

누기

누기(눈물기관, lacrimal apparatus)는 눈물을 분비하는 누선(눈물샘, lacrimal gland)과 눈물을 비강으로 운반하는 작은 관들을 말한다.

눈물(tears)은 약알칼리성 액체로 탈수를 방지하고 각막 표면을 고르게 하며 눈물속의 리소자임(lysozyme)은 살균작용도 한다.

누선(눈물샘, lacrimal gland)은 안와의 상측부에 위치하는 납작한 난원형의 장액선으로 6~12개의 배설관을 통하여 누도에 연결된다. 누도(눈물길, lacrimal passage)는 눈물이 지나가는 통로로 누선에서 분비된 눈물은 누점(눈물점, lacrimal punctum)으로 흘러들어 가고, 여기서 상 · 하누소관(위 · 아래눈물소관, superior · inferior lacrimal canaliculi)으로 되어 누낭(눈물주머니, lacrimal sac)에 개구한다. 누낭은 비루관이 되어 하행하여 비강의 하비도(아래코길, inferior nasal meatus)에 열린다.

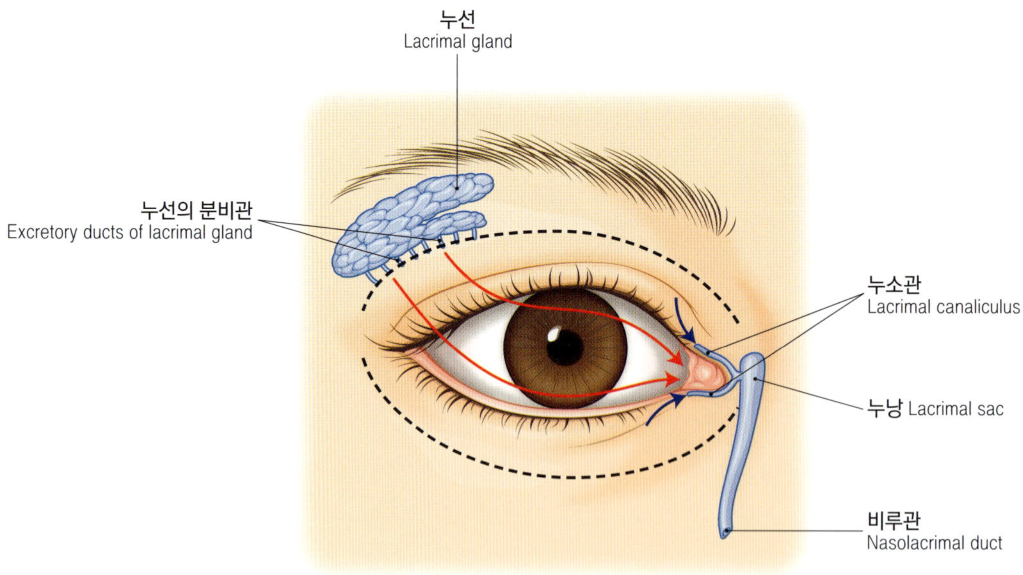

그림 12-18 눈물기관

꼭 알아두기

TO KNOW ON TO

- 일반감각과 특수감각 구별하고 수용기 알아두기
- 피부를 구분하고 피부부속기 특징 알아두기
- 안구를 구분하고 각 층의 특징과 눈의 부속기에 대해 알아두기
- 안구벽의 3층 구조와 막의 특징 알아두기
- 굴절질의 종류와 특징 알아두기
- 시각의 전도경로 알아두기

요약정리

SUMMING-UP

- 감각은 우리 몸의 모든 부위에서 느끼는 일반감각과 특정 부위에서 느끼는 특수감각으로 나눌 수 있다.
- 일반감각은 피부감각, 고유감각, 내장감각이며, 특수감각은 시각, 청각, 후각, 미각, 평형감각이다.
- 외피는 피부와 부속기관으로 구분할 수 있고, 피부는 표피, 진피, 피하조직으로 구분한다.
- 표피는 바깥에서부터 각질층 → 투명층 → 과립층 → 종자층 순서로 배열되고 피부의 재생과 피부색을 결정하는 종자층은 극세포층과 기저층으로 나눈다.
- 진피는 지문과 족척문을 형성하는 유두층과 피부 분할선인 랑거선이 있는 망상층으로 나눈다.
- 피부의 부속기관은 손 · 발톱, 모발, 한선, 피지선, 유선 등이 있다.
- 손 · 발톱의 조기질은 손 · 발톱의 재생에 관여하며, 반월은 조체와 조근의 경계부에 있다.
- 한선은 에크린선과 아포크린선으로 나누며, 아포크린선은 대한선으로 모낭과 연결되어 있다.
- 안구는 3층의 안구벽과 굴절질로 나누며 굴절질은 안방수, 수정체, 초자체 등이 있다.
- 안구벽의 가장 외층막인 섬유막은 1/6의 각막과 5/6의 공막으로 나뉘는 경계는 공막정맥동이다.
- 섬유막과 신경막의 중간에 있는 혈관막은 홍채, 모양체, 맥락막으로 나눈다.
- 홍채는 빛의 양을 조절하며, 각막과 수정체 사이에 있어 전안방과 후안방을 이룬다.
- 모양체속의 모양체근은 굴절질인 수정체의 만곡을 조절하여 오목과 볼록렌즈를 만든다.
- 맥락막은 망막에 상이 맺히는 역할을 하며 적목현상과 관련있다.
- 신경막은 10층 구조의 망막으로 신경상피층에 밤눈보기에 적응되어 있는 간상세포와 낮눈보기에 적응되어 있는 원추세포가 있다.
- 물체의 상이 가장 선명하게 맺히는 곳을 황반이라고 하며 그 중심부는 오목하게 들어가 있어 중심와라고 한다.
- 빛이 망막에 도달하기 위해 각막 → 안방수 → 홍채사이간극 → 수정체 → 초자체를 통과하면서 굴절된다.
- 안방수는 모양체돌기에서 분비되어 후안방 → 전안방 → 공막정맥동(슐렘관)으로 흡수되며, 순환장애로 인해 녹내장(glaucoma)이 발생한다.
- 수정체가 얇아지고 혼탁해지는 시력장애를 백내장(cataract)이라고 한다.
- 시각의 전도는 각막 → 안방수 → 홍채사이간극 → 수정체 → 초자체 → 망막(중심와) → 시신경세포 → 시신경 → 시교차 → 시삭 → 중뇌의 상구 → 간뇌의 외측슬상체 → 대뇌 후두엽의 시각영역에서 인식한다.
- 안구의 부속기관으로 6개의 안구근육과 안검, 결막, 눈물기관 등이 있다.
- 안구근육은 동안신경 지배를 받는 상직근, 하직근, 내측직근, 하사근과 활차신경지배를 받는 상사근, 외전신경지배를 받는 외측직근 등이 있다.
- 누기는 누선과 소관들로 이루어져 있고, 누선은 누도 → 누점→ 상 · 하누소관 → 누낭 → 비강의 하비도에 연결된다.

관련 질환과 중재

RELATED DISEASE & INTERVENTION

습진

습진(eczema)은 피부염(dermatitis)과 동의어이다. 특징적인 3가지 징후는 첫째, 홍반, 수포(물집, blister), 농포(고름물집, pustule), 구진(솟음, papule) 등이 있고 둘째, 병터가 동시적 또는 시간에 따라 다르게 관찰되며 셋째, 소양감(가려움증) 등이 수반된다.

두드러기

피부의 혈관반응으로 특징적인 두드러기(urticaria)가 나타나고 피부나 점막에 염증이 생겼을 때 모세혈관이 확장되어 이상 부위가 빨갛게 부어오르는 붉은 발적이 나타나며 심한 소양감을 동반한다. 울혈, 충혈, 부종이 나타날 수 있다.

단순포진

단순포진(herpes simplex)은 작은 물집이 모여 형성되는 병터로 DNA바이러스인 herpes simplex virus 감염이 원인이다.

대상포진

대상포진(herpes zoster)은 수두대상포진바이러스(Varicella-zoster virus, VZV)에 감염된 후 후근신경절에 잠복하고 있던 바이러스가 재활성화되어 발생하는 질환이다. 일측성으로 일정한 신경지배영역을 따라 작은 물집이 국소적으로 집락되어 나타나며, 전체적으로 띠 모양의 병터를 형성한다. 신경통과 유사한 극심한 통증이 동반될 수 있다(그림 12-19).

편평상피암

표피세포에서 유래한 편평상피암(squamous cell carcinoma)은 피부의 대표적인 악성종양이다. 보통 상피가 작고 편평한 결절로 떨어져나가고, 분비물이 나와 가피를 만드는데 이것을 떼어내면 출혈이 생긴다. 피부의 노출부위에 발생하기 쉽고 국소부위에 침윤, 증식하지만 전이는 비교적 적다. 조직학적으로 암세포는 표피와 연속성을 가지고 다양한 수준의 표피세포로의 분화하는 경향을 나타내며, 각질화가 매우 심할 경우 소위 각질진주(keratin pearl)를 형성한다(그림 12-20).

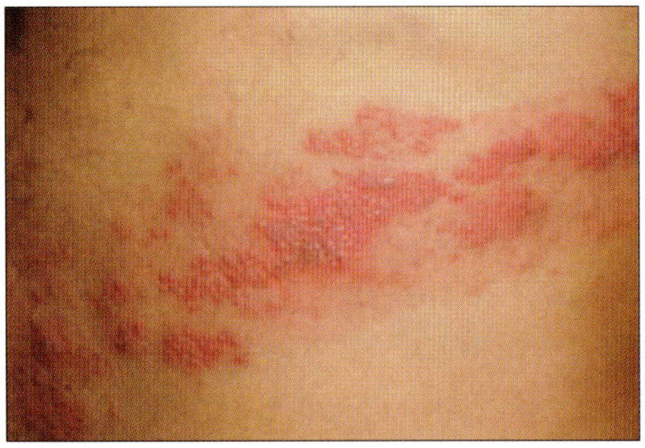

그림 12-19 대상포진

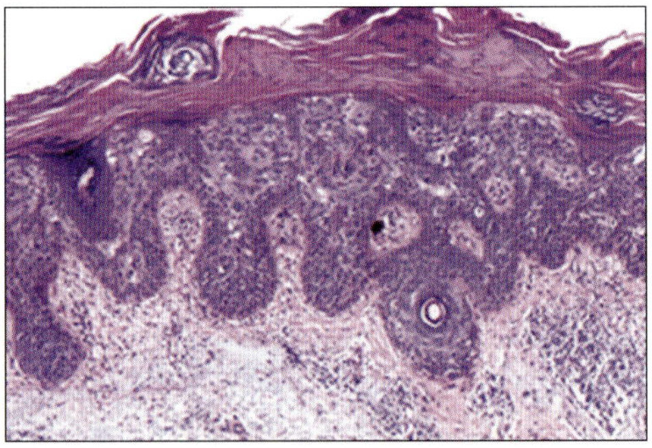

그림 12-20 편평상피암

관련 질환과 중재
RELATED DISEASE & INTERVENTION

백내장

백내장(cataract)은 수정체가 여러 가지 원인에 의해 구성 단백질의 변성, 섬유의 종창 및 괴사 등을 일으켜 혼탁(opaqueness)해져 시력이 떨어지는 것을 말한다. 선천성 백내장은 유전 소인에 의한 것과 임신초기 모체의 풍진감염에 의한 것이 있으나, 가장 흔한 원인으로 노인성 백내장이며, 그 밖에 당뇨, 포도막염, 외상 등 다양한 원인에 의해 나타난다. 증상은 시야가 안개가 낀 듯 흐리게 보이는 듯한 시력감소가 나타난다. 치료방법은 백내장적출술(cataract extraction)과 인공수정체삽입술(intraocular lens implantation)이 흔한 수술적 방법이다.

녹내장

녹내장(glaucoma)은 안방수(aqueous humor)의 순환장애로 인해 안압이 상승(보통은 21mmHg 이상)하여 시신경유두의 함몰과 시야결손이 나타나는 것을 말한다. 보통은 가족력이 있거나 고혈압, 당뇨, 심혈관질환 및 높은 안압에 의해 발생한다. 녹내장의 한 종류인 폐쇄각녹내장(closed angle glaucoma)은 홍채와 각막 사이의 유착으로 전안방과 주위의 배수관으로 연결되는 전안방각 각도가 좁아져 발생하며 이와 달리 개방각녹내장(open-angle glaucoma)은 전안방각은 정상이나 배수관 자체가 막혀 안방수의 흐름이 차단되어 생긴다. 녹내장의 10% 정도에 해당하는 급성 녹내장은 급속도로 안압이 높아지면서 충혈, 구토, 시력감소 등이 나타나지만 만성 녹내장인 경우 시신경이 높은 안압에 의해 서서히 파괴되므로 지각증상이 없다. 만성녹내장의 종류에 따라 레이저 치료, 수술적 치료 등을 시행하여 안압을 낮추고 더 이상의 시신경 파괴를 막고자 하는 것이 목적이다(그림 12-21).

호너증후군

스위스 쯔리히 대학의 안과의사인 요한 호너의 이름을 딴 호너증후군(Horner's syndrome)은 교감신경간(교감신경줄기 sympathetic trunk)의 신경전도가 차단되어 발생하는 질환이다. 증상은 동공의 축동(동공수축, miosis), 안검하수(눈꺼풀쳐짐, ptosis), 안구함몰, 혈관확장(vasodilation), 무한증(땀분비 안됨, anhydrosis), 모양체반사소실 등이며, 병인은 척수공동증, 다발성경화증, 뇌염, 뇌종양, 연수의 외측증후군, 갑상선암, 크룸프케마비, 흉부대동맥류, 해면정맥동 등이다.

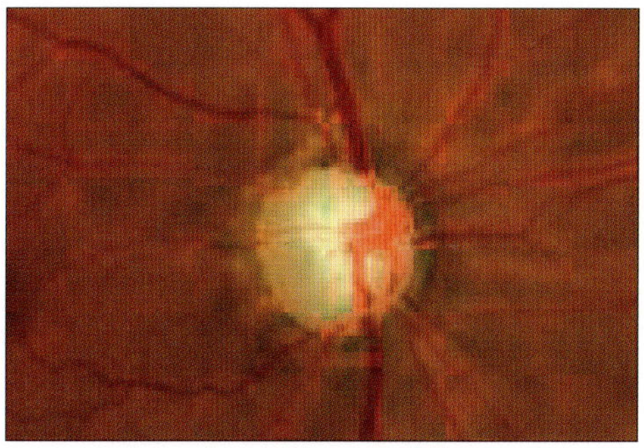

그림 12-21 녹내장

학습목표에 대한 자기진단

SELF-DIAGNOSIS OF THE LEARNING OBJECTIVE

번호	학습목표	자기성취도(점)				
		90%(5)	70%(4)	50%(3)	30%(2)	10%(1)
1	일반감각과 특수감각을 분류할 수 있다.					
2	수용기를 분류할 수 있다.					
3	외피를 분류할 수 있다.					
4	표피와 진피의 층과 특징을 알 수 있다.					
5	피부의 부속기관의 특징을 알 수 있다.					
6	안구를 구분할 수 있다.					
7	안구의 섬유막, 혈관막, 신경막의 특징을 알 수 있다.					
8	시각전도의 해부학적 구조를 알 수 있다.					
9	안구의 근육의 종류와 신경지배를 알 수 있다.					
10	누기의 경로에 대해 알 수 있다.					
계						
단원 합계		점				

주요용어 점검

CHECKING OF MEDICAL TERMS

고유감각 proprioception

표피 epidermis

진피 dermis

피하조직 hypodermis

피지선 sebaceous gland

각막 cornea

난시 astigmatism

홍채 iris

망막 retina

수정체 lens

백내장 cataract

시삭 optic tract

결막 conjunctiva

누기 lacrimal apparatus

녹내장 glaucoma

테스트

TEST

■ 다음은 피부의 구조에 대한 그림이다. 빈 칸에 알맞은 명칭을 쓰시오.

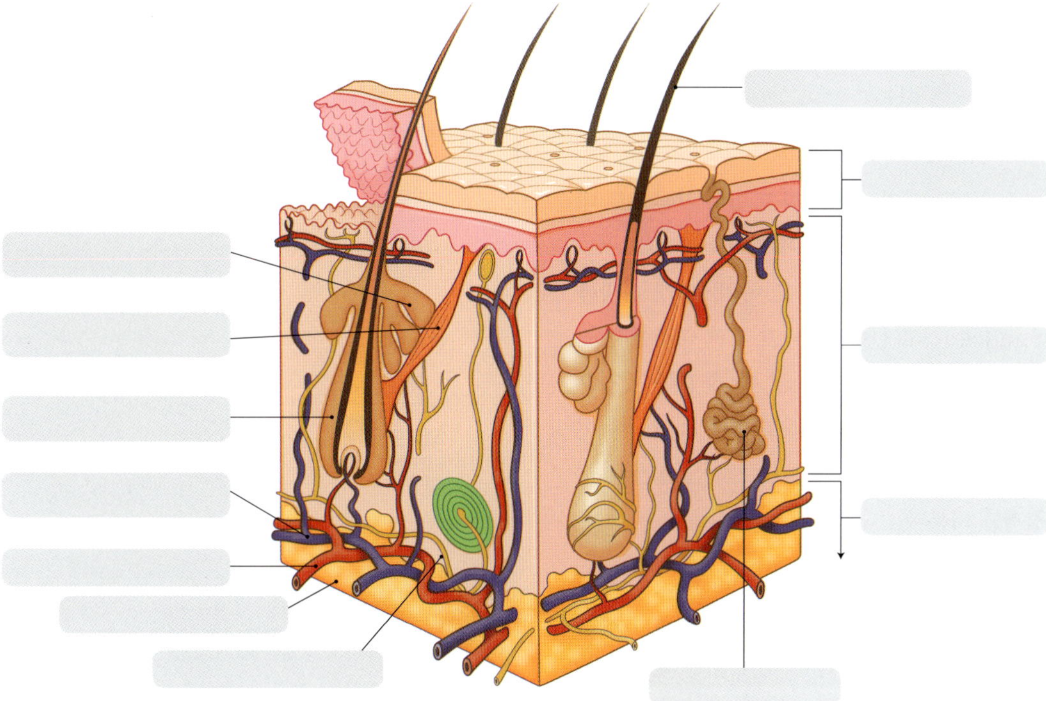

■ 다음은 안구의 구조에 대한 그림이다. 빈 칸에 알맞은 명칭을 쓰시오.

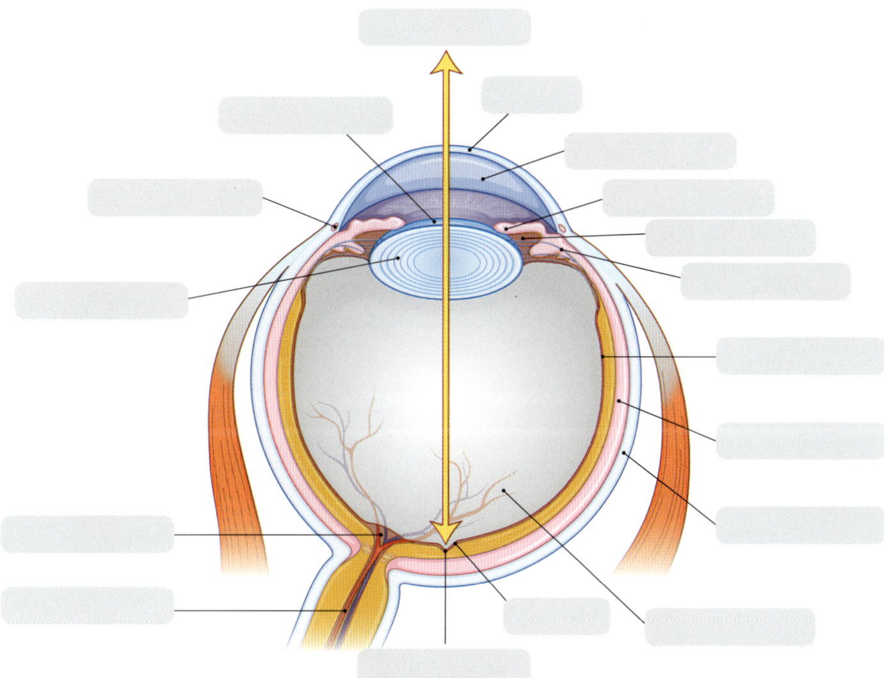

CHAPTER 12.6 청각 및 평형기관: 귀

학습 목표
- 외이의 구조에 대해 알 수 있다.

청각기관은 측두골 안에 수용되어 있는 청각과 평형감각을 감지하는 기관으로 외이(바깥귀, external ear)와 중이(가운데귀, middle ear) 및 내이(속귀, inner ear)로 구분하며 평형기관은 내이의 후반부에, 청각기관은 전반부에 위치한다.

이개

이개(귓바퀴, auricle or pinna)는 외이도를 싸고 있는 부분으로 내부는 탄력연골로 구성되며, 외부는 피부로 덮여 있다.

이개의 테두리를 이륜(귀둘레, helix)이라고 하며, 이개 하방을 이수(귓불, lobule of auricle)라고 한다. 귓바퀴 후면 내측에서 귓불과 평행하는 융기를 대륜(맞둘레, antihelix), 대륜 안쪽의 깊은 도랑은 이갑개(귀조가비, auricular concha)라고 하여 외이공에 이어지며, 전방은 이주(귀구슬, tragus)와 대주(맞구슬, antitragus)라는 융기부에 의해 경계를 이룬다.

외이도

외이도(바깥귀길, external acoustic meatus)에서 고막까지 이어지는 약 2.5cm의 관으로 외측 1/3은 연골성 외이도이고, 내측 2/3는 골성 외이도로 되어 있다. 연골성 외이도부에는 털과 피지선 그리고 귀지선(ceruminous gland) 커다란 한선이 있어 귀지(cerumen)의 주성분을 분비한다.

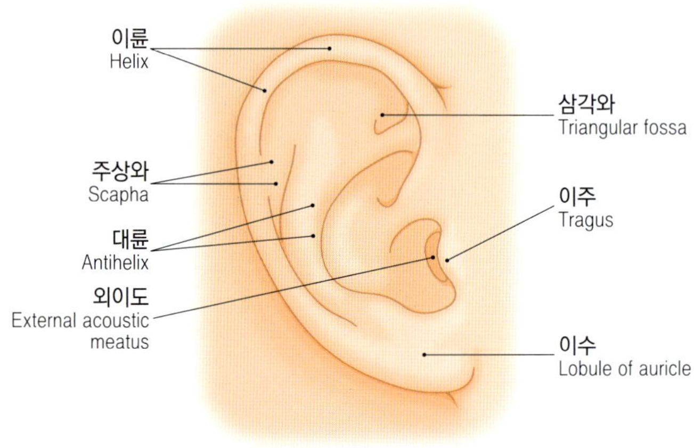

그림 12-23 이개

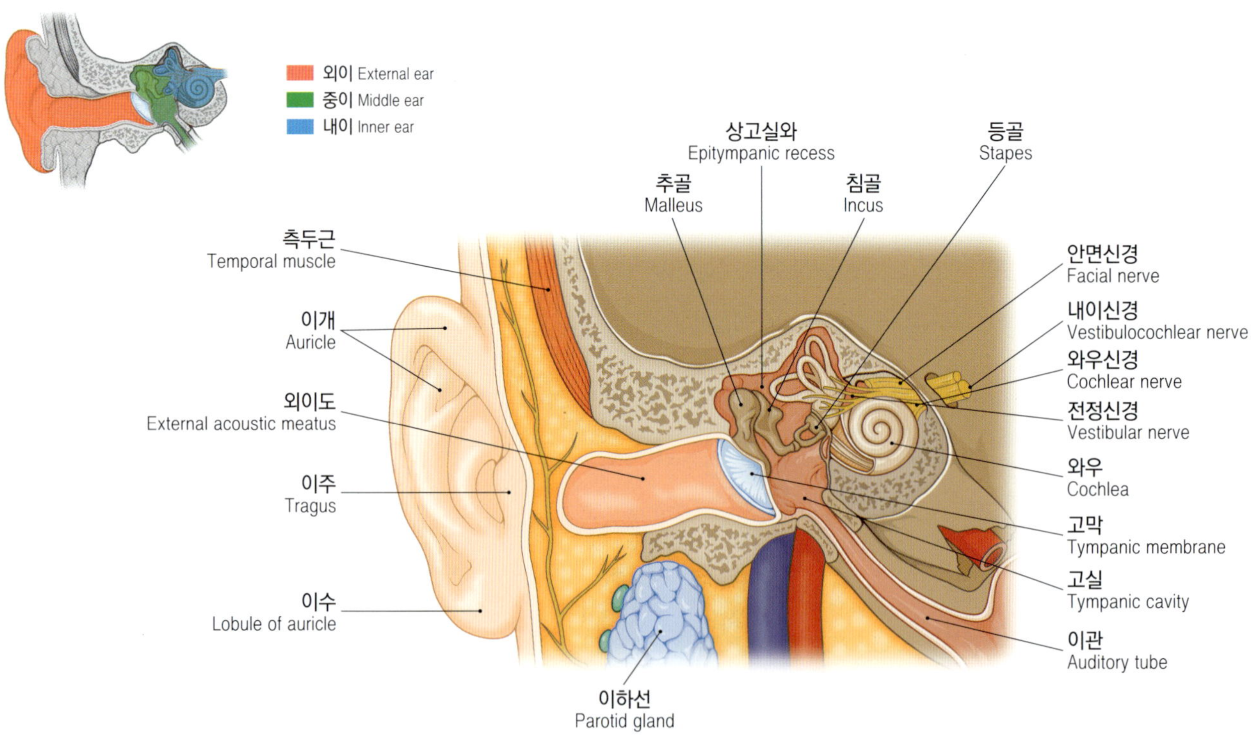

그림 12-22 귀

12.6 청각 및 평형기관: 귀

학습목표 ■ 중이의 구성과 고막과 고실의 구조에 대해 알 수 있다.

중이(가운데귀, middle ear)는 외이에서 오는 소리를 증폭하여 내이로 전달하는 부분으로 고막, 고실, 이소골, 이관으로 구성된다.

중이와 외이는 고막(tympanic membrane or tympanum)에 의해 경계 지어지며, 중이 속에는 3개의 이소골(귓속뼈, auditory ossicle), 이소골이 없는 빈공간인 고실(tympanic cavity), 인두와 중이를 연결해주는 이관(귀관, auditory tube)이 있다.

고막

고막(tympanic membrane or tympanum)은 타원형의 은백색 진동판으로 이완부와 긴장부로 구분할 수 있다. 추골조(망치줄무늬, mallear stria)의 상부는 이완부(flaccid portion)라고 하며, 그 나머지 대부분은 긴장부(tense portion)라고 한다.

고막은 중심부가 안쪽으로 약간 들어간 오목한 부분을 고막제(고막배꼽, tympani umbo)라고 하고, 그 하방에는 반사경 역할을 하는 광추(빛원뿔, cone of light)가 있다.

고막의 내면에서 추골조는 고막의 진동을 전달하고, 진동수를 조절하는 역할을 한다.

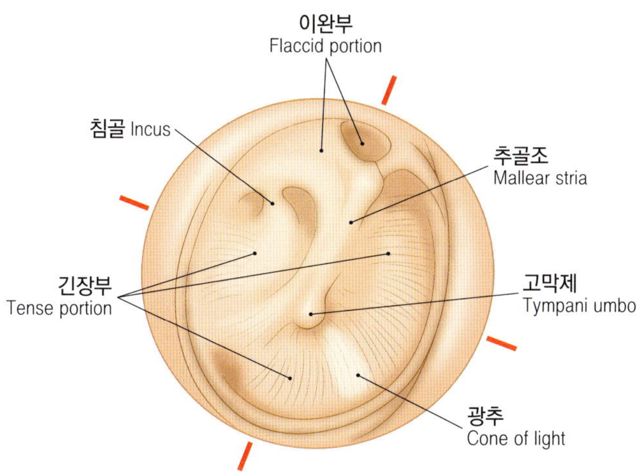

그림 12-24 고막

고실

고실(tympanic cavity)은 중이의 내공간을 의미하며, 측두골에 위치한 작은 공간이다. 고실은 마름모 모양의 상자 형태이며 천장, 기저부, 외측벽, 내측벽, 전벽, 후벽으로 구성되어 있다(그림 12-25).

지붕. 얇은 골판인 고실개(고실천장, tegmen tympani)로 구성된다.

외측벽. 고막에 의해 외이도와 경계한다.

내측벽. 원형의 융기부인 갑각(고실곶, promontory), 갑각의 상부에는 난원창(타원창, oval window)이 위치하고, 갑각의 하부에는 정원창(둥근창, round window)이 위치한다.

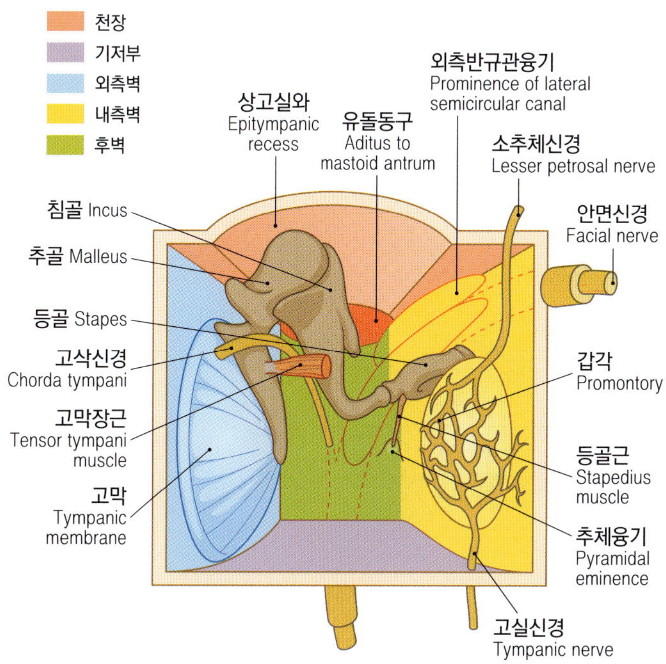

그림 12-25 고실의 벽

12.6 청각 및 평형기관: 귀

학습목표 ■ 이소골과 이관의 특징을 알 수 있다.

이소골

이소골(귓속뼈, auditory ossicle)은 고막에서 난원창까지 고실을 가로지르는 3개의 뼈이며 고막의 진동을 약 22배 증폭시켜 전달한다.

추골. 추골(망치뼈, malleus)의 머리 부분은 고실상와에 위치한다. 추골의 목 부위는 고막의 이완부분에 붙어 있다. 고막장근은 고막을 팽팽하게 해주어서 고막의 떨림을 감소시켜 소리 전달을 감소시키며, 추골에 붙은 등골근(등자근, stapedius muscle)은 등골을 잡아당겨서 등골의 지나친 운동을 억제한다. 추골은 고막에 붙어있으며, 고막장근(고막긴장근, tensor tympani muscle)이 부착되어 있다.

침골. 침골(모루뼈, incus)은 대장간에서 성형물을 올려놓는 작업대와 같이 생겼다고 하여 붙여진 이름으로, 추골과 등골을 연결한다.

등골. 등골(등자뼈, stapes)은 난원창에 연결된다. 난원창은 이소골이 증폭한 진동을 내이의 와우 속에 있는 전정계의 외림프에 전달하는 구실을 한다. 갑각의 후하방에 위치한 정원창은 달팽이창(둥근창, round window)이라고 하며, 섬유로 된 제2고막(secondary tympanic membrane)으로 막혀 있어 소리를 흡수한다.

이관

이관(귀관, auditory tube)은 인두와 고실을 연결하는 길이 약 4cm의 관으로 인두의 이관인두구(귀인두관인두구멍, pharyngeal orifice of auditory tube)에서 시작하여 이관고실구(귀인두관고실구멍, tympanic orifice of auditory tube)를 통하여 고실의 앞벽에 열린다.

이관은 내강이 넓은 인두쪽의 2/3의 연골부(cartilaginous part)와 내강이 좁은 고실쪽의 1/3은 골부분(bony part)으로 나눌 수 있다. 이관은 고실 내의 기압을 유지하고 인두와 연결되어 배설물의 통로 역할을 한다.

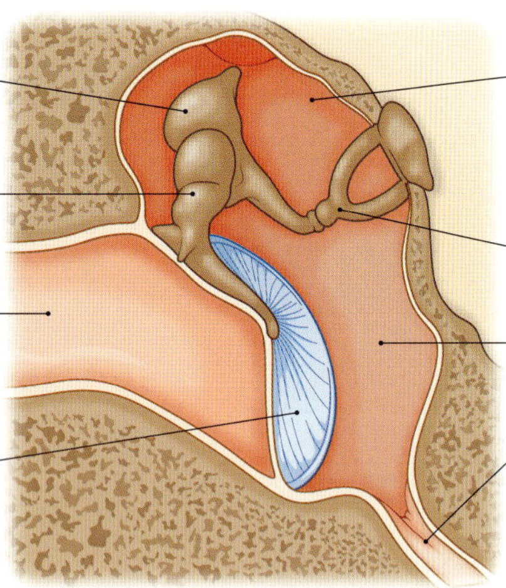

그림 12-26 중이

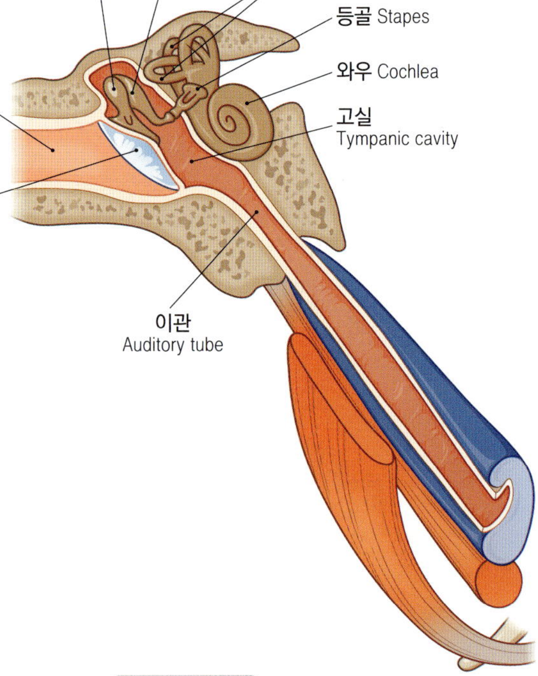

그림 12-27 이관

12.6 청각 및 평형기관: 귀

학습 목표 ■ 내이의 구조와 특징에 대해 알 수 있다.

내이

내이(속귀, inner ear)는 측두골(바위부분, petrous portion) 내부에 있는 평형감각과 청각을 감수하는 곳으로, 그 구조가 매우 복잡하여 미로(labyrinth)라고 하며, 외측부분의 골미로(뼈미로, bony labyrinth)와 내부의 막미로(membranous labyrinth)로 구분한다.

막미로는 골미로에 떠있는 형태로 존재하며, 골미로와 막미로 사이의 틈을 외림프공간(바깥림프공간, perilymphatic space)이라고 하여 외림프액(perilymph)으로 차 있고, 막미로 안에는 내림프액(endolymph)이 채워져 있다.

골미로

골미로(뼈미로, bony labyrinth)는 전정(안뜰, vestibule), 골반규관(반고리뼈관, osseous semicircular canals) 및 와우(달팽이, cochlea)의 세 부분으로 구분한다.

전정. 전정(안뜰, vestibule)은 미로의 중앙부로 전방에 와우, 후방에는 반규관이 위치한다. 전정의 외측벽에는 난원창과 정원창이 있어 고실과 연락하며, 속에는 구형낭(둥근주머니, saccule)과 난형낭(타원주머니, utricle)이 있고, 그 내면에 평형반(macula statica)이 위치한다.

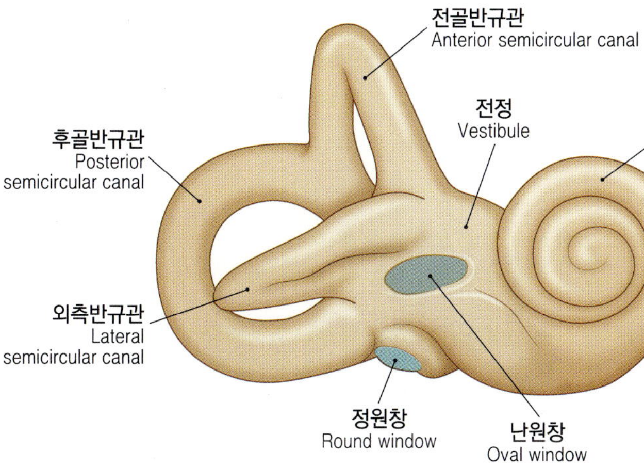

그림 12-28 골미로

골반규관. 골반규관(뼈반고리관, semicircular canal)은 전정의 후상방에 위치한 3개의 반원모양의 구로, 전 · 후 및 외측반규관(anterior · posterior & lateral semicircular duct)으로 구성되며, 규관의 끝은 부풀어 올라 팽대(ampulla)를 형성하여 전정에 개구한다. 또 이들 내부에는 같은 모양의 막반규관이 들어 있다.

와우. 와우(달팽이, cochlea)는 전정의 전하방에 위치한 달팽이 껍질 모양의 골수강(뼈속질공간, marrow cavity)으로 와우축(달팽이축, modiolus) 주위를 2.5회 회전하는 나선관(spiral canal) 형태를 이루고 있다.

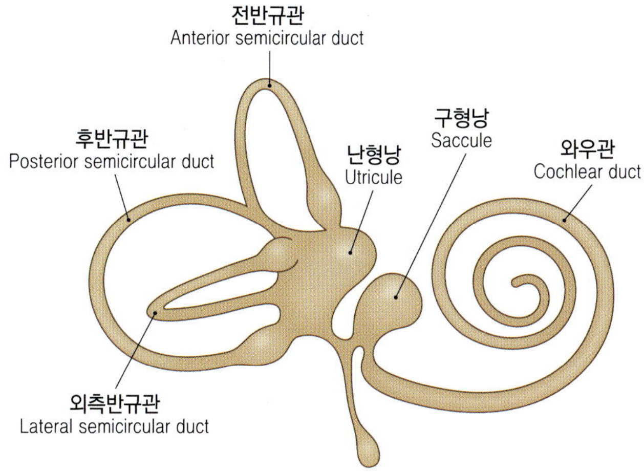

그림 12-29 막미로

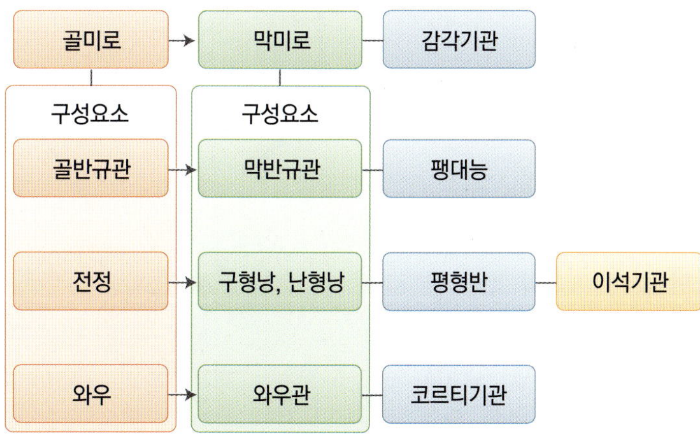

그림 12-30 골미로와 막미로

학습 목표
- 막미로의 구성과 특징에 대해 알 수 있다.

막미로

막미로(membranous labyrinth)는 골미로 속에 막으로 이루어진 폐쇄관이다. 골미로의 전정에 해당하는 부위 2개의 주머니 모양인 구형낭과 난형낭이 들어 있다.

구형낭과 난형낭은 연낭관(주머니이음관, utriculosaccular duct)에 의하여 서로 교통하고 있으며, 속에는 내림프액이 차 있다. 이들의 내면에는 평형감각 감수에 관여하는 신경상피로 구성된 평형반(macula statica)이 있다. 평형반 내부에는 특수한 감각세포인 이석기관(otolithic apparatus)이 있으며, 속에는 탄산석회의 결정으로 된 이석(평형모래, otolith)이 들어 있다. 이석은 평형반에 압력의 변화에 따라 머리가 기운 쪽으로 압력에 변화가 일어나면 유모세포(털세포, hair cell)가 자극 · 흥분되어 전정신경(안뜰신경, vestibular nerve)에 전달됨으로써 몸의 위치나 머리운동에 관한 평형감각을 감지하게 된다. 평형반은 가만히 있을 때 이석이 중력에 의해 가라앉아 평형감각을 자극시킨다.

골미로의 반규관에 해당하는 막미로 부위

막미로 속에 들어 있는 3개의 막성관인 막반규관에는 림프액이 수용되어 있으며, 내면에는 감각상피가 비후된 팽대능(팽대능선, ampullar crest)이 전정신경(안뜰신경, vestibular nerve)에 연결되어 있어 몸이나 머리의 급격한 회전을 감지하는 평형감각의 수용기가 된다.

골미로의 와우에 해당하는 막미로 부위

골와우(뼈달팽이, bony cochlea)를 횡단한 절단면에서는 3개의 관이 관찰되며, 위에 있는 관을 전정계(안뜰계단, scala vestibuli), 아래의 관을 고실계(고실계단, scala tympani), 중간부위에는 중간계 혹은 와우관(달팽이관, cochlear duct or scala media)이라고 한다. 이들 중 전정계와 고실계 속에는 외림프액이 차 있고, 중간계단에는 내림프액이 차 있다.

전정계는 등골과 연결된 난원창에서 시작되어 와우 속을 나선상으로 올라가 고실계로 이행되며, 고실계는 다시 나선상을 그리면서 내려가 제2고막인 정원창에 이른다.

횡단면상의 와우관(달팽이관, cochlear duct)은 삼각형을 이루고 있는데, 전정계의 막과 다르게 고실계는 비교적 두꺼운 기저막(basilar membrane)으로 경계를 이루며, 이 기저막에 청각기의 본체인 코르티나선기관(코르티기관, organ of Corti)가 위치한다.

나선기관에는 청각에 관여하는 감각상피인 털들이 달려 있는 유모세포(털세포, hair cell)가 개막(덮개막, tectorial membrane)에 덮여 나열되어 있다.

유모세포의 기저면에 와우신경(달팽이신경, cochlear nerve)이 연결되어 있고, 자유면에는 청모(auditory hair)가 내림프에 돌출되어 음파뿐만 아니라 음파의 진동도 감수하게 된다.

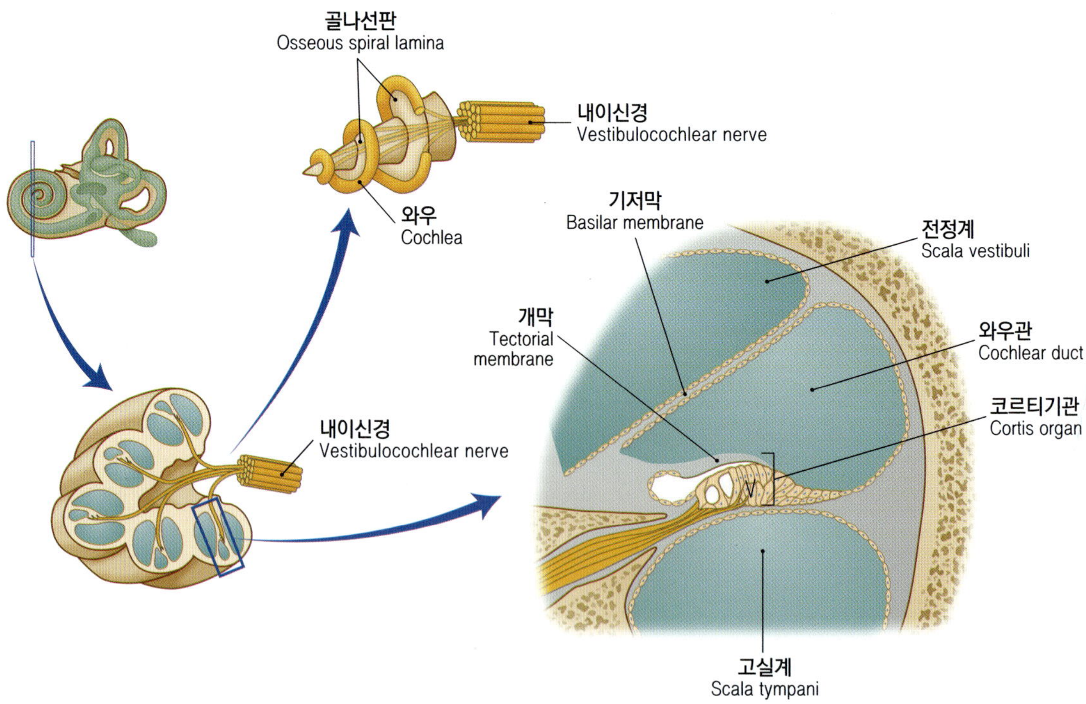

그림 12-31 와우관과 코르티나선기관

학습목표
- 평형감각의 전도과정을 알 수 있다.

평형감각의 전도

평형감각(equilibrium sense)은 직선운동이나 회전운동의 가속도에 대한 감각으로 전정감각(안뜰감각, vestibular sense)이라고도 하며, 감지기관은 반규관(반고리관, semicircular duct)과 전정기관이다. 회전운동은 반규관의 3곳의 팽대부에는 팽대능(팽대능선, crista ampullaris)이 있어 회전운동을 감지한다. 반규관은 3개의 반원형관으로 내부는 림프로 채워져있고, 팽대능에는 유모세포(hair cell)가 있다. 유모세포들의 털이 신체의 위치 변화나 두부의 회전운동으로 일어나는 내림프액의 흐름에 따라 자극된다. 직선운동은 유모세포 위에 평형사(평형모래, statoconia)가 놓여있어 직선운동시 이석이 관성에 의해 유모세포의 털을 중력방향으로 기울여 중력에 대해 머리의 상태를 감지할 수 있게 한다. 여기서 발생된 전기신호가 내이신경의 분지인 전정신경을 통하여 전정핵에 전달되어 뇌간, 척수, 소뇌, 중추신경 등으로 연결되어 전정반응(vestibular reaction)을 유발한다.

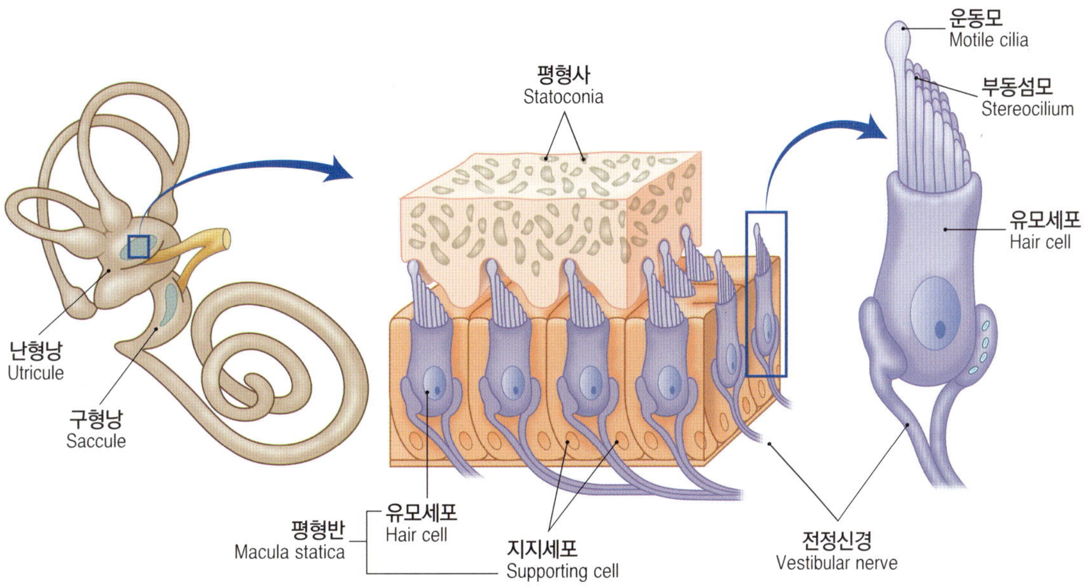

그림 12-32 평형반

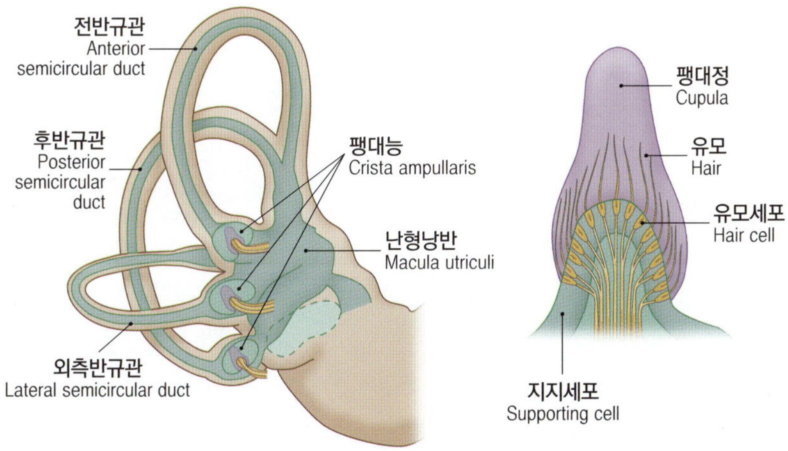

그림 12-33 반규관

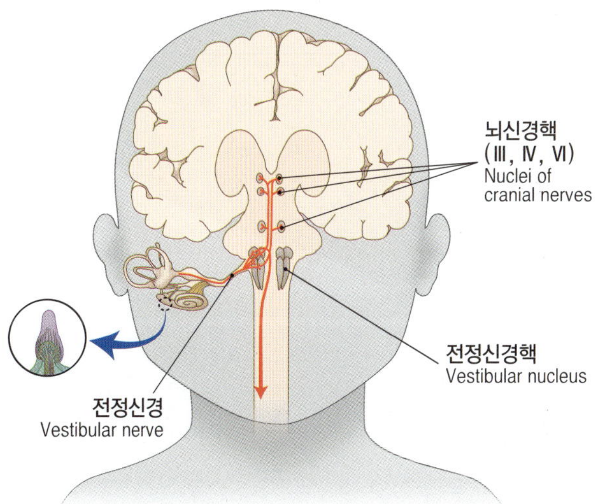

그림 12-34 평형감각의 인식경로

평형감각의 인식경로

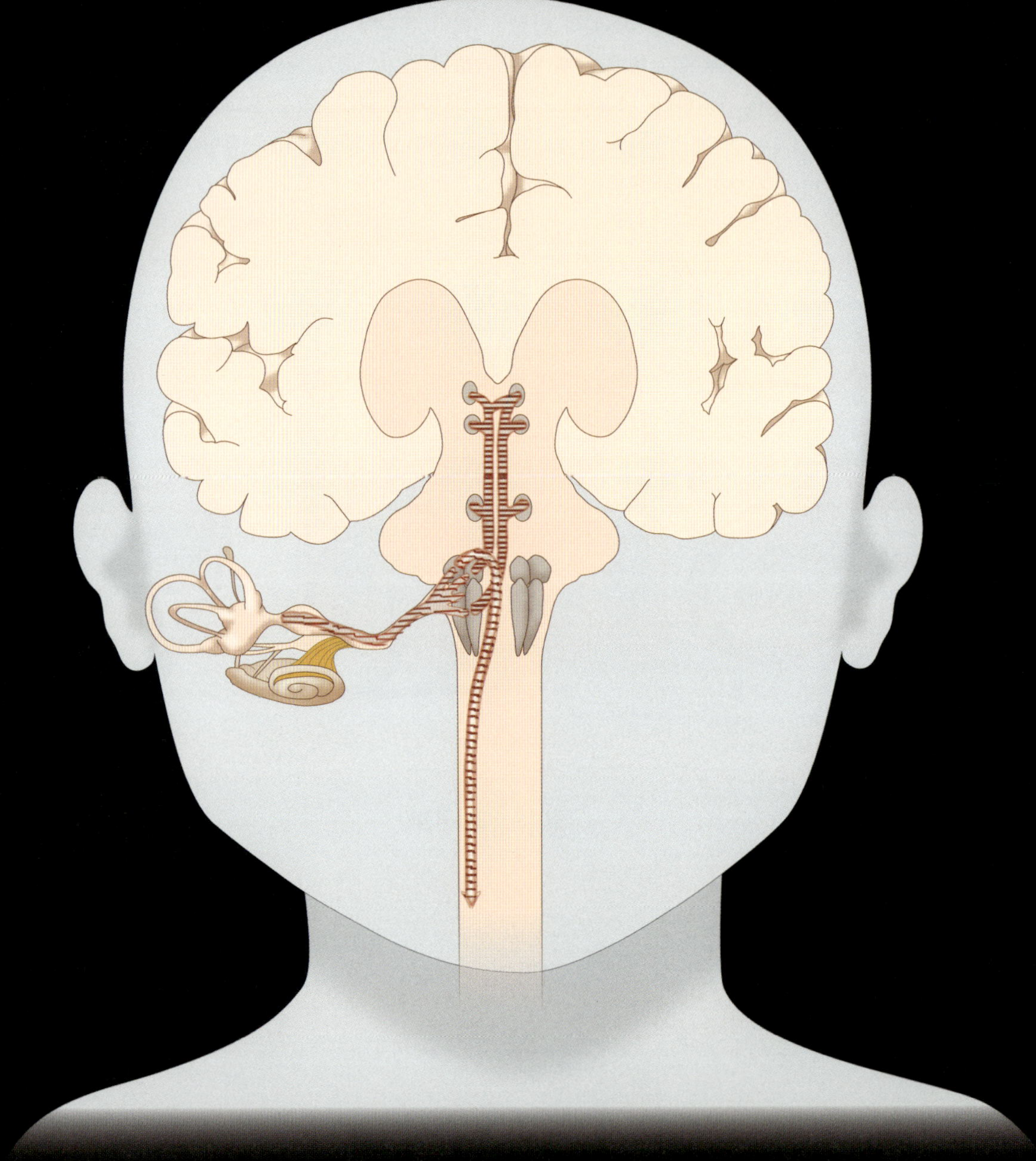

12.6 청각 및 평형기관: 귀

학습 목표
- 청각의 전도과정을 알 수 있다.

청각의 전도

청각(hearing sense)의 전도는 음파에 의하여 일어나는 고막의 진동에 따라 고막과 연결된 이소골에 의하여 22배 정도로 증폭되어 난원창에 전달되고, 이어서 전정계에 들어있는 외림프액이 진동을 일으키게 된다.

이 진동은 곧이어 와우관과의 경계인 전정막을 진동시켜 와우관 내의 내림프를 흔들리게 하고 전정계의 이런 진동은 와우꼭대기에 있는 와우공(달팽이구멍, helicotrema)을 통하여 고실계의 외림프에 전달되어 나선기관이 있는 기저막과 제2고막도 진동하게 된다. 결국, 내림프액의 진동으로 일어나는 개막의 운동과 외림프의 진동에 의해 일어나는 기저막의 운동이 유모세포의 청모를 자극하고, 그 흥분이 와우신경을 통하여 뇌간의 하구(아래둔덕, inferior colliculus)를 거쳐 시상과 청각중추에 전달됨으로써 소리를 감지하게 된다.

일반적으로 사람에 있어서는 20cps의 낮은 소리로부터 20,000cps의 높은 소리까지 들을 수 있는데, 높은 소리는 와우의 기저부에서, 낮은 소리는 와우의 꼭대기에서 감지된다.

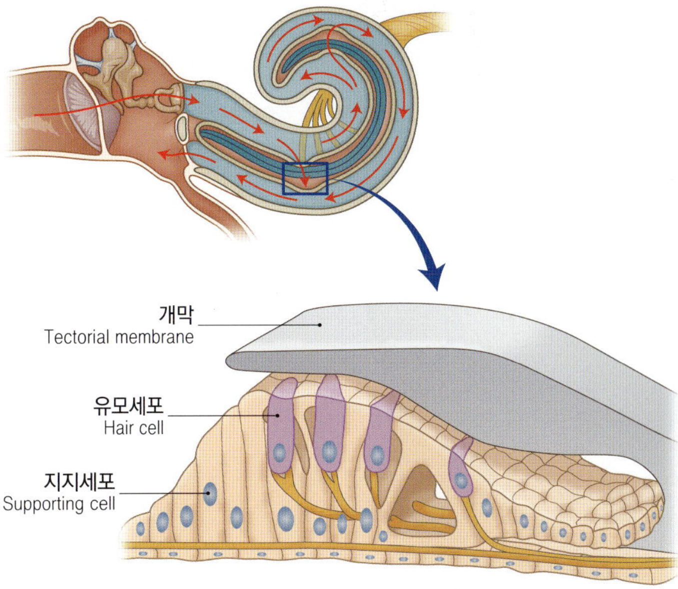

그림 12-36 와우관의 음과 전도

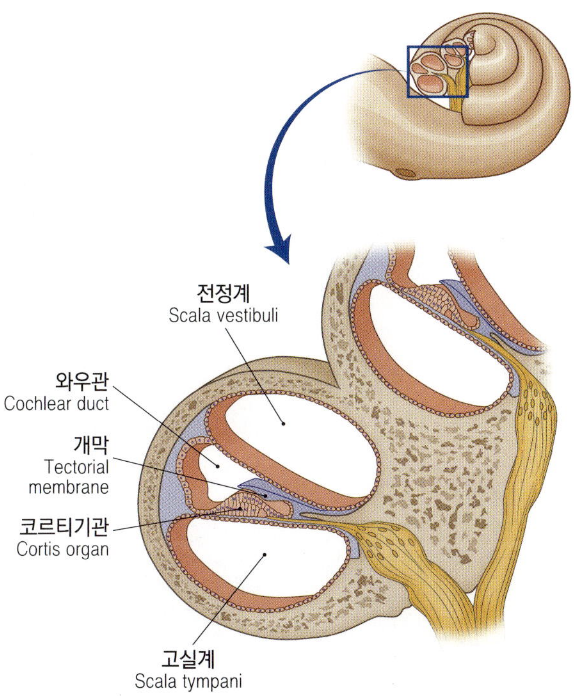

그림 12-35 와우관과 나선기관

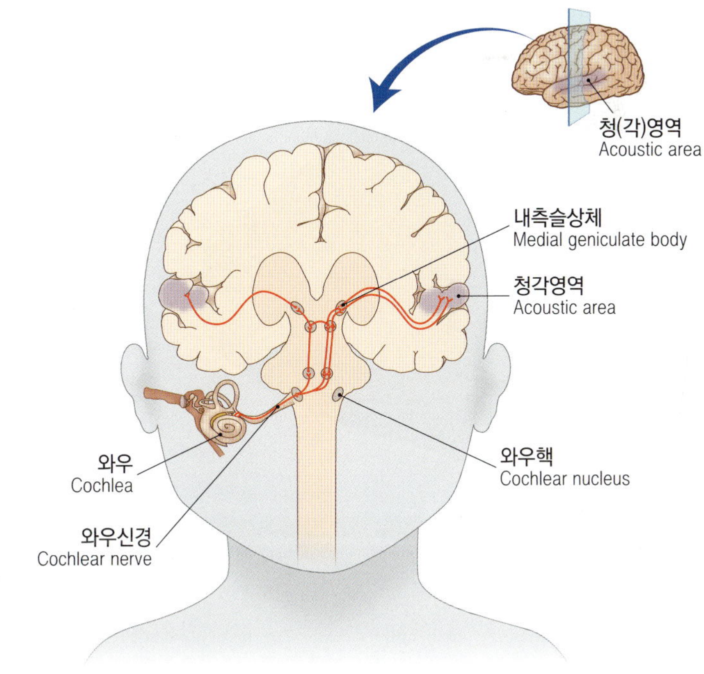

그림 12-37 청각의 인식경로

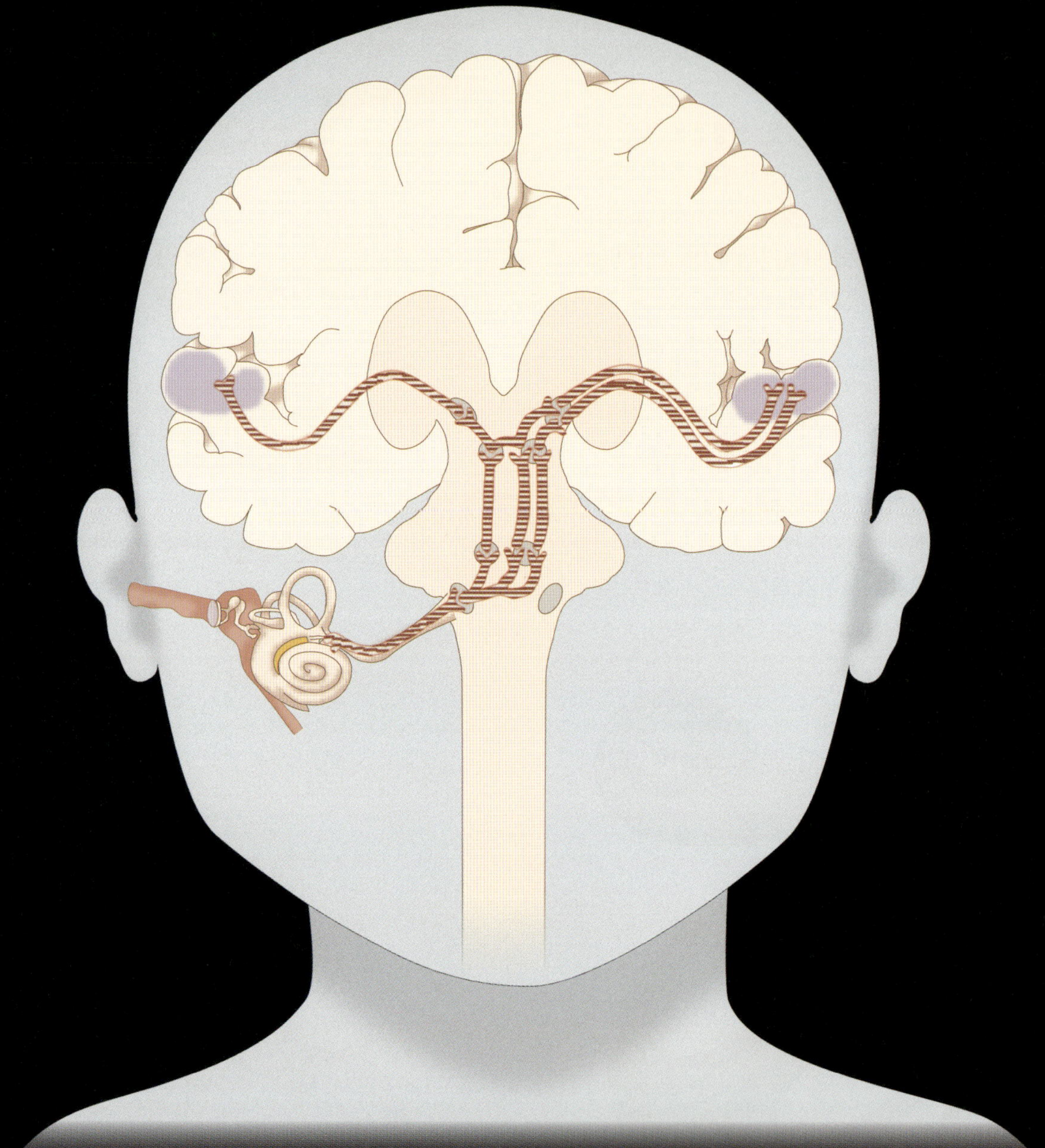

12.7 후각기관

학습목표
- 후각기관의 구성에 대해 알 수 있다.
- 후각의 전도과정을 알 수 있다.

후각기관

냄새는 비점막(코점막, nasal mucosa)의 위쪽에 위치한 후부(후각부위, olfactory region)의 후각세포(olfactory cell)가 지지세포(supporting cell) 및 기저세포(basal cell)와 함께 후상피(olfactory epithelium)를 형성하고 있다.

후각의 전도과정에서 후각세포는 지지세포 사이에 끼워져 있는 이극신경세포(bipolar nerve cell)로 표면에 후각모(냄새털, olfactory hair)가 있으며, 기저부는 가늘어져서 후신경(후각신경, olfactory nerve)을 형성하여 사골의 사판(벌집뼈 체판, cribriform plate of ethmoid bone)의 작은 구멍을 지나 체판 위에 있는 후구(후각망울, olfactory bulb)에 이른다.

후구의 후방에서 후삭(후각로, olfactory tract)이 되어 뇌로 들어가 측두엽에 있는 후각중추에 도달한다. 후각은 냄새를 인식하는 것과 냄새에 대한 정서와 기억에 관해 후각중추가 도달하는 종착지는 다르나 후각의 인식은 안와전두피질(orbitofrontal cortex)이고 정서와 기억은 내후각피질(enthohinal cortex)이다.

후부에는 후선(olfactory gland)이 있으며, 분비물은 표면을 적시고 냄새나는 물질의 용매 역할을 한다.

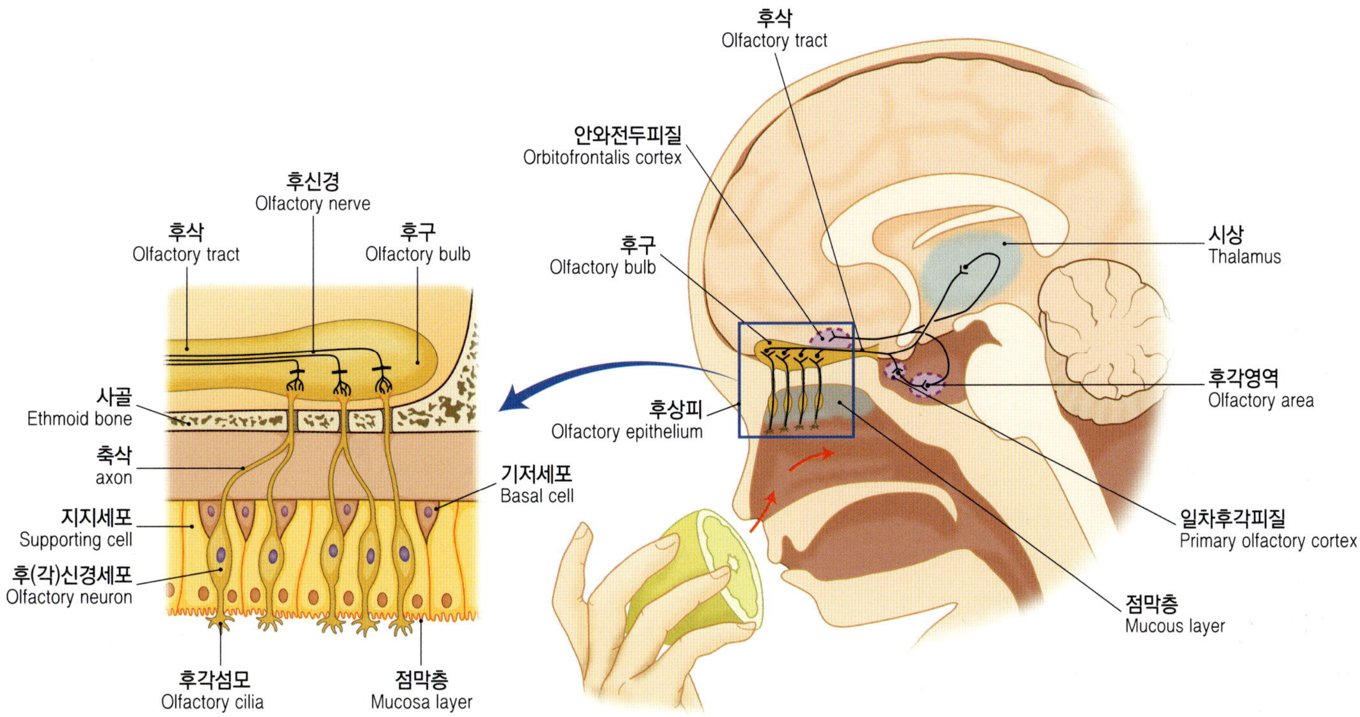

그림 12-38 후각과 후각의 인식경로

12.8 미각기관

학습 목표
- 미각을 담당하는 신경을 알 수 있다.
- 미각의 전도과정을 알 수 있다.

미각기관

미각의 수용기는 미뢰(맛봉오리, taste bud)이며, 주로 분계구(terminal sulcus) 앞쪽에 위치한 유곽유두(성곽유두, vallate papilla)에서 미각을 감지한다.

미뢰는 미각세포(taste cell), 지지세포(supporting cell) 및 기저세포(basal cell)로 구성되어 있는데, 미각세포의 표면에는 미각모(미각털, taste hair)가 돌출해 있고, 기저부는 신경섬유와 접해 있다.

혀의 앞쪽 약 2/3에 있는 미뢰는 안면신경(facial nerve, VII)의 분지인 고삭신경(고실끈신경, chorda tympani nerve)이 지배하며 1/3인 뒤쪽은 설인신경(glossopharyngeal nerve, IX)이 지배하며, 연구개(물렁입천장, soft palate)는 안면신경이 지배하고, 후두개(후두덮개, epiglottis)는 미주신경(vagus nerve, X)이 지배하여 미각을 감지한다.

고삭신경과 설인신경 및 미주신경의 미각섬유들은 고속로(고립로, solitary tract)를 지나 고속핵(고립핵, solitary nucleus)에 이르고, 여기서 출발한 2차 신경원들은 반대쪽으로 교차되지 않고 시상의 후내측복측핵(뒤안쪽배쪽핵, ventral posteromedial nucleus, VPm) 안쪽부분에 이른다. 이어 대뇌 측두엽의 미각중추에 투사된다.

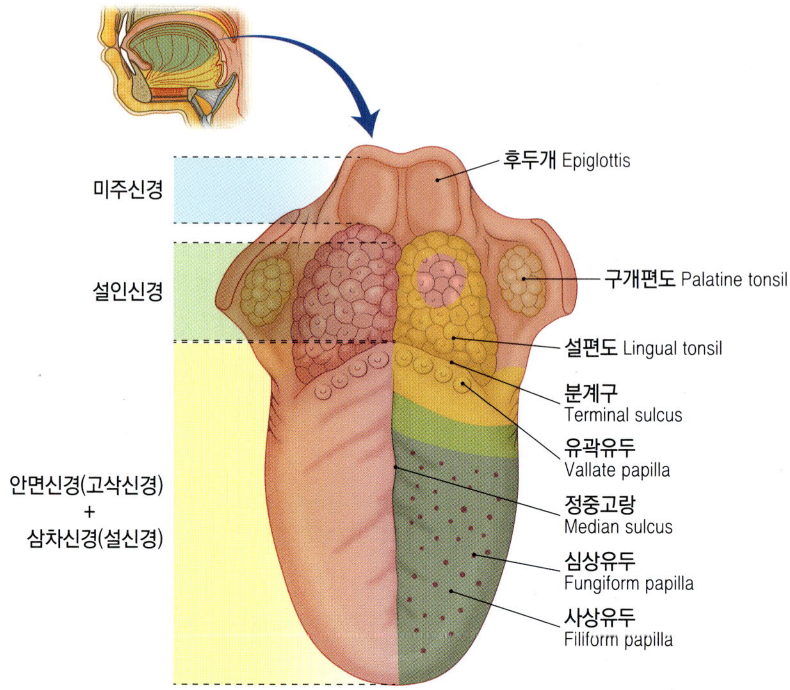

그림 12-39 미각기관

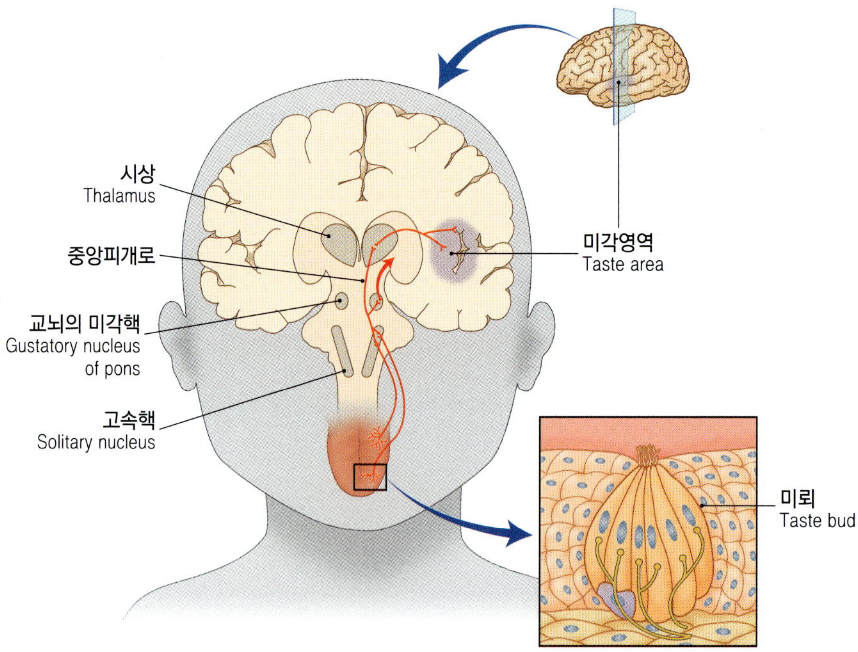

그림 12-40 미각의 인식경로

꼭 알아두기

TO KNOW ON TO

- 귀의 구분 알아두기
- 중이를 이루는 고막, 고실, 이소골, 이관의 특징 알아두기
- 내이를 이루는 골미로와 막미로의 구조와 해당 부위 알아두기
- 평형감각의 전도과정 알아두기
- 청각의 전도과정 알아두기
- 후각의 인식경로 알아두기
- 혀의 신경지배와 미각의 인식경로 알아두기

요약정리

SUMMING-UP

- 청각기는 외이, 중이, 내이로 이루어진다.
- 외이와 중이의 경계는 소리를 22배 증폭시키는 고막으로 고막의 내면에 추골조는 고막의 진동을 전달하고, 진동수를 조절하는 역할을 한다.
- 중이는 고막, 고실, 이소골, 이관으로 구성된다.
- 고실은 이소골을 제외한 중이의 내공간이며 내이의 난원창과 정원창에 연결되어 있다.
- 이소골은 한쪽에 3개씩 6개로, 고막에 연결된 추골과 중간의 침골, 난원창과 연결된 등골이 있다.
- 이관은 유스타기오관이라고도 하며 고실내의 기압을 유지하고 배설물의 통로 역할을 하며 귀인두관과 연결되어 있다.
- 내이는 골미로와 막미로로 구분하고 골미로 내면에 막미로가 있다.
- 골미로의 골반규관은 막미로의 막반규관에 해당하고 감각세포로 팽대능이 있다.
- 골미로의 전정은 막미로의 구형낭, 난형낭에 해당하고 감각기관으로 평형반이 있고 안쪽에 이석기관이 있다.
- 골미로의 와우는 막미로의 와우관으로 청각을 감지하는 코르티기관이 있다.
- 평형감각은 평형반과 반규관의 팽대부에서 감지하여 전정신경을 통해 전정핵에 전달되어 소뇌 및 중추신경으로 연결되어 전정반응을 유발한다.
- 평형반은 머리와 몸통의 위치와 자세에 대해 감지하고, 팽대능은 회전운동을 감지한다.
- 청각은 고막의 진동으로 이소골에 전달되고 난원창을 통해 중간계단의 청각수용체인 코르티나선기관에 전달되어 와우신경을 통해 중뇌의 하구를 거쳐 시상에 도달하고 대뇌의 측두엽에서 감지된다.
- 후각은 후각세포에서 감지하여 후신경을 통해 후구에 이르러 후삭을 통해 대뇌의 측두엽에서 인식하게 된다.
- 미각은 미뢰에서 감지하여 고속(고립로)을 지나 고속핵에 이르고 시상의 후내측복측핵을 거친 후 대뇌의 측두엽의 미각중추에서 인식한다.

관련 질환과 중재

RELATED DISEASE & INTERVENTION

중이염

중이염(otitis media)은 귀의 중이인 고막에서부터 고실, 이관에 이르는 공간에 생기는 모든 염증을 가리킨다.

중이염의 가장 큰 원인인 감기 등 바이러스성 질환으로 인해 생기며, 염증이 심할 경우 청각장애를 일으킬 수 있고, 유 · 소아의 경우 언어발달 장애가 생길 수도 있다.

중이염은 발생양상에 따라 감기, 부비동염 등 이관을 타고 올라간 바이러스에 의해 발생하는 급성중이염, 고막안쪽에 삼출액이 차 있는 삼출성 중이염, 중이강 내에 일어나는 모든 염증상태가 3개월 이상 지속된 상태인 만성중이염으로 나눌 수 있다.

중이염의 증상은 귀울림, 현기증, 발열, 식욕부진, 소화불량의 증상이 동반될 수 있다. 발열, 난청, 이명, 이루(중이와 유양동에 고여 있는 고름이 고막을 통해 흘러나옴) 등의 증상이 나타날 수 있다.

중이염의 진단은 귀내시경(귀보개검사)을 이용하여 고막의 삼출액 검사를 실시한 후 진단한다.

중이염의 치료는 대개 충분한 휴식과 소염진통제로 통증을 조절하면서 휴식하면 대부분 치료되지만 삼출성 중이염이나 만성중이염인 경우 고실성형술 등과 같은 수술이 필요한 경우도 있다.

후각장애

냄새를 잘 맡지 못하거나 실제의 냄새와 다른 냄새를 맡은 후각장애(olfactory disorders)는 후각의 둔화 및 상실로 진행되는 양상을 보인다. 후각장애에는 전도성 후각장애와 감각신경성 후각장애로 나눌 수 있다. 전도성 후각장애는 비강에 들어온 냄새 물질이 후상피로의 이동이 막혀 후각장애가 나타나는 것이며, 감각신경성 후각장애는 후상피와 후각신경 등이 여러 가지 원인에 의해 손상되어 냄새를 인지하지 못하는 경우를 말한다.

후각장애의 원인은 비염, 축농증 등 비강질환, 말초 및 중추신경 이상, 고혈압, 고지혈증 등의 혈류장애와 흡연, 과음, 바이러스성 감염 등 다양한 원인이 있다.

후각장애의 치료는 대부분 감기, 비염, 축농증 등 냄새의 장애요인을 제거하면 치료할 수 있으나. 초기부터 적극적인 의사의 진료를 받아야 한다.

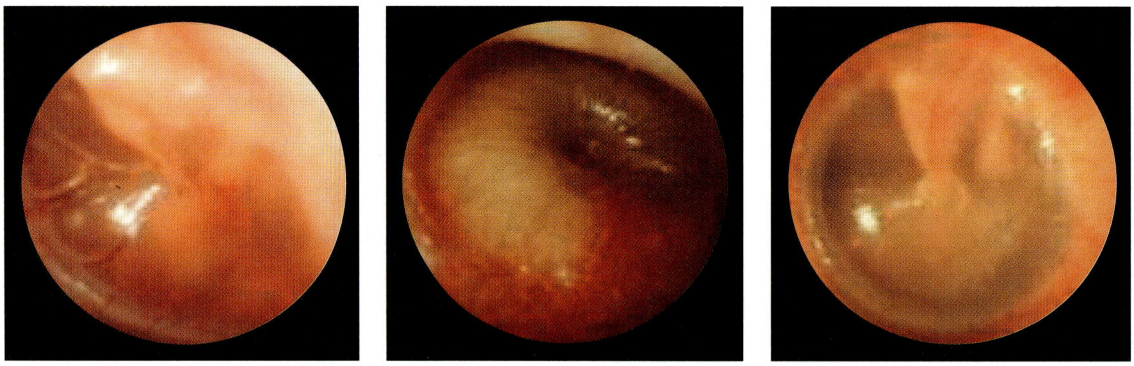

A B C

그림 12-41 A: 정상 고막, B: 급성 중이염, C: 삼출성 중이염

학습목표에 대한 자기진단

SELF-DIAGNOSIS OF THE LEARNING OBJECTIVE

번호	학습목표	자기성취도(점)				
		90%(5)	70%(4)	50%(3)	30%(2)	10%(1)
1	귀를 구분할 수 있다.					
2	고막의 구조에 대해 알 수 있다.					
3	고실의 구조에 대해 알 수 있다.					
4	이소골의 연결과 이관에 대해 알 수 있다.					
5	골미로에 대한 막미로의 해당 부위를 알 수 있다.					
6	평형감각의 감지와 경로에 대해 알 수 있다.					
7	청각의 감지와 경로에 대해 알 수 있다.					
8	후각의 감지와 경로에 대해 알 수 있다.					
9	미각의 감지와 경로에 대해 알 수 있다.					
계						
단원 합계		점				

주요용어 점검

CHECKING OF MEDICAL TERMS

이개 auricle or pinna

고막 tympanic membrane

고실 tympanic cavity

추골 malleus

침골 incus

등골저 base of stapes

평형반 macula statica

와우 cochlea

코르티나선기관 organ of Corti

후삭 olfactory tract

안와전두피질 orbitofrontal cortex

내후각피질 enthohinal cortex

미뢰 taste bud

고삭신경 chorda tympani nerve

고립로 solitary tract

테스트

TEST

■ 다음은 귀의 구조에 대한 그림이다. 빈 칸에 알맞은 명칭을 쓰시오.

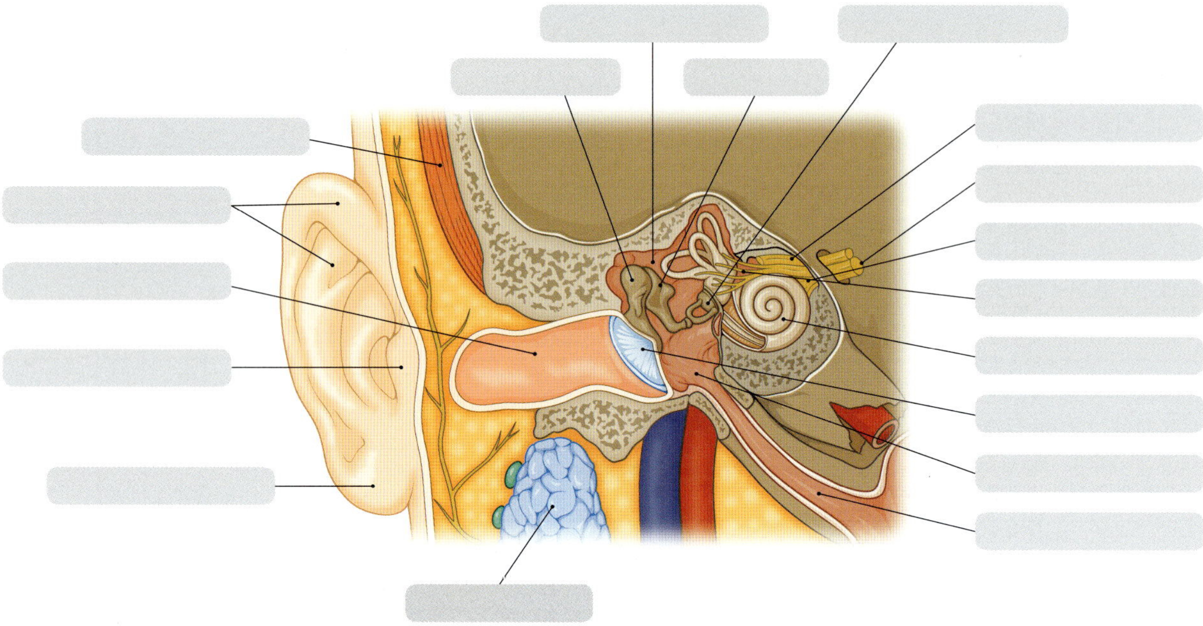

■ 다음은 고막의 구조에 대한 그림이다. 빈 칸에 알맞은 명칭을 쓰시오.

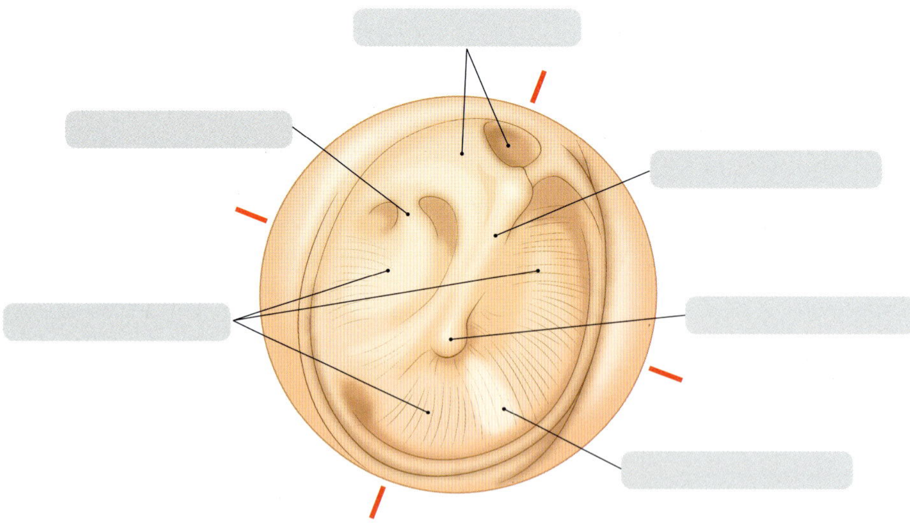

테스트

TEST

■ 다음은 내이의 구조에 대한 그림이다. 빈 칸에 알맞은 명칭을 쓰시오.

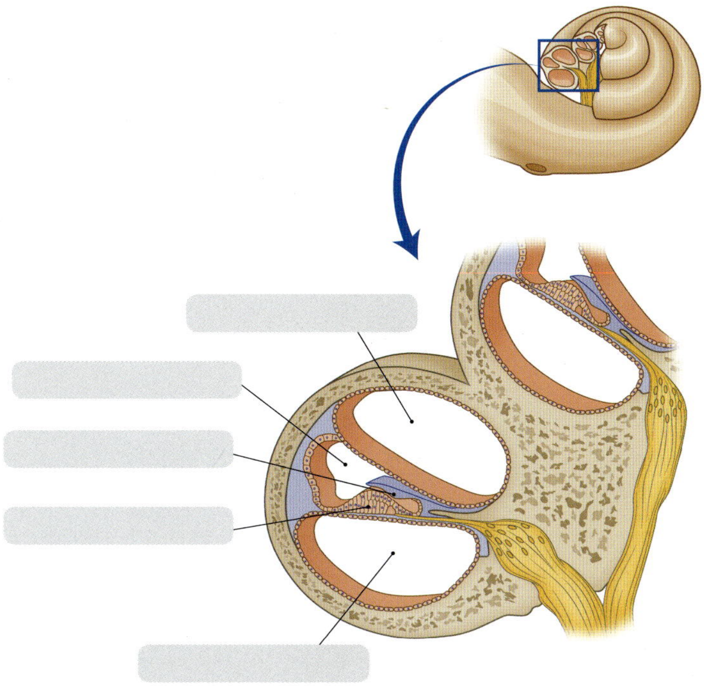

■ 다음은 혀의 구조에 대한 그림이다. 빈 칸에 알맞은 명칭을 쓰시오.

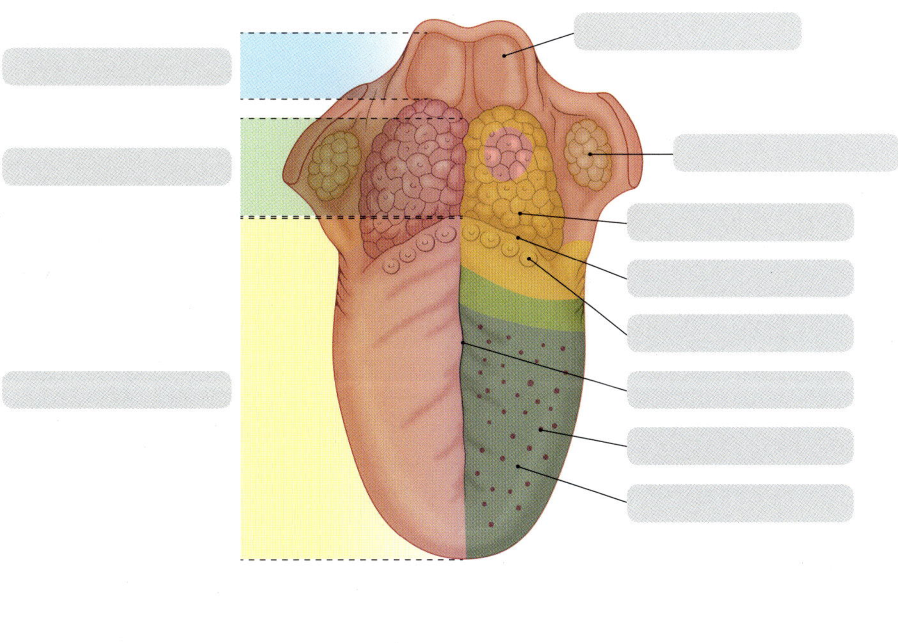

ㄱ

ㅅ

ㅈ

ㅊ

ㅋ

ㅌ

A

H

N

O

P

Q

R

S

찾아보기

T

U